孙朝宗医论医话医案辑要

上册

孙朝宗　著

协助整理
孙梅生　孙松生
孙　震　宋清英
刘　政　阎俊霞
耿贤华　刘之风
李长青

人民卫生出版社

图书在版编目（CIP）数据

孙朝宗医论医话医案辑要：全2册/孙朝宗著.—
北京：人民卫生出版社，2019
ISBN 978-7-117-28656-5

Ⅰ.①孙… Ⅱ.①孙… Ⅲ.①医论-汇编-中国-现代②医话-汇编-中国-现代③医案-汇编-中国-现代
Ⅳ.①R249.7

中国版本图书馆CIP数据核字（2019）第134559号

孙朝宗医论医话医案辑要

（上、下册）

著　　者：孙朝宗
出版发行：人民卫生出版社（中继线 010-59780011）
地　　址：北京市朝阳区潘家园南里19号
邮　　编：100021
E - mail：pmph @ pmph.com
购书热线：010-59787592　010-59787584　010-65264830
印　　刷：保定市中画美凯印刷有限公司
经　　销：新华书店
开　　本：710×1000　1/16　　**总印张**：71　　**总插页**：6
总 字 数：1351千字
版　　次：2019年8月第1版　2019年8月第1版第1次印刷
标准书号：ISBN 978-7-117-28656-5
定　　价（上、下册）：198.00元

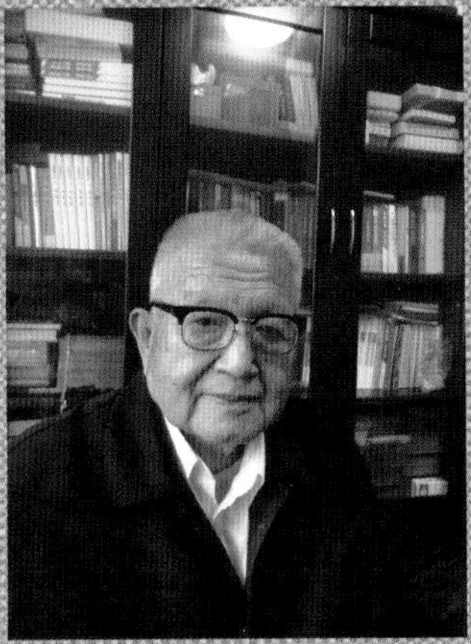

著者简介 | 孙朝宗

主任医师，山东著名老中医，山东中医药大学兼职教授，1937 年 8 月出生于山东省德州市已相传 4 代的孙氏中医世家。毕业于山东中医学院中医学专业，先后在德州联合医院、德州地区干部疗养院、德州地区肿瘤医院、德州市中医院从事中医内科工作，其间，并代理德州卫校中医班、山东中医药大学德州中医大专班的教学工作，教学相长，学验俱丰，对经方与奇经八脉理论的临床应用尤有深究。

自序

清彭端淑有云：“天下事有难易乎？为之，则难者亦易矣；不为，则易者亦难矣。人之为学有难易乎？学之，则难者亦易矣；不学，则易者亦难矣。”学医之道，亦是如此。余幼承庭训，矢志岐黄，在家严鲁川公的教导下，认真继承家传学问，后得机缘，又从苏兆仪先生研习针灸，稍长，考取山东中医学院中医学专业，毕业后在德州行医，至今六十余载矣，深知医为至精至微之事，需有至诚至善之心，每日里，向前辈学习，向患者学习，遨游于经典，沉浸于临床，未敢有丝毫懈怠，恐有违祖训有负重托。所可慰者，方药多可见功，孙氏医名不坠耳。

求木之长者，必固其根本；欲流之远者，必浚其泉源。医术之进步，有赖医道之提高，仅仅满足于临床小验而不推求医理难免沦为糊涂大夫，何况还有诸多疑难病症无法攻克，更需我辈博采众长，追索新知。丈夫处世，怀宝挺秀，君子不朽，树德建言。边学习，边思考，边总结，经验逐渐丰富，理论逐渐完善，书稿逐渐形成，进而陆续出版，总计有《奇经八脉证治发挥》《奇经方药简编》《临证试效方》《临证方药心得》等七种，承蒙读者垂爱，销行不至寥落，迄今时间虽久，仍有电话咨询求购者，遂有重订之意。先将奇经八脉有关作品四种勒成一部以面世（2017 年出版），再将内妇各科方药经验相关作品五种集中编撰（其中两种尚未出版；经本人整理的先父医案《孙鲁川医案》，藉此一并整合），删除重复，补充缺漏，又念先父尚有遗著《〈医学三字经〉浅解》，言辞简约，条理分明，亦作附篇，不使被束高阁，可供后学之用。

孙氏中医一脉，已传至第五代，在这次整理过程中，我子孙梅生、孙松生、孙震及门人宋清英、刘政、阎俊霞、耿贤华、刘之风、李长青等做了大量工作，昔日杏林新苗，已成郁郁之势，余甚欣喜。出版社编辑不辞劳苦，认真校订，提出了许多宝贵的意见，在此也表示衷心感谢。

时下春暖花开，书稿付梓在即，叹岐黄博大精深，生老骥千里之念，聊成数语以为序。

德州孙朝宗，八十有二

2019 年 5 月

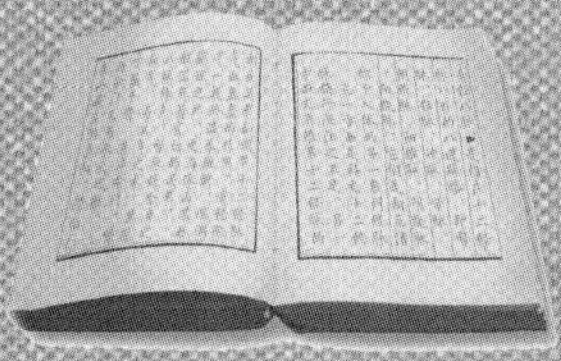

经方方法论

孙朝宗 著
孙梅生 孙松生 孙震 整理

序

尝闻：玉，隐藏于璞石之中，必有苦于敲凿者方可得之，又必求诸于善琢磨者方可成之为器。这敲凿琢磨之巧，非朝夕粗工可为；学术之道，亦若是也。

汤液治病，昌盛于仲景，继之于思邈，嗣后损之于战乱兵燹，以致残篇断简，失于真传；后之医家，又各阐己见，注释繁冗，议论纷纭，虽曰见仁见智，由是道同途异而分焉。尤为粗工者，望洋却步，不念思求经旨，传抄其方而忽略其法，效不应手，又不自责。昔徐灵胎有言：“仲景之方，犹百钧之弩也，如其中的，一举贯革，如不中的，弓劲矢疾，去的弥远，乃射者不恨己之不能审的，而恨弓强之不可以命中，不亦异乎。”今有门生孙朝宗，承三世家学，编著《经方方法论》一书，该书既重于历史文献之考证，又重于方与法方面之综述，析微阐奥，深入浅出，诚可为苦于敲凿琢磨者，余欣仲景方术后学必多也，征序于余，余乐为笺弁数言之首。

周凤梧

于山东中医学院

一九八九年四月

前言

观今方书，对于经方的阐述，大多着重于解释方药组合以及临床的扩大运用，无疑这是十分必要的，也是正确的，然而对于经方中的注字以及方后注词的阐述则简略得很，以至于对仲景选择药物、炮制药物、煎煮药物、饮服药物等方法以及在禁忌、护理、杂疗等方面不甚明了。再加上经书文字古朴深奥，不易追溯与探讨，使得医生对于临证如何具体地运用经方存在一定的困难。对此，清代吴鞠通指出："古人有方即有法，故取携自如，无投不利，后世之失，一失于测证无方，识证不真，再失于有方无法。"徐灵胎对《伤寒论》《金匮要略》两书也曾给予了高度的评价："古圣治病方法，其可考者，唯此两书，真所谓经方之祖。"又说："仲景之方，犹百钧之弩也，如其中的，一举贯革，如不中的，弓劲矢疾，去的弥远，乃射者不恨己之不能审的，而恨弓强之不可以命中，不亦异乎。"时至今日，也确有一些医生，"不念思求经旨以演其所以，各承家技，始终顺旧，省疾问病，务在口给，相对斯须，便处汤药"。虽说有药，可是求之无方，究之无法，即所谓"废规矩与准绳者也"。有鉴于此，为了系统地继承经方的优良传统，使之更好地服务于社会，有益于人民的身体健康，笔者编著了《经方方法论》这本书。此书1989年曾在山东科学技术出版社出版，今在人民卫生出版社再版，我们在原书的基础上进行了大的修整，除总论部分外，在下篇选取了93个方剂，基本包括了选药、煎、煮、炮制、护理等多种不同的方法，并在每个方剂中减去了"选注"部分，增加了历代一些"医案举例"，这样就更有利于读者应用经方。如能小补于医林，则坦然欣慰了。

由于学识浅薄，不足之处敬希指正。

孙朝宗于德州

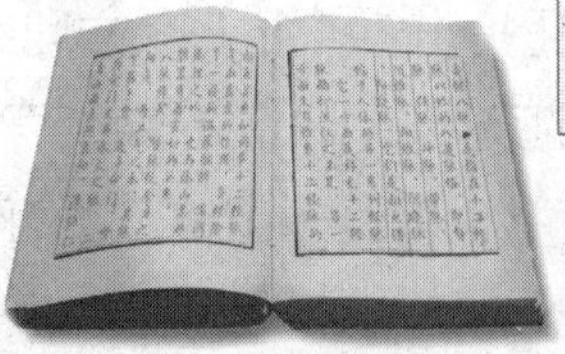

医论医话

目录

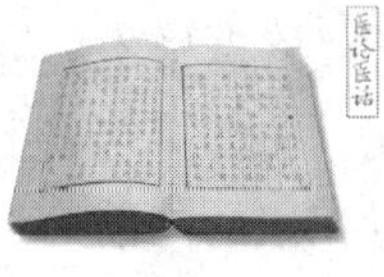

上篇

一、选药方法

（一）论药物的选择、净洁、去除方法

关于药物选择及其净洁、去除方法，历来为医家所重视，《金匮玉函经》指出：对各种中草药物“有须烧炼炮炙，生熟有定，顺方是福，逆之则殃。又须去皮去肉，或去皮须肉，或须根去茎，又须花须实，依方拣采，削制，极令洁净。”由此可知，汉代对药物的选择、净洁、去除以及炮制方法，在《神农本草经》的基础上又得到了进一步的发展。尤其在《伤寒论》《金匮要略》中更可以看出在药物削治方面，对选择药用部分、去除非药用部分的重要性。

例如肉桂一药，外纹粗糙的木栓层及苔藓秽浊毛角，选择入药时，必须用刀刮去外皮，取其“黑润有味者”。柏皮，必取其附着木干之黄色嫩皮，黄色嫩皮外的老皮，不可入药，必须去除。大黄及附子，要求“皆去黑皮，刀刮，取里白者”。桂枝的“去皮”，是去其“皴皮”，并非去其真皮。杏仁，桃仁皆“去皮”“去皮尖”，又必须浸泡，漂去杂质，如不去其“皮尖”，唯恐“耗人元气”。天冬、麦冬“去心”，后人引申丹皮、地骨皮皆“去心”。其心，大多属木质，其味偏于酸淡苦涩而差异于药用部分，故后来《本草经集注》认为其心有“令人烦”“令人闷”的副作用。石韦一药，《金匮玉函经》一书中认为“毛不尽，令人淋”，又说明了毛有副作用。到唐朝，又增补了辛夷、枇杷叶“去毛”。《新修本草》一书中认为“毛能射人肺，令咳不已”。麻黄一药“去节”“先煮去沫”。《金匮玉函经》一书中，提出麻黄“折节益佳”，《伤寒论》《金匮要略》书中又进一步明确提出“去节”“先煮去沫”；《雷公炮炙论》一书认为：“凡使，去节并沫，若不尽，服之令人闷。”历代医家对麻黄的认识不一，《本草经集注》一书中指出：“麻黄皆折去节，令理通”。“令理通”三字肯定了纹理通达、易于煮透的重要性，其沫，服之有令人闷的副作用。在临床应用时，发现不但“令心闷”，有时还有令人呕吐的副作用，临床用之必须注意。人参去芦，“不去者吐人”。有些药物还须去其足翅，如虻虫“去翅足”，䗪虫“去足”。清代《修事指南》指出：“去心者免烦，去芦者免吐，去核者免滑，去皮者免损气，去筋膜者免毒害，去鳞甲者免毒存。”总之从以上所举例中可以看出：仲景在用药之前必进行选药，选取质量优良的药用部分，去除药物无效或质量低劣，或秽浊枯朽以及有毒等副作用的部分。通过这样一个选择过程，才能更好地进行炮制加工，达到用药时既有效又安全的目的。

（二）论桂枝所谓“去皮”

历代方书，凡用“桂”，多指肉桂。肉桂一药，应取桂树的大枝，其皮质较厚且气味辛香郁浓。方书中又提到官桂，《本草纲目》在“桂”下面的“正误”款下，引王好古的话说：“寇氏衍义言官桂，不知缘何立名，予考图经，今观宾宜诸州出者佳，世人以观字划多故写作官也。”对此，李时珍又经考证，指出：“此误图经，今观乃今视之意，岑南无观州，曰官桂者，乃上等供官之桂也。”由此可知，“上等供官之桂”，实际指的是馔用之桂，即调味所用最佳之上等肉桂。古今削治皆削去粗皮，“取其紫润而有味者。”对于桂枝一药的选择，历代医家亦多论述。如《本草纲目》载：“仲景发汗用桂枝，乃枝条，非身干也，取其轻薄，能发散，今又有一种柳桂，乃桂之嫩小枝条，尤宜入上焦药用。”李东垣指出：“桂辛热有毒，阳中之阳也，气之薄者，桂枝也；气之厚者，肉桂也。薄则发泄，桂枝上行而发表，气厚则发热，肉桂下行而补肾，此天地亲上亲下之道也。”王好古指出：“桂枝入足太阳经，桂心入手少阴经血分，桂肉入足少阴、太阴经血分。细薄者为枝为嫩，厚脂者为肉为老，去其皮与里，当其中者为桂心”气味厚薄，则功能有别：肉桂亲下，温补下焦，尤补命门之火，治沉寒痼冷，腹痛泄泻；桂枝亲上，宣发上焦，开腠理，发汗解表，治伤风身痛，恶寒头痛等证。寇宗奭指出：“张仲景桂枝汤，治伤寒表实，皆须此药正合辛甘发散为阳之意。”仲景又指出：“桂枝者，取枝上皮也。”所谓枝上之皮，实指枝梢而言。由此得知，仲景用桂枝，并不去皮。对此，《医宗金鉴》断言：“桂枝汤方，桂枝下有‘去皮’二字，夫桂枝气味辛甘，全在于皮，若去皮是枯木矣，如何有解肌发汗之功？宜删此二字，后仿此。”张寿颐曰：“其效在皮，而仲景书反去其皮，可悟传抄之谬，无皮为木。”考《五十二病方》一书，云桂者，凡十一方，无一方言“去皮”。迨至金元《脾胃论》《丹溪心法》《儒门事亲》言桂枝者，无一方云“去皮”。刘完素《伤寒直格·伤寒标本心法类萃》一书中，在桂枝汤方剂中桂枝一药下注“去皴”，麻黄汤方剂中，桂枝下注“削去皴皮”。葛根汤、五苓散、桃核承气汤等，其中桂枝均云“去皴”。所谓去皴皮者，指桂枝最外之栓皮毛角秽垢，亦非去其真皮。近来分别对云南、广西、贵州有关桂枝去皮一事向药农、药工、中医师作了比较详细的调查。据调查报告得知，当地从来不言桂枝去皮，并各带回标本样品，二者作了比较，其结果同，皆不去皮。又考唐《千金要方》《千金翼方》《外台秘要》用桂之方，皆书“桂心”二字，由此可以看出，桂枝“去皮”误在于晋，晋之所以误，误在肉桂之去老皮，这是谬误的第一点。古之梓版极难，用字极简，书“桂”字注“去皮”，由是又传抄桂枝去皮，此又谬误之第二点。以致千古疑窦，不得其解，故作此论而申其说。

（三）论甘草的“炙”

张仲景在《伤寒论》和《金匮要略》这两部医学经典著作中，在用甘草一药时，注明炙用者为数甚多，约有 100 多处，其中不注生用与炙用者，在《伤寒论》中有甘草汤、桔梗汤；在《金匮要略》中则为数更多，还有的注明要炒用。近阅《五十二病方》一书，甘草凡四见，既没注明生用，亦未注明炙用。由此看来，远古时期甘草为生用，至汉代对于炮制已日趋完善，并提出了甘草的炙炒方法。

甘草一药，性味本属甘平，有通行十二经腧、缓急止痛之功，又善于调和诸药，故热药用之以缓其热，寒药用之则又善缓其寒，寒热相杂，入甘草一药而得其平。例如附子理中汤，以甘草缓姜附之热；承气汤以甘草缓硝黄之寒；小柴胡以甘草既缓柴胡黄芩之寒，又缓半夏人参之温。是故甘草，以味为治也。至于甘草一药，是生用与炙用，应炙与否，必须从仲景组方法度方面加以分析探讨，才会得出正确的结论。发汗解表的方剂，如桂枝汤、麻黄汤、葛根汤、大青龙汤、桂枝加附子汤；发散风湿的方剂，如麻杏薏甘汤、防己黄芪汤等，甘草皆炙用。清热泻火的方剂，如白虎汤、芍药甘草汤、黄芩汤、调胃承气汤、栀子柏皮汤等，甘草亦炙用。温中散寒、降逆止痛之附子粳米汤，甘润补中、安神补心之甘麦大枣汤，温补冲任、暖宫散寒之温经汤等，甘草亦炙用。若据甘草生则泻火、熟则温中的说法去分析经方，生熟者其功效则大相径庭。解表用炙，清热亦用炙，温中用炙，散风湿亦用炙，统观经方，可见仲景用甘草时对生与炙，似乎没有严格的区分了。自汉以后，《千金要方》《千金翼方》《外台秘要》《太平圣惠方》《济生方》《博济方》《苏沈良方》《伤寒总病论》《本事方》《三因方》《局方》用治百病，几乎无不用炙，这样在炙法上更进一步复杂化了。《雷公炮制论》在论述甘草制法时总结了三种方法，曰酒浸蒸，曰涂酥炙，曰炮令内外赤黄。《本草纲目》又多用长流水炙之，或用浆水炙之。后来竟发展到炒黄更以蜂蜜炙之。可想而知，甘草一药，也不得不随着这些不同的、复杂的炮制方法，而改变其本来的性质了，所谓古人用炙甘草以治百病的说法，已经不成定论，缘何后人仍沿袭这种说法呢？以愚之见，甘草一药，其主要产区为内蒙古自治区、山西、甘肃、宁夏以及东北各省，春秋二月、八月为最佳采集季节，以上地区，二月尚未开冻，八月已下霜雪，这两个季节挖掘出来的甘草，一般不容易在短期内晒干。况且甘草一药又多含粉质及糖分，如不及早使其干燥，则易于霉烂、虫蛀。古人为了尽快使其干燥，则分别铡成段，于火上烘烤或火炕上烘干，贮存于通风处。古人不言烘而言炙，不言烘甘草而言炙甘草，为的是将其烘干不致霉烂虫蛀。由此可见，古人所谓炙甘草，实际上是经过烘烤而干燥的生甘草，其性味甘平冲和，故而古人有“热药用之以缓其热，寒药用之以缓其寒”之说。然而今天的炙甘草，是把甘草一药炒成老黄色，然后再加蜜炒，这样炮制，甘草便失去了它的甘平冲和之性。所以今人有“生则泻火，熟则温中”的论点，是不足为怪的。

（四）论药物的“㕮咀”

《伤寒论》首方桂枝汤，方后对桂枝、芍药、甘草，注有“㕮咀三味”一词，对此，历代注家持论不一。今考㕮咀一词，㕮，嚼也。咀，含味也。李杲曰：“㕮咀，古制也，古无刀，以口咬细，令如麻豆煎之。”寇宗奭曰：“㕮咀，有含味之意，如人以口嚼咀，古方言㕮咀，此意也。”如果按李氏所言，那么为什么在同样一个桂枝汤中，生姜要注一“切”字，既说“切”就必用刀，那生姜质地比桂、芍、甘草松软得多，为什么质地坚硬的反而用口咬，世事岂有如此悖误？考桂枝加附子汤、真武汤、四逆汤、通脉四逆汤等，附子不论生者熟者，方中均注“破八片”，不注㕮咀。既不㕮咀，又不用刀，附子何以破成八片。因此说，若谓古无刀，非也。再追溯桂枝汤，其方非秦汉之作，还可能更早，仲景为汉朝末期之人，那么为什么仍用㕮咀这一词句？想必㕮咀一词在当时已经是品尝药物性味以鉴别药物真伪之法了，或者说只是沿用了古时的一个术语而已。再进一步考查，我国上古时期，溯之夏朝禹王“收九州之金铸为九鼎”，可见当时已有金属制品。医药事业也必然会随着社会的进步而发展，药物加工也必用刀、铲，而不以口咬碎，这乃是常识。在阅读伤寒金匮诸方时会发现，凡是属于大苦、大辛、大酸等性非和平的药物，仲景皆不注以“㕮咀”二字。例如：大黄不㕮咀，吴茱萸不㕮咀，半夏不㕮咀，蜀椒不㕮咀，附子破八片不㕮咀，或生或熟，皆去黑皮，刀刲取其里白部分。桂，削去皮，或者削去虚软甲错，取其里有味的部分。由此看来，㕮咀一词，在当时并非以口咬细，而是品尝药物的气味，以鉴别药物的真伪罢了。

（五）论药物的切、擘、挫、捣、杵、破、碎、研方法

经方中凡是注有“切”字的，首为生姜，数十方中，无不注一“切”字。如不切为薄片，则不易煮出药味。麻黄连翘赤小豆汤中的生梓白皮，也注“切”。如不切为段层薄片，亦不易煮透，药味何以释出。人参、黄芪的药用部分主要在根茎，故应去其芦；麻黄如不去节，则不易煮透，故须去节。附子生熟，经方皆注明“破八片”，如不用刀切，又怎么能以口咬成八片呢？附子的块茎大约一寸余，切作八片，每一片为一分多些，恰到好处。如切之太厚，则药物不易煮透，气味不易煮出；如切之太薄，煎煮又容易溶化为糊状。所以切为八片，虽是约略之数，但是这种制药方法是正确的。

擘法，大凡30余方中，用大枣入于煮剂之中皆注一“擘”字，这是因为大枣质地柔软，只须用手擘破即可，如果不擘破，囫囵入于煮剂，枣皮与肉同时膨起，不易煮透，又因枣皮味苦，非但无效反而有害。栀子入药也须“擘”，因栀子外皮酥脆，只需以手擘破捏碎便可，如不擘破，煮时表皮膨胀，内瓤之气味难以释出。

挫法，就是当今的轧磨法，如治风湿在表之麻黄杏仁薏苡甘草汤方，防己黄芪汤方，皆注有“右剉麻豆大”，以便于轻煮易透。因为轻煮之药，其气轻扬力悍，易于发散肌表之湿。再如桃仁、杏仁须去皮尖，现今用木板来剉虽说是剉，但已不是古人的剉法了。

捣法，即锤杵之法，如栝蒌薤白白酒汤，在捣栝蒌时，连皮瓤及子重捣如泥，然后加以白酒同煮，方法别致，与众不同，这样宣阳通痹之力甚宏，但是如此佳法，今人多不遵从，所以取效甚艰。还有的竟载文说，栝蒌薤白白酒汤，皆以水煮，不用酒煮，岂不是废绳墨而误人吗！文蛤散，滑石白鱼散，皆注杵；走马汤中的杏仁、巴豆又注捶，其实杵、捶是一种方法。凡是取果仁入药，都须捣破果实坚硬的外壳。薏苡仁捣去外壳后名薏米仁，至于如火麻仁、郁李仁、冬瓜仁等，捣去其皮后又不易净分，故只需捣破即可。还有的药品古人以石砸破，今则以刀锤破碎，如石膏、滑石、赤石脂、禹余粮、代赭石以及龙骨、牡蛎等。

研法，即磨法。是将药物研为粉末，以利于冲服。如《伤寒论》中的三物小白散、文蛤散，《金匮要略》中的栝蒌牡蛎散、百合滑石散、头风摩散、獭肝散、桔梗白散、硝石矾石散、诃梨勒散等，皆以研法见长。更有杏仁、巴豆，熬黑，研。如脂以入丸散，如三物白散、大陷胸丸等。今人所用的杏仁泥、桃仁泥即属此法。这些方法在临床上仍然起着指导作用。

（六）论药物的洗、浸、渍、泡及水蒸方法

药物凡注有“洗”字的，经方中有半夏、吴茱、大黄、蜀漆、海藻等。

举凡半夏入于煎剂，仲景皆注一“洗”字，如大小青龙汤、大小柴胡汤、半夏泻心汤、旋覆代赭汤等十六首方剂中，无一不洗。其原因是半夏有毒，有“戟人咽，令人吐”的副作用，所以《金匮玉函经》中有“汤洗十数度，令水清滑尽”的记述。所谓“汤洗”即今之水漂洗法。汉代以后，对于半夏的洗汤之治更加严格，如《千金方》谓“热汤洗去上滑”。《太平圣惠方》谓“汤洗七遍，去滑”。《博济方》中谓“以水浸七日，每日早晨换水足，取出令自干”。《雷公炮炙论》中阐述更加详细，谓“白芥子末二两，头醋六两，二味搅令浊，将半夏投于中，洗三遍用之”，其他还有“姜汁略浸”“热酒汤一度”“酸浆浸一宿”“白矾水浸七日”“皂角水浸透”“米泔浸”等。《本草求真》详述其“同皂荚可治风痰，白矾水淘浸……可治脾胃痰，生姜水淘浸……可治寒痰，甘草水淘浸……可解其毒及调制药之性”的不同疗效。张锡纯先生对于矾浸半夏亦有不同看法，他说：“惟药房因其有毒，皆用白矾水煮之，相治太过，毫无辛味，转多矾味，令人呕吐，即药房所鬻之清半夏中亦有矾，以之利湿痰犹可，若以止呕吐及吐血、衄血，殊为非宜，愚治此等证，必用微温之水淘洗数次，然后用之，然屡次淘之则力减，故须将分量加重也。”吴茱萸所以言“洗”者，乃洗去苦味及涎沫。《雷公炮炙论》云：“凡使先去叶核，并杂物了，用大盆一口，使盐水洗一百转，自然无涎，日干，任入丸散中用……”。大黄，仲景言“去皮，清酒洗”，指前人以磁片削去黑色外皮，忌用铁刀，以防变黑，清酒洗过，防其虫蛀，从而更好地保持了药物的质量。汉代以后，历有记述，如“酒蜡水蒸，从未至亥，如此蒸七度，晒干……”（《雷公炮炙论》）。“米泔水浸后令干”（《类证活人书》）。“小便浸，煨热焙干”（《经效产宝》）。“酒浸入太阳经，酒洗入阳明经，余经不用酒”（《汤液本草》）。“入手足阳明经，以酒引之，上至高颠，以舟楫载之可浮胸中，本苦泻之性，峻至于下，以酒将之可至高之分”（《本草发挥》）。“酒炒上达巅顶，酒洗中至胃脘，生用下行”（《万病回春》）。又把大黄洗法、浸法以及蒸法的应用价值，推之广泛。蜀漆以“暖水，洗去腥”，因蜀膝一药有腥味，有强烈的致吐作用，所以临床应用时，必须洗去腥味，才能防止呕吐的发生。海藻一药，为海水中之植物，其味带咸，故注“洗去咸”三字，如牡蛎泽泻散。渍、浸、泡三法，大同而小异，不过用水量用酒量与其他汤液多少而已。枳实在四逆散中注“破，水渍，炙干”，栀子豉汤中注“水浸、炙令黄”，缘枳实质地坚硬，必须打破，以水渍或水浸，使其质地变软，方易削治，再以“炙干”或“炙令黄”，使其气味变香，宜以行气，破坚利膈，开胃宽肠，行其滞郁。杏仁“汤浸”，汤浸以后，皮肉松弛，易于剉去皮尖。赤小豆当归散之赤小豆，“浸令出芽”是以通过浸渍，使其生芽以利于解毒化瘀。百合知母汤、滑石代赭汤以及百合地黄汤，对于百合一药，皆注“以水洗百合，渍一宿，当出白沫，去其水，更以泉水二升，煮取一升，去滓”。渍一宿，当出白沫，去其水，实乃浸泡之法。干百合，质地坚硬，渍泡后，质地变软，出白沫，去其水，实乃淘洗去其淀粉，更好地发挥百合甘凉清润之效。乌梅丸之乌梅，又须以苦酒渍之一宿，使其皮肉膨胀，易于发挥效力，以苦酒渍之者，裨其敛肺，涩肠、生津、益肝，以及安胃制蛔之效。大黄黄连泻心汤、附子泻心汤“以麻沸汤二升，渍之须臾，绞去滓，分温再服”，是以取其味薄气扬以清热，亦属浸泡之良法。蒸法，即用锅蒸熟为度，此法在某种程度上来讲，优于渍泡法，如大黄䗪虫丸之“大黄”，须“蒸”用，即蒸熟之大黄；如乌梅丸之“乌梅”，须苦酒渍后，去核，蒸之五斗米下，饭熟，捣成泥，以作丸，如不用蒸法，泥不易成。后世熟地、首乌，九蒸九晒，亦属相沿之良法。

（七）论药物的绵裹入煮方法

大凡药物本性黏腻者或矿物药粉碎后煮之易于成糊状而影响他药煮沸者，皆用绵包入煮；另外，凡药物有毛刺者，亦宜以绵包入煮。如：麻杏石甘汤、白虎加人参汤、白虎汤三方中之石膏，皆分别注以“碎”或“碎，绵裹”；栀子豉汤辈之香豉，煮之易成糊状，诸方皆注以“绵裹”。后世医家宗诸此法，引申其用，如车前子一药，其性黏腻，必须绵裹后入煮；旋覆花有毛刺，煮后滤之不净，“戟人咽有令咳者”，故医生亦嘱绵包入煮。枇杷叶亦有使其绵裹者，甚至龙骨、牡蛎、龟板、鳖甲打碎后，亦有使其绵裹入煮者，此皆属良法。

二、炮制方法

（一）论熬药方法

《汤液本草》指出：“方言熬者，即今之炒也。”经方所谓熬药的方法，主要有四：一是“熬”，即指一般的炒法；二是“熬黄”即将药物炒熟炒透；三是“熬焦”，即将药物炒得焦脆；四是“熬黑”，即指今之炒炭存性。后两种炒药的方法，即重炒之法。熬药的目的，一方面是降低缓和药物的毒性，一方面矫臭矫味，改变或提高药物的性能。另外通过这种炒制方法，还能宜于其他如膏、丹、丸、散的制剂应用。列举一般熬法，如经方中的麻子仁丸，其中杏仁一药“去皮尖，熬别作脂”，即把杏仁一药，炒至微黄色，使其气味变香，杵烂如泥，亦即书方之“杏仁泥”。唯有通过这样的制作过程，才会更好地增强其润肺平喘、止咳化痰的效果；而大陷胸丸中的杏仁，则使其“熬黑”，熬黑气味反而变苦，味苦则降，这样便增强了肃肺降气的功能。大陷胸丸中的葶苈子以“文火炒之粒鼓，有爆裂声，出香气”，唯有通过这样的炒制方法，该药的清降肺气、开结泻热的效能才能增强；而《金匮要略》葶苈大枣泻肺汤中的葶苈一药，则“熬令黄色”，该药炒之使黄，其性益猛，则又增强了开肺祛邪、泻肺逐痰的效能，仲景恐其猛泄太过而伤胃气，故佐以大枣一药，既缓其药性之猛，又固护于胃气不致有伤。这与皂荚丸饮以枣膏意义是一致的。牡蛎性味咸寒，性主收摄，熬后则易于粉碎，唯有粉碎后则易于发挥效能；桂枝甘草龙骨牡蛎汤、桂枝去芍药加蜀漆龙骨牡蛎救逆汤以及柴胡加龙骨牡蛎汤，应用此药时皆取其潜阳镇逆，收敛心气。后世又在此基础上进一步加重熬制，即今之煅牡蛎粉，这样更加强了该药固精、敛汗、止带等作用。其他如芫花“熬”，因芫花有毒，熬的目的乃去其毒性而已。

熬黄，即炒黄，炒之药物，使其呈现出黄色或黄褐色为度，有的甚至炒之发炮、胀大，或种皮破裂有声，使药物散发出香气。如瓜蒂散的“瓜蒂”一药，“熬黄”“炒之令香”，因瓜蒂苦极，“有小毒”，炒黄其性味稍变香，也便于研为细末，从而更好地发挥其治疗“吐风热痰涎、宿食”的作用以及吹入鼻内取黄水流出以治“诸黄”的效力；更重要的是炒之令黄，减其毒性以避免损伤胃气。枳实一药“炙令黄”，实则炒之内心发黄“出香气”为宜，这样能增强该药的效力。经方之承气汤、麻子仁丸、栀子厚朴汤以及大柴胡汤等，皆宗如此炒法，以增强其破坚利膈、开胃宽肠以行气滞的效果。

熬焦，即炒之药物呈焦黄或焦褐色，并具有焦脆、焦香气味者为度，炒焦之目的，主要是减弱或缓和药物的毒性。例如蜘蛛散的“蜘蛛”，必令炒之焦脆为宜，其他如水蛭、虻虫等，皆遵此法炮制。

熬黑，即炒之药物表面呈焦黑色，内部则为焦黄色或焦褐色为度，亦即今之所谓“炒炭存性”之法。三物小白散的巴豆“去皮心，熬黑，研如脂”。大陷胸丸的杏仁“去皮尖，熬黑”等，皆属于此类制药方法。《本草蒙筌》指出：“凡药制造，贵在适中，不及则功效难求，太过则气味反失。”《修事指南》指出：“炙者，取中和之性，炒者，取芳香之性。”言虽简而其意尽。

中药材来源于自然界的植物、动物以及矿物，大多数的药用部分必须经过炮制后，才能应用于临床治疗。炮制的目的，除了降低药物的毒性、缓和或改变原药的药性，更重要的是增强药物性能的趋向。洁净药物是为了便于贮存以及更利于改制其他剂型，从而更加广泛地应用于临床，提高医疗效能。

（二）论药物的炙、炮、煨、烧方法及其应用

《金匮玉函经》指出：“凡草木有根茎枝叶，皮毛花实，诸石有软硬消走，

诸虫有毛羽甲角，头尾骨足之属，有须烧炼炮炙，生熟有定，顺方是福，逆之则殃。又须去皮去肉，或去皮须肉，或须根去茎，又须花须实，依方炼采，削制，极令洁净。”汉代及汉代以前的炮炙方法，最早见于《黄帝内经》，“治半夏”，虽指炮制过的半夏，但没有记载具体的制作方法。《神农本草经》始明确指出：“阴干、曝干，采造时月，生熟土地所出，真伪新陈，并各有法……若有毒宜制，可用相畏相杀，不尔勿合用也。”《伤寒论》云其削治，有去芦、去节、去翅足，擘（或劈）、去皮、去心等；水制有洗法、泡法、浸法等；火制有炮法、炙法、煨法、熬法、炒法、烧法等，以及水火共制之煮蒸等法。

经方言炙法，多指烘烤之法，甘草言炙，即属此法，前已述之；厚朴一药“炙去皮”，乃古人以大片厚朴炙香去老皮，今人则先去老皮，然后切成饮片加以炒香。如厚朴生姜半夏甘草人参汤，桂枝加厚朴杏子汤、大小承气汤、麻子仁丸等，皆用此药，炒香以取其芳香醒脾，助运化以利气滞。枳实“炙令黄”，大柴胡汤用之以取其破坚利膈，枳实栀子豉汤用之以取其宽中下气，枳实厚朴汤用之以取其破坚除满，大小承气汤、麻子仁丸等，无不取其炒香以行气滞。升麻鳖甲汤的鳖甲“炙”，獭肝散之獭肝一药“炙干末之”，此之炙字乃焙干之意。皂荚丸之皂荚一药“刮去皮，用酥炙”，酥，指牛羊乳所熬之油，亦称为“酥油”，《别录》为上品，以炸皂荚酥透出香气为度，勿令炸之焦黑。这一方法对于后世之酒炙、醋炙、盐炙、蜜炙、油炙、姜汁炙等起到了广泛的启发作用。

炮法，把整块的药物，置之于火灰、热砂、热土或食盐中焙炒，待其发出炮炸声为度。如附子汤、真武汤、桂枝加附子汤等，用附子皆注“炮，破八片”，以其附子力雄，炮之使其力缓，不尔麻醉力强，性效不逊。干姜炮后，气味转淡，效力更趋于和缓，李东垣说：“至于川乌、附子、须炮以制毒也。”

煨法：类乎炮焙之法，将药物用湿面，或湿泥、湿纸包裹，埋置于火灰中，待其发出爆声即可。经方的煨法，例如诃子一药，煨后，其气馨香，这样就增强了固涩敛气的功效，故多用之于久泄、久利、脱肛，肺虚喘咳，或久咳失音等症。后世之煨葛根、煨木香、煨肉豆蔻，皆效仿于此法。

烧法：即今之煅法，使其改变药物的理化性质，以减少副作用，如鳖甲煎丸之乌扇言“烧”，乃取其行血并化瘀；滑石白鱼散之乱发言“烧”，即今之血余炭，乃取其止血兼化瘀；蒲黄散之“蒲灰”，即今之蒲黄炭，亦取其止血兼化瘀。他如矾石散之矾石言“烧”。王不留行散之王不留行、蒴藋、桑根白皮言“烧灰存性”，皆取其清热化瘀、宁血止血之效。

（三）论丸药配制方法及其应用

仲景有关配制丸药方法的论述，大体可以分为直捣为丸、炼蜜为丸、枣肉为丸、药汁为丸及米糊白蜜为丸五种。

直捣为丸，即用原方的药物，不掺入任何黏合剂，直接把药捣烂，搓成药丸。如抵当丸，以水蛭、虻虫、桃仁、大黄，“捣分四丸，以水一升煮一丸，取七合服之，晬时当下血，若不下者，更服”。大陷胸丸，以大黄、葶苈予、芒硝、杏仁、“捣筛二味，纳杏仁、芒硝合研如脂，和散，取如弹丸一枚，别捣甘遂末一钱匕，白蜜二合，水二升，煮取一升，温、顿服之”。前者抵当丸的药物与抵当汤同，以汤剂变为药丸，即变其猛烈荡涤之性而为缓而持久之计。吕搽村说：“同一抵当而变汤为丸，另有精义……俾有形质相著，得一逗留血所，并而逐之。”后者大陷胸丸，而又蜜水合煮，使药力缓缓而行，祛邪而不伤身，亦即峻药缓攻之法。柯琴说：“丸以缓之，是以攻剂为和剂也。”

炼蜜为丸，仲景用之最为广泛，《伤寒论》有 3 方，即麻子仁丸、理中丸、乌梅丸。《金匮要略》有 13 方，即八味丸、薯蓣丸、大黄䗪虫丸、皂荚丸、赤石脂丸、九痛丸、赤丸、己椒苈黄丸、栝蒌瞿麦丸、半夏麻黄丸、桂枝茯苓丸、当归贝母苦参丸、矾石丸。仲景所以用蜂蜜配制丸药是因蜂蜜为百花之英，有解毒、活血、润燥之功，例如作用于降低和消除药物毒性的，有大黄䗪虫丸、赤石脂丸、九痛丸与赤丸；作用于缓和药性润肺止咳的又有皂荚丸；作用于养血润燥的又有麻子仁丸、理中丸、八味丸、薯蓣丸、己椒苈黄丸、栝蒌瞿麦丸、桂枝茯苓丸、当归贝母苦参丸、半夏麻黄丸等。

枣肉为丸，有竹皮大丸，主治妇人乳中虚，烦乱呕逆。方用生竹茹、石膏、桂枝、甘草、白薇。“末之，枣肉和丸，弹子大，以饮服一丸，日三夜二服”。该方功能退热除烦，安中止呕。以枣肉和丸，方法尤妙，妙在以大枣之肉调补脾胃，以助药力之不逮，即仲景所谓有“安中益气”之功。

药汁为丸，如鳖甲煎丸（方药略），“右二十三味，为末，取煅灶下灰土一斗，清酒一斛五斗，浸灰，候酒尽一半，着鳖甲于中，煮令泛烂如胶漆，绞取汁，内诸药煎为丸，如梧子大，空心服七丸，日三服”。由于鳖甲之胶为最黏腻的药物，故能领诸药入下焦，发挥效力，攻逐癥瘕，和营下气，以治疟母之久结于左胁之下。又如干姜人参半夏丸，方以干姜、人参、半夏，“末之，以生姜汁糊为丸，如梧子大，饮服十丸，日三服”。主治妊娠呕吐不止。方法以生姜汁的黏性，调和诸药，配制成丸，白饮送服，使药留连于胃中，以达调和胃气，降逆止呕之效。

米糊白蜜为丸：有乌梅丸，以乌梅、细辛、干姜、黄连、黄柏、当归、附子、川椒、桂枝、人参，“右十味，异捣筛，合治之，以苦酒渍乌梅一宿，去核，蒸之五斗米下，饭熟捣成泥，和药令相得，内臼中，与蜜杵二千下，丸如梧桐子大，先食饮服十丸，日三服，稍加至二十丸，禁生冷滑物臭食等”。主治寒热错杂，蛔厥以及久利。妙以五斗米下蒸之，又与白蜜杵之二千下而成丸。吕搽村说：“其妙处全在米饮合蜜，先诱蛔喜，即蛔得之，而乌梅及醋之酸，椒姜桂附及细辛之辛，黄连黄柏之苦，则蛔不堪而伏矣”。后世在制作此方的启发下，遂以米饭为丸，其制作与应用也就更加广泛起来。

(四)论捣药为散方法及其应用

经方言捣药方法，即今之磨轧方法，把药品直接粉碎为散剂。这种散剂有两大特点：一是便于服用，一是便于急救以速取疗效。在配制散剂的过程中，炮制方法更趋繁多，仲景不厌其烦，皆一一注明，提示后人，如百合“炙”，牡蛎“熬”，矾石“烧”，诃子“煨”，蜘蛛“熬焦”，枳实“烧令黑，勿太过”，王不留、蒴藋、桑根白皮“烧灰存性，勿令灰过”，赤小豆“浸令芽出、曝干”，云母“烧二日夜”，獭肝“炙干末之”等。通过这些必要的炙炼而配成种种散剂，使其在临床上得以广泛应用。据统计，在《伤寒论》《金匮要略》二书中共有40方，其中三个重复方。发汗利小便表里双解以疗蓄水证者有五苓散；发汗利小便清热除烦以疗身热皮栗不解有文蛤散；宣肺软坚，攻利小便以疗大病瘥后，从腰以下有水气者，有牡蛎泽泻散；甘寒清热，以利小便治疗百合病变发热者有百合滑石散；引热下行以利小便者有栝蒌牡蛎散；去湿热，利小便者有蒲灰散；消瘀理血脉而利小便有滑石白鱼散；清热除黄利小便以疗黄疸有茵陈五苓散；通利大小便，以涤蓄结治疗女劳黄疸有硝石矾石散；益气利小便以疗妊娠水肿、头眩、小便不利有葵子茯苓散；健脾利小便以疗水饮有猪苓散。以上诸方，无论发汗、祛湿、清热、益气、理血、退黄皆以利小便而达到治疗目的。其服药方法，运用已相当灵巧，如五苓散以“白饮和服方寸匕，日三服”，并“多饮暖水”，裨营卫和而汗出。脾气运而小便利；文蛤散“以沸汤和服一方寸匕”；牡蛎泽泻散以“白饮和服方寸匕”；四逆散以“白饮和服方寸匕，日三服”；三物白散以“白饮和服”。又如活血祛风，主治大风四肢沉重，心中恶寒不足者有侯氏黑散；活血散风、主治偏头风有头风摩散。侯氏黑散以“温酒调服”，这是借温酒活血行气，通行经俞，以助行其药力。摩散属古法，陈修园说：“此言偏头风之治也，附子辛热以劫之，盐之咸寒以清之，内服恐助其火，火动而风愈乘其势矣，药用摩之法，法捷而无他弊。且躯壳之病《内经》多用此法，如马膏桑钩及熨法皆是，今人不讲久矣”。又如天雄散“酒服半钱匕”以治阳虚，精气不固；当归芍药散“取方寸匕，酒和、日三服”，疏肝健脾以疗妊娠腹中痛；枳实芍药散以疗产后腹痛；当归散“酒饮服方寸匕”，从血分调和肝脾以安胎；白术散“酒服一钱匕，日三服，夜一服”，燥湿去寒以安腑；土瓜根散“酒服方寸匕，日三服”，破瘀通经以疗带下经水不利，少腹满痛。浆水甘酸，调中降逆，如赤小豆当归散以“浆水服方寸匕，日三服”，以解脏毒、肠痈及下部恶血诸疾；蜀漆散“未发前以浆水服半钱”，以吐疟之顽痰；半夏干姜散“取方寸匕，浆水一升半，煎取七合，顿服之”，以止呕逆。瓜蒂散，“取一钱匕，以香豉一合，用热汤七合，煮作稀糜，去滓，取汁和散，温顿服之；不吐者，少少加，得快吐乃止”，以治膈上痰饮；薏苡附子散“服方寸匕，日三服”，以治胸痹缓急者。其他如桔梗白散治肺痈，薏苡附子败酱散以治肠痈，排脓散以疗脓成，诃梨勒散以固肠，獭肝散以治冷劳，鸡矢白散以治转筋，蜘蛛散以疗狐疝，王不留行散以疗金疮，黄连粉以疗浸淫疮，烧裈散以疗阴阳易，蛇床子散以疗妇人阴寒。由此可以看出，药物通过捣为散剂，在临床上的应用价值也就更加广泛起来。

（五）论膏剂的配制方法及其应用

猪膏发煎方：猪膏半斤、乱发如鸡子大三枚。“右二味，和膏中煎之，发消药成，分再服，病从小便出”。按此方《金匮要略》主疗“诸黄”。程林说：“今猪膏发煎能治诸黄，当是黄之轻者，可从小便而去，至若阴黄急黄女劳之属，岂猪膏发煎所能治乎？医者审之”，本方之主药猪膏，功能润燥以“利血脉”。乱发煎之而成灰末，即今之血余炭，血余炭功能“补阴消瘀，通关格，利二便，治诸血疾”。《医宗金鉴》指出：“诸黄谓一切黄也，皆立猪发膏煎，恐未必尽然，医者审之，此必有脱简也”，凡黄病，以腹满、小便黄、大便秘滞为主症。猪膏发煎，以润而消导。至于病从小便出，理有欠妥。《千金方》说：“大医校尉，史脱家婢黄病，服此燥粪下便差”，《肘后方》说：“疗黄疸者……猪脂一斤，右一味煎成，温令热，尽服之，日三，燥屎当下，则稍愈”，根据诸家的说法，“病从小便出”一语，似有语病。若从此方重在养阴消瘀这个角度上看，瘀欲化而大便必通，而阴气复小便亦自利，但说病从小便出，不说病从大便出，经文必有脱简。猪肤汤也属膏方，主治少阴病，下利，咽痛，胸满，心烦。方以“猪肤一斤，以水一斗，煮取五升，去滓，加白蜜一升，白粉五合，熬香，和令相得，温分六服”。猪肤一药，历代医家众说不一，有主张杀猪时刮下之黑肤者，有主张用皮上之白膏者，有主张用猪项皮者，有主张用肥肉者，还有人主张用干煎猪肤者。以余之见，众说皆非，黑肤为污垢之物，岂能入药；肤上白膏几何，亦非净洁之物；肥肉煎之为油，似是而非；煎猪肤，其味焦臭，难闻已极。以上诸说，非仲景法度，唯喻嘉言心领神会，主张用外皮与水久煮，久煮则猪之外皮熔化为胶汁，既成胶汁，已出清香之味；蜂蜜酿百花之英，已俱香味同白米粉，共煎而成，气味馨香适口，若如此法配制，则符合仲景所谓“熬香”之意旨。本方为滋阴润燥，清咽止利之方。猪肤咸寒补肾，白蜜甘寒润肺，白粉乃稼穑之精，益气补脾，肾得滋而热清，肺得润而咽利，脾得健而利止，热清、咽利、利止，津气来复，诸症得愈。方药配伍之精当，煎煮方法之灵巧，堪为后世楷模。

三、煎煮方法

（一）论白酒、清酒、苦酒、白饮、白粉、白蜜、烊胶纳饴的临床应用

酒乃熟谷之液，性味多醇正、逊良，芳香适口，尤为疏经通络、活血益气之佳品。

《灵枢·经脉》说："……以白酒和桂，以涂其缓者……且饮美酒……不饮酒者，自强也"，由此看来白酒与美酒不是一种酒。李时珍在《食物本草》中说："白酒处处有之，以蓼与面为曲，酿糯米为酒母，以水随下随饮，初下时味嫩而甘，隔宿味老而酢矣"，《普济良方》说："糯米一斗，隔夜用冷水浸，次日蒸熟，用井华水，淋下白酒曲五稠，匀拍在缺边中间留空，得有浆，是为白酒"，丹波氏引《扬州府志》说："白酒各州县皆有，用草曲，三日可成，味及甘美，少入水曰水白酒，冬月煮过窨之，曰腊白酒"，又引虞天隆《天香楼偶得》中说言："古人酒以红为恶，白为美，盖酒红为浊，白则清，梁武帝诗云：'金杯盛白酒'正言白酒之美"。近代医家考证，白酒即初熟的米酒，因色白，曰白酒。栝蒌薤白白酒汤，药以"栝蒌实一枚（捣），薤白半升，白酒七升。同煮，取二升，分温再服"，以宣痹通阳，涤痰散结。栝蒌薤白半夏汤，药以"栝蒌一枚（捣），薤白三升，半夏半升、白酒一斗。同煮，取四升，温服一升，日三服"，以通阳豁痰，温中行气。

清酒：仲景亦称美清酒、无灰清酒，考之即今之米酒。炙甘草汤"以清酒七升，水八升，"煮药，以裨通阳复脉，滋阴补血。胶艾汤，"以水五升、清酒三升、合煮，取三升"，以活血止血，暖宫调经。当归散以"酒饮服方寸匕，日再服，"以补肝健脾、养血安胎。当归芍药散，"酒合，日三服"调肝养血，健脾止浊。下瘀血汤以"酒一升，煎一丸"引药入于血分，以行气和血，通经逐瘀。土瓜根散，以"酒服方寸匕，日三服"，以袪瘀调经，和营止痛。红兰花酒，"以酒一大升，煎减半，顿服一半"，以益气行血，袪风止痛。麻黄醇酒汤，"以美清酒五升，煮取二升半，顿服之"，以宣郁透表，发散黄疸。当归四逆加吴茱萸生姜汤，"以水六升，清酒六升，和煮，取五升"，以温通血脉，散其久寒。侯氏黑散，以"酒服方寸匕，日一服"，以宣通经络，袪风通痹。由此可以看出，古人以酒煮药的历史已很久远，除通经络，益气血外，本品尚能升能散，具宣行药势、矫正臭味等功能。后人引而申之，临床应

用更加广泛，大凡养血活络，益气通经之方，每多效仿于此。《妇人良方》以酒为药之方甚多，例如：乌药散以“热酒调下”，琥珀散以“温酒调下”，蠲痛散以“盐酒送下”，没药散以“童便酒调下，紫石英丸以“温酒下”，神功散以“酒水煎”，地黄通经丸以“空心温酒下”等。

苦酒：即今之米醋、食醋，其味酸略兼甘，其气醇正，入肝经血分，具有收敛、解毒、散瘀止痛，消肿散结的作用。《伤寒论》苦酒汤方后注云，“上二味，内半夏苦酒中，以鸡子壳置刀环中，安火上，令三沸，去滓，少少含嚥之”，用之以散结祛痰，消肿止痛。又如乌梅丸中的乌梅，“以苦酒渍乌梅一宿，去核，蒸之五斗米下”，用之以安胃止呕，杀虫止利。黄芪桂枝芍药苦酒汤，“以苦酒一升，水七升，相和煮取三升”，用之以和营扶表，祛逐水湿。

白饮：即白米汤，或糯米汤，味甘平，有助胃气之功。丹波元简说：“白饮，诸家无注，《医垒元戎》作米饮，始为明晰，《活人书》作白汤，恐非是。”五苓散以“白饮和服方寸匕，日三服，多饮暖水，汗出愈”，用以助阳发汗，陈修园《伤寒论浅注》说：“白饮和服，亦即桂枝汤啜粥之义也。”四逆散“白饮和服方寸匕，日三服”用之以宣郁外达，通经散结。牡蛎泽泻散“白饮和服方寸匕，日三服”，用之以助利水消肿，使水去而津液不伤。

白粉：即今之米粉，为五谷之精，其气甘温性平，为安和胃气之佳品。猪肤汤“右一味，加水一斗，煮取五升，去滓，加白蜜一升，白粉五合，熬香和令相得，温分六服”，用之以助滋阴润燥，和中止利。另外蛇床子散、甘草粉蜜汤中关于白粉一物，历代医家说法不一，有的说白粉即铅粉，有的说白粉即米粉，以愚之见，作为内服药，不宜用铅粉而宜用米粉。但作为外用药的辅助品，铅粉在某些程度上来讲，亦未尝不可采用，总之以稳妥为是。更有大青龙汤正其说：“……汗出多者，温粉扑之。”对于温粉，当以《千金方》的说法比较可靠，其方为“煅龙骨末，煅牡蛎末各三钱，粳米粉一两。功用，扑汗。和匀，稀绢包，缓缓扑之”。铅，《本经逢原》一名黑锡，铅粉又名胡粉，色黑，亦有色浅而灰者，古人不说是黑粉、灰粉，而说“白粉”，可知白粉并非铅粉。千金云粳米粉，亦即白粉，与煅龙骨、煅牡蛎相合，性能温和以扑汗，因此又名之为温粉。

白蜜：亦为稼穑之精气，性味甘平醇正，具有甘缓益脾、安和胃气，以及滋阴润肺之功。猪肤汤加“白蜜一升”，滋阴润肺前已述及。大半夏汤，白蜜一升“以水一斗二升，和蜜扬之二百四十遍，煮药取二升半，温服一升，余分再服”，用之以补虚润燥，和胃降逆。蜜煎导方，以食蜜七合，“于铜器内微火煎，当须凝如胶饴状，搅之，勿令焦着，欲可丸，并手捻作挺，令头锐，大如指，长二寸许，当热时急作，冷则硬，以内谷道中以手急抱，欲大便时，乃去之”。此亦润燥通便之良法。诸丸配制方法，大多以炼蜜为丸，一是易于贮存，不易腐烂；二是能调和诸药固护胃气。更有以白蜜煎药方法亦属巧妙，乌头汤、乌头桂枝汤、大乌头煎、甘遂半夏汤都以白蜜煎之，以缓解其药物的毒烈之性。《类聚方广义》中甘遂半夏汤注说：“此方之妙，在于用蜜，故若不用蜜，则不特不效，且瞑眩而生变，宜遵守古法。”

烊胶与纳饴法：阿胶一药，性味甘平，功效补血止血，滋阴润燥，其质地坚硬如同角质，用时必以烊化入药。炙甘草汤，“内胶烊消尽，温服一升，日三服”，以阿胶滋阴养血以助复脉。猪苓汤“内阿胶，烊消，温服七合，日三服”，以阿胶滋阴养血而清心火。白头翁加甘草阿胶汤，以阿胶补血于产后血虚，“此仲景举例以见其概，非谓产后利疾仅此一方，又非为虚寒洞泄而下利亦用是方也”。大小建中汤均“内胶饴”，调补脾胃。饴即今之饴糖，饴即糯米糖加麦芽酿成，气味甘平，功能补虚建中，缓急止痛，并为润肺止咳之佳品。

（二）论甘澜水、潦水、井华水、泉水、清浆水、地浆水的功能与应用

古人对于煮药所取之水，积累了丰富的经验，《灵枢·邪客》中的半夏汤，用“流水千里以外者”“扬之万遍”，以治脾虚停饮，卫气独行于外之“目不瞑”症。仲景则又有甘澜水、潦水、井华水、泉水、浆水、地浆水以及麻沸水等，并有详细地记载和应用。现作如下分析。

甘澜水，仲景有“作甘澜水法，取水二斗置大盆内，以勺扬之，水上有珠子五六千颗相逐，取用之”。考甘澜水，又称千里水，东流水，或劳水。《本草纲目》说：“其气味甘平无毒，主治病后虚弱。扬之万遍，煮药……最验，主五劳七伤，肾虚脾弱，阳盛阴虚，目不能瞑，及霍乱吐利，伤寒欲作奔豚。”仲景治“发汗后，其人脐下悸者，欲作奔豚，以茯苓桂枝甘草大枣汤”“以甘澜水一斗，先煮茯苓减二升，内诸药，煮取三升，去滓温服一升，日三服”，取其活化之水，益其脾肾，调治汗后阳虚，肾水上逆，脐下动悸，欲发奔豚之证。张从正治一尿闭，取长川急流水煎煮药材，一饮而立溲，亦取法于此。

潦水，即大雨所积之水。李时珍说：“降注雨水谓之潦，又淫雨为潦，气味甘平无毒”，功能“调脾胃去湿热”。成无已说：“仲景治伤寒，瘀热在里，身发黄，麻黄连翘赤小豆汤，煎用潦水者，取其味薄，而不助湿气，而利热也。”虞抟说：“潦水者，又名无根水，山谷中无人迹去处，新土科凹中之水也，取其性不动摇而有土气内存，故可以煎熬，调脾进食，亦补益中气之剂也。”历代先贤，虽然说法不同，但对该“内清湿热”的看法是一致的。

井华水、泉水，古人用时颇多讲究，在历史医籍中屡见不鲜。《本草纲目》在井泉水条下说："平旦第一汲为井华水，其功极广，又与诸水不同，凡井水有远从地脉来者为上，有从近处江湖渗来者次之，其城市近沟渠污水杂入者，成咸，用须煎滚，停一时，候成澄，乃用之，否则气味具恶，不堪入药……性味甘平无毒，调中下热气，主治酒后热痢，消渴反胃，洗目中肤翳，及痈肿漆疮等。"虞抟说，"新汲井华水，取天一真气浮于水面，用以煎补阴之剂，及炼丹煮茗，性味同于雪水也。"百合四方（百合知母汤、百合鸡子黄汤、百合地黄汤、滑石代赭汤）其百合，均"以泉水二升煮取一升"以疗百合之病，这是因为百合病，本是一种心肺阴虚内热的疾病，由于心主血脉，肺主治节而朝百脉，心肺阴虚成病，则百脉俱受其累，症状百出，故云"百脉一宗，悉致其病也"。其治疗原则应着眼于清理心肺阴虚内热为主，既不可以用发汗法，又不可以用吐越法，仲景以泉水煮药，是以泉水具有养阴清热利尿的功效。

清浆水，《伤寒论》枳实栀子豉汤方，"以清浆水七升，空煮取四升，内枳实、栀子，煮取二升，下豉，更煮五六沸，去滓，分温再服，复令微似汗"。此治大病瘥后，余热未尽，气血未复，因过劳而复发热，名为劳复之症，用本方疏散郁热，和胃化滞，以浆水煎药，乃是取其酸苦走泄之性。

关于清浆水，又名浆水，前贤之述，见仁见智，《本草纲目》言："释名酸浆，引嘉谟云：浆，酢也，炊粟米熟投冷水中，浸五六日，味酸生白花色，类浆，故名，若浸之败者害人"，气味甘酸微温无毒，功能调中，开胃止渴，消宿食，解烦。《伤寒类方》说："浆水，即淘米泔水，久贮味酸为佳"，《本草蒙筌》说："浆水造法，炊粟米，热投冷水中，浸五六日，生白花，色类浆者"，《医方祖剂》说："浆水，乃秫米和曲酿成如酢而淡"，字汇说："浆，米汁也"。《金匮要略》赤小豆当归散，功能渗湿清热，化瘀排脓，以浆水服方寸匕，以加强清热解毒。蜀漆散，功能涌吐痃痰，借浆水酸甘微寒，以固护胃气。半夏干姜散以浆水煮服，除温胃止呕之外，还以浆水调中而止哕。更有矾石汤，治脚气冲心，以浆水一斗五升，煎三五沸，以浸脚取其酸苦走泄，以清其湿热。

地浆，《金匮要略·禽兽鱼虫禁忌并治第二十四》说："治食生肉中毒方：掘地深三尺，取其下土三升，以水五升煮数沸，澄清汁，饮一升即愈。"《金匮要略·果实菜谷禁忌并治第二十五》说："食诸菌中毒闷乱欲死治之方：人粪汁饮一升，土浆饮一二升，大豆浓煮汁饮之，服诸吐利药并解""食枫柱菌而哭不止，治之以前方""误食野芋烦毒欲死，治之方以前方。其野芋根，山东人名魁芋，人种芋三年不收，亦成野芋并杀人""蜀椒开口者有毒，误食之戟之咽喉，气病欲绝，或吐下白沫，身体痹冷，急治之方。肉桂煎汁饮之，多饮冷水一二升，或食蒜，或饮地浆，或浓煮豉汁饮之并解”。

考土浆亦名地浆，《本草纲目》载：“气味甘寒无毒，解中毒烦闷，解一切鱼肉果菜药物诸菌毒，疗霍乱及中暍卒死者饮一升妙。”其他如《卫生宝鉴》《圣惠方》《千金方》《肘后方》《集简方》《集玄方》都附有治疗方法。综之不外主治霍乱、中暑、烦渴、腹痛、黄鳞鱼中毒、砒石中毒等。

张子和《儒门事亲》有水解篇，今附于下，以供参考：

“余昔访灵台间太史，见铜壶之漏水焉，太史召司水者曰，此水已三环周，水滑则漏迅，漏迅则刻差，当易新水，余划然而语曰，天下之水，用之灭火则同，濡槁则同，至于性从地变，质与物迁，未尝罔焉，故蜀江濯锦则鲜，济源烹楮则，南阳之潭渐于菊，其人多寿，辽东之涧通于参，其人多发，晋之山产矾石，泉可愈疸，戎之麓伏硫黄，汤可浴疠，杨子宜荈，淮菜宜醪，沧卤能盐，阿井能胶，澡垢以污，茂田以苦，瘿消于藻带之波，痰破于半夏之洳，冰水咽而霍乱息，流水饮而癃闭通，雪水洗目而赤退，咸水濯肌而疮干，菜之以为齑，铁之以为浆，麯之以为酒，蘖之以为醋，千派万种，言不容尽，至于井之水，一也，尚数名焉，况其他者乎；及酌而倾曰倒流，出瓮未放曰无根，无时初出曰新汲，将旦首汲曰井华，夫一井之水，而功用不同，岂烹煮之间，将行药势，独不择夫水哉，昔有患小溲闭者，众工不能瘥，予易之长川之急流，取前药而沸之，一饮立溲，元畤闻之曰：精乎哉，论也！近读《灵枢经》，有半夏汤治不瞑，以流水千里外者八升，扬之万遍，取其清五升，炊以苇薪火，正与此论合，乃知子和之于医，触一事一物，皆成治法，如张长史草书妙天下，得之公孙剑器用心亦劳矣，后之用水者，当以子和之言为制，余于是乎作水解。”

（三）论微火煮药与久煮方法

《伤寒论》《金匮要略》两书之方，对于火候煮药的方法述之尤详，不仅总结了汉代以前各个时期的煮药方法，而且发展性地运用于临床实践。纵观两书，大半部分的方剂，其火候煮法各有其重要意义，如首方桂枝汤，“以水七升，微火煮取三升”；“桂枝加厚朴杏子汤，亦“以水七升，微火煮取三升”，仲景举其端倪，略之于后。这一煮药的方法，因其风邪在于表卫，药必择其质轻气扬之品，通过发汗解表以散其风邪。关于微火煮药的具体方法，包识生氏说：“煮药之法，先以猛火使之沸，水沸之后，则当用微火煮之，一味猛火，流弊多多，故伤寒第一张药方桂枝汤，即云微火煮也。按猛火煮药，一恐药汁升溢罐外，二恐水已干而药味未出，三恐煮燥药焦，四恐气药飞散，太过无力，五恐药汁浓厚难服，猛火煎药可谓有弊无利也。若以微火煮之，利益多多，味多气少飞散，药汁清澄，不易发生水干药焦之患，善于煮药者，药力必全，否则无益。”再上溯历代医家，对于煮药的方法也十分重视。李时珍说：“凡服汤药，虽品物专精，修治如法，而煎药者鲁莽造次，水火不良，火候失度，则药亦无功。观夫茶味之美恶，饭味之甘，皆系于水火烹饪之得失，即可推矣。是以煎药须用小心老成之人，以深罐密封，新水活火，先武后文，如法服之，未有不效者。”徐洄溪说：“煎药之法，最宜深讲，药之效不效，全在乎此，夫烹饪禽鱼羊豕，失其调度，尚能损人，况药专以之治病，而可不讲乎。其法载于古方之末者，种种各殊……其煎之多寡，或煎水减半，或十分煎去二三分，或止煎一二十沸，煎药之法，不可胜数，皆各有意义，大都发散之药及芳香之药，不宜多煎，取其生而疏荡；补益滋腻之药，宜多煎，取其熟而停蓄，此其总诀也。故方药虽中病，而煎法失度，其药必无效。盖病家常服药者，或尚能依法为之，其粗鲁贫苦之家，安能如法制度，所以病难愈也。若今之医者，亦不能知之矣，况病家乎。”他如李东垣、沈存中等，也都阐述綦详，然其煎法之中肯者，除徐洄溪而尤以包识生氏之论为最佳。至于久煮之法，如陶隐居之“补汤欲熟，多水而少取汁”；吴茭山之“若煎补药，以十分之水，煎取四分之药”；吴仁斋之“若补中温中之药，宜漫火煎服之”；李念莪之“补药须封固，文火细煎”；张路玉之“凡煎补药，文火缓煎。诸贤之论，不论漫火、文火，更重要的是细煎、缓煎。凡属补益之药，多属根茎与果实之类，仓促之间药味何能煎出，不可与发散之花叶草穗相比拟。如通阳复脉之炙甘草汤，“以清酒七升，水八升，先煮八味，取三升，去滓，纳胶烊消尽，温服一升，日三服”；温补中气之人参汤，“以水八升，煮取三升，温服一升，日三服”；温暖下元之当归生姜羊肉汤，“以水八升，煮取三升，温服七合，日三服”；降逆安中之大半夏汤，“以水一斗二升，和蜜扬之二百四十遍，煮药取二升半，温服一升，余分再服”。举例数则，足以说明只有长时间的煎煮，药味才能全部释放出来，而发挥其应有的效能。另有小建中汤的饴糖，微火消解，柴胡加芒硝汤的芒硝，更煮微沸；桃仁承气汤的芒硝，更上火微沸等，又当别论。读仲景书，如果只从药味煎煮时的以水几升，煮取几升，死搬硬套地去分析经方的煮药方法是不够的，还要去分析病在表与在里、在脏与在腑、在上与在下、在血脉与在经络、病轻与病重、病时长与短、药物的质轻与质重，是花叶草穗还是根茎果实，这些都得灵活掌握，才能不失仲景心法。如桂枝加桂汤，亦“以水七升，微火煮取三升”，其用水量与煎煮方法与桂枝汤同，桂枝汤的趋向是调和营卫以解表，而桂枝加桂汤的趋向是降冲逆而温里，既不需啜粥，亦不需温覆，只是气味的浓郁与轻薄有别罢了。

另外，关于煎煮药物所采用的燃料，古人有种种说法，如，火用陈芦枯竹，取其不强，不损药力。桑柴火，取其能助药力。烰炭，取其力慢。栎炭，取其力强。温养用糠、马尿牛屎，取其缓能使药力匀。张路玉说：“凡煎补药，文火缓煎，泻药武火急煎，煎膏用桑柴火最良。”抱朴子说：“一切神仙药，不得桑柴不服”，又说“马矢煴煨风痹药，取其性缓，通行经络也，苇薪火炊泻阳药，取其轻扬，不损药力，二者皆内经法也。灯火焠小儿诸惊，及头风脑痛，风痹缓急，以油能解风毒，火能通经络也”。

今之城乡煎煮中药者多用煤火、煤气，难以寻觅陈芦枯竹，苇薪桑栎，总之，以不失法度为宜。

(四) 论去滓再煎方法

徐灵胎于小柴胡汤方后注：“去渣再煎者，此方乃和解之剂，再煎则药性和合，能使经气相融，不复往来出入，古圣不但用药之妙，其煎法俱有精义”，《古方选注》说：“去滓再煎，恐刚柔不相济，有碍于和也”，戴北山说：“寒热并用谓之和，补泻合剂谓之和，表里双解谓之和，平其亢厉谓之和”，左季云说：“少阳经用药，有汗、吐、下三禁，故但取小柴胡汤以和之，然一药之中，柴胡欲出表，黄芩欲入里，半夏欲祛痰，纷纷而动，不和甚也，故去滓再煎，使其药性合而为一，漫无异同，俾其不致偾事耳”，综上各家所说，重点突出一个“和”字。考小柴胡汤，“以水一斗二升，煮取六升，去滓，再煎取二升，温服一升，日三服”。大柴胡汤“以水一斗二升，煮取六升，去滓，再煎，温服一升，日三服”。柴胡桂枝干姜汤“以水一斗二升，煮取六升，去滓，再煎取三升，温服一升，日三服”。分析以上三方均以和解少阳为特点。若以方药功能分析，小柴胡汤和解少阳而出表，从太阳而散；大柴胡汤则以和解少阳从阳明而解；柴胡桂枝干姜汤又以和解少阳兼治水饮。还有半夏泻心汤、生姜泻心汤、甘草泻心汤，也都“以水一斗，煮取六升，去滓再煎取三升，温服一升，日三服”。再以方药功能分析，半夏泻心汤主和胃开结泄痞，治少阳误下，胃虚呕逆；生姜泻心汤主和胃散痞，治胃虚伤食；甘草泻心汤主调和胃气而除痞，治胃气重虚，客气上逆。三方均去滓再煎，浓缩药汁以调合胃气，使药力和缓而持久。此即《伤寒分经》所说“全藉胃中天真之气为斡旋，盖取和之为义耳”。近人张吉良氏报道：“去滓，再煎，这样可以得到浓缩高度，体积小的制剂，便于病家服用，其所要这样做的决定因素，在于小柴胡汤证本身有‘默默不欲食，心烦喜呕’之症，大约有呕吐、恶心症者，总不宜再进大量汤液，故必须去滓再煎以浓缩其量……但是如果病情需要浓煎，而方药本身又可以久煎的话，那么就不必去渣，而可以直接加以浓煎。”去滓再煎的方剂，经方中还有旋覆代赭汤、柴胡去半夏加栝蒌汤、柴胡桂枝干姜汤。医生在临床应用时，都应该遵守这一“去滓再煎”方法，方可显示出方药疗效。

（五）论先煮与后下方法

煮药方法的先煮与后下，《伤寒论》与《金匮要略》两书中记载尤详，如麻黄汤，“以水九升，先煮麻黄减二升，去上沫，内诸药，煮取二升半”。所以先煮麻黄，是因其麻黄煮出之沫有“令人烦”的副作用。仲景用麻黄诸方，如大青龙汤、小青龙汤、麻杏甘石汤、桂枝二麻黄一汤、越婢汤、麻黄加术汤、麻黄附子甘草汤等都注明“先煮麻黄，去上沫”。葛根黄芩黄连汤“以水八升，先煮葛根，减二升，内诸药，煮取二升。”葛根所以先煮的主要原因是因为葛根一药，纤维密集而坚硬，非久煮不能把药力煮出。茵陈蒿汤的茵陈一药，“以水一斗二升，先煮茵陈减六升”。是以久煮茵陈，可使清泻湿热，排除黄疸的作用耐久不尽。栀子豉汤类方“以水四升，先煮栀子得二升半，纳豉”。先煮栀子，是因豆豉易煮，而栀子较为耐煮的缘故。紫参汤“以水五升，先煮紫参，取二升纳甘草”。亦是因甘草易煮，而紫参耐煮的缘故。甘草粉蜜汤“以水三升，先煮甘草取二升，去滓，纳粉，蜜，搅令和，煎如薄粥”，一是因甘草比他药耐煎，二是因甘草有缓急止痛的作用。小陷胸汤“以水六升，先煮栝蒌取三升”，先煮栝蒌的原因是取其力专而任重，以开中焦之结气。桂枝去芍药加蜀漆龙骨牡蛎救逆汤，“以水一斗二升，先煮蜀漆减二升，内诸药”。先煎蜀漆，是为了加强蜀漆“疗胸中邪气”以及“能驱逐痰水”的作用。还有在一方之中，药量独重或属主药的，必须先煮，如酸枣仁汤“以水八升，煮酸枣仁得六升，内诸药”，酸枣仁用至二升，为使其药重而力专，故必先煮。苓桂甘枣汤“以甘澜水一斗，先煮茯苓减二升，内诸药”，茯苓用至半斤，亦因药重力专，故亦先煮。

药之后下者，如大承气汤“上四味，以水一斗，先煮二物，取五升，去滓，内大黄，更煮取二升，去滓，内芒硝，更上微火一两沸，分温再服，得下，余勿服”。柯韵伯说：“大承气汤之先后作三次煎者，何哉？盖生者气锐而先行，熟者气钝而和缓，欲使芒硝先化燥屎，大黄继通地道，而后枳朴除其痞满也。”大陷胸汤“以水六升，先煮大黄取二升，去滓，内芒硝，煮一两沸，内甘遂末，温服一升，得快利，止后服”。此与大承气汤法同。他如柴胡加芒硝汤、桃核承气汤、大黄硝石汤等，皆后下芒硝。茯苓戎盐汤“先将茯苓白术煎成，入戎盐再煎，分温三服”。桃花汤“以水七升，煮米令熟，去滓，温服七合，内赤石脂末方寸匕”。通脉四逆加猪胆汁汤“用水三升，煮取一升二合，去滓，加入猪胆汁，分二次温服”。白通加猪胆汁汤“以水三升，煮取一升，去滓，内胆汁，人尿，和令相得，分温再服”。这些方剂中的戎盐、赤石脂，所以要后下，其原因是该药容易溶化；猪胆汁、人尿所以要后下，其原因是取其新鲜而力速。另有一些质轻气扬之药亦宜后下，是为了避免耗散，如桂枝人参汤“以水九升，先煮四味，取五升，内桂，更煮取三升”。参术姜草先煮以取其味：用之以温中止利，桂枝后下以取其气，用之以行阳解表。更有大小建中汤的纳饴，以甘温补中；炙甘草汤、猪苓汤、黄连阿胶汤、白头翁加甘草阿胶汤，以阿胶养阴润燥，均属后下之方。饴糖、阿胶，所以后下，皆因其性黏腻，如同他药一起煎煮，他药则均被粘着，不易煮透，此又非但因其易于溶化而后下。由此可以看出仲景运用“先煮”与“后下”这一煮药方法的必要性和灵活性。

（六）论分煮合服方法

分煮合服的方法，是把一方中的多种药物分别煮成汤液，然后再把分煮的汤液混合在一起温服。《金匮要略·百合狐阴阳毒病脉证治》篇之百合知母汤，“先以水洗百合，渍一宿，当白沫出，去其水，更以泉水二升，煮取一升，去滓，别以泉水二升煎知母，取一升，去滓，然后合和，煎取一升五合，分温再服”。滑石代赭汤“先以水洗百合，渍一宿，当出白沫，去其水，更以泉水二升，煎取一升，去滓；别以泉水二升煎滑石，代赭，取一升，去滓；然后合和重煎，取一升五合，分温服”。这种煮药方法，是针对着病在一个时期中患者有几种不同的证候，在一个方剂中同时又具有两种或几种作用，又不使其药效相互抵消，而采用了这种微妙的方法。此方法是借用了泉水“性味甘平无毒，调中下热气”以煎百合，具有养阴清热之功。又别以泉水，煎煮其他配伍之药。再合和重煎，妙在使其诸药在共性的基础上，又各发挥其个性的作用，也可以说是既分工又合作。

如百合病，不应当发汗而发汗，津液耗伤，“虚阳复亢”于上，故用百合知母汤以补虚、清热、调中、止汗。如百合病，不应当泻下而泻下“下多伤阴，阴伤则阳往乘之，所以下焦有热象”，故用滑石代赭石汤以补虚、清热、涩肠、利尿。

又如《金匮要略·腹满寒疝宿食病》篇之乌头桂枝汤方，乌头一药“以蜜二斤，煎减半，去滓，以桂枝汤五合解之，令得一升后，初服二合”。此汤仲景治寒疝腹中疼，兼身痛逆冷，先以白蜜重煎乌头敛其“猛烈”之性，留连于内以攻寒止痛；以桂枝汤轻煮，达表于外以解表寒。合和服之，使营卫和而表里双解。对于以上这些灵活性的分煮合服方法，是值得认真继承和学习的。

（七）论酒煎与水酒合煎方法

酒乃熟谷之液，醇甘芬芳，其气轻扬，善通经腧，提神助兴。古人以酒入药，以行药势。

仲景治疗胸痹、心痛彻背，一用栝蒌薤白白酒汤，药以栝蒌实一枚（捣），薤白半升，白酒七升。三味同煮取二升，分温再服。二用栝蒌薤白半夏汤，药以栝蒌实一枚（捣），薤白三两，半夏半升，白酒一斗，四味同煮，取四升，温服一升。前者以栝蒌开胸中之痰结，薤白辛温以通阳，豁痰下气，白酒襄助以行药力，共奏通阳散结、豁痰行气之效；后者由于痰涎壅塞盛于胸中，故于前方中，更佐半夏，以逐饮降逆。现今有的庸医在用此方治疗胸痹及冠心病时，废其酒煎之法，而以水煎服用，不仅于病无补，甚至误人性命。更有下瘀血汤：大黄三两，桃仁二十枚，䗪虫二十枚（熬，去足）“三味末之，炼蜜和为四丸，以酒一升，煎一丸，取八合，顿服之”。红兰花酒方：药用红兰花一两，以酒一大升，煎减半，顿服一半，未止再服。前者主治产后瘀血内停，脐下作痛。三药以蜜为丸，以缓其药性，不使骤发，所以酒煎者，以引药入于血分，加强攻坚破积，以除症结；后者主治妇人腹中血气刺痛，以红兰花活血止痛，以酒行其血气，此方不再用其风药，其理益明。

水酒合煮之方，举凡《伤寒论》炙甘草汤，“以清酒七升，水八升，先煮八味，取三升，去滓，内胶烊消尽，温服一升，日三服，一名复脉汤”。取用酒煮，以通经络利脉道，共奏通阳复脉、滋阴补血之效。当归四逆加吴茱萸生姜汤：“以水六升，清酒六升，合煮取五升，去滓，温分五服”，取用酒煮，以助温通血脉，调和阴阳，更祛久寒。《金匮要略》胶艾汤，“以水五升，清酒三升，合煮取三升，去滓，内胶，令消尽，温服一升，日三服”。取清酒以行药势，和血止血，暖宫调经，以治下焦腹痛、胎动不安等症。别有防己地黄汤，“以酒一杯，浸之一宿，绞取汁；生地黄二斤，㕮咀，蒸之如斗米饭久，以铜器盛其汁，更绞地黄汁，和分再服”，用以活血祛风，治其病如狂状，妄行，独语不休。用酒之意，陈修园说：“使其捷行于脉道”，洵为有得之言。

（八）论蜜煎与蜜水合煎方法

蜂蜜一药，味甘气寒，性润质柔，归心、肺、脾、胃、大肠经，主要效能为润肺、滑肠、养胃生津，主治脏腑燥热之毒，与其他药物配合有甘缓药性之功。仲景广泛地应用于临床，举凡《伤寒论》猪肤汤，“猪肤一斤，以水一斗，煮取五升，去滓，加白蜜一斤，白粉五合，熬香，和令相得，分温六服”。取其甘寒润燥，清热除烦，以治少阴下利，咽痛，胸满，心烦等证。《金匮要略》乌头汤（乌头五枚，㕮咀，以蜜二斤，煎取一升，即出乌头），“以水三升，煮取一升，去渣，内蜜煎中，更煎之，服七合，不知，尽服之”。方以蜜煎川乌牵制川乌之慓悍、迅发之性，俾药力和缓持久，以祛留邪。大乌头煎，乌头大者五枚，“以水三升，煮取一升，去滓。内蜜二升，煎令水气尽，取二升，强人服七合，弱人服五合。不瘥，明日更服，不可一日再服”。方以蜜煎，目的在消制乌头大热大毒，使其甘缓止痛，治绕脐寒疝。甘遂半夏汤，“以水二升，煮取半升，去滓，以蜜半升，和药汁，煎服八合，饮服之”。方以蜜煎，不仅安和中气，且能缓解药毒，以助散结行水。大半夏汤，“以水一斗二升，和蜜（一升）扬之二百四十遍，煮药取二升半，温服一升，余分再服”。方以蜜煎，以补虚安中，助药力以降逆润燥。李东垣云：“辛药生姜之类治呕吐，但治上焦气壅表实之病；若胃虚谷气不行，胸中痞塞而呕者，惟宜益胃推荡谷气而已。”李升玺云：“不知此胃反必属脾虚，经所谓甘味入脾，归其所喜也。”乌头桂枝汤，乌头一味，“以蜜二升，煎减半，去滓，以桂枝汤五合解之，令得一升后，初服二合，不知即服三合，又不知复加至五合，其知者，如醉状，得吐者为中病”。方以蜜煎乌头以使药力持久而和缓，以治里寒之疝，复以桂枝汤者，以桂枝汤调和营卫以治表寒，此表里两解之变法。甘草粉蜜汤，“以水三升，先煮甘草，取二升，去滓，内粉蜜，搅令和，煎如薄粥，温服一升，差即止”。方以蜜煎，加强了安蛔缓急止痛以及解毒和胃的作用。关于甘草粉蜜汤中的“粉”，历代医家有两种争议，一是方中云粉者，指铅粉，目的是以峻药杀虫，白蜜与甘草诱使虫食，甘甜即尽而毒性旋发，以除虫患；一是指米粉，“毒药不止”，是说已用过毒药而腹痛不止，不能继续再用，因而用甘草粉蜜汤，假以甘缓，和胃止痛。对此，前一种说法，作为内服，切防中毒是必要的。考金匮所用之铅粉有人又谓胡粉，该种药的配制方法是用铅粉与豆粉、蛤粉炼制而成的，其别名有粉锡、光粉、白粉、定粉、胡粉，书方时还有人写作官粉、宫粉、杭粉。《本经逢原》曰：“铅粉一名胡粉，铅粉与黄丹同类，内有豆粉蛤粉，而无硝盐，但入气分，功专止痛生肌，亦可入膏药代黄丹用，本经治伏尸毒螫杀三虫者，取铅性之重，以镇摄其邪，金匮甘草粉蜜汤，治蛔病吐涎心痛，专取胡粉杀虫，甘草安胃，蜜以诱入虫口也”。《金匮发微》的作者曹颖甫说：“先母侍婢曾患此，始病吐蛔，一二日后，暴厥如死，治以乌梅丸，入口即吐，予用甘草五钱，先煎去滓，以铅粉二钱，白蜜一两调服之，半日许，下蛔虫如拇指大者九条，其病乃愈”。由此可以看出，甘草粉蜜汤之粉是铅粉，而不是米粉，然而铅粉毕竟是辛凉有毒之品，临床应用必须慎重。另一种说法是米粉，米粉为稼穑甘味之品，毫无毒性。若无毒性，何以能“治伏尸毒螫”而“杀三虫”。

前贤对于用蜜煎药的论述：魏念庭在“胃反呕吐者，大半夏汤主之”条说：“……服法多煮白蜜，去其寒而用其润，俾粘腻之性，留连于胃底，不速下行，而半夏人参之力，可以徐徐斡旋于中，其意固微矣哉。”尤在泾说：“胃反呕吐者，……虚则反逆也，故以半夏降逆，人参白蜜益虚安中。”赵以德论乌头汤也说："蜜煎以缓其性，使之留连筋骨以利其屈伸，且蜜之润，又可以益血养筋，并制乌头燥热之毒也。"

（九）论蜜酒合煎方法

《金匮要略》下瘀血汤方，"大黄三两，桃仁十二枚，䗪虫二十枚（熬，去足）。右三味，末之，炼蜜和为四丸，以酒一升煎一丸，取八合，顿服之，新血下如豚肝"。仲景制此方，乃奇制治病之法，方以大黄、桃仁、虫炼蜜为丸，约束其勇猛之性，以保护其中焦胃气，药至下焦，丸药全部释放效力，又以酒引药入于血分，破血逐瘀，以通血络，脐下干血岂有不下之理。故仲景复注云："新（瘀）血下如豚肝"，可见仲景亲有征验。

尤在泾说："腹痛服枳实芍药而不愈者，以有瘀血在脐下着而不去，是非攻坚破积之剂不能除矣，大黄桃仁䗪虫，下血之力颇猛，用蜜丸者缓其性不致骤发，恐伤上二焦也，酒煎顿服者，补下治下制以急，且去瘀唯恐不尽也。"

（十）论苦酒及苦酒与水同煮方法

李文说："苦酒，醋也。"《活人书》说："苦酒，米醋是也。"魏念庭说："古人称醋为苦酒，非另有所谓苦酒也，美酒醯，即人家所制，社醋亦即镇江醋也，又醋之劣者，即白酒醋，各处皆是，总以社醋入药。"

《伤寒论》苦酒汤，半夏十四枚，鸡子一枚（去黄，内上苦酒，着鸡子壳中），其用法"……纳半夏苦酒中，以鸡子壳置刀环中，安火上，令三沸，去滓，少少含咽之，不差，更作三剂"，主治少阴病，咽中伤，生疮，以散结祛痰，消肿止痛。此即借醋之酸以消肿疮。乌梅丸，"以苦酒渍乌梅一宿，去核，蒸之五斗米下，饭熟捣成泥，和药令相得，内臼中，与蜜杵二千下……"，乌梅味酸，又以苦酒渍而释之，引药入肝，以疗蛔厥，《内台方议》进一步说明，"苦酒（醋）渍乌梅，同气相求，蒸之米下，资其谷气，蜜丸，少与而渐加之，缓则治其本也"。猪胆汁方，"方用大猪胆一枚，泻汁，和少许法醋，以灌谷道内，如一时顷，当大便出宿食恶物，甚效"。此阳明病之导法，亦即今灌肠法，取苦酸合化，以宣气、清热、通便。

《金匮要略》黄芪芍药桂枝苦酒汤，"以苦酒一升，水七升相和，煮取三升，温服一升，当心烦，服之六七日乃解，若心烦不止者，以苦酒阻故也"。主治黄汗证，方以解肌、固表、驱逐水湿，所以加苦酒，是使药兼入血分以散瘀滞。又杂疗方章，救卒死方后说，"猪脂如鸡子大、苦酒一升，煮沸，灌喉中"。肘后方说，"治卒中五尸方，猪脂八合，铜器煎小沸，投苦酒八合相和，顿服即差”。李文说，“猪脂滑窍而助胃气，苦酒醋也，煮沸则香气扑鼻，灌之可敛正祛邪”。又果实菜谷禁忌并治章中说，“醋合酪食之，令人血瘕”。千金方说，“食甘酪竟，即食大酢者，变作血瘕及尿血”。《金匮直解》说，“醋酸敛而酪粘滞，令作血瘕”。又饮食中毒、烦满治之方：苦参三两，苦酒一升半。右二味，煮三沸，三上三下，服之吐食出，即差，或以水煮亦得。《金匮直解》说，“酸苦涌泄为阴，苦参之苦，苦酒之酸，所以涌泄烦满而除食毒”。《外台秘要》说，“治天行病四五日，结胸满痛壮热，苦参一两，以醋三升，煮取一升二合，饮之取吐，即愈，天行病毒，非苦参醋药不解”。

从以上杂疗诸方可以看出，仲景曾将苦酒广泛地运用于治疗，其方法虽不尽然，但可知苦酒在当时的临床应用价值，是非常重要的。

（十一）论渍药绞汁方法

《伤寒论》大黄黄连泻心汤：大黄、黄连二味，“以麻沸汤二升渍之，须臾绞去滓，分温再服”；附子泻心汤方：大黄、黄连、黄芩、附子（别煮取汁），“右四味，切三味，以麻沸汤三升浸之，须臾，绞去滓，内附子汁，分温再服”。此二方，仲景均以渍药绞汁，以治“心下痞、按之濡，其脉关上浮者”。因本证只是无形邪热，乘表证误下，氤氲于胃，胃中并没有形质滞物，所以患者只是感觉心中痞满不畅，按之柔软而无硬结。其药用热水渍泡，取其药物的无形之气，以祛无形之邪，弃其苦寒形质攻下之味，以防损伤胃中之元气。王晋三《绛雪园古方选注》说：“以汤渍药须臾绞去滓，取其气，不取其味，治虚痞，不伤其正气也”，徐灵胎《伤寒类方》说：“此又法之最奇者，不取煎而取泡，欲其轻扬清淡，以涤上焦之邪”，附子泻心汤的渍煮方法比较特殊，其意义更深一层，三黄渍浸，贵在须臾，取其轻清之气，如风、如雾，入胃即散；附子重煎则性味醇厚，醇厚则回阳力专而持久，阳气回复故恶寒必除，恶寒除则营卫和谐，营卫和谐，则汗出自止。尤在泾明确指出，“方以麻沸汤渍寒药，别煮附子取汁，合和与服，则寒热异其气，生熟异其性，药虽同行，而功则各奏，此先圣之妙用也”。《金匮要略》防己地黄汤，防己、桂枝、防风、甘草，“以酒一杯，浸之一宿，绞取汁，生地黄二斤，㕮咀，蒸之如斗米饭久，以铜器盛其汁，更绞地黄汁，和合再服”。此病属血虚风动，风动而热扰，热扰而神昏，神昏而妄行，妄行而独语不休。方中生地二斤，蒸绞浓汁，清心火，凉血热，以治其本；其他四味剂量轻小，又以渍取清汁，轻清心火以治其标，寓祛风药于养血之中，含凉血养血以息风热。前贤有云，“医风先医血，血行风自灭”，此又一息风养血之法。读者当仿效此法，扩而充之，使之更加广泛地应用于临床治疗。

（十二）论蜜煎导剂与猪胆灌剂的配制方法及其临床应用

《伤寒论》之蜜煎导方为："食蜜七合，于铜器内，微火煎，当须凝如饴状，搅之勿令焦著。欲可丸，并手捻作挺，令头锐，大如指，长二寸许，当热时急作，冷则硬，以内谷道中，以手急抱，欲大便时乃去之。"猪胆汁方为："大猪胆一枚，泻汁，和少许法醋，以灌谷道内，如一食顷，当大便出宿食恶物，甚效。"

以上二方，皆适应于阳明腑证之大便秘结，但此种秘结又没有腹中满痛燥实的征象，故不任其承气攻下。仲景曰："此为津液内竭，虽硬不可攻之，当须自欲大便，宜蜜煎导而通之，若土瓜根及大猪胆汁，皆可为导。"对此，临床又须详辨，津液枯燥宜蜜煎导方以通之，若兼邪气热盛者即宜猪胆汁方，以灌肠导之。《千金方》又变通此方为治大便不通秘塞神方，猪羊胆不拘。《丹溪心法》又变通蜜煎导方，熬蜜后，入皂角粉少许，作兑以导之。这一方法，早被后人引申用之。现代医学用之开塞露以及灌肠方法，与古人之蜜煎导及猪胆汁，灌谷道中，其方法同。但在运用这些古方时，亦不可孟浪从事，《中医护病学》详细地说明了蜜煎导法及猪胆汁灌肠法，今摘录于后，供临床参考。功用及适应证：①伤寒、温病的中后期，因出汗过多，津液内竭，大便硬结，但无少腹的胀痛拒按及躁狂症状者，可用猪胆汁灌肠法。②大便虽然燥结，但病自觉有便意，大便如在直肠而不能解出者，可用蜜煎导法。③老人血液枯燥的便秘及其他习惯性便秘，均可用蜜煎导法通便。猪胆汁灌肠法的操作，以新鲜猪胆，取其胆汁，于锅内煮沸 10 分钟，候冷至 37℃时，吸入注射器内，注射器上套一橡皮管，橡皮管的另一端，插入直肠，一次注入 60ml，小儿为 30ml。蜜煎导法的操作可遵照仲景法。

蜜煎导法及猪胆汁灌肠的护理：①猪胆汁灌肠时，以左侧卧位为最好。②二法都应嘱病人忍住便意 15 分钟至 30 分钟，若排便过速，每不易达到通便的目的。③准备便盆或油毡布，做排便之用。④大便后应记录大便颜色、形状、多少及腥臭味等，报告医生后，再行处理粪便为宜。

（十三）论熏剂与熏洗方法

《金匮要略·百合狐阴阳毒》狐篇云："蚀于下部则咽干，苦参汤洗之，蚀于肛者，雄黄熏之。"

苦参汤方：苦参一升，以水一斗，煎取七升，去滓，熏洗，日三。

雄黄熏方：雄黄，为末，筒瓦二枚，合之烧，向肛熏之。

狐一证，蚀于喉为，治以甘草泻心汤；蚀于阴为狐，又分蚀于前阴者，腐蚀溃烂，以苦参熏洗，化湿杀虫以消毒；蚀于后阴以雄黄燥湿杀虫以消毒。尤在泾指出："……其苦参、雄黄，则皆清燥杀虫之品，洗之熏之，就其近而治之耳"，后世医家亦多仿效之。《医宗金鉴》蛇床子汤，应用蛇床子、苦参、土大黄、当归尾、威灵仙、缩砂壳、老葱头煎汤熏洗，以治肾囊风。《集简方》用蛇床子、白矾，煎汤熏洗阴肿、阴痒。迄今人们亦习用蛇床子、苦参，煎汤熏洗或坐浴，以治阴道滴虫、男子阴囊湿疹瘙痒等症。《妇人杂病脉证并治》篇指出："少阴脉滑而数者，阴中即生疮，阴中蚀疮烂者，狼牙汤洗之。"此又洗涤阴疮之法，以狼牙草之苦辛，清热散邪、除湿而杀虫。

更有百合洗方一首，"以百合一升，以水一斗，渍之一宿，以洗身，洗已，食煮饼，勿以盐豉也"。主治百合病久，以通其百脉之窒塞，而行其津液之滞流，洗后，食以煮饼（面条、亦名汤饼），此既药后之啜粥意，不啜以米粥而食以煮饼，一以除热止渴，一以益津液之源。唐朝许引宗治柳太后病风不语案载："许用黄芪防风汤数十斛，置于床下，气如烟雾，当夜即能言语"；宋朝陆岩，蒸药活人，治新昌徐氏妇产后猝死，以红花数十斤，大锅煮沸，置患者于其上，热气蒸之，半日遂苏，真可谓无独有偶。

四、服药方法

（一）论日三服、日二服及顿服方法

经方以日三服、日二服以及顿服，是最普通的服药方法。《伤寒论》《金匮要略》两书 255 首方剂中，有 135 首方剂是采用三次服药方法的，如《伤寒论》之桂枝汤、桂枝加厚朴杏子汤、葛根汤、小青龙汤、大青龙汤、茵陈蒿汤、白虎汤、小柴胡汤、大柴胡汤、炙甘草汤、真武汤等有 65 方之多。《金匮要略》之瓜蒌桂枝汤、麻黄加术汤、黄芪桂枝五物汤、酸枣仁汤、厚朴七物汤、当归生姜羊肉汤等 70 方之多。

日二服，即一日二服法，亦即分温再服法，《伤寒论》中有桂枝二麻黄一汤、麻杏石甘汤、甘草汤、葛根黄芩黄连汤、大黄黄连泻心汤、四逆汤、芍药甘草汤等 30 方之多；《金匮要略》中有百合知母汤、防己黄芪汤、瓜蒌薤白白酒汤、泽泻汤、柏叶汤、小半夏汤、黄土汤等 24 方之多。

顿服法，即一日一次服药法，《伤寒论》中有调胃承气汤、桂枝甘草汤、十枣汤、干姜附子汤、抵当丸等 8 方之多；《金匮要略》中有泻心汤、大黄牡丹皮汤、白虎加桂枝汤、乌头汤、葶苈大枣泻肺汤等 18 方之多。

其一日三服法之桂枝汤，"煮取三升，温服一升……若不汗，更服依前法，又不汗，后服小促其间，半日许令三服尽"，又把一日三次服，缩短到半

日，这样，集中药力，以达邪外出。麻黄连翘赤小豆汤“分温三服，半日服尽”，一则发汗，使黄从皮肤外散，一则利湿，使黄从小便排出；一则清泻肠中郁热从大便排出，一方而三法，以冀驱邪外出，此类服药方法，乃仲景权变之法。除此之外，大多方剂皆注以“日三服”“分温三服”这种常规的服药方法，旨在取其药效相继为用。按一般中草药的功能，一次服药后，它在体内将持续8~12个小时，由此可以看出，“日三服”这种常规服药方法的必要性。

一日二服法，即“日二服，分温再服”法。这一类方剂，发散药较少，大部分属于调和、温通、清滋、利湿、补益以及回阳等法。一次服药后，药物在体内所持续的时间较长，仲景采用日服二次，也是属于一种常规的服药方法，但在具体运用这些方剂的时候，他又掌握了一定的灵活性。例如茯苓四逆汤“煮取三升，去滓，温服七合，日二服”，先服少量，观其所以，以求稳妥。大承气汤“分温再服，得下，余勿服”；小承气汤”分温二服，初服汤，当更衣，不尔者，尽饮之”；大陷胸汤“温服一升，得快利，止后服”；白头翁汤“煮取二升，去滓，温服一升，不愈更服一升”；栀子豉汤辈“煮取一升半，去滓，分为二服，温进一服，得吐者，止后服”。一则先服小量，观其所以，然后稳妥进服，以防滋生偏弊；一则先服一半，观其所以，病症犹在者，更作服，得快利而止后服，此仲景又提示了一个药贵中病，中病即止的必要性。

顿服法即一日一次法，这一类方剂，其功能为驱虫、涌吐、逐水、破瘀、排脓。如大乌头煎，乌头一味，力雄而厚，为祛寒止痛之峻药，因其毒性剧烈，故先以白蜜煎煮以制其毒“取二升，强人服七合，弱人服五合，不差，明日更服，不可一日再服”；排脓散为除热破滞、排脓化毒之方，为使药物持久地留连于体内，故“取鸡子黄一枚，以药散与鸡子黄相等，揉和令相得，饮和服之，日一服”；薯蓣丸主治“虚劳诸不足，风气百疾”。其方“炼蜜和丸如弹子大，空腹酒服一丸，一百丸为剂”。显示了久病虚病，以缓缓调理，以治其本的灵活性。经方顿服约26方之多，例如大陷胸丸靠温顿服之，一宿乃下，如不下更服，取下为效”，此开泄肺气，泻痰利水之峻剂，其力不亚于大陷胸汤，用白蜜以润之，变峻药而为缓攻之剂；十枣汤“强人服一钱匕，羸人服半钱，温服之，平旦服，若下少，病不除者，明日更服，加半钱，得快下利后，糜粥自养”。此又逐水之峻剂，药皆有毒，以枣为之，一则缓诸药之毒，一则调补脾胃不使有伤。他如干姜附子汤“顿服，急复其阳；桂枝甘草汤“顿服”急救心阳；调胃承气汤“温顿服之”调和胃气；大黄牡丹皮汤“顿服之”当下脓也等。这类方剂，其目的又在于求其速效。由此可以看出，一日服药一次，有的采用顿服法，有的采用空腹法，有的采用夜晚服法，有的采用平旦服法及次第加量服法等，再与组方法度互为参照，更可见仲景立法之精当、用法之必要。

（二）论日四服、日五服、日六服以及日夜兼服方法

经方一日四服方之柴胡加龙骨牡蛎汤，本方为治太阳误下，邪热内陷，弥漫三焦的表里错杂症。用此方一则达邪外出，一则清彻阳明，一则镇心安神。复方而疗杂证，反反复复，一日四进其药，如是则错乱之邪，庶无遁逃，而内外尽得其解。当归四逆加吴萸生姜汤为一日五服之方，一日五服，近乎频服之法。内有久寒，湮淤血脉，复中寒邪，手足厥冷，以至脉细欲绝。对此症，仲景灵活性地予以一日多次服药，唯恐药力不逮，而阵阵鼓荡阳气。于是，阳气而振，血脉得以流通。

猪肤汤为分温六服之方，为滋阴润燥之剂，主治上焦咽痛心烦，使药断断续续留连于上部发挥效能。

日再夜一服法，《伤寒论》中有桂枝人参汤、黄芩汤、黄芩加半夏生姜汤，《金匮要略》有赤丸，共计四方。桂枝人参汤、黄芩汤、黄芩加半夏生姜汤均安内攘外之法，里虚宜速建，外邪宜速散，故日夜兼服，以求速解。

《金匮要略·腹满寒疝宿食病脉证治》篇中的赤丸，主治寒气厥逆，方机效用以散寒止痛，化饮降逆，欲其速解，故亦日夜兼服。

又有日三夜一服，日三夜二服，日四夜二服者。日三夜一服者有疏肝解郁、降气缓急之奔豚汤；有温胃化饮、和中止呕之生姜半夏汤；有健脾温中、除寒安胎之白术散；有开结化痰、理气降逆之半夏厚朴汤；有宣肺导滞、化痰利窍之皂荚丸。日四夜二服者有温中散寒、补益脾阳之理中丸。日三夜二服者，有寒热平调、和胃止痛之黄连汤；有安中益气，以疗妇人乳中虚，烦乱呕逆之竹皮大丸。以上七方大都属理气之剂，气药轻扬，易于挥发，故须日夜兼服，使药频频相继而不停滞，正如树欲静而风不止，以达到条达气机之目的。以上日四服、日五服、日六服以及日夜兼服方法，仲景示人以规矩，又示人以技巧，可谓圣法。《医学心悟》指出："病家误，在服药，服药之中有窍妙"，洵为有得之言，为医者常须识此，灵活运用。

（三）论冷饮与热饮方法

冷饮之方《金匮要略·肺痿肺痈咳嗽上气病脉证治》篇之桔梗白散，方用桔梗、贝母、巴豆，主治咳而胸满，振寒脉数，咽干不渴，时出浊唾腥臭，久久吐脓如米粥者。此症名为肺痈，强人饮服半钱匕，羸者减之，病在膈上者吐脓，在膈下者泻出，若下多不止，饮冷水一杯则定。

此方中的巴豆，性辛温，有大毒，主治寒实便秘，腹水实肿，胸满痰壅，

甚则癫痴狂，属性热峻下药，即所谓“峻用有戡乱劫病之功”。王好古指出，“若急治为水谷道路之剂，若缓治为消坚磨积之剂”，《张杲医说》用“青橘皮裹巴豆烧存性研末，用姜酒调连，治寒痰气喘”，《证治准绳》中有“巴豆丸”，药用巴豆、大黄、五灵脂、桃仁、木香、硇砂治寒瘕积聚。饮冷水一杯者，以缓解巴豆热毒之性，别无他意。三物小白散方后云：“……不利进热粥一杯，利过不止，进冷粥一杯”意与此同。《嵩厓尊生书》指出：“冷服，有寒剂冷服，治大热病宜；有热剂冷服，治假热病宜”，此又为冷饮之变法。

热饮之方《伤寒论》中有五苓散，《伤寒论》《金匮要略》又均有文蛤散。五苓散“以白饮和服方寸匕，日三服，多饮暖水，汗出愈，如法将息”。此方乃治太阳蓄水证之方。服散之后“多饮暖水，汗出愈”七字，可为着眼之处。此方不但有利水之功，而且还有发汗之能，可为太阳经腑两解之剂，多饮暖水，以助药势，裨三焦宣散布化之力，方法灵巧，用意深远。

又有文蛤散，《伤寒论》云：“病在阳，应以汗解之，反以冷水灌之，若灌之其热被劫不得去，弥更益烦，肉上粟起，意欲饮水反不渴者，服文蛤散……上一味，为散，以沸汤和一方寸匕服，汤用五合。”《金匮要略·消渴小便不利淋病脉证》篇云：“渴欲饮水不止者，文蛤散主之。”文蛤，“杵为散，以沸汤五合，和服方寸匕”。《金匮要略·呕吐哕下利病脉证治》篇又云：“吐后渴欲得水而贪饮者，文蛤汤主之，兼主微风，脉紧、头痛。”文蛤汤方，以文蛤、麻黄、甘草、生姜、石膏、杏仁、大枣七味，以水六升，煮取二升，温服一升，汗出即愈。

文蛤散“沸汤和服方寸匕”，文蛤汤“温服一升，汗出愈”，皆属热饮之法，不然，何言“汗出即愈”。《嵩厓尊生书》指出：“热服，有热剂热服，治大寒病宜，有寒剂热服，治假寒病宜”，此又热饮之变法。

（四）论“少少温服”与“少少含咽”方法

仲景在《伤寒论》调胃承气汤的方后注中，重点指出“少少温服之”，所谓“少少温服之”，是指用小剂量之药物，小量小量地温服，轻轻调理。为什么要采用这种服药方法？这是因为其病发汗太过，津液已伤，邪热虽传入阳明，但燥结尚未形成。这时绝对不能用大承气汤追逐荡下重伤津液，只能采用调胃承气汤这一轻剂，小量小量地断续服下，使胃肠弥漫之热，既得以缓缓而解，又不至于伤其津液。正如《伤寒论》30条所谓“以承气汤微溏，则止其谵，故知病可愈”。钱来天说：“调胃者，调和胃气也，胃有实邪而谵语烦乱，故以大黄芒硝之咸寒泻之，又恐其性力之峻，更以甘草之甘缓和之。所煮不过一升，而又少少服之，使胃气和平而已。”

少少含咽方法，经方中有两方，一为苦酒汤，一为半夏散及汤。它们的共同点都是治疗咽痛、咽伤生疮。

苦酒汤的制作方法是，取鸡蛋一个轻轻打破，去鸡子黄，纳入半夏，置刀环中，放火上令其三沸，去滓、候冷，便可小量小量地含咽。这是因为病在咽喉，所以仲景便采用了祛痰散结的半夏、消肿敛疮的米醋、甘寒养阴的鸡蛋清，轻轻煮沸，小量小量地含咽频服，使药物相续而持久地作用于咽喉部位。简单地说，这种方法，就等于把药物涂抹于咽喉局部。

半夏散及汤，是一方二法。药用祛痰散结的半夏，泻火止痛的甘草，疏风散血的桂枝。第一个方法是捣药为散，取“散者散也”之意，巧妙地用白米汤送服药散，借白米汤的黏性，留恋药性于咽部发挥疗效。第二个方法，是用水一升，反反复复煎水七沸，变水性下趋而为上扬；纳散后，再轻轻煎沸三次，“下火令小冷，少少咽之”。这一小量小量的频服方法与第一方法的服散法相比较，轻症可用第一方法，较重者可用第二方法，李东垣指出：“病在上，不厌频而少”，即指此法。

（五）论食前服药方法的临床意义

《神农本草经》指出：“病在心腹以下者，先服药而后食”，今将经方应用这一方法，简述于下。

《伤寒论》之乌梅丸“先食饮服十丸，日三服”。其方为攻补兼施之剂，能安蛔益胃，兼治久利不已，主要作用在下焦，故先食服之。

《金匮要略》之茵陈五苓散，其方为清热、利湿、退黄之剂，主治湿热黄疸，主要作用于下焦，故先食服之。

赤丸，为散寒止痛、化饮降逆之剂，主治脾胃虚寒、阳气不振之寒气厥逆，主要作用于下焦，故先食服之。

防己椒目葶苈大黄丸，为分消水饮、导邪下行之剂，主治痰饮、水走肠间之证，主要作用于下焦，故先食服之。

桂枝茯苓丸，为调营益脉、祛瘀化瘕之剂，主治癥瘀妨碍胞胎，其主要作用亦在下焦，故“每日食前服一丸，不知，加之三丸”。

病在下焦者，宜先服药而后饮食，后世医家多宗之以为规矩。《药治通义》指出：“服药不可与食相连”“凡药势与食气，不欲相逢，食气消即进药，药气散即进食，如此消息，即得五脏安和，非但药性之多少，其节适早晚，复须调理，今所云先食后食，盖此义也”。杨远林指出：“切不可饮食未久，而即服药，服药未久，而即饮食，使肠胃中药食混乱，虽灵丹亦难奏效，必须两相调停，度量时候，方可服药，服后，再加之以坐卧安养，约有三四时刻，或人行四五里之地，以伺药力循行经络，方可饮食，两无妨也，虽有不拘时者，亦不可连饮食。”

（六）论“先其时”“未发前”服药方法

《伤寒论》太阳篇指出：“病人脏无他病，时发热自汗出，而不愈者，此卫气不和也，先其时发汗则愈，宜桂枝汤。”这是卫气失却了固密的功能，不能与营气和谐，于是便形成了“时发热自汗出”的时作时休。这种时作时休，是风邪扰动、正气不足而无力散邪的征象。长此以往，津液耗伤而越发正气不足，仲景对这种病情，在发病之前便应用了扶正祛邪的桂枝汤，使风邪与汗出同时而解。

《金匮要略》之蜀漆散方用蜀漆、云母、龙骨，“上三味，杵为散，未发前，以浆水服半钱，温疟加蜀漆半分，临发时，服一钱匕”。这与《黄帝内经·刺疟》中“凡治疟，先发如食顷，乃可以治，过之则失时”的说法是一致的。王冰指出：“先其发时，真邪相居，波陇不起，故可治，过时则真邪相结，攻之则反伤真气，故曰失时。”治疗疟疾，临发病之前，服药治疗是个最关键的时刻，后世医家治疗疟疾，无不采纳此法以为准则。如《温疫论》之达原饮、《济生方》清脾饮、《杨氏家藏方》之截疟七宝饮、《太平惠民和剂局方》之常山饮、《景岳全书》之何人饮、《丹溪心法》之截疟常山饮、截疟青蒿丸等均属于“未发前”的服药方法。

（七）论“平旦服药”的方法

早晨未进食之前服药为“平旦服药”，亦名空腹服药。《神农本草经》指出：“病在四肢血脉者，宜在空腹服而在旦”。仲景继承了这一方法，并运用于临床实践。如《伤寒论》太阳篇之十枣汤方的芫花、甘遂、大戟等分，“各别捣为散，以水一升半，先煮大枣肥者十枚，去八合、内药末，强人服一钱匕，羸人服半钱，温服之，平旦服。若下少，病不除者。明日更服，加半钱，得快下利后，糜粥自养”。此方乃治饮邪停蓄于胸胁之间，水气攻窜，充斥上下内外，其势难遏。方用利水猛将之药以峻逐水邪，平旦服药，腹中空空，药力专一，故能速取捷效。关于“糜粥自养”，陈蔚说：“一以使谷气内充，一以使邪不复作，此仲景用毒攻病之法，尽美又尽善也”。

《金匮要略·血痹虚劳病脉证并治》篇说：“虚劳诸不足，风气百疾，薯蓣丸主之。”薯蓣丸方有山药、当归、桂枝、地黄、豆黄卷、甘草、川芎、麦冬、芍药、白术、杏仁、人参、柴胡、桔梗、茯苓、阿胶、干姜、白蔹、防风、大枣二十一味药，末之，炼蜜为丸，如弹子大，空腹酒服一丸，一百丸为剂。其方配伍精当，一以补中益气斡旋中州，一以养血滋阴以调其营，一以升散邪热以调其卫，一以下气降逆以开其郁。空腹药入，效宏而力专。对此，陶隐居指出："毒利药，皆须空腹"。孙真人指出："凡利汤欲得清早"，此方法为后世相继而用。

（八）论啜热粥、冷粥、大麦粥汁、小麦粥汁以及糜粥自养方法

仲景应用于啜热粥的方剂，如桂枝汤方后注："……服已须臾，啜热稀粥一升余，以助药力，温复令一时许，遍身似有汗者益佳"；桂枝加黄芪汤方后注："……温服一升，须臾进饮热稀粥一升余，以助药力，若不汗，更服"；栝蒌桂枝汤方后注："……分温三服，取微汗，汗不出，食顷，吸热粥发之"；大建中汤方后注："分温再服，如一炊顷，可饮粥二升，后更服，当一日食糜，温复之"；理中汤方后注："……服汤后，如食顷，饮热粥一升许，微自温，勿发揭衣被"。

以上五方，虽然啜热粥的时间与用量不同，但起的作用均是以助药力发挥效能。所不同的是理中、建中二方，饮粥之意只是温养中焦之气，帮助药力发挥作用，所以仲景告之，"理中者，理中焦"。其他三方，啜热稀粥，取其微似有汗以发散表邪，同一饮粥而稍有不同。《伤寒来苏集》于啜粥之法解之甚详："桂枝汤发营中汗，须啜稀热粥者，以营行脉中，食入于胃，浊气归心，淫精于脉故耳"，又说："而精义又在啜热稀粥，盖谷气内充，则外邪不复入，余邪不复留，方之妙用又如此，故用之发汗，不至于亡阳，用之止汗，不至于贻患，今医凡遇发热，不论虚实，便禁谷食，是何知仲景之心法，而有七方之精义之哉。"

对啜冷粥与热粥，《金匮要略》将三物小白散用之于肺痈，方后注"右三味，为散，强人饮服半钱匕，羸者减之，病在膈上者吐脓，在膈下者泻出，若下多不止，饮冷水一杯则定"；《伤寒论》将桔梗白散用之于寒实结胸，其方后注"右三味，为散，内巴豆更于臼中杵之，以白饮和服，强人半钱匕，羸者减之，病在膈上必吐，在膈下必利，不利进热粥一杯，利过不止，进冷粥一杯"。

以上二方，方药同而名异，实为一方，所不同的是进热粥以助巴豆之力，进冷粥则与进冷水同，乃是缓解巴豆的峻猛之性。

小麦与大麦，《素问》指出，"麦属火，心之谷也"，孙思邈指出，"麦养心气"。小麦气味甘，微寒无毒，主入少阴心经，苏恭指出，"小麦作汤，不许皮坼，坼则性温，不能消热止烦也"；大麦气味咸，微寒无毒，黏而滑，益气调中，兼除热下气。试举《金匮要略》白术散为例：方后注"服之后，更以醋浆水服之，复不解者，小麦汁服之；已后渴者，大麦粥服之，病虽愈，服之勿置"。是以小麦煮汁，以除肚痛而止心烦。大麦粥以生津液而止渴，服大

麦粥病愈，服之勿置，以调中而补脾。另有甘麦大枣汤，是以小麦善养心气。枳实芍药散方，以麦粥（大麦）下之，是以大麦粥佐枳实以下气，佐芍药以补血。硝石矾石散，以大麦粥汁和服，以宽和胃气而益脾。厚朴麻黄汤治咳而脉浮者，用小麦一升者，以其小麦甘平无毒，“则同五味敛安正气者也”。至于十枣汤之方后注“糜粥自养”，非小麦粥汁，亦非大麦粥汁，即谷米粥也。《说文》曰：“黄帝初教作糜，释名糜，煮米使糜烂也”。

（九）论猪胆汁、人尿在临床上的应用

少阴病，但欲寐，手足厥冷，为其本证。若下利不止，四肢厥逆而无脉，干呕心烦，则是真阳不能固守，阴液随之内竭的征象；阴寒盛极，迫使虚阳上越，形成了阴阳格拒的戴阳证。此时若单用姜附热药，便会被阴寒所格拒而药下即吐，仲景根据这一上下不通，阴阳格拒的病理而采取了于白通汤内调入猪胆汁、人尿，苦咸相合，服药后，苦先入心，领心火随咸味下交于肾，肾得心阳、少火生气，更有姜附，达少阴而发挥效力，再有葱白宣通上下，阳气回而厥利止，阴阳和而呕止烦平，其脉自可续而出之。

煎服方法，必须遵守方后所注，人尿、猪胆汁必须用新鲜者。

（十）论澄清温服方法

经方中的汤剂，除生姜半夏汤“小冷分四服”外，大都注为温服，即仲景所嘱“温服一升，温顿服之，分温再服，分温三服，分温四服、五服……温服半升、温服八合、白饮和服、温进一服”等。重点突出了“温服”二字。唐代孙真人指出：“凡服汤，欲得稍热，服之即易消下不吐，若冷则吐呕不下，若太热则破人咽喉，务在用意，汤必须澄清，若浊令人心闷不解。”他重点指出了“澄清”二字。这里澄清与温服，则大有意义，孙真人所谓“务在用意”处，今人多不注意。正确的服药方法是：其一，煎煮药物时“须用小心老成人”，药物煮成后，应当趁热滤入杯中，如不趁热滤出，药物煎出之气味，则又渐渐渗回药渣之内。杯中药汁，若上浮有沫，“皆去沫，沫浊难饮，使人烦”，待澄清温而适口时，将药汁倒入另一杯中饮之，原杯底下沉着之渣滓，即所谓之“浊”不得服用，服用则有“令人心烦不解”之弊。其二，凡服汤剂，皆先入胃，其必借胃气而敷布于脏腑经俞，以达病所，汤药若过于热，则易耗散胃气，汤药若过于寒，则又败损胃气，二者皆非所宜。对此，金、元之李东垣、张洁古，清代之徐灵胎、景日昣、周禹载等，已述之大略，其述之尤详的当为包识生，他在《国医学粹》中说：“服药不得法，不但不能愈病，反增剧者多，皆医生不注意之点也，开方以后，以服药法付之病家，往往不得其法，致病不愈，故服药之法，不能不考究者也。”又说：“服药不可

过冷过热，以温服为最合宜，故桂枝汤称适寒温者，以冷热各有所喜恶，故宜适意为止，即云温服，是不冷不热之意也，大概服药以表药热药宜稍热服之，下药宜稍冷服之，是适合病情者也，如表药冷服，汗必不出，清药热服，热必加盛，又必也以温能助汗，冷可去热，物性自然之理也。”

这是因为药物之性能有三，一为气，二为味，三为质。其服法又有汗法、吐法、下法、和法、温法、清法、消法、补法等。但方法虽多，其又不外乎用气、用味、用质。用其气者，服之宜温而略加；用其质者，宜温而略减；用其味者，存乎温和。由此可见温服之法在临床上的重要意义。

五、护理方法

(一) 论温覆取微似汗出方法

仲景于服药已，除啜热粥发之以外，还有被覆使温，以取微似汗出一法。此法的临床意义有四：一为调和营卫，以祛风邪；二为发散风湿于肌腠，以蠲痹痛；三为益气健脾，发汗利尿，以祛水湿；四为内温中脏，外和经络，以疗大寒痛。

举例桂枝汤方，“服已须臾，啜热稀粥一升余，以助药力，温覆令一时许，遍身微似有汗者益佳，不可令如水流漓，病必不除，若一服汗出病瘥，停后服，不必尽剂，若不汗，更服依前法，又不汗，后服小促其间，半日许令三服尽，若病重者，一日一夜服，周时观之，服一剂尽，病证犹在者，更作服，若不汗出，乃服至二三剂”。所以要温覆，其目的是使遍身微似汗出，以调和营卫而祛风邪。经方温覆之方颇多。如桂枝加葛根汤方，“覆取微似汗，不须啜粥，余如桂枝法将息及禁忌”乃兼散经俞之风邪。桂枝加厚朴杏子汤方，“温服一升，覆取微似汗”乃兼利肺降气，以疗宿喘。桂枝加附子汤方，“将息如前法”是兼以温经扶阳，而又固表止汗。桂枝去芍药汤方，“将息如前法”是兼扶其阳气，以治微恶风寒。桂枝麻黄各半汤方，“将息如上法”是兼治发热恶寒，热多寒少，如疟状，身必痒，以小发其汗，解表而不伤正。桂枝二麻黄一汤方，“将息如前方”是兼治其人病形如疟，而一日再发，以扶正而又轻祛其邪。葛根汤方，“温服一升，覆取微似汗，余如桂枝法，将息及禁忌”是兼治项背强几几，以解经俞之邪。葛根加半夏汤方，“温服一升，覆取微似汗，是兼治二阳合病，不下利但呕者，以降逆止呕。麻黄汤方，“覆取微似汗，不须啜粥，余如桂枝法将息”是太阳伤寒之正方，诸药合成共奏解表发汗，宣肺定喘。栝蒌桂枝汤方，“分温三服，取微汗，汗不出，食顷，啜热粥发之”主治太阳病，身强项几，以兼滋养津液，柔润筋脉，调和营卫。

发散风湿以蠲痹痛之方，如麻黄加术汤方，“温服八合，覆取微似汗”，治湿家身烦痛，以行表里之湿。防己黄芪汤方，“温令微汗差”，主治风湿身重，以益气实脾，利水除湿。理中丸、汤方，“服汤后，如食顷，饮热粥一升许，微自温，勿发揭衣被”，主治霍乱头痛发热，身疼痛。大建中汤方，“服药后，如一炊顷，可饮粥二升，后更服，当一日食糜，温覆之”，主治腹中寒痛，呕不能食。尤当注意的是防己黄芪汤主治腰下如冰冷。服药后“又以一被绕腰下，温令儆汗”。是以寒湿重在腰下，仲景以被绕腰，令其汗出，侧重于解下部之水湿。他如续命汤之“勿当风”，甘草麻黄汤之“慎风寒”均属护理法则。

（二）论服药后“心烦”“如冒状”的护理方法

《伤寒论》第 24 条云：“太阳病，初服桂枝汤，反烦不解者，先刺风池风府，却与桂枝汤则愈。”

桂枝汤煮取三升，分三服，初服一升，反烦而不解，乃邪正交争，欲发汗而药力不足，因而仲景嘱先刺风池风府，先通经俞，继服桂枝汤二三服，汗出而风邪尽，营卫和，故心烦必止，医者应嘱患者，注意这一现象的发生以及继服桂枝汤二三服的必要性。

柴胡桂枝干姜汤方，“煎取三升，温服一升，日三服，初服微烦，复服汗出便愈”。

此方初服出现微烦者，是因阳气郁遏不得发越的缘故，用此方宣化停饮而透达郁阳，法如桂枝汤，继服二三服，待微汗出，而微烦解，这在护理方法上是值得注意的。

《金匮要略》白术附子汤方，“三服都尽，其人如冒状”。冒状即头眩心烦之意，尚书所谓“若药弗瞑眩，厥疾弗瘳”，故仲景复言，“勿怪，即是附术并走皮中，逐水气，未得除故耳”，这一现象的发生，其于护理方法上更是值得注意的。

黄芪芍药桂枝苦酒汤方，“煮取三升，温服一升，当心烦，服之六七日乃解；若心烦不止者，以苦酒阻故也”。

此方，苦酒佐白芍止汗以和营，但碍余邪不尽故心烦，仲景云“以苦酒阻故也”，黄芪、桂枝解肌以固卫，仲景复言“服六七日乃解”，所以解者，正复邪退，营卫调和，是故烦止。护理者，应遵仲景垂教，当耐烦侍之，不可不知。

（三）论“不下当下”“利过当止”的护理方法

不下当下之方，如大承气汤方，肠胃燥结成实，正气郁滞不通，以峻下燥实，积热遂去。故仲景嘱说，“得下，余勿服”。小承气汤方，“初服汤，当更衣，不尔者，尽饮之”，此方与大承气汤相比为轻剂，以除滞通便，气得宣而热自清，故仲景教之以斟酌从事，说“不尔者，尽饮之，若更衣者，勿服之”。抵当汤方后注“煮取三升，服一升，不下更服”。抵当丸方后注“晬时当下血，若不下者，更服”。此二方为峻下瘀血之剂，药力猛于桃核承气汤，仲景说：“若不下者，更服”。此方为仲景慎用之方，护理者不可轻视。厚朴三物汤方，方后注“煮取三升，温服一升，以利为度”。本方与小承气汤方，药味相同，所不同的是：小承气汤意在荡积，以大黄为君药；厚朴三物汤意在行气化滞，君以厚朴，重在行气，以消腹胀，其气得通，腹胀自平。

利过当止之方，如大陷胸汤方，方后注“煮取二升，温服一升，得快利，止后服”。本方主治实热结胸，心下痛，按之石硬。此方峻猛，以救病热危笃。方后注“得快利，止后服”是因其过量损伤人之正气，故提示护理者，宜时时注意。大陷胸丸方，为汤剂之轻剂，仲景只嘱“一宿乃下，如不下，更服，取下为效”。十枣汤方，方后注“强人服一钱匕，羸人服半钱，温服之，平旦服，若下少，病不除者，明日更服加半钱，得快下利后，糜粥自养”。此方乃治水饮停聚胸胁之证，为逐水之峻剂。平旦服，能使药力集中而速行，得快利，急于扶持正气，故仲景嘱“糜粥自养”，须慎之又慎。更有百合地黄汤方，方后注“中病，勿更服，大便当如漆”。所谓如漆色者，为地黄之本色，不必恐惧，所谓“中病，勿更服”，是知其阴足热退，病可自愈。大黄牡丹皮汤方，方后注“有脓当下，如无脓，当下血”。本方主治肠痈，有脓者当脓血俱下。仲景说“如无脓，当下血”，监护者当细察。下瘀血汤方，方后注“新血下如豚肝”，此治产后腹痛之方，新血即瘀血，血下如豚肝，亦紫褐之瘀血夹块，护理者不可不知。大黄甘遂汤方，方后注“顿服之，其血当下”，主治妇人少腹满如敦状。方以峻逐瘀血之法除之，监护者勿可轻视。

以上仅举经方在应用时不下当下、利过当止，以及以利为度、察色知病之一隅，护理者，不可不知；为医者亦当详细嘱咐，杜生他变。

（四）论“温粉粉之”的方法

大青龙汤是一发汗峻剂，倘用之不当，易造成汗漏不止之后果，因此仲景谆谆告诫“温服一升，取微似汗，汗出多者，温粉粉之”。关于温粉粉之，仲景未予出方，后世注家，以意拟定其方，如《千金方》药用煅龙骨、煅牡蛎、生黄芪各三两，粳米粉一两，共研细末。《孝慈备览方》扑身止汗法，方用麸皮、糯米粉二合，牡蛎、龙骨二两，共为极细粉末，以疏绢包裹，周身扑之，其汗自止。《肘后方》姚大夫辟温病粉身方，方用川芎、白芷、藁本三物等分，下筛纳粉中，以涂粉于身，大良。《总病论》辟温粉，即前方三味，加零陵香等分，为末，每一两半入英粉四两和匀，如无英粉，蛤粉亦可，凡出汗太多，欲止汗宜用此法。《活人书》温粉方，去零陵香、英粉作米粉，余味同。《吴氏医方考》扑粉方，龙骨、牡蛎、糯米各等分为末，汗出过多者，扑之。《伤寒类方》，方用牡蛎，麻黄根、铅粉、龙骨。《产宝》，方用牡蛎三两、附子一两炮、白粳米三升，为散，搅令匀，汗出敷之。陆渊雷说："汗后着汗，恐其漏风耳，非真能止汗也，今用爽身粉亦得。"

温粉粉之一方，乃适应于汗出过多之暂行方法，汗出过多而肌肤疏松，汗孔弛缓，借温粉以收复毛孔，渗其汗液。历代医家，方法繁多，见仁见智，然而，欲求治本，还应配以汤药服之为宜。

（五）论口渴的给水方法

《伤寒论》指出："凡得时气病，至五六日，而渴欲饮水，饮不能多，不当与也，何者？以腹中热尚少，不能消之；便更与人作病也。至七八日，大渴欲饮水者，犹当依证而与之，与之时常令不足，勿极意也，言能饮一斗，与五升。若饮而腹满，小便不利，若喘若哕，不可与之也。忽然大汗出，是为自愈也。"

以上论述主要说明以下几个要点，护病时应当注意：一、口渴欲饮水，这是病人内热津液不足，要求喝水，以清其内热，这是一种自然趋势，当内热尚不太重时，即是给水，也不要太多。二、病至七八日，内热炽盛，病人欲大渴引饮时，也要斟酌病情，"言能饮一斗予五升"。三、若不分病之轻重，连杯频饮，往往会损伤脾胃所主健运与和降的功能，造成水气停蓄，甚至产生喘满、呕哕腹满、小便不利等症。四、饮水之后，忽然大汗出，大汗出后，身凉热退，这是津气来复，其病自然而愈的一种良好现象。成无已说："热在上焦则为消渴，言热消津液，而上焦干燥，则生渴也。大热则能消水，热小不能消之，若强饮，则停饮，变为诸病。至七八日，阳盛气温，向解之时，多生大渴也，亦须少少与之润胃气，不可极意饮也。若饮而腹满小便不利，若喘若哕者，为水饮内停而不散，不可更与之，忽然阳气通，水气散，宣发于外，作大汗而解"。王朴庄说："凡病必胃气有余，始能多饮，胃得水谷敷布于外，使风邪随水气升腾，从皮毛出，若过多则胃反受困，火被水郁，阳气不伸，病即不愈，转生诸变"。二者都指出了时气病，口渴给水要适可而止。伤寒例又指出："凡得病，反能饮水，此为欲愈之病。其不晓病者，但闻病饮水自愈，小渴者，乃强与饮之，因成其祸，不可复数也。"这是因为凡虚证、阴证，阳气来复时，便口渴欲饮，但这种口渴欲饮决不是阳气亢盛之象，所以不可强予饮之，再损阳气，否则水饮停蓄，泛溢而为喘满、哕逆。对此，太阳上篇指出："太阳病，发汗后，大汗出，胃中干，烦躁不得眠，欲得饮水者，少少与饮之，令胃气和则愈，若脉浮，小便不利，微热消渴者，五苓散主之。”《温疫论》说：“烦渴思饮，酌量与之，若引饮过多，自觉水停心下，名停饮，宜四苓散，最妙，如不欲冷，当易百滚汤与之，乃至不思饮，则知胃和矣。”《伤寒广要·渴与水法》指出：“大抵与水，当察病人大小壮怯，邪热之轻重多少与之，若人壮热盛者，必多与之，人怯热少者，要在得中而已，或从不及，不可太过也，若水多热少，不能渗化，则行蓄为害多矣，此所以前病未除，新病更起，可不谨哉。凡与水，须新汲井水以满碗与之，热多能饮者，一半而止，热少者，只可与三四口而止也，少顷，又欲饮水，少少再与之，如碗内水少则不凉，须满碗则凉气重。”总之，对于渴欲饮水的患者，不要恣意太过，必须留有余量，少量而缓慢地给水，既能补充其津液，又不易引起水气潴留的后果。所以，临床护理病人时，应注意这个问题。

（六）论大病劳复后的救治与护理方法

徐灵胎指出：“劳复，因病后气虚，邪气又结于上焦，其症不一，故不著其病形，唯散其上焦之邪足矣，后人以峻补之剂治劳复，则病变百出矣。”劳复篇，是仲景于六经辨证治疗以后，所阐述的救治方法与护理方法。该篇的枳实栀子豉汤，主治“伤寒新差，血气未平，余热未尽，早作劳动”或饮食失节，以致“热气淫越”于上焦。以方测症，病人可能有“虚热烦闷，懊侬不爽或腹胀等症状”出现。方借炒枳实之香气，以“清膈利滞”，栀子以清宣上焦之热而除烦，香豉合清浆水，尤能“宣泄陈腐”，又能“开胃调中”。上焦主开发，故脚注“分温再服，复令微似汗”，以使“热气淫越”之气，发越而散；若有宿食，亦可加大黄兼以微通，以权其变。

理中汤、竹叶石膏汤，其治均在中焦。倘中土阳虚，运化失司，饮食不化精微，聚而为饮，时时泛吐唾沫，应治以理中丸，而不与理中汤，这是因其丸剂力缓，宜缓缓调之温运中气。倘中土阴虚失于濡润，而现虚羸少气，气逆欲吐，或兼见舌质绛嫩无苔，脉必微数，症有虚热烦渴等现象，治以竹叶石膏汤，生津益气，和中降逆。煎煮时尤当注意“去滓，内粳米，煮米熟，汤成去米，温服一升，日三服”十九字。对此，徐灵胎指出，“此仲景先生治伤寒愈后调养之方也，其治专于滋养肺胃之阴气，以复津液”。牡蛎泽泻散，其治在下焦，主治大病瘥后，水气蓄积而症状又属于下焦气化失度，膀胱不泻以致湿热壅滞。服此散剂，一定要用白饮和服，这是因为药物较为猛悍的缘故。更应当注意“小便利，止后服”六字，少阳为半表半里之经，若余热留连于少阳，仍以小柴胡汤以治之，不必待言。然仲景之心，无微不至，仍谆谆复教之“脉浮者，以汗解之，脉沉实者以下解之”。

总之，余热在上焦者，治以枳实栀子豉汤；在中焦者，治以理中丸，竹叶石膏汤；在下焦者，治以牡蛎泽泻散；在半表半里者，治以小柴胡汤。至于日暮微烦，当节制饮食，即所谓“损谷则愈”，护理者，应当注意和遵守这些方法，才可能取得良好的效果。

(七) 论食复后的救治与护理方法

在疾病将愈的恢复期，除了适当地给予药物治疗外，更重要的是饮食配合，配合得宜，会起到积极的治疗作用，这与《内经》所谓“虚则补之，药以祛之，食以随之”及“谷肉果菜，食养尽之”的思想是一致的。

所谓食复，即指其病将愈，但胃气尚虚，此时如果饮食不当或肆欲强食，余邪便会借其食积不化而留连不去，甚则使病情加重，这就是违反了《内经》所告诫的“热病少愈，食肉则复”而形成了“气聚于腹”的食复证。

仲景在《伤寒论》中指出：“病人脉已解，而日暮微烦，以新病瘥，人强于谷，脾胃气尚虚，不能消谷，故令微烦，损谷则愈。”一方面指出了食复证的日暮发烦与食积有关，一方面指出了护理食复只可适当地减少饮食，不得攻下，以损胃气。

在“损谷则愈”这一护理原则下，后世一些医家，如陈修园提出“少少与之，非不与也”；巢元方提出“但得食糜粥，宁少食乃饥，慎勿饱”；喻嘉言提出“减损谷食，以休养脾胃”；吴有性更加形象地说：“盖胃体如灶，胃气如火，谷食如薪……宜先食粥饮，次糊饮，次糜饮，次要饮食。”

总之，食复证的发病是贪食太饱，食复的症状是微烦，临床观察亦有微热、脘痞、胸闷、噫气或呃逆者。临床护理，只需要少量地给予饮食，待食消而胃气自还。这种食复证的轻微症状，不需要用药物治疗，否则“用大黄过伤脾胃也”。

六、禁忌方法

(一) 论服桂枝汤的禁忌方法

桂枝汤方，方后注“禁生冷、粘滑、肉面、五辛、酒酪、臭恶等物”。桂枝汤一方，本为辛温解肌之剂，仲景又恐药力不逮，又嘱“啜热稀粥一升余，以助药力，温覆令一时许，遍身微似有汗益佳”。啜热稀粥，为的是使谷气内充鼓舞胃气为发汗之源；温复，不仅是为之取汗，重要的是助药力以调和营卫，因而生冷之物，不可入于胃。胃与脾，以胃为表，其气必须畅达透彻，营卫始调，因为黏滑凝滞之物碍于营卫之气的通达，所以不可入胃。由此可知，肉面荤物以及牛乳、羊乳制成的半凝固体更不可入胃。酒，乃熟谷之液，慓悍走窜，祛邪无能，助热有弊，故此，仲景告诫“酒家不可与桂枝汤，以酒客不喜甘故也”。五辛，《本草纲目》指的是大蒜、小蒜、韭菜、芸苔、胡荽，皆属有刺激性的食物，因其有碍于药物的正常发挥，所以都在禁忌之例。臭恶实指鱼、虾、蟹、鳖等，一一不可入口。

桂枝加葛根汤方及其他桂枝汤加减方，如桂枝加厚朴杏子汤方、桂枝加附子汤方、桂枝去芍药汤、桂枝去芍药加附子汤方以及桂枝麻黄各半汤、桂枝二麻黄一汤等中所谓的“将息如前法”“将息及禁忌”无不如此。

（二）论“诸亡血虚家不可与瓜蒂散”

瓜蒂散一方，乃涌吐胸膈实痰之方，“诸亡血虚家胸中气液已亏，不可轻与”（《金鉴》）。吐法，属于逆法，为不得已而用之之法，“吐之则百节皆耸，往往脱神脱气而死也”，是故吐法，医者用之甚少。唐容川指出：“吐血之人，气最难敛，发泄不已，血随气溢，而不可遏止，故虽有表证，止宜和解，不得径用麻桂羌独……盖知血家忌汗，然后可商取汗之法，至于吐法，尤为严禁……血家最忌是动气，不但病时忌吐，即已愈后，另有杂证，亦不得轻用吐药，往往因吐便发血证，知血证忌吐。”

仲景对诸亡血虚家指出：“亡血家不可发汗，发汗则寒栗而振”“凡服桂枝汤吐者，其后必吐脓血也”“凡病若发汗、若吐、若下、若亡血，亡津液，阴阳自和者，必自愈”“吐血不止者，柏叶汤主之，心气不足，吐血、衄血、泻心汤主之”“下血先便后血，此远血也，黄土汤主之”“下血先血后便，此近血也，赤小豆当归散主之”“淋家不可发汗，发汗则便血”。诸亡血虚家，即指经常吐血、衄血、咳血、呕血、咯血、便血、尿血，以及经血崩漏、产后，甚至跌打损伤所致血气不足亡其津液者皆不可与瓜蒂散。

（三）论乌梅丸、侯氏黑散的禁忌方法

乌梅丸一方，是治厥阴寒热错杂，以及蛔厥的一首良方，其方药之配伍，寒、热、温、凉、苦、酸、辛、甘冶于一炉，而又面面俱到，互为兼及，实际上是一首调和肝胆脾胃，驱蛔止厥的“和”方。尤在泾说：“古云蛔得甘则动，得苦则安”，又说：“蛔闻酸则静，得辛热则止，故以乌梅之酸，连柏之苦，姜辛归附椒桂之辛，以安蛔温脏，而止其厥逆，加人参者，以蛔动中虚，故以之安中而止吐，且以御冷热诸药之悍耳”。方后注“禁生冷滑物臭食等”。其原因有三：一者本方为和方，不偏不倚，生冷之物如瓜、果、梨、桃、冰糕、冷饮食料等，均不可入胃，入则胃气失和，直接影响药物在正常情况下发挥效力。二者滑物，即桂枝汤方方后注“粘滑”等物，如：胶饴、黏糕、肉面、荤物、黏滑、凝滞或滑泻物。三者臭食，即桂枝汤方后注所谓之“臭恶等物”，亦即指鱼、虾、蟹、鳖等物，以及大蒜、小蒜、韭菜、芸苔、胡荽五辛等物，也都不得入口，入则乱其胃气。

侯氏黑散一方，主治大风四肢烦重，心中恶寒不足者，方药的主要功效为祛风疏络，清热化痰，通腑扶正。本方以菊花为君，据《本草正义》载：“凡花皆主宣扬疏滞，独菊花则摄纳下降，能平肝火，熄内风，抑木气之横逆。”《本经》载：“主风头眩者，以阴虚阳浮，气火升腾，肝风上扰之眩晕言之，非外来风邪令人眩也。肝火直上顶巅而为眩，为肿、为痛、阳焰直升，其热最暴，凡是头风作痛，无非内火内风震撼不息，而菊花能治之，非肃降静镇迥异寻常者，殆难有此力量。”本方为散剂，以温酒调服，轻轻疏达以为用法，故亦禁一切鱼类葱蒜，以免热中生变。

七、针灸方法

（一）论针刺风池、风府

《伤寒论》指出：“太阳病，初服桂枝汤，反烦不解者，先刺风池、风府，却与桂枝汤则愈。”此乃针、药并行之法，初服桂枝汤，反烦不解，这是因为邪气郁闭于太阳经俞较甚，经气不得疏通，扰其胸膈而生烦。仲景先刺风池、风府，直接破其经俞之结，结气散再与桂枝汤，药力不受阻碍，因而邪气速散而烦亦自解。正如徐灵胎所说：“此非误治，因风邪瘀结于太阳之要络，则药力不能流通，故刺之以解其结，盖风邪太甚，不仅在卫而在经，刺之以泄经气。”

风池为手足三阳、阳跻、阳维之会穴，位于项侧发际之陷中，针之有祛邪散风之功，可疗风寒，汗不得出，偏正头痛，颈项强直等症。风府穴，为督脉经穴，位于枕骨下缘；督脉又为手足三阳经经气所会，主统摄诸阳经之经气，也为通达脏腑功能的枢纽，该穴主治伤风头痛，颈项强直等症。

位于项部太阳经之要穴天柱，有发散祛邪之功，仲景不采用此穴，而刺风池、风府穴，是因为风府一穴，正当项部之中，能通其督脉以行太阳之气的缘故。天柱虽为太阳经之腧穴，但其经气必并之于督脉，这又是因为诸阳之经，皆“纲乎于督脉”的缘故。可见仲景不刺天柱穴，而刺风府穴，其方法至为精当。风池穴，为少阳经气经过项部之要穴，刺之可预防太阳之邪传入少阳，含有预防为主之意。

（二）论针刺期门

仲景针刺期门穴，主要是指伤寒病过程中，所出现的三种证候，一是肝气乘脾的所谓“纵”；一是肝气乘肺的所谓“横”；一是下血谵语的“热入血室”。

纵，肝气盛实，乘其所胜为纵，顺次相克，克伐脾胃，症见腹满，谵语，脉浮而紧。

横，肝气盛实，乘其所不胜为横，逆次反克，肺经受戕。症见大渴引饮，腹满，恶寒。

纵与横，是以五行生克乘侮的规律来解释病机的转化过程，二者虽然所表现的症状有所不同，但病理变化的主要原因，都是由于肝气盛实，治疗时，必须泻肝。

热入血室，血室指胞宫、任脉、冲脉。妇人病伤寒，经水适来，邪气乘血室空虚而内伏，血脉受阻，邪气循经壅滞于肝。症状表现为肝经盛实的胸胁满，状如结胸，发热恶寒，神昏谵语。还有阳明病，其热不去，波及血室而下血，亦为热入血室。不同的是，不见腹满便硬的承气汤证，所以忌用攻下之法。

期门穴，在乳头直下二寸处，功能疏泻肝气，调理脾胃，理气活血。主治胸满、胁痛、呕吐、热入血室等证。期门为肝经募穴，是肝经经气在胸腹部聚集的处所。

以上"纵""横""热入血室"，仲景都采用了刺肝经经气聚集的募穴期门，以泻肝经之实热。肝经实热得以清除，则肺气自肃，脾气自安，血室自和。

针刺期门穴时，要缓缓进针，得气施以泻法，使"周身濈然汗出"，汗出后若有胸闷气短时，立即针刺足三里穴以缓解。

(三) 论针刺大椎、肺俞、肝俞

仲景所以要针刺大椎、肺俞、肝俞，这是因为该病具有太阳病的头目眩晕及时如结胸。时如结胸，并非是结胸证。二者的区别是结胸证之满痛特甚，没有休止之时；本证的时如结胸，只是心下痞满，而又时轻时重。这主要是热邪之气，游荡于太阳、少阳之间的缘故。病在太阳忌用下法，病在少阳忌用汗法，所以仲景于《伤寒论》第147条与176条，分别告诫"慎不可发汗""慎勿下之"，既不可发汗又不可攻下，因而便采用了简便易行的针刺大椎、肺俞、肝俞，进行治疗。

大椎，位于第七颈椎和第一胸椎棘突的中间，为督脉经之腧穴，手足三阳经所会，督统一身之阳气，有疏散表邪之功，主治头项强痛，外感风寒，脊背痹痛及肩膊挛急等症。

肺俞，位于第三胸椎棘突下，旁开1.5寸，刺之可以直接退肌表之热邪。

肝俞，位于第九胸椎棘突下，旁开1.5寸，刺之可以直接泻肝胆之热邪。

仲景不按循经取穴于肺经穴与肝经穴，而采用太阳经的肺俞肝俞，这是因为五脏六腑之根结，都在背部太阳经的腧穴上，太阳经又和督脉之气相通，因而取此穴进行针刺，直接泻其邪热之邪，而又简便易行。

（四）论针刺腨部

《金匮要略》指出：“病趺蹶，其人但能前不能却，刺腨入二寸，此太阳经伤也。”

腨即腨肠肌指小腿肚，此太阳经脉所过之处，伤则不能后抵。所谓刺腨二寸，只是对部位而言，此处之穴，除承筋禁刺外，唯有承山穴，其部位在委中穴下八寸，在外踝尖之间凹陷中。取穴时，令患者站立用力提起足跟，腨部即显人字形凹陷处，针刺二寸深，得气后，缓缓施以针术，功能疏筋利节，主治腰痛、足跟肿痛、下肢麻木、转筋、抽筋、瘫痪以及脱肛、便秘等症。至于承筋一穴，古人虽云为禁穴，亦可刺1~2寸，功能与主治与承山穴基本相同。

（五）论针刺足阳明经

《伤寒论》指出：“太阳病，头痛至七日以上自愈者，以行其经尽故也，若欲作再经者，针足阳明，使经不传则愈。”

历代前贤对针刺足阳明的说法颇多，成无己说；“针足阳明，为迎而夺之。”陈修园说：“宜针足阳明足三里穴以泻其邪。”周禹载说：“针趺阳穴，以泻其邪。”柯韵伯、徐灵胎认为“针足阳明之交，截其传路”。当代承淡安主张针头维穴，足三里穴，内庭穴。我们认为颇合仲景之意。

头维，功能祛风止痛，清头明目，主治偏正头痛，眩晕，面肿目痛，视物不清以及口眼㖞斜等症。该穴又是阳明经与少阳经之会穴，因而在太阳之邪将传阳明之时，针刺该穴颇为适宜。

足三里，是足阳明经的合穴，在太阳之邪将传阳明经时，所出现的“颇欲吐，若躁烦”之征象者，针刺之，确可显效。因为此穴有调理脾胃，疏导气机的功能。

内庭穴，是胃经的荥穴，根据“荥主一身发热”的原则，因而兼针此穴，有人说：“邪气既欲向阳明发展，先针足阳明经的经穴，使其经气流通，抗邪之力增强”，这种说法是正确的。

（六）论灸少阴经

仲景灸少阴经，主要是针对少阴经的阳虚阴盛证。主证有三，一为气血不复脉不至者，一为阴虚血少汗出亡阳者，一为少阴阳气衰微者。

气血不复脉不至者，《伤寒论》指出：“少阴病，吐利，手足不逆冷，反发热者，不死，脉不至者，灸少阴七壮。”脉不至，主要是因吐利后，气血一时不复，属于阳虚阴盛的重证，灸少阴七壮，以温通经络，回阳复脉。至于所灸少阴之穴，一般认为灸关元、太溪、气海三穴。历代医家，如常器之主张灸太溪穴；柯韵伯主张灸太溪穴、复溜穴，承淡安主张灸太溪穴、气海穴，均可作为参考。

阴虚血少汗出亡阳者，《伤寒论》指出："少阴病，下利，脉微涩，吐而汗出。必数更衣，反少者，当温其上。灸之。"当温其上灸之，当灸神阙穴，中脘穴，以急救回阳。历代医家如方中行主张灸百会穴，《脉经》主张灸厥阴俞，常器之主张灸太冲穴，郭雍主张灸太溪穴，承淡安主张灸中脘穴，均可作为参考。

少阴阳气衰微者，《伤寒论》指出："少阴病，得之一二日，口中和，其背恶寒者，当灸之，附子汤主之。"这主要是阴寒之气，郁滞于督脉，故其主症为脊背恶寒。至于灸法，重点灸大椎穴，以回督脉之阳，更可配灸关元穴、气海穴。

以上所谓灸少阴经者，均为仲景的急救之法，尽管历代医家所采用的腧穴不同，但是温经、回阳、复脉的宗旨是一致的。

（七）论灸厥阴经

仲景灸厥阴经，主要是针对厥阴经的阳衰阴盛证。主证有三：一为阴盛阳微的危候；二为阴盛格阳之危候；三为厥利无脉之危候。病至危候，仲景恐药效缓慢，便采用了灸厥阴这一方法，借艾炷之火以生阳气，达到回阳救逆、温经复脉之目的。

阴盛阳微之危候，《伤寒论》指出："伤寒六七日，脉微，手足厥冷，烦躁，灸厥阴，厥不还者，死。"此乃寒中厥阴，六七日，阳气不还，已现少阴真脏阳微，时刻有阴阳离决之兆，急灸厥阴以回其阳；至于具体灸厥阴的方法，历代医家又各有发挥，如张令韶认为灸荥穴（行间、章门二穴）；沈丹彩认为可灸太冲二穴三壮；柯韵伯认为可灸五俞，以回其阳；承淡安主张多灸神阙；单玉堂主张灸太冲、百会。我们认为灸神阙、太冲、百会三穴较为正确。神阙，位当脐中，灸之有温脏回阳之功；太冲为肝经之腧穴，功能温经散寒、温肝通阳；百会灸之可升阳固脱，这是因为百会为诸阳之会，可统摄周身之阳气，疏通脏腑之精气，灸之能壮元阳，回厥，厥回而脉自还。

阴盛格阳之危候，《伤寒论》指出："伤寒脉促，手足厥逆，可灸之。"此乃阴盛格阳，阳虚欲脱之象，其手足厥逆而脉促，即说明阴寒盛极而虚阳已被格拒。虽云促脉，其实必促而无力。常器之认为灸太冲，承淡安认为灸太冲、涌泉、神阙，单玉堂主张灸大敦、百会、太冲、太溪。这是因为大敦是肝经的井穴，灸之能促使肝经脉气上升，以升阳举陷；百会能回阳固脱。二穴取之上下二端，灸之使阳气上下贯通，更配太冲、太溪，暖肝温肾，引浮阳以下潜，阳下潜而阴寒自除，关格平而手足自温。

厥利无脉之危候，《伤寒论》指出："下利，手足厥冷，无脉者，灸之。"手足厥冷而无脉，是指阴寒太甚而阳气濒于危殆，必须急救回阳。历代医家所指的关元穴、气海穴、太冲穴、太溪穴，都属重要腧穴。必须指出，此时辛甘温补之药如四逆汤、参附汤等，均可采用，以杜绝“若脉不还，反微喘者死”的现象发生。

八、杂疗方法

（一）论“坐药”的配制方法及其应用

《金匮要略·妇人杂病脉证并治》篇指出：“妇人经水闭不利，脏坚癖不止，中有干血，下白物，矾石丸主之。”矾石丸方为：“矾石三分（烧），杏仁一分。右二味，末之，炼蜜和丸枣核大，内脏中，剧者再内之。”

此方属局部外治的方法。枯矾一药的主要功能在于燥湿清热，又因性涩，主要治疗白带，至于书中云治“干血”，又须内服化瘀行血之品，方可奏效。

蛇床子散方，是温阴中坐药。方以“蛇床子仁：右一味，末之，以白粉少许，和令相得，如枣大，绵裹内之，自然温”，此方亦为局部外治之方法。

以上二方，一则清热燥湿，一则温阳散寒，医者临床可鉴别用之。后世医家亦多变通应用，如《外台秘要》疗妇人子门冷，以蛇床子、吴茱萸、麝香捣为散，炼蜜为丸，绵裹如酸枣纳子宫内，以下恶物为度。《儒门事亲》的如圣丹，主治妇人赤白带下，月经不潮，用蛇床子、枯矾为末以醋为丸，胭脂为衣，绵裹纳入阴户中，每日一次。《济阴纲目》坐导药治妇人不孕，恶物不尽，方以皂角、吴萸、当归、大黄、细辛、五味子、干姜、白矾、戎盐、蜀椒、绢裹如指大，入妇人阴户中。由此可见，早在汉代仲景便将坐药这一方法应用于临床，为后世坐药的发展奠定了基础。

（二）论杂疗方中的开窍方法

杂疗方中有关开窍方法有四方：

救卒死方：

薤捣汁，灌鼻中。

雄鸡冠割取血，管吹内鼻中。

菖蒲屑内鼻两孔中吹之，令人以桂屑著舌下。

救卒死而目闭者方：

骑牛临面；捣薤汁，灌耳中，吹皂荚末鼻中，立效。

以上这些方法皆属取嚏开窍之法。所谓卒死，实指卒厥之证。用薤汁灌于鼻中，因薤之气味极辛辣，用之以取嚏开窍。李文说：“阴邪客气闭塞关窍，则猝然而死，薤味辛属阳，可辟阴邪通阳气，然必捣汁灌鼻中者，以天气通于肺，肺主气，鼻为肺窍，司呼吸使外邪自鼻而进者，仍令从鼻而出也。雄鸡冠割取血，取其阳气充溢也。”金鉴说：“管吹内鼻中，谓将鸡冠血或合热酒，含在不病人口内，以苇管或笔管插入病人鼻孔中，使气连药吹之，其药自能下咽，气通口禁自开也。”此亦上古之人用以取温通肺窍之法。骑牛临面以治猝死，是用于牛之呼吸迫促，借用牛的呼吸以引动人的呼吸。《千金方》说：“治卒死无脉，无他形候，阴阳俱竭故也，治之方：牵牛临鼻上二百息，牛舐必瘥，牛不肯舐，著盐汁涂面上，牛即肯舐。”古人无人工呼吸法，借牛之气，虽不如今之人工呼吸法，在当时亦为佳法。至于捣薤汁灌于耳鼻之中，此亦开窍之法，徐忠可说：“薤汁灌耳，通其心肾之气，达其肺胃之灵。”菖蒲屑，内鼻两孔中，吹之，令人以桂屑著舌下。方法虽属原始，亦借用菖蒲、肉桂取嚏开窍以醒神志。总而言之，以上四法，方法且属古老，亦可为后世用红灵丹吹鼻取嚏醒神之嚆矢。

（三）论杂疗方中的灸熨方法

救卒死而张口反折者方。

灸手足两爪后，十四壮了，饮以五毒诸膏散，有巴豆者。

救卒死而四肢不收失便者方。

马粪一升，水三斗，煮取二升，以洗之，又取牛洞稀粪也一升；温酒灌口中，灸心下一寸，脐上三寸，脐下四寸，各一百壮，瘥。

邪中太阳阳明之经而厥者，则背反折，口张二候皆危，故先以灸法救之。《千金方》指出：“卒中邪魅，慌惚振噤，灸鼻下人中及两手足大指爪甲，令艾丸半在爪上，半在肉上，各七壮、不止，十四壮，炷如雀屎大。”程云来说：“灸手足两爪后，当是灸两手足爪后，其文则顺，以十爪甲为十二经之终始，灸之以接引阳气而回卒死，此恶气中于太阳，令卒死而开口反张也……”。五毒诸膏散，已佚，丹波元简认为：“肘后卒死门有三物备急丸散，及裴公膏救卒死尤良，裴氏五毒神膏见于百病备急散膏，无巴豆，而千金加巴豆，莽炸，薤白，为裴公八毒膏，所谓五毒诸膏散盖此类也。五毒，《周礼》郑注为石胆、丹砂、雄黄、矾石，慈石，今考五毒膏、八毒膏，但用丹砂、雄黄耳，其余并他品为五味八味也”。救卒死四肢不收失便者，灸心下一寸，即上脘穴，脐上三寸当是中脘穴，脐下四寸即关元穴，各灸百壮以复三焦将绝阳气，方法可从。至于马屎、牛洞稀粪之用法，显然是比较古老的一些偏方，今天来看那是属于一种不卫生的疗法，法不可从，知之而已。

救卒死方：鸡肝及血，涂面上，以灰围四旁，立起。

救溺死方：取灶中灰两石余，以埋人，从头至足，水出七孔即活。

以上两法，亦属古老熨法，虽然现代已不再采用，但它给后人以极大的启发，现代通用的理疗法如①药熨法：即把辛温芳香药物，炒热盛于布袋内，置于病灶或穴位处，应用于脘腹寒痛，风湿痹痛，以达到温经散寒，通络止痛的目的。②葱姜热熨法：以姜葱数斤，炒热，置于患处，亦可广泛运用于卒中寒邪，呕吐泄泻，寒痹，痰湿停蓄痛而不仁者。③蜡疗法：以蜡熔化后，趁热涂于油纸上，迅速贴于患处，冷则更换，此法亦广泛运用于寒邪中络，手足寒冷以及臁疮、痈疽等症。④神灯照法：即“以血竭、没药、雄黄、朱砂、麝香等香窜行气、活血、镇痛药品为末，卷入棉捻中，浸油燃着，熏于患处及一定的经穴上，由远渐近，使照的部位觉热而有舒适为度”。应用这种方法，主要“解阴寒凝结，疗阴疽寒痰，散风寒湿毒，治经络痹痛”。其他还有烙法，太乙神针法，药气熏法，泥疗法，冷湿敷法，井底泥敷法等，这多种多样的不同治疗方法，无一不是在前人的基础上发展起来的。

（四）论杂疗方中的灌注方法

三物备急丸，其方为：“大黄一两，干姜一两，巴豆一两”。制法：巴豆去皮心熬，别研如脂，大黄捣，干姜为末，研巴豆内中令治一千杵，用为散，蜜和为丸亦佳，密器中贮之，莫令泻气。主治：心腹诸卒暴百病，若中恶（恶毒之气），客忤（猝犯邪气）心腹胀满，卒痛如锥刺，气急口噤，停尸卒死（阴阳乖离，暴绝欲死）。服法：以暖水苦酒服大豆许三四丸，或不下，捧头起，灌令下咽，须臾当瘥；如未瘥，更与三丸，当腹中鸣，即吐下便瘥；若口噤，亦须折齿灌之。本方乃荡邪安正之方，方中以大黄荡涤胃肠之滞郁，干姜温中散寒以行气，巴豆除邪气而驱积滞，三物合和，或吐或下，俾秽浊邪气上下分消。张路玉说：“备急丸治寒实结积之峻药。”徐灵胎说：“此温下之法，治寒气冷食稽留胃中，心腹满痛，大便不通。”或丸或散乃古方中急救之法。

猪脂如鸡子大，苦酒一升，煮沸灌喉中。李文说：“猪脂滑窍而助胃气，苦酒醋也，煮沸则香气扑鼻，灌之可敛正祛邪。”亦古方中之治法，久废。

剔取左角发方寸，烧末酒和，灌令入喉，立起。程云来说：“《内经》曰，邪客于手足少阴、太阴、足阳明之络，此五络皆会于耳中，上络左角，五络皆竭，令人身脉皆动而形无知也，其状若尸，或曰尸厥。以竹管吹其两耳，剔其左角之发，方一寸，燔治饮以美酒一杯，不能饮者，灌之立已，见缪刺论。今仲景亦剔左角发治者，以左角为阳之所在，五络之所绕，五络皆竭，故剔其五络之血余以治之，和以酒灌者助药力而引气血也。”此亦古之一种治法，今废。

至于治小儿卒死而吐利，狗屎一丸，绞取汁以灌之，无湿者，水煮干者取汁。此法极不卫生，久废。

综而观之，杂疗方中之灌注方法，唯三物备急丸一方，可以疗时气中恶，供以参考，猪脂苦酒煮灌，左角发烧灰酒灌等法，废之已久。

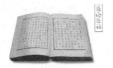

下篇

一、桂枝汤方

《伤寒论》《金匮要略》

桂枝三两（去皮[①]） 芍药三两 甘草二两（炙[②]） 生姜三两（切） 大枣十二枚（擘）

右五味，㕮咀[③]三味，以水七升，微火[④]煮取三升，去滓，适寒温[⑤]服一升，服已须臾[⑥]，啜热稀粥[⑦]一升余，以助药力，温覆[⑧]令一时许[⑨]，遍身漐漐[⑩]微似有汗者益佳，不可令如水流离[⑪]，病必不除，若一服汗出病差[⑫]停后服，不必尽剂。若不汗，更服依前法；又不汗，后服小促其间[⑬]，半日许令三服尽，若病重者一日一夜服，周时[⑭]观之，服一剂尽病证犹在者，更作服，若汗不出，乃服之二三剂，禁生冷、粘滑、肉面、五辛[⑮]、酒酪[⑯]、臭恶等物。

【校勘】《玉函经》“擘”作“劈”。成无己本无“三味”两字；“离”作“漓”；“小促”下有“役”字；“不出”下有“者”字。《金匮》下利篇，“流离”作“淋漓”。《玉函经》“周”作“晬”；无“禁生冷”以下十五字。“若病重”以下，《千金翼方》为“病重者，一日一夜乃差，当晬时观之，服一剂汤，病证犹在当复作服之，至有不汗出，当服二剂乃解”。《外台秘要》为“暂若病重者，昼夜服，特须避风，若服一剂，晬时不解、病症不变者，当更服之”。

【注释】

①去皮：去皴皮，存其真皮。

②炙：烘干之意。

③㕮咀：品尝药物气味之意。

④微火：又名文火，火力不猛烈，煮药小沸不溢为度。

⑤适寒温：冷热要适当，不使汤液过冷过热。

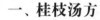

⑥须臾：即一会儿，约半小时左右为宜。

⑦啜热稀粥：啜即今之喝字，喝热粥以助药力。

⑧温覆：覆盖衣被，避风寒，使周身汗出。

⑨一时许：即一个时辰，相当于现在2个小时。

⑩漐漐：即微微汗出的样子。通雅云："小雨不辍也。"

⑪流离：离，应作漓，指大汗流漓。

⑫病差：差，应作"瘥"，指病愈。

⑬小促其间：把服药的相隔时间缩短，有催促之意。

⑭周时：即一昼夜24小时。

⑮五辛：大蒜、小蒜、韭菜、胡荽、芸苔，五种有辛辣味的蔬菜。

⑯酒酪：酒与糖类制作的副食品，如奶油酥糖、肉馅糕点等。

【功效】解肌祛风，调和营卫。

【主治】风寒感冒，头项强痛，发热，汗出，恶风以及鼻鸣干呕，不渴，苔薄白，脉浮缓等。

【按语】桂枝汤一方，是解肌祛风，调和营卫，主治风中肌表、表虚自汗之主方。其方剂组成，不偏不倚，尤为精当。方以桂枝灵动之品为君，加生姜、甘草以辛甘化阳；以芍药、大枣、伍甘草益阴气，通血痹以苦甘化阴。化阴化阳均借甘草调和诸药，"共奏安内攘外之绩"。该方巧妙地运用了啜热稀粥一法及覆之使温以裨药力和谐于中州，更取水谷之精以为汗津，为胜邪之本，即"所谓立身于不败之地"。统观仲景之方"酌盈剂虚""补偏救僻"不外乎两大类：一者为阳化之方，如桂枝甘草汤辈；一者如阴化之方，如芍药甘草汤类。仲景于桂枝汤统二法而为一方，调其"阴阳俱虚，营卫并病"，变方有所侧重，化裁有所无穷，故以此方为"群方之冠"。在具体应用这一方剂时，除啜粥、温覆之外，更应当注意其"遍身微似有汗者益佳，不可令如水流离""禁生冷、粘滑、肉面、五辛、酒酪、臭恶等物"。临床运用发汗之剂时，唯有以此为准绳，才能符合仲景方法的基本精神。

【医案举例】

妊娠恶阻

洛某，女，29岁。妊娠三月，反应颇重，数十日来呕吐不食，水谷难入，少腹下动气上冲脘部，肢体消瘦，精神疲乏，困卧床笫。

治以桂枝汤加减：桂枝12g、白芍12g、炙甘草10g、半夏10g、陈皮10g、白术10g、生姜6g、大枣10枚，用伏龙肝水煎服，二剂后痊愈。

按：本例患者，虽为妊娠反应，出现长时间的呕吐，水谷难入等症，但其突出的症状是气从少腹上冲脘部，为服桂枝汤的基本条件。如无气上冲逆之证，用桂枝汤效果不佳，可以他方求之。桂枝汤不是泛治妊娠反应的方剂。桂枝汤治疗此病的主要作用是改善胃肠中之过分的虚寒状态，使胃气稍复，呕逆好转，即能少进饮食，谷气渐旺，诸症即能随之改善。（《经方发挥》129 页）

二、桂枝加附子汤方

《伤寒论》

桂枝三两（去皮） 芍药三两 甘草三两（炙） 生姜三两（切） 大枣十二枚（擘） 附子一枚（炮，去皮，破八片）

右六味，以水七升，煮取三升，去滓，温服一升。本云桂枝汤，今加附子，将息①如前法②。

【校勘】《玉函经》“甘草”作“二两”；“味”字下有“㕮咀三物③”四字，“本云”作“本方”。成无己本不载本方，只于卷第十云“于桂枝方内，加附子一枚，炮去皮，破八片”，余依前法。

【注释】

①将息：斟酌的意思。

②如前法：即如桂枝汤的煎煮方法，服药方法以及禁忌方法等。

③㕮咀三物：指桂枝、芍药、甘草三味。

【功效】调和营卫，扶阳固表。

【主治】风寒感冒，发热，汗出不止，恶风，四肢微急，难以屈伸，小便难，舌淡，苔薄白，脉浮弱者。

【按语】附子性味辛温，通行十二经腧，功能补火回阳，散寒逐湿。主治脾肾阳气不足，厥逆亡阳，肾虚水肿，风湿痹痛，寒冷腹痛等症。虞抟曰：“附子禀雄壮之质，有斩关夺将之气，能引补气药行十二经，以追复散失之元阳；引补血药入血分，以滋养不足之真阴；引发散药开腠理，以驱逐在表之风寒；引温暖药达下焦，以祛除在里之冷湿。”以上所说，足见附子应用范围之广。桂枝汤一方，于发汗中寓敛汗之旨，于和营中有调卫之功，通过调卫和营，啜粥温覆，使风寒之邪借汗出而病愈。本方主治属汗不如法，汗液泄，卫阳虚，而邪气尚存之症。若单用桂枝汤，恐药力有所不逮，故加附子一药，一则祛在表未尽之风寒，一则助桂姜之实卫，表邪尽解，卫阳复振，故恶风瘥，微急除，汗出而津复。此与桂枝新加汤主治身痛不同，桂枝新加汤是因发汗太过，营卫损伤，筋脉失却气血之温煦与濡养而设，此虽汗出过多，而邪气尚存，因而治疗方法有异。《金鉴》所云：“煎服法同，不须啜粥”，甚有见地。

【医案举例】

案一：阳虚腿痛

丁某，男，成人，西北轻工业学院机械厂工人。

1976年秋因两腿膝盖痛而就诊。患者腿痛一月，伸屈不能自如，阴天下雨加重，畏寒怕冷，出汗怕风，口不渴，大便正常，小便色白，少而不畅，曾在某医院吃过六剂独活寄生汤而无效。详细了解病史，乃一月前因感冒吃发汗药，发汗过多而又受寒引起，舌色淡有白苔，脉浮细。病情符合《伤寒论》第20条："太阳病，发汗，遂漏不止，其人恶风，小便难，四肢微急，难以屈伸者，桂枝加附子汤主之。"乃发汗过度而阳虚的病证。应用桂枝加附子汤：桂枝9g、白芍9g、甘草9g、生姜9g、大枣10枚、制附子9g，水煎服。一剂后诸症显著减轻，又服二剂而愈。（《伤寒论医案集》7~8页）

案二：患者女性，十九岁。

初诊：1961年7月19日。近多白带，稀而腥臭。月经愆期，数月一潮，来时量少色淡。腹不胀痛，面唇淡，舌淡苔薄白，脉沉细迟。此阳虚证，带下可视作"遂漏不止"，宜桂枝加附子汤合四物汤：桂枝9g、白芍9g、甘草9g、生姜10g、红枣12枚、炮附子6g、熟地12g、全当归10g、川芎10g，服三剂。

二诊：7月28日。服上方三剂，白带减少十之八九。七天后月经来潮，量少色淡，初有块状，后即稀薄如水。嘱续服三剂，并嘱以后在经汛前七天，服本方三至五剂，可使行经渐趋正常。（《伤寒论方运用法》23~24页）

三、桂枝麻黄各半汤方

《伤寒论》

桂枝一两十六铢[①]（去皮）　芍药　生姜（切）　甘草（炙）　麻黄各一两（去节[②]）　大枣四枚（擘）　杏仁二十四枚[③]（汤浸[④]，去皮尖[⑤]及两仁者[⑥]）

右七味，以水五升，先煮麻黄一二沸，去上沫[⑦]，内诸药，煮取一升八合[⑧]，去滓，温服六合。本云桂枝汤三合，麻黄汤三合，并为六合，顿服，将息如上法。

【校勘】《千金翼方》"杏仁"下无"汤浸"二字，《玉函经》"七味"下有"㕮咀"二字；"云"作"方"；顿服下有"今裁为一方[⑨]"五字。

【注释】

①十六铢：古量24铢为之一两，16铢即六钱有零，即今之18g余。

②去节：去节后易于煮透。

③杏仁二十四枚：即杏仁24个，相当于现今剂量的6g左右。

④汤浸：以热水浸泡，因杏仁皮肉紧实，热水浸泡后其皮易于脱落。

⑤去皮尖：杏仁皮尖苦涩，有毒，故去之。

⑥两仁者：杏仁见双仁者甚少，此古人过于入细处。

⑦去上沫：指麻黄水煎后要去掉浅赭色沸沫。古人有“沫，令人烦”的说法，临床观察，确发现有令人烦之弊；还发现，不去沫，有易令人呕吐的副作用。

⑧八合：“合”（ge 音哥）。一升十合，此即一升的十分之八。

⑨裁为一方：指斟酌化裁之意。

【功效】疏达肌腠，轻解表邪，调和营卫。

【主治】风寒感冒、日久不解，发热恶寒，热多寒少，如疟状，一日二三度发，面赤、无汗、身痒、脉浮细、苔薄白之轻症。

【按语】桂枝麻黄各半汤，其药物用量各半。但虽说各半，实又非各半之比例，只具有两方总剂量的三分之一，可以说是仲景的一则复方轻剂，合两方冶于一炉，变大方而为小方，不但示人以规矩，还教之以技巧。本云“将息如上法”者，但究竟是如桂枝汤法，还是如麻黄汤法？桂枝汤须“啜粥”，麻黄汤“不须啜粥”，在伤寒条列中麻黄汤又排列于桂枝麻黄各半汤的大后方。如上法者，桂枝加杏子厚朴汤，但言“温服一升，覆取微似汗”，不言啜粥；桂枝加葛根汤，但云“覆取微似汗，不须啜粥”。对此笔者认为，所谓“将息如上法”者，是如哪一个上法，此乃前人惯用笔法，但又有失于检点处。以证测方，以方对证，都说明邪郁轻浅，“病微正虚”，不任攻伐，实亦不须攻伐之分，只以质轻气扬之是略以解肌发散而已。啜热稀粥一法，本属扶正之法，用之想必有益而无损，所以笔者认为“将息如上法”者，当以桂枝汤法为是。钱来天云：“且所煮不过一升八合，为剂小而所服者少，自无过发之弊，恰可以解散其邪已耳。”徐灵胎所谓“乃治邪退后，至轻之剂，犹无药也”。

【医案举例】

感冒

案一：患者男性，学生。

初诊：1958 年 10 月 18 日。三日来每日下午二至三时感觉发热，终日恶风寒，着衣倍于常人，微感头痛，流鼻涕，微咳，不呕，大便溏，无汗，皮肤干燥，时觉全身发痒，并有红疹（患者自疑染皮肤病，因周前患感冒，曾赴浴池洗浴），舌苔薄白，脉浮缓。患者谓：“常患感冒，服柴胡桂枝汤即愈。此次病已三日，曾服两剂，汗出甚微而不效。”

察患者口不苦，胸胁不满，不呕，不能作小柴胡汤证施治。此乃发热恶寒，一日二三度发，如疟状，不能得小汗出，身必痒之麻桂各半汤证。因其素体虚弱，加党参，药用：川桂枝10g、芍药10g、炙甘草10g、生姜10g、红枣6枚、麻黄10g、杏仁10g、党参10g。

二诊：10月19日。昨日中午服药后，从下午至夜，全身汗出，咳除，身不痒，头不痛。今晨不恶风寒矣。拟去上课，不需服药。

案二：患者女性，三十四岁。

初诊：1955年9月24日。患者病已三日，盖厚被两条犹冷，无寒战。昨日下午三时及今日上午九时，皆忽然恶寒特甚，卧床，盖被两条而不觉热。面色红，身上似发荨麻疹样发痒，身痛，骨痛，不渴，不呕，大小便正常。体温38℃，舌苔薄白，脉浮数。病由数日前冒风雨，自服复方阿司匹林片，有汗而热不退。此等症状颇类桂麻各半汤证。不论是否疟疾，有表证（无少阳证），先解表，当不误：桂枝6g、白芍6g、炙甘草6g、生姜6片、红枣6g、生麻黄5g、杏仁6g。服一剂。

二诊：次日再出诊，见病者坐起，笑谈如无病者。舌脉如昨，面红色退，身不痒。昨下午二时服头煎，三时服二煎，服两煎后周身汗出，各症均减。今天未再恶寒发热。再服桂枝汤一剂。（《伤寒论方运用法》58~60页）

四、桂枝二越婢一汤方

《伤寒论》

桂枝（去皮） 芍药、麻黄、甘草各十八铢（炙[①]） 大枣四枚（擘） 生姜一两二铢（切） 石膏二十四铢（碎，绵裹[②]）

右七味，以水五升，煮麻黄一二沸，去上沫，内[③]诸药，煮取二升，去滓，温服一升。本云：当裁为越婢汤桂枝汤合之饮一升，今合为一方，桂枝汤二分，越婢汤一分。

【校勘】成本“甘草”下无“炙”字。《千金翼》《玉函》“生姜一两二铢”，“二”作“三”；成本作“三钱”。《玉函》《千金翼》“煮麻黄”上有“先”字。

【注释】

①炙：单指甘草一药用炙法，非桂枝、芍药、麻黄皆炙。

②绵裹：石膏轧为细末，煎煮时须以绵布包裹。

③内：即“纳”字。

【功效】调和营卫，发越郁阳，清泻里热。

【主治】太阳病发热恶寒，热多寒少，脉微弱者。

【按语】表邪郁闭，其邪未出而化热。表闭宜开，阳郁宜清，本方故以麻黄疏达表郁，又以石膏除其热郁，麻黄石膏同用，为清热解表之峻药。因为此证轻浅，不宜过汗，故以至轻之桂二越一汤轻而扬之则愈。

又按：以上三方，其主治都不属重证，运用之范围亦不太广泛，但在临床辨证上，以及药方配伍上，相互印证，相互辅佐，尤有其研究之必要。桂枝麻黄各半汤，是两方的各个三分之一组成，是治风寒两感的轻证。桂枝二麻黄一汤的剂量，比桂麻各半汤之桂枝汤量有所增加，而麻黄的剂量则稍减，是治感风重，感寒轻的轻证。

桂枝二越婢一汤，亦是有桂麻二汤的小剂量组方，以石膏易其杏仁，主治风寒两感之后，表邪郁闭，邪郁化热的轻剂。丹波元坚云："言日二三发者；其邪稍重，言日二发者，其邪稍轻，不言数发者，其邪尤重，且桂枝二越婢一其力紧，桂枝二麻黄一其力慢，桂麻各半在紧慢之间矣。"至于煮服方法亦较简单：桂枝麻黄各半汤，以水五升，先煮麻黄一二沸，"……煮取一升八合"日三服。桂枝二麻黄一汤，以水五升，先煮麻黄一二沸，"……煮取二升"，日二服。桂枝二越婢一汤，以水五升，先煮麻黄一二沸，"……煮取二升"，日二服。只是"先煮麻黄一二沸"比麻黄汤"以水九升，先煮麻黄减二升"则简单得多。从其同与不同点比较一下，即显出了仲景之方的灵活性。

【医案举例】

伤寒夹燥

王某，女，20岁。门诊号：48942。1963年10月15日初诊。三日前因接触冷水，当时即感寒意。昨日上午开始头痛，恶寒发热，寒多热少，伴发咳嗽、咯痰白黏。今晨仍痛发热（体温38.2℃），虽得微汗，但尚恶风，喜着厚衣，咳嗽，痰色转赭色，咽痛而干，口渴而不多饮，胃纳欠佳。腰背酸痛（据云今年二月分娩后，因不慎闪挫，以致腰痛至今），二便自调。形体较瘦，神色尚无异常，舌质无变，苔薄黄而滑，手足欠温但未至厥冷，六脉滑数。病发于暮秋入冬之际，天气骤冷，风寒有机可乘，唯其体虚形瘦，应虑秋令燥气早伏；更因冒寒触冷，邪由皮毛袭肺，寒邪与燥气相搏，营卫失调……应作伤寒太阳证治例，但燥气内伏，又当稍变其制……拟桂枝二越婢一汤、麻杏石甘汤两方并用，以散寒疏卫、和营清热。处方：桂枝9g、白芍9g、麻黄6g、杏仁6g、甘草6g、生姜6g、生石膏48g、红枣3枚，水煎。仅服一剂，除因闪伤腰痛宿疾外，诸症悉除。

按：《伤寒论》27条"太阳病，发热恶寒，热多寒少，脉微弱者，此无阳也。不可发汗，宜桂枝二越婢一汤。"本案热型虽然为"恶寒发热，寒多热少"，但"唯其体虚形瘦，应虑秋令燥气内伏；更因冒寒触冷，邪由皮毛袭肺，寒邪与燥气相搏，营卫失调……应作伤寒太阳证治例，但燥气内伏，又当稍变其制"，故仍可采用桂枝二越婢一汤。此汤具有外解表邪清泻里热的作用，但由于麻桂的用量较少，且有芍药敛阴，故解表发汗的作用远不如大青龙汤峻猛，于表郁不甚、汗出不畅而里热者，甚为恰当。(《伤寒论医案集》22~23页)

五、葛根汤方

《伤寒论》《金匮要略》

葛根四两　麻黄三两（去节[①]）　桂枝三两（去皮）　生姜三两（切）　甘草二两（炙）　芍药二两　大枣十二枚（擘）

右七味，以水一斗，先煮麻黄、葛根，减二升，去白沫[②]，内诸药，煮取三升，去滓，温服一升，覆取微似汗[③]，余如桂枝法将息及禁忌，诸药皆仿此。

【校勘】《外台》麻黄作“四两”；桂枝作“桂心”。成无已，芍药下有“切”字。《玉函》、成本，右七味下有“㕮咀”二字。《玉函》《千金翼》《外台》“白沫”作“上沫”。《玉函》、成本、《千金翼》有“不须啜粥”四字。成本无“诸汤皆仿此”五字。

【注释】

①去节：麻黄去节，易于煮透，今人多不遵守此法。

②去白沫：葛根含浓汁，色白，与麻黄同煮，色偏白，实则兼褐色。

③覆取微似汗：被覆使温，以取之汗。

【功效】解肌发汗，生津舒筋，宣解太阳经俞之邪。

【主治】头疼身痛，发热恶风，无汗，项背强几几，苔白薄，脉浮紧。

【按语】葛根汤一方，是一个解肌透表的方剂。整个方剂组成，其气轻扬，主治太阳之邪，有循经将入阳经之势者。本方通过解肌透表，引邪外出，与小柴胡汤的枢转作用，是别无二致的。有人说：“对太阳初涉阳明之邪，仍能还归太阳，而从表解，也就是病有从外之内者仍使之外也。”这就清楚地指出了葛根汤的药理和病理，是值得深思力求的。本方与桂枝加葛根汤的主要区别，一为有汗，一为无汗，既为无汗，为什么不以麻黄汤加葛根，反而宜桂枝汤加葛根呢？关键还是有项背强几几症。项背强几几，是经俞失却濡养的缘故，属于津亏，不能再用麻黄汤峻汗，重伤津液，所以采用桂枝汤加麻黄、葛根，其目的是在调和营卫的基础上，达到发汗解肌。喻嘉言说得好：“设以麻黄本汤加葛根，大发其汗，将无项背强几几者，变为经脉振摇动惕乎，此仲景之所为精义入神也。”

又按：葛根外黄内白，纤维密集，多含淀粉，故有粉葛根之称，辛甘性平，气质轻扬，功主升散，仲景用之“先煮去白沫”，去沫而再煮，实则取其筋络之气以通行人身之经俞与筋络。

【医案举例】

项背疼痛

冯姓缝匠，病恶寒，遍身无汗，循背脊之筋骨疼痛不能转侧，脉浮紧。余诊之曰：此外邪袭于皮毛，故恶寒无汗，况脉浮紧，证属麻黄（指麻黄汤证），而项背强痛，因邪气已侵及背俞经络，比之麻黄证更进一层，宜治以葛根汤。处方：葛根15g、麻黄9g、桂枝6g、白芍9g、甘草6g、生姜4片、红枣4枚。方意系借葛根之升提，达水液至皮肤，更佐麻黄之力，推运至毛孔之外，两解肌表，虽与桂枝二麻黄一汤同意，而用却不同。服后顷刻，觉背内微热，再服背汗遂出，次及周身，安睡一宵，病遂告愈。（《经方实验录》14页）

刚痉（流行性脑脊髓膜炎）

宋某，男，12岁。3月19日上午入院。家长代诉：患者昨夜突然起病，恶寒发热，无汗，头痛剧烈，颈项强直，旋即昏迷不醒。入院时情况，面色灰白，目呆口噤，呕吐肢冷，脉紧而迟，舌润苔白，病由风寒袭于肌表，阳气阻遏于内，扰乱神明，邪犯太阳阳明经脉。处方：麻黄、桂枝、葛根、生姜、甘草、羌活、藁本、半夏、橘红。服药一剂之后，得微汗，身温肢和，昏迷转烦躁，面色转红润。夜间处方：原方去橘红，加吴萸、菖蒲、胆星。

3月20日，神志清醒，呕吐告止，口渴多饮，邪郁于里，将化为火，扰乱神明，而表邪未除，法宜疏邪于外，安神于内。处方：麻黄、桂枝、葛根、白芍、甘草、半夏、菖蒲、至宝丹。夜间处方：原方去至宝丹，加全蝎、枳实、菊花。

3月21日，烦躁已安，神志有时尚糊，口渴引饮，大便不解脉转细涩，外邪渐入于里，将转阳明腑实证。处方：葛根、羌活、菊花、半夏、胆星、全蝎、朱茯神、甘草、石决明、生军、芒硝。

3月22日，大便解后，口渴已减，但神志有时尚糊，头痛项强依然，腑实虽去，经脉未和，邪引动肝阳，夹以痰浊。蒙闭清官，阻滞经络，转从平肝息风，豁痰宁神。处方：葛根、全蝎、地龙、钩藤、菊花、甘草、白芍、石决明、朱茯神、胆星、枳实。上方服两剂，神志完全清楚，头痛项强亦除，诸症消失，停药观察四天，精神恢复，化验室报告趋于正常，于3月28日出院。

太阳与阳明合病而下利

李某，男。1956年患伤寒病，发高烧，虽注射青霉素及口服退烧药将热退了，但仍项背强硬，难以仰俯，项强不能旁视。有时恶风、发热，有时下利稀水。面色枯黄，毛发焦黄，身瘦如柴，皮如鸡皮，久治不愈。诊其脉浮紧，按之顶手。其病虽日久不愈，但病仍在太阳阳明之经。根据《伤寒论》第32

条“太阳与阳明合病者，自下利，葛根汤主之。”用葛根汤（葛根、麻黄、桂枝、白芍、生姜、炙甘草、大枣）二剂出汗后，病势已去大半。复诊时，患者已能项背仰俯，下利减轻，诊其脉证虽显著减轻，但脉仍有浮紧之象，又用葛根汤加黄芪，二剂痊愈。(《伤寒论医案集》37~38页)

六、茯苓桂枝甘草大枣汤方

《伤寒论》《金匮要略》

茯苓半斤　桂枝四两（去皮）　甘草二两（炙）　大枣十五枚（擘）

右四味，以甘澜水①一斗，先煮茯苓②减二升，内诸药，煮取三升，去滓，温服一升，日三服。作甘澜水法，取水二斗，置大盆内，以杓扬之水上有珠子五六千颗相逐，取用之。

【校勘】甘澜水，《玉函经》作“甘烂水”。《千金方》无“甘澜”二字，仅是“用水一斗”。

【注释】

①甘澜水：一名劳水，一名千里水，取其活化之性以利脾肾之气。

②先煮茯苓：茯苓为块状菌体，质地坚韧，不易煎透，故仲景示之“先煮”。近代有人主张用“镜苓”，即切成薄薄的饮片，还有人主张用粉末冲服以代先煮，均有参考价值。

【功效】温通心阳，化气行水。

【主治】发汗后，脐下悸，欲作奔豚，舌苔淡白，脉细弦。

【按语】茯苓桂枝甘草大枣汤一方，是治发汗后肾阳虚、水气上逆、脐下悸、欲作奔豚之方剂。该方以桂枝甘草振奋心阳，茯苓伐肾邪以行水气，大枣健脾胃，即培土以治水。其煮药方法，采用甘澜水一法，证明我国古人认为水的性质和种类不同，而在作用上也有它的特异性。

【医案举例】

奔豚气

吕某，男，80岁。1988年4月20日初诊。

通经史子集，任教多年，善健谈，耄耋之年尤喜医学，为人治病，多有奇中，余甚慕其博雅。患感冒服阿司匹林，因发汗过多，几致于脱，后觉脐下悸惕不安，甚则有脐下之气如拳上撞之感，发则有恶心感，多在傍晚或夜间发作。自服香砂六君丸、金匮肾气丸，虽有效而病不除，前来商治。余诊其脉，虚软无力，观其舌，质淡苔白薄。余打开《金匮要略·奔豚气病脉证治第八》“发汗后，脐下悸者，欲作奔豚，茯苓桂枝甘草大枣汤主之”呈之。吕先生看后，拍案大声云："大哉！仲景真乃中医之圣人也。"

处方：云茯苓 40g　甘草 10g　桂枝 20g　大枣 15 枚。

吕老先生按规矩自做甘澜水五大碗，先煮茯苓，后纳诸药，服药亦宗仲景方法。药进一剂，病却大半，又续服二剂而病愈。一日特走来告之，云："悔当年未志于医途，憾哉!"

七、五苓散方

《伤寒论》《金匮要略》

猪苓十八铢[①]（去皮[②]）　泽泻一两六铢　白术十八铢　桂枝半两（去皮）

右五味，捣为散，以白饮[③]和服方寸匕[④]，日三服，多饮暖水，汗出愈[⑤]，如法将息[⑥]。

【校勘】成无己本，泽泻"铢"字下有"半"字。成无己、《玉函经》，"桂"字下无"枝"字。"捣为散"句，《金匮》、成无己本、《玉函经》作"为末"二字，《千金翼方》作"各为散，更于臼中治之"[⑦]。《外台秘要》，天行病门作"为散水服"。《千金方》亦作"水服"。"多饮暖水"，《千金方》无"暖"字，《外台秘要》温病门作"多饮煖水以助药势"。成无己本无有"如法将息"四字。

【注释】

①十八铢：古时二十四铢为一两，十八铢得七钱余，今约 21g。

②去皮：猪苓外皮粗糙污垢，故去皮。

③白饮：今之米汤。

④和服方寸匕：方寸匕，即古人之食具，今之汤匙。和服即调和于米汤之内服之。

⑤多饮暖水，汗出愈：多饮暖水以助药力，内助利尿，外助发汗，使津液通行于上下内外，故知汗出则愈。

⑥如法将息：如以上之法斟酌服药。

⑦各为散，更于臼中治之：各捣为散，合而调和均匀。

【按语】五苓散一方，是解表利水之首方，主治太阳病，既有风寒表邪，又有膀胱（下焦）蓄水之证。该方以泽泻、二苓为主药，以渗湿利水蠲逐饮邪，白术健脾运湿，桂枝通阳，蒸腾津液，化而为汗而解表，津液上乘则口渴自止，肺气得润而布化有权，故小便通利。总之，上以宣畅肺气，布化津液；中以健脾运水，渗淡利湿；下以气化膀胱，导水下行。可见本方是一首通过宣通三焦而达到解表、化湿、利水的方剂。

【医案举例】

悬饮

宋某，女，60岁。患悬饮一个月，胸满、喘促不得卧，经某医院检查，诊断为“渗出性胸膜炎”，原因待查。用抗菌、利尿等疗法治疗二旬，效果不显。因鉴于胸腔积水太多，影响肺的呼吸功能，而给予胸腔抽液，每次抽500ml左右，但随抽随生，抽后不过数日即复如前。因见病情危笃，建议转上级医院诊治，但病家经济困难，兼之年老体衰，行动不便，要求服中药治疗。

初诊时所见：患者年过六旬，面色白，身形虚羸，端坐呼吸，咳喘频频，心悸汗出，语言低微，数日未进饮食，故未能解大便，小便也极少，每日200~300ml，状如浓茶色。胸呼吸运动消失，叩之浊音。下肢浮肿，按之凹陷。苔白腻，舌苔淡红，脉数无力。全身处于衰竭状态。

综观以上脉证，属脾阳不运，水湿内停，虚中夹实之证。肺脾肾气化不行，则三焦水壅闭不得宣散，蓄而成饮。而饮之为患，上犯胸肺则为悬饮。用五苓散治疗此证健脾利湿，通阳化气，共奏化气行水之功。

茯苓30g　猪苓15g　泽泻15g　白术10g　桂枝15g　桑皮10g　杏仁10g　木通15g

服药二剂后，小便大增，一日一夜竟尿3 000ml左右。这是患病以来首次利尿，胸水吸收大半，精神顿增，食欲好转，呼吸渐次平稳。继以原方服用，服五至六剂以后，胸满咳喘诸症若失，精神食欲更有好转，夜间酣睡如常，不咳、不喘。继投以补脾利湿之剂，缓补而收功。

腹胀

赵某，男，50岁。患者身体肥胖，每到秋来即感腹胀，到夏季节即逐渐好转，如此三年。饭后以及阴雨天腹胀尤为厉害，大便时稀时干，下肢浮肿，身重乏力，食欲不佳。脉沉数，鲜黄细腻之厚苔布满全舌面，据患者介绍三年来舌苔一直如此。初服一般理气、消满渗湿之药，效果不明显。细思此证，虽脉数苔黄，但有食欲不佳、便稀、下肢浮肿、身重乏力等症状，显然是脾失健运，气化不行，水湿阻滞，遂投以五苓散加重桂枝白术量，温阳化气渗湿，再加渗利湿热之苡仁、木通。

茯苓60g　猪苓15g　泽泻15g　白术15g　桂枝15g　苡仁60g　木通10g

连服五剂后，似无明显的效果，但黄腻之舌苔有所好转，从舌尖部开始消退，约退去全舌面的三分之一。照上方原量再服五剂，舌苔继续消退，此时食欲开始好转，下肢浮肿消失，但腹胀似无明显好转。再服五苓散五剂，黄腻之苔完全消退，已成为正常舌象了，此时腹胀之症，豁然而愈，医者患者皆感到奇妙，以后概未发作。(《经方发挥》33~35页)

八、栀子豉汤方

《伤寒论》《金匮要略》

栀子十四个（擘） 香豉四合（绵裹[①]）

右二味，以水四升，先煮栀子[②]，得二升半，内豉，煮取一升半，去滓，分温二服，温进一服[③]，得吐者，止后服[④]。

【校勘】《脉经》《千金翼方》汤名无“豉”字。“栀子”，成无已、《玉函经》“个”作“枚”。《外台》“二升半”下有“去滓”两字；“取”字上有“更”字。《玉函经》《千金翼方》“吐”字上有“快”字。

【注释】

①绵裹：香豉是发酵药物，不绵裹易煮成粥状，故绵裹入煮为宜。

②先煮栀子：栀子与香豉相比较，栀子较难煮透，故宜先煮。

③温进一服：诸方多言温服，此言温进，与温服同。栀子豉汤辈，皆言“温进”。

④得吐者，止后服：“得吐”二字，可能是传写之误，若为“烦除者”较妥。

【功效】宣透解郁，清热除烦。

【主治】汗吐下后，身热，烦闷懊侬，甚则反复颠倒，起卧不安，腹脘痞满滞塞，按之濡，不痛，似饥不饥，舌质红，舌苔薄黄，脉虚数。

【按语】栀子豉汤一方，主治余热留扰胸膈，而症见虚烦懊侬者。所谓余热，实际上是一种虚热弥漫胸膈的无形之邪。巢元方云：“脏府俱虚而热气不散。”已经把这个病因阐述得一清二楚了。该方用栀子苦寒泄热，热泄而胸膈得宽，豆豉轻浮上行，宣透解郁，化浊为清，胸膈得以清旷而心烦懊侬自除。又本方中有“得吐者，止后服”，对此，历代注家众说纷纭，莫衷一是：认为吐剂的理由是，方后注云“得吐者，止后服”，并引瓜蒂散香豉为据；认为不是吐剂的理由是：①通过临床实践，多次证明服此汤之病人每每不见呕吐。②历代本草不言栀子能吐，瓜蒂散经文言及“吐之”二字，乃属实邪，栀子豉汤并未提及，属虚热之气，无形之邪可吐。③本方作用于吐下后所引起之虚烦，心中懊侬，已不能再用吐法。④《伤寒论》云：“若吐者，栀子生姜豉汤主之。”本方若真属吐剂，仲景又为何在此方加生姜以止呕逆？由此看来，此必后人羼入，传写有讹。《伤寒蕴要》云：“香豉味苦甘平，发汗必用之，又能佐栀子治懊侬之药也……得汗，止后服。”此不言吐，而又言“得汗”，大背经旨，费解尤甚。《伤寒论译释》云：“这里的身热不去，不能理解为表邪之热，因为表邪存在必然有恶寒症状出现，如无恶寒，即不能认为表邪。本条云身热不去主要是因为胸中热邪郁结，形之于外的一种反映，而且有表邪当从太阳论治，栀子豉汤只能清气分郁热，并无解表的作用。”这种看法是中肯的，并已在临床上得到了证实。例如有一位病人，心中懊侬，心烦不安，身微热，无汗，服栀子豉汤后，诸症悉除，病人唯感口渴，身乏力，继服竹叶石膏汤反而身得微汗而愈。由此看来，这是余热得清，津气回升，营卫得和的缘故，并非二方真能发汗。又按，“得吐者，止后服”之“吐”字，《说文》云“写也”，此即俗云之“上降”之意，若要体会为“下法”则更属错误。伤寒论八十一条云：“凡用栀子汤，病人旧微溏者，不可与服之。”有人把栀子豉汤与陷胸汤作了鉴别：栀子豉汤证的主要原因是余热留扰而无形；陷胸汤证的主要原因是水与热结而有形。栀子豉汤的烦是虚烦，懊侬不眠；而陷胸汤的烦是实烦，心下硬满。一以清气热而止烦，一以荡实逐水而止烦。又有人把栀子豉汤与瓜蒂散作了鉴别：因瓜蒂散证是痰食结于胸中，心下满而烦，故仲景本内经“其在上者，发而越之”之法用以吐法，此又因有形质之物可吐，故吐之；无形质之热气，可吐者何，故当清之。

总之，从整个病因病机处方立法来看，主证突出了一个“烦”字，用法上突出了一个“吐”字，方机上突出了一个“除”字。除就是清除，只有通过清除，才能摒去主证所突出的“烦”字，烦得清除，心中了了，岂有懊侬不眠独存之理。所谓“得吐者”“得汗者”未免失之偏颇，若云“烦除者，止后服”，则方与法若和附节也。

【医案举例】

伏热

某岁夏日，予与某医师同诊一伏热证。缘有患者某氏，年四十许，广东台山人。诊时微热，神气呆，面色焦燥，齿干，舌黄黑，不渴，心烦，四肢厥冷，苦热，频频其坐卧处，两手反复置石桌，使人扇风不稍停，目不交睫者十余日，大便少，小便黄，无脉。迭经医治，其病日笃。诊后，知其为内蕴大热而有假象，脸如灰掩红炉，所谓不得火之明，而具火之烈者，乃作二方为分治法。一与白虎汤日服，以清肃其伏热。另与栀子豉汤夜服，使坎离交媾而能睡。分关消杀，免其炎烈沸腾，致有一复而不可复遏之势。一诊稍宁，三诊告安。

热扰胸膈

都事（旧官名）靳相庄，患伤寒十余日，身热无汗，怫郁不得卧，非躁非烦，非寒非痛，时发一声，如叹息之状，医者不知何证。应宿（江应宿）诊之曰，此懊侬郁病也，投以栀子豉汤，一剂十减二三，再以大柴胡汤下燥屎，怫郁除而安卧，调理数日而愈。（江应宿医案）

大下后邪热内陷而心中结痛（心包炎）

杨某之妻，于一九四九年春患温病，突发高烧，在某医院注射青霉素十余天未退烧，又换其他药仍不退烧，后转该院中医治，治了七天不退烧，应用泻下药后，又增加了烦躁不安，心中懊侬、哭泣不安等症。由于患者怀孕六个月，其夫十分焦急不安。又去西安市中心医院化验、透视，诊断为心包炎。诊其脉浮弦、紧数，160 次/min，舌苔发紫黑色，目赤面赤，唇焦裂血纹。手足发热烙手，体温 40.3℃，血压 180/120mmHg。经详细考虑，属于大下后，邪热内陷，根据《伤寒论》第 78 条“伤寒五、六日，大下之后，身热不去，心中结痛者，未欲解也，栀子豉汤主之。”用栀子豉汤（栀子、香豉）加生地 60g，服一剂心稍安，不哭泣，夜间体温降至 38.5℃，天明热退。服二剂后，脉静身凉。又用竹叶石膏汤后，血压降至 150/100mmHg。第三天后生出了死胎，胎儿身上发紫黑色，是心包之热妄行，下降至胞宫将胎儿烧死之故，但是产妇的生命是救过来了。栀子豉汤，只要对证应用，效果很好。（《伤寒论医案集》92~93 页）

九、小柴胡汤方

《伤寒论》《金匮要略》

柴胡半斤　黄芩三两　人参三两　半夏半斤（洗）　甘草（炙）　生姜各三两（切）①　大枣十二枚（擘）

右七味，以水一斗二升，煮取六升，去滓，再煎②取三升，温服一升，日三服。若胸中烦而不呕者，去半夏、人参，加栝蒌实一枚③。若渴，去半夏加人参，合前成四两半，栝蒌根四两④。若腹中痛者，去黄芩加芍药三两⑤。若胁下痞鞕，去大枣加牡蛎四两⑥。若心下悸，小便不利者，去黄芩加茯苓四两⑦。若不渴外有微热者，去人参加桂枝三两，温覆微汗愈⑧。若欬去人参、大枣、生姜，加五味子半升，干姜二两⑨。

【校勘】《玉函经》“七味”下有“吹咀”二字；“再煎”作“再煮”；没有“三服”的“服”字。“若渴”下有“者”字。《千金翼方》无“栝蒌根四两”句。《玉函经》《千金翼方》“鞕”作“坚”，下有“者”字。“牡蛎四两”，《千金翼方》《外台秘要》作“六两”。成无己本、《玉函经》《千金翼方》，缺桂枝的“枝”字。仲景全书大枣作“十三枚”。《千金翼方》，柴胡作“八两”。

【注释】

①生姜各三两（切）：生姜入煎剂切片不要太厚，薄片或姜末为宜。

②再煎：药品与水同炖臼煮，单煮药汁加以浓缩为煎。

③若胸中烦而不呕者，去半夏、人参，加栝蒌实一枚：邪气聚于胸膈，无上逆之势，故去人参之甘补，半夏之辛降，而加栝蒌实以清热荡实，宽胸除烦。

④若渴，去半夏加人参，合前成四两半，栝蒌根四两：邪气波及阳明，气燥而渴，故去半夏之辛燥，而倍人参加栝蒌根（天花粉），益阴液，生津止渴。

⑤若腹中痛者，去黄芩加芍药三两：肝气犯脾（木乘土），腹中作痛，故去黄芩苦燥之品，恐伤脾阳，加芍以止腹痛。张令韶云："加芍药以通脾络也。"

⑥若胁下痞鞕，去大枣加牡蛎四两：肝木之邪，郁而不伸，犯于本经则胁痛，去大枣之"甘温益满"而加牡蛎之"咸平软坚"。

⑦若心下悸，小便不利者，去黄芩加茯苓四两：肾气凌心，则三焦气化不行，而决渎失司，故去苦寒之黄芩，而加茯苓渗淡利水，并扶心阳。

⑧若不渴外有微热者，去人参加桂枝三两，温覆微汗愈：太阳之邪未尽，去人参之补腻，加桂枝以解表。

⑨若欬去人参、大枣、生姜，加五味子半升，干姜二两：肺受邪侵，故去参枣生姜之甘壅腻膈，而加五味子以敛肺气，干姜以温肺寒，所以用干姜而不用生姜者，乃"恶生姜之走表，不如用干姜之纯于温也"。

【功效】和解少阳，扶正达邪。

【主治】少阳病口苦咽干目眩，往来寒热，胸胁苦满，嘿嘿不欲饮食，心烦喜呕，舌苔白薄，脉弦数者。亦治妇人伤寒，热入血室，以及疟疾、黄疸、产后郁冒等杂病而见少阳证者。

【按语】《内经》云："太阳主开，阳明主阖，少阳主枢。"所谓少阳主枢，是指少阳居太阳阳明之间，为经气内外透达，上下通调之枢纽。仲景根据这个道理，立枢转和解一法，小柴胡汤即是拨动枢机以达邪外出的主方。邪气偏于表者，必借太阳之经以外达，若邪之偏于里者，又必借阳明之道路以下夺。今小柴胡一方，方用柴胡黄芩以和解少阳之邪热，半夏以降逆止呕，人参、甘草、生姜、大枣助正气以通达营卫，使邪气不得深入，而必趋向外散。柯琴说："少阳机枢之剂，和解表里之总方。"洵属至言。主治少阳病，往来寒热，胸胁苦满，嘿嘿不欲饮食，心烦喜呕，以及口苦咽干目眩之证。除此以外《金匮要略》黄疸病之诸黄腹满而呕者，亦主以小柴胡汤；呕吐哕病之呕而发热者，亦主以小柴胡汤；产后病之郁冒，脉微，呕不能食，寒热往来者，仍主以小柴胡汤。根据前贤的论述以及临床体会，它是一个组方精当、不偏不倚的方剂，若配伍解表之药则和解祛邪以达表；若配伍清里之药，仍不失和解而又兼以泻下；若配伍补益之药则和解以补虚；若配伍行气之药，又能理气以调和肝脾；若配伍理血之药，又可调和气血以调经；配伍滋阴之药，又可以退其骨蒸痨热等。去滓再煎之法，唯柴胡类方用之，融洽水性，浓缩药液，以利于集中诸药味之功能，以和解少阳，扶正达邪。

【医案举例】

少阳证（流感高热）

一九七七年四月中旬，一天早晨有一农村妇女伴随一中年农民来看病，患者高烧 39.5℃，脸色发黑，头痛、头昏、气短、出虚汗，坐卧不宁，胸胁苦满欲呕，口苦，咽干，曾服西药阿司匹林发汗未愈，今仍寒热往来，纳差，四肢倦怠，咳嗽有痰发黏。当时正是流行性脑脊髓膜炎流行季节，因担心是不典型的流脑，虽然一再询问，病人无颈项强痛的症状，后做了试验（布氏颈征）、抬腿试验（克尼格氏征），俱阴性。但仍不放心，又检查了白细胞及其分类，皆正常。舌色淡红有白苔，脉象弦数。诊为少阳证，应用小柴胡汤加味：党参 9g、柴胡 9g、黄芩 9g、半夏 9g，大枣 5 枚、生姜 9g、甘草 9g、野菊花 15g，三剂，水煎服。同时嘱咐病人回去后要找青霉素皮试后常规注射。过三天后，病人自行前来就诊，说青霉素找不到，吃了二剂中药就退烧了，现在三剂吃完，已能吃饭，其他症状均已减轻，就是还有点口渴兼少气无力，拟竹叶石膏汤二剂而愈。（《伤寒论医案集》47 页）

热入血室

热入血室，连年叠见者，仅得一遇。缘有开平县朱某妹者，待字闺中。一日黄昏，突谓伊嫂曰："有人闪入房去。"嫂为之惊愕，于是集众搜索，而事迹渺然。彼则东张西望，似有所见，刺刺不休，终宵达旦，始行睡去。入夜，则故态复萌，连日如此，其长辈患之，请予诊治。见彼神气呆滞，不言不笑，唇口微干，不思饮食，脉之则弦。据称前日外感风寒，且值经期适至。按此病既非大热烦渴，且二便自调，当非阳明实热。谵语出于日暮，非在申酉（申、酉指下午三点至七点），更非潮热。其经水适来，血室既空，热邪得以乘隙而入。经云："最虚之处，便是容邪之所"，肝者罢极之本，魂之居。心者，君主之官，神明所出。昼属阳，而主气，气胜则神清。论谓昼日明了，暮属阴而主血，阴胜则神明为之蛊惑，故暮则谵语。肺主气而藏魄，魄掩其魂，故无所见而则见鬼状者，总由热缘经行，肆行扰乱所致，处以小柴胡汤加丹皮、竹茹等。方中柴胡推陈致新，黄芩去火，丹皮、竹茹、丝瓜络除血分与脉络间之热，人参、炙草、大枣以扶中，生姜通神明，一服则病愈半，再服豁然。

次年，某日，微明，北坑乡有黄姓者请出诊。既至，则赫然朱某妹在。主人谓："新妇入室，遽占疯魔，彼妹曾承医治，敢请一劳，昨晚在亲朋道贺间，妇忽狂笑，掷簪弃袍，徘徊瞻眺，烛烬未残，竟生乖戾，如何了得。"细询伴娘，探其月信，果符旧证。乃依前方入茯神、辰砂。翌日再诊，已神色清明，垂首捻带，转以四君子汤加龙、牡而痊愈。(《伤寒论医案集》51~52页)

十、大柴胡汤方

《伤寒论》《金匮要略》

柴胡半斤　黄芩三两　芍药三两　半夏半斤（洗）　生姜五两（切）　枳实四枚（炙）[①]　大枣十二枚（擘）

右七味，以水一斗二升，煮取六升，去滓再煎[②]，温服一升，日三服，一方加大黄[③]二两，若不加，恐不为大柴胡汤。

【校勘】柴胡，《千金翼方》作“八两”。半夏，《外台秘要》作“水洗”[④]。生姜，《玉函经作“三两”。大枣，《外台秘要》作“十三枚”。“再煎”下《玉函经》《外台秘要》有“取三升[⑤]”三字。依照小柴胡汤的煎服法，这当然是脱文，成无已本、《玉函经》方中原有大黄二两，《玉函经》“右七味”作“右八味”，煮服法未有“一方无大黄，若不加不得名大柴胡汤也”十六字，但“一方加大黄”以下十七字，《肘后备急方》《千金方》《外台秘要》成无已本都有，本事方中也列有大黄，注云：“伊尹汤液论，大柴胡汤同枣姜共八味，今监本无，脱之也。”

【注释】

①枳实四枚（炙）：枳实四枚4~6g，炙则气香，能增强行气破坚利膈之效。

②去滓再煎：同小柴胡汤法。

③加大黄：视其里急病情，及人之体质强弱而定，不必拘泥。

④半夏……“水洗”：经文皆作“洗”字，《外台秘要》作“水洗”二字，均确。

⑤取三升：经文“温服一升，日三服”，乃省笔法，作“取三升”亦是。

【功效】和解少阳，清泻热结。

【主治】少阳、阳明合病，往来寒热，胸胁苦满，呕不止，心下痞硬或满痛，郁郁微烦，不大便，或协热下利不畅，脉弦有力，舌苔黄腻。

【按语】大柴胡汤一方，是治少阳阳明病之主方。太阳为皮肤卫外之表，阳明为内腑运化之里表，少阳为二阳开阖之中枢。病居少阳阳明之分，故方用柴胡黄芩以和解少阳，大黄枳实以泻下热结，半夏生姜以和胃降逆，芍药大枣以调和营气，缓急止痛。诸药合和共奏和解少阳兼泻阳明之效。关于本方有无大黄，历代医家已见仁见智。仲景经文明言“与大柴胡汤下之则愈”，这是由于少阳阳明合病偏于里急，必借阳明里表之路而下，若不云“下之则愈”其热邪将何得以降泻。但是虽说泻下，但又与承气有别，承气乃追逐荡下之剂，此乃和中寓泻之法。三承气汤用大黄均书四两，佐以枳朴芒硝推波助澜，急下以存阴。此方用大黄仅二两，况且又是在柴胡汤内，又复以去滓再煎，其泻下之力缓而且微。《伤寒论释义》云：“至于本证下利而仍用大柴胡汤，其临床辨证的根据有以下几点：①腹部硬满，拒按，脐下有热者；②屎急焦黄而热臭，或稀薄水中杂有小结块，或下利清水色纯青；③小便赤涩不利，再结合脉搏，舌苔及其他症状，诊断其肠中已有燥屎，才能应用本方。”此言颇为精当。

【医案举例】

腹痛下利

患者男性，四十八岁。

初诊：一九六一年十月十九日。腹痛下利两天，服西药无效。今晨发热，体温 38.2℃。微恶寒，口苦而干，胸腹满痛拒按。日夜大便四次，其状便杂少许黏液。舌尖赤，根部苔黄，脉弦数，证属少阳阳明合病。方用：北柴胡 15g、黄芩 10g、法半夏 3g、生大黄（后下）3g、枳实 12g、赤芍 18g，生姜 6g、红枣 6 枚、桃仁 10g、丹皮 10g，服一剂。

二诊：十月二十日。昨夜畅解大便一次，量多，今晨解水样便一次，腹痛除，热退，口苦减，胃口好转，舌根苔黄黑色，脉沉。肠垢未净，宜续下之。续服前方一剂。

三诊：十月二十一日。大便成条，舌苔仍黄中带黑。前方减半，续服一剂而愈。

经阻腹痛

患者女性，二十七岁。

初诊：一九六一年十二月二十一日。经行三天忽止，当夜胸腹剧痛，注射止痛针不效。体温 37.5℃，形寒微热，面赤色，下肢冷，头晕，口苦，胸闷不舒，时时息叹，胸腹疼痛拒按，腹满急，两天来不欲进食，便秘，尿短赤，舌苔薄黄，脉弦数。乃大柴胡汤证兼桃核承气汤证。方用：北柴胡 14g、黄芩 10g、法半夏 10g、生大黄（后下）10g、枳实 12g、赤芍 10g、生姜 15g、大枣 12 枚、芒硝 12g（分冲）、炙甘草 6g、桃仁 10g、桂枝 6g。

二诊：十二月二十五日。患者对中药信心不坚，前方未购服，续用西药，病未愈，各症如前。便秘已六天，口更苦，面色更赤，兼呈烦躁。嘱仍服初诊方一剂。

三诊：十二月二十六日。服前方一剂，热退（36.6℃），胸膜痛及各症显著减轻，知饥索食，进粥一碗，解大便一次，舌脉同前。再服前方一剂而愈。（《伤寒论方运用法》95~96 页）

十一、小建中汤方

《伤寒论》《金匮要略》

桂枝三两（去皮） 甘草二两（炙） 大枣十二枚（擘） 芍药六两 生姜三两（切）胶饴[①]一升

右六味，以水七升，煮取三升，去滓，内饴，更上微火消解[②]，温服一升，日三服，呕家不可用建中汤，以甜故也[③]。

【校勘】《玉函经》、成无己本“内饴”作“内胶饴”。《外台秘要》作“先煮五味[④]取三升，去滓，内饴，更上火微煮，令消解”，“用”字作“服”字，《玉函经》《千金翼方》同，没有“建中汤”三字。《玉函经》、成无己本，《金匮》“甘草”作“三两”。《千金翼方》大枣作“十一枚”。

【注释】

①胶饴：糯米或粳米磨粉煮熟加入麦芽，搅匀微火煎熬即成，因其质黏，亦名胶饴。

②内饴，更上微火消解：饴糖乃糊状体，只可入药汁中烊化，如误入煎煮药中，则汤成糊状，其他药力则不易煮出。

③呕家不可用建中汤，以甜故也：凡呕家皆胃气失于和降反而上逆，用建中汤，恐壅遏胃气，此与十七条“若酒客病，不可与桂枝汤，得之则呕，以酒客不喜甘故也”同义。

④先煮五味：外台秘要云“先煮五味”胶饴烊化，注解亦属正确。

【功效】温中补虚，缓急止痛。

【主治】虚劳里急，腹痛喜温喜按，或虚烦不寐，心悸不安，或阳虚发热，面色无华，精神倦怠，脉象弦涩，舌淡，苔薄白者。

【按语】小建中汤一方，以桂枝汤调和营卫为基础倍加芍药，君以胶饴，转辛散之药而为甘温补益、安内攘外之剂。《灵枢·终始》曰：“阴阳俱不足，补阳则阴竭，泻阴则阳脱，如是者，可将以甘药……”是以胶饴合桂枝甘温化阳以补虚；合芍药甘酸化阴以和里，况芍药味酸苦，兼平肝气之横恣；生姜大枣，协桂芍和营卫以健脾胃；甘草调和诸药，共奏温中补虚；缓急止痛调和营卫之效。

又按：脾胃居中焦，为上下二焦之中枢，为仓廪之官，主运化，乃水谷之海，营卫气血化源于此。腹中急痛，即中枢失司，“故谷不入，半日则气衰，一日则气少也”。气虚血少，故现阳脉涩，阴脉弦之脉象。可见仲景所谓建中者，又岂不谓建立中枢之气乎，中气健运，化源有权，“游溢精气”

“水精四布”，故病当愈也。若不瘥者，尚因少阳之表邪未蠲，故又以小柴胡汤和而解之。仲景先调和上下之枢机，以小建中法，而后调和内外枢机又以小柴胡法。

【医案举例】

寒邪外感中气虚

辛卯冬月，有同道（也是医生）长子，患伤寒病，畏寒头痛，发热无汗，屡服发散，汗不能出，热不能止，变痉（指患病过程中出现的背强反张口噤不开的病症）而逝。其次子旋得此证，连进发表，皮肤干涩，发热愈炽，同道骇怖请视。告予曰：明是寒邪伤营，见证俱属外感，奈何汗之不应，又岂死证耶？予曰：辨证虽真，未能相体故耳。郎君（指其子）关弦尺迟，面白露筋，乃中气虚而血不足，故寒邪外感，非滋其血液，何能作汗，汗既不出，热何由解？宜与小建中汤加当归。同道又欲减除饴糖，予曰：建中之用，妙义正在于此。且糖乃米谷所造，所谓汗生于谷也。如法服之，果微汗热退而安。

胃脘痛（十二指肠球部溃疡）

罗某，女，28 岁，某厂工人。三年以来，胃疼经久不愈，伴有自汗气短，周身乏力，懈怠懒言，头晕多梦，记忆减退，形体消瘦，饮食减少，时而脘闷。经某医院诊断为“十二指肠球部溃疡”。查其面色白，形体羸瘦，精神萎靡不振。四肢发冷，口唇苍白，舌质色淡，无苔，脉象沉缓无力。上述病情，系属于胃中阳气不足。脾胃主四肢，并且阳明又主肌肉。阳气不足，不仅食少纳呆，亦必表现全身倦怠乏力，形体消瘦，四肢发凉，口唇苍白。由于阳气不足，经络气化不畅，因而胃疼经久难愈。此应以温中回阳止痛之法，拟小建中汤加减治之。处方：桂枝 9g、白芍 3g、甘草 16g、黄芪 21g、麦芽 30g、饴糖 15g、生姜 12g、大枣 12 个，水煎服。二次来诊主诉：经服前药后，胃疼减轻，自汗少见，脘闷已舒，但仍纳少无力。按前方减白芍、甘草，加入党参 30g、内金 6g、莱菔子 9g，水煎服。三次来诊，诸症已皆消失，后又改为活血开郁收敛等法，以治其本。处方：海螵蛸 60g、大贝 60g、乳香、没药、三七各 30g、儿茶 15g，共为细面，每日早晚各服 4.5g。服一个月后而治愈。一年后追访未见复发。（《伤寒论医案集》100~101 页）

十二、大陷胸汤、丸方

《伤寒论》

大黄六两（去皮[①]）　芒硝一升　甘遂一钱匕[②]

右三味，以水六升，先煮大黄取二升，去滓，内芒硝煮一两沸，内甘遂末，温服一升，得快利，止后服③。

丸方：

大黄半斤　葶苈子半斤（熬）　芒硝半升　杏仁半升（去皮尖，熬黑）

右四味，捣筛二味，内杏仁、芒硝，合研如脂，和散，取如弹丸④一枚，别捣甘遂末一钱匕，白蜜二合，水二升，煮取一升，温顿服之一宿乃下⑤，如不下更服，取下为效，禁如药法⑥。

【校勘】汤：大黄，《千金方》《千金翼方》无“去皮”二字。《千金方》《千金翼方》《外台秘要》，甘遂下有“末”字，成无已本无“匕”字。丸：《玉函经》《千金方》《千金翼方》《外台秘要》，白蜜为一两。

【注释】

①去皮：大黄皮皱而粗糙，藏污垢，亦有烂斑者，宜去皮。

②一钱匕：即一钱重量，匕，药匙。

③温服一升，得快利，止后服：甘遂温服则泻，寒服则止，此为泻下之剂，故温服之，一服而得泻利则病愈，故停后服。

④取如弹丸：吴氏曰：凡云弹丸，及鸡子黄者，以四十梧桐子为准。

⑤温顿服之一宿乃下：一次温服，一夜而泻下，由此推之可知药性较汤剂为缓慢。

⑥禁如药法：包识生云：“禁如药法，非饮食之禁忌，是药性之相反也，是指甘遂反甘草之类，故此丸不用甘草，改用白蜜以代之……”药之炮炙，丸之制作，煮服方法，亦当注意。

【功效】泻热，逐水破结。

【主治】结胸证之大便不通，日晡所小有潮热，从心下至少腹硬满而痛，拒按，烦躁，口渴舌燥，脉沉而紧，按之有力。

【按语】大陷胸汤、丸二方，均治热实结胸实证，为攻坚逐水之峻剂，不过证有轻重，方有缓急。方中甘遂、大黄，均属苦寒峻下之药，尤其甘遂一药，最善泻水逐饮，取生药研为细末，随汤药冲服，其泻下之力，较大黄芒硝之软坚破结、荡涤泄热之力更为峻烈。若结胸，项强如痉，应改用大陷胸丸，这是因为病位偏高，肺气不得肃降，因而方药在大陷胸汤的基础上加杏仁、葶苈子二药以肃降肺气，以白蜜为丸，不但取用以润肺养阴，且有濡胃通便之功，煮丸连渣服下，使药性较为持久地留恋于胃中，以彻胸中之结邪。喻嘉言所谓“葶苈杏仁以射肺邪而上行其急，煮药时倍加白蜜留恋而润导之”的说法，十分中肯。服汤剂“得快利，止后服”，服丸剂“温顿服之一宿乃下”，取下为效，用时当遵经旨。应嘱患者依次而行为是，若正气内虚，外有表证，则不可服。仲景曰：“结胸证，其脉浮大者，不可下，下之则死。”这些都是运用该方时应注意的。

【医案举例】

沈家湾陈姓孩年十四，独生子也。其母爱逾掌珠，一日忽得病，邀余出诊。脉洪大，大热，口干，自汗，右足不得伸屈。病属阳明，然口虽渴，终日不欲饮水，胸部如塞，按之似痛，不胀不硬，又类悬饮内痛。大便五日未通。上湿下燥，于此可见。且太阳之湿内入胸膈，与阳明内热同病。不攻其湿痰，燥热焉除？遂书大陷胸汤与之。

制甘遂一钱五分　大黄三钱　芒硝二钱

返寓后，心殊不安。盖以孩提娇嫩之躯，而予猛烈、锐利之剂。倘体不胜任，则咎将谁归？且《伤寒论》中之大陷胸汤证，必心下痞鞕，而自痛，其甚者或有从心下至少腹鞕满，而痛不可近为定例。今此证并未见痞鞕，不过闷极而塞，况又似小儿积滞之证，并非太阳早下失治所致。事后追思，深悔孟浪。至翌日黎明，即亲往询问。据其母曰，服后大便畅通，燥屎与痰涎先后俱下，今已安适矣。其余诸恙，均各豁然。乃复书一清热之方以肃余邪。嗣后余屡用此方治愈胸膈有湿痰，肠胃有热结之证，上下双解，辄收奇效。语云，胆欲大而心欲小，于是益信古人之不予欺也！

十三、白散方

《伤寒论》

桔梗三分　巴豆一分（去皮心，熬黑，研如脂[①]）　贝母三分

右三味，为散。内巴豆，更于臼中杵之，以白饮和服[②]，强人[③]半钱匕，羸者[④]减之，病在膈上必吐[⑤]，在膈下必利[⑥]，不利进热粥一杯，利过不止，进冷粥一杯[⑦]，身热皮粟不解，欲引衣自覆，若以水潠之洗之[⑧]，益令热却不得出，当汗而不汗则烦[⑨]，假令汗出已，腹中痛，与芍药三两，如上法。

【校勘】《千金翼方》“冷粥一杯”注云“一云冷水一杯”[⑩]。自“身热”以下四十八字，《玉函经》《外台秘要》都没有。《外台秘要》作“桔梗白散”。《玉函经》桔梗川贝各为“十八铢”，巴豆“六铢”，无“如脂”二字。《玉函经》《千金翼方》作“三物小白散”[⑪]。

【注释】

①去皮心，熬黑，研如脂：巴豆辛热有大毒，其油毒甚，用时必须炒之紫黑，或者烧灰存性，目的在去油，后人多畏而不用，即用亦多用巴豆霜。入肺、胃、大肠三经。劫病之功，少用亦有抚绥调中之妙，妙也。《本经逢原》云：“峻用则有戡乱劫病之功，少用亦有扶绥调中之妙，可以通肠，可以止泻，此发千古之妙也。”

②白饮和服：采用米汤送服该药，目的是使其药效留恋于胃肠，更重要的是固护胃气，不致有伤。

③强人：体质健壮者。

④羸者：体质较瘦弱者。

⑤病在膈上必吐：病在胸膈及胃中服此药，往往可以引起呕吐痰涎郁滞。

⑥在膈下必利：此指肠道，病在肠道，药之必使其下泻而出。

⑦不利进热粥一杯，利过不止，进冷粥一杯：此方本属峻下之剂，服后若不下利则进热粥一杯以助药效；利过而不止，恐伤阴而病变，故进冷粥一杯以解药力。

⑧潠之洗之：含水喷洒为潠，浇灌为洗，此指古代用以退热的一种方法。

⑨当汗而不汗则烦：此指邪热被水郁伏不得解散之故，此与“太阳病，初服桂枝汤，反烦不解者”之烦字，略同。

⑩冷水一杯：此千金翼方简捷之法。但从保护胃气所想，意不如早备冷粥一杯。或白饮冷者一杯为佳。

⑪桔梗白散、三物小白散：《千金》《外台》均指白散。

【功效】温化寒饮，破结实。

【主治】寒实结胸，心下痛，按之硬，甚则从心下至少腹皆硬满而痛，拒按，大便不通，脉沉滑，或沉弦，舌苔淡白。

【按语】白散一方，由桔梗、贝母、巴豆组成。桔梗味辛，色白，功能升提肺气，主治肺气不利而胸痛咳唾；贝母一药主化痰，开心胸郁结之气；巴豆性热，祛寒实，化水饮，泻下之功峻而且猛。张隐庵曰：“凡服巴豆即从胸胁大热，达于四肢，出于皮毛，然后复从肠胃而出，古人称斩关夺门之将。用之若当，真瞑眩疗疾之药，用之不当，非徒无益反而害之矣。”可见此药之力雄不逊。三药并用，寒实之结，结于上者可吐而出之，结于下者，可引而竭之。由于本方药力峻猛，因此服时应当注意不宜过剂。服后不利，进热粥一杯，如服后利过不止，服冷粥一杯，是因巴豆有得热力猛，得冷性缓的特性。千金翼方有“冷水一杯”，乃治危急之简便方法，为了防止不测，应备冷粥一杯为佳。柯琴曰：“仲景每用粥为反佐者，以草木之性，各有偏长，惟稼穑作甘，为中和之味，人之精神血气，皆赖以生，故桂枝汤以热粥发汗，理中汤以热粥温中，此以热粥导利，复以冷粥止利。”东垣曰：“淡粥为阴中之阳，热泻冷补，亦助药力利小便之意，今人服大黄后，用冷粥止利，即此遗意耳。”白饮和服，方法至巧，一使药物久留于胃肠，发挥效能，一使其固护胃气，此圣法之周而且秘者。强人羸人服药多少有别乃其常规，至于巴豆之用量准今，有人报道：章太炎氏考证，半钱匕只相当今秤一分二厘半，内中所含去过油的巴豆霜，不足二厘。徐灵胎考证：半钱匕约当于今秤三分为是，假使每次只用三、四分，内中巴豆霜的剂量不过四、五厘左右，比较合理。

【医案举例】

寒实结胸（慢性支气管炎）

郑某，70余岁。素嗜酒，并有慢性气管炎，咳嗽痰多，其人痰湿恒盛，时在初春某日大吃酒肉饭后，即入床眠睡。翌日不起，至晚出现迷糊，询之瞠目不知答。因其不发热，不气急，第二天始邀余诊。两手脉滑大有力，满口痰涎黏连，舌苔厚腻垢浊，呼之不应，问之不答，两目呆瞪直视，瞳孔反应正常，按压其胸腹部则患者蹙眉。大便不行，小便自遗。因作寒实结胸论治，用桔梗白散0.15g，嘱服三回，以温开水调和，缓缓灌服。二次灌药后，呕吐黏腻胶痰样吐物甚多，旋即发出长叹息呻吟声，三次药后，腹中作响，得泻下两次，患者始觉胸痛发热口渴，欲索饮，继以小陷胸汤两剂愈。（《伤寒论医案集》129页）

十四、大黄黄连泻心汤方

《伤寒论》

大黄二两　黄连一两

右二味，以麻沸汤二升渍之[①]，须臾绞去滓[②]，分温再服。

【校勘】《千金翼方》，注此方必有黄芩。《总病论》，本此有黄芩。《医垒元戎》，本方，加黄芩，为伊尹三黄汤。

【注释】

①麻沸汤二升渍之：水将熟开时，水中沸泡泛滥如麻而渍药，麻沸之汤，其性向上，大黄黄连苦寒向下，由麻沸汤领药上行，使热气得清而下行。

②须臾绞去滓：渍药后待药渍透为度，大约20～30分钟。渍泡之药经过绞去滓而药效尽出。

【功效】泻火解毒，清热泄痞，苦寒燥湿。

【主治】心下痞满，按之濡软，发热烦躁，便秘溲赤，目赤涩痛，头痛、牙痛、口舌生疮，或气急发黄，吐血衄血，舌红苔黄，脉象滑数者。

【按语】大黄黄连泻心汤一方，乃治表证误下，邪热内陷，弥漫三焦。因其病不是血痰饮食所结，只是无形之热邪，故曰心下痞，按之濡。有人云："不用大黄之荡，无以除热痞，又邪踞高位，非用黄连之苦，无以上清于心下，且二药并用，大黄得厚肠胃之黄连而无急下之弊，黄连得行速之大黄，有除痞之效，更取麻沸汤浸渍，取其轻清上走而解膈下之邪。"这样就把该方的方义，解释得一清二楚了。至于历代诸家争论有无黄芩一药，推其药理作用，黄芩主清上焦之热，黄连主清中焦之热，大黄主清下焦之热，若三药以一贯之，对于总的疗效来讲，非但无害，或谓有其裨益。

【医案举例】

邪热结聚于心下（咯血）

张二妞，乃我徒张某之岳母。于一九五九年得五心烦热病，头痛面赤，头汗出，头面发热，经常胸痛甚吐血，吐血后胸烦暂解，过几天复烦躁，心中懊侬欲哭，头剧痛如破，复咯血成碗。医用过犀角、羚羊角、人参等贵重药品，每剂药价数十元，已消耗二千多元，屡服药而病未愈。诊脉滑数，120 次/min；舌为紫青色，有黄苔。血压 180/130mmHg。询问其得病经过，知是心脏郁热，又加怒气伤肝。根据《伤寒论》第 154 条“心下痞，按之濡，其脉关上浮者，大黄黄连泻心汤主之。”应用此汤（大黄、黄连），加生地、小蓟各 30g、蒲黄 9g、藕节 15g 治之。药后二小时，感觉心冷、背凉、腹疼，热气下降，大便黑屎。三剂血止，一月未再咯血。后又吃五剂，其病痊愈。追访整三年未见复发。（《伤寒论医案集》143 页）

十五、瓜蒂散方

《伤寒论》《金匮要略》

瓜蒂一分（熬黄①）　赤小豆一分

右二味，各别捣筛，为散已，合治之，取一钱匕②，以香豉一合，用热汤七合，煮作稀糜③去滓，取汁和散，温顿服之④，不吐者，少少加，得快吐乃止⑤，诸亡血虚家⑥不可与瓜蒂散。

【校勘】瓜蒂赤小豆分量，《玉函经》作各“六铢”“一钱匕”；《千金翼方》作“半钱匕”。

【注释】

①瓜蒂……熬黄：瓜蒂指甜瓜蒂，炒黄，一则减其苦毒气味，一则易于粉碎成末，一则易于吸收。

②取一钱匕：指一般人应用剂量。

③香豉……煮作稀糜：即今之豆豉，以热水渍泡再煮，易于成粥，使药留恋于胃中，一则不使速下，易于发挥轻清上浮的效能；护胃气不使有伤。

④温顿服之：香豉煮粥，趁热一次服下。

⑤不吐者，少少加，得快吐乃止：服后若不吐者少些加量，得吐痰涎而胸中了了者则已。过则徒伤元气。

⑥诸亡血虚家：凡咳血、吐血、衄血等证，胸中阴血已亏，不可再用此汤

以重伤之。

【功效】涌吐痰实。

【主治】痰涎填塞胸膈，胸脘痞硬，烦懊不安，气上冲咽不得息，呼吸迫促，恶心欲吐，病如桂枝汤证，头不痛，项不强，寸脉微浮，苔白滑腻者。

【按语】瓜蒂散一方，为涌吐胸脘痰食之代表方剂。方中以甜瓜蒂味苦性升为主药，佐赤小豆，香豉之酸腐气浮之性共奏酸苦涌泻之效。《古方选录》云："瓜蒂性升，味苦而涌，豆性酸敛，味苦而泄，恐其未必能宣越，故复以香豉汤陈腐之性，开发实邪，定能越上而吐矣。越上而吐，痰热宿食并蠲，上焦得通，阳气得复，痞硬得消，而中气得和无虞也"。香豉作粥方法甚巧，临床用之当遵经旨；瓜蒂毒性较大，用时应严格掌握剂量的适当应用。特别注意：胸中有实邪，痰食滞，并有欲吐之势者，尚可应用本方，因势利导，引而出之。诸亡血家，即指咳血吐血而形质虚弱之患者，以及老年体衰、孕妇等，均当忌之。

【医案举例】

胸膈痰实证（慢性气管炎）

韩瑞臣，男，河南沁阳县人，在陕南安康经商，于一九三八年春季，患太阳中风病，外邪解后，胸中满闷不欲食，食后吐痰，喉有痰声，如拉锯。头眩时发热，汗出恶风，气喘。脉微浮，按之滑，舌苔白厚黏腻。我认为是胸中有痰痞塞，是痰结胸膜证。拟瓜蒂散（瓜蒂、赤小豆）方，患者疑惧不敢服，恐伤胃气，又请教数老中医，皆用化痰降气之法，吃十余剂，病仍未减，终日愁闷不安，复请我用此方，但怀疑吐后是否能愈？问我究竟有无把握？我拿《伤寒论》166条："病如桂枝症，头不痛，项不强，寸脉微浮，胸中痞硬，气上冲咽喉，不得息者，此为胸中有寒也，当吐之，宜瓜蒂散。"此条文，请他观阅，遂解其疑，信而服之。药后半小时，吐出痰涎一碗多，自觉胸中畅快，气息平和，神清气爽，头眩，汗出诸症消失。唯仍有消化不良，拟外台茯苓饮（茯苓、人参、白术、枳实、橘皮、生姜）二剂而愈。（《伤寒论医案集》154~155页）

十六、白虎加人参汤方

《伤寒论》《金匮要略》

知母六两　石膏一斤（碎[①]）　甘草二两（炙）　人参二两　粳米六合

右五味，以水一斗，煮米熟，汤成去滓[②]，温服一升，日三服。此方立夏后立秋前乃可服，立秋后不可服，正月、二月、三月尚凛冷，亦不可与服之，与之则呕利而腹痛，诸亡血虚家，亦不可与[3]，得之则腹痛，利者但可温之，当愈。

【校勘】《外台秘要》作“右五味切，以水一斗二升，煮米熟，去米，纳诸药，煮取六升，去滓，温服一升，日三服”。成无己本云“于白虎汤内加人参三两，余依白虎法”。

【注释】

①碎：此指生石膏，必打碎或轧成细末，方可入于煎剂。

②煮米熟，汤成去滓：粳米煮 20 分钟左右汤即成，去米渣，纳药于汤中煮服。

③诸亡血虚家，亦不可与：此处指吐血、衄血、便血、尿血，以及崩漏、产后流血不止等证，皆不可服，因亡血虚家，气血已衰，不任其寒凉之剂。

【功效】清热、益气、生津。

【主治】白虎汤证兼气阴两伤，身热烦渴，多汗，倦怠，少气，背微恶寒，或暑热伤其气阴，脉象浮大无力，舌红少津，苔黄兼燥者。

【按语】白虎加人参汤一方，乃清热、益气、生津之良方。《伤寒论》应用此方有五条，如“大汗出后，大烦渴不解”“大渴，舌上干燥而烦，欲饮水数升者”“口燥渴”以及“渴欲饮水者”。《金匮要略》所谓“太阳中热者，暍是也，汗出恶寒，身热而渴”。两书均说明了“汗”与“渴”是因其人高热大汗损其津液。《金匮》暍病之“汗出恶寒”与《伤寒论》之“背微恶寒者”都是因热邪伤气的缘故，故加人参，大补气阴。关于石膏用量问题，有人报道“张锡纯以五十年之临床经验，在《衷中参西录》中，写出了石膏专论和对白虎汤的研究，广泛开拓了白虎汤及石膏的治疗范围，并力驳世俗习用煨石膏之误，把白虎汤局限秋前夏后，以及自称为平和小心的医生，用石膏不过二三钱，方名也称白虎者，是一个很深刻的批评，故张氏之说很值得重视”。又云：“考仲师白虎汤用石膏之量，全方用之一斤……古之一两，折今四钱八分，古之一斤，得今之七两六钱八分，再用外台服用法，一剂作六次服，共为二日量，每服得一两二钱八分，一日尚得三两八钱四分之多。若以千金翼之服法，分量则又加倍，故余师愚之清瘟败毒饮中石膏之量，也竟达八两之多……故外感热病化热化燥必须重用石膏才能收功，但仲景之用石膏，绝不以此为通例，大青龙汤用石膏如鸡子大，一剂量不超过二两，一服也不过六钱余，尚称发汗之重剂，桂枝二越婢一汤仅用石膏一两，分两次服用，一服仅得二钱四分，可见仲师用药是根据病情转变与热之轻重而确定用法和剂量的，学者当细究仲景用药之权衡，宜轻者轻，宜重者重，务使恰中病情，方不为偏见所惑”。这一论述是非常剀切的，解除了石膏大寒不敢应用的顾虑。

【医案举例】

风温热盛（大叶性肺炎）

患者男性，四十五岁。

初诊：一九六零年三月十五日。三日前恶寒发热，咳嗽，胸痛。曾服麻杏石甘汤，药后无汗，恶寒罢。体温39℃，叩诊左肺下部浊音，听诊有多数湿性啰音；白细胞计数18 500/mm^3，中性85%；胸部透视，见左肺下部大片浸润阴影。诊断为大叶性肺炎。

编者会诊：表证已罢，高热持续四天不退，烦渴引饮，喜冷饮，咳嗽频频，痰浓稠，呈铁锈色，胸痛，牵引上腹痛，面潮红带垢浊色，便秘，尿短赤涩痛，舌质红，苔黄，脉洪大数。阳明热盛，拟白虎加人参汤加味：生石膏60g、知母15g、粳米一匙、甘草6g、沙参10g、杏仁9g、牛蒡子10g、鱼腥草10g。服一剂。

二诊：三月十六日。药后汗出，热退至38℃，痰量加多，咳畅，渴减，大便通，小便转多，舌转润，苔黄退去，脉数。续前方一剂。

三诊：三月十七日。热退，痰减少，舌润，脉数去。服竹叶石膏汤两剂，调理而愈。

小儿麻疹

患者，男性，二岁。

初诊：一九五六年二月二十四日。麻疹第四天，疹出而不透，疹色暗赤带紫，咳嗽，气急，鼻扇，体温（肛门）40℃，两眼红肿，口渴引饮，喜冷饮，声音嘶哑，有时神昏，入夜较甚，大便三日未通，小便短赤，舌质红绛，苔燥白糙如砂皮，脉洪大而数。肺胃热盛，拟白虎汤加味：生石膏45g、知母20g、甘草6g、葛根12g、紫草10g、丹皮6g、生地12g，杏仁9g。服一剂。

二诊：二月二十五日。热退至38.5℃，疹透，色转红，气平，鼻扇止，咳畅，声音转响，不再神昏。大便解两次，小便畅，舌红，脉数。续上方一剂，石膏为30g，加牛蒡子9g、竹叶6g。

三诊：二月二十六日。热退身凉脉静，调理而愈。

手术后发热

患者，男性，六十四岁。

初诊：一九八零年七月二十三日。患者于月前行第三次膀胱肿瘤切除术，术后持续发热，经用各种抗生素都无法降下，请中医会诊。

证见面红带垢，昏迷似睡，呼之能应，睁眼瞬时，即又合目。体温38℃，午后则高达39℃。时时汗出，口渴欲饮，经常泛恶，进食颇少，进多则吐出。舌红少苔，脉洪大，重按反弱。拟清阳明，益气阴，白虎加人参汤主之：生石膏30g（先入）、知母15g、太子参15g、炒党参15g、粳米1撮、甘草6g、川石斛12g、北沙参15g、黄柏10g、丹皮10g。服三剂。

二诊：七月二十六日。家属告谓："药店无米，未加，余药均齐。"药后热稍减，出汗亦少，仍恶心，药汁多喝几口即被吐出，脉舌同前。续服原方三剂，生石膏加至60g，并属煎药时，自加粳米一把。

三诊：七月二十九日。服药时不复吐出，呕恶大减，热势顿挫，午后仅37.5℃，已能起坐，食粥觉味，食后仍感不足，舌红退，白苔起，脉洪大之势消失。拟竹叶石膏汤出入：淡竹叶12g、生石膏30g，知母10g、麦冬15g、炒党参20g、北沙参15g、太子参30g、姜半夏8g、甘草6g、粳米自加，红枣5只。服五剂。药后身热退净，起床行动，出院回家调养。(《伤寒论方运用法》143~145页)

十七、桂枝附子去桂加白术汤方

（《金匮》 白术附子汤方 ）
《伤寒论》《金匮要略》

附子三枚（炮，去皮，破） 白术四两（切） 生姜三两（切） 甘草二两（炙） 大枣十二枚（擘）

右五味，以水六升，煮取二升，去滓，分温三服，初一服，其人身如痹，半日许复服之①，三服都尽，其人如冒状，勿怪②，此以附子、术并走皮内，逐水气未得除，故使之耳，法当加桂四两③，此本一方二法④，以大便硬，小便自利去桂也⑤；以大便不硬，小便不利，当加桂⑥。附子三枚，恐多也⑦，虚弱家及产妇，宜减服之⑧。

【校勘】《金匮》名"白术附子汤"。《玉函经》名"术附汤"，生姜作"二两"，甘草作"三两"，大枣作"十五枚"。《金匮》用附子一枚，白术二两，生姜、甘草各一两，大枣六枚，"水六升"作"三升"，"煮取二升"作"一升"。《外台秘要》引仲景《伤寒论》云："本云附子一枚，今加之二枚，名附子汤。"又云："此二方但治风湿，非治伤寒也。"⑨自"法当"以下五十二字，《金匮》无。

【注释】

①初一服，其人身如痹，半日许复服之：附子挈诸药以行十二经络。药至病所，邪正交争于肌肤之间，故其人身感麻痹，当再服前药，故云半日许复服之。

②三服都尽，其人如冒状，勿怪：服药后其人眩晕如醉状，属于瞑眩现象。这种现象是药力及彀的象征，一般效果预后良好，故云"勿怪"。

③法当加桂四两：水气未得除，法当加桂四两以行卫阳，加桂四两，仍宗桂枝附子汤方。

④此本一方二法：即指桂枝附子汤及去桂加白术汤二方，由于去桂与加桂各自的治疗法则不同，故云“一方二法”。

⑤以大便硬，小便自利去桂也：小便自利，则证明阳气温通，风温相搏，风去湿存。小便既利，故去桂枝之辛阳透表。大便硬者，以湿趋前阴之故，加白术者，以白术甘温味厚，可升可降，能助脾阳以祛风湿，能益脾阴止渴生津。

⑥以大便不硬，小便不利，当加桂：通阳不在温而在利小便，故加桂以温阳利水。

⑦附子三枚，恐多也：附子辛烈，用三枚为大剂之量。“恐多也”三字，示人斟酌应用。

⑧虚弱家及产妇，宜减服之：此治风湿之剂，气血虚弱之人以及产后血虚不宜应用此方，非用不可者，可以减小其制。

⑨此二方但治风湿，非治伤寒也：风湿病属于杂病范畴，它与风寒感冒在性质上是有区别的，风湿病不会传经，伤寒病则易于传经，只是在症状上有相似之处，仲景在这太阳篇中加了这样一段。又于金匮一书中，重点叙述，所谓“但治风湿，非治伤寒也”以资鉴别，意义非浅。

【功效】温经散风，益气逐湿。

【主治】风湿相搏，身体关节疼痛而烦，不能转侧，脉象浮虚而涩，舌淡苔薄腻垢者。

【按语】桂枝附子去桂加术汤一方，乃温经散风，益气逐湿之方，与桂枝附子汤，只是白术与桂枝二药相差，但主治之证则各有所偏重。桂枝附子汤，乃风湿郁滞在表，尚未向里发展的趋势，主药桂附以温经散寒逐湿，使从表解；桂枝附子去桂加白术汤证，虽然表阳虚，但湿以趋于里，所以又以术附为主温煦里阳以胜其湿，俾湿邪从小便而出，所以不用桂枝者，恐汗出而更虚其表阳也。附子少用，则温经回阳力大，如治阳虚脉促胸满恶寒之桂枝去芍加附子汤，附子仅用一枚。此治风湿相搏，身体痛烦之桂枝附子去桂加白术附子汤，附子则用三枚。所以用此量大者，不但温经回阳力大，而兼其镇痛力宏矣，用法所谓“附子三枚，恐多也”乃仲景示人以斟酌之意，由此可以看出，方药组成及用量多少是应该重视的。白术又脾家之正药，有裨脾之运化，又助脾之统血的双重功能，大便燥者宜之，大便溏者亦宜之。吴仪洛云：“燥湿以之，滋液亦以之。”服药之后“其人如冒状”乃属于瞑眩现象，预后效果多属良好，用是方时，应嘱患家，以免到时惊慌失措，亦十分必要。

十八、甘草附子汤方

《伤寒论》《金匮要略》

甘草二两（炙） 附子二枚（炮、去皮、破） 白术二两 桂枝四两（去皮）

右四味，以水六升，煮取三升，去滓，温服一升，日三服。初服得微汗则解①，能食汗止复烦者②，将服五合，恐一升多者，宜服六七合为始③。

【校勘】《玉函经》，白术、甘草均作“三两”。《外台秘要》甘草作“三两”。《玉函经》二升作“三升”。《金匮》、成无己本“汗止复烦者”后无“将”字。“始”字《金匮》、成无己本作“妙”。《千金翼方》作“愈”。《外台秘要》风湿门引《古今录验》附子汤，即本方。

【注释】

①初服得微汗则解：风湿病，治法当微汗，使风与湿俱去，否则速汗风去而湿留。

②能食汗止复烦者：余邪郁而未尽故烦，仍当微微汗出以蠲风湿，郁邪得清，其烦自止。

③宜服六七合为始：余邪未尽而复烦，不宜再服一升，宜服之六七合。

【功效】温经助阳，缓祛风湿。

【主治】风湿证，骨节痛烦，掣痛不得屈伸，近之则痛剧，汗出气短，小便不利，或身微肿者。

【按语】甘草附子一方乃温经助阳，缓祛风湿之方。方中以附子之辛热为主将，温煦经隧而祛风湿，白术甘温益脾化湿，桂枝辛温，能温表阳而回卫气。桂枝、白术、俱风药，以风能胜湿，君以甘草名方，取甘缓诸药，缓图功效，此仲景用药之要窍处，不可不知。发汗以汗出为度，不可大汗淋漓，风去湿存。又按，甘草附子汤证，为风湿彻于表里上下，病情尤为重笃，必借桂附振奋元阳之气，以甘草缓之，分解内外之邪，缓图功效。桂枝附子汤证，乃风湿相搏于表，借桂附以振奋卫阳以祛风湿之邪，从表而解。去桂加白术汤证，乃风湿偏之于里，故重加白术以崇土化湿，从里而解。《论〈伤寒论〉》云：“又三方药只六味，而加减变化，治各不同，其中妙处大可玩味，前二方由桂术二药一味之加减，而治内治外迥乎不同；甘草附子汤去姜枣而只用草附术桂四味，其义纯力专，亦耐寻味……”。于此可以看出古方章法不苟的严格性。金匮要略又把这三个方子列入痉湿暍病篇之内，其述备矣。读者可前后互参，自得妙处。

【医案举例】

风湿留于关节（风湿性关节炎）

杨某，男，成人。西安市某银行科长，住南大街文献巷五号。患风湿性关节炎，腿瘸扶杖行走。诊其脉浮，按之涩。应用桂枝芍药知母汤（桂枝、白芍、甘草、麻黄、附子、白术、知母、防风、生姜），服三剂汗出疼止。因多日未洗澡，入水出汗多，适逢大风起，身受风袭，自觉身冷，归家安卧，至夜半腿痛难忍，天明起床，视其膝踝皆肿，不能立地。身出冷汗，疼得呻吟不止。诊脉弱而涩，舌苔白腻，腿肿不能屈伸，手近之疼甚，恶风出冷汗。问曰：前数日身痛已初愈。今复如此剧痛，是否重新受风？答曰：果然浴后受风。我思考许久，根据《伤寒论》第175条“风湿相搏，骨节疼烦，掣痛不得屈伸，近之则痛剧，汗出短气，小便不利，恶风不欲去衣，或身微肿者，甘草附子汤主之。”病症与本条相符，遂拟甘草附子汤（炙甘草、附子、白术、桂枝），服二剂肿消，疼痛减轻。复诊时，不用人搀扶，自己步行来到诊所。又拟黄芪桂枝五物汤（黄芪、白芍、桂枝、生姜、大枣）十剂，痊愈。（《伤寒论医案集》161页）

十九、炙甘草汤方

《伤寒论》《金匮要略》

甘草四两（炙）　生姜三两（切）　人参二两　生地黄一斤　桂枝三两（去皮）　阿胶二两　麦门冬半斤（去心[①]）　麻仁半斤　大枣三十枚（擘）

右九味，以清酒[②]七升，水八升，先煮八味，取三升，去滓，内胶烊消尽[③]，温服一升，日三服，一名复脉汤[④]。

【校勘】生地黄，《金匮》有“酒洗”二字，《千金翼方》有“切”字。大枣，《玉函经》、成无己本作“十二枚”。麻仁，成无己本作“麻子人”[⑤]。

【注释】

①去心：心者，大多属木质，其味多酸淡苦涩，功能亦有异于药用部分者，且不易煎透，故云“去心”。

②清酒：即今之米酒，亦云黄酒。

③内胶烊消尽：阿胶不入煮剂。他药去滓后，纳于药液中，再入炉火中溶化。

④复脉汤：孙真人易名为复脉汤，为补气补血之方，治虚劳及肺痿等症。

⑤麻子人：即麻仁。

【功效】益气养血，滋阴复脉。

【主治】气血虚少，心悸、心慌，气短，虚烦，失眠，或久病身体虚羸困乏，大便干燥，舌质淡红少苔，脉结或代或虚数者。

【按语】炙甘草汤一方，乃滋阴养血，益气复脉之剂。方中以甘草为君药，调补中气，取汁化赤，以为生血资脉之本。生地、麦冬、阿胶、麻仁养阴补血，人参、桂枝以补气通阳，生姜、大枣调和营卫。法之最妙处，乃清酒与水同煮诸药，使药气捷行于脉道以畅流，大补其气血以资化源，源流滔滔，结代何存，是以悸可宁，脉可复也。今人简而用之，以水代酒，大悖经旨，以其取效甚微或误于患者，前贤有云："学医费命者，伊谁鉴哉。"我们应该总结这些教训，从而更好地继承经方的优良传统。

【医案举例】

心阴心气两虚（房室传导阻滞）

卢某，男，47岁，干部。于1974年2月18日入院。患者于1959年10月因心悸及关节肿痛曾入院治疗，当时诊为风湿性心脏病，房室传导阻滞，经治疗好转后出院。1961年突然昏倒一次，当时神志不清，脉搏20~30次/min，经上海某医院诊断为一度至三度房室传导阻滞交错出现，用强的松及其他抗风湿药治疗好转。以后一直身体不好，经常复发。两天前于午睡中感心前区闷痛，头昏，脉搏又减慢至30次/min左右。体温36.4℃，脉搏62次/min，呼吸16次/min，血压110/60mmHg。神清，胸廓无畸形。未见胸壁静脉怒张，肺部呼吸音清晰，心律不齐，心音减弱，有时听不到，心尖部有Ⅱ级收缩期吹风样杂音，心率慢（64次/min），腹软，无压痛，肝有触痛，肋下刚可触及、质软，脾未扪及，肱动脉硬韧。化验：胆固醇215mg/dl。心电图提示：二度房室传导阻滞。从2月18日入院至3月23日，曾应用阿托品、硝酸甘油、烟酸肌醇脂、潘生丁、毛冬青、氨茶碱、地巴唑以及维生素类、丙种球蛋白、球蛋白等药物、并先后用补益气血、宁心安神、补养心脾等中药27剂，而胸闷、头昏、心率转慢（50~40~36次/min），心律不齐（心跳每二次、五次、三次有一次停搏）等情况终未解除。有时左手麻木，当心率突然转慢时含服异丙基肾上腺素则出现心慌。而且愈发愈频，愈发愈重。多次心电图检查提示为二度房室传导阻滞。因以往病中有阿-斯综合征（急性心源性脑缺血综合征），动员装置按需起搏器病员不同意。初诊（3月23日）：胸闷气促，心悸而烦，夜寐不安。舌质胖淡，苔薄滑，脉沉细弦，结代频频。证系心阴与心气两虚。治宜益气补血，养阴复脉，姑拟生脉散合炙甘草汤加减。处方：党参、丹参各15g、麦冬、桂枝各12g、五味子、炙甘草、阿胶（烊化冲）、当归、柏子仁（去油）各9g、夜交藤24g、红枣5枚、黄酒30g（入煎），水煎服。二诊（3月26日）上方连服三剂。服一剂后即感心胸舒适，一直未发病，睡眠也较过去好转。脉沉弦，未见结代，舌仍胖，色已转红，苔薄微黄。药尚应病，原方加减。处方：原方去桂枝，加川芎 6g。3 月 26 日心电图结论为“窦性心律，大致正常”。病员反复要求回家休养，经与家属商量，同意于 3 月 27 日出院，继续中药治疗。出院后至今 15 个月，基本上坚持工作，偶感胸闷脉缓时即服 3 月 23 日方可得缓解。(《伤寒论医案集》165~166 页)

二十、大承气汤方

《伤寒论》《金匮要略》

大黄四两（酒洗①） 厚朴半斤（炙，去皮②） 枳实五枚（炙③） 芒硝三合

右四味，以水一斗，先煮二物，取五升，去滓，内大黄，更煮取二升④，去滓，内芒硝，更上微火一两沸⑤，分温再服，得下，余勿服。

【校勘】成无己本“煮”上无“更”字。

【注释】

①酒洗：大黄去黑皮，用清酒洗，以防虫蛀。

②炙，去皮：厚朴削去老皮，切为饮片，炙香以助行气散郁。

③炙：枳实乃破坚利膈之品，切片炙香以益于行气散郁之效。

④内大黄，更煮取二升：大黄乃攻下之猛将药，性能悍峻，若久煮，其性变缓而效差，故后下。

⑤内芒硝，更上微火一两沸：芒硝乃咸寒软坚之峻下药，易于溶化，故更后下。

【功效】峻下热结。

【主治】阳明腑实证。症见不恶寒，反恶热，日晡潮热，谵语，矢气频转，大便不通，手足濈然汗出，腹部胀满，按之而痛，目睛不和，视力模糊，舌苔焦黄起刺，或焦黑燥裂，脉象沉实。或热结旁流，下利清水，色纯青，腹满疼痛，按之有块坚硬，口舌干燥，脉象沉实。或热厥、痉病、发狂，属于里热实证者。

【按语】大承气汤一方，乃排除燥矢、清肃里热之峻下剂。方中以大黄泻下肠中之燥实，枳实、厚朴破气而导滞，更佐芒硝润燥软坚，其泻下之力尤强。然而大承气一汤用之得当，则显效益良，用之不当，亦为害非浅。所以仲景谆谆嘱曰：“阳明病，潮热，大便微硬者，可与大承气汤，不硬者，不可与之，若不大便六七日，恐有燥屎，欲知之法，少与小承气汤，汤入腹中转矢气者，此有燥屎也，乃可攻之；若不转矢气者，此但初头硬，后必溏，不可攻之，攻之必胀满不能食也。欲饮水者，与水则哕，其后发热者，必大便复硬而

少也，以小承气汤和之，不转矢气者，慎不可攻也。”又曰：“若不大便六七日，小便少者，虽不受食，但初头硬，后必溏，未定成硬，攻之必溏，须小便利，屎定硬，乃可攻之，宜大承气汤。”一方面先服小承气汤以探测肠中燥矢的情况，燥矢确的，方用大承气汤以攻之；一方面，从小便利不利，以探得肠中燥矢程度。由此可以看出仲景应用大承气汤时的审慎态度。炮制方法、煎煮方法、服药方法，均当遵守，以不失规矩为宜。

【医案举例】

胃肠实热

刘某之妻，四十余岁，体强，住西乡石牛。初患温热，又复生产，邪热乘虚而陷入阳明，遂成实热之证，但热不寒，舌黑口渴，两耳无闻，腹痛胸满，大便旬余不解。脉左手沉数，右手沉实。脉证合参，此手足阳明实热证也。口渴舌黑，邪火内焚者，火极似水也。大便闭、耳无闻者，热蒸清窍也。夫胃气以下行为顺，今为邪热蕴结，失其下行之效用，遂致腹痛胸满，病已结热在里，非下夺决无生理，勿守丹溪产后以大补气血为主之诫，宜遵景岳产后有火，不得不清，有内伤停滞，不得不开通之训。俟下后病退，再服调补之剂。急则治标，仿仲景治产后实热例，用大承气汤以夺其邪。下后，即用归、芍、地以养其血，元、麦、生草以滋其液，治分标本先后，庶无实实虚虚之弊。处方：生锦纹9g、芒硝4.5g、川朴3g、枳实3g；水六杯，先煮枳朴，后纳硝黄，煮取三杯，分两次服。一剂知，即勿服。服后大便利，耳能闻，舌黑退，胸腹舒。改服下方：当归身、生白芍、麦冬各9g、生地12g、元参4.5g、生甘草2.4g，旬日痊愈。

痢疾

吾师蔡仁山先生邃于医学，能起大病，殆虽四十年，人犹称之。特录本案，以见一斑。豪绅宁翁，自奉甚奢，以不慎酒食，由泻转痢。翁时以体虚为言，而医不究病因，从而阿附，不敢尽攻逐之能事，仅以痢门套方加参、归杂进，渐致腹胀痛，利频不爽，脓血杂下，日夜无度，因而卧莫能兴。尚进归、地、枳、朴诸品，企图缓解，病更加重。家人惧，飞舆（车）迎吾师。诊脉沉实，舌苔黄燥，腹痛里急，下利脓血，口微渴，小便黄。师笑曰：“此大承气、白头翁汤证。人虽虚，证则实，当急攻之以存阴，不可养痈以贻患，攻即养正，何惧之有。”遂予：厚朴12g、大黄15g、枳实、黄连、黄柏各9g、元明粉9g（另兑）、去秦皮。加红藤、隔山消各60g，浓煎顿服，一日二剂。其家惊为药重。师曰：“病重宜药重，药轻何益，服此可立愈。”药后，脓血大下，腹痛锐减，再剂脓血少，食知味，腹已舒，可起床自便，是时病势大挫，不宜重药，改服清导滋阴之白头翁、银花、连翘、枳实、厚朴、归尾、生地，芍药等品，又二剂，诸症悉退，再略事清补收功。然前医明知证实

而不敢攻，因循守归。吾师见病知源，毅然攻逐，实胆大而心细也。（《治验回忆录》72~73页）

二十一、黄连阿胶汤方

《伤寒论》

黄连四两　黄芩二两　芍药二两　鸡子黄[①]二枚　阿胶三两（一云三挺[②]）

右五味，以水六升，先煮三物，取二升，去滓，内胶烊尽，小冷[③]，内鸡子黄，搅令相得，温服七合，日三服。

【校勘】《玉函经》《千金翼方》《外台秘要》“黄芩”均作“一两”。“阿胶”，《千金翼方》作“三挺”；《外台秘要》作“三片”。水六升，《玉函经》作“五升”。

【注释】

①鸡子黄：滋气阴以息风。

②阿胶三两（一云三挺）：即阿胶三片之意，如蜜煎导，作挺如指大，若如三指大，亦不过30g左右。

③小冷：即稍冷。

【功效】育阴泄火。

【主治】心火亢盛，肾阴不足而心烦不寐，口干咽燥，舌红少津，脉象细数之证。

【按语】黄连阿胶汤一方，为育阴清火之剂，即扶阴泻阳之法。主治少阴病热化证。此症本属阴血虚弱，不能纳阳而阳气上越，以致造成心中烦不得卧的局面。仲景立黄连阿胶汤，以黄芩、黄连以清上越之热，上热得清而心烦得除；以阿胶、芍药以滋补阴血，敛收阴气，阴血得补而神安得卧。方中尤妙者，在于鸡子黄与阿胶二味血肉有情之品，鸡子黄不特奠安中焦，抑且入通于心，以清滋离宫之火；阿胶不特补养阴血，抑且入通于肾，以益坎宫之精，心肾交合，水升火降，阴阳平调，其病不愈者何。《论〈伤寒论〉》一书，把后人的扩大运用，叙述得更加详细，据云：“吴遵程用之治伤寒六七日后，热传少阴，伤其阴血者，肘后方用之治时气差后，虚烦不得眠，眼中痛疼，懊侬者。张氏医通，用之治热防阴血便红者。资生篇，用之治阴虚，血分有热者。医宗必读，治瘟毒下利脓血，又治疸证内陷，热气炽盛，咽燥口渴，心悸烦躁……又治诸失血证，胸悸身热腹痛微利，舌干唇燥，烦悸不能寐，身体困惫，面无血色，或面热潮红者……”。更有吴鞠通据其药理效能，神而明之，用以治少阴温病，真阴欲竭，壮火复炽，心中烦不得卧者，制大定风珠以治热邪久羁，吸灼真阴，神倦瘛疭，脉气虚弱，舌绛苔少，时时欲脱者。可见仲景这一方法影响之大，又为后世温病学派的育阴清热奠定了一个良好的基础。

【医案举例】

少阴伤寒

曾某，34岁，兵营军需长，住广东五华文兴薮。平日辛苦异常，日夜劳瘁，一经感寒，邪传少阴，即从火化。一身手足壮热，不能语言，舌黑且燥。脉微细而数。《伤寒论》中脉微细为少阴病之提纲，数者热也。凡操劳者病入少阴，从热化者多，从寒化者少，今一身手足壮热，所谓火旺生风，风淫末疾也。少阴肾脉夹喉咙，萦于舌底，其火一升，故舌强不能言。舌黑者，现出火极似水之色也。少阴伤寒，黄连阿胶汤主之。黄连12g、阿胶9g、黄芩3g、白芍6g、鸡子黄2枚；上四味先煮三味去滓，内阿胶烊化尽，后入鸡子黄，温服。初服二剂，病势渐平，再服一剂，诸症皆退。唯两脚拘挛，后服白芍15g、甘草9g，两剂而瘥。以芍药、甘草含有人参气味，血得补则筋有所养，筋舒则拘挛自除。

少阴热化（小儿肺炎）

2例小儿（12月18日），最高体温38.3℃（38.2~38.5℃）。面色苍白及赤白各1例。出汗1例，皆无口渴，全部咳嗽及有痰，气喘1例。全有烦躁不安及不睡。全部口干，唇色全赤，均无涕泪，肢凉1例。均有食欲、恶心、呕吐、腹胀各1例。舌质皆绛，舌无苔及薄白苔各1例。肺皆有啰音，均未透视。肝大1例（3cm），脾触不到。白细胞数值8 000（5 800~10 200）。分类：嗜中性粒细胞47.7（34.5~84.5）%、淋巴细胞36.2（13~59.5）%，其中变形淋巴细胞0.25（0~0.5）%。单核细胞4.25（2.5~6.9）%。红细胞直径正常及增大各1例。根据其症状——心烦不寐，甚至烦躁痉挛不愿静卧，舌红绛而干，脉虚细而数，本证为其阴既虚，邪气复盛，乃少阴热化，伤阴虚热。根据《伤寒论》第303条“少阴病，得之二三日以上，心中烦，不得卧，黄连阿胶汤主之。”此2例皆应用黄连阿胶汤而治愈。1例合并有热移大肠，加用葛根芩连汤。（《伤寒论医案集》193~194页）

二十二、猪肤汤方

《伤寒论》

猪肤①一斤

右一味，以水一斗，煮取五升，去滓，加白蜜一升，白粉②五合，熬香③，和令相得，温分六服。

【校勘】《玉函经》、成无己本“和”字下无“令”字。

【注释】

①猪肤：即猪肉皮，刮去毛及秽垢之物，内去白肉。

②白粉：即白米粉。

③熬香：猪肤久煎，化为胶汁，其气即香，再纳白蜜白粉，混而再熬，气味和匀，甘甜馨香。

【功效】清热润燥，利咽止痛。

【主治】少阴病，下利、咽痛、胸满，心烦，或咽喉不红不肿，但觉干痛，脉虚数无寒热者。

【按语】猪肤汤一方，乃滋阴清热、润咽止利之佳方。猪肤咸寒入肾，白蜜甘凉入肺，一则清热润燥以滋肾，一则清咽泄火而润肺。白粉甘缓和中，一则益土以生金，一则益水而止利。方只三味，顾及全体。

又按，关于猪肤的说法，前贤议论纷纷，金鉴、吴绶、方有执以及汪机，主张用猪时刮下之黑肤，王海藏主张用鲜肉皮，张路玉主张用皮上白膏，喻嘉言主张用去内层肥白的外皮，唐容川主张用猪项皮等。以余看法，前者所云猪时刮下黑肤者，非是，黑肤，污垢之物，不谓仲景之意。后者之说近似，以喻嘉言之说为是。后人有人主张用肥肉者，非是。肥肉多脂肪，煎之则为油，不易与蜂蜜融合。还有人主张干煎猪肤，若干煎之则易焦臭，恐非制方之法。喻氏主张用外皮，外皮与水久煎则易化为胶汁，自然出现清香气味，又加入蜂蜜一物，“蜂蜜酿百花之英”，其味更为清香，加白粉即成膏糊之状，其味馨香适口，患者自然乐意服用，古代医学与烹饪相通，“信不巫也”。

【医案举例】

冬温咽痛

徐某，素禀阴虚多火，且为脾约便血证。十月间患冬温，发热咽痛，某医用麻仁、李仁、半夏、枳、橘之属，遂喘逆倚息，不得卧，声音发哑，头面赤热，手足逆冷，右手寸关虚大微数。此热伤手太阴气分也，与葳蕤、甘草等药不虚，为制猪肤汤一瓯，令隔汤顿热，不时挑服，三日声清，终剂而痛如失。

音哑

吴某，男，已婚，50岁。音哑咳呛四月余，迭经中医医治效果不明显，于1964年10月19日来院门诊。初诊：音闪不亮，伴有呛咳，咯痰较多，时出淡黄色痰块，咽痒，不哽痛，不红肿，舌苔薄，根淡黄。寐醒，口干、津少，胃纳尚可，大便亦通，脉细弦。查其旧日病历，知为素体肝肾阴虚。《直指方》说：“肺为声音之门，肾为声音之根”。肾阴不足，水津不能上承，虚火反灼肺金，炼液成痰。劳嗽久咳，肺气不能敷布，机窍不利，会厌受病，造成失音。治宜清肺养阴之法：桑白皮、地骨皮、瓜蒌皮、元参、杏仁、沙参、冬瓜子、阿胶（烊化）、藏青果各9g、血余炭4.5g、木蝴蝶1.8g，五剂；另用鲜猪皮刮净肥肉，每日120g，捣烂服汤。复诊，咳呛咯痰均减，音闪较亮，仍觉口干少津，舌苔厚，脉同前。仍服前方五剂，并嘱常服猪肤汤；另配六味滋肾丸90g，每日9g。共服十天而愈。据患者讲，自服上药及丸剂后，咳呛渐止，但音哑依然，便照医嘱单服猪肤汤，未经其他任何治疗，连服二十天告痊愈。(《伤寒论医案集》199~200页)

二十三、半夏散及汤方

《伤寒论》

半夏（洗） 桂枝（去皮） 甘草（炙）

右三味，等分，各别捣筛已，合治之，白饮[①]和，服方寸匕，日三服，散者若不能服者，以水一升煎七沸，内散两方寸匕，更煮三沸[②]，下火令小冷，少少咽之，半夏有毒，不当散服[③]。

【校勘】《玉函经》“筛”字下无“已”字，“两方寸匕”作“一二方寸匕”，“更煮”作“更煎”，“无半夏有毒，不当散服”八字。

【注释】

①白饮：即白米煮熟之汤，此处采用之，一则使药留恋于上部，一则固护胃气，不使有伤。

②以水一升煎七沸，内散两方寸匕，更煮三沸：器皿盛水，置于火上、水一沸即抬起，复置火上再沸，反复七次，纳散后以前法再三沸即成。

③半夏有毒，不当散服：想必后人羼入之句，仲景向来不用此含糊之词。即注云“洗”何毒之有。

【功效】温散寒邪，利咽止痛。

【主治】寒邪袭于会厌而咽痛，或痰涎阻喉，咯之不爽，或声音嘶哑，或伴恶寒发热，脉浮苔白。

【按语】半夏散及汤一方，乃治寒客会厌，少阴咽痛之方。咽喉乃气之出入之关隘，关隘不利则为之痹，内经所谓“一阴一阳结为之喉痹”是也。治之者，多因咽痛而过用寒凉之药，以致缠绵不已，此乃辛温发越之法，用半夏以治咽喉肿痛，用桂枝以治喉痹，用甘草以解肿毒，用白饮以留恋药性。至于煎煮方法，历代前贤多避而不言，《内台方议》直释为“右三味，以水三升，小冷，少少咽之”，经义不察，而不知仲景大有妙义，云：“以水一升，煎七沸，内药两方寸匕，更煮三沸”。这17字，为煎药方法之着眼处，水煎七沸，其气化为轻扬，水本下趋，如此反复使沸，其性有向上之势，纳其药又沸再三，借水向上之气裨药物轻扬开发，留恋于咽喉患处，以发挥其效力。泻心汤用麻沸汤，亦取其气向上之势，如此对比，其义自明。

【医案举例】

郑某，女，家庭妇女。身体素弱，有痰嗽宿疾，因娶媳期届，心力俱劳，引起恶寒、发热、头痛等症，咽喉疼痛尤剧，卧床不起，吞咽困难，脉象两寸浮缓，咽部颜色不变。辨证：三阴以少阴主枢，少阴之经循于咽喉，枢机失常，邪气怫逆不能外达而发生咽痛。治以《伤寒论》半夏汤原方。议取桂枝以解肌，甘草以清火，半夏以散结降逆，表里兼治方法。嘱徐徐咽下。服2剂，寒热、痰嗽、咽痛等顿消，继以扶正而愈。(《伤寒论医案集》203页)

咽喉肿痛

患者女性，四十八岁。

初诊：一九五六年十月十六日。痰饮宿疾发作多天，昨起恶寒微发热，头痛，咽喉肿痛、色暗红，饮食时痛加剧，痰涎不时流出，舌苔白黏，脉浮弦。病由感寒而起，拟半夏汤加味：法半夏10g、桂枝9g、生甘草9g、桔梗6g。服三剂而愈。(《伤寒论方运用法》228页)

二十四、四逆散方

《伤寒论》

甘草（炙）　枳实（破，水渍，炙干①）　柴胡　白芍

右四味，各十分，捣筛，白饮和服方寸七，日三服，欬者加五味子、干姜各五分，并主下利②，悸者加桂枝五分③，小便不利者加茯苓五分④，腹中痛者加附子一枚，炮令坼⑤，泄利下重者，先以水五升，煮薤白三升⑥，煮取三升，去滓，以散三方寸匕，内汤中，煮取一升半，分温再服。

【校勘】《玉函经》无“捣筛”二字；“并主下利”作“并主久痢”；“炮”字下无“令坼”二字；“取三升”上无“煮”字。

【注释】

①枳实，(破，水渍，炙干)：枳实用清水淘净，浸润后，切片晒干，以麸炒至微黄，出香气为度，炒香以加强其行气破郁，消积，化痰，破坚，利胸膈之效。

②欬者加五味子、干姜各五分，并主下利：肺与大肠相表里，肺寒气逆，表里并病，治当兼预，五味子、干姜相合，煦肺气而收气逆，温脾气而止下利，故云“又主下利”。

③悸者加桂枝五分：悸者为饮邪侮心，加桂枝以温通心阳，益心神，兼主

化饮。

④小便不利者加茯苓五分：小便不利，为水气不化，加茯苓以甘淡渗湿。

⑤腹中痛者加附子一枚，炮令坼："里虚遇邪则痛，加附子以补虚"。

⑥泄利下重者……煮薤白三升：该证之下利，为气滞不畅，加薤白以利气化滞。

【功效】透解郁热，疏肝理脾。

【主治】热厥证之手足逆冷，胸胁胀痛，或腹痛，泄利下重，脉弦细，舌苔黄腻。

【按语】四逆散一方，乃透达阳郁之良剂。阳郁于里，乃由肝气郁结而形成，仲景所以列入少阴篇，主要是该证四肢厥逆，应于里之虚寒而厥逆的四逆汤证，作以明显的鉴别，从而在此又另立这一门法，即宣扬气机透达阳郁的治法。本方用枳实以疏泻滞气，柴胡以宣达阳郁，白芍以养血敛其肝阴。细考本方，即从小柴胡汤化裁而出。小柴胡汤乃和解少阳之剂，少阳主枢，使邪气通过枢机而出表，少阴亦主枢，为三阴之枢，"阴枢之机，亦必借阳枢之用，阴中之郁热，始能外达"，此仲景"专为升散少阴之郁热而设"。圣法实美，后贤从之，扩而充之，以广其治。《经方应用》云："四逆散的用途甚广，凡急、慢性肝炎、胆囊炎、胰腺炎、溃疡病、胃肠神经官能症、阑尾炎、痢疾以及多种妇科疾病，如痛经、月经延后，或先后无定期等，只要辨证属肝郁气滞者，均可以本方为基础，加减治疗，效果显著。"余临床治疗时，每每喜用此方，因而录之，以推广应用。

【医案举例】

伤寒热厥

陈某，18岁，住汕头。初夏勤劳过度，伏热体酸，勉从于苦力运动，意欲因出汗而免药，至晚遂发头痛。医用石膏、生地、麦冬之类，越三日而病剧。手足厥冷，不省人事，耳若无闻，头不着枕，面色及唇皆白，唯指甲红活。脉左右俱伏，切诊已无可考，寒热从何分别，况证属危急，热药非可轻试。即嘱其兄取冷水一大杯，扶之令饮，一服而尽。述知其口渴伏热，热深厥深，误服阴凝之品，遏热之所致也。对此伤寒热厥，运用达郁通阳，泄热宣痞治法。方用柴胡疏其木郁，芍药通其阴结，甘草和其中气，枳实泄其痞塞。加木通宣其伏热，红花行血脉之瘀，黄芩清三焦之火，内解外达，血脉畅行，阳气舒畅，而热厥自愈矣。柴胡4.5g、白芍12g、甘草2.4g、炒枳实6g、木通4.5g、黄芩6g、藏红花2.1g。服后，一剂知，二剂已。静养三日而能如常作事矣。

胃脘痛

刘某，男，35岁。患者一向无胃病史，一个多月前上腹部心窝处突患疼痛，每当食后即作呕，酸水上泛，口苦，屡治未效。舌苔四边薄、中心黄腻而厚，脉来弦滑。按新病多实，久病多虚。患者向无胃病史，虽属暴病，舌苔中心黄腻而厚，以部位而论为脾胃之外候。食后作呕，是里滞未消，酸水上泛，口苦，为肝气横逆。治宜疏肝理气消滞而和胃。四逆散加减：柴胡、白芍、枳实、神曲各9g、麦芽18g、川朴6g（后下）、腹皮12g、法夏9g。二剂而疼痛消失。(《伤寒论医案集》210页)

二十五、理中丸及汤方

《伤寒论》

人参　干姜　甘草（炙）　白术各三两

右四味，捣筛，蜜和为丸，如鸡子黄许大[①]，以沸汤数合，和一丸研碎，温服之，日三四，夜二服。腹中未热，益至三、四丸[②]，然不及汤[③]。汤法，以四物，依两数切，用水八升，煮取三升，去滓，温服一升，日三服。若脐上筑者，肾气动也，去术加桂四两[④]。吐多者，去术加生姜三两[⑤]。下多者，还用术[⑥]。悸者，加茯苓二两[⑦]。渴欲得水者，加术，足前成四两半[⑧]。腹中痛者，加人参，足前成四两半[⑨]。寒者，加干姜，足前成四两半[⑩]。腹满者，去术加附子一枚[⑪]。服汤后如食顷，饮热粥一升许[⑫]，微自温，勿发揭衣被[⑬]。

【校勘】《玉函经》“丸”作“圆”；“筛”字下有“为末”二字；“如鸡子黄许大”句作“如鸡子黄大”；“日三服”句下有“加减法”三字。

【注释】

①如鸡子黄许大：相当于三钱重，即今之9g多。

②日三四，夜二服。腹中未热，益至三、四丸：丸者缓也，日须三四服，夜继服二次，若此腹中未有温煦的感觉则证明病重药轻，再加三四丸服之。

③然不及汤：汤者荡也，其性较丸剂为大，其效也速，该证吐利腹痛，病势亦甚，故用汤急温其中，故云丸不及汤。

④若脐上筑者，肾气动也，去术加桂四两：脐上悸动，是说肾气虚寒，水气已有上凌之象，所以去掉白术之腻滞，而加入桂枝以温肾通阳，降逆安冲，并行水气。

⑤吐多者，去术加生姜三两：白术有生发脾胃的作用，升之太多而吐多，故去之加和胃降逆之生姜。

⑥下多者，还用术：若过于下利，则为脾气之卑下也，因而还须用白术以升发脾阳，脾阳得振，卑监升平，故下多者愈。

⑦悸者，加茯苓二两：此种心悸，是为水气凌心，故加茯苓甘淡渗湿利

水，补益心脾。

⑧渴欲得水者，加术，足前成四两半：此处之渴是水气停蓄的缘故，与津伤的渴是决然不同的，加重白术，温运脾阳，运化水湿，脾阳振而散津，津液散而渴必止。

⑨腹中痛者，加人参，足前成四两半：虚寒之腹痛，其气本虚，必喜温喜按，所以加重人参，乃温补中焦之气血。若加芍药则悖矣。

⑩寒者，加干姜，足前成四两半：中气虚寒太甚，故加重温中散寒之干姜。

⑪腹满者，去术加附子一枚：中焦阳气不充，不充则运迟，运迟故腹满，腹满则寒湿壅滞，故去白术之壅补而加附子助阳气以胜寒邪。

⑫服汤后如食顷，饮热粥一升许：桂枝汤之啜粥助药力以行营卫，作用于外，此饮热粥助药以温运中气，作用于内。

⑬微自温，勿发揭衣被：周身感到温暖，说明寒邪得以温散，阳气得以来复，勿揭衣被者，乃固护来复之阳气。

【功效】温中祛寒，健脾益气。

【主治】脾胃虚寒，呕吐腹疼，喜温喜按，自利不渴，四肢不温，或霍乱，或胸痹心下痞满，或阳虚失血，或小儿慢惊病后喜涶涎沫，由中焦虚寒者。

【按语】理中丸及汤一方，乃健运脾阳之主方，凡上吐下泻腹痛，属虚寒者，均可应用。仲景所云“理中者，理中焦”，中焦为脾胃区域，脾实主升，胃实主降，脾胃皆虚而升降无权，清浊不分，吐利并作。方以甘草、人参补中益气，坐镇中州；干姜以温散寒邪；白术以运补脾阳。中气立，清升而浊降，此“治以专顾其中矣”，上吐得降，泻下自止，“则阴阳自然和顺矣”。药丸的配制方法、服药方法、对丸药疗效的观察（腹中热否），以及汤方的煮服方法、方药的灵活加减方法、服药后的啜粥方法，以及勿发揭衣被的注意事项，均当细心玩味，幸无胶柱，庶为得之。

【医案举例】

脾虚泄泻

患者男性，四十五岁。

初诊：一九六一年十一月七日。患肺结核多年。近曾患肠炎。继发疟疾，病后神疲纳呆，腹时隐痛，喜温按，便泻二、三次，口淡而乏味，不思饮食；咳嗽稀疏，痰薄易咯出，体温低于常温，舌质淡润，苔白腻，脉濡缓。方用：党参 10g、苍术 10g、炙甘草 10g、干姜 10g。服两剂而愈。

麻疹吐泻

患者男性，三岁。

初诊：一九五五年三月十二日。麻疹见点第三天，头面、身上、手足皆已见点。昨夜突然呕吐，大便水样，日泻四次；腹时隐痛，喜温喜按，纳呆，神疲，手指不温，小便清，咳嗽，流清涎；舌淡，苔灰滑，脉沉迟无力。治当急扶中阳：党参15g、白术10g、炙甘草6g、干姜6g、黑豆9g。服一剂。

二诊：三月十三日。吐止，大便溏，日泻两次，腹不痛，不流涎，咳除，舌淡苔白，脉沉迟。续服上方一剂，调理而愈。（《伤寒论方运用法》183~184页）

二十六、栝蒌桂枝汤方

《金匮要略》

栝蒌根[①]二两　桂枝三两　芍药三两　甘草二两　生姜三两　大枣十二枚

右六味，以水九升，煮取三升，分温三服，取微汗，汗不出，食顷，啜热粥发[②]之。

【校勘】栝蒌根，程沈作“三两”。徐沈作“炙”。生姜，徐沈有“切”字。大枣，徐沈有“擘”字，正脉本作“十枚”。服法中，古本作右六味，㕮咀以水七升，微火煮取三升，去滓，适寒温服一升，日三服。

【注释】

①栝蒌根：又名天花粉，质地多粉故名。性味苦寒，有清热止渴，益胃生津，补虚安中之功，用治烦满大热，消渴及病后虚热未蠲，消肿毒，排脓，消乳痈等，且无寒中滑泄之弊。

②食顷，啜热粥发：约一顿饭时间，喝热稀粥以助胃气，调营卫，化津为汗。与伤寒论桂枝汤啜粥法同。

【功效】解肌生津，润燥止痉。

【主治】热病发痉，头痛发热，汗出恶风，角弓反张，脉反沉迟，或弦紧，或沉而有力。

【按语】栝蒌桂枝汤一方，乃解肌生津、润燥滋液以疏达太阳经俞之方。喻氏所谓“变表法而为和法”的看法是正确的。其方剂之组成，基于桂枝汤调和营卫以疏表邪。非但驱表并以苦寒入阴之栝蒌根为君，清热生津，柔润筋脉，表里和合，里清外散，筋不燥而痉亦随愈。前贤主张加大栝蒌根之用量，减少桂枝之用量，亦属正确。服药方法，以取微汗为度，若不汗出，又须啜热稀粥以助胃气，阴阳得以调和，正气得以充足，则邪气得从汗出而解。又按，包氏所谓：“桂枝加羚羊角多获奇效者”属经验之谈。

【医案举例】

金某，男，4岁。发烧头疼，频繁呕吐，儿科以流脑收入院治疗，给予磺胺类抗菌素及对症疗法。十余天后呈昏睡状态，神志不清，不吃不喝，并出现频频抽风。每日约抽十余次，抽时两眼上吊，角弓反张，牙关紧闭，四肢抽搐，每次约数分钟即自行缓解。给予输液打针用各种镇静剂多天效果不佳。一直处于昏迷状态，遂停西药，改用中药治疗。患儿发烧比以前有所好转，但如不用退烧药时体温仍然上升，易汗，唇干裂，舌上少滓，脉数。治以银翘散加花粉，因吞咽困难用鼻饲灌入。每日一剂，并送下安宫牛黄丸半粒。经服上药三剂后，抽风次数逐渐减少，持续时间缩短，神志渐清，会哭，并能稍进饮食。继以上药加减化裁，减去安宫丸，每日一剂，体温降至正常，四肢抽搐虽减少但仍未痊愈。家属再三要求出院调治疗养。时过二月，患儿复来就诊治疗。抽风与出院时无甚差别。据家属叙述，二个月以来在外一直未停止过治疗。多以寒凉生津之品或以羚羊钩藤息风解痉之类治之，少有效验。患儿面色白，唇舌色淡，精神疲惫，大便溏，手足不温。据此，为过用寒凉，挫伤阳气，不仅脾胃损伤，而且气阴皆虚，不能濡养经脉，抽风终难治愈。遂以栝蒌桂枝汤治疗，连服五剂。十数日后复诊，抽搐次数显著减少，程度也轻。宗此方加白术、当归、党参等调治一月痊愈。(《经方发挥》95 页)

二十七、麻黄杏仁薏苡甘草汤方

《金匮要略》

麻黄（去节）半两（汤泡[1]） 甘草一两（炙） 薏苡仁半两 杏仁十个（去皮尖，炒）

上剉麻豆大[2]，每服四钱匕[3]，水盏半[4]，煮八分，去滓，温服，有微汗，避风[5]。

【注释】

①汤泡：麻黄先用热水渍泡，入煮时易于煮透。

②麻豆大：似麻仁大。

③每服四钱匕：即用铜币钱抄药，四钱匕即抄四次量。

④水盏半：指古之大白盏，即当今之大茶碗许。

⑤有微汗，避风：此煮散之发散药，服后身出微汗为佳，故云避风，即服药后之调护方法。

【功效】 解散风邪，除湿蠲痹。

【主治】 风湿袭于肌表，邪气轻浅，一身尽痛，发热，日晡所剧者，脉浮数或濡数，舌苔薄腻者。

【按语】 麻黄杏仁薏苡甘草汤一方，乃祛风除湿之轻剂。从方药的配伍剂量可以看出，此乃仲景煮散之法，取“散者散也”之意。但又与他散不同，为使微微汗出，而又轻轻煮沸以助药力之不逮。所云“避风”二字，亦即被覆使温之法，虽未言及“不必汗出淋漓”但其意已在其中。方中以麻黄、杏仁宣肺解表以疏散风邪；薏米通经络以“除筋骨中邪气”“久风湿痹”，甘草倍于麻黄，以防发汗太甚，切中而为微汗之法，此乃制方之妙义不可不知。又按本方与麻黄加术汤，均为治外湿之方，由于两者在病势的轻重程度上不同，所以治法也就不同了。麻黄加术汤乃祛寒湿在表之重剂，故用麻黄三两、桂枝二两、白术四两以祛寒湿；而麻杏薏甘汤乃祛风湿在表之轻剂。本证有日晡所发热的症状，说明风湿有化热的征象，所以不用桂之辛温而用薏米之凉散。

【医案举例】

李某，男，11岁，学生。1978年11月1日初诊。

病史：因淋雨、感受风寒，两下肢关节疼痛，游走不定，行动困难已十天。

症状：四肢关节疼痛，上下左右游走不定，下肢关节微肿，有时咳嗽微喘，恶寒发热，头身困重，口干不渴，饮食减少，二便正常。

检查：脉象浮紧微数，舌质红，苔薄白稍腻。下午体温38℃，血热潮红，两膝关节微肿，局部发热，心肺无异常，肝脾不肿大，营养中等。

辨证：风湿外邪，痹阻关节。

治则：祛风除湿，活血通络。

处方：麻杏薏甘汤加味。麻黄10g、杏仁10g、生薏米20g、川木瓜10g、川牛膝10g、鸡血藤20g、甘草3g。

11月10日二诊：服药6剂，疼痛减轻，肿势大消，咳嗽、气喘均轻，能活动行走，但仍觉困痛，脉浮紧不数，体温37℃，饮食增加，二便正常，继服上方。

11月16日三诊。又服原方五剂、关节疼痛、发热、咳喘皆止，局部红肿发热消失，行走自如，脉、舌正常。服金鸡虎丸一瓶，每次十粒，每日3次，巩固疗效，一个月之后基本痊愈。(《金匮集释》98页)

二十八、防己黄芪汤方

《金匮要略》

防己一两　甘草半两（炒[1]）　白术七钱半　黄芪一两一分（去芦[2]）

上剉麻豆大，每抄五钱匕，生姜四片，大枣一枚，水盏半，煎八分，去滓，温服，良久再服[3]，喘者，加麻黄半两[4]，胃中不和者，加白芍三分[5]，气上冲者，加桂枝三分[6]，下有陈寒者，加细辛三分[7]，服后当如虫行皮中[8]。从腰下如冰，后坐被上，又以一被绕腰以下，温令微汗，差[9]。

【校勘】《千金》风痹门载此方，方用汉防己四两，甘草三两，黄芪五两，生姜白术各三两，大枣十二枚，上六味㕮咀，以水六升，煮取三升，分三服，服了坐被中，欲解如虫行皮中，卧取汗，方后无加减法。

【注释】

①炒：即炒熟之意。

②去芦：药物之芦、多收涩，故云去，今用之黄芪系饮片，药工早已去之，处方不注去芦。

③良久再服：时间长一些可再服一次，此指三四个小时，若与千金所载之方比较，起码当日三服。

④喘者，加麻黄半两：风湿伤卫，肺气不宣而喘者，加麻黄以宣肺平端。

⑤胃中不和者，加白芍三分：芍药“缓中”（别录）。“邪气腹痛”（本经）。“收胃气”（元素）。“理中气，治脾虚中满，心下痞”（好古）。

⑥气上冲者，加桂枝三分：凡风湿所袭而卫阳不足，阴寒之气上冲欲作奔豚者，一以桂枝固护卫阳，一以桂枝降逆平冲。

⑦下有陈寒者，加细辛三分：下焦有沉寒冷积者可加细辛以温煦之。本经主风湿痹痛。别录主温中下气，破痰，安五脏，益肝胆，通精气。黄元御认为，细辛味辛气温，入手太阴肺、足少阴肾经，降冲逆而止咳，祛寒湿而荡浊。

⑧服后当如虫行皮中：防己黄芪皆为行气通经络，温分肉，实腠理之品，服药后，皮肤有虫行走蚁之感乃药至病所。病有向愈之兆，千金风痹门所谓：“欲解如虫行皮中”亦是。

⑨从腰下如冰，后坐被上，又以一被绕腰以下，温令微汗，差：此又指风湿重点在下焦者，故云腰下如冰，绕坐被中，温令微汗，使药物至下焦病所，以发挥效力。

【功效】益气除湿，健脾利水。

【主治】风湿证，表虚，四肢疼痛，身重麻木，汗出恶风。或风水、肢体浮肿，或腰以下肿甚，小便不利，苔白腻，脉浮虚者。

【按语】防己黄芪汤一方，乃益气祛风，健脾祛湿之剂，主治风湿证，风水证，风邪在表、湿在经络、卫阳不固、脾失运化之证。风邪在表，法当发散，而卫阳不固，汗出恶风，又不可过发其汗以亡其阳；湿在肌腠经络，又不可不发散，而湿气羁留不蠲，故仲景采用益气祛风，健脾行水之法以调之。方中防己祛风行水；又重用黄芪补气以固表，祛风而不伤气，行水而不伤正；白术补脾，助运胜湿，与防己黄芪相配，益气、止汗、利水之力益大；甘草、生姜、大枣补益中土，调和营卫。表虚得固，卫阳得振，风湿得祛，脾气得运，因而水气下行，则湿肿得除。

《千金》所载之方，与仲景方例相同。服药后当如虫行皮中，谓药至病所，卫阳振奋，风湿欲解的征兆，应嘱病家注意调护为宜。

【医案举例】

水肿（慢性肾炎及肾病综合征）

王某，男，32岁。患慢性肾炎三年，浮肿，尿少，时好时坏，易外感，每因外感而病情加重，曾累用利尿消肿之剂，效果总是不好。

现证：颜面周身浮肿，面色白，精神欠佳，纳呆，自汗，恶风，舌淡，苔白，脉浮而弱，尿蛋白（++）。如此脉证为气虚之候，治当补气健脾，兼利水消肿。

方以防己黄芪汤加党参、苡仁、茯苓等药，共服30余剂，浮肿消退，精神好转，食饮欲增加，尿蛋白（±）。继以本方配制丸药一剂，服用一月，诸症悉愈。（《经方发挥》155页）

二十九、百合洗方

《金匮要略》

百合一升，以水一斗，渍之一宿，以洗身①，洗已，食煮饼②，勿以盐豉也③。

【校勘】《千金方》："以汁洗病人身，洗身后，食白汤饼，勿与盐豉（禁盐和豆豉）也"，《外台秘要》："作洗身讫，食白汤饼"，《总病论》："饼是切面条，汤煮水淘过，热汤渍食之④"，《活人书》："煮饼即淡熟面条也"。张师正《倦游杂录》云："凡以面为煮之，皆称为汤饼"。

【注释】

①以洗身：《金匮要略》译释解释为"温以洗身"。

②食煮饼：是以麦面轧成薄薄面饼，然后切成面条，热汤煮熟食之，古人称为煮饼。

③勿以盐豉也：以豆制成的食物，有咸淡两种，淡豆豉可入药，用黑大豆，水浸蒸熟，覆盖发酵后，拌水，装入瓮中，用泥封好暴晒，久而即成；盐豆豉（即盐豉）饮食用，当作小菜，唯发酵后，加以盐及生姜，花椒等佐料，然后入瓮久晒而成，各种大豆均可制作，"勿以盐豉也"即指此。

④汤煮水淘过，热汤渍食之：面条以趁热喝，并非再用水淘过。

【功效】清热养阴。

【主治】百合病，经月不解，而口渴心烦者。

【按语】百合洗方，乃内外兼治之法。百合病，经月不解，虚热弥漫于周身，内外之气，无力通达，清气不升，因之而作渴。至于百合渍法，实乃煮法，若以浸泡之汁，涂洗于周身，恐非仲景原旨。百合性甘寒，以甘寒之汁洗之，而皮毛之玄府得以开放而透其邪热者，岂不怪哉。历代方书注疏者，于此不予点破，仍使后人茫然，《译释》注为“温以洗身”是于字里行间中发其真精神，实乃借甘温之洗法，以达甘凉之功效？服煮饼之意，亦即热稀粥之变法，其性味甘寒，补脾土之阴，融生肺金之津，又妙在甘寒之味以煮热汤发之，肺之津气敷布于周身，玄府肌腠调和通畅，故虚热得出，而百脉始安。

三十、苦参汤方、雄黄熏方、赤豆当归散方

《金匮要略》

苦参汤方

苦参一升

以水一斗，煎取七升，去滓，熏洗，日三。

雄黄熏方

雄黄[①]

右一味为末，筒瓦二枚合之，烧，向肛熏之。

赤豆当归散方

赤小豆三升（浸令芽出，曝干[②]） 当归三两[③]

右二味，杵为散。浆水服方寸匕，日三服。

【校勘】庞安时《伤寒总病论》苦参汤方：“苦参半斤，槐白皮，狼牙根四两，应剉，以水五升，煎三升半，洗之。”《外台》《千金》以上三节合为一节。“蚀于肛者，雄黄熏之”在苦参汤方“熏洗”下。“肛”下并有“外”字。程本“黄”下有“散”字。《千金》“赤”字下有“小”字，《千金》《外台》并作以赤小豆三升渍之，令生芽足复干之，加当归三两为末，浆水服三寸匕，日三”。徐熔附遗“当归”作“一两”。

【注释】

①雄黄：未注剂量。《笔头杂兴》：“治臁疮日久方，雄黄二钱，陈皮五钱，青布卷作大撚，烧烟熏之，热水流出，数次愈。”可供参考。

②浸令芽出，曝干：赤小豆乃甘温之品，其性下行，利水消肿，“久服令人枯燥”“能散蓄积之毒”浸令出芽，变甘温之性而为甘凉之药，利于清热解毒，消肿排脓。

③当归三两：千金作三两，庞安时作一两，金匮玉函要略揖义作十两，供参考。

【功效】

苦参汤方：清热解毒，化湿杀虫。

雄黄熏方：燥湿、解毒、杀虫。

赤豆当归散方：清热解毒，消肿排脓。

【主治】

苦参汤方：主治狐病，湿热蕴毒生虫蚀于前阴部位者。

雄黄熏方：主治狐病，湿热蕴毒生虫蚀于肛门腐烂者。

赤豆当归散方：主治狐成脓，初得之二三日，目赤如鸠眼，七八日目四眦黑者。

【按语】苦参汤一方，乃单刀直入之方。苦参味苦性寒，功能清热燥湿，凉血解毒，又有祛风杀虫的作用，《别录》云：“苦参止渴，疗恶疮，下部”。因此狐病，由于湿热之毒侵于下部，以致前阴腐蚀的，用苦参汤洗之确有疗效。

雄黄熏方，亦单刀直入之方，性味辛温有毒，具燥湿杀虫，辟秽解毒之功，《本经》主治恶疮疽痔，百虫毒气。《别录》云：“疗疥虫慝疮”；《本草》云：“杀劳虫疳虫”；千金雄朱丸，用治中恶蛊毒，局方醒消丸，用以治疗痈疽疮毒，均称其为解毒杀虫之要药。因是外用，故仲景无注用量，可视病情采用。

当归赤小豆汤一方，乃清热解毒、消肿排脓之良剂，赤小豆发芽而曝晒之法，变入血药而为清气之品，唯唐容川先生解释最为正确，方以浆水送服，取其酸以入肝，使药气上行为方中之舟楫，以疗狐蚀于上部，彻其心烦，汗出，更疗目赤如鸠眼者。

【医案举例】

李某，女，32岁。1969年8月22日入院。

自诉1960年即患白塞综合征，经积极治疗，口腔溃疡已愈。诊见，外阴湿疹，瘙痒溢水，双眼干涩，全身散发小脓疮，双下肢红斑累累，抓破流脂，形体瘦弱，面白无华，纳差口苦，小便灼热短黄，大便干结难下，每次经血量多，经潮时诸症减轻，经净后病又如故。舌红，苔黄厚腻，脉细缓。

此亦称狐病。舌红，苔黄腻乃湿热之象。湿热蕴结，蒸腐气血，泛滥周身则为脓疮，流注阴部则生溃烂、湿疹瘙痒等。热毒入血则经多，经行诸症减轻是湿热随经而泄，病久损伤气血，故脉细缓而形神俱不足也。此症虚中夹实。治当凉血解毒，清利湿热，调补气血。处方：赤小豆25g，当归10g，苦参12g，银花12g，知母10g，苡米25g，车前子10g（包），地榆炭8g，熟地炭18g，淮山药15g，党参12g，黄芩炭10g。每日一剂，水煎服。

上方服四剂后，月经尚未干净，阴部溃疡如故，但湿痒消失；下肢红斑隐退，脓疮亦有愈合之势，食纳稍增，仍溲黄便结，舌苔黄，根部稍腻，为防今后病情加重，守服原方4剂，药后月经已净，外阴湿痒未发，脓疮已愈，阴部溃疡亦将愈合。唯黄白带下增多，此乃湿热蕴毒已现外去之机，仍守原方去知母，加萆薢12g，连服10剂后，诸症消失，经妇科检查证实。“阴部溃疡已全部愈合”。出院后仍予上方5剂，以巩固疗效。随访半年余，未见复发。（《金匮集释》145~146页）

三十一、升麻鳖甲汤方

《金匮要略》

升麻二两　当归一两　蜀椒（炒、去汗）一两　甘草二两

雄黄[①]半两（研）　鳖甲手指大一片（炙）[②]

右六味，以水四升，煮取一升，顿服之，老少再服，取汗[③]。

【校勘】《肘后》《千金方》，阳毒[④]用升麻汤，无鳖甲有桂；阴毒[⑤]用甘草汤无雄黄。《千金》作“右六味，㕮咀，以水五升，煮取二升半，分三服，如人行五里进一服[⑥]，温覆手足，毒出则汗，汗出则解[⑦]，不解重作服之，得吐亦佳[⑧]。《外台》载《古今录验》阳毒升麻汤，并有桂心、栀子二味，治阴毒甘草汤无雄黄一味。

【注释】

①雄黄：为砷矿科，斜方晶之矿石，辛温有毒，有辟秽解毒，燥湿杀虫之功。主治中毒腹痛，疳积虫痛，疥癣恶疮，虫蛇咬伤，疟疾惊。内服可用1~2g，外用无定量。

②鳖甲手指大一片，炙：如手指大一片约今之10g许，均炙用。

③老少再服，取汗：其病在血脉间，若服汗出不必再服，不已则再服取汗，亦内经所谓“其在皮者，汗而发之”之意，但不可发汗太过，过则易发斑疹。

④⑤阳毒、阴毒：《金匮要略译释》云：阴毒和阳毒，是在一种疾病上出现两种不同的外候，所谓阴阳，不是指寒热，也不是指表里，而是因为有面赤

等热壅于上的现象，就称为阳毒；而目青身痛如被杖等现象的，就称为阴毒，由于二病同出一源，俱为毒疠之气蕴于血脉，所以只用一方，因症状出入而加减施治。

⑥如人行五里进一服：古人无钟表，虽有漏壶计刻乃贵富家之品，用“五里”之数代之，当今之半小时许。

⑦汗出则解：可见注③，不过须加温服而已。

⑧不解重作服之，得吐亦佳：毒出则汗，汗出则解，若仍不解可以重服上方，所谓得吐亦佳者，乃“热淫营卫，搏结于胃”吐之，毒热亦借道于胃而解也，故云亦佳。

【功效】清瘟败毒，活血散瘀。

【主治】阳毒，面赤斑斑如锦纹，咽喉痛，唾脓血；若面目青，身痛如被杖，咽喉痛者，以前方去雄黄蜀椒。

【按语】升麻鳖甲汤一方，乃清瘟败毒、活血散瘀、主治阴阳毒之方。有关阴阳毒的看法历代认识不一，从症状上分析，二者均属瘟疫厉毒之病，是一种发斑性的急性温热之病，有阳性表现者曰阳毒；病邪深潜表现于阴性者为阴毒。阳毒，面赤斑斑，咽喉疼痛，肉腐成脓，以致吐脓血，应用此汤方以清瘟败毒为主。阴毒，面目青，咽喉痛，身如被杖，疫毒侵犯血脉，血行不畅，体虚不能透解，虽然都是瘟热之毒，但阴毒尤甚于阳毒，《诸病源候论》所谓“若发赤斑者，十生一死，若发黑斑者，十死一生”，叶天士所谓“斑色红者属胃热，紫者热极，黑者胃烂”亦甚有见地。治疗应慎重、斟酌为是，活人阳毒升麻汤、化斑汤、犀角地黄汤、清瘟败毒饮，可应用于阳毒；庞氏附子饮、霹雳散，正阳丹，可应用于阴毒。应当注意的是，不论阴毒阳毒都不可大发其汗，以防斑烂坏症出现。

【医案举例】

次女赛男，于一九五六年三月患猩红热，初起恶寒发热、头痛咽痛、下颌淋巴结肿大、舌苔薄白、脉象浮数。服银翘散二剂，恶寒已罢，仍发热咽痛。服普济消毒饮去升麻、柴胡三剂，另用冰硼散吹喉，咽痛减轻，热仍不退，颈面出现红色斑疹，唯口唇四周苍白，舌绛无苔，脉象滑数，印象为猩红热……经化验室检查，白细胞计数增高，中性增高，符合猩红热诊断，一面肌注青霉素，一面用升麻鳖甲汤：升麻 3g、鳖甲 10g、当归 3g，去雄黄、蜀椒，加银花 10g、连翘 10g、牛子 10g、生地 12g、丹皮 10g、赤芍 6g、桔梗 3g、甘草 3g，服三剂，红疹遍及四肢，压之可渐退色，继用原方去升麻、当归、桔梗，加玄参、麦冬、大青叶，三剂，皮疹消退，体温正常，痊愈出院。（《金匮集释》150 页）

三十二、鳖甲煎丸方

《金匮要略》

鳖甲十二分（炙） 乌扇三分（烧）[①] 黄芩三分 柴胡六分 鼠妇三分（熬）[②] 干姜三分 大黄三分 芍药五分 桂枝三分 葶苈一分（熬）[③] 石韦三分（去毛）[④] 厚朴三分 牡丹五分（去心）[⑤] 瞿麦二分 紫葳三分 阿胶三分（炙）[⑥] 蜂窠四分（炙）[⑦] 赤硝十二分 蜣螂六分（熬）[⑧] 桃仁二分 半夏一分 人参一分 䗪虫五分（熬）[⑨]

右二十三味，为末，取煅灶下灰一斗[⑩]，清酒一斛五斗[⑪]，浸灰，候酒尽一半，着鳖甲于中，煮令泛烂如胶漆，绞取汁，内诸药，煎为丸，如梧子大[⑫]，空心服七丸，日三服[⑬]。

【校勘】《千金方》，用鳖甲十二片，又有海藻三分，大戟一分，䗪虫五分，无鼠妇，赤硝二味。以鳖甲煎和诸药为丸，制法中“浸灰候酒尽一半”作“以酒渍灰取酒”。

【注释】

①乌扇三分（烧）：乌扇即射干，烧即今之炒。

②鼠妇三分（熬）：鼠妇即民呼之潮虫子，其性酸温无毒，或作成微寒，功能利水道，坠胎，治久疟寒热，小便气癃，妇人月经闭止，血瘕，为厥阴血分之药，主治寒热，去瘀积。熬即炒、焙之意。使其走血分。

③葶苈一分（熬）：葶苈即葶苈子，炒香以行气分。

④石韦三分（去毛）：石韦，秋季采收，洗净晒干，拭去背面粉末及褐色或灰黄色毛垢。

⑤牡丹五分（去心）：即丹皮，或称粉丹皮，心为木质，苦涩无药效，故去之。

⑥阿胶三分（炙）：炙字，疑为后人羼入。

⑦蜂窠四分（炙）：即蜂房，即大黄蜂之窠，性甘平，入胃。肝、肾三经，其主要功效为解毒疗疮，祛风除痹，兼有兴阳益肾，镇咳祛痰之效。炙则香，香则行气血。

⑧蜣螂六分（熬）：蜣螂，又名推粪虫，屎壳郎，铁甲将军，咸寒有毒，有解毒，消肿，通便之功，主治疮疡肿毒，痔瘘便秘等，熬则气腥臭，主入血分，兼有破瘕之功。

⑨䗪虫五分（熬）：又名土鳖虫，咸寒有毒，入肝经，其主要功能为破血逐瘀，散症结，疗折伤。熬之腥臭入血分。

⑩煅灶下灰一斗：所谓煅灶下灰，实乃铁末，似今之坎离砂，含大量之铁质，取其入血分。

⑪清酒一斛五斗：浸灰，候酒尽一半着鳖甲于中，煮冷泛烂如胶漆，绞取汁：清酒即无灰酒，即今之米酒，浸于铁砂之中，即发热如蒸，着鳖甲于中，进行熔化，待鳖甲如胶漆样，以绞取药汁，待用。

⑫内诸药，煎为丸，如梧子大：取煮鳖甲之药汁，纳22味中药末于中，文火煎之，待能作丸时，即剉如梧子大之丸以备用。

⑬空心服七丸，日三服：癥瘕结于内脏，空心服之，易于吸收。服七丸，日三服乃峻药频攻之法。

【功效】调理气血，破瘀消结。

【主治】疟母，由发疟疾日久不解，积而为脏瘕，胁下痞痛，时作寒热，脉来弦涩者。

【按语】鳖甲煎丸一方，为攻补兼施、破瘀消瘕、行气化痰之方。其方法为峻药而用小量频攻之法，以调整扶正，增进机体的抗病能力为基础，加以消瘕行气，以达杀虫止疟之目的。方用鳖甲为主药，养阴消癥，化痞散结，以散寒热，佐以桃仁、丹皮、芍药、紫葳、乌扇、赤硝、大黄以行血破瘀；更以䗪虫、蜣螂、蜂房、鼠妇虫类搜剔，消坚化痞结，杀虫止疟；瞿麦、石韦、葶苈通利水道；柴胡、黄芩、半夏、厚朴、桂枝、干姜调理气机以止寒热；阿胶、人参补气养血；灶中灰含大量铁质入血分以破癥瘕；清酒为使，领诸药通经疏络以攻病所，为方中之舟楫。药虽众多，攻逐一点，乃无坚不摧之方。

【医案举例】

郭某，女，52岁。脾肿大四至五年，五年前曾患定期发寒热，经县医院诊断为疟疾，运用各种抗疟疗法治疗症状缓解，而遗留经常发低热。半年后，经医生检查，发现脾脏肿大2~3cm，给予各种对症疗法，效果不佳，脾脏继续肿大。近一年来逐渐消瘦，贫血，不规则发热，腹胀如釜，胀痛绵绵，午后更甚。食饮不振，消化迟滞，胸满气促，脾大至肋下10cm，肝未触及，下肢浮肿，脉数而弱，舌胖有齿印。据此脉证，属《金匮》所载之疟母，试以鳖甲煎丸治之。

鳖甲120g、黄芩30g、柴胡60g、鼠妇（即地虱）30g、干姜30g、大黄30g、芍药45g、桂枝30g、葶苈15g、厚朴30g、丹皮45g、瞿麦15g、凌霄花30g、半夏15g、人参15g、䗪虫60g、阿胶30g、蜂房（炙）45g、芒硝90g、蜣螂60g、桃仁15g、射干20g，以上诸药，蜜制为丸，每丸重10g，日服二丸。

服完一剂后，各种症状有不同程度的好转，下肢浮肿消失。此后又服一剂，诸症悉平，脾脏继续缩小，至肋下有6cm，各种自觉症状均消失，故不足为患。遂停药，自己调养。（《经方发挥》153~154页）

三十三、矾石汤方

《金匮要略》

矾石[①]二两。

右一味，以浆水一斗五升，煎三五沸，浸脚[②]，良。治脚气却心[③]。

【校勘】程本、《金鉴》不载此方，篇末五方并删。浆水，《张氏医通》作“酸浆水”。“却”字，赵刊本作“冲”字。

【注释】

①矾石：又名白矾，明矾，枯矾。

②浸脚，良：矾石浸脚，可直接去湿消肿，收敛逆气。

③却心：“却”字，明朝·赵开美本作“冲”字。

【功效】祛湿消肿，收降逆气。

【主治】脚气冲心。

【按语】矾石汤乃治脚气外洗之方，通过祛湿消肿以达收降逆气之效。上有头风摩散以治其头，今又以矾石汤以浸其脚，为两相对峙之方。至于本病之沿革，当参《千金》《外台》之论，今附于后，以供参考。《千金》第七卷论风乏学状云：“考诸经方，往往有脚弱之论，而古人少有此疾，自永嘉南渡，衣缨士人，多有遭者。魏周之代，盖无此证，所以姚公集验，殊不殷勤，徐王撰录，未以为意，特以三方鼎峙，风教未一，霜露不均，寒暑不等，是以关西、河北、不识此疾，自圣唐开辟，六合无外，南极之地，襟带是重，爪牙之寄，作镇于彼，不习水土，往者皆遭。近来中国士大夫，虽不涉江表，亦有居然而患之者，良由今代天下，风气混同，物类齐等所致之耳。然此发病，初得先从脚起，因即胫肿，时人号为脚气。”《外台》第十八卷引苏长史论云：“晋宋以前，名为缓风，古来无脚气名，后以病从脚起，初发因肿满，故名脚气也。又有不肿而缓弱行卒屈倒，渐至不仁，毒气上阴，攻心便死，急不旋踵，宽延岁月耳。然则浸风毒气，得其总称也。”

三十四、古今录验续命汤方

（附方）
《金匮要略》

麻黄　桂枝　当归　人参　石膏　干姜　甘草各三两　芎䓖一两　杏仁四

十枚

右九味，以水一斗，煮取四升，温服一升，当小汗[①]薄复脊[②]，凭几坐，汗出则愈，不汗更服，无所禁，勿当风[③]。并治但伏不得卧，咳逆上气，面目浮肿[④]。

【校勘】《外台》：载古今录验西州续命汤，即是：麻黄作“三两”，芎䓖“一两”，余各“二两”；杏仁与本方同。《千金》名“大续命汤”，而西州续命汤，主疗与此同，无人参有黄芩，分量亦异，“芎䓖三两”。

【注释】

①温服一升，当小汗：风痱（包括痹病），温服之后，使药行于皮肤以祛风寒，治当以出益佳，风寒俱去；不可大发其汗，以防亡阳虚脱。

②薄复脊：服药后以衣被覆盖脊背。

③无所禁，勿当风：服药时无所禁忌，因内脏无病，仅是经络皮肤之病，故用发散之剂，且忌当风受寒。

④但伏不得卧，咳逆上气，面目浮肿：风寒袭肺，肺气壅遏，咳嗽喘息，但欲前俯（伏）不得安卧。肺主表，为水之上源，肺气不得肃降，水湿停滞，故而面目浮肿，因此方有宣发肺气，开发玄府之功，故云“并治”。

【按语】古今录验续命汤一方，乃集寒热温凉之药冶于一炉，主治脏腑经俞之病。此方用药之周全，非后世处方单寒、单热，纯补、纯泻之方可与比拟。至于痱痹之争，即中风与痹病的鉴别，仍当求之于内外因果相互激发的侧重性，以及相互转化的重要关系，在某些程度上来讲，临床亦不少发现由风寒之痹而逐渐转化为中风偏枯。这一种，亦即所谓其中风，续命汤即为对证之方，先师苏兆仪公曾治一王姓患者，因遭大风突至，身不御寒，而患左半身麻痹，不得动转，口眼㖞斜，言语不利，断续服续命汤五十剂，附以针灸治疗，三月能起，半载而康复。今再录前贤之论以备参考：朱丹溪云：“西北气寒，为风所中，诚有之矣”，《医略》十三篇云：“刘宗厚在凉州，亲见大风起自西北，路死者数人，可为中风暴死之据。”缪仲淳云：“中风有真假内外，西北地高风烈，虚人猝为所中，中脏死，中腑成废人，中经络可治，必先解散风邪，次再补养气血，此治真中法，以小续命汤……”

三十五、黄芪建中汤方

《金匮要略》

黄芪建中汤方。于小建中汤加黄芪一两半，余依上法[①]。气短胸满者加生姜[②]，腹满者去枣加茯苓一两半[③]，及疗肺虚损不足，补气加半夏三两[④]。

【**校勘**】《千金》《外台》：引《集验》“黄芪”作“三两”；“气短胸满”四字作“呕者”二字；“茯苓”作“四两”无“及疗”以下十四字。

【**注释**】

①余依上法：亦即小建中汤法：以水七升，煮取三升，去滓，内胶饴，更上微火消解，温服一升，日三服。

②气短胸满者加生姜：《千金》《外台》“气短胸满”四字作“呕者”二字。包识生云：“按气短胸满，是中寒不化，阻其中气之升降，加生姜，有温中散寒之力，又可和芍饴之寒滞，则中气一温，阴霾自散，气足胸宽也。”

③腹满者去枣加茯苓一两半：脾湿不运而中阻，故尔腹满。去大枣之壅滞，加茯苓之淡渗利湿，则湿邪下泄。

④肺虚损不足，补气加半夏三两：肺为水脏、虚损不足则生痰气，加半夏运脾以化水，燥湿以下气，脾运水化则无犯肺气，肺气得以宣肃，虚损不足者，则自调而愈。

【**功效**】补中益气、缓急止痛，固表止汗。

【**主治**】适用于虚劳里急诸不足，腹中时疼，喜温喜按，阳虚发热，自汗盗汗，四肢倦怠，懒言短气，舌淡苔白，脉微而弱；或气不摄血，崩中漏下；或气血两虚，心悸、怔忡，胃气亏虚，寒疝腹痛等症。

【**按语**】黄芪建中汤一方，乃小建中汤加黄芪，实则桂枝汤加黄芪、胶饴之方。虽然也是调补阴阳两虚，但实质上则侧重于补益气（阳）虚，对此有人报道“应有少气、身重，自汗，恶风，脉大而虚等证”甚属正确。若偏于阴虚者，用之则误。各种加减方法，于临床又当细心推详，斟酌应用。徐灵胎云：“古人所云虚劳，皆是纯虚无阳之证，与近日之阴虚火旺，吐血咳嗽者相反，误治必毙，近日咳嗽吐血之病，乃血证，虽有似虚劳其实非虚劳也。”又云：“小建中汤治阴寒阳衰之虚劳，正与阴虚火旺相反，庸医误用，害人甚多，此咽干口燥，乃津液少，非有火也。”则进一步说明了小建中汤或黄芪建中汤，皆适用于阴阳两虚的虚劳，不适用于阴虚火旺的虚劳。

【**医案举例**】

张某，男，12岁，1978年8月2日初诊。腹痛二年余，屡进驱虫、健胃行气等剂治疗，服中西药百余次未显效。近来食少体倦，午后肤热明显，身体渐呈瘦削，面色不泽。自觉时有腹内难受，脐周缓痛，温熨则舒，周身肌肉酸困，按搓略适。脉缓苔淡。

劳损久病，腹中拘急，屡行驱虫行气，而致中阳不振，阳气不充外卫，故见肌酸肢困。寒证待温则减，虚病按之暂舒。脉缓脾虚，苔淡阳弱。证属虚劳里急，治宜温中补虚、和里缓急，用《金匮要略》黄芪建中汤加当归治之。

处方：白芍6g、桂枝3g、生姜2g、当归5g、大枣3枚、炙甘草3g、饴糖

9g、黄芪 9g。

二诊：连服七剂，腹痛已释，仍有轻微腹中难受之感。脉缓，苔薄白。嘱其原方再服。

三诊：又服五剂，全身症状悉愈，饭量大增。家长虑其再发，嘱其严禁生冷饮食。如再发痛，与原方服用。(《中医医案医话集锦》436~437 页)

邹某，男，45 岁，工人。

症状：腹痛绵绵喜按，食少嘈杂。胸腹胀满，食则痛减，神疲乏力，少气懒言，肌肤萎黄，四肢微冷喜暖，舌质淡白，脉虚弱。证属太阴中土虚弱，脾失健运所致，治宜温补脾胃。用黄芪建中汤加减：白芍 30g、甘草 9g、桂枝 6g、黄芪 30g、生姜 3 片、红枣 6 枚、饴糖 45g（冲服）。(《金匮集释》227 页)

三十六、酸枣仁汤方

《金匮要略》

酸枣仁[①]二升　甘草一两　知母二两　茯苓二两　芎䓖二两

右五味，以水八升，煮酸枣仁，得六升[②]，内诸药，煮取三升，分温三服。

【校勘】原注有“深师生姜二两，深师名‘小酸枣仁汤’”。“疗虚劳不得眠烦不宁者”出于《外台》。煮法后云“一方加桂二两”。《千金翼方》“大酸枣汤，主虚劳烦悸，奔气在胸中，不得眠方，于本方去知母，加人参生姜桂心”。《千金方》去芎䓖、用知母，更加石膏，名酸枣汤，主疗同。

【注释】

①酸枣仁：性味酸平，入心、肝、胆、脾四经，本性酸，所谓酸枣仁，即生枣仁。

②以水八升，煮酸枣仁，得六升：以酸枣仁外皮较硬，虽打破，亦多不匀，又含油质，所以必先煮，性味方易释放，功效才能显著。

【功效】养血安神，清热除烦。

【主治】虚劳、虚烦不得眠，胆怯易惊，心悸盗汗，头目眩晕，咽干口燥，脉弦或细数等症。

【按语】酸枣仁汤一方，以酸枣仁为君，取其酸入肝胆，安魂魄以和胆气，兼补心血以疗虚烦。知母一药，“下则润肾燥而滋阴，上则清肺金而泻火”，肾水滋而肺金肃，肺金肃而木火自平。川芎乃血中气药，疏肝气调肝血，“使血自生，非谓其能养血也”。茯苓取其宁心安神，甘草取其清热，并和诸药。更妙者，枣仁、川芎相配，一酸收，一辛散，相反相成，其养血、安神、宁胆之力相得益彰。方法精当、灵巧，如此则虚热清除，虚烦得止，而睡眠自宁。

【医案举例】

马某，女，45岁。患神经衰弱，经常头昏头痛，心烦失眠，精神疲倦，记忆减退，血压波动在130~145/80~90mmHg之间，舌红无苔，脉象弦细。曾服谷维素、眠尔通、安眠宁、补脑汁等药无效。此肝虚夹热、心神受扰，治宜清肝除烦、养心宁神，用酸枣仁汤：炒枣仁12g，川芎3g，知母10g，茯苓10g，甘草5g，加钩藤12g，菊花10g，蒺藜10g，生地15g，白芍10g，生牡蛎15g，服十剂，头痛失眠稍好，继用天王补心丹嘱其常服，以善其后。（摘自《金匮要略浅述》第107~108页）

某男，27岁，兰州市西固某厂工人。

1967年秋初诊：患者与其家长同来门诊。本人低头不语，其母代述：十几年来，患者不断在夜睡之后，突然起床，不论冬夏都穿好衣服鞋袜，不言不语，也不开灯，便下床活动。有时扫地，有时擦擦桌椅，别人叫他，他也不答，约10~20分钟，他又脱衣而睡，次日问他，他说未曾起床。日子久了，习以为常，大家也都不过问了。曾经兰州市某医院诊断为梦游症。近两年来，不但夜夜起床，而且活动较前复杂，时间亦久。我们住在二楼，他一人独居一室。半夜起床后，常常先生火炉，然后开门，拿上桶担，下楼挑水，回来又把门都关好，将水倒入缸里，又把铁壶灌满，放在火上。有时随即复睡，有时把水烧开，灌到热水瓶里。但从未发现他吃过喝过。不论他干什么，都是轻手轻脚，从不碰撞，所以别人当时很难发觉。有时问他，他仍一无所知。

患者自述，除感经常头晕，有时心烦外，别无不适。但察其神色似有萎靡，表情略呈淡漠、寡言少语，目光无神。从无癫痫发作及癔病史。历年来虽曾断续治疗多次，但效果不著。舌边、舌尖红而少苔，脉细弦而稍数。证属肝阴不足，肾气上逆，火扰心神，伤阴生痰，以致魂不随神而动。故宜养血安神，清热祛痰。以酸枣仁汤加减方治之。

处方：炒枣仁30g、柏子仁15g、合欢皮12g、夜交藤12g、川芎10g、知母12g、茯神12g、生龙骨12g、生牡蛎12g、朱砂末1.5g（分两次冲服，水煎服五剂）。

药后复诊，证脉似无改变，原方再给五剂，嘱其家人细为观察。

服药十剂后，自述头晕、心烦大减；其母说，夜仍起床活动，但不外出。仍以原方稍变用量，续给五剂。

服药后，据称：已不每夜起床活动，但过二至三夜仍犯一次，不过时间似短，活动似少。嘱将上方连服半月，再来复诊。

翌年夏季。其母因病来诊，告以患者已有十月有余，再未复犯。（《金匮集释》234~235页）

三十七、苇茎汤方(《千金》)

《金匮要略》

苇茎[①]二升　薏苡仁半升　桃仁五十枚　瓜瓣[②]半升

右四味，以水一斗，先煮苇茎得五升，去滓，内诸药，煮取二升，服一升，再服，当吐如脓。

治咳有微热，烦满，胸中甲错[③]，是为肺痈。

【校勘】《千金》：“桃仁五十枚”作“三十枚”，“以水一斗”作“二斗”，“再服当吐如脓”作“当有所见脓血”[④]。《外台》引《古今录验》，疗肺痈苇茎汤作“剉苇一升”，方后注：“仲景伤寒论云‘苇叶切二升’”。

【注释】

①苇茎：汀洲间，芦荻之粗种，陂泽中多年生草，茎高丈许，甘寒无毒。

②瓜瓣：即今之冬瓜子。

③胸中甲错：如得了肺痈的病人，胸部的皮肤粗糙如鳞甲一样，这是因为内痈已成，气滞血瘀，皮肤失却营养的缘故，也是临床诊断肺痈的一个明显特征。

④“再服当吐如脓”作“当有所见脓血”：肺痈所吐之脓大多其色粉红，即脓血相混。

【功效】清肺化痰，逐瘀排脓。

【主治】肺痈，咳吐腥臭浊痰、脓血，胸中隐隐作痛，咳时痛甚。脉象滑数，舌质红，苔黄腻。

【按语】千金苇茎汤为治肺痈之方。方用苇茎为治肺痈之主药，肺既成痈，非大剂用之不为功也。冬瓜仁亦可多用，清凉无毒，为祛痰排脓之佳品；薏苡仁甘淡渗利，以竟生痰之源；桃仁活血清瘀以破其结，药虽四味，配伍精当。肺痈将成，服之病可消散，脓已成，可以排脓排瘀。关于苇茎一药，春夏之季可以采地上之苗叶，秋冬之季可以采苇之根茎（根亦曰茎，即根茎，如“葱儿茎”等）。1980 年余治一王姓患者，咯吐痰脓甚多，采收鲜苇茎叶四两为剂，配以他药，服三剂而咳吐腥浊之脓血即止，继以清肺养阴之药以善其后。大凡药之性能，秋冬性味收之于根茎，春夏性味多在苗叶，因其时宜，均可采用。

【医案举例】

梁某，男，45 岁，1962 年 10 月 25 日初诊。

患者于四月间，因感冒咳嗽失治，以致胸痛，咳吐脓血痰，时轻时重，如此迁延四月之久。近因病情加重，大量呕吐白色脓痰，臭不可闻，一夜间吐一痰盂之多，来住院治疗。经检查，体温39℃，呼吸每分钟100次，口干，味辣，脉滑数，舌苔腐腻。此由感冒失治，风热病毒壅滞于肺，热壅血瘀，蕴毒化脓成痈。治以清热解毒，化浊排脓为法。用苇茎汤加味。处方：

苇茎30g、苡仁30g、冬瓜仁24g、桃仁9g、二花30g、连翘10g、大青叶9g、鱼腥草30g、桔梗10g、贝母9g、瓜蒌15g

10月30日诊；上服药三剂后，全身舒适，无不良反应，依前法再进四剂。

11月4日三诊：胸痛咳嗽有所减轻，脓痰依旧，于原方内加白茅根20g、牡丹皮6g，四剂。

11月9日四诊：胸痛咳嗽大减，脓痰已少，口中辣味已无，脉有细数之象，舌苔腐腻已去，舌质红，口干。治宜清肺化痰，益气养阴。用清燥救肺汤加味：桑叶12g、石膏10g、杏仁10g、甘草4g、麦冬12g、人参9g、阿胶10g、炙杷叶9g、瓜蒌15g、北沙参15g、贝母9g，五剂。

11月14日五诊：服药后诸症再减，脉象已趋缓和，为善其后，取上药六剂，出院回家调服。(《中医医案医话集锦》第184~185页)

马姓农民，34岁。

初诊（1954年8月10日)：感冒并发肺炎，咳久延成脓疡，胸宿烦热，汗多如淋，大吐脓血、臭痰，形瘦纳废。鲜苇茎10g、桃仁3g、生薏米4g、冬瓜仁3g、滑石4g、生石膏5g、枯芩2g、象贝2g、银花4g、竹茹3g（四剂)。

二诊（8月14日)：体热稍退，咳痰仍嫌恶臭。鲜苇茎10g、桃仁3g、生薏米4g、滑石4g、冬瓜仁3g、银花3g、黑栀3g、枯芩2g、杏仁3g、象贝2g（五剂)。

三诊（8月19日)：咳呛较稀，咯痰已无，热退汗止。北沙参3g、粉沙参3g、生薏仁8g、冬瓜仁3g、滑石4g、鲜苇茎8g、枯芩2g、麦冬3g、清炙甘草1g、杏仁3g、紫苑2g、枇杷叶3g（六剂)。

四诊（8月25日)：气平咳稀，痰少纳旺，精力日复，清补互施为宜。西党参2g、麦冬3g、紫苑2g、野百合3g、生薏仁6g、冬瓜仁3g、鲜苇茎10g、仙夏2g、甘草1g、枇杷叶3g。(《浙江中医杂志》1957年10期19页)

三十八、栝蒌薤白白酒汤方

《金匮要略》

栝蒌实一枚（捣）① 薤白半升 白酒七升②

右三味，同煮③取二升，分温再服。

【校勘】《千金》《外台》，薤白下并有“切”字。白酒：《千金》云“白截浆”。《外台》云：“白截酒”。

【注释】

①栝蒌实一枚（捣）：其栝蒌一枚大者约今之2~3两。其性甘寒，入肺胃大肠三经，有宽胸润肺，清热化痰之功。

②白酒：米酒初熟时，其色白谓之白酒。

③同煮：用白酒七升，煮前二药，乃酒煮之法，非水煎之法可与比拟。

【功效】通阳散结，下气豁痰。

【主治】胸痹，喘息咳唾，短气，胸部隐痛，甚则掣引背痛，脉沉迟，或弦紧。舌淡苔白腻。

【按语】栝蒌薤白白酒汤一方为主治胸痹之要方。胸痹一证，病由胸阳不振、清旷失司、痰浊上乘、痞塞胸络所引起，方中栝蒌苦寒滑润，为开胸涤痰之要药；薤白辛温通阳，反佐栝蒌以散结下气，病位在上，更佐其气轻扬之白酒以为舟楫，助药力以上达，行营卫以通痹，组方之精当，洵属巧妙。

方用白酒，非今之白酒，亦非古之白酒，考《千金方》用白截浆一斗，《外台》用白截酒，可知此处所指之酒，并不是素常晏客之酒，有的说是“米醋”，不对；有的说是“米酒初熟之酒”，也不确切。再说用白酒七升，即当今1 400g余，煎取二升，即当今400g左右，分温再服，每服约200g，200g即今之白酒四两余，服之亦足使人大醉。酒即古之清酒，即今之黄酒，黄酒尤上者，有即墨老酒，加饭酒亦属米酒，其味辛淡，略含酸味，如以此酒煎药得400g，分两次服，每次服200g，服之以足行阳通痹，而不至于大醉。今之有些医师不明此理，不依酒煎之法，而以水煎服之，故临床取效甚微。

【医案举例】

病者但言胸背痛，脉乏，沉而涩，尺至关上紧，虽无喘息欬吐，其为胸痹，则确然无疑。闻其业，则为缝工；问其病因，则为寒夜伛偻制裘，裘成稍觉胸闷，久乃作痛。予即书栝蒌薤白白酒汤授之，方用瓜蒌五钱，薤白三钱，高粱酒一小杯，二剂而痛止。翌日，复有胸痛者求诊，右脉沉迟，左脉弦急，气短，问其业，则亦缝工，其业同，其病同，脉则大同而小异，予授以前方，亦二剂而瘥。盖伛偻则胸膈气凝，用力则背毛汗泄，阳气虚而阴气从之也。（《金匮发微》第77页）

周某，男，25岁，社员。于一九七四年八月二十一日，发冷，发烧，右胸剧痛，咳嗽，来门诊。诊断为渗出性胸膜炎。治用栝蒌薤白白酒汤：栝蒌50g、薤白20g，水煎后加白酒（60度）一小杯，早晚各服一次，连服10剂痊愈。一个月后复查未见异常。（《金匮集释》303~304页）

三十九、当归生姜羊肉汤方

《金匮要略》

当归三两　生姜五两　羊肉一斤

右三味，以水八升，煮取三升，温服七合，日三服。若寒多者，加生姜成一斤①；痛而多呕者②，加橘皮二两、白术一两，加生姜者，亦加水五升，煮取三升二合，服之。

【校勘】《千金》：妇人门名当归汤，并注云：胡洽名小羊肉汤。

【注释】

①若寒多者，加生姜成一斤：寒疝血虚，腹中痛甚者加重生姜以温血散寒。若少加干姜亦妙。

②痛而多呕者：寒疝而气血俱虚者，寒气充斥不得温降，故上逆而为之呕，因而仲景加陈皮以理气行滞，加白术以温养中气，再加生姜以降逆止呕。

【功效】养血补虚，散寒止痛。

【主治】寒疝，脐腹作痛，甚则两胁拘挛疼痛，脉象沉紧，舌淡苔白薄。

【按语】当归生姜羊肉汤一方，乃养血补虚、温肝活络、散寒止痛之剂。本证寒疝，偏重于血虚，病变在于腹胁部位，与肝之经络关系甚切。两胁属肝，肝主藏血，气血虚寒而凝泣，故用当归、生姜温煦肝经之虚寒，补益肝血以和络；羊肉乃血肉有情之品，补虚而生血，益气以温经。《素问·阴阳应象大论》所谓“形不足者，温之以气，精不足者，补之以味”是也，既补其形，又补其精，可谓两全其美之方。推其仲景心法，实乃炖羊肉汤之法，当归、生姜不过为炖肉汤之佐料而已，不以炖羊肉汤名之，而以当归生姜羊肉汤名之，点宾为主，以俾其为医者之正统方例耳。

【医案举例】

张仲景治寒疝，用生姜羊肉汤，服之无不验。又一妇人产当寒月，寒气入产门，脐下胀满，手不敢犯，此寒疝也。医将治之以抵当汤，谓有瘀血。尝教之曰，非其治也，可服张仲景，方少减水，二服遂愈。（摘自《本草衍义》第79页）

1973年8月，一小学女教师，年23岁，病腹痛久久不除……病者体质虚弱，唯腹痛绕脐而作，剧则汗出，时作时止，缠绵不休，纳减神疲，难以坚持工作……脉沉细而弦，舌质淡，苔薄白，绕脐而痛，时冷汗出，喜按喜温，每欲得热饮以缓之，四肢往往不温。此乃正虚里急为其本，而致卫气不荣于外，故肢冷。当兼顾表里，分别缓急，进乌头桂枝汤。乌头易制附子（先煎）9g，桂枝9g，白芍9g，红枣十枚，生姜三片，炙草6g。五剂后，腹痛如失。再七剂，神色皆振，纳谷有加，脉细，舌嫩红，四肢温暖，寒象已去，而血虚不足，非可求速效也。故予方当归生姜羊肉汤十剂。嘱常服调养，久而有功。病者喜形于色，欣然返里，2月之后，病愈结束，称谢不已，并已恢复工作。（《金匮集释》359页）

四十、乌头桂枝汤方

《金匮要略》

乌头[①]。

右一味，以蜜二斤，煎减半去滓[②]，以桂枝汤五合解之[③]，得一升后，初服二合，不知，即服三合[④]，又不知，复加至五合，其知者，如醉状[⑤]，得吐者，为中病[⑥]。

【校勘】以蜜二斤，《千金》：作“一斤”。《外台》引仲景《伤寒论》作“二斤”，云：一方、一斤用桂枝心四两；云右三味先以蜜微火煎乌头，减半去乌头。别一处以水二升半，煮桂，取一升，去滓，以桂汁和前蜜，合煎之，得一升许。初服二合，不知更服，至三合云云。范汪同，而又出五味桂枝汤方，仲景《伤寒论》《千金》同。其既用单味桂心而合煎，又出五味桂枝汤恐误。沈云：解之，恐是煎之，非也，非也。《千金》删后字。

【注释】

①乌头：《备急千金要方·卷十六》载有“实中者五枚”，一枚破数片约得4~5g，云五枚，约得20~25g，甚至30g。可从。

②以蜜二斤，煎减半去滓：用以蜂蜜煎乌头饮片、待蜜耗尽将半，去滓即成，蜜煎乌头，其毒性则减，诚古之良法，今人多不用此法，甚属可惜。

③以桂枝汤五合解之：解，读“械”音，意思是用煮取的桂枝汤汁同煎乌头蜜汁，通过溶化合令相得。

④初服二合，不知，即服三合：合字，读各音，一升十合，此即一升之1/5。显效为“知”，如不显效果，可增量服之，即服三合。如仍不显效果，仲景下文继言“又不知，复加至五合”云云。

⑤其知者，如醉状：服药后，病人出现“瞑眩”现象者，为药已中病的佳兆。

⑥得吐者，为中病：服药后如醉，为中病，若得吐，寒气外解，亦为中病，如醉，得吐往往二者同时出现。

【功效】温里祛寒，调和营卫。

【主治】寒疝，腹中急痛，四肢厥冷，甚则手足麻木不仁，又兼外感，身体疼痛，舌苔淡薄，脉象弦紧者。

【按语】乌头桂枝汤一方，乃表里兼治、煎煮合和之法。其证属里寒太甚为疝，外感只是诱因，因为内外皆属寒证，单纯解表与温里乃非其治，仲景采用蜜煎乌头，散寒止痛于里，又采用桂枝汤调和营卫以解表寒，二方合和，相得益彰。虽说如此，毕竟乌头一药，毒性剧烈，用时切勿大意。“瞑眩”固然是药已中病，但有人指出，“若同时发现呼吸迫促，头痛，心跳加速，脉搏有歇止等症，则是中毒现象，有危险，应予急救解毒，速服绿豆汤，或黑豆甘草汤，可以缓解”。尽管有此急救之法，药以人命系之，临床且不可贸然尝试。如慎重起见可采用《三因方》之方与桂枝汤合和用之。其方云：“乌头桂枝汤治风寒疝，腹中痛，逆冷，手足不仁，身体疼痛，及贼风入腹，攻刺五脏，拘急不能转侧，阴缩，本方悉主之。一法用附子一个，不使乌头，为蜜附汤。

【医案举例】

曾于多年前，治疗患者韩某，男性，50余岁，因寒疝发病两年半，曾去河南、山东等地治疗不效，诊之舌苔薄白，脉象弦细，每日发作下腹痛急，坚硬，两腿强直，四肢逆冷，身出冷汗，先予抵当乌头桂枝汤一剂见效，但连服二三十剂不愈；以后改服当归生姜羊肉汤多剂而愈。(《赵锡武医疗经验》第83页)

杨某，男，32岁，1965年3月10日诊治。因寒冬涉水，兼以房事不节，诱发睾丸剧痛，多方诊治无效而就诊。

证见：面色青黑，神采困惫，舌白多津，喜暖畏寒，睾丸肿硬剧烈疼痛，牵引少腹，发则小便带白，左睾丸偏大，肿硬下垂，少腹常冷，阴囊汗多，四肢厥冷，脉象沉弦，此乃阴寒凝聚，治宜温经散寒。

处方：炮附子（先煎）、白芍、桂枝、炙甘草、生姜各30g，黄芪60g，大枣十二枚。十二剂。兼服：当归120g，生姜250g，羊肉1 000g。

上方服后，阳回痛止，参加工作。(《金匮集释》361~362页)

四十一、甘草干姜茯苓白术汤方

《金匮要略》

甘草二两　白术二两　干姜四两　茯苓四两

右四味，以水五升，煮取三升，分温三服，腰中即温[①]。

【校勘】《千金》名肾着汤[②]。《外台》引《古今录验》，名甘草汤。白术，《千金》《外台》作“四两”。干姜：《千金》《外台》作“三两”。

【注释】

①腰中即温：本证属肾着，腰中冷痛，腰重如带五千钱，此寒湿太甚之证，服药后，腰中感温者，为寒湿得以温化之象。

②《千金》名肾着汤：以证名方之意。

【功效】温运脾肾，散寒利水。

【主治】肾着，腰以下沉重冷痛，如带五千钱，又如坐水中，脉象沉迟，舌苔薄白。

【按语】甘草干姜茯苓白术汤一方，乃燠土制水之剂。方以甘草、茯苓白术健脾燥湿利水，干姜温中散寒，以运脾阳，脾气健运，湿气得蠲，寒冷自解。寒湿袭于人之腰部，留滞于肌肉之间，并未伤及肾脏，所以仲师不用桂附夺其肾阴，而只以健脾蠲湿之法治之，是因湿冷之气在于肌肉之间。

【医案举例】

冯某，男，54岁。患腰部冷痛，如坐水中，饮食少思，大便稀溏，舌苔白滑，脉象濡缓。此寒湿着于腰部肌肉之分，腰为肾之府，即《金匮》所谓“肾着”之病。治宜温中散寒，健脾燥湿，用甘姜苓术汤：干姜6g，甘草3g，茯苓10g，白术12g，服五剂，并配合温灸理疗，食欲好转，大便成条；仍用原方加党参12g，再服五剂，腰痛亦止。(《金匮要略浅述》第193页)

王某，女性，5岁半，1966年2月9日初诊。两月来腰以下重而冷痛，有时颈部亦痛，时有头晕，睡不安稳，汗多身重，饮食不佳，脉缓无苔，证属“肾着”。治宜“温肾祛风散寒渗湿”为法。方用肾着汤加减。苍白术各5g，猪苓5g，茯苓5g，羌独活各5g，葛根6g，防风5g，桂枝5g，蒺藜6g，泽泻6g，陈皮6g。焦三仙各10g，此方服3剂腰重痛减轻，其他症状也有好转，又加减进6剂后症愈。(《金匮集释》392页)

四十二、枳术汤方

《金匮要略》

枳实七枚[①]　白术二两

右二味，以水五升，煮取三升，分温三服，腹中耎[②]即当散也。

【校勘】一本枳实七枚，作“七两”。《外台》饮癖门引备急及证类本草并作“枳实术汤”。《肘后》“枳实七枚”后有“炙”字[③]，白术二两作“三两”。《肘后》《外台》“五升”作“一升”。

【注释】

①枳实七枚：未作分量，亦未注明大小者，今之枳大者约钱许，小者3~4

枚足一钱，按一钱三克折算，七枚相当15~20g。

②分温三服，腹中耎："耎"字，即今之"软"字，古亦作"輭"。分温三服后，如见腹中按之而软，此为药已中病，其"心下坚，大如盘"之水饮结聚，将有克化之望，故仲景注云："即当散也"。

③枳实七枚后有"炙"字：枳实生用，酸味较大，散力较小，炙则气味变香，行气化滞之力益大，故当用炙香。

【功效】健脾消痞，散气利水。

【主治】水饮结聚心下，坚硬如盘，按之痞硬，不欲纳谷，或纳后运迟，脉来弦滑，舌淡苔白薄者。

【按语】枳术汤一方，乃补脾消痞之良方。水饮结聚于心下，脾胃当之，以致脘腹发生坚块，高大如椀，边如圆盘，兼以疼痛之症。方以枳实，白术，药简气锐之剂，以消补之。此方与桂甘姜枣麻辛附子汤相比，彼则属寒凝表里，故用辛甘药繁兼而散之之法治之。前为无形寒邪，此为水饮有形之邪，必以苦温运之泄之。用此方时，当以枳实为主，用量一定要倍大于白术。余临床治疗多例患者，尝用此方而获良效。再观张元素易此汤为丸剂，治脾胃虚弱，白术用量又倍于枳实，以治饮食停滞，食阻气机，不思饮食，脘腹痞胀；李东垣又把他老师的这一方法，转载于他的《脾胃论》一书中，极力崇而推之，并根据这一方剂的配伍机制，化裁出了橘皮枳术丸，治老幼元气虚弱，饮食不消，脏腑不调，心下痞闷等症。半夏枳术丸，治以冷食内伤者；木香干姜枳术丸以温寒化滞；木香人参生姜枳术丸，又用于开胃健脾，以及和中丸等，追溯之渊源，仍本之于枳术汤。上有仲圣之枳术汤，下有后贤之枳术辈，临床医者，可择善而从之。

【医案举例】

建宁总镇王，贵州人，病膈气八载，一日召诊，默不一言，按其六脉俱结，问曰："大人素有痰气郁结否?"渠曰："否，余素少痰，惟予每食后胸膈不舒而已。"余曰："此即痰气郁结病也"。曰："何以知之?"余曰："诊脉结滞迟涩，时或一止，止无定数，以是知之。"曰："可治乎?"余曰："可"，遂进以枳术丸，服二剂而愈。(摘自《福建中医医案医话选编》第二辑第380页)

患者冯某，女，50岁。1973年4月10日初诊。心下坚满如大盘已十年。视其局部皮色不变，而略高于四周腹壁，触之聂聂而动，面无病色，月经尚正常，脉沉滑。脉沉主里，滑为水气内停，据脉证拟用《金匮》枳术汤，行气散结，健脾消水。

处方：炒枳实12g，白术12g。四剂。

4月14日复诊；已觉心下舒软，与四周腹壁平。继服上方四剂，病瘥。(摘自《河南中医》1982年第1期43页)

四十三、硝石矾石散方

《金匮要略》

硝石[①]　矾石（烧）[②]等分

右二味，为散，以大麦粥汁，和服方寸匕[③]日三服，病随大小便去，小便正黄，大便正黑[④]是候也[⑤]。

【校勘】《外台》“大麦须是无皮者”[⑥]，《总病论》同。《千金方》“硝石二分熬令燥，矾石一分熬令燥”[⑦]。

【注释】

①硝石：即焰硝。

②矾石（烧）：亦即明矾，白矾，烧即今之煅字。

③大麦粥汁，和服方寸匕：指硝石矾石散，诸药性毒，以大麦粥汁送服，一者固护胃气，不使有伤；一者留恋其药于肠中发挥效能。

④日三服，病随大小便去，小便正黄，大便正黑：包识生曰：“按大小便黑黄，脏腑之积外消矣，此方与大黄䗪虫，又可作内外之比例也，二方俱治痨伤成瘀之证，大黄䗪虫丸，病在身体，此方病在脏腑者也”，又云：“至硝石矾石散……是治黄疸之特效药，可清解血中之胆汁……”又按大小便之黑黄，亦黄疸病之瘀血与黄疸从大小二便为之出路，故云：“小便正黄，大便正黑”是也。

⑤是候也：黄疸从小便而出，故云小便正黄，瘀血积滞必从大便排出，故云“大便正黑”，是正常证候的转归表现。

⑥大麦须是无皮者：小麦不易去皮，大麦皮厚，煮之亦不易变软，用之必须剉去外皮，方可煮之为粥，以便取汁。

⑦硝石二分熬令燥，矾石一分熬令燥：此言制药之法，硝石：《外台秘要》云“熬黄”。《局方》云“凡使，先研令极细，以瓷瓶子盛，于炭火中，煅令通赤，方入药用；如缓急，只炒过，研细使亦得。”矾石：《肘后备急方》云“烧令汁尽”。《本草经集注》云：“于瓦上，若铁物中，熬令沸汁尽。”

【功效】消瘀逐浊，清热退黄。

【主治】女劳疸，日晡所发热，而反恶寒，膀胱急，少腹胀满，一身尽黄，额上色黑，足下热，腹胀如水膨，大便色黑而稀薄，脉象弦涩，舌红苔黄腻垢。

【按语】硝石矾石散一方，消瘀逐浊，清热退黄，乃治女劳疸之属于实证之方。女劳之疸，由色欲过度，肾气劳伤，热蒸血瘀，而致气血不能荣养。足下热亦即阴虚不能敛阳，虚阳外浮之征象，这一虚阳外浮的现象又与五心烦热属于同一机理。徐忠可云：“日晡申时，此时气血注膀胱，然前日薄暮，此曰日晡，乃统申酉时言之，酉时气血注肾也，以发热知阴虚生热，以恶寒知肾中极虚，不任客寒，以日晡所发知卫气并肾与膀胱，商肾虚又不任热。”其人大便黑而时时作溏，亦属肾虚血瘀之征。方中硝石能入于血分而消坚瘀，矾石可以渗湿却水，以逐其浊，合而用之又兼解热以消肾之毒气。临床尤须注意者，女劳疸非瘀血一则，如偏肾阴虚者，又当六味、左归为基础方，佐以退黄之品；如偏于肾阳虚者又当以右归、八味为基础方，佐以退黄之品。服法用大麦粥汁，司护胃气，留恋药效、切切不可忽视。”

【医案举例】

天津苏媪，年六十六岁，于仲春得黄疸证。

病因：事有拂意，怒动肝火，继又薄受外感，遂遍身发黄成疸证。

证候；周身黄色如橘，目睛黄尤甚，小便黄可染衣，大便色白而干，心中发热作渴，不思饮食。其脉左部弦长有力甚硬，右部脉亦有力而微浮，舌苔薄而白无津液。

诊断：此乃肝中先有蕴热，又为外感所束，其热益甚，致胆管肿胀，不能输其胆汁于小肠，而溢于血中随血运遍周身，是以周身无处不黄。至于大便色白者，因胆汁不入小肠以化食，大便中即无胆汁之色也。《金匮》有硝石矾石散，原为治女劳疸之专方，愚恒借之以概治疸证皆效，而煎汤送服之药须随证变更。其原方用大麦粥送服，而此证肝胆之脉太盛，当用泻肝胆之药煎汤送之。

处方：净火硝一两研细　皂矾一两研细　大麦面二两焙熟（如无可代以小麦），水和为丸，桐子大，每服二钱，日两次。此即硝石矾石散而变散为丸也。

汤药：生怀山药一两　生杭芍八钱　连翘三钱　滑石三钱　栀子二钱　茵陈二钱　甘草二钱

共煎汤一大盅，送服丸药一次，至第二次服丸药时，仍煎此汤药之渣送之。再者此证舌苔犹白，右脉犹浮，当于初次服药后迟一点钟，再服西药阿司匹林一片，俾周身得微汗以解其未罢之表证。

复诊：将药连服四剂，阿司匹林服一次已周身得汗，其心中已不若从前之渴热，能进饮食，大便已变黑色，小便黄色稍淡，周身之黄亦见退，脉象亦较前和缓。俾每日乃服丸药两次，每次服一钱五分，所送服之汤药方则稍为加减。

汤药生怀山药一两　生杭芍六钱　茵陈二钱　鲜茅根三钱（茅根无鲜者

可代以鲜芦根） 龙胆草二钱 甘草钱半

共煎汤，送服丸药如前。

效果：将药连服五剂，周身之黄已减三分之二，小便之黄亦曰见清减，脉象已和平如常。遂俾停药勿服，日用生怀山药、生薏米等分轧细，煮作茶汤，调入鲜梨、鲜荸荠自然汁，当点心服之，越两旬病遂痊愈。（《医学衷中参西录》第740~742页）

四十四、猪膏发煎方

《金匮要略》

猪膏半斤① 乱发如鸡子大三枚

右二味，和膏中煎之，发消药成②，分再服，病从小便出③。

【校勘】《外台》，引仲景《伤寒论》云：肘后，备急，文仲，千金，古今录验，深师，范汪同，猪膏作“八两”。《外台》《肘后》“乱发如鸡子大三枚”作“一枚”。“味”下，《外台》有“内发”二字，“药成”作“尽研绞去膏细滓”七字。

【注释】

①猪膏半斤：即猪腹内之板油，其质极细腻（羊尾膏亦可），性味甘香，为滋补肾阴之佳品。

②发消药成：头发与猪膏同煎至极热，头发即消为炭。《外台》特注云：“尽研绞去膏细滓”七字，即去发炭之意。

③病从小便出：猪乃水畜，猪之腹内板油，系于肾脏，发黑属肾，亦肾之余气，二药皆入于肾，肾主“开关格，利水道”，故曰“病从小便出”。

【功效】润燥消瘀，以退黄疸。

【主治】由于气血不足所引起之萎黄证，或兼少腹满，小便不利，大便干燥者。

【按语】猪膏发煎方，乃润燥消瘀，以退黄疸之法。《金匮要略》所谓“诸黄，猪膏发煎主之”。想必经文必有脱简者，观仲景经文，如前条言简者，必继之一条详其治法，如前条详其证治，后条又必以简出，以示其变化。如该篇之酒疸先云：“夫病酒黄疸，必小便不利，其候心中热，足下热，是其证也”，后云：“酒疸，心中热欲吐者，吐之愈”。此条但言“诸黄猪膏发煎主之”，上无详文，下无绪字，其文字必属脱简。历代医家，亦多采取以方测证的方法加以解释，有人主张此方适应于气血不足，血瘀兼有燥结之萎黄证，是比较恰当的。关于“病从小便出”又当活看，《内经·刺热》云：“肝热病者，小便先黄"。但言肝热病，小便先黄，是知肝之热邪，必从小便为之出路，此黄疸一病，言"病从小便出"其理不悖；可是"肝与大肠通"治肝病若非疏通大肠，又非其治法。由此看来，该方之病必从二便出。《外台》《圣惠方》《沈氏尊生书》均载"以燥粪得下而病愈"。

四十五、柏叶汤方

《金匮要略》

柏叶① 干姜各三两，艾三把②

右三味，以水五升，取马通汁③一升，合煮，取一升，分温再服。

【校勘】《外台》：本方作"青柏叶三两，干姜二两，切。"《千金》：柏叶、干姜作"各二两"，艾三把作"艾一把"。《外台》："以水五升"下有"煮取一升，去滓、别绞取新出马通汁，一升，相合煎，取一升，绵滤之，分温再服，马通是马粪汁也。"一方有阿胶④无艾。

【注释】

①柏叶：处方用名为侧柏叶，侧柏炭。

②艾三把：艾，性味温煦而香，暖气血而温经脉，逐寒湿而止冷痛。炒艾止血力强。《千金》：艾三把，作"一把"。

③马通汁：即新出马粪。

④一方有阿胶：阿胶，性味甘平，入肺肝肾三经，滋阴润肺，补血止血，肺痨咳血，尤为适宜。

【功效】温经止血。

【主治】中气虚寒，吐血经久不止，面色萎黄，舌淡苔薄不华，脉象虚数无力者。

【按语】柏叶汤一方，乃温经止血之剂。本方以柏叶、干姜、艾叶、马通组方。柏叶性寒，干姜性热，一寒一热，既可宣导其伏热，又可温经止血。柏叶、马通又可引血下行，阴分之伏热，得行于阳分、阴分之血，亦得内守，故血自止。《金匮要略译释》云："本方和泻心汤一寒一热，是治吐血的两个大法，但在使用时，主要从脉证上分别气寒血脱和气逆血热两种不同性质的病理情况。如吐血见到面色萎黄，舌淡少华，脉虚数不任按的可以应用本方。"

以余之见，此乃补脾治肺之方，干姜温脾，"温太阴之阴"，为温中散寒之要药。吐血经久不止，则说明脾主统血的作用，已经失却了正常的功能，以干姜燠煦太阴脾土，土气得温则血统有权，引血归经。况土又生金，金气得煦而阳络固密，是以柏叶调补阳络而止血，艾叶兼通经俞而止血，马通又兼降瘀热以止血。阳络固密，血归经俞，瘀热得清。脾气统运于中州，其血可止。

【医案举例】

彭某，男，43岁。患支气管扩张，咯血，并有结核病史，一般来说，此类病人多属血虚血热之体，治宜养阴清肺。但此患者咳痰稀薄，形寒畏冷，舌苔白薄，脉象沉缓。前医用四生丸加白芍、白芨、仙鹤草之类，反觉胸闷不适，食纳减少，此肺气虚寒，不能摄血所致。拟温肺摄血，用柏叶汤：侧柏叶12g，干姜炭5g，艾叶3g，童便一杯兑，服两剂，咯血已止，仍咳稀痰；继用六君子汤加干姜、细辛、五味子，服三剂，咳嗽减轻，食欲转好。(《金匮要略浅述》第308页)。

谢某，男，32岁，农民。于1972年6月19日入院。患肺结核八年，痰中带血八个月，经中西药治疗罔效。

10月10日上午。患者仍觉气紧，呼吸困难，随即咯出大量血痰（约在300ml)，阵咳甚剧，即复用止血类西药及艾灸涌泉穴，虽稍有好转，但小量、多次咳出血痰、气紧、发热、胸胀闷等均未缓解，烦而不能入寐。后邀余会诊，诊得患者神疲意懒、面色黄晦，但两颧微红，频频咳出满口暗红色血痰。主诉胸及上腹部阵阵疼痛，勉强能进小量粥饮，大便稀烂，口淡乏味，舌质胖而淡红，苔薄黄，脉弱数不任按，急拟“柏叶汤”治之：干姜、艾叶各三钱，侧柏叶五钱。童便约50ml调入煎好的药液中一次温服。

13日复诊：服上方三剂后，自觉精神好转，血痰量显著减少，仅在11日上午咳出约10ml血痰，大便已成形，余无特殊不适。照原方加阿胶三钱（烊化)，以滋燥养营。

17日三诊：咯血基本停止，仅于间中有少许带血丝的白痰，但余热未清(T：37.6℃)。守方再服一剂，前后共服八剂，8个月来的出血证才告消失。观察十多天，无复发而出院。(《新中医》1975年4期35页)

四十六、黄土汤方

《金匮要略》

甘草　干地黄　白术　附子（炮）　阿胶　黄芩各三两　灶中黄土[①]半斤

右七味，以水八升，煮取三升，分温二服。

【校勘】原方下注：亦主吐血，衄血[②]。《千金》：治卒吐血及衄血。阿胶，《外台》有“炙”字；又云“内胶令烊”[③]。灶中黄土，《千金》作“伏龙肝半升”；《外台》作“釜灶下黄焦土半升，绵包”④。

【注释】

①灶中黄土：《千金》又作“伏龙肝”，今名灶中土，性味辛而微温，主入脾胃二经，有温中和胃、止呕血、止呕吐，以及涩肠固下，主治便血等功。对妊娠呕吐，疗效颇为显著。

②亦主吐血，衄血：由于脾肺气虚，伏火吐衄者，可用本方略事化裁，《千金》亦云：治卒吐血，及衄血。

③阿胶，《外台》有“炙”字；又云“内胶令烊”：该药黏腻，后世多炒。如清肃肺气，多用蛤粉拌炒；如取其止血，又多用生蒲黄拌炒。《外台》注一“炙”字，不无道理。“内胶令烊”仍遵古法，生用与炒用，皆补阴血，即“阴不足者，补之以味”之意。

④绵包：灶中黄焦之土，绵包入煎，药汤亦混腻，反使他药不易煮透，后人多取灶中黄焦土，以热水沏透，搅无硬块，沉淀后，取其清水，用以煮药，方法较好。

【功效】滋阴和阳，温脾统血。

【主治】脾气虚寒，统血失职所引起之便血，以及吐血，衄血，妇女崩漏，血色暗淡，面色萎黄，精神萎靡，腹痛喜温，喜按，饮食不香，心悸怔忡，四肢不温，倦怠乏力，舌淡不华，脉细无力。

【按语】黄土汤一方，乃通过温脾，加强脾脏的统血功能而达到止血目的的一个良好方剂。方中灶心土，得草木灰之精气，温脾而止血，为方中之君药；配白术、附子温阳健脾，斡旋中气，以恢复其统血功能；地黄、阿胶、甘草养血补血，以益脾敛血；妙用黄芩一药，一制附子之温燥，一却血虚之浮火，配伍至精至当。灶中黄土，今不易得，可用赤石脂代之。若心胃火盛迫血妄行者，忌用本方。

【医案举例】

苗某，女，58岁。患者大便后流鲜血，或无大便亦流大量鲜血。每次流血量约1~2茶碗之多，每日2~3次，已二十余日。两少腹有隐痛，自觉头晕心慌，气短自汗，脸肿，饮食尚可，素有失眠及关节疼痛，月经已停止二年。脉沉数，舌微淡无苔，《内经》谓：“结阴者，便血一升，再结二升，三结三升。”以阴气内结，不得外行，血无所察，渗入肠间，今去血过多，治宜温养脾肾，方用《金匮要略》黄土汤加味：

熟地一两　白术六钱　炙甘草六钱　黑附子三钱　黄芩二钱　阿胶五钱　侧柏叶（炒）三钱　黄土二两　用开水泡黄土，澄清取水煎，服二剂。

复诊时，服上方已有好转，昨天大便二次，只有一次流血，今日又便后流血一次，仍有心跳气短，已无头晕及自汗出，饮食尚可，眠佳，舌无苔，脉仍沉数，原方再服三剂。三诊便血已很少，心跳气短亦减，舌薄苔微黄，脉如前。此证血虽渐止，但日久伤血，中气亦伤，仍宜益气滋阴补血以资善后。处方：

生黄芪五钱　当归二钱　干地黄四钱　东阿胶三钱　甘草二钱　生地榆二钱　侧柏叶（炒）二钱　枯黄芩一钱五分　炒槐花二钱　地骨皮二钱五剂。

三个月后随诊，未再便血，心跳气短亦较前为佳。(《蒲辅周医案》第45~46页)

四十七、大黄牡丹汤方

《金匮要略》

大黄四两　牡丹[①]一两　桃仁五十个　瓜子[②]半斤　芒硝三合

右五味，以水六升，煮取一升，去滓内芒硝，再煎沸，顿服，有脓当下，无脓当下血[③]。

【校勘】牡丹一两，《千金》作“三两”，瓜子半斤，《千金》作“一斤”。

【注释】

①牡丹：指牡丹根皮，丹皮。

②瓜子：指冬瓜仁。

③有脓当下，无脓当下血：热毒与营血瘀结于肠中，服此汤以清热解毒，破瘀消肿。

【功效】清热消肿，泻下逐瘀。

【主治】肠痈，发热恶寒，汗出，右下腹部作痛，按之痛甚，右腿屈不得伸，伸则痛甚，大便秘结，脉象弦滑，舌苔黄腻。

【按语】大黄牡丹汤一方，乃清热消肿、泻下逐瘀、兼以排脓之剂。历代医家各抒己见，议论不一，徐忠可云：“大黄丹皮汤乃下方也，牡丹桃仁泻其血络，大黄芒硝下其热结，冬瓜子下气散热……此方虽谓下药，实内消药也”。周扬俊亦云：“此大黄丹皮涤热排脓，势所必用也”。由此看来，脓已成者，未尝不可应用此方，但从《金匮》来看，似乎脓未成可用此方，脓已成又可用薏苡附子败酱散。对此《经方应用》论述得较为剀切，认为“即使脓已成，若热毒尚盛正气未衰，大黄牡丹皮汤亦可加减用之，反之，若脓未成，也可在大黄牡丹皮汤的基础上加薏仁，败酱草以增强清热利湿之功”。现在临床治疗肠痈病常把这一方剂与薏苡附子败酱汤合而用之取得卓效。另瓜仁，有甜瓜子、冬瓜子之争，考甜瓜子方书多不载，唯冬瓜子较近于理，味甘微寒，入脾、胃、大肠、小肠四经，《本草纲目》亦云治“肠痈”上能清肃心肺蕴热，下能导大肠小肠之垢腻，且能滑痰，又能排脓。所以对于日久成脓的肺痈，常用此药，对于积热成脓的肠痈，更当应用此药，以加强其排脓之力，由此看来，瓜子当是冬瓜仁。

【医案举例】

程某，女，二十四岁。小腹右侧痛如刀刺，伴恶寒发热。先由本院西医诊断为阑尾脓疡，用药五天，未见效果。按其脉象浮洪，舌苔黄腻，大便三日未下，小便赤热，此乃肠中热结之候。宜清热化结，则疼痛可止。拟以大黄牡丹汤加味治之。

处方：西大黄五钱　苏桃仁一钱五分　川红花一钱五分　牡丹皮二钱　青木香二钱　川雅连二钱　元胡索二钱　风化硝二钱。连服二剂，大便通畅，疼痛减轻。再照原方续服两剂，疼痛完全消失。调理数日，痊愈出院。（《福建中医医案医话选编》第152~153页）

四十八、芎归胶艾汤方

《金匮要略》

芎䓖二两　阿胶二两　甘草二两　艾叶三两　当归三两　芍药四两　干地黄六两

右七味，以水五升，清酒三升合煮[①]，取三升，去滓，内胶令消尽，温服一升，日三服，不差，更作[②]。

【校勘】一方加干姜一两。胡洽治妇人胞动，无干姜。干地黄，原本缺两数，唯徐沈尤用六两。《千金》：干地黄作“四两”，“艾叶三两”，余各二两。《外台》：《集验》同。

【注释】

①以水五升，清酒三升合煮：清酒乃血中气药，加酒以使血行故道。

②不差更作：若服药病不瘥者，可继续煮服此方再服。

【功效】养血止血，调经安胎。

【主治】妇女冲任虚损所致崩漏下血，月经过多，淋漓不止，产后或损伤冲任下血不绝，或妊娠下血，腹中疼痛。

【按语】芎归胶艾汤一方，乃养血止血、调经安胎之名剂。方以生地黄、芍药、当归、川芎，补血生血，为调经之要药；阿胶以血肉有情之品，用之以补血生血，安冲任以止血；艾叶一药，今多炒用，而暖宫止血之力益大。胶艾二物实为调经安胎，治崩漏、胎漏之佳品。甘草安中焦，配芍药又善缓急止痛。清酒宣畅药力，又为方中之舟楫，凡冲任虚损，阴血不能内守，崩漏下血，月经不调，或月经过多，产后或半产血下不断属于血虚兼寒之证者皆可应用。“以水五升，清酒三升合煮”之法甚妙，若清酒不入合煎，亦可水煎，汤成之后另兑以清酒服之。

【医案举例】

杨某，女，31 岁，工人，1976 年 8 月 5 日初诊。

自述妊娠四月，无故下血，量不多，不痛，脉滑无力。此因劳累伤脾，致使肝不藏血，脾不统血。治宜清热安胎，养血止血，方用加味阿胶四物汤。处方：阿胶 9g（烊化） 艾叶 9g 生地 15g 杭白芍 9g 当归 9g 川芎 3g 续断 9g 焦杜仲 9g 人参 9g 黄芩 6g 甘草 6g

8 月 9 日二诊。服药三剂后下血减少，仍以原方续服五剂，血止病愈。（《中医医案医话集锦》第 336 页）

粟某，女，32 岁，教员。1979 年 11 月 25 日诊。

月经一月两潮已有一年余，西医诊断为功能性子宫出血。曾服“归脾汤”“补中益气汤”数十剂，效果不显著。此次月经来潮量多、色淡、质稀，至今十天仍淋漓不尽，身倦无力，头昏眼花，面色萎黄，身腰畏寒，腹胀腰酸，胃纳不佳，偶有心悸，手足麻木，下肢浮肿等症，舌体稍胖，舌质浅淡，舌苔薄白，脉沉细无力。辨证为肾虚冲任不固，血海不藏之患，方用胶艾四物汤(《金匮要略》）加味：熟地 20g、白芍 12g、当归 12g、杜仲 12g、川断 15g、山萸 10g、川芎 3g、茯苓 10g、菟丝子 12g、艾叶炭 10g、阿胶 15g（蒸兑）。

服药 5 剂，药见初效，守原方 15 剂，身倦腰酸，头昏诸症显著减轻。12 月份月经正常来潮一次，但量仍较多。三诊嘱每次月经干净后开始，服原方 5 剂，连续三个月。停药后观察半年，月经恢复正常。（《陕西中医》1981 年 1 期 10 页）

四十九、白术散方

《金匮要略》

白术四分 芎䓖四分 蜀椒三分（去汗）① 牡蛎二分

右四味，杵为散，调服一钱匕，日三服，夜一服。但苦痛加芍药②。心下毒痛倍芎䓖③。心烦吐痛，不能饮食，加细辛一两，半夏大者二十枚，服之后更用醋浆水服之④，若呕以醋浆水服之，复不解者，小麦汁服之⑤。已后渴者，大麦粥服之⑥，病虽愈，服之勿置⑦。

【校勘】《外台》：苦痛作“苦腹痛”。吐痛作“吐唾”。

【注释】

①蜀椒三分（去汗）：蜀椒，须炮制，炒则去其水分，又使蜀椒之辛辣变为辛香，更好地发挥效能。

②但苦痛加芍药：但苦痛，又作“苦腹痛”，乃肝气横逆所致，加芍药疏达肝气以止痛。

③心下毒痛倍芎䓖：肝气郁结而痛甚，（毒痛）倍加川芎以温肝，行气血以止疼痛。

④心烦吐痛，不能饮食，加细辛一两，半夏大者二十枚，服之后更用醋浆水服之：包识生曰：“心烦吐痛，是水凌中焦也，故加细辛半夏以泄水降逆，观所加减，是太阴、少阴、厥阴三经之证也，后人以半夏碍胎忌用，吾人亦当慎之”。醋浆水，其味酸收，仲景采用以平肝气而止呕逆，故又复云其但呕者“以醋浆水服之”。

⑤复不解者，小麦汁服之：小麦属火而性微寒，入少阴心经，苏恭曰：“小麦作汤不许皮圻……消热止心烦也。”故仲景不云小麦粥汁而云“小麦汁”。

⑥已后渴者，大麦粥汁服之：大麦能生津，益脾血，阴血足而渴亦自止。

⑦病虽愈，服之勿置：病虽愈，仍需服此粥以养胎气。若体虚不复者亦可连服数日。

【功效】健脾除湿，温中安胎。

【主治】妊娠，寒湿中阻，心腹时痛，胎动不安，呕恶吐涎，不欲饮食，四肢倦怠，脉来虚弱无力，舌淡苔白腻。

【按语】白术散一方，为健脾除湿、温中安胎之良方。方中君以白术燥湿健脾，以奠安中气，蜀椒辛热，炒则馨香，温中以散寒；川芎为血中之气药，一则益脾养血，一则调和肝气；牡蛎除湿利水，兼及养肝镇逆。白术与川芎益血益气，统运脾气，以养胎元；蜀椒与牡蛎祛寒、镇逆配伍为使，共奏却病安胎之效。又因芍药酸苦，缓肝气益脾血，为大腹缓中止痛之要品，故苦痛者加之。痰饮阻于胸膈，气滞不调，心烦，呕逆，疼痛难忍，不欲饮食者，又可加细辛，上以宣肺破痰，下以温肾利水，中以半夏破痰而降逆。胃为水谷之渊薮，又以酸浆水调其胃气。若复不解者，又单以小麦汁服之，对此，包识生先生云：“小麦汁有培土和中之功，酸收不效，甘缓和之”。病已但渴者，津液有伤，又当用大麦粥汁，服之以养血养津。对此，仲景复言“病虽愈，服之勿置”。怀抱奇云：“热者清之，及半即止，继以养阴；寒者热之，大半即安，继以调和，此机之从权者也”。

【医案举例】

丹溪治一妇，有胎至三个月左右即堕，其脉左大无力，重取则涩，乃血少也。以其数年，只补中气，使血自荣。时正初夏，浓取白术汤，谓黄芩末一钱，服之三四两，得保全而生。(《古今医案按》第307~308页)

五十、竹叶汤方

《金匮要略》

竹叶一把　葛根三两　防风　桔梗　桂枝　人参　甘草各一两　附子一枚(炮)　大枣十五枚　生姜五两

右十味，以水一斗，煮取二升半，分温三服，温覆使汗出，颈项强用大附子一枚①，破之如豆大，煎药扬去沫，呕者，加半夏②半升洗。

【校勘】竹叶一把:《千金》作"一握"。防风一两:《千金》作"二两"。附子:《活人书》不载。

【注释】

①颈项强用大附子一枚：包识生云："按颈项强，表邪有内侵之势，用大附子以温肾阳，增加抵抗之外邪之力，恐项邪传入背腰而至肾也，按此产后虚体，又与太阳之颈项强不同，在太阳用葛根清热解肌，其邪自罢；产后脏腑已虚，防其内侵，况已有竹葛之清表热，故用大附子以固本也。先师用药之变化，因邪正之不同，所以有大异之处也。如黄芪建中之补气加半夏，越婢汤之恶风加附子同一意义也"。

②呕者，加半夏:呕者，胃气上逆，故加半夏以和降胃气。

【功效】扶正祛邪，表里兼治。

【主治】产后中风，头痛发热，面色红赤，胸闷气喘，脉浮无力者。

【按语】竹叶汤一方，乃表里兼顾，扶正祛邪之法。方用竹叶、桂枝、葛根、桔梗、防风以解外邪，人参、附子以固元气，生姜、大枣、甘草调和营卫。表邪解而元气不伤，元气固而邪不内侵，为内外并调之剂。值得注意的是，诸多方家多以产后面正赤为脱阳之象，又以附子"回阳"为依据，但由于未能详述其全部证候与脉象，使后来者趑趄不前，无从入手。经临床观察，大多产妇由于失血而肌腠疏松，多汗，颜面红润，脉象浮虚而数，或浮芤。这种面色红润，在产妇是一种正常的面赤现象，一般不能以此当作"戴阳""阳气上脱"而论。视观全方，不过以桂枝汤合参附汤，加减化裁，略佐解表之品而已，以桂枝汤调和营卫，稍加竹、葛、防、桔发其表以行阳道；参附汤大补元气以固其根本。简言之，凡产后症，首当固护气血，虽有他症，且勿忘却"产后"二字。若四肢厥逆，汗出身冷，面赤潮红，息短而喘，脉细欲绝，虽有表邪亦当急与参附，四逆以救之。

【医案举例】

宁某，女，26 岁。产后十余日，恶露已净。因洗澡受凉，致发热恶寒，头痛项强，身疼无汗，舌质淡，苔薄白，脉象浮紧无力。此正气内虚，风寒外束，宜解肌祛邪，益气扶正。用《金匮》竹叶汤：竹叶 6g、党参 15g、附片 5g、葛根 10g、防风 10g、桂枝 6g、桔梗 6g、甘草 3g、生姜 3 片，大枣 3 枚，服二剂，汗出热退，头身痛止。

病者：林妇，年三十一岁。

病名：产后中风。

原因：产后换衣受风，风邪乘虚而入，遂生斯症。

症状：产后四日，忽觉畏寒，旋即发热汗出，面赤头痛，气急喘咳，吐痰心跳，脉浮缓。

诊断：因患难产血溢太多，营弱卫疏，风邪乘虚而入，营卫不和，阴阳失调，血中之热上升而热蒸为汗，汗出伤营，故心跳急数，心肺相连，心急则肺亦急，故咳喘而气急，虚热熏蒸，肺络郁血，故面赤而头痛也。

疗法：仿《金匮》竹叶汤法加开肺降痰之药。

处方，淡竹叶三钱，苦桔梗二钱，粉葛根三钱，软防风二钱，嫩桂枝一钱五分，半夏一钱，西洋参一钱五分，淡附子一钱，炙甘草五分，大红枣三枚，生姜三片。

效果：初服一剂，症减大半，后因误服凉药复如前，继以原方再服四剂而收功。（《金匮集释》796~797 页）

五十一、半夏厚朴汤方

《金匮要略》

半夏一升　厚朴三两　茯苓四两　生姜五两　干苏叶二两

右五味，以水七升，煮取四升，分温四服，日三，夜一服①。

【校勘】《千金》，五味下有“㕮咀”二字，一服下有“不差频服”四字，七升作“一斗”，又云“胸满，心下坚，吐之不出，吞之不下”②。

【注释】

①日三，夜一服：以情志不畅，气郁生痰，痰气交阻于咽，病在上部，不可攻逐，宜轻剂宣降，缓缓调之，故采用，分温四服，日三、夜一服法。

②吐之不出，吞之不下：此指“咽中如有炙脔”，即今病梅核气之特征。

【功效】解郁化痰，顺气降逆。

【主治】梅核气，因痰气郁结而咽中如有物阻塞感，吞咽而不下，咯咳而不出，或心下痞满，或胸胁满闷，或痰湿咳嗽，精神郁闷，苔白滑，或湿腻，脉弦滑者。

【按语】半夏厚朴汤一方，乃行气开郁、降逆化痰、主治咽如炙脔之妙方。所谓妇人咽中如有炙脔者，即痰郁交阻，上逆于咽喉，盘踞不散所致。方中以半夏为君，辛温燥湿，化痰开结，兼和胃气以降逆；厚朴辛香，行气开郁，兼以蠲除胸腹之满闷；茯苓助半夏以化痰渗湿；苏叶芳香，其气轻扬，助夏朴以宣通郁气；生姜和胃止呕。由是辛以散结，苦以降逆，气得宣降，痰湿自化而病可自除。然本方气味偏于辛燥，只可用于痰湿为病者，若因气郁化火者，则非所宜。本方以水七升，煎取四升，乃属轻煮之法，以俾药力作用于上部。仲景嘱云："分温四服，日三，夜一服。"临床应用该方时，煮药方法，服药方法，皆当注意。

【医案举例】

张某，女，52岁。

初诊：1963年4月10日。

主诉：咽部有阻塞感，已半年。

病史：自去年冬天开始，自觉咽部有阻塞感。食道钡剂检查，食道钡剂通行无阻，边缘整齐，无异常缺损及破坏。五官科检查，未发现其他阳性体征。

诊断：梅核气。

医案：咽部似有所塞，犹如梅核，如絮如膜，咽不下，咯不出，腹部作胀，有气攻冲；大便秘结，得矢气则舒。苔薄腻，脉沉弦。气机失畅，痰凝气滞。方以化痰导滞为主。

姜半夏9g　焦枳实9g　姜竹茹9g　炒莱菔子9g　全瓜蒌（切）12g　紫苏叶4.5g　云茯苓9g　川厚朴3g　生甘草1.5g。

疗效：服上药二剂后，又于4月12日、4月15日复诊二次，咽部阻塞感消失，精神好转。(《临证偶拾》第85~86页)

郑某，女，48岁，千山红农场职工家属。近年以来，自觉胸闷不适，咽中梗塞，吞之不下，吐之不出。患者自认为"食道痛""心脏病"，焦急万分。经某医院检查，诊断为"癔病"，据诉此病或因劳累，或受刺激则加重，甚则晕倒，舌苔薄白，脉象弦缓，此痰气搏结，情志抑郁所致。治宜化痰散结，理气解郁，用半夏厚朴汤加味。

法夏10g　厚朴6g　茯苓10g　苏叶3g　枳壳6g　瓜蒌9g　郁金5g　射干9g　陈皮5g　杷叶5g

服七剂，咽中梗塞好转，后用解肝煎加枳壳、瓜蒌、郁金，胸闷亦除。(摘自《湖南省老中医医案选·二》第8~9页)

五十二、温经汤方

《金匮要略》

吴茱萸三两　当归二两　芎䓖二两　芍药二两　人参二两　桂枝二两　阿胶二两　生姜二两　牡丹皮二两（去心[①]）　甘草二两　半夏半升　麦门冬一升（去心）

右十二味，以水一斗，煮取三升，分温三服，亦主妇少腹寒久不受胎[②]，兼取崩中去血[③]，或月水来过多，及至期不来[④]。

【校勘】《脉经》"久不受胎"下注云"妇人小腹恶冷寒久，年少者得之比为无子，年大者得之绝产"。兼取之"取"字，徐沈尤并作"治"字。《医学入门》名"大温经汤"。

【注释】

①牡丹皮二两（去心）：即牡丹根皮，云去心，即去根之骨木，骨木性味涩淡，故去之。

②少腹寒久不受胎：即指今之宫寒不孕证。

③兼取崩中去血："取"字即"治"字，即兼治崩漏不止，去血过多者。

④或月水来过多，及至期不来：此方乃调补冲任之方，不论月经过多、过少均可调治。

【功效】温经散寒，养血袪瘀。

【主治】妇人冲任虚寒，瘀血瘀滞，月经不调，或多或少，或逾期不止，并傍晚发热，手心烦热，唇干口燥，或小腹冷痛，或久不受孕者。

【按语】温经汤一方，乃温经养血以达袪瘀之方剂。方中以吴茱萸、桂枝、当归、川芎温经散寒、活血通脉以调其经；芍药、麦冬、阿胶、丹皮以养血益阴兼化其瘀而退虚热；参草姜枣补益中气，以资化源。半夏一药，有和降胃气，安靖冲脉之功。以水一斗，煮取三升，乃属久煎法，取其味以入于血分，分温三服及诸多方法，均可灵活采用。

【医案举例】

赵某，女，已婚。

初诊：1958 年 12 月 4 日，痛经三年，十七岁月经初潮，便有轻度痛经，月经周期准，量多。结婚后，痛经加剧，曾流产一次，后未孕，经期腰痛，出冷汗，下腹凉且胀喜按，得热则减，痛甚时不能坚持工作，末次月经 11 月 16 日，舌苔薄白，脉象沉细。证属虚寒相搏，治以温经为法，温经汤加减。

处方：吴萸 3g　丹皮 6g　党参 9g　当归 9g　白芍 9g　肉桂 3g　川芎 3g

炙甘草 3g　麦冬 6g　阿胶 9g　干姜 6g　小茴香 3g　沉香末 1. 8g（冲），五剂。

此例属于虚寒相搏，故以温经祛寒之法，方用《金匮要略》温经汤主治，治疗月余，痛经渐渐好转。（《钱伯煊妇科医案》第 40~41 页）

邵某，50 岁。1981 年 3 月 16 日初诊。

不规则阴道出血 2 年，有时量多，有时淋漓不断，西医诊断为更年期功能性子宫出血。用丙酸睾丸酮及黄体酮等激素治之无效，求中医治疗。除上述症状外，自觉头晕，虚烦少眠，手足心热，腰酸腿软，少腹冷痛，喜暖喜按，白带稍多，舌淡尖红苔薄白，脉细滑。诊为上热下寒型崩漏。拟温经汤加川断、菟丝子，补骨脂治之。服药 42 剂则经绝。自觉症状亦基本消失。后服归芍地黄丸和乌鸡白凤丸以养之。（摘自《辽宁中医杂志》1982 年 7 期 27 页）

五十三、肾气丸方

《金匮要略》

干地黄八两　薯蓣四两　山萸肉四两　泽泻三两　茯苓三两　牡丹皮三两　桂枝一两　附子一两（炮）

右八味，末之，炼蜜和丸，梧子大，酒下十五丸，加至二十五丸[①]日再服。

【校勘】《千金方》及《千金翼方》，桂附均用三两。

【注释】

①酒下十五丸，加至二十五丸：酒，指米酒，如梧子大二十五丸，相当今之十克余。

【功效】温补肾阳。

【主治】肾阳不足所致之腰痛脚软，脐下急痛，小便不利，或失禁，下半身寒冷及痰饮，消渴，脚气，水肿，及妇女转胞不得溺等，脉象虚弱或尺脉沉微，舌淡质胖。

【按语】肾气丸一方，乃温补肾阳之良剂。肾阳不足，则下焦虚寒，腰痛脚软，少腹拘急，小便不利等症相继而作。方用干地黄滋阴补肾为主，萸肉、山药补肝脾之精血，并加少量之桂附纳于群阴药中，温阳暖肾，微微生火以鼓舞肾气，即内经所语“少火生气”，包识生先生所谓“加水添火，化机生焉”。茯苓、丹皮、泽泻三药调协肝脾，裨肾以通行“州都”，州都“气化则能出焉”“胞系缭戾”自得其平。张景岳云：“善补阳者，必于阴中求阳，以阳得阴助，则生化无穷；善补阴者，必于阳中求阴，以阴得阳升，则源泉不竭。”探颐索隐深得仲景立方立法之真谛。

【医案举例】

建殊录云：某人一身肿胀，小便不利，心中烦闷，气息欲绝，脚殊濡弱。一医为越婢加术附汤饮之，数日无其效，先生诊之，按至小腹，得其不仁之状，乃为八味丸饮之，一服心中稍安，再服小便快利，未尽十剂而痊愈。（摘自《金匮要略今释·卷二》第109页）

顾某，女，54岁。患水肿、下肢尤甚，按之陷而不起，双脚冰冷，小便不利，气喘痰鸣，面色灰暗，舌苔黑润，脉象沉细。前医曾用苏子降气汤，痰喘加重，几频于危，此肾虚水泛，气不摄纳所致，拟助阳化水，温肾纳气，用八味肾气丸改作汤剂：干地黄15g，淮山药12g，茯苓12g，丹皮6g，萸肉10g，泽泻10g，上桂末3g（冲服），附片12g，加黑锡丹10g（吞服），服五剂，痰喘渐平，后用原方去黑锡丹多剂，水肿亦消。（摘自《金匮要略浅述》第105~106页）

五十四、大青龙汤方

《伤寒论》《金匮要略》

麻黄六两（去节）　桂枝二两（去皮）　甘草二两（炙）　杏仁四十枚（去皮尖）　生姜三两（切）　大枣十二枚（擘）　石膏如鸡子大（碎①）

右七味，以水九升，先煮麻黄，减二升，去上沫，内诸药，煮取三升，去滓，温服一升，取微似汗②，汗出多者③温粉粉之④，一服汗者，停后服，若复服，汗多亡阳，遂虚，恶风烦躁，不得眠也⑤。

【校勘】《千金翼方》“石膏如鸡子大，碎”下面有“绵裹”二字。“温粉粉之”，成本作“温粉扑之”。《外台》“味”下有“切”字。“取微似汗”，《玉函》作“复令汗”，《外台》作“厚复取微汗”。“遂”《千金》作“逆”，无“烦”字。成本无“若复服”三字。

【注释】

①石膏如鸡子大（碎）：相当于35g余，入煎剂必打成细末，方可显效，宜以绵包。

②取微似汗：麻黄汤“取”字上有“覆”字，此无“覆”字，以其大青龙汤发汗之力大于彼者，故不须温覆“亦可取汗”；“微似汗”三字亦汗出为度，仍属仲景用法之着眼处。

③汗出多者：一属体虚不任其发散，一属误治，不遵经旨。

④温粉粉之：古方有三（参考论温粉粉之的临床意义条），亦可用今之扑粉。

⑤若复服，汗出亡阳，遂虚，恶风烦躁，不得眠也：误服之变证，可用真武汤救治。

【功效】解散风寒，兼清内热。

【主治】太阳病，内兼郁热，发热恶寒，头疼身痛，无汗而喘，烦躁口渴，舌苔薄黄，脉象浮紧。并治溢饮兼有郁热者。

【按语】大青龙汤一方，本为麻黄汤增量加石膏之大剂，所以加石膏，是因其主治之证为麻黄汤证，而又兼内热烦躁。麻黄汤为解表发汗之底方，此方又加生姜、大枣、倍甘草以资解表发汗，石膏辛甘，清泄内热，妙在麻黄“倍用铢两，从卫分根本上泄邪”“虽加石膏，终不足以相制之”。对于使用大青龙汤这样一个峻汗方剂，必须遵守“取微似汗”的谆谆教导。对于仲景提出来的诸条禁例，亦不可轻视，如“若脉微弱，汗出恶风者，不可服之，服之则厥逆，筋惕肉瞤，此为逆也”“无少阴证者，大青龙汤发之”“一服汗者，停后服”“汗出多者，温粉粉之”“若复服，汗多亡阳，遂虚，恶风、烦躁，不得眠也”。由此可见，临床运用本方时，尤须加以重视，勿失经旨。

【医案举例】

风寒外束，里有郁热

何某，从王太尉军中，得伤寒，脉浮涩而紧。予曰，若头疼、发热、恶风、无汗，则麻黄（汤）证也，烦躁则大青龙汤证也。何曰：今烦躁甚。予投大青龙汤，三投汗解。论曰：桂枝（汤）、麻黄（汤）、青龙（指大青龙汤），皆表证发汗药，而桂枝（汤）治汗出、恶风，麻黄（汤）治无汗、恶寒，青龙（大青龙汤）治无汗而烦，三者皆欲微汗解，若汗多、亡阳，为虚，则烦躁不眠也。（许叔微医案）

太阳、少阴两感（流行性脑脊髓膜炎）

庄姓，女，8岁。病历号：89966。1960年3月6日夜间突然发热、畏寒、头痛，项强、喷射性呕吐，吐出宿食、痰涎，周身出现紫斑，神志时清时寐。至7日上午来诊时，体温40.1℃，经检查诊断为流行性脑脊髓膜炎，因家属要求吃中药，故转中医诊治。中医诊察：头痛、项强甚剧，身热、恶寒、无汗、心烦，口渴欲饮，饮则呕吐宿食、痰涎，咽喉红肿，周身遍布紫瘀斑、肢冷，舌质赤，苔薄白，脉浮缓。证属太阳、少阴两感，拟大青龙汤加附子。处方：麻黄9g（先煎去沫）、桂枝、炙草、杏仁各9g、生石膏45g、熟附子9g、红枣6枚、生姜3片。服两剂后，至3月8日，头痛、项强、发热、恶寒等症减退，肢冷转温，呕吐亦止，体温降至39.4℃，但紫斑未消。原方中加生石膏至75g，再服两剂。3月9日，诸症已基本消退，但头仍有阵发性轻度疼痛。仍用原方，再服一剂，共五剂，诸症消失，精神活泼。（《伤寒论医案集》55~56页）

五十五、小青龙汤方

《伤寒论》《金匮要略》

麻黄（去节） 芍药 细辛 干姜 甘草（炙） 桂枝各三两（去皮） 五味子半升 半夏半斤（洗[①]）

右八味，以水一斗，先煮麻黄减二升，去上沫，内诸药，煮取三升，去滓，温服一升，若渴去半夏加栝蒌根三两[②]。若微利，去麻黄加荛花如一鸡子熬，令赤色[③]。若噎者，去麻黄加附子一枚炮[④]，若小便不利，少腹满者，去麻黄加茯苓四两[⑤]。若喘去麻黄加杏仁半升，去皮尖[⑥]，且荛花不治利，麻黄主喘，今此语反之，疑非仲景意。

【校勘】“荛花”《千金方》作“芫花”。若噎者，《外台》作“食饮噎者”。总病论》“噎”作“咽”。《玉函经》没有“且”字；“主喘”作“定喘”；没有“此语”两字；“反之”下有“者”字，《外台》同。成无己本没有“且荛花”以下二十字。

【注释】

①半夏半斤（洗）：半夏有毒，采收时，多用白矾浸泡，浸泡后，易生霉苔，应用时，只有通过冲洗，方可除去半夏的副作用。

②若渴去半夏加栝蒌根三两：加栝蒌根以生津止渴，半夏辛燥故去之。

③若微利去麻黄加荛花如一鸡子熬，令赤：荛花利尿，水气从前阴而去故利止，去麻黄者，恐津液内外两伤。荛花有毒，故令熬黄入药，“本经”主伤寒温疟，下十二水，破积聚大坚癥瘕，荡涤肠胃中留癖饮食，寒热邪气，利水道。

④若噎者，去麻黄加附子一枚炮：加附子以温散寒水，寒气不逆则噎止；去麻黄恐汗多亡阳。徐灵胎曰：“《内经》无噎字，疑即呃逆之轻者。”

⑤若小便不利，少腹满者，去麻黄加茯苓四两：加茯苓以增强淡渗利水。去麻黄恐汗多以虚其阳。

⑥若喘去麻黄加杏仁半升，去皮尖：杏仁降肺气，即治水气迫肺，肺气降，故喘自平，麻黄治表实故去之。张隐庵曰：“此皆水寒内迫，故并去麻黄。”

【功效】外解风寒，内散水饮。

【主治】太阳病，外有风寒表证，内有寒饮，发热无汗，恶寒，咳喘不得卧，舌苔白腻，脉象浮紧，《金匮要略》主治溢饮，偏于寒性者。

【按语】小青龙汤一方为治水气在里表寒外束之主方。方以桂枝、麻黄、芍药调和营卫，而散表寒，以干姜、半夏、细辛、五味子温煦肺胃，行其水气，止其呕逆；更佐甘草以调和诸药。这就是《内经》所说的“必辛散之，以酸收之”。

方剂后的加减方法尤为重要，机圆法活，临床当以详察。

【医案举例】

外有表寒，内有水饮（感冒咳嗽）

刘某孙，6岁，住刘行乡南潘泾宅。十一月下旬，夜间随祖父下水捕鱼，感冒风寒，咳嗽痰黏。前医投旋覆代赭汤，咳嗽突止，声音嘶哑，涎壅痰鸣，气急鼻扇，肩息胸高，烦躁不安，大小便不利，脉右伏，左弦细。乃与仲景小青龙汤原方：桂枝2g、白芍15g、半夏15g、细辛1.5g、炙麻黄1.2g、炙甘草2g、干姜1.5g、五味子1.5g。一剂而喘平，再剂咳爽，而咯痰便利矣。（朱阜山医案）

按：有报道运用小青龙汤加减治疗外感咳嗽气喘，疗效显著。加减法：①喉间燥痒，加柿霜9g；②咳喘较甚，加炙款冬花9g；③咳喘时难于平卧直坐，加半夏、旋覆花、代赭石；④咯痰不畅，小便难忍加白芥子。

哮喘（支气管哮喘）

于某，男，57岁，教员。慢性咳嗽，遇冷发病，反复发作已二十余年，近日因感冒致以咳嗽加剧，痰多色白淡，稀而带泡沫，喉中作响，胸闷不舒，呼吸困难，夜不能平卧，动则尤甚，饮食日少，久治不愈。检查：面色苍白少华，微有浮肿，喘息抬肩，呼吸困难。舌质淡红，苔白腻而滑，脉浮滑无力。诊断为虚寒性哮喘，治以疏散风寒，温化痰饮。小青龙汤加减：麻黄、桂枝、白芍、橘红、白果、苏子各9g、干姜、半夏、五味子各6g、细辛3g、浮石15g、水煎服，连服四剂。二诊：症状好转，浮肿见消减轻，咳痰稍爽，稍有抬肩，脉浮而无力，舌质红润，唇白而润。前方加川附子、钟乳石各9g、红参6g、胡桃15g、山萸肉30g、鹅管石15g，连服三剂。三诊：服药后呼吸畅快，可以平卧，浮肿消退，痰涎减少，饮食稍增，面色红润。舌质红，苔少，四肢温暖，脉滑数有力。处方：寸冬、百合、玉竹、川贝、冬虫夏草、阿胶各9g、沙参、女贞子、功劳叶、五味子各12g、花粉、旱莲草各15g、白前、乌梅、甘草各6g，连服三剂，基本治愈。（《伤寒论医案集》60~61页）

五十六、麻黄杏仁甘草石膏汤方

《伤寒论》

麻黄四两（去节）　杏仁五十个（去皮尖）　甘草二两（炙）　石膏半斤

（碎，绵裹）

右四味，以水七升，先煮麻黄，减二升，去上沫，内诸药，煮取二升，去滓，温服一升，本云：黄耳杯①。

【校勘】《千金方》名：四物甘草汤。"煮取二升"作"煮取三升"。"杏仁五十个"，《玉函经》作"杏仁五十枚"。《玉函经》《脉经》"杏仁"作"杏子②"。"甘草二两"《玉函经》作"一两"。成无己本、《玉函经》《千金翼方》"煮麻黄"上有"先"字。《玉函经》没有"本云：黄耳杯"五字，162 条方后"黄耳柸"作"黄耳杯"。《千金翼方》"柸"亦作"杯"。

【注释】

①黄耳杯：古时盛水容器，约盛一升。

②杏子：即指杏仁。

【功效】清热宣肺，降气平喘。

【主治】热郁于肺，发热咳喘，口渴，脉滑数，舌苔色黄者。

【按语】麻黄杏仁甘草石膏汤一方，是清肺、定喘、解表之剂。以麻黄宣通肺气，杏仁肃肺平喘，石膏甘寒以清里之热气，甘草缓急而调合诸药。又按：麻黄功能有三：一是发汗，二是平喘，三是利小便。配伍桂枝，复加温覆，乃可发汗；配伍白术则通调水道而利小便，配伍杏仁石膏则疏散阳郁，肃降肺热而平喘。《论〈伤寒论〉》曰："方药施用，有相使相用，相互约制的作用，有因配伍而改变本来的作用，不可拘于一味的忌宜，而忽视了配伍后发生的协同力量和牵制功能。"

【医案举例】

治外感后久咳

患者男性，四十五岁。

初诊：一九八零年四月一日。外感月余，表证渐罢而咳嗽不断，咯痰黄稠，咳剧胸痛，气促胸闷口苦，微恶寒发热，微汗，舌红苔黄，脉弦数。证属表邪入里，化热壅肺，治宜麻杏甘石汤加味：炙麻黄 4g、生石膏 30g、炙甘草 4g、杏仁 10g、桑白皮 20g、地骨皮 10g、佛耳草 15g、炒前胡 10g、淡黄芩 8g、浙贝母 12g、栝蒌皮 10g，服五剂。

二诊：四月八日。药后咳减未净，胸较宽舒，痰色转白、仍稠，口已不苦，舌红渐淡，苔薄而稍黄，脉弦。治遵前法，前方加橘红 8g，嘱服三剂。咳净。

治赤眼羞明

患者男性，二十四岁。

初诊：一九六一年一月二十日。先右目赤痛，继之左目赤痛。两眼结膜红、肿、痒、痛，眼内有异物感，羞明，恶热喜凉。夜间两眼流泪如脓而胶稠，晨起则为眼眵所封闭，黄昏时两目灼热剧痛，不能张开。头痛、大便秘结，小便短赤。口舌干燥，渴喜凉饮，舌红苔薄白，脉浮数。证属风热为患，内窜为火，宜麻杏甘石汤：生麻黄6g、杏仁10g、炙甘草6g、生石膏30g（先煎），服一剂。

二诊：一月二十一日。昨午后服药，两小时后即觉两眼较适，痛减轻。入夜眼内不觉痛痒及有异物感，不渴，夜间解臭便颇多。今晨起床，眼眵不封眼，两眼红赤减半，热痛感除，续服前方两剂而愈。（《伤寒论方运用方》67~68页）

五十七、茯苓桂枝白术甘草汤方

《伤寒论》《金匮要略》

茯苓四两　桂枝三两（去皮）　白术　甘草各二两（炙）

右四味，以水六升，煮取三升，去滓，分温三服。

【校勘】《千金》“六升”下有“宿渍①”二字，“分温三服”作“服一升，日三，小便当利②”。《金匮要略》《玉函经》，白术作“三两”。《玉函经》“分温三服”作“三服下”。

【注释】

①宿渍：即浸泡一宿，恐茯苓、白术不易煎透。

②小便当利：因本方为利湿之剂，故当注意小便增量。

【功效】健脾渗湿、温化痰饮。

【主治】下后，阳虚水停，形成痰饮者，症见眩晕心悸，胸胁胀满，短气咳逆，身为振振动摇，脉弦或沉而紧，舌淡苔白滑者。

【按语】茯苓桂枝白术甘草汤一方，是健脾渗湿、兼化痰饮的一首良方。主治中焦阳虚，脾失健运，气不化水，聚湿成饮之证。《金匮》云：“病痰饮者，当以温药和之”。所以该方以茯苓白术为主药，从中焦健脾，温阳化气为枢要以达到化饮利水之功。茯苓白术二药，不易煎透，仲景提示以“宿渍”，渍之一宿其药必涨大，易于煎透，治者当留神此处，否则，虽书方无错，如煎不得法，获效亦不显著。又按，苓桂甘枣汤，重用茯苓，不用白术，作用偏于下焦。此汤作用重在中焦，临床应用时，应当注意。

【医案举例】

胃阳虚水饮内停（风湿性心脏病心力衰竭）

陈某，女，32岁，住江苏省滨海县东坎镇。于1961年8月5日来院就诊。

自诉，过去身体很强，除肩关节因生产而带来的疼痛以外，没什么病。近年来经常心跳，动则气喘、出汗，连路都不能走。现在又咳嗽吐血，不过吐过血反觉舒服些。一直在县人民医院和工人门诊室检查治疗，但效果不甚好。今介绍来请中医诊治，并附有病情介绍："……经我科（县人民医院内科）初步诊断为风湿性心脏病，已趋心力衰竭象……"饮食稍减，大小便正常，咳嗽气喘，不能平卧，稀白痰很多，时带血液，自觉心里发慌，呈神情不安状态。面呈赤褐色，两颧及唇发绀，舌上无苔（患者每晨起刮舌），舌质黯有紫斑，脉象细数（每分钟脉搏在100次左右），虚里（即心尖搏动的部位）跳动应衣，心脏听诊，二尖瓣有五级以上收缩期杂音。当时考虑用炙甘草汤治疗"脉结代，心动悸"似乎不很合适，因为"炙甘草汤"和"加减复脉汤"两方，一主伤寒病后，一主温热病后所致的心力衰竭，从而想到《伤寒论》用"苓桂术甘汤""苓桂草枣汤"等方治疗心下悸，而联想到用"日本原南阳方"能治心脏瓣膜病，其方剂组成是以苓桂术甘汤为主，强心阳，化水饮，其饮在心下者，则筑筑然跳动，心阳不足者，则心悸气喘，或恐符合，方中有人参，大补元气，以救欲脱之虚冒；牡蛎镇潜，能收敛元阳之气；铁落是氧化铁物，既能镇逆，又能入血。但是心主血，心脏有病，瓣膜开闭失司，循环必然阻滞，不用化瘀，似乎不合理想，当即加化瘀药，来改善血液循环。其制方如下：桂枝6g，茯苓9g、白术9g、炙甘草6g、党参9g、生牡蛎15g、当归9g、红花6g、桃仁9g、丹参18g、生铁落30g。前方服后症减，随症加减，共服70余剂，复经检查，症状消失，但心脏仍有三级以上杂音，余无所苦，恢复工作。追访四年，未见复发。（《伤寒论医案集》76~77页）

五十八、柴胡加芒硝汤方

《伤寒论》

柴胡二两十六铢[①]　黄芩一两　人参一两　甘草一两（炙）　生姜一两（切）　半夏二十铢，本云五枚[②]（洗）　大枣四枚（擘）　芒硝二两

右八味[③]，以水四升，煮取二升，去滓，内芒硝更煮微沸[④]，分温再服，不解更作[⑤]。

【校勘】半夏，《玉函经》《外台秘要》作"五枚"；《千金翼方》作"一合洗[⑥]"。芒硝，《外台秘要》作"二合"。"煮取二升"《外台秘要》作"煮七味取二升"；煮微沸，作"上火煎一二沸"。"再服"下《玉函经》有"以解为差[⑦]"四字。《千金翼方》有"以解其外"四字。成无已本不载本方，于卷第十云："小柴胡汤内，加芒硝六两，余依前法服，不解更服。"今本《玉

函经》方中载有芒硝二两，共八味，而方后云“右七味”，方后更载有“柴胡加大黄芒硝桑螵蛸汤方”。柴胡二两，黄芩、人参、甘草（炙），生姜各十八铢，半夏五枚，大枣四枚，芒硝三合，大黄四两，桑螵蛸五枚，并云，“右前七味，以水四升，煮取二升，去滓，下芒硝、大黄、桑螵蛸，煮取一升半，去滓，温服五合，微下即愈。本方柴胡汤，再服以解其外，余一服以加芒硝、大黄、桑螵蛸”。《千金方》同，唯大黄作四分。

【注释】

①二两十六铢：即今之6g。

②二十铢，本云五枚：二十铢与五枚不相上下。

③右八味：当作“右七味”，因芒硝后入再煎。

④更煮微沸：去滓再煎以使芒硝溶化。

⑤不解更作：若病不愈，可以再煮一剂。

⑥一合洗：合，（音哥）即一升之十分之一。

⑦以解为差：差即瘥字之通假字，为病愈。

【功效】和解少阳，清泻阳明。

【主治】少阳与阳明合病，胸胁苦满，日晡潮热，大便微利，脉弦苔黄。

【按语】柴胡加芒硝汤一方，即小柴胡加芒硝。主治少阳与阳明合病，胸胁满而呕，日晡所发潮热，已而微利。医以丸药下之，是因为正气已虚，肠中仍有遗留之燥结，痞满而不甚，所以不用大黄枳实之泻下，而借用参草以扶胃气，使芒硝下之，这样不致重伤胃气。

先以小柴胡汤和解少阳，再以柴胡加芒硝汤润燥软坚，去滓后再加芒硝，更煮微沸，是该方之重要煎煮方法，临床运用时，应当注意。

【医案举例】

少阳病兼阳明里实误下（腹泻）

陈某，女，西安国棉六厂工人。纺织医院住院号：28627号。得伤寒十数日不解，在六厂卫生所打针不见效，又误服丸药泻之，仍不愈。患者往来寒热，胸胁满闷，下午发热更甚，下利清水，口苦目眩。先服小柴胡汤二剂，服后热退，唯下午潮热。根据《伤寒论》第104条“伤寒十三日不解，胸胁满而呕，日晡所发潮热，已而微利。此本柴胡证，下之以不得利；今反利者，知医以丸药下之，此非其治也。潮热者，实也。先宜服小柴胡汤解外，后以柴胡加芒硝汤主之。”用此汤（柴胡、黄芩、人参、炙甘草、生姜、半夏、大枣、芒硝），服后大便通畅，拉干屎六、七枚，诸症减轻。后以小柴胡汤去黄芩加白芍、桂枝，一剂服后病愈出院。（《伤寒论医案集》104页）

五十九、柴胡加龙骨牡蛎汤方

《伤寒论》

柴胡四两　龙骨　黄芩　生姜（切）　铅丹[1]　人参　桂枝（去皮）　茯苓各一两半　半夏二合半（洗）　大黄二两　牡蛎一两半（熬）[2]　大枣六枚（擘）

右十二味，以水八升，煮取四升，内大黄切如碁子，更煮一两沸[3]，去滓，温服一升。本云柴胡汤，今加龙骨等。

【校勘】“铅丹”《玉函经》作“黄丹”。成无已本无黄芩。半夏。“牡蛎一两半”下仲景全书有“煅”字。成无已本十二味作“十一味”[4]。《玉函经》无“切如碁子”四字；《外台秘要》“碁”字上有“博”字[5]。“一两沸”《玉函经》《外台秘要》作“取二升”。“服一升”《外台秘要》作“分再服”。“本云”以下《玉函经》作“本方柴胡汤内加龙骨、牡蛎、黄丹、桂枝、茯苓、大黄也。

【注释】

①铅丹：即黄丹，为黑铅制炼而成的铅化合物，用铅与硝、硫磺制成，为黄赤色的粉末，故又名黄丹。其味辛、性寒、有毒，入心脾肝三经，外用拔毒生肌，内服坠痰截疟，内服一次量不超过5分，以防中毒，仲景在此用之“取其入胆以祛痰积也”。

②牡蛎一两半（熬）：熬字即今之煅字，即今之煅牡蛎。

③内大黄切如碁子，更煮一两沸：大黄性味俱厚，入脾胃、大肠、肝与三焦血分。此方用之以泻脾胃之湿热郁结而降浊气，后入煎一二沸，以取其气，以清泻三焦，今谓大黄含有一种蒽醌，久煎易于失效。

④十一味：因大黄后煮，初煮时实际是十一味。

⑤“博”字：赌博用的碁子。

【功效】和解少阳，镇惊止烦。

【主治】伤寒误下，邪气内陷，弥漫三焦而胸满烦惊，小便不利，谵语，一身尽痛，不可转侧，脉弦苔黄腻者。

【按语】柴胡加龙骨牡蛎汤一方，仲景只采用了小柴胡汤的一半剂量，去甘草，加龙牡、桂枝、茯苓，大黄，铅丹，以和解少阳，镇惊止烦。盖少阳之邪，因误下而传腑，相火弥漫，枢折而不能转侧，诸症之作，如此条所云是也。方以柴胡、桂枝和解出表以缓身重，伍大黄和解泻里以止谵语，配铅丹、龙牡镇魂魄而平烦惊，茯苓渗利而通决渎，生姜、大枣、人参，扶正祛邪以益气津。胆复中正，枢转有权，则如尤氏所说“表里虚实，泛应曲当，而错杂之邪，庶几尽解也”。

铅丹内服，须当慎重，大黄后下法尤允当，此乃煎煮方法之着眼处，不可等闲视之。

【医案举例】

脑炎后瘫痪

屈某，男，4岁。住西安市太阳庙门街57号。据其母代诉，于一月底发高烧，头疼，在保健站打针不效，后抽风，先后看中医四人，发汗、攻下，未见效果。转某一级医院，抽四次脊髓化验，确诊为脑炎后遗症。全身瘫软，口不能言，四肢失用，住院治疗二十多天，未见效果。其父母焦急不安，经介绍，找我约定出院后给予治疗。于2月23日初诊，脉沉弦，按之而涩，面色苍白，印堂、目下、鼻头皆发青暗色。睡床上不会动，似死人一般。有时呕逆，不会吞咽食物，鼻孔内下胃管，用注射器鼻饲牛奶维持生命。我看病人病情严重，感到很难医治，想到《伤寒论》107条“伤寒八、九日，下之，胸满烦惊，小便不利，谵语，一身尽重，不可转侧者，柴胡加龙骨牡蛎汤主之”，尤其是“一身尽重，不可转侧者”之语与病相符，信而用之。应用此汤（柴胡、龙骨、黄芩、生姜、铅丹、人参、桂枝、茯苓、半夏、大黄、牡蛎、大枣），十二时鼻饲喂药，至下午四时，病人手足自能伸屈，颈项可以扭转，突然会叫妈。继服此方三剂，病人身体灵活，唯腰软不能坐起，乃脊髓空虚之故。用龟鹿二仙胶合黄芪桂枝五物汤（黄芪、芍药、桂枝、生姜、大枣），服三剂，能乘三轮车到联合诊所看病，后连服十剂，其病基本上治好，但是言语迟钝，乃脑髓不足之故。我告诉其父母，多给孩子吃动物脑子、脊髓培补，月余之后，此孩说话亦清楚，全部恢复健康。

狂证（精神分裂症）

高某，女，25岁。咸阳市沣西公社段家堡大队一小队农民。于1976年6月26日就诊。患者新婚半年，平素多疑多虑，近因婆媳不和，受精神刺激而发狂。患者精神错乱，彻夜不眠，无端哭笑，日夜吵闹不安，两目发直，面红目赤，不避亲疏，逾墙上树，夜间外跑，动作离奇。曾服西药镇静药不效。三天未大便，经某医院诊断为精神分裂症。舌淡红苔黄腻，脉实滑有力。应用柴胡加龙骨牡蛎加减：柴胡24g、党参9g、黄芩18g、半夏9g、茯苓30g、龙骨15g、牡蛎15g、大黄30g（单包，后下）、桂枝6g、生铁落（先煎）6g、菖蒲9g、枳实9g，水煎服（服上方三剂，腹泻两次，拉出黑屎半小盆，能睡四个小时，意识稍清，自己知道要吃要喝，舌上黄腻苔已退去，脉由实滑转细弱，上方减去枳实，将大黄由30g改为6g。又服三剂，已可安睡，言语清楚，可与之交谈，但精神萎靡，倦怠欲睡，

令服归脾汤三剂，诸症消失而愈。后追访一年，未见复发，并生一个小孩。（《伤寒论医案集》110~111页）

六十、桃核承气汤方

《伤寒论》

桃仁五十个（去皮尖[1]） 大黄四两 桂枝二两（去皮） 甘草二两（炙） 芒硝二两

右五味，以水七升，煮取二升半，去滓内芒硝更上火微沸，下火，先食温服[2]五合，日三服，当微利[3]。

【校勘】《玉函经》作“桃仁承气汤[4]”，《脉经》同。右五味，《玉函经》作“先煮四味[5]”。取二升半，去滓，内硝，更煮微沸，温服，《千金翼方》作“更煎一沸分温三服[6]”。

【注释】

①桃仁五十个（去皮尖）：相当于今之10g，皮与尖，毒性较强，故去之。

②先食温服：病在下焦，故采用先食服药方法，即今之空腹服。

③当微利：瘀在下焦血分，所化瘀血，必走后阴，是故曰“当微利”，利则病当愈，若不利，势必再作以利为愈。

④桃仁承气汤：《玉函经》作桃仁承气汤较为正确，与枣仁、杏仁同，后世多宗于此。

⑤先煮四味：《玉函经》作先煮四味，亦确。因芒硝入汤即化，况服法云：“内芒硝，更上火微沸”，前后对照其意自明。

⑥分温三服：本法云“温服五合，日三服”，若按此服法，而煮取二升半，还剩一升，岂不浪费，仲景本意，并无此煮药方法，当以《千金翼方》所注为准确。

【功效】破血下瘀。

【主治】瘀血在下焦，少腹急结，小便自利，其人如狂。或烦渴谵语，或妇人血瘀经闭，血瘀痛经，脉沉涩，舌质紫黯。

【按语】桃仁承气汤一方，其药物组成是在调胃承气汤的基础上，加桂枝、桃仁二药。君以桃仁活血逐瘀，润燥通便。桂枝为血中之气药，随承气入于下焦以鼓动经络，疏泻瘀热，导归于肠道而出之。此仲景用桂枝之巧妙处，云桂枝单以发散表邪者非也。“先食温服”，即饮食前之空腹服下，俾药力直达病所以发挥效力，此又服药方法之巧妙处，尤当遵而循之。

【医案举例】

热结膀胱

李君，年二十余岁，住湖南湘乡。先患外感热病，诸医杂治，症屡变，诸医者却走，其父不远数十里敲门求诊。患者面色微黄，少腹满胀，身无寒热，坐片刻，即怒目注人，手拳紧握伸张，如欲击人状，有顷即止，嗣复如初。脉沉涩，舌苔黄黯，底面露鲜红色。诊毕，主人促疏方，并询原因。答曰：病已入血分，前医但知用气分药，故其不效。《内经》云：血在上善忘，血在下如狂。此症即《伤寒论》热结膀胱，其人如狂也。当用桃仁承气汤，速通其瘀。桃仁 9g、生大黄 9g（酒洗）、元明粉 6g（分冲）、紫瑶桂 1.5g、清炙草 2.1g，水煎服。一剂知，二剂已。嗣以逍遥散加丹栀、生地，调理而安。

蓄血证（肾炎血尿）

高某，女。14 岁，咸阳国棉七厂工人刘某之女。自小害肾小球肾炎，长期血尿++～+++，曾在上海某医院住院治疗两次而疗效不显，检视病历皆开止血收敛之药。1977 年 4 月初诊，患者长期腰痛，血尿+++、蛋白++，体瘦弱，少腹胀满，口渴，大便干燥，2～3 天 1 次，舌淡有薄黄苔，舌尖有瘀点，脉沉涩。应用桃仁承气汤加减：桃仁 9g、桂枝 3g、甘草 9g、芒硝 3g、大黄（后下）9g、生地 18g、白茅根 30g、黄芪 9g，水煎服。服三剂后，大便已通畅，口渴减轻：服六剂后饭量有所增加，腰痛亦有所好转。小便化验，七厂卫生所：蛋白（-），红细胞（-）；陕西中医学院附属医院：蛋白（-）。红细胞微量。长期不愈的血尿消失了，但仍腰痛，脉沉细弱，乃肾虚之故，嘱服五子衍宗丸以巩固疗效。

产后瘀痛

秦某，36 岁。产后小腹隐痛，他无所苦，循俗食鸡吃酒以滋养。不三日，腹乍剧痛，有块拒按，医遵产后宜补不宜攻之说，以当归建中汤温补之，痛益甚。易医虽能认证，又不欲专攻逐，治以攻补两施，用生化汤痛不稍减。迎吾诊之，切脉沉而数，腹胀痛，小腹有块，舌苔黄，不思食，大便下稀黄水，小便短黄等候。患者且曰："先日瘀止则腹痛。"以是知病由伤食而腹隐痛，后则瘀止而腹大痛，又以温补之，瘀食胶结，久从热化，利于寒逐而不利于温下，岂可以产后畏攻而鼠首误事乎？决然书予桃仁承气汤攻下之，一则清其积热，一则祛其瘀滞。连服二大剂，便血杂下，腹遂不痛，黄苔退，略思饮食，但腹块仍在。是时内热清而瘀未尽，不宜清逐，又宜温攻，且病久脉弱，微现虚象，改进生化汤加益母草、三棱、土鳖，酒水各半煎，另用三七磨汁兑服，五剂瘀块消除。接进八珍汤大补气血，逐步康复。（《伤寒论医案集》105～106 页）

六十一、抵当汤方

《伤寒论》《金匮要略》

水蛭（熬）[①] 虻虫各三十个（去翅足熬）[②] 桃仁二十个（去皮尖） 大黄三两（酒洗[③]）

右四味，以水五升，煮取三升，去滓，温服一升，不下更服[④]。

【校勘】《千金翼方》桃仁作“二十二个”。大黄“酒洗”，《玉函经》、成无已本作“酒浸”。“三两”《千金翼方》作“二两破六片”。“四味”下，《玉函经》、成无已本有“为末”[⑤]两字。

【注释】

①水蛭熬：熬亦焙炙之法，水蛭焙炙后，其气变香，易入于血分而生效。

②虻虫去翅足熬：虻虫翅足经焙炙而烧掉。

③大黄三两（酒洗）：用酒洗或酒浸，以助行药势。

④温服一升不下更服：峻猛之药，用当审慎，若一服而瘀血下者，当停后服以斟酌之，若瘀不下，当更服后一二升以下为度。

⑤为末：乃传抄之讹。

【功效】攻逐蓄血。

【主治】下焦蓄血所致之发狂或如狂，少腹硬满，小便自利，大便黑褐易解，身黄有微热，及妇人经闭，少腹硬满拒按，或因而发低烧者，脉象沉结，或沉涩，舌有瘀血斑点，环唇色青者。

【按语】抵当汤一方，乃破瘀逐血之峻剂，若非诊断明确，万无可投。方中水蛭，乃泥垢中之生物，古人不知有菌而知有毒，故炮制相当审慎。《本经逢原》云：“凡用水蛭，曝干，猪油熬黑，令研极细，倘炙不透，虽为未经年，得水犹活，入腹尚能复生，凡用须预先熬黑，以少许置水中，日内不活者，方可用之。”叙述虽然过分，可见古人用药之慎。虻虫即蜚虫类，主食牛畜之血，亦恶垢之物，并水蛭，书皆注明一“熬”字，此仲师示人以审慎处，不可等闲视之。大黄、桃仁，清热瘀出于下窍，佐二药仍不失力峻之效。至于抵当丸一方，丸与汤同，不过效力较之汤剂稍缓而已，其炮制方法，当遵经旨，不可大意。

【医案举例】

癥瘕

邝某，女，32岁，广东台山获海人。患者于1936年3月起月经停止两个月，即觉腰部酸痛而紧，少腹疼痛而拒按，动则更甚，脐下周围一硬块如柚大，推之不移，腹部胀满，青筋显露，病起之后胃纳呆减，大便秘结，小便黄赤。诊其脉沉涩而实，两尺尤甚，舌尖红而苔黄厚，此经停蓄血之瘟病也。拟活血攻瘀。用抵当汤加减：当归 30g、生大黄 24g、桃仁 30g、制虻虫 15g、制水蛭 15g，嘱其连服二帖。二诊，服前药后，大便溏泄。泻后腰腹痛皆减，腹胀稍减，小便黄，脉象如前，照前方将大黄增至 30g，嘱服二帖。三诊，服药后排出瘀血一痰盂，腹胀大减，腰腹畅通，脐下癥块略为缩小，腹部青筋隐而不张，已无拒按感。脉沉涩而无实象，邪去大半，防其正气受伤，拟前方加党参 30g，嘱服二帖。四诊，服上药后，大便继续排出瘀血。腹胀全消，脐下癥块已不能触及，唯胃口欠佳，精神较差，脉象沉微无力，舌质淡白无苔。以益气健胃善后。处方：党参、黄芪各 30g、茯神 15g、炙甘草 6g、砂仁 6g、陈皮 3g、当归 15g、丁香 3g，嘱连服十帖。五诊脉象沉微有力，诸症豁然，但工作时间过长则显头晕眼花，精神欠佳。再拟十全大补汤加减，嘱其间隔 2~3 天服一帖，经服二十帖后月经恢复正常，面色红润，肌肉饱满，悉如常人。

干血痨

予尝诊一周姓少女，住小南门，年约十八九，经事三月未行，面色萎黄，少腹微胀，证似干血痨初起，因嘱其吞服大黄䗪虫丸，每服 9g，日三次，尽月可愈。自是之后，遂不复来，意其差矣。越三月，忽一中年妇人，搀扶一女子来请医。顾视此女，面颊以下几瘦不成人，背驼腹胀，两手自按，呻吟不绝。予怪而问之："病已至此，何不早治？"妇泣而告曰："此吾女也，三月以前，曾就诊于先生，先生令服此药，今腹胀加，四肢日削，背骨突出，经仍不行，故再求诊。"予闻而骇然，深悔前药之误。然病已奄奄，尤不能一尽心力。第察其情状，皮骨仅存，少腹胀硬，重按痛益甚。此瘀积内结，不攻其瘀，病焉能除，又虑其元气已伤，恐不胜攻，思先补之。然补能恋邪，尤为不可。于是决心以抵当汤与之：虻虫、水蛭各 3g、大黄 15g、桃仁 9g。次日母女复偕来，知女下黑瘀甚多，胀减痛平。唯脉虚甚，不宜再下，乃以生地、黄芪、当归、党参、川芎、白芍、陈皮、茺蔚子，活血行气，导其瘀积。一剂之后，遂不复来。后六年，逢于途，已生子，年四、五岁矣。(《伤寒论医案集》117~118 页)

六十二、半夏泻心汤方

《伤寒论》《金匮要略》

半夏半升（洗） 黄芩 干姜 人参 甘草各三两（炙） 黄连一两 大枣十二枚（擘）

右七味，以水一斗，煮取六升，去滓，再煎[1]取三升，温服一升，日三服，须大陷胸汤者，方用前第二方。

【校勘】 半夏下，《外台秘要》注有“一方五两”四字。大枣，《玉函经》作“十六枚”。“再煎”成无已本、《玉函经》作“再煮”。自须字下十二字，成无已本无。

【注释】

①去滓，再煎：合和药性，集中效力，吴仪洛曰：“去滓复煎者，要使药性合而为一，漫无异同，并停胃中，少顷随胃气以敷布，而里之未知者，遂无不和。”亦使药性刚柔相济之义。

【功效】 和胃降逆，开结除痞。

【主治】 心下痞满，按之濡软，不痛，或干呕，或呕吐，腹中雷鸣，舌苔薄黄或腻，脉象弦数。

【按语】 半夏泻心汤方，主治小柴胡汤证因误用攻下而形成中虚热聚、胃气上逆之痞证。热邪即与心下之虚气相搏，为无形属虚，故用辛开苦降，清补兼施之法，调其寒热，除痞补中。方用半夏，辛开散结，苦降止呕，以除痞满止呕逆为君；干姜辛温祛寒；芩连苦寒泄热；更佐人参、大枣补中益气，斡旋中州；甘草补中调和诸药。寒热苦辛，清散。补泻，冶于一炉，共奏泻心除痞、调和寒热、补中益气之功。去滓、再煎，临床运用时必须遵而从之。

【医案举例】

伤食吐泻

某儿5岁，伤食吐泻，口渴尿少。医者不问病源，贸然进以温补药，企图止之，病反剧。后医又以水湿分利失常，治以五苓散，渴未减而吐利如故，因迎余治？诊视指纹淡红隐隐，心烦欲饮，水入则吐，食亦少进，舌苔黄白而腻，肠鸣下利，时呕，大便稀，淡黄有腥气，嗜睡不喜动，病月余矣。综合判断，乃系肠热胃寒、食积湿困之象，既不可温，又不可凉，治宜寒温并用，处以半夏泻心汤。半夏降逆止呕，参姜益气温中，芩连清肠热，枣、草甘温和胃，枢转其间。增茯苓健脾利水，花粉生津止渴，以宏效果。服后吐泻均减，再剂病愈。唯病久虚极，进以参苓白术散平调脾胃，十剂能行，又半月而乃健。

急性胃肠炎

患者李某，男，60岁，紫阳县河街居民，1977年8月15日初诊。患者自诉五天前因多吃瓜果生冷，次日即觉脘腹胀满，呕恶不舒，口渴心烦，腹中雷鸣，腹泻黄绿色稀水，热臭灼肛，日十五、六次，小便短赤。自服藿香正气丸未效，近两天病情加重来院门诊。诊视其精神稍差，眼眶稍凹陷，口唇干红，呈中度脱水状，舌质红苔黄薄腻；腹稍膨胀，按之濡软无压痛，肝脾未触及，听其心肺无异常，肠鸣音亢进：脉弦数。粪报告：黏液++、脓球++、白细胞+。诊断为急性胃肠炎伴中度脱水，建议患者住院补液，患者执意不肯，要求服中药治疗。

此证属胃肠寒热互结，升降失常，治宜寒热并用，辛开苦泄，和胃降逆。半夏泻心汤加味。方药：半夏10g、黄芩6g、川连6g、干姜6g、党参10g、大枣3枚、广木香5g、炙甘草5g，每日一剂，水煎，分三次温服，连续服两剂。8月17日二诊：患者自述服一剂腹泻、恶心欲呕减轻。两剂服完腹胀、呕恶、腹泻诸症悉除。唯觉口渴思饮，食欲差。诊视其舌红苔薄黄少津，脉细。粪检报告已正常。证属胃弱津伤，遂予益胃汤加减善其后。方药：沙参12g、麦冬12g、天花粉12g、玉竹10g、五味子6g、麦芽6g、广陈皮5g、炙甘草3g，每日一剂，水煎，分三次温服，连服两剂，病即痊愈。（《伤寒论医案集》136~137页）

六十三、附子泻心汤方

《伤寒论》

大黄二两　黄连一两　黄芩一两　附子一枚（炮、去皮、破①，别煮取汁②）

右四味，切三味③以麻沸汤三升渍之，须臾绞去滓，内附子汁④分温再服。

【校勘】《千金翼方》、成无己本附子作“切”；《玉函经》作“㕮咀”⑤。

【注释】

①炮、去皮、破：附子粗皮毒性过大，故去皮用其里白者，一般破八片为度。

②别煮取汁：前三味仍用麻沸汤浸渍方法，唯附子“别煮取汁”，是用附子以温经回阳。这样兵分两路发挥各自效力。

③右四味，切三味：“切三味”三字，恐为后人羼入。

④内附子汁：前三药渍透，去滓，取汁，合并附子煎妥之药汁，兑而服之。

⑤㕮咀：品尝药味之意。

【功效】温经回阳，泄热消痞。

【主治】心下痞，按之柔软，不痛，恶寒，汗出，舌淡苔薄黄，脉象浮而无力者。

【按语】附子泻心汤一方，乃温经回阳、泄热消痞之方。方以大黄、黄连、黄芩以清其热、泄其痞，附子辛热，走十二经俞回真阳而实其卫。本方之渍煮方法，颇为特殊，取麻沸汤之其气上行，领药至病所，以澄清弥漫之热气，热气得澄而痞满自消。附子浓煎，以取其质。兑而服之，其药性各奏其功者何？是以三黄取气为用，使其效力易于挥发，附子浓煎取质，使其效力迟缓而持久，由此可以看出仲景制方之巧，用法之妙。

【医案举例】

食滞火郁

患者女性，七十三岁。

初诊：一九六四年六月十二日。端午节，食冷粽一饮白酒后，假寐冒风寒。形寒发热，微汗，肢不温，咳嗽，痰白黏，胸脘痞塞，干呕，厌食，舌苔黄白厚腻，脉沉弦有力。证属积食受寒，当先解表，后攻其痞。方用。川桂枝6g、赤芍药10g、炙甘草6g、生姜6g、红枣6枚、神曲10g、焦山楂10g、厚朴2.5g、杏仁10g，服一剂。

二诊：六月十三日。药后热退，咳减，痰少。余证依然。大便三日未行，时泄矢气，痔疮作痛，溲短赤，神昏懒言，呻吟短气，不得眠，舌质红、尖尤甚，苔薄腻，脉沉而弦。

服桂枝汤后，汗出热退，咳减痰少，是表已解；仍汗出恶寒，肢不温，反神昏懒言，乃年高阳虚；舌红、尖尤甚，溲短赤，痔痛，此火郁于内，苔黄腻，便秘，胸痞厌食，干呕，脉沉弦，里有积滞也；宜温、清、下并进：炮附子6g、生大黄3g、黄芩3g、川连3g、法半夏10g、杏仁10g。服一剂。先煮附子，再入半夏、杏仁，最后入三黄。水煎两次，频服。

三诊：六月十四日。药后大便一次，甚臭；呕止知饥，胸舒睡甜。停药而愈。

胃痛吐血

患者女性，六十二岁。

初诊：一九七七年二月十六日。有胃病史多年，春节期间操劳过度，加上婆媳不和，胃病又发作。昨天突然呕吐咖啡色胃内物，大便黑色，继而时吐鲜血，要求出诊。患者卧床不起，素体阳虚恶寒，面色苍白，出冷汗，两颧红，口干而不欲饮，盖厚被而仍恶寒不欲露手，脉沉细，舌红苔灰腻，胸反不痛而痞满，烦躁，不愿去医院急诊。

当先止其吐血，宜用《金匮要略》泻心汤。但素体阳虚，面色苍白，冷汗不止，脉沉细数，属阳微之证，宜温阳：黄芩9g、阿胶9g（炖冲服）、黄连3g、制大黄3g、茜草炭10g、炮附子6g，服一剂。嘱家属急煮服。如服后吐血不能止，须急诊送医院。

二诊：二月十七日。药后两小时，吐血止，入夜安睡。今晨能起床解便，不恶寒，胸不痛，痞闷减。脉较昨静而有力，舌红减，苔薄黄。按昨日方去大黄，炮附子减为3g，加乌贼骨10g。服一剂。后用归芍六君数剂调理，能起床自理生活。(《伤寒论方运用法》117~118页)

六十四、甘草泻心汤方

《伤寒论》《金匮要略》

甘草四两（炙） 黄芩三两 干姜三两 半夏半升（洗） 大枣十二枚 黄连一两

右六味，以水一斗，煮取六升，去滓，再煎取三升，温服一升，日三服。

【校勘】《外台秘要》“干姜”作“二两”；半夏“洗”字下有“去滑”[①]二字，又有一方有人参三两[②]。《总病论》，本方有人参，注云：胃虚故加甘草[③]。《医垒元戎》，伊尹甘草泻心汤即本方有人参。《金匮》狐病本方中有人参三两。

【注释】

①“去滑”：半夏有毒，浸泡后，渗出黏液，将其黏液去除方可入药。

②人参三两：该方为补中和胃、降逆消痞之方，只有甘草与大枣二药，权衡本方，亦应有人参。

③胃虚故加甘草：半夏泻心汤开结泄痞，甘草用三两，生姜泻心汤和胃泄痞，甘草用三两，该方以补胃泄痞，故重用甘草，名甘草泻心汤，以甘草为君药也。

【功效】补中和胃，降逆消痞。

【主治】心下痞满，按之濡软，水谷不化，腹中雷鸣，下利频作，干呕，心烦不得安。若再下之则痞益甚，《金匮要略》亦治狐证。舌苔薄黄且腻，脉象滑数无力。

【按语】甘草泻心汤一方，为治复下之后，里虚胃弱，心下痞硬的方剂。胃虚气弱，上下调济之枢机不畅，上则痞塞不已，下则泄泻益甚。胃居中枢，有和合生化之权，故方用甘草，大枣、人参甘温以补中；干姜、半夏、黄芩、黄连，辛开苦降，降逆消痞，况芩连又能清上之痞热，姜枣人参以温肠寒，“俾阴阳交于中土，则热痞寒利自愈”。“煮药去滓再煎，和合药气。半夏去滑，运用时应加以注意。复下之后胃气大伤，乃中焦元气之卑也，方加人参以补之归属允当。

【医案举例】

陈某，女，38岁，工人。于1974年3月7日就诊。患者于1968年间即发现前阴及口腔黏膜溃疡，未加注意。以后时有低烧，关节疼痛，下肢有结节性红斑，曾按风湿病服激素类药物不见效，而口腔、前阴溃疡反复发作，时轻时重。检查：口腔颊黏膜有溃疡，呈椭圆形，边界明显，基底平坦，表面附有灰白色纤维膜，周围有红晕，前阴及肛门、会阴处均有溃疡。下肢有结节性红斑。梅毒血清反应（-）。诊断：眼、口、生殖器综合征。初诊，前阴及肛门会阴处均有溃疡，不能正坐，月经正常，白带转多，口腔亦有黄豆大之凹陷溃疡、数块，身体瘦弱，面色潮红，周身关节疼痛，目微赤，口干，声微哑，大便微溏，两下肢有结节性红斑，近一个月来时有寒热。舌白滑而腻，脉象沉滑。此乃“狐”，据《金匮》甘草泻心汤合赤豆当归散加土茯苓以利湿解毒，并以苦参汤熏洗。处方：生甘草 30g、党参 15g、黄芩 9g、黄连 6g、姜半夏 9g、干姜 9g、赤小豆 30g、当归 15g、土茯苓 30g、大枣 5 枚，水煎服。外以苦参 120g 煎汤，熏洗外阴部，日两次。上方共服百余剂，除中间因感冒停药外，并无变化加减。至 1974 年 7 月底患者来述，口腔及前阴溃疡均告消失，低烧及下肢结节性红斑亦皆消退而痊愈。

按：有报道应用甘草泻心汤治疗寒热夹杂型胃与十二指肠溃疡 20 例，愈 18 例。（《伤寒论医案集》147 页）

六十五、十枣汤方

《伤寒论》《金匮要略》

芫花（熬）[①]　甘遂　大戟

右三味，等分，各别捣为散，以水一升半，先煮大枣肥者十枚[②]取八合，去滓，内药末，强人服一钱匕，羸人服半钱，温服之，平旦服[③]，若下少病不除者，明日更服，加半钱[④]，得快下利后，糜粥自养[⑤]。

【注释】

①芫花熬：芫花辛温有毒，古人用醋炒或用醋蒸后曝干，或炒，而后入药以减其毒烈之性，以泻胸胁之水饮结聚见长，兼有祛痰止咳以及杀虫等功效。

②先煮大枣肥者十枚：因本方以大枣为君，先煮又当细作，余用此方，大枣先煮一二沸，去其苦汤，再将大枣擘开入于水中煮沸应用，更有一法，先将大枣逐个入火中轻轻燎烧，挫其皮，入水煮沸应用，二法均妥。否则汤苦不欲饮服。

③平旦服：即空腹服，因本方属峻下剂，又疗胸胁有形之结聚，平旦服药易吸收，效果易于发挥，服后 2~3 小时即能泻下，该时服，亦便护理。

④若下少病不除者明日更服，加半钱：病重药轻故病不除，加半钱明日更服，以得快下利，病除为度。

⑤得快下利后，糜粥自养：得快下利，大病已却，然则峻下之药未必不伤胃气，复以谷米煮成糜烂黏腻之稀粥饮服，加以调补竣下所伤之胃气。

【功效】攻逐水饮。

【主治】悬饮，胁下有水气，以致咳唾胸胁引痛，干呕气短，心下痞硬，头痛目眩，或胸背掣痛不得息，舌苔滑腻，脉象沉弦。

【按语】十枣汤一方，乃攻逐水饮之峻方，临床运用必格外谨慎，又必审证确切，方可遵法与药。一者煎煮大枣，必取二煎气味甘醇者，一者平旦服，必须空腹，使药易于通下，以防呕吐；一者得快利，糜粥自养，亦《内经》“食养尽之”之义。至于服用剂量问题，又必当注意强人服一钱匕，羸人服半钱匕。

【医案举例】

任某，男，52岁。患者发寒热二日后，接着全身浮肿，小便不利，在农村服中、西药治疗数日，肿势日渐增重，全身呈重度水肿，经医院确诊为急性肾小球肾炎。患者要求服中药治疗，遂给十枣汤。大戟、芫花、甘遂各5g，大枣十个，煮汤煎药，每剂分十次服。服二剂后，水肿日渐消退，到服药后第四日，水肿全消，以后化验尿常规完全正常。随访半年来未见复发。共花药费二角二分钱。

韩某，男，58岁。以肝硬化腹水收入住院，用利尿药品（如“速尿”等）方可排出小便，但量不多，一日排出量大约300ml，如停止一日不用“速尿”，小便几乎点滴不通。患者腹大如釜，只能坐立，不能睡卧，日夜憋胀难忍，痛苦万状。诊其脉，弦大而数，为邪实之象；舌质紫红，两侧呈绛蓝色，为瘀滞之象；舌苔厚腻。结合脉证，虽是正虚邪实，但未到阴阳过于虚衰阶段，尚可一攻。投以十枣汤二剂，每日一剂，服后有恶心，腹痛，并有少许呕吐之反应，泻下水液多次，腹部自觉松软。虽经多次泻下，但看来精神尚好，间服培补脾肾之品二剂后，又给予十枣汤二剂，服后泻下如前，但未呕吐，只有少许恶心，而腹胀顿消，松软平坦。于是继进以补脾肾为主，消导之品为辅，短时间内未发生腹水，一般情况良好，出院调养。（《经方发挥》160~161页）

六十六、小承气汤方

《伤寒论》《金匮要略》

大黄四两（酒洗） 厚朴二两（炙，去皮） 枳实三枚大者[①]（炙）

右三味，以水四升，煮取一升二合，去滓，分二服，初服汤当更衣[②]，不尔者，尽饮之[③]，若更衣者，勿服之[④]。

【校勘】《千金翼方》作“初服谵语即止，服汤当更衣，不尔尽服之”。《外台秘要》作“若一服得利，谵语止，勿服之⑤”。

【注释】

①枳实三枚大者：大承气汤用五枚，今用三枚，虽曰大者，相比亦轻。

②更衣：此指如厕。

③不尔者，尽服之：如不更衣者，即饮二服。

④若更衣者，勿服之：若大便得以通畅，不进二服。

⑤若一服得利，谵语止，勿服之：若初服大便通利，谵语得除，说明药已中病，中病即止，故云勿服之。

【功效】泻热通便，消胀除满。

【主治】热结于肠，潮热汗出，烦躁，谵语，脘腹痞胀，溲数而赤，大便不通。或热结旁流，或便秘，舌苔黄厚而干，脉沉而有力，或滑数而有力者。

【按语】小承气汤一方，为泄热通便，消胀除满之剂，即大承气汤去芒硝减枳实之量，为通泻阳明腑实之轻剂。柯琴之论，详而且尽，可供参考。虽云攻下有力，实含微和之义，论其微和之功者，唯小承气汤独擅其长。至于三承气汤之区别，陈逊斋曰：三承气之用法须先知满实二字之程度，满者热盛而气机障碍也，实者结而有燥屎也，有满而不实者，有实而不满者，有满实皆有者，三承气皆以大便为主，方皆不去大黄，小承气有朴枳而无芒硝，治满而不实，调胃承气有芒硝而无朴枳，治实而不满，大承气有朴枳亦有芒硝，治满而且实。药味之加减，服法之不同，当细玩味，加以鉴别。

【医案举例】

手术后肠梗阻

宋某，因右侧腹股沟嵌顿疝，自用力复位，引起肠穿孔后腹膜炎。肠缝合术后第三天，发生麻痹性肠梗阻。此时腹胀，有压痛及肌紧张，肠鸣音消失，无大便或排气，脉洪大有力，舌苔黄燥。用小承气汤加黄芩、黄柏、银花、连翘治疗，服药4小时后排便，诸症消失，次日下午可以进食。

伤寒下利

有人病伤寒下利，身热神昏多困，谵语不得眠。或者见下利，便以谵语为郑声（患者在神志不清的情况下低声地断断续续重复一些语句的症状，属虚证）为阴虚证。予曰，此小承气证。众骇然曰，下利而服小承气，仲景之法乎？予曰，此仲景之法也。仲景云，下利而谵语者，有燥屎也。属小承气汤而得解。乃投以小承气（汤），得利止。而下燥屎二枚，得汗解。

懊侬腹胀

王月怀患伤寒三至五日，下利不止，懊侬腹胀，诸药不效，有以山药、茯苓与之，虑其泻脱也。士材诊之，六脉沉数，按其脐则痛，此协热自利，中有结粪，小承气倍大黄服之。果下结粪数枚，利遂止，懊侬遂安。

热结旁流（流行性乙型脑炎）

梁某，男，28岁。住某医院，诊断为流行性乙型脑炎。病已六日，曾连服中药清热、解毒、养阴之剂，病势有增无减。会诊时，体温40.3℃，脉象沉数有力，腹满微硬，哕声连续，目赤不闭，无汗，手足妄动，烦躁不宁，有欲狂之势，神昏谵语，四肢微厥，昨日下利纯青黑水，此虽病邪羁踞阳明、热结旁流之象，但未至大实满，而且舌苔秽腻，色不老黄，未可与大承气汤，乃用小承气汤法微和之。服药后哕止便通，汗出厥回，神清热退，诸症豁然，再以养阴和胃之剂调理而愈。（《伤寒论医案集》173~175页）

六十七、真武汤方

《伤寒论》

茯苓三两　芍药三两　白术二两　生姜三两（切）　附子一枚（炮，去皮，破八片）

右五味，以水八升，煮取三升，去滓，温服七合，日三服，若咳者加五味子半升，细辛一两，干姜一两①，若小便利者，去茯苓②。若下利者，去芍药加干姜二两③，若呕者，去附子加生姜足前为半斤④。

【校勘】《外台秘要》“白术”作“三两”；“右五味”下有“切”字。成本，细辛下无“一两”二字，干姜下有“各”字。《千金翼方》“半斤”下有“利不止便脓血者，宜桃花汤”十一字。

【注释】

①五味子半升，细辛一两，干姜一两：咳者，为水寒射肺，气逆不得下降，加用五味子酸收，以敛气逆，细辛、干姜以辛温见长，用之以散寒水。

②小便利者，去茯苓：小便利者，说明水停不在下焦，因而不用茯苓之淡渗利湿。

③下利者，去芍药加干姜：下利者以脾胃气虚，故去芍药苦寒下利而加干姜，温中止利。

④呕者，去附子加生姜足前为半斤：呕者为水停于胃，气逆于上，不须温煦肾阳，故去附子，水即停胃，故加生姜以降逆止呕。

【功效】温阳、化气、利水。

【主治】肾阳式微，水气泛溢，证见心下悸，身瞤动，头晕，肢体浮肿，振振欲擗地，四肢沉痛，腹疼下利，或脐下悸，欲作奔豚，脉象沉细，舌淡苔白滑者。

【按语】真武汤一方，乃温阳利水之方，主治肾阳不足水气泛溢诸证。方中熟附子以温煦肾阳，并祛寒饮为主药，配白术、茯苓补益脾气以运化水湿，生姜温散水气并和胃气。芍药缓附子之雄烈，而又敛阴和营。张路玉有此论点，发仲景之奥义，阐述亦比较中肯。

【医案举例】

水肿（属肾阳虚者）

王某，男，50岁。三年前患周身浮肿，经内科诊断为急性肾炎，经过治疗，症状基本消失，后遗尿中反复出现蛋白（++），有时下肢轻度浮肿，伴有精神倦怠、食欲不振、喜热怕冷、腰痿腿困、脉沉迟而弱、舌淡、苔白等症。如此反复三年之久，虽累经治疗，但终未彻底治愈。给真武汤为主配治丸药，服用一个月以后，浮肿消退，尿蛋白（+），又服此剂丸药一个月，诸症悉除，尿蛋白（-），其后一直很健康。

水肿（属脾肾阳虚者）

赵某，男，49岁。周身浮肿二年多，经服消肿、利尿之中西药品，浮肿即好转或消失，但时隔不久，仍然复发，而且肿势愈来愈重，再服消肿利尿之剂，作用不大，经内外科多次及多方面的检查，找不出致病原因。

患者重度水肿，腹大如釜，小便点滴不利，稍进饮食即感胸下痞闷不适。脉沉迟无力，舌淡而胖，薄白苔。诊断为脾肾阳虚，不能化水，而致水湿潴留。当以温阳之法，缓缓图之。以真武汤为主，连服十数剂，浮肿基本消退，后以此方配制丸药，服三个多月，再未发作。

白带（属虚寒者）

宋某，女，46岁。患带下三年之久，累治不愈，量多，色清，质稀，不臭，伴有恶寒、体倦腰困腿酸、四肢厥冷、食欲不振，下肢有时浮肿，大便稀，小便清长。给予真武汤治疗，五剂以后，手足稍温，白带也较前减少，宗此方加减继服20余剂痊愈。

熟附子15g　白术15g　茯苓45g　白芍12g　生姜15g，水煎服，日服一剂。（《经方发挥》53~55页）

六十八、通脉四逆汤方

《伤寒论》

甘草二两（炙）　附子大者一枚（生用去皮，破八片）　干姜三两，强人

可四两

右三味，以水三升，煮取一升二合，去滓，分温再服，其脉即出者愈[①]，面赤色者，加葱九茎[②]，腹中痛者，去葱加芍药二两[③]，呕者加生姜二两[④]，咽痛者，去芍药加桔梗一两[⑤]，利止脉不出者，去桔梗加人参二两[⑥]，病皆与方相应者，乃服之[⑦]。

【校勘】《玉函经》无“去葱、去芍药、去桔梗”八字[⑧]；自“病皆”以下十字无。《千金翼方》，“乃服”作“加减服”。

【注释】

①其脉即出者愈：本证为少阴病，真寒假热，脉竟至微欲绝，病势比四逆汤证更为严重，服此汤，其脉即出者，是属于病愈的征象。

②面赤色者，加葱九茎：面赤必娇嫩，游移不定，这是虚阳浮越的征象，加葱白于本汤内，借以辛温通阳，阳气弥漫周身，而阴寒自散。

③腹中痛者，去葱加芍药二两：脾主大腹，腹中作痛为血气凝滞，加芍药佐于姜草以通大腹之脾络。

④呕者加生姜二两：呕者为胃气上逆，加生姜以降逆止呕，安和胃气。

⑤咽痛者，去芍药加桔梗一两：咽痛为虚阳上结，加桔梗以升达肺气以散其结。

⑥利止脉不出者，去桔梗加人参二两：服通脉四逆汤后，下利已止而脉仍不出者，为气血内虚之征，加人参，以大补元气，元气振作，气血得伸，何脉不出之有。

⑦病皆与方相应者，乃服之：方药与病证合拍，方可服此汤，此处为仲景提示后人用此方，当加以注意慎重。

⑧“去葱、去芍药、去桔梗”八字：此为《玉函经》所注。

【功效】回阳通脉。

【主治】少阴病，阴寒内盛，浮阳外越，腹痛，下利完谷，手足厥冷，脉微欲绝，舌淡苔白，身微热，面色赤，不恶寒。或兼干呕，咽痛，利止脉不出者。

【按语】通脉四逆汤一方，乃回阳通脉之方，亦驱阴复阳之法。本证为里真寒、外假热，孤阳行将外脱，故方用四逆汤倍加干姜温里而固表，加葱以沟通内外之阳气。然而葱白九茎，历代前贤论之颇多，钱潢、汪琥、柯琴，方中行皆主张葱宜加入方中，不当附之于方后。再观四逆汤也曾提到了强人可大附子一枚，干姜三两，这样两个方子的剂量则相等了。为什么一方言四逆汤，一方言通脉四逆汤呢？可见葱白加入方中是有其道理的，况葱一药“专主发散而通上下阳气”，取其发散通阳之功，由此可见，葱白为方中之舟楫，亦为通脉之良使。

【医案举例】

少阴格阳（重感冒）

患儿男性，1岁。门诊号：29596。于1960年8月28日因发烧七天就诊。其母说：七天前发烧，经西医诊为重感冒，用百尔定、青霉素、链霉素等数天后烧终未退。检查体温39.5℃，心肺正常，腹部无异常。化验白细胞19 800/mm^3，中性粒细胞80%，淋巴细胞15%。望诊：眼睛无神，欲睡懒睁眼，符合于少阴格阳证的但欲寐，并有四肢逆冷。诊脉浮大无根。诊断为少阴格阳证。法宜温中回阳并兼散寒，方用通脉四逆汤。处方：干姜2.4g、附子1.5g、甘草1.5g，开水煎，冷服。服药后，患儿熟睡四小时，醒后精神好，四肢不逆冷，眼睛大睁，不再发烧。约两小时后，检查体温37℃，化验白细胞8 400/mm^3。前后六小时，一切症状消失而愈。

少阴格阳

一妇人患发热，胸中闭塞，骨节烦疼，一医作停食，投小沉香煎，一服，大便利，下三十余行，随致困笃，热烦愈甚，不省人事，又更医诊，见泻胀烦热，投四苓散，亦不效。病危急，又来招诊视。得两寸口脉沉微而伏，外证唇口㖞斜，足趾微冷，面色赤而烦热，神昏不食，即与夺命散，至夜半，胸间得少汗，药虽见效，人犹未苏，复诊其脉如故。此证始初感寒，合利解，而反用丸药，下之太过，遂成阴证似阳。投以通脉四逆汤加人参，四肢热渐退，脉稍起。再作四逆加葱白汤八剂，人始平复，调理半月愈。（《伤寒论医案集》206页）

六十九、乌梅丸方

《伤寒论》《金匮要略》

乌梅三百枚　细辛六两　干姜十两　黄连十六两　当归四两　附子六两（炮，去皮）蜀椒四两（出汗）①　桂枝六两（去皮）　人参六两　黄柏六两

右十味，异捣筛，合治之②，以苦酒渍乌梅一宿③，去核④，蒸之五斗米下，饭熟捣成泥，和药令相得⑤，内臼中，与蜜杵二千下，丸如梧桐子大，先食饮服十丸⑥，日三服，稍加至二十丸⑦，禁生冷滑物臭食等⑧。

【校勘】“丸”成无已本作“圆”。“五斗米”《千金方》作“五升米”。“泥”《千金方》作“塑”。“和药”《千金方》作“盘中搅”。“饭熟”《玉函经》作“饭熟取”。“臭食”《玉函经》作“食臭”。

【注释】

①蜀椒四两（出汗）：蜀椒之果实为球形蒴果，内有黑色种子，又名椒

目，入药以肉厚皮皱开口者良，微炒使“汗出”，乘热捣去黄壳，用其仁，大热有毒，以温中止痛杀虫见长。

②右十味，异捣筛，合治之：个别轧为细末后，再调合配制。

③以苦酒渍乌梅一宿：青梅，立夏节前采收未成熟的果实，熏制成乌梅，外皮黑褐，皮紧皱，用时以苦酒必渍一宿，使其皮肉膨胀，方可取用。其味酸平，有敛肺、涩肠、生津、安蛔之功。

④去核：乌梅其核如骨，无用，故去之。

⑤饭熟捣成泥，和药令相得：米熟捣烂如泥，纳诸药调和均匀，采用白米饭做敷料，目的在于固护胃气。

⑥先食饮服十丸：饭前服药十丸，以白米汤送下。

⑦稍加至二十丸：若病不瘥，逐渐加至二十丸，此仲景示人以斟酌之意。

⑧禁生冷滑物臭食等：因本为安中温脏，驱蛔之方，故必忌生冷滑泻之物。臭食多指发酵酿造之品，臭豆腐、酱豆腐、虾酱等物。

【功效】温脏安蛔、补虚。

【主治】蛔厥。症见烦闷呕吐，时发时止，手足厥冷，或蛔上入胃，常自吐蛔，腹痛阵作，甚则蛔入胆道，右上腹绞痛拒按，脉象弦数，或痛甚脉微，舌淡苔白，亦主久痢或久泻不已。

【按语】乌梅丸一方，为厥阴寒热错杂之主方。方以蜀椒以温中杀虫，桂枝、细辛、附子、干姜以温阳散寒，黄连、黄柏以清热止呕、安胃，乌梅敛肝、止痛、安蛔，当归、人参以补气养血，共奏辛温祛寒、苦寒清热、安胃制蛔之效。

又按，乌梅丸之配制方法，至精至当，当以继承，服药方法之食前米汤送服药丸，固护胃气，考虑之周到，可法可从。禁忌方法，为保持药物的疗效亦十分必要。

【医案举例】

噤口痢

病例一：

黄某，女，67岁。虽然年高，但平素身体尚称健康。于二年来患下痢，断续发作，发作时日下十余次至二十次，好转时也尚有三、五次。便下物为脓血掺杂，伴有腹满而痛，曾有过里急后重，现已不明显，以前胃纳尚可，近一个多月以来食欲大减，间有得食即吐，或食后五至十分钟即呕吐，喜热饮，饮也不多，小便短赤，精神疲惫。脉沉而涩，舌质稍红，有白腻苔。据此脉证，诊断为湿热痢，病久伤却脾胃之阳，因之不能食而呕吐；湿热之邪未去，羁留于肠道，故便下脓血，属虚实寒热皆有之证，给以乌梅丸二剂。

乌梅15g、细辛3g、干姜6g、黄连6g、当归6g、炮附子6g、蜀椒3g、桂枝6g、党参15g、黄柏10g，水煎服，日服一剂。

服药后，病情不但毫无改善，诸症反而有不同程度的增重，特别是腹胀满痛更为加剧，后改用他法治愈。

病例二：

乔某，男，48岁。农民。秋季患下痢，延至第二年春天未愈，服过不少中、西药品，时轻时重。曾两度住医院治疗，住院期间诸症好转，但出院不久即复发如前。日下脓血便三、四次至十多次，其中杂有未化之完谷，腹痛绕脐，有轻微的里急后重。三个月以来饮食渐减，特别是近半个月胃纳更差，有时竟日仅勉强进食二、三两，间作食后呕吐，不欲饮水，精神不展，卧床不起。脉迟而弱，舌淡少苔，手足不温。证属脾胃阳虚，运化无权，又兼湿热久留肠道而不去，为寒热错杂之证，试投以乌梅丸辨证加减治之。

乌梅15g、细辛3g、干姜10g、黄连6g、当归15g、制附子6g、蜀椒3g、桂枝10g、党参15g、黄柏10g、白芍10g、炙甘草10g，水煎服，日服一剂。

服三剂后，呕吐停止，食欲好转，下痢减去十之七八。照此方稍有化裁出入，共服五剂，诸症悉愈。观察半年，概未复发。（《经方发挥》45~48页）

七十、枳实栀子豉汤方

《伤寒论》

枳实三枚[①]（炙） 栀子十四个[②]（擘） 豉一升（绵裹）

右三味，以清浆水[③]七升，空煮取四升[④]，内枳实、栀子、煮取二升，下豉，更煮五六沸，去滓，温分再服，覆令微似汗[⑤]，若有宿食者[⑥]，内大黄如博棋子大[⑦]五六枚，服之愈。

【校勘】“清浆水”《千金》《千金翼》作“酢浆[⑧]”。“内大黄”《玉函经》作“加大黄五六枚”，《千金》《外台》作“一枚”[⑨]。

【注释】

①枳实三枚：枳实一枚大约二克许，三枚亦不过六克许。

②栀子十四个：栀子一枚均一克许，十四个，不过十五克许。

③清浆水：亦名浆水，《本草纲目》名酸浆。《本草蒙筌》云：“炒粟米热，投冷水中，浸五六日，生白花色类浆。”徐灵胎云：“浆水即淘米泔水，久贮味酸为佳。”

④空煮取四升：半夏散方法，以水一升，煎七沸，“其气化为轻扬而向上，以利咽止痛”。此方空煮清浆水，使水先升后降以清上泄下。

⑤覆令微似汗：服药后，被覆使温以微微汗出为度，以散怫郁之结热。

⑥若有宿食者：若有食积以碍气机调达者，可加大黄以清热化积，不尔亦可重加枳实。

⑦内大黄如博棋子大：千金方、羊脂煎方后云，棋子，大小如方寸匕，又服食门，一棋子长二寸，方一寸。

⑧酢浆：酢即醋之本字，此指酸浆水。

⑨大黄一枚：《千金》《外台》大黄均作一枚，不作五六枚，病后虽有宿食亦不任其荡下，想必传写之误，以一枚如博棋子大配枳实，以轻轻通下为宜。

【功效】清热除烦，行气消痞。

【主治】病瘥后，余热未尽，因劳累而复发，症见身微热，不恶寒，脘部痞塞嘈杂，虚烦不得眠，大便硬小便不利，脉虚数，舌淡黄。若脉滑数有力，腹痛拒按，可加大黄以通腑。

【按语】枳实栀子汤一方，乃泄热除烦，解表和中之剂，适应于体虚劳复、热气浮泛之证。方用枳实破坚利膈、开胃宽肠以下气，栀子清泻虚热除烦，豆豉宣以透表。酸浆水有开胃、清火、调中之功，但采用之时，应特别注意淘米泔水一物，以酸而不苦，泛花而不腐为宜。

【医案举例】

热病瘥后食复

患者男性，十八岁。

初诊：一九六一年三月二十二日。二十日前染副伤寒，服氯霉素而瘥；热退净九日，患者不守医嘱，私食番茄、香蕉等，复发热。第一日 37.5℃；第二日 38.5℃；第三日 39.5℃。不恶寒，头晕，面红，口淡，腹微满，大便两日未行；舌红苔薄边黄中白，脉弦数。病属食复。方用：枳实 12g、栀子 12g、豆豉 15g、厚朴 6g，服两剂，两日后热退净而愈。

胸中烦热噎塞

患者男性，三十九岁。

初诊：一九八零年六月六日。患者病起数月，自觉吃饭时吞咽不顺，胸中噎塞，逐渐胸中烦热隐痛。自疑患食道肿瘤，心情焦虑，苦思少寐，后经 X 线食道钡餐透视，排除食道癌，诊断为食道炎。

来诊时仍胸中窒痛，咽食时更甚，因而仍自疑生癌，心有余悸。面瘦神疲，纳懈寐劣，大便干少，忧而易怒，舌红苔黄，脉细数。治拟清宣泄热：焦山栀 15g、淡豆豉 10g，连翘 12g、生大黄 6g（后下）、炒枳实 15g、黄芩 12g、太子参 15g，全瓜蒌 10g、蒲公英 20g，服三剂。

二诊：六月十日。服药一剂，大便通行，胸痛大减。三剂服完，胸痛几无，烦热稍存，吞咽复畅，忧虑情绪亦为之一扫。舌红退，黄苔薄，脉数减。原方中生大黄改制大黄 10g，加郁金 10g，续服五剂，诸症若失。（《伤寒论方运用法》103~104 页）

七十一、竹叶石膏汤方

《伤寒论》

竹叶二把① 石膏一斤 半夏半斤（洗） 麦门冬一升（去心） 人参二两 甘草二两（炙） 粳米半斤

右七味，以水一斗，煮取六升，去滓，内粳米，煮米熟，汤成去米，温服一升，日二服。

【校勘】《玉函经》、成无已本，“人参”均作“三两”。

【注释】

①叶二把：《本草》序例云：“凡云一把者二两为正”。如此比例，竹叶之量比人参、甘草均增加一倍。

【功效】生津益气，清热养阴。

【主治】身热多汗，虚羸少气，心胸烦闷，不欲食，咳呛欲呕，口干喜饮，咽干，便难溲赤，脉虚大而数，舌干少津。或大病将瘥，余热未尽，津气未复，逆气干呕，虚烦不眠，脉虚数者。

【按语】竹叶石膏汤一方，乃白虎加人参汤加减而成，为生津益气、清热养阴之名方。方中以竹叶、石膏清其虚热，除其虚烦；麦冬、粳米以养肺胃之津；更有人参、甘草以益其气。津气斡旋于中州，营卫敷布于形骸，佐半夏辛散，一以调诸药以散其滞，一以降逆气以和其中，凡病后气阴两虚余热烦渴、气逆欲吐者，无不尽疗。徐灵胎曰：“此仲景先生治伤寒愈后调养之方也，其法专于滋养肺胃之阴气，以复津液。”洵为有得之言。

【医案举例】

眩晕（高血压）

皇甫某，男，55 岁左右，咸阳市汽车公司工作。高血压兼喘咳多年。胸透：主动脉突出，肺气肿及高血压性心脏病。患者咳喘痰多，气短兼上逆欲呕，神疲无力，头晕、头痛，胸闷、胸痛。1977 年 1 月 21 日初诊。血压 190/110mmHg，大便略干，小便黄。书方：镇肝熄风汤 3 剂，兼配西药降压灵、路丁、双氢克尿噻常规量内服。二诊，1977 年 1 月 24 日。血压不但未降，反而升到200/120mmHg，症状如前，痰多欲呕，口干，舌红苔黄腻，脉弦滑。乃中气虚、胃有虚热夹痰饮。令患者停服西药，单纯应用竹叶石膏汤加减：生石膏（先煎）45g，半夏9g、竹叶9g、麦冬9g、党参9g、甘草6g、粳米小把、南星9g、草决明18g。服后咳嗽痊愈，痰少多了，但仍有时感到胸痛，血压降至155/105mmHg，头晕、头痛显著减轻，患者亦上班恢复工作。

1977年9月初患者又因咳嗽痰多、头晕头痛来就诊。血压高至180/115mmHg。气短兼上逆欲呕，胸闷、胸痛。起初用镇肝熄风汤，其中怀牛膝用到30g，另加夏枯草、草决明、钩藤等皆至15g，另配西药降压灵、路丁、双氢克尿噻常规量服。患者服后症状不减，血压升至200/120mmHg。后又停吃西药，单纯应用竹叶石膏汤加减，吃四剂后，血压亦减到150/90mmHg，头晕、头痛消失，咳嗽及痰亦显著减轻，患者又回到工作岗位上班工作。（《伤寒论医案集》239页）

七十二、百合知母汤方

《金匮要略》

百合七枚（劈） 知母三两（切）

右先以水洗百合①，渍一宿，当白沫出，去其水②更以泉水二升，煎取一升③，去滓；别以泉水二升煎知母，取一升，去滓，后合和煎，取一升五合④，分温再服。

【校勘】《外台秘要》，"滓；别"之间有"置之一处"四字。《千金方》，作"治百合病已经发汗之后更发者"。

【注释】

①先以水洗百合：百合乃鳞瓣组合之品，需剥开，净水洗去泥砂、杂质。

②渍一宿，当白沫出，去其水：干百合质地坚硬，须浸泡一夜，使其质地松软，去其淀粉（即白沫）方可入药。

③更以泉水二升，煎取一升：泉水即清泉之水，亦即井水，清洁性凉，无污垢杂质。

④后合和煎，取一升五合：以百合煎制复杂故单煎，知母亦单煎，合药再煎，取其"药性合和"。

【功效】养心润肺，滋阴清热。

【主治】百合病，精神倦息，常默默无言，欲卧不能卧，欲行不能行，欲食不能食，但有时反而食欲馨香，思而又厌恶饮食，周身感觉如寒无寒，如热无热，口苦，小便黄赤，舌红少苔，脉象微数，有时用多种方法治疗，皆不得收效，反而又引起呕吐或下利，从形体上来观察，并没有显著的病态，反而神失常态。

【按语】百合知母汤一方，乃治百合病之首方。方用百合润肺清心，益气安神，又加知母养阴清热，除烦止渴，适应于误汗之后，津液受伤而虚热者。若因误下，津液损伤而内热加重，则津伤而溲赤；下之伤胃，虚气上逆而哕逆，又当以百合滑石汤治之。一则清润心肺，清热利水，一则合和胃气。若因误吐而损伤肺胃之阴，而出现胃中不和，心烦不安者，又当以百合鸡子汤治之，以滋养肺胃，安和脏气。煎药之方法，百合必先渍透，去其白沫，入煎方可，否则一锅混煮，往往药力不易释放而影响疗效。所注用泉水者，指新汲之泉水，其性甘凉，能增强方剂益其阴气的作用。合和重煎，即合和药性之意。

【医案举例】

王某，女，13岁，学生。1960年4月15日在看解剖尸体时受惊吓，随后因要大便跌倒在厕所内，经扶起抬到医院治疗，据代诉查无病，到家后颈项不能竖起，头向左右转动，不能说话，问其痛苦，亦不知答，曾用镇静剂二日无效，转来中医诊治。患者脉浮数，舌亦无苔，无其他病状，当即从“百合病”处理，用百合七枚，知母一钱五分，服药一包后，颈项已能竖起十分之七，问她痛苦亦稍知道一些，左右转动也减少，但仍不能说话，再服一剂，颈项已能竖起，不向左右转动，自称口干燥大渴，改用瓜蒌牡蛎散（瓜蒌、牡蛎各三钱），服一剂痊愈。（《江西中西药》1960年12期14页）

七十三、侯氏黑散方

《金匮要略》

菊花四十分　白术十分　细辛三分　牡蛎三分　桔梗八分　防风十分　人参三分　矾石三分　黄芩五分　当归三分　干姜三分　芎䓖三分[①]　桂枝三分

治大风[②]四肢烦重，心中恶寒不足者[③]。外台治风癫。

右十四味，杵为散，酒服方寸匕，日一服，初服二十日，温酒调服[④]，禁一切鱼肉大蒜[⑤]，常宜冷食[⑥]，六十日止，即药积在腹中不下也，热食即下矣，冷食自能助药力。

【校勘】《巢源·寒食散发候》：仲景经有侯氏黑散，紫石英方。《外台》风癫门引《古今录验》侯氏黑散疗风癫方，方中有钟乳，矾石，无桔梗，凡十五味，方后细注云：“张仲景此方，更有桔梗八分，无钟乳，矾石，以温酒下之，禁一切鱼肉大蒜，常宜冷食，六十日止，即药积在腹中不下也，热食即下矣，冷食自能助药力”。

【注释】

①芎䓖：即今之川芎。

②大风：大风证，内经谓之“大厥”“薄厥”，指中风卒倒，亦泛指本经文所谓“邪在于络，肌肤不仁，邪在于经，即重不胜，邪入于府，即不识人，邪入于脏，舌即难言，口吐涎”之证。徐忠可云：“大风即指涎潮卒倒之后也。”沈明宗云：“直入肌肉脏腑，故为大风。”

③心中恶寒不足者：指中风证，其标为实，其本属虚，后世云脱证者，更类于此。心气不足悸惕畏寒者，临床不可不细察视，本云“心中恶寒者”今人多忽视，实地观察乃诊断之要妙处，医乃人命系之，万万忽视不得。

④温酒调服：包识生云：“按酒能壮血，可助药力，今血已偏行于头，下部必空，故用酒之助血，表面观之，出血之证，应当禁酒，其实少用，反可补血也。”

⑤禁一切鱼肉大蒜：《内经》云：“食鱼热中”反助其火，故当禁；大蒜辛热，恐耗其气，亦当禁。包识生云：“鱼肉多烧，恐助其阳上越，又腥气宜禁之义也，大蒜辛散，更助暴气，亦忌食之”。甚有见地。

⑥常宜冷食：冷者热之，反非大辛大热之品。如瓜果、蔬菜之类，即清凉、清脆之品，汉文古奥，每于虚字处见精神，若领会冷食即吃凉饭，则误。

【功效】养血祛风，益气通痹。

【主治】中风，㖞僻不遂，肌肤麻木不仁，不能动转，言语謇涩不出等症。

【按语】侯氏黑散一方，乃养血祛风、益气通痹之大方。方用菊花为君，佐防风、桂枝、细辛以清表里之风，参归苓术姜以益气化湿而养血，桔梗、牡蛎、黄芩开结涤痰以彻其热，温酒导引以通其络，矾石固涩，缓缓以通大府，温、清、消、补冶于一炉，杂而不乱。

【医案举例】

尚某，男，60岁。患者身体肥胖，患高血压十余年，收缩压经常波动在190~220mmHg之间。自觉头昏，手足麻木，步履艰难。近一年多来，语言留滞，行动迟呆。经常服用“脉通”“益寿宁”“降压灵”等药品，但只能将血压暂时降低，停药后即又回升。后给予侯氏黑散共180g，研为细末，凉开水送下，日服二次，共服半月，服完后血压降低180~120mmHg。此后患者对此药颇具信心，长期服用，血压一直稳定到160~110mmHg之间。（《经方发挥》第57页）

谭某，男，71岁。有高血压病史十多年，因晚上起床小便，猝倒于地，昏不识人，痰涎变盛，右侧手足偏瘫，舌苔黄腻，脉象弦滑。此痰热内蕴、风阳上扰，拟清热涤痰、镇肝息风，用涤痰汤去人参、枳实、半夏，加钩藤、菊花、牛膝、地龙、牛角等味，服五剂痰涎减少，神志渐清。仍用原方去半夏、远志，加贝母、白芍，再服五剂，舌苔已去，脉象弦缓。后用侯氏黑散加减：党参10g、白术10g、茯苓10g、当归10g、川芎3g、菊花10g、黄芩6g、防风10g、生牡蛎30g，去细辛、矾石、桂枝、干姜，加钩藤15g、白芍10g、牛膝12g、杜仲12g、桑寄生15g，作汤剂服，调理半年，言语运动恢复，能任一般轻活动。(《金匮要略浅述》第77~78页)

七十四、风引汤方

《金匮要略》

大黄　干姜　龙骨各四两　桂枝三两　甘草　牡蛎各二两　寒水石　滑石　赤石脂　白石脂　紫石英　石膏各六两

右十二味，杵，粗筛，以韦囊[①]盛之，取三指撮，井花水[②]三升，煮三沸，温服一升。除热瘫[③]。

【校勘】《外台》卷十五，风门，引崔氏“疗大人风引，少小惊痫瘈疭，日数十发，医所不能疗，除热镇心，紫石汤方”。方名虽异，药味则同，其方后注云：“紫石汤，一本无紫石英，紫石英贵者可除之，永嘉二年，大人小儿，频行风之病，得发例不能言，或发热半身掣缩，或五六日，或七八日死；张思惟合此散所疗皆愈……此本仲景《伤寒论》方，古今录验，范汪同”。《千金方》“寒水石”作“淤水石”，“甘草牡蛎”作“各三两”，甘草下有“炙”字，牡蛎下有“熬”字。

【注释】

①韦囊：古人用皮革制成的盛药器皿。

②井花水：亦即井泉之水。

③除热瘫：指中风抽搐之。

【功效】息风涤痰。

【按语】风引汤一方，寒热并用，镇心火以益其阴，息内风而涤其痰，实为攻补兼施之法。方中用大队重镇之药为君，佐龙牡之潜纳，大黄之通腑泄热，上盛热极之风得以平息，“不用姜桂佐气之药，诸石等不能达病所也”，镇静而灵动，岂不谓制方之巧妙。中风之由于肝阳上亢，虚风内动者，化而裁之，亦未尝不可取法。取井华水三升，煮三沸，亦为轻煮法度。包识生先生云："按井华水，其性清凉，正合药性，煮三沸，其汤甚清，正合味薄则通之义，与泻心汤、麻沸汤渍药同一意义也。"

【医案举例】

肖琢如："邵阳周某，年三十，一日肩舆就余方要，云患风症，发作无时，屡医不效，出方阅之，皆普通去风药。据述风作时，手足瘛疭，面皮震动，头晕眼花，猛不可挡，风息则但觉口苦头晕，手足顽麻而已。审其面色如醉，舌苔黄厚，不甚燥，尖露红点，切脉弦数，即授《金匮》风引汤，以便涩风止为度。越半月，以书来云；服药二剂，即便泄风止，后屡发暂轻，药比有效，惟病根深固，不时发作，恐非佳象，恳再赐方善后。余乃疏黄连阿胶汤与之，服十剂，不复作矣。"

李某，男，47 岁，1976 年 4 月 8 日诊。患者头痛眩晕已五年，一星期来头痛眩晕加剧，左半身活动不便，继而卧床不起。某医院诊为高血压、脑血管痉挛、脑溢血。症见形体丰盛，神昏烦躁，面红而赤，口干发臭，口向右歪斜，左半身不遂，大便七天未解，舌苔灰黄而浊，脉象弦滑有力，血压 220/140mmHg。诊为中风入腑，阳明腑实，肝风挟痰热，蒙蔽清窍，窜入经络。治宜清热通腑，佐以化痰潜阳息风。风引汤加减：生石膏 30g，生大黄（冲）、元明粉（冲）、甘菊花、白僵蚕、广地龙各 9g，紫石英、生龙、牡各 15g，桂枝 4. 5g，石决明 18g，全蝎 3g。二剂后神志略清，大便二次，色焦黄。苔略薄，脉稍缓，血压 180/110mmHg。守方进退至 5 月 8 日，血压正常，已能步行，尚欠灵活，不能持久，苔已退净，脉细，共服风引汤加减 30 剂，易补肝肾活血通络之剂善后，得收全功。（《金匮集释》182~183 页）

七十五、薯蓣丸方

《金匮要略》

薯蓣三十分[①]　当归　桂枝　干地黄　曲[②]　豆黄卷[③]各十分　甘草二十八分　芎䓖　麦门冬　芍药　白术　杏仁各六分　人参七分　柴胡　桔梗　茯苓各五分　阿胶七分　干姜三分　白蔹二分　防风六分　大枣百枚（为膏）

右二十三味，末之，炼蜜为丸，如弹子大，空腹酒服一丸[④]，一百丸为一剂[⑤]。

【校勘】《千金方》"曲"作"神曲"，《局方》《三因》并同，"豆黄卷"作"大豆黄卷"。《外台》：更有大黄、五味子、泽泻、干漆，合二十四味。

【注释】

①薯蓣：即今之山药。

②曲：千金方作“神曲”。

③豆黄卷：吴仪洛云：“一名豆糵，理胃消水……黑大豆为糵芽、生五寸长，便干之，名为黄卷……”。

④空腹酒服一丸：其虚劳之病，应首先调理脾胃，因脾胃为营卫气血的渊薮，为了便于药物吸收，加大疗效，故应在空腹时以米酒送服。

⑤一百丸为一剂：以每日服三丸，一百丸，只能服一个月余，所谓一百丸为一剂，即指现在一个疗程。

【功效】补气血，益营卫，补虚祛风。

【主治】阳虚气虚之虚劳，面色白薄，心悸气短，头目眩晕，手足心热或手足逆冷，食不消化，甚则溏泄。或妇人半产漏下，男子亡血失精，或少腹满小便不利。主要脉象为虚大、或脉象细微，即本文所谓“虚劳诸不足，风气百疾”者。

【按语】薯蓣丸一方，乃补益正气，兼以祛邪之方。方中以薯蓣、大枣、参、术、苓、草等，以调补脾胃。因脾胃乃气血生化之源，所以调理脾胃便是治疗虚劳的首要方面。芎、归、芍、地、麦冬、阿胶养血补血，妙佐清酒，神曲、干姜、豆卷寓化机于中州，行运降于脾胃，中气活活泼泼，气血则生生化化。桂枝、防风、柴胡、桔梗、白蔹、杏仁宣阳气以调气机，更妙者以风药通行气血之内，鼓荡于经俞之中，宣达其营卫以祛风气。方中药物虽多，但多而不杂。通过分析、比较、综合，始可得其方机之真谛。诸药为丸，取其缓图，空腹送酒，更助药力，以发挥其疗效。

【医案举例】

冯某，女，36岁，教师。患心悸、失眠、头晕、目眩数年，耳鸣，潮热盗汗，心神恍惚，多悲善感，智慧记忆锐减，食少纳呆，食不知法，食稍有不适即肠鸣腹泻，有时大便燥结，精神倦怠，月经愆期，白带绵绵，且易外感，每感冒后即缠绵难愈。已经不能再坚持工作，病休住家。数年来治疗从未间断，经几处医院皆诊断为神经官能症。1963年春天，患者病势日渐增重，当时面色白、少华，消瘦憔悴，脉缓而无力，舌淡、质胖，舌光无苔，综合以上的脉证，颇符合诸虚百损之虚劳证，投以薯蓣丸，治疗三个月之久，共服200丸，诸症如失，健康完全恢复，以后一直很好地工作着。(《经方发挥》第163页)。

何某，男，40岁。患虚劳有年，咳嗽痰少，食欲不振，体重减轻，精神疲倦，手足烦热，舌淡无苔，脉象细弱，经X线照片，诊断为浸润性肺结核，曾口服雷米封、肌注链霉素，病情得以稳定，脉证如上。此肺脾劳伤，气血虚损，拟健脾理肺、益气补血，用薯蓣丸：西党15g，白术10g，茯苓10g，干地15g，当归10g，白芍10g，麦冬10g，柴胡10g，杏仁10g，桔梗6g，黄豆卷12g，炙草6g，大枣5枚，去麦曲、桂枝、干姜、川芎、防风、白蔹，加鳖甲15g，百部12g，川贝6g，百合10g，知母6g，桑皮10g，文火浓煎，去渣。再下淮山药30g，胎盘粉30g，阿胶10g，冰糖30g，白蜜30g，和匀熬膏，每服二汤匙，日三服。调理年余，X线复查肺部病灶钙化，身体亦渐康复。（《金匮要略浅述》第106~107页）

七十六、葶苈大枣泻肺汤方

《金匮要略》

葶苈熬令黄色，捣丸如弹子大① 大枣十二枚

右先以水三升，煮枣取二升②，去枣、内葶苈，煮取一升，顿服。

【校勘】《千金》作“泻肺汤”。

【注释】

①葶苈熬令黄色，捣丸如弹子大：葶苈应当用子，炒黄，则出香气，易于发挥行肺气，祛痰利水定喘之效。

②煮枣取二升：大枣其皮极苦，入水煮取一二沸，待枣膨大后，去其水，擘开大枣，入水再煮，其汤则甘甜适口。

【功效】泻肺行水，下气平喘。

【主治】肺痈尚未成脓，痰涎壅盛、咳喘胸满，肺实气闭，喘不得卧，心中烦热，舌红苔黄腻垢或剥脱，脉细数或浮大者。

【按语】葶苈大枣泻肺汤一方，乃疗痰水壅滞、将成肺痈之方。方以葶苈子一药为主，借其味寒滑利之性能，以泻肺中将未化脓之痰涎，恐其性猛伤肺，故先煮大枣，取汁以煮葶苈，庶免峻而伤正。

【医案举例】

钱某，女，51岁，1981年12月5日初诊。咳喘痰多、心悸气短10余年，经西医确诊为“肺心病”。此次由于外感后，喘咳气短不能平卧，动则心悸更甚，溲少，晨起眼睑浮肿；尤苦于晨起泡沫痰甚多，不唾时口内流出清稀涎沫，咽喉刺痒，胸胁胀满。诊脉沉弦，舌淡胖、边有齿痕、质紫黯。先拟泻肺祛痰以缓急。处方：葶苈子21g，红枣6枚，一剂，水煎顿服。服后约半小时，吐出痰涎约一碗，顿觉胸部舒适，喘咳、气短，心悸等亦随之而减，并能平卧。后以苓桂术甘汤加丹参、当归、泽兰等，调理半月余，能从事家务之活。（《中医杂志》1983，3：78）

七十七、厚朴七物汤方

《金匮要略》

厚朴半斤　甘草三两　大黄三两　大枣十枚　枳实五枚　桂枝二两　生姜五两

右七味，以水一斗，煮取四升，温服八合，日三服。呕者加半夏五合①，下利去大黄②，寒多者加生姜至半斤③。

【校勘】《千金》《外台》：作"厚朴七味汤"。《千金》作"㕮咀，以水一斗，煮取五升，去滓，内大黄，煮取四升，服八合，日三"。《外台》不用生姜用"干姜"，云："此本仲景伤寒论方"。

【注释】

①呕者加半夏五合：腹满，痰浊中阻，其气上逆而呕者，故加半夏一药开结消满，化痰降逆。

②下利去大黄：大黄本泻下之品，开胃宽肠以破滞郁，更重要的是用之以通腑泻其郁久之热，腑气已通，其热便除，若下利甚而或不止者，又必去之以防重伤胃气。

③寒多者加生姜至半斤：以生姜辛温，多用以胜寒，外台不用生姜而用干姜。

【功效】宽中下气，兼以解表。

【主治】腹满而兼表证，腹部胀满不痛，病位重点在中下焦，发热数日不解，脉浮而数。

【按语】厚朴七物汤一方，乃宽中下气、化滞行郁，兼以解表，表里双解之剂。按常规治法，表里俱病，当先解表，而后攻里，今表邪微而里邪甚，故当治里为重并治其表，此亦仲景权变之法。

又按临床观察，也有一些患者，先患宿食，腑气先滞，造成了一种内外之气不相顺接，卫外的功能得不到内脏气血的支持，而失掉卫外机能的周密。卫气来源于水谷之气，即《素问·痹论》所谓"卫者，水谷之悍气，其气慓疾滑利"，今内外之气不相顺接，皮毛则失于熏泽。外邪则易借其虚而袭之，治之应表里并调。

【医案举例】

曹某，女，30岁。曾患急性肝炎，因久服寒凉攻伐之剂，虽肝炎勉强治愈，但脾胃之阳受伤，后遗腹部胀满。胀满呈持续性，一年来累治不效，上午较轻，下午较重，饮食不适时更加严重，腹胀时矢气多，消化迟滞，大便不实，手足不温，脉迟缓，舌淡苔薄白。经服厚朴七物汤二剂以后，腹胀满大

减，数日以后，腹胀如故，又服二剂以后，即去大黄加大桂枝量，继服十余剂而愈。(《经方发挥》第106页)

七十八、大半夏汤方

《金匮要略》

半夏二升（洗完用）① 人参三两 白蜜一升

右三味，以水一斗二升，和蜜扬之二百四十遍②，煮药取二升半，温服一升，余分再服③。

【校勘】《千金》有“白术一升，生姜三两”④，扬之二百四十遍作“扬之二三百下”。《外台》：治反胃支饮，水用泉水。⑤

【注释】

①半夏二升（洗完用）：半夏有毒，炮制多用明矾泡渍，或用水浸泡，发酵后上皮生黄色霉，取出风干，所以用时须再经浸泡，洗净黄霉及矾石气味。

②和蜜扬之二百四十遍：此蜜水煎药法，使蜜稀释于水，为搅令相得。《千金》云“扬之二三百下”为约略之数，以和匀为度。

③余分再服：取药汁二升半，初服一升，余一升半，再分两次服，实则日三服。

④千金有“白术一升，生姜三两”：白术与生姜乃补脾和胃降逆之品，视其症情，加之以裨药力。

⑤外台：治反胃支饮，水用泉水：古人煎药，必择水火，大多用井水，亦所谓井华水即今之净水。

【功效】化饮散结，降逆止呕，益气润燥。

【主治】反胃，朝食暮吐，暮食朝吐，吐多涎沫，胃脘痞满，肠中沥沥有声，大便干燥，舌苔薄腻，舌质淡红少津，脉象弦滑有力。

【按语】大半夏汤一方，君半夏以降逆气，逆气降则呕吐自止，胃以降为顺，顺则结散而饮邪自化，况病已久，脾之元气已亏，亏则津液布化不周，而大便干燥。故佐人参、白蜜补脾中之元气，滋脾内之津液，津气得以温运，故燥结自开而下行。魏念庭所谓“洵圣药也”言之至当。《千金方》于本方中又加入白术、生姜以治“胃反不受食，食入即吐”。《外台秘要》用于治疗“呕，心下痞坚者”。《三因方》用于治疗“心气不行，郁生涎饮，聚结不散，心下痞硬，肠中沥沥有声，食入即吐”，亦属经验阅历之言，当认真揣摩、分析、比较。以水一斗二升，和蜜扬之二百四十遍，方法实属精良。

【医案举例】

白某，女，56岁，农民。于1971年8月18日初诊。病史：恶心呕吐，朝食暮吐，暮食朝吐，吐出不消化的食物与黏液，服药无效，已两月余。饮食日减，胃中不适，大便秘结，小便清利，四肢欠温，眼睑微肿，五年来白带不断，头晕心慌，全身乏力。检查：脉象沉迟无力，舌质淡，苔薄白微腻，腹部平软，形体虚弱。辨证：脾胃盛寒，胃气上逆，胃反呕吐。治则：和胃降逆，润燥止吐。处方：大半夏汤合二陈汤加减。太子参15g、半夏12g、陈皮12g、茯苓15g、代赭石20g、竹茹12g、生姜10g、蜂蜜50ml（两次冲入药汁内）。二诊：服药九剂呕吐渐减，有时欲吐可以控制。继服上方。三诊：又服药十余剂，呕吐全止，饮食恢复正常，精神好转，白带亦止，面肿全消，二便正常。脉象虚缓无力，舌质淡红，苔薄白，但全身乏力。此属久病脾虚之证。方用香砂六君子丸巩固疗效。（《临证实效录》第54页）

范某，男，38岁。1974年9月5日初诊。4年来食后即吐，无恶心，吐物为食物及黏液，经北京、西安、上海、太原等多个医院检查，未发现器质性病变，并反复住院治疗，呕吐不见改善，其间并服中药数剂亦未见效。大便干，二日一行，舌苔白，脉弦滑，重按无力。脾虚不运，郁生涎饮，聚结不散。处方：半夏四钱、东参三钱、生姜三钱、蜂蜜一两。9月20日服药两月后呕吐停止，服四剂以后痊愈。（《山西医药杂志》1975年3期37页）

七十九、甘草小麦大枣汤方

《金匮要略》

甘草三两　小麦一升　大枣十枚

右三味，以水六升，煮取三升，温分三服，亦补脾气①。

【校勘】《三因》：名小麦汤。袖珍名甘草汤。温分，徐沈尤作“分温”。

【注释】

①亦补脾气：包识生曰：“此三味本脾脏之药也”，故称亦补脾气。

【功效】养心安神，和中缓急。

【主治】脏躁证，神识恍惚，悲伤啼哭，不能自主，心烦意乱，不得安寐，言语错乱，喜呵欠，脉细数，舌红少苔。

【按语】甘草小麦大枣汤一方，为养心血安魂魄、滋益清补之良剂。小麦其性微寒，味甘平，主养心血（阴），“心病者，宜食麦”，有养心安神之效。

生甘草轻清缓中，大枣甘平质地柔润，为补脾胃之品。三药合和，斡旋中焦，脾气散精，津气四布，精气布则燥除。

【医案举例】

张某，女，41岁，已婚。

初诊：1976年5月20日。1972年10月，因子宫内膜异位症，行子宫全摘术，并将左侧卵巢切除。术后经常虚汗淋漓，手足浮肿，心跳失眠，悲伤欲哭，周期性发作，每在月中，心烦懊憹，到处乱跑，烘热阵作，胸闷泛恶，纳少寐差，右胁胀痛，二便频数，舌苔薄黄腻，脉象沉细。病由心肾两虚，肝胃不和，治以益心肾，和肝胃。

处方：甘草6g、淮小麦15g、大枣6枚、茯苓12g、合欢皮12g、麦冬9g、橘皮6g、扁豆9g、制香附6g、川断12g，九剂。

二诊：6月10日，服上方九剂，诸恙均见好转，睡眠亦较前安宁，二便正常，舌苔淡黄腻，脉象沉细，治以健脾、宁心、疏肝。

处方：党参12g、茯苓12g、甘草6g、淮小麦15g、大枣6枚、麦冬9g、旋覆花6g（包）、橘皮6g、莲肉12g、竹茹9g，九剂。

三诊：七月一日，服药后，诸恙均见改善，上月中旬患病时，仅感心烦胸闷，已不乱走，目前症状，头晕头痛，面浮肢肿，右胁作胀，口渴喜饮，大便偏稀，日一至二次，两腿酸痛，舌苔薄白，边有齿痕，脉象细软，治以健脾宁心，疏肝益肾。

处方：甘草6g、淮小麦15g、大枣6枚、党参12g、茯苓12g、山药12g、橘皮6g、木香6g、白芍9g、川断9g，九剂。（《钱伯煊妇科医案》第132~133页）

熊某，女，22岁。由于两年内连产两胎，失血过多，忧劳过度，经常头昏眼花，心烦心悸，哭笑频作，通夜不寐，脉象细数，舌质红，苔黄而干。

患者忧思劳倦，阴血暗耗，肾阴亏而肝阳上扰，则头昏头痛，心阴耗则心悸心烦。肝主疏泄，肝气郁结则情志反常，故哭笑频作。脉象细数，舌质红，苔黄干，均属阴虚阳扰之证，法当养心安神，滋肝补肾。

处方：甘草10g、小麦30g、大枣20g、龙骨10g、百合15g、枣仁15g，白芍10g、石菖蒲6g、生地10g、夜交藤12g，五剂。

二诊：服药后，睡眠改善，烦躁稍安，语言清楚，哭笑发作较稀，唯脉舌如故，仍以原方加减，再服五剂。

三诊：睡眠、烦躁、心悸好转，唯纳谷不香，脉弦细，舌苔如前，改拟调理脾胃，安神镇静。

党参10g、淮药10g、枣仁12g、远志6g、首乌12g、粉草3g、龙眼肉五枚、鸡内金 3g，三剂。

四诊：睡眠正常，烦躁渐安，哭笑已不发作，饮食倍增，精神渐振，脉转沉缓，舌苔正常，为拟理脾益气、安养心神之药以善后。（《湖南省老中医医案选·二》第 151~152 页）

八十、桂枝去芍药加蜀漆牡蛎龙骨救逆汤方

《伤寒论》

桂枝三两（去皮） 甘草二两（炙） 生姜三两（切） 大枣十二枚（擘） 牡蛎五两（熬） 蜀漆三两（洗去腥）① 龙骨四两

右七味，以水一斗二升，先煮蜀漆②减二升，内诸药煮取三升去滓，温服一升。本云桂枝汤，今去芍药加蜀漆、牡蛎、龙骨。

【校勘】 蜀漆“去腥”，仲景全书作“去脚③”。“右七味”成无已本作“右为末④”，无“本云”以下十六字。《玉函经》“七味”下有“㕮咀”两字；以水一斗二升作“水八升”；“本云”作“本方”。方后云一法，以水一斗二升，煮取五升，《千金翼方》同。

【注释】

①蜀漆三两（洗去腥）：蜀漆即常山苗叶，臭常山与海州常山均有味，尤其海州常山，又名臭梧桐，用时应洗，若用常山之苗叶，无味，则不必洗。

②先煮蜀漆：因其质地比较坚硬，故须先煮为宜。

③去脚：即去掉根茎。

④右为末：成无已本作右为末，乃传抄之讹。

【功效】 复阳安神，清除痰浊。

【主治】 伤寒误治后，恶寒发热，胸闷，痰涎壅盛，烦躁，惊狂，卧起不安，脉浮滑，舌苔黏腻者。

【按语】 桂枝去芍药加蜀漆牡蛎龙骨救逆汤一方，宗桂枝汤加减而成。由于火迫劫之，心阳虚而外越，故去芍药，仍以桂枝恢复心阳，甘草、生姜、大枣调和营卫，以龙牡收摄镇纳以安神。痰浊壅滞，亦缘于心阳不足，故用蜀漆涤痰以逐邪。风痰得蠲，神魂归寓，故而病瘥。若蜀漆有腥味者，当以洗后入煮为宜。

【医案举例】

痰饮为疟

吴，体丰色白，阳气本虚，夏秋伏暑，夹痰饮为疟，寒热夜作，邪已

入阴，冷汗频出，阳气益伤。今诊得脉小无力，虚象已著，恐延厥脱之危，拟进救逆汤法。人参、龙骨、牡蛎、炙草、桂枝木、炒蜀漆、煨姜、南枣。

又诊：阳气偏泄，今年久热伤元，初疟发散，不能去病。便是再劫胃阳，致邪入厥阴（肝经），昏冒大汗。思肝肾同属下焦，厥阳夹风冒厥，吐涎沫胶痰，阳明胃中，久寒热伐扰，空虚若谷。风自内生，阅医药不分经辨证，但以称虚道实，宜乎鲜有厥效，议用安胃泄肝一法。人参、川椒、乌梅、附子、干姜、桂枝木、川连、生牡蛎、生白芍。

又诊：诸症略减，寒热未止，尚宜实阳明，泄厥阴为法。人参、炒半夏、干姜、桂枝木、茯苓、生牡蛎。

又诊：天暴冷，阳伤泄泻。脉得左手似数而坚，口微渴。舌仍白，阴液既亏，饮水自救，非热炽也。议通塞两用，冀其寒热再缓。人参、淡附子、桂枝木、茯苓、生牡蛎、炒黑蜀漆。

亡心阳惊狂证（高热）

西安市西华门八家巷18号唐家的女孩子，7岁。1941年因伤寒，请粮道巷陈大夫治疗，误用热药及灸法，大汗出，至夜间高热烦躁、惊叫、恐惧不安，四肢振颤，咬牙摇头。其母惊慌，时至半夜十二点，急请出诊。其母诉说病情及药后经过、变证情况，检视前医之药多为温燥之品，始知乃必逆之证造成了目前的心气浮越之状。根据《伤寒论》第112条“伤寒，脉浮，医以火迫劫之，亡阳，必惊狂，卧起不安者。桂枝去芍药加蜀漆牡蛎龙骨救逆汤主之。”应用此汤（桂枝、炙甘草、生姜、大枣、牡蛎、蜀漆、龙骨）治疗，服二剂而愈。（《伤寒论医案集》113~114页）

八十一、蜜煎导方

《伤寒论》

食蜜[①]七合

右一味，于铜器内微火煎，当须凝如饴状，搅之勿令焦著[②]，欲可丸，并手捻作挺，令头尖，大如指，长二寸许，当热时急作[③]，冷则硬，以内谷道中[④]，以手急抱，欲大便时乃去之。疑非仲景意，已试甚良。

又大猪胆一枚，泻汁[⑤]，和少许法醋[⑥]，以灌谷道内，如一食顷[⑦]，当大便出宿食恶物，甚效。

【校勘】成本、《玉函经》“于铜器内”作“内铜器中”，“微火煎”作“微火煎之”，“当须”作“稍”，“欲可丸”作“俟可丸”，自“疑非”以下九字均无，“和少许法醋”作“和醋少许”，“谷道内”作“谷道中”。成本自“宿食”以下六字无。

【注释】

①食蜜：今之蜂蜜。

②当须凝如饴状，搅之勿令焦著：煎之如软胶饴即可，着煎之过度，而焦化则硬，硬则废，以手捻作挺为度，应当注意火候。

③当热时急作：当煎蜂蜜如胶状，急以作如挺状，令头尖，大如指长二寸，趁热急以应用。

④以内谷道中：谷道指肛门及直肠。

⑤泻汁：指把猪胆汁倒出。

⑥法醋：即食醋。

⑦如一食顷：约一顿饭的时间。

【功效】润燥通便。

【主治】津伤便硬者，原文曰：阳明病，汗自出，若发汗，小便自利者，此为津液内竭，虽硬不可攻之，当须自欲大便，宜蜜煎导而通之，若土瓜根及大猪胆汁皆可为导。

【按语】蜜煎导方，亦润燥通便之法。阳明病本自汗出，又误发汗，小便虽利而肠道中津液大亏，大肠津短，干涩难解，其结在直肠或肛门，与阳明腑实用承气攻下者迥异，不从内治而从外治，因势而利导之，燥屎即下，又无伤胃气，岂不两全其美。

又按，古之蜜煎导相当于现代所用之甘油锭法。猪胆汁法亦相当于今之开塞露法。古今用药虽然不同，但其方法是一致的。

【医案举例】

阳明病津伤大便硬（便秘）

孙健明，男，3岁。因每日喝牛奶，经常三、四日不大便。大便时也十分困难，欲便不能时，此孩急躁头出汗，在地上蹦跳哭闹不止。1971年秋，先用牛黄解毒丸少量服，服后能通一次干屎，但不吃药时仍三、四日不大便。根据《伤寒论》第233条“阳明病自汗出，若发汗，小便自利者，此为津液内竭，虽硬不可攻之。当须自欲大便，宜蜜煎导而通之。苦土瓜根，及大猪胆汁，皆可为导。”遂用蜂蜜若干，放于铜器内，微火煎，凝始饴状，搅之勿令焦着，待可成丸时，用手捻作挺，令头锐，大如指，长二寸许，当温时作，纳谷道中。五分钟后放屁不断，然后大便小半碗，用此方后大便半月未干，又大便干时复用蜜煎导法，共用三次而愈。（孙溥泉医案，见《伤寒论医案集》177页）

八十二、茵陈蒿汤方

《伤寒论》《金匮要略》

茵陈蒿六两　栀子十四枚（擘）①　大黄二两（去皮）②

右三味，以水一斗二升，先煮茵陈③，减六升，内二味，煮取三升，去滓，分三服④，小便当利，尿如皂角汁状，色正赤⑤，一宿腹减⑥，黄从小便去也⑦。

【校勘】 一斗二升，《金匮》《玉函》、成本均作“一斗”；“分三服”均作“分温三服”。《千金翼》无“腹减”二字。

【注释】

①栀子十四枚（擘）：栀子其皮坚韧，用之必使其破，故云擘。

②大黄二两（去皮）：即去污垢斑毛。

③先煮茵陈：茵陈一药，干燥后多捲曲成团，故宜久煮，再者茵陈尚有轻清芳香之味，久煮则散，以存其苦寒下趋之性。

④分三服：此恐笔误，可能为“日三服”或“分温三服”。

⑤尿如皂角汁状，色正赤：此药使湿热从小便排出，药之颜色亦随排出，故云如皂角汁状。

⑥一宿腹减：以方测证，始知湿热郁滞于里，必有腹胀痞满之证。

⑦黄从小便去也：指尿汁如皂角状，是湿热下趋的一种表现。

【功效】 清热利湿退黄。

【主治】 湿热黄疸，一身面目俱黄，色明如橘，腹部微胀，便秘，身热烦渴，但头汗出，小便不利，舌红，苔黄腻，脉象滑数或沉实者。《金匮》又治谷疸寒热不食，食即头眩，心胸不安，久久发黄。

【按语】 茵陈蒿汤一方，有清热、利湿、退黄之功，为“阳明发黄之首剂”，以湿热郁蒸于阳明，影响于运化疏泄通调之职。方用茵陈，苦寒清热利湿，以疏泄肝胆；栀子苦寒，通调水道以清泻三焦；大黄苦寒，导热破壅，以传化胃气，并兼有活血化瘀之功。肝胆不受熏灼而疏泄，三焦不受郁遏而通调，胃肠不受滞结而运化，故尔湿热得除。茵陈先煮，性趋于下，大黄后煮，但取其气非取其泻，故云“黄从小便去也”。徐大椿曰：“先煮茵陈，则黄从小便出，此秘法也。”

【医案举例】

湿热阳黄

万某，64岁，安徽人。此人好饮酒，数斤不醉，适至六月湿暑当令，又饮酒过量，致有黄疸重证。壮热不退，面目遍身色如老橘，口渴思饮，大、小便秘，日渐沉重，卧床不起。六脉沉实而数，舌苔黄燥。察其致病之由，参以脉证，知系湿热阳黄重症也。阳黄证宜清解，仿仲景茵陈蒿汤加味：茵陈30g、生锦纹 9g、川朴 4.5g、炒黑山栀 9g、汉木通 4.5g，水煎。此方连进二剂，二便均通，黄亦消退，脉象亦较前柔和。仍照原方减去木通，加茯苓 9g、六一散 12g 包煎，续进二剂。至四日黄证已退过半；但年高气弱，不宜过于攻伐，因照原方减去大黄，加苡仁 12g，又接服四剂，未十日而黄证逐渐痊愈矣。

阳黄（急性黄疸型肝炎）

咸阳市双照公社府阳大队社员王某，男，28 岁，1977 年夏天初诊。患者恶心，全身乏困，口苦，纳差，肚胀，小便黄而不畅，巩膜黄染，大便干少。肝肋下大 2 指，触痛。查肝功：谷丙转氨酶>500U/L，黄疸指数 16mg/dl，硫酸锌浊度 4，麝浊 2，高田氏阴性。舌质红，苔稍腻。诊断为急性黄疸型肝炎，属阳黄证。根据《伤寒论》第 260 条“伤寒七八日，身黄如橘子色，小便不利，腹微满者，茵陈蒿汤主之。”应用此汤，茵陈 30g、栀子 9g、大黄 6g，水煎服。上方服五剂后，恶心消失，食欲略有增加，大便通畅，一天一次，原方加败酱 15g，白茅根 15g。再服十二剂，黄疸基本消退，肋痛消失，口亦不苦，小便不黄，饭量增加，精神好转，可自己骑车来看病，但稍有肚胀。原方加陈皮、神曲各 9g。又服十二剂，诸症消失，患者未觉不适。肝功化验：黄疸指数 3mg/dl，麝浊 2，硫酸锌浊度 3，谷丙转氨酶正常（30U/L 以下），高田氏阴性。病遂痊愈。（《伤寒论医案集》178～179 页）

八十三、麻子仁丸方

《伤寒论》《金匮要略》

麻子仁二升　芍药半斤　枳实半斤（炙）　大黄一斤（去皮）　厚朴一尺[①]（炙，去皮）　杏仁一升（去皮尖，熬，别作脂）[②]

右六味，蜜合丸，如梧桐子大，饮服十丸，日三服，渐加，以知为度[③]。

【校勘】《肘后》《外台》，本方均无“杏仁”。《玉函经》、成本，“右六味”下均有“末练蜜”[④]三字。

【注释】

①厚朴一尺：“案本草序例：厚朴一尺无考，医心方引小品方云厚朴一尺，及数寸者，厚三分，广一寸半为准。”

②杏仁一升（去皮尖，熬，别作脂）：皮有杂质，尖有毒，故去皮尖；熬则气香，别作脂即杏仁泥。

③渐加以知为度：饮服十丸为初服剂量，若不显效可增加剂量，以达到治疗效果为准。

④末练蜜：指麻芍枳朴等，皆轧为细末，炼蜜为丸。

【功效】养血，润燥，化滞，通便。

【主治】腹胀满大便硬而难出，小便数，舌苔厚而干，脉浮而涩。

【按语】麻子仁丸一方，乃养血润燥、化滞通便之剂。本方即小承气汤加麻子仁、杏仁、芍药组成，适应于虚中夹实之证。方中麻子仁、芍药，以养脾之阴血见长，脾之阴血得复，其约自伸。杏仁、大黄，乃肺与大肠之药，杏仁肃肺气而润肠，大黄夺上热而清下。肺与大肠相表里，肺气得降而肠道通畅。枳实、厚朴乃破坚利膈、开胃宽肠之品，气机通畅，以下行为顺，共奏滋燥、润肠、缓下之功。

【医案举例】

蛔虫性肠梗阻

陆某，男，6岁。1969年9月2日因阵发性腹痛3天，伴呕吐、腹胀，大便不通2天入院治疗。患者过去有排虫史，一年来未驱虫。体检：精神萎靡，腹痛表情，中等度脱水症，皮肤、黏膜、巩膜无黄染，心肺（-），腹稍胀，肠鸣音稍亢，无金属音，腹肌软，无压痛，脐下两侧有条索状块物，略可移动，压痛不显著。入院诊断：蛔虫性肠梗阻。给予输液、灌肠等处理后，排虫2条，未排便，腹痛，腹胀等症未减，第二天晨开始服加味麻仁汤（火麻仁9g、杏仁9g、白芍6g、川朴4.5g、枳壳6g、大黄9g、乌梅9g、槟榔9g、陈皮4.5g）。服后2小时，腹痛明显减轻，下午6时排出虫团3个，约100多条，临床症状和体征随之消失。住院2天，治愈出院。（《伤寒论医案集》184~185页）

八十四、苦酒汤方

《伤寒论》

半夏（洗，破如枣核）[①]十四枚　鸡子一枚（去黄，内上苦酒[②]，着鸡子壳中）

右二味，内半夏，着苦酒中，以鸡子壳置刀环[③]中，安[④]火上，令三沸，去滓，少少含咽之[⑤]，不差[⑥]，更作三剂。

【校勘】《玉函经》、成无己本“枣核”下有“大”字。《玉函经》“内”

下无“上”字，“着”字作“于”字。《玉函经》“少少”两字作“细”字，并无“三剂”二字。

【注释】

①半夏（洗，破如枣核）：即挫碎半夏，如枣核大乃约略之间。

②苦酒：即米醋、食醋。

③刀环：指大刀柄后之圆环。

④安：放置之意。

⑤少少含咽之：少少含咽，可使药物直接作用于患部而发挥效力。

⑥不差：差即瘥字，瘥指病愈。不差为不愈。

【功效】祛痰散结，消肿利窍。

【主治】咽喉受伤，生疮，或久病阴虚火旺的喉癣，喉风，声音嘶哑，言语不利者。

【按语】苦酒汤一方，乃治阴虚浮火上炎咽喉肿痛之方。本方之煎法、服法，均不同于其他方，历代先贤，众说纷纭，以余之意，当从经文之“少阴病，咽中伤，生疮”八字求之。少阴病，即阴虚为病，阴虚而虚火循经上浮，以致使咽部伤溃而成疮。“疮”一字，更为着眼点，疗疮当以收敛为法，故用此外治之法，少少咽之，以涂患处。方用半夏以治“咽喉肿痛”，鸡蛋去黄以“蛋清敛疮”。苦酒即米醋，能“消痈肿”，本方既能消痈肿，则亦能清少阴之火。少阴之火既敛，则无“诸疮肿痒”之作。

【医案举例】

少阴有痰热而咽伤生疮（脑脊髓结核后遗症失语）

张女，住西安市西大街钟楼西路北，其父修理钟表。患结核性脑膜炎后遗症，声哑不出声，不会讲话，喉中有稠胶痰贴在喉上，呼吸如拉锯声。根据《伤寒论》第312条“少阴病，咽中伤，生疮，不能语言，声不出者，苦酒汤主之。”应用苦酒汤（半夏、鸡子、苦酒），应用数次，喉中痰声不复响，讲话有声，会说话了。能得此疗效，全靠苦酒（即醋）苦酸，能消肿敛疮，半夏辛滑，能祛痰散结，蛋清甘寒入肺，能润燥利窍之故。（《伤寒论医案集》202页）

八十五、厚朴麻黄汤方

《金匮要略》

厚朴五两　麻黄四两　石膏如鸡子大　杏仁半升　半夏半升　干姜二两　细辛二两　小麦一升　五味子半升

右九味，以水一斗二升，先煮小麦[①]，去滓，内诸药，煮取三升，温服一升，日三服。

【校勘】《千金》名麻黄石膏汤。石膏“如鸡子大”作“三两”。

【注释】

①先煮小麦：小麦先煮去滓成微薄之粥，用以煮药，以敛诸药之性留连于肺脾之间以发挥效力。

【功效】散寒降逆，止咳平喘。

【主治】水饮迫肺，夹有邪热者，如咳嗽喘满，胸闷烦躁，身热不恶寒、喘息而不得平卧，脉浮滑，舌淡红，苔白腻者。

【按语】厚朴麻黄汤一方，乃蠲饮降逆平喘之剂。方中厚朴、麻黄、杏仁宣肺气而又降饮平喘，干姜、细辛、五味、半夏祛寒化饮而止咳，石膏以清热除烦，小麦安中养正。所谓咳而脉浮者，诸家争论不一，唯徐氏“但此非在经之表，乃邪在肺家气分之表也”尤为高见。小麦煮汁，以作为本方的重要煮料，能挈诸药各建功效，方法实美，学者当举一反三细心玩味。

【医案举例】

李某，男，13岁。患支气管哮喘，发作时胸满烦躁，咳痰黄稠，呼吸不利，喉间有哮鸣音，口渴苔黄，脉象浮数。此饮郁化热、塞迫气道，宜宣肺利气、清热化饮，曾用定喘汤，咳痰转清，哮喘仍发，后用厚朴麻黄汤：厚朴10g，麻黄3g，杏仁10g，生石膏10g，法夏10g，干姜3g，细辛1.5g，五味子1.5g，小麦10g，服三剂，咳喘均止。(《金匮集释》262页)

八十六、已椒苈黄丸方

《金匮要略》

防已　椒目　葶苈（熬）　大黄各一两

右四味，末之，蜜丸如梧子大，先食饮服一丸[①]，日三服，稍增，口中有津液[②]。渴者，加芒硝半两[③]。

【校勘】《千金》葶苈用二两。余同。

【注释】

①先食饮服一丸：其病为水气留滞肠间，故采用食前以白饮和服。

②日三服，稍增，口中有津液：一日服三丸或稍增加药量，口中有津液，说明药已中病，腹中水已分消，津气已得上承、布化。

③渴者加芒硝半两：其口渴甚于口舌干燥，此饮积于下，津不上承而胃气益热，故加芒硝行于气血，导热下行，更助行水，痰饮蠲而腹满消，脾津布而

渴自止。

【功效】温下逐饮。

【主治】肠间有水气，腹满，口舌干燥，脉象弦紧、或沉而有力。

【按语】已椒苈黄丸一方，乃温下逐饮之剂，水饮留于肠间，仲景峻药缓投，配制成丸，药至肠间而溶化，以发挥效能。口渴加芒硝，胃之气分，导热下走肠间，以助分消，痰饮分消，腹满自除，邪气去；而气机自复，气机复而津气自还，津气还，又何渴之有。仲景不加他药，唯加芒硝，其方法甚属巧妙。

【医案举例】

王某，女，55岁，1962年2月18日入院。患者有喘咳病史三年，这次咳喘发作已月余。患者动则喘甚，不能平卧，悸眩纳呆，喉中痰鸣，口干而苦，喜得热饮，小便黄热，大便秘结。面脚微肿，胸脘痞痛拒按，舌苔厚白滑腻，脉象濡数结代。辨证分析，诊断为痰饮壅滞于上，肾气本虚于下。治宣化饮降逆为先，用已椒苈黄丸加味。

处方：防己、葶苈子、大腹皮、枳实各三钱，大黄、杷叶、姜夏各二钱，茯苓、桑皮、石决明各四钱，椒目、柴胡、甘草各一钱。

服药后大便即通，尿亦增多。原方减大黄为一钱，继服9剂，喘咳脘痛诸症大减，肿消食增，唯动则微喘，苔转薄腻，脉转细弦。继进原方（改大黄三分、葶苈子一钱、枳实二钱）并配服济生肾气丸以资调理，三个月后随访未复发。

八十七、栝蒌瞿麦丸方

《金匮要略》

栝蒌根二两　茯苓三两　薯蓣三两　附子一枚（炮）　瞿麦一两

右五味，末之，炼蜜为丸，梧子大，饮服三丸，日三服，不知，增至七八丸[①]，以小便利，腹中温为知[②]。

【注释】

①增至七八丸：以先服三丸，日三服，不显效果可增加，每次服七八丸，日三服，由少渐渐加多。

②腹中温为知：本证属于上燥下寒，其小便不利，因于肾阳不足，不能化气行水，水留腹中，必寒，服药后，腹中觉温暖，则预知显效。

【功效】温化肾阳，滋阴利水。

【主治】小便不利，腹中冷痛，或下肢浮肿，口渴，脉沉。

【按语】栝蒌瞿麦丸一方，乃寒润辛温，并行不悖之法。上焦之热，非寒润不得清解；下焦之寒，又非辛温不得消散。方用栝蒌根、生山药生津润燥，附子一药温阳化气，使水有所主，茯苓、瞿麦又使脾主运化水湿，交通上下。肺脾肾，上下连一气，而决渎自成。

【医案举例】

成某，初患淋证，继则小便点滴不通，探其脉象，左手沉缓，余拟用栝蒌瞿麦散加车前子三钱、牛膝三钱。服三剂后，小便涌出如泉矣。（摘自《湖南省老中医医案选·一》第188页）

患者余某，年72岁，患小便点滴不通，曾用八正、五苓及西药利尿、导尿诸法均不效，患者拒用手术，经友人介绍余诊。诊见：口渴甚苦而不欲饮，以水果自憩之，小便点滴不通，少腹胀急难忍，手足微凉，舌质胖有齿痕，苔黄腻偏干，脉沉细而数。诊为高年癃闭，投栝蒌瞿麦丸加车前、牛膝：

天花粉12g、瞿麦10g、茯苓12g、山药12g、牛膝12g、车前子12g（包）、熟附子10g，药服一剂，小便渐通，胀急略减，再三剂病去若失。（摘自《山东中医杂志》1983年第2期第8页）

八十八、越婢汤方

《金匮要略》

麻黄六两　石膏半斤　生姜三两　甘草二两　大枣十五枚

右五味，以水六升，先煮麻黄，去上沫，内诸药，煮取三升，分温三服，恶风者加附子一枚①，炮，风水加术四两②。

【校勘】《千金》“三服”下有“覆取汗”③三字。《外台》，风水门煮法后有“咳肺胀加半夏五合洗，一服五合”④；又皮水门云：“古今录验皮水越婢加术汤主之”；煮法后云：“范汪同，本出仲景伤寒论”。

【注释】

①恶风加附子一枚：即出现恶风一证，必也卫气虚。包识生云：“恶风表气已虚，恐麻黄过表伤阳，故加附子，以防后患，发汗纳阳，双方并用也”。

②风水加术四两：风水偏于身重者，可加白术，健脾祛湿于肌腠之中。

③覆取汗：本文中有“续自汗出”，然此汗出尚属营卫不得和谐之汗，云覆取汗以行水气也。

④咳肺胀加半夏五合洗，一服五合：水气不得宣泄，肺气内闭，故加半夏

以止咳化饮、肃降肺气。

【功效】发越水气，兼清里热。

【主治】风水病，恶风，一身悉肿，口渴或不渴，续自汗出，无大热，脉浮。

【按语】越婢汤一方，乃发汗、解郁、行水、兼清里热之剂。方中以麻黄宣散水湿，麻黄与石膏相配，既宣肺气亦清里热，又互为约制，不致麻黄发散太过而阴液不继，甘草大枣又调其中气，资其化源。大枣应当先煮数沸，取出，擘开与他药合煮，不然枣皮极苦，影响疗效，应加注意。

【医案举例】

陆某，年逾四旬，务农。1954 年 6 月，病风水。时当仲夏，犹衣棉袄，头面周身悉肿，目不能启，腹膨若瓮，肤色光亮，恶风发热无汗，口微渴，纳呆溺少，咳嗽痰多，气逆喘促，不能正卧，倚壁而坐。前医迭进加减五皮饮，并配西药治疗，非唯无效，且见恶化，乃邀余往诊，一望显属风水重证，因审《金匮》辨水肿证之脉，谓风水脉浮，此证寸口脉位肿甚，无从辨其脉之为浮为沉，然据其主诉及临床表现，则属风水。即仿《金匮》越婢汤加味。方用：净麻黄六钱，生石膏五钱，粉甘草二钱，飞滑石四钱（分两次送服），鲜生姜四片，大枣十二枚（擘）。

嘱服后厚覆取汗。服后约一小时许，周身皆得透汗，三更内衣，小便亦多，气机渐和，寒热消失，身肿腹胀随消十之八，病果顿挫。（摘自《江苏中医》1965 年 11 期 2 页）

八十九、桂枝去芍药加麻黄细辛附子汤方

《金匮要略》

桂枝三两　生姜三两　甘草二两　大枣十二枚　麻黄二两　细辛二两　附子一枚（炮）

右七味，以水七升，煮麻黄，去上沫，内诸药，煮取二升，分温三服，当汗出，如虫行皮中[①]，即愈。

【校勘】《三因》：名桂附汤。

【注释】

①当汗出，如虫行皮中：本方有发汗作用，使水饮之邪通过发汗而表解，药力发动阳气，复行于周身，推动阴凝之邪达于肌表而出，故身如虫行；况且附子亦有行周身十二经之功效。“身如虫行”这一感觉，乃属病却之象，故云“即愈”。

【功效】温经通阳，逐饮散寒。

【主治】寒气与水饮搏结于胸间，致心下坚大如盘，边如旋杯，面浮跗肿，四肢乏力，甚则心悸，不欲饮食，脉迟涩，舌苔淡薄者。

【按语】桂枝去芍药加麻黄附子细辛汤一方乃温经通阳、通利气机、逐饮散寒，以破寒凝之方剂。方中用桂枝去芍药汤以振奋表阳，麻黄附子细辛汤以温发里阳，两方合力，可以温通表里，气机条达，阳气通行，阴凝之气无立足之地而散失，气血营卫亦自复常。前贤邹润安先生把这一方剂的配伍方法，论述得十分剀切，读者当细细玩味。

【医案举例】

周某，男，72岁，桐柏县人，于1971年3月就诊。自诉：虽已年迈，身体健康，能坚持劳动。两月前开始下肢浮肿，四肢无力，活动后加重，伴心慌，心下饱满，食欲不振，时有恶心呕吐。

初诊：面部虚肿，下肢肿甚，按之凹陷不起，阴囊水肿，下肢厥冷，不思饮食。心下痞闷不舒，按之不疼，夜间尿频，大便稍溏，舌苔白滑，舌淡红，脉沉迟。

诊断：水肿（脾肾阳虚，水湿泛滥）。

分析：体内水液代谢，依靠肾阳蒸化，脾的转输和肺气通调。今肾阳衰，蒸化无权；脾阳虚，无所转输；肺气虚，而失通调水道之能，以致水湿泛滥，全身水肿。阳虚失煦则肢冷；水气凌心则心悸；中脘不运则脘痞不思食。脉沉迟、苔白质淡均为肾阳亏虚之象。

法则：温肾助阳，宣散水气。

处方：桂枝10g，甘草6g，麻黄5g，细辛3g，附片15g（先煎），生姜10g，大枣4枚。

二诊：上方服二剂后，阴囊及下肢水肿明显减轻，精神好转，脉沉迟但稍有力。上方附片加至30g（先煎30分钟），再服二剂。

三诊：水肿消失，四肢转温，食欲增进，嘱其注意休息，淡盐饮食，以防复发。（《金匮集释》555页）

九十、当归芍药散方

《金匮要略》

当归三两　芍药一斤　茯苓四两　白术四两　泽泻半斤　芎䓖半斤，一作三两

右六味，杵为散，取方寸匕，酒合[①]，日三服。

【注释】

①取方寸匕，酒合：酒指清酒，即用酒冲服。

【功效】养血疏肝，健脾利湿，安胎止痛。

【主治】妊娠，腹中绵绵作痛，小便不利，心下急满，下肢浮肿，脉弦滑，舌苔薄白。

【按语】当归芍药散一方重用芍药，泻肝木以安脾土，佐当归、川芎以养血调肝，白术奠安中气以燥湿，又配苓泽以泄浊，共奏养血疏肝、健脾利湿、安胎止痛之效。仲景不用汤剂之荡，而用散剂、酒合，以其病属微寒之邪，只需轻轻拂而祛之，用意之深，方法巧妙。

【医案举例】

邵某、眭某二位女同志，均患少腹作痛。少腹痛，白带多，头晕，诊断为慢性盆腔炎。予以当归芍药散作汤用（当归 9g、白芍 18g、川芎 6g、白术 9g、茯苓 9g、泽泻 12g），数剂后，腹痛与头晕基本消失，白带见少。眭长期腹痛，小腹重坠，白带多，头目眩晕。投当归芍药散作汤服，三诊，腹痛白带均减，改用少腹逐瘀汤治其白带症。（摘自《岳美中医案集》第 42 页）

李某，女，28 岁，1978 年 3 月 12 日初诊。妊娠三个月，常觉小腹绵绵作痛，并感头晕，心烦，口微苦，纳呆。1977 年曾经坠胎一次。诊见：形体消瘦，面色萎黄，舌质淡红，苔薄黄，脉虚细。证属血虚妊娠腹痛，治宜养血行气，缓急止痛。药用：当归 9g，白术 10g，白芍 12g，川芎 4. 5g，茯苓 9g，砂仁 3g，阿胶 9g（烊化），菟丝子 10g，泽泻 6g，黄芩 6g，黄芪 15g。服药 1 剂痛减，3 剂诸症明显减轻，直至足月分娩。（《金匮集释》761~762 页）

九十一、干姜人参半夏丸方

《金匮要略》

干姜一两　人参一两　半夏二两

上三味，末之，以生姜汁糊为丸[①]，如梧子大，饮服十丸，日三服[②]。

【注释】

①以生姜汁糊为丸：生姜有和胃降逆之功，以生姜汁调和为丸。

②饮服十丸，日三服：以白米煮汤，送服丸药，使药留连于胃中。

【功效】温胃散寒，降逆止呕。

【主治】妊娠呕吐，脘腹嘈杂不安，不欲饮食，精神倦怠，四肢逆冷，脉迟无力，舌淡苔薄白。

【**按语**】干姜人参半夏丸是治妊娠恶阻属于虚寒停饮之方。参姜温中气，半夏与生姜又善降胃气而止呕，总之本方只能用于寒证。可是妊娠恶阻，属于寒者临床则少见，而热证则为多见。仲景本方，以生姜汁合而为丸，属水丸制法，入胃即散，佐以白饮留连于胃中，缓缓而下，制方服法均属精湛，不可以俗目视之。

【**医案举例**】

郭某，女，成人，已婚。

初诊：1959 年 6 月 18 日，现妊娠一个半月，停经三十天即有泛恶呕吐，近四天加重，不能饮水进食，呕吐黄水，头晕，大便干燥，舌苔薄腻，根微黄垢，脉软滑微数。证属肝胃气逆，痰浊不降，治以和肝胃，降痰浊。

处方：北秫米 12g、清半夏 9g，二剂。

二诊：6 月 20 日，服药后仍吐，心中烦热，口干且苦，但喜热饮，胃脘作痛，少腹胀坠；舌苔淡黄腻，根微垢，脉左细弦数，右滑数，病因痰湿中阻，胃浊不克下降，治以益气温中，化痰降浊。

处方：党参 3g、干姜 3g、清半夏 3g，三味研末，早晚各服 1.5g，服前再加生姜汁 4 滴，调和徐服。（摘自《钱伯煊妇科医案》第 63~64 页）

寥某，22 岁，护士。停经 50 多天，经常泛吐清水及涎沫，饮食难入，得之则吐，畏寒思卧。诊断为妊娠恶阻，曾用葡萄糖液、维生素 B 等多次治疗，获效不显，乃转中医治疗。

中医检查；形体消瘦，面色白，喜暖畏凉，大便自调，小溲清长。苔白厚滑，质淡红。脉迟细清。诊断为脾胃虚寒，痰饮上逆。治以温化寒饮、和中降逆。方宗仲景干姜人参半夏丸加味：

干姜 6g，党参 12g，生半夏 6g，鲜姜 6g，砂仁 5g，橘皮 6g。加水稍多煎，取浓汁，缓缓呷服。

进两剂后，呕吐缓和，畏寒好转，能进少量饼干，再步原意：

党参 12g，炒白术 9g，干姜 4g，生半夏 4g，吴萸 3g，橘皮 6g，砂仁 5g，鲜姜 4g，二剂。煎服方法同前。服完上方后，病情更趋好转。再予香砂六君子汤加减善后，至足月，产一女婴，母女均健。（《金匮集释》763~764 页）

九十二、下瘀血汤方

《金匮要略》

大黄二两　桃仁十二枚　䗪虫二十枚（熬，去足）[①]

右三味，末之，炼蜜和为四丸，以酒一升，煎一丸，取八合，顿服之，新血下如豚肝。[2]

【注释】

①䗪虫二十枚（熬，去足）：熬即今之炒、炮之意，䗪虫炒炮入血分。去足，古人取类比象，有头走头、足走足之意，今多不去，炒炮后其足自去。

②新血下如豚肝："新"字，已讹，魏念庭、徐灵胎均作"瘀"字，甚洽。下如豚肝，是指瘀血黑褐之色。

【功效】逐瘀通经。

【主治】产妇腹痛，因干血内结，着于脐下者，疼痛难忍，拒按。亦治瘀血导致经水不调者。

【按语】下瘀血汤乃破瘀调经之方。方以大黄入血分，破血泻下，桃仁、䗪虫攻逐瘀血，以炼蜜丸，调和诸药，以酒煎者，"以酒能佐血分也"。

【医案举例】

蔡某，女32岁。初诊：1971年3月10日流产以后，未有瘀血排出，小腹胀满难忍，大便四日未下，身热37.8℃，近日阴道出血，色暗，口干目赤，体素健壮，以下瘀为先。

生大黄9g、桃仁9g、生甘草4.5g、银花12g、牛膝6g、丹皮6g、制香附9g、䗪虫4.5g（炒微焦），二剂。

复诊：3月12日。前药服一剂后，大便解两次，身热已平，续服一剂，大便又下极多，小腹胀满尽解，阴道出血少量，以调理为续。（摘自《何任医案选》第149页）

胡某，女，25岁，务农，1980年4月20日初诊。患者因人流后，漏下不止半月，妇科拟诊胎盘残留，劝其再行清宫术，因惧手术痛苦，而要求中医治疗。患者面色无华，头昏眼花，心悸怔忡，纳谷不香，四肢倦怠，腰膝酸软，苔薄白，脉沉。投归脾汤加地榆炭及胶艾四物汤不应。细审其证，见脉沉而涩，漏下之物为黑色血块，遂断为瘀阻胞中，血不归经。急投下瘀血汤加味：酒炒川军10g，桃仁10g，䗪虫6g，川牛膝15g，红参15g，甘草3g。连进三剂，患者阴道流出黑色血块及白色膜状物，漏下即止，继服归脾汤获愈。（摘自《江西中医药》1982年3期44~45页）

九十三、竹皮大丸方

《金匮要略》

生竹茹二分　石膏二分　桂枝一分　甘草七分　白薇一分

右五味，末之，枣肉和丸[①]，弹子大，以饮服一丸[②]，日三夜二服[③]，有热者，倍白薇[④]，烦喘者，加柏实一分[⑤]。

【校勘】本方、活人书治虚烦，载之于丈夫诸方中。柏实作“枳实”。

【注释】

①枣肉和丸：采用枣肉和丸，健补脾气，固护胃气。

②以饮服一丸：以白米汤调和胃气，佐以滋补以清虚热。

③日三夜二服：产后血虚，及久虚之人，不可峻补蛮补，应以量小频服之法调之。

④有热者，倍白薇：若热偏重者，倍加白薇以清阴虚发热，否则药不胜病。

⑤烦喘者，加柏实一分：若烦而喘者，乃心肺阴气不足之象。柏实有作柏仁者，有作枳实者，加柏子仁养心阴，心火降，肺不被灼，故喘自平。

【功效】退热除烦，安中止呕。

【主治】产后哺乳期内，中气虚弱，必烦意乱，口渴，气逆呕吐，脉虚数，舌红少津者。

【按语】竹皮大丸一方，乃清降缓中，止呕除烦之良剂。方以石膏、竹茹轻清胃热以止呕逆，白薇长于退虚热，桂枝长于平冲逆，甘草、枣肉长于安中气。胃行清降，则呕逆自止；虚热得退则烦乱自平；冲气得安，则肝不横恣；胃中元气通畅，而诸症悉平而治。方用丸剂之轻，即所谓“味薄则通”之义。

【医案举例】

华某，女，31岁。1979年7月10日。

产后三个月，哺乳。身热（38.5℃）已七八天，偶有寒栗状，头昏乏力，心烦恚躁，呕逆不已，但吐不出。脉虚数，舌质红苔薄，以益气安胃为主。

淡竹茹9g　生石膏9g　川桂枝5g　白薇6g　生甘草12g　制半夏9g　红枣五枚，二剂。

药后热除，寒栗解，烦乱平，呕逆止，唯略头昏，复予调治痊愈。

按：《金匮要略·妇人产后病》篇有“妇人乳中虚，烦乱呕逆”，用安中益气之竹皮大丸。本例病人产后三个月，在哺乳期中出现寒热、呕逆烦乱等症，据脉证断为产后虚火盛，上逆而呕恶，故用竹皮大丸改为煎剂以安中益气。竹皮大丸并非补益之品，乃由除烦平逆，清热化气之药组成，包含了平壮火即不食气的意思。原方方药配合比例颇为特殊，即在清热药中加一分桂枝以平冲逆，而甘草重至七分，当是安中益气以甘药缓急之意。本案用药量基本参照原方意而化裁，并酌加制半夏以平呕逆。全方药味不多，用量不重，亦取其味薄则通之义，故进药二剂，寒热解，烦乱平，呕逆止矣。（《金匮集释》798~799页）

现代图书参考引用书目

《福建中医医案医话选编》（福建人民出版社 1960 年版）
《蒲辅周医案》（人民卫生出版社 1972 年版）
《临证偶拾》（上海科学技术出版社 1979 年版）
《湖南省老中医医案选》（湖南科学技术出版社 1980 年版）
《钱伯煊妇科医案》（人民卫生出版社 1980 年版）
《金匮要略浅述》（人民卫生出版社 1981 年版）
《中医医案医话集锦》（甘肃人民出版社 1981 年版）
《伤寒论方运用法》（浙江科学技术出版社 1984 年版）
《经方发挥》（山西人民出版社 1985 年版）
《伤寒论医案集》（陕西科学技术出版社 1986 年版）

医论医话医案辑要

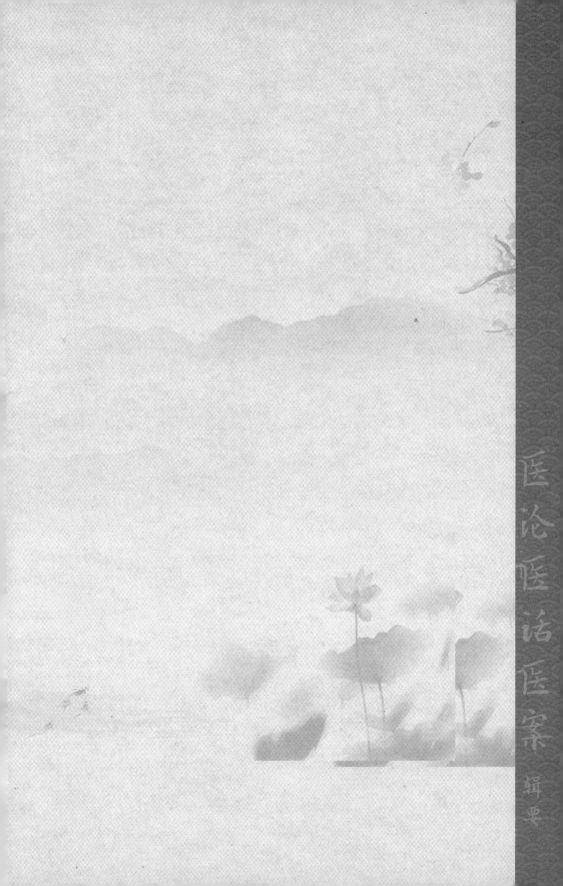

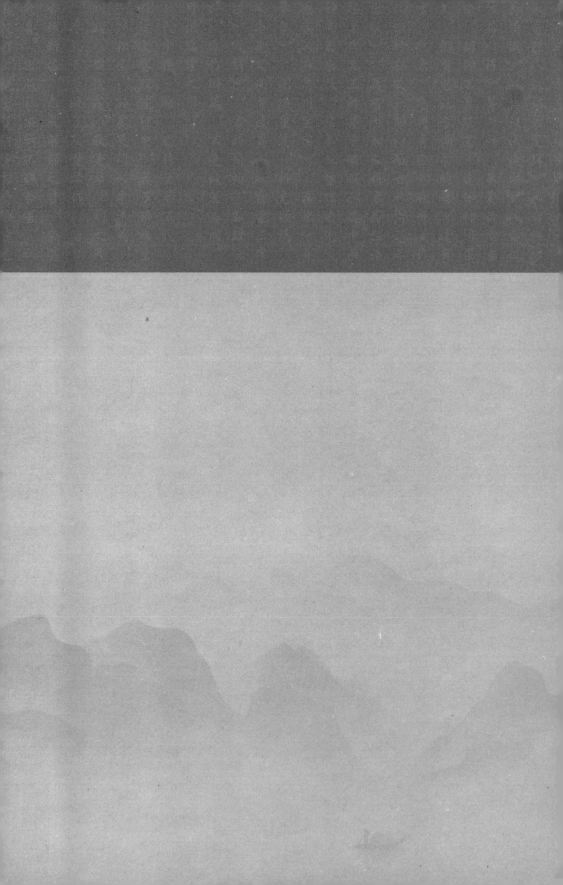

经方临证录

孙朝宗 著
孙松生 孙 震 整理 评按

前言

《经方临证录》乃家父著述，1993 年于山东科学技术出版社出版，十数年来，广东、浙江、天津、湖北等地读者、多有寻求，今存书不多，拜托人民卫生出版社予以再版发行，不胜感激之至。

孙　震

序[1]

张仲景“勤求古训，博采众方，撰用素问九卷，八十一难，阴阳大论，胎胪药录并平脉辨证，为伤寒杂病论。”“垂方法、立津梁”为百代方法，四海之医，无不举首而望之，遵之为“医中之圣”。昔王好古曰：“折中汤液万世不易之法，当以仲景为祖。”又曰：“《金匮玉函要略》《伤寒论》皆张仲景祖神农，法伊尹，体箕子而作也。”李梃曰：“独有汉长沙太守张仲景者，揣本求源，探微索隐，取《内经》大小奇偶之治，定君臣佐使之法，而作医方，表里虚实，真千古不传之秘，乃大贤亚圣之资，有继往开来之功也。”今有德州孙朝宗继《经方方法论》之后又有《经方临证录》之述即将付梓，治者积近四十年之临床经验，汇集是册，余审之，认为：治者于经方重视化裁，运用灵活，而多有心得，相信该书问世，将有益于临床医师参考，开阔思路。今问序于余，余善之，因草数语弁于简端，以为好学者言也。

山东中医学院教授周凤梧

时癸酉仲春

① 山东科学技术出版社 1993 年版序言。

前言[①]

我家世代以医为业，曾祖景三公，清末庠生，幼禀家训，以医为天职，不谋仕途而终生。先祖鲁川公，生逢战乱兵燹，但仍不失刀圭，后有《医案》行世。家父自幼拜当地针灸名家苏兆仪为师，独得夫子青眼，尽得其传。尔后克绍祖业，临床治疗多有独到之处，尤善应用经方，屡起沉疴。1989 年《经方方法论》问世之后，国内好学之士，多有来函问难经方之应用，我等遵嘱，常以治验案例敬复，为了更好地答复好学之士的来函，特将家父诊余笔记中有关经方验案的病历，进行选择和整理，在整理过程中，为了忠于原文，便采取了不同的格式，尽量选用中医病名，为方便读者，笔者又不厌其烦地加了方义解释、主要经文指征，以及后人的引申治疗条款，最后对本验案一一提出笔者的见解，虽然不能完全体现出治者的学术全貌，但也可以看出治者灵活应用经方的部分经验和特点。由于笔者学识浅陋，囿于闻见，疏漏则在所难免，敬希同道批评指正。

孙松生

于山东省德州地区中医院

一九九二年秋

---

① 山东科学技术出版社 1993 年版前言。

目录

孙朝宗

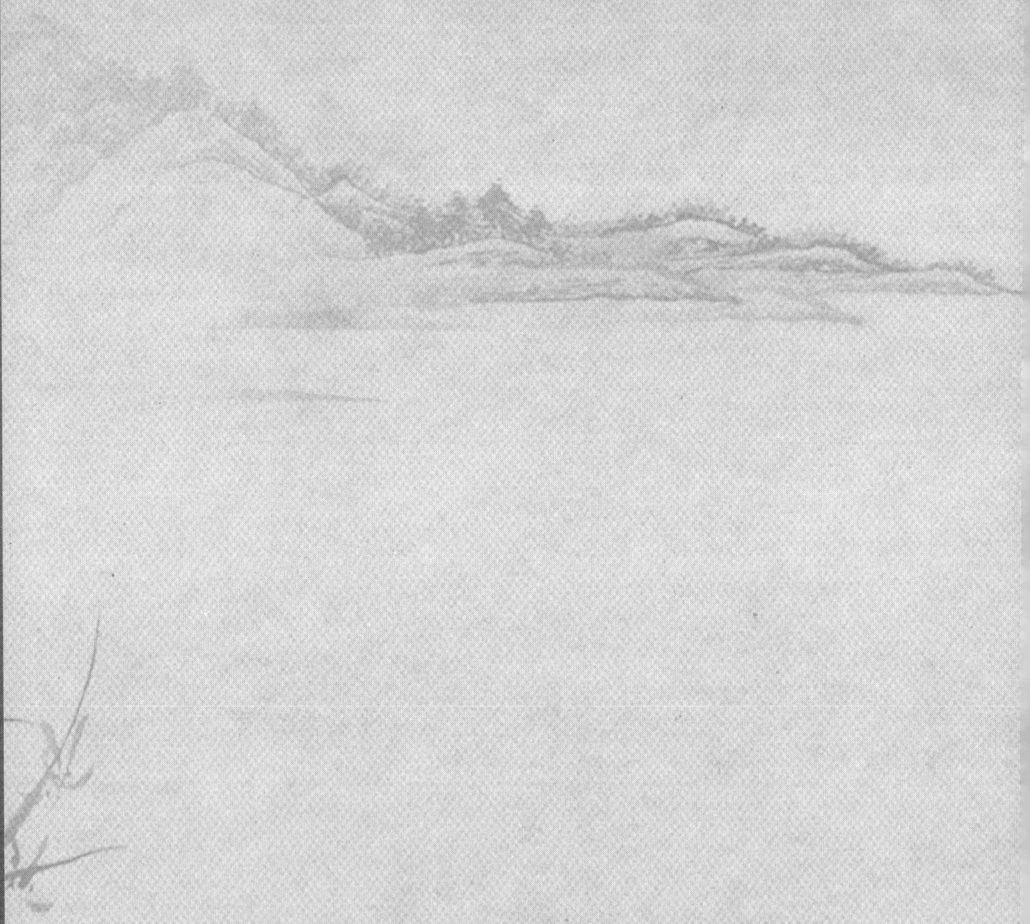

桂 枝 汤 方

一、阳虚感冒

王某某　男　45岁　农民　1988年5月16日初诊。

感冒月余，动辄汗出，恶寒，鼻流清水，饮食不香，脉象细数无力，舌淡苔薄白。证属正气不足，营卫俱虚。治以桂枝汤调和营卫。

处方：桂枝15g　白芍15g　甘草15g　生姜15g（切）　大枣12枚（先煮熟，再掰开入药中煮服）。

上药以水三碗，煮取一碗，药滓再煮取汁一碗，日分三次温服。嘱服药一小时，喝热稀粥一碗，或面条汤一碗，以助药力。忌生冷黏滑鱼肉荤物。

【二诊】5月19日。服药三剂，恶寒好转，周身汗出亦减。昨晚又受风寒，咳嗽加重，胸闷。

处方：桂枝15g　白芍12g　甘草10g　生姜15g　大枣12枚　杏仁10g　川朴6g。

上七味，以水三碗，煮取一碗，药滓再煮，取汁一碗，日分三次温服。

【三诊】5月23日。迭服三剂，咳嗽全痊，胸闷已宽。仍与桂枝汤原方续服。

【四诊】5月29日。连服上药六剂，汗出止，恶寒辍，饮食增加，精神气力亦增加，脉已不数，但按之尚虚。

处方：桂枝12g　白芍12g　甘草12g　生姜12g　大枣12枚。

上药以水三碗，煮取一碗，药滓再煮，取汁一碗，日分两次温服。

二、自汗

陶某某　女　44岁　农民　1982年4月20日初诊。

年前感冒，服发散药，汗出淋漓，病虽解而经常畏冷，来兹已数月不瘥，近来经常心悸自汗出，一日二三度发，脊背畏冷，头目眩晕，精神委顿，脉虚数，舌红嫩，苔薄白。

误汗伤阳，经久不复，心悸汗出，一日二三度发，此必调养失宜，以致营卫不得和谐。根据《伤寒论》“病人脏无他病，时发热，自汗出而不愈者，此卫气不和也。先其时发汗则愈，宜桂枝汤”之法治之。

处方：桂枝15g　白芍15g　甘草15g　生姜15g　大枣12枚（掰）。

上五味，以水三碗，煮二遍，取汁二碗，日分三次温服。

忌生冷黏滑，鱼肉荤物。

【二诊】4月23日。上药连服三剂，心悸得平，汗出已减，畏冷已瘥，精神转旺。药已中病，原方续进。

【三诊】4月26日。心悸、汗出、眩晕均除，唯脊背有时尚感畏冷，仍步原方加味。

处方：桂枝15g　白芍15g　甘草15g　生姜15g　大枣12枚　熟附子6g（先煮）。

上六味，先煮附子，加水至三杯，煮取一杯，药滓再煮，取汁一杯，日分三次温服。

按上方服药六剂，脊背煦煦而温，病愈。

三、皮肤瘙痒

左某某　男　68　农民　宁津县　1968年9月4日初诊。

体质素盛，恃其壮而不避寒暑，仲春展衣受风，遂患周身瘙痒，甚则搔破而痒不止，服马来酸氯苯那敏、苯海拉明，症状减而未愈，转来中医治疗。目前：精神急躁，心烦意乱，脉浮按之无力，舌淡苔薄。拟桂枝汤加味，调和营卫，养血活络。

处方：桂枝15g　白芍15g　甘草15g　生姜15g（切）　当归15g　首乌15g　丝瓜络15g　大枣12枚（掰）。

上八味，以水三碗，煮取一碗，药滓再煮，取汁一碗，日分三次温服。每次服药后一小时，嘱服稀粥或热汤一碗。

上药服三剂痒症大减，续服五剂病愈。

【按语】

桂枝汤一方，由桂枝、芍药、甘草、生姜、大枣五味药物组成。方中桂枝为君，解肌发表，外散风寒；芍药敛阴和营为臣，二药一散一收，调和营卫，生姜助桂枝以解表，大枣助芍药以和营，甘草调和诸药，诸药相配，共奏解肌发表，调和营卫之功。

主要经文指征："太阳中风，阳浮而阴弱，阳浮者，热自发，阴弱者，汗自出，啬啬恶寒，淅淅恶风，翕翕发热，鼻鸣干呕者，桂枝汤主之。"（《伤寒论》第12条）

"太阳病，头痛，发热，汗出，恶风，桂枝汤主之。"（《伤寒论》第13条）

"太阳病，下之后，其气上冲者，可与桂枝汤，方用前法；若不上冲者，不得与之。"（《伤寒论》第15条）

“太阳病，初服桂枝汤，反烦不解者，先刺风池、风府，却与桂枝汤则愈。”（《伤寒论》第24条）

“病人脏无他病，时发热自汗出而不愈者，此卫气不和也，先其时发汗则愈，宜桂枝汤。”（《伤寒论》第54条）

“阳明病，脉迟，汗出多，微恶寒者，表未解也。可发汗，宜桂枝汤。”（《伤寒论》第234条）

该方治疗主证：凡外感病初起头痛，发热，鼻流清涕，干呕，汗出恶风，不烦，不渴，舌苔薄白，脉浮缓；自觉形寒，有时烘热，体温不高。或兼有倦怠乏力，饮食不振，腹痛脉缓者。

后人引申更加广泛地应用于治疗感冒，痉挛性腹痛，十二指肠溃疡，功能性慢性腹泻，风湿性关节炎，功能性低热，多汗症，血管性头痛，失眠，神经性头痛，皮肤瘙痒症，荨麻疹，湿疹，冻疮，下肢溃疡，银屑病，过敏性鼻炎，支气管哮喘，栓塞性脉管炎，偏瘫，窦性心动过缓，妊娠呕吐，嗜睡症，小儿尿频等。

案一王姓，患阳虚外感，营卫俱虚，治者以桂枝汤，扶正达邪，病当循序而愈，忽而又受风寒束肺咳嗽胸闷，处方一变而为桂枝加厚朴杏子汤，风寒解后，仍守方桂枝汤而病愈。

案二陶姓，患自汗，因误汗伤阳，以致营卫不得和谐，应用桂枝汤。心悸、汗出、眩晕均除，唯脊背有时尚感畏冷，遂加附子温经而病愈。

案三左姓，患皮肤瘙痒症，方用桂枝汤调和营卫以解表，加当归、首乌、丝瓜络以养血活络止痒，方药配伍谨严、灵活，因而取得良好效果。

桂枝甘草汤方

心悸

马某某　女　28岁　工人　1971年4月15日初诊。

初患感冒，头痛鼻塞，体重酸楚，服对乙酰氨基酚片，头痛好转，体重酸楚亦减，后因夜班，重受风寒，频服前药，身汗出，病亦减轻，迄今月余，迁延未得痊愈。五日前，遇一游医，服药二剂，均汗出如洗，湿透衣被，而鼻塞、体重酸楚竟除。近四五日以来，感觉头晕头重，周身畏冷，但欲卧，懒于动作，心如悬，悸惕不安，脉象细弱，舌淡少苔。患者出示前医药方：麻黄25g　杏仁15g　桂枝25g　芥穗20g　羌独活各10g　防风10g　薄荷10g……共计18味。余谓：前医之用心良苦，有是症便用是药，发汗以解表，不足为过，所过者过汗亡阳，汗为心液，过则损耗心阳，此即《伤寒论》所谓“发汗过多，其人叉手自冒心，心下悸，欲得按者”之证。治以桂枝甘草汤加味以益气扶阳。

处方：桂枝 15g　生甘草 10g　党参 10g。

上三味，煮二遍，每遍以水三杯，取汁一杯，日分二次温服。

患者去，余持前医之方以谓实习生：“此勇猛之医耳，《伤寒论》之麻黄汤为发汗峻剂，仲景嘱以‘覆取微似汗，不须啜粥，余如桂枝法将息。’所谓如桂枝法将息者，乃‘温覆令一时许，遍身漐漐微似有汗者益佳，不可令如水流漓’，患者亡其心阳，而未至于厥脱为幸矣。”

【二诊】 4 月 18 日。服药三剂，脉来有力，舌转红润，精神振作，周身畏冷已除，心中悸惕已基本安定，唯头重尚未了了，再予药三剂，嘱患者依法服之，勿复来诊。

处方：桂枝 10g　甘草 10g　党参 10g　当归 6g。

上四味，以水四杯，微火煮取二杯，日分二次温服。忌鱼、肉、寒凉之品。

数日后，关于后方加当归一药，学生问之，余谓：“当归虽为补血养气之品，但性味辛甘，更助桂枝甘草汤以通阳化气、养血定悸。”

【按语】

桂枝甘草汤由桂枝、炙甘草两味药物组成，桂枝通阳化气，甘草补虚益气，且培中以防水气，两药相合共奏温补心阳、定悸安神之效。

主要经文指征：“发汗过多，其人叉手自冒心，心下悸欲得按者，桂枝甘草汤主之。”（《伤寒论》第 64 条）

该方治疗主证：发汗过多，心中悸动不安，喜按，或兼乏力，神倦。

后人引申更加广泛地应用于治疗难产、寒疝、惊悸、周身关节疼痛、心脏病脉结代、胸痹、体位性低血压等症。

上案患者马姓，患感冒，久久不得蠲除，中西药频投而汗出亡其心阳，阳衰一分，阴盛一分，以致气力大伤，头晕头重，倦怠畏冷，心悸如悬，脉来细弱，治者采用桂枝甘草汤加人参以益气扶阳，竟获大效。二诊后，治者又于原方加当归收功，所以加当归者，以当归气辛窜而味甘补，借辛窜之气，上以治疗头晕头重，借味之甘补，以补心血，诸药和合，以达“气主煦之，血主濡之”之效。

芍药甘草汤方

一、胃痛

魏某某　女　40 岁　农民　1982 年 11 月 10 日初诊。

胃脘作痛六七年，多方辗转调治不已，今春钡餐透视，诊断为十二指肠球部溃疡。经常服维生素C维持治疗。昨晚吃肉菜包，夜半上脘胀痛难忍，继而呕吐宿食及血块碗许，其色紫褐，今朝胃脘仍痛，但不若前甚，又呕吐宿食及鲜血数口，呃逆频作，精神疲倦，面色苍白。脉细数，舌淡红。上腹部按之微痛。综观脉证，属胃气亏虚，虚而夹瘀，治以和血止血，缓急止痛。方以芍药甘草汤加味。

处方：白芍30g　甘草20g　茜草根15g　竹茹10g　生姜6片。

上五味药，以水三碗，煮取一碗，药渣再煮，取汁一碗。日分二次温服。

【二诊】11月12日。依法服药一剂，吐血止，腹痛，呃逆减轻，续服二剂后，诸症若无。虑其经久之宿疾，不可能只进几剂中药则根蒂并除，书以丸方，嘱其常服。

处方：白芍30g　甘草30g　茜草20g　砂仁10g　木香15g　瓦楞子20g　元胡10g　灵脂10g　当归10g　云苓20g　白术20g　枳实20g　神曲20g　麦芽30g　焦楂20g。

上药共轧细末，炼蜜为丸，每丸9g，日服2次，每次1丸。

二、湿热郁滞肝脉

崔某某　男　60岁　干部　1987年12月2日初诊。

出差受凉，从左股至鼠蹊穴、期门穴处掣痛难忍，几不能行，服止痛片不效。病来六七日，掣痛益甚，扪之局部烫手。病人素喜饮酒，近来并心中烦热，不欲食。脉弦滑，舌质红，苔黄腻。

风中肌肤，引动内火，湿热并肝火郁滞肝脉经俞。治以养血疏经，活络止痛，方以芍药甘草汤加味。

处方：赤白芍各40g　甘草30g　木通10g　忍冬藤30g　丝瓜络20g　瓜蒌皮20g。

上七味，煮二遍，每遍用水三碗，煮取一碗，日分二次温服。

【二诊】12月5日，依法服药三剂，大便泻下6次，小便由黄而转清长，痛减大半，局部发热亦退，饮食增加，脉趋和缓，舌苔黄腻已瘥。

处方：赤白芍各30g　甘草20g　丝瓜络20g　忍冬藤30g。

上五味，以水三碗，煮取一碗，药滓再煮，取汁一碗，日分二次温服。

三、酒积胃痛

赵某某　男　40岁　工人　河南　1984年7月20日初诊。

前天饮酒失度，夜半回家曾摔于路旁水沟，天明患腹痛难忍，友人与红糖姜水一大杯趁热饮下，立即吐出，并加杂食物残渣，腹痛暂时缓解。今日夜半以来腹部仍痛，不欲食，烦渴、嗳气，有酒食臭味，面色红暗，舌质红绛无苔，脉弦滑有力。此属酒积腹痛，方以芍药甘草汤加味。

处方：赤白芍各 30g　甘草 10g　葛花 20g　大黄 15g。

上五味，以水三杯，煮取一杯，药滓再煮，取汁一杯，日分二次服下。

治疗经过：患者急煎顿服，一服吐出，余嘱少少服之，至下午四点腹泻 2 次，第二天精神振作，腹已不痛，再予白芍 30g、甘草 10g 连续服药四剂，病愈。

【按语】

芍药甘草汤一方，由芍药、甘草两味药物组成。芍药酸苦，甘草甘平，酸甘化阴，且芍药又有养血和营之功；甘草甘缓又具补中之效；合之共奏养血益阴，缓急止痛之效。

主要经文指征：“伤寒，脉浮自汗出，小便数，心烦，微恶寒，脚挛急，反与桂枝汤欲攻其表，此误也。得之便厥，咽中干，烦躁吐逆者，作甘草干姜汤与之，以复其阳；若厥愈足温者，更作芍药甘草汤与之，其脚即伸……”（《伤寒论》第 29 条）

该方治疗主证：手足拘挛，筋脉挛缩，脘腹疼痛，脉弦细。

后人更加广泛地应用于治疗足痛及小腿挛急、脘腹痛、消渴、疮毒脓肿、舌体肿大、呃逆、各种出血、脱肛、便秘、神经性头痛、颈项综合征、关节病、溃疡病、双髋股骨头缺血性坏死、肩关节周围炎、坐骨神经痛、胃炎、腓肠肌痉挛、慢性阑尾炎、糖尿病、胃扭转、面肌痉挛、出血性坏死性肠炎等。

案一魏姓，病胃脘痛，由于饮食不节而损伤胃肠，以致呕吐宿食及蓄久之紫褐瘀血，胃气损伤太过而呃逆频作，治者视其病人尚在壮年，治以和血止血，缓急止痛之法调理，方以芍药甘草汤加茜草根，助芍药凉血止血兼以活络祛瘀。更加竹茹、生姜和胃降逆，以止呃逆。药进三剂而获效治疗亦较爽手。嗣后治者又予养血益阴，活血化瘀，理气健脾，消食化积之品，炼蜜为丸，以缓缓调理。

案二崔姓，病湿热滞于肝脉，掣痛难忍，治者以芍药甘草汤养血益阴，缓急止痛。加忍冬藤、竹茹凉血通络；木通以通降经俞之火，更加瓜蒌一药，一则清心胃之火，一则通腑泄热，并木通，俾湿热之邪从大小便排出，药症相符，故而获得良好效果。

案三赵姓，患酒积胃痛，方以芍药甘草汤加葛根以解酒毒，加大黄引酒积之热毒从大便排出，方与证合，故数剂而病愈。

桂枝加葛根汤方

一、体虚感冒项强

单某某　41岁　女　市民　1969年11月12日初诊。

春夏之交，流产一女婴，此后经常汗出畏冷，稍不介意即感冒头痛，发烧，又经常服索密痛药片暂求缓解，近来由于饭后外出头身虽汗出未加介意，即感头痛鼻塞，打嚏喷，项背板硬作痛，又服索密痛药片两天，头痛减轻，鼻塞已通，嚏喷已停，唯项部仍痛，转动困难，再服索密痛药片，汗出畏冷加重，而项部更加疼痛，不得转动已三天。目前脉虚数，按之无力，舌淡红，苔薄白不华。根据《伤寒论》第14条“太阳病，项背强几几，反汗出恶风者，桂枝加葛根汤主之”之意，拟以原方以调和营卫，清解经俞。

处方：桂枝 12g　白芍 12g　甘草 12g　葛根 15g（先煮）　生姜 12g（切）　大枣 12枚（煮熟后，掰开入煮）。

上六味，以水四碗，先煮葛根剩三碗去白沫，再加冷水一碗，纳诸药，煮取二碗半，晚服一碗半，被覆使温，以微微汗出为度，余一碗明晨温服。忌食生冷、葱蒜鱼肉及黏滑之品。

治疗经过：患者因体虚经常汗出，按法初服一碗半，反而未见汗出，上半夜反觉心烦意乱。精神恍惚，项部肌肉跳动，身如虫行，其夫甚为惶恐不安，外出找车准备送往医院抢救，既以准备妥当，发现患者上半身微微汗出，前额项下、胸部汗出漐漐，心烦意乱已转安定渐渐入眠。翌日晨起，精神焕然一新，项部板硬减轻大半，转动疼痛亦减大半，连服二三剂后，未再出现心烦意乱，精神恍惚等症，而项部转动自如，汗出畏冷虽减大半尚未痊愈。因与当归生姜羊肉汤方，连服七日告愈。

二、项部强痛

郝某　男　55岁　工人　济南　1971年11月23日初诊。

罹项部强痛已年余，逢暖痛缓，遇冷加重，经针灸、烤电数月，其病减而未痊。上月在济南某医院拍片诊断为颈椎第4~5椎有轻度骨质增生。医予小活络丹、虎骨酒等，效果不显。目前，项部强痛，有时眩晕，血压16.0/12.0kPa（120/90mmHg）。令患者极力仰头则发现右臂及肩胛骨处掣痛，脉沉弦，舌质淡红，苔薄白。综合诸症分析：初患风寒袭人经俞，久久迁延而形成该症。根据《伤寒论》第14条“项背强几几”采用桂枝加葛根汤加减调治。

处方：桂枝 12g　白芍 12g　甘草 12g　葛根 24g　羌活 6g　僵蚕 6g　生姜 6 片。

上七味，以水三碗，煮取一碗，药滓再煮，取汁一碗，日分二次温服。

【二诊】12 月 18 日。来人代述，上方断续服药 12 剂，项部强痛减轻近半，用力仰头，右臂及肩胛骨处掣痛亦减轻近半，眩晕亦减轻。近几日来，出现轻度恶心。揣度上方，以为药物偏于辛温，以致胃气上逆。调方再服，观其所以，再商治法。

处方：桂枝 9g　白芍 15g　葛根 24g　羌活 3g　僵蚕 3g　生姜 18g。

上六味，水煮两遍，取汁二碗，日分三次温服。

【三诊】1972 年元月 4 日。上方迭进十一剂，项部活动自如，经 X 线拍片第 4~5 颈椎轻度骨质增生已退化。嘱患者每日早晚自己按摩颈部各 30~50 下以巩固疗效。

【按语】

桂枝加葛根汤一方由桂枝、白芍、甘草、生姜、大枣、葛根六味药物组成。即桂枝汤加葛根，桂枝汤解肌祛风，调和营卫，葛根解肌退热，又善鼓舞胃中清气上行以柔润筋脉。诸药共奏解肌祛风，调和营卫，濡润筋脉之功。

主要经文指征：“太阳病项背强几几，反汗出恶风者，桂枝加葛根汤主之。”（《伤寒论》第 14 条）

该方治疗主证：外感风寒、发热头痛，汗出恶风。项背强痛，或兼挛急不舒，舌苔薄白，脉缓浮。

后人引申更加广泛地应用于治疗感冒、头痛、落枕、小儿麻疹、风疹、皮肤瘙痒症、风湿所致颈项偏斜、胃痛、急性肠炎、顽固性荨麻疹等。

案一单姓，流产后，气血未复，以致营卫不和，经常感冒，汗出畏冷。此又重感，项部强痛，治者宗《伤寒论》法，予桂枝加葛根汤原方，煮药方法、服药方法皆守经旨，因而取到理想的效果。服药后，出现心烦意乱，精神恍惚以及项部肌肉跳动，身如虫行，皆属“瞑眩”特征。大病将瘥，仍有轻度汗出畏冷之症，治者以当归生姜羊肉汤，温经补虚，此亦《内经》所谓“形不足者，温之以气，精不足者，补之以味”也。

案二郝姓，为寒中太阳经俞，久羁不已，酿成颈椎骨质增生，以致项背强几几，以及右臂肩胛骨处掣痛，治者采用桂枝加葛根汤去大枣之甘腻加羌活以搜风、祛湿、止痛。李东垣说：“羌活治风寒湿痹，酸痛不仁，诸风掉眩，颈项难伸。”王好古说：“治项强腰脊痛。”张石顽说：“治足太阳风湿相搏、一身尽痛、头痛……督脉为病，脊强而厥者，非此不能除。”加僵蚕一药，以祛风镇痛，又因僵蚕尤“为治风病发痉之药”。治者应用本方，加减灵活，因而取得良好效果。

四逆汤方

一、冠心病

傅某某　男　56岁　干部　1983年9月11日初诊。

据述：患冠状动脉粥样硬化性心脏病，经某医院中西药治疗数月，显效甚微，医嘱学点太极拳，只练了几天，亦无取到辅助治疗效果。目前，胸宇苦闷，不时作痛，痛时左侧较重，有沉重感，每逢天气阴云，疼痛更加频繁，经常出虚汗，形寒畏冷，四肢不温，以脊背畏冷较重，过力劳动则心悸汗出，气短似喘，口淡乏味，食谷不香，二便调。诊其六脉沉细，舌质淡白不华，舌苔薄白。根据《伤寒论》第323条，“少阴病，脉沉者，急温之，宜四逆汤”着手调之，冀望机转乃幸。

处方：甘草6g　干姜3g　炮附子3g。

上三味以水三碗，微火煮取一碗，药滓再煮，取汁一碗，日分二次温服，避寒就温，勿食寒凉。

病人持方一阅，微微冷笑说：“如此小小药方，能有几分效力。”余郑重相嘱：“俗云药力大乎虎力，岂在乎药量大小?《太极拳》‘四两拨千斤’的说法，望勿疑虑，必当以法调治。”病人抱着试试看的态度，服药三剂，诸症均感减轻，又继服三剂，来诊述及“胸部已宽舒，疼痛已基本消失，四肢脊背畏冷亦减轻大半，活动过力，仍感气短。”诊其脉来沉细不若前甚，量其初获效果，方证不悖，仍步上方略佐养血益气之品，缓缓调之。

处方：甘草6g　干姜3g　炮附子3g　当归3g　人参3g。

上五味，以水三碗，微火煮取一碗，药滓再煮，取汁一碗，日分二次温服，忌食生冷寒凉之品。

连续服药半月，脉转冲和，气力增加，胸痛消失，后数月，发现该患者不断将此小方赠给患有心脏病者。

二、冠心病

陈某某　男　51岁　干部　河北省　1978年3月3日初诊。

左胸膺部不时作痛，甚则循腋下而痛至无名指及小指。心电图及心向量图均示为冠心病。服西药数月，其病时轻时重，终未痊愈，精神萎靡，四肢倦怠，脉象弦细，时见结代之脉出现，舌淡少苔，拟瓜蒌薤白汤加味治之，依法服药半月，其症不增不减，余再度其脉象气色，别无发现异样，遂改服血府逐瘀汤。七日后患者来诊，其病如故，并无起色。交谈中，病人谈及“服药多剂，始终未治了我这心中冷，甚则脊背冷。”余恍然悟及侯氏黑散有“心中恶寒不足者”句，再三斟酌，拟四逆汤。小小剂量，缓缓图治，观其所以，再拟治法。

处方：附子 3g　干姜 3g　甘草 3g　当归 6g　川芎 6g。

上五味，以水三碗，煮取一碗，药渣再煮，取汁一碗，日分三次温服。避风寒，勿食寒凉之品。

治疗经过：后七日，患者来诊。按其脉律，亦趋正常，心中恶寒之感已除，疼痛消失，精神振作。余仍书原方七剂，嘱其隔日煮服一剂以巩固疗效。半月后追访，病愈。嗣后余忆起《医理真传》的一段话，今录之案末，质之高明：“附子是一团烈火也，凡人一身，全赖一团真火，真火欲绝，故病见纯阴。仲景深通造化之微，知附子之力能补先天欲绝之火种……干姜……荡尽阴邪，迎阳归舍，火种复兴，而性命立复，故曰回阳。甘草之甘，以缓其正气，缓者即伏之意也，真火复藏，命根永固，又得永生也……”

【按语】

四逆汤由附子、干姜、甘草组成。附子温阳祛寒，回阳救逆，为方中主药，辅以干姜加强了附子的作用；佐甘草一药，既缓姜附之烈性，又具滋补之功，协姜附回阳固脱，三药合用，共奏温阳、逐寒、回阳救逆之功。

主要经文指征：“伤寒，医下之，续得下利清谷不止，身疼痛者，急当救里……救里宜四逆汤。”（《伤寒论》第 91 条）

“脉浮而迟，表热里寒，下利清谷者，四逆汤主之。”（《伤寒论》第 225 条）

“少阴病，饮食入口则吐，心中温温欲吐，复不能吐，始得之，手足寒，脉弦迟者，此胸中实，不可下也，当吐之。若膈上有寒饮，干呕者，不可吐也，当温之，宜四逆汤。”（《伤寒论》第 324 条）

“大汗，若大下利而厥冷者，四逆汤主之。”（《伤寒论》第 354 条）

“吐利汗出，发热恶寒，四肢拘急，手足厥冷者，四逆汤主之。”（《伤寒论》第 388 条）

“既吐且利，小便复利而大汗出，下利清谷，内寒外热，脉微欲绝者，四逆汤主之。”（《伤寒论》第 389 条）

该方治疗主证：四肢厥逆，恶寒蜷卧，神疲欲寐，或兼腹中冷痛，呕吐，下利清谷，口鼻气冷，小便清利，舌淡苔白滑，脉沉微迟弱等症。后人引申更加广泛地应用于治疗少阴虚寒证，大汗亡阳，小儿泄泻，脏寒，霍乱吐逆，下利，手指挛痛，麻疹逆证，急性心肌梗死，休克，脑血管意外之昏迷，急性胃肠炎，大吐大泻所致四肢厥冷，脉微欲绝者，慢性腹泻，胃肠吸收功能障碍，胃下垂，严重心衰等症。

案一傅姓，患冠状动脉粥样硬化性心脏病，所表现的一切证候，以中医的观点进行综合分析，属少阴病。少阴虚寒，心阳欲绝，治者宗《伤寒论》“脉沉者，急温之”之意，治拟小剂量之四逆汤，以助少阴君火徐徐升起，此即《内经》“少火生气”之意，阳气旺一分，阴气退一分，阳气大振，阴霾自散。若予大剂四逆汤，大肆猛进，恐“壮火食气”，治者慎之。阳气既回，虑其津液不与同化，变为无根龙雷之火，遂加当归、人参养血益气之品，缓缓调治，方药用之精当、稳妥，因而取得良好效果。

案二陈姓，患心脏病，几经周折，未得治愈。治者抓住“心中冷，甚则脊背冷”这一主症，又恍然悟到侯氏黑散中的“心中恶寒不足者”七字，投以四逆汤。然而“心主火，主血脉”，治者又加当归、川芎以活血补血，以疗“气逆里急”“心腹诸节诸痛”。由于方证相符，阳气回而阴血随之，气主煦而血亦濡之，其病所以速取良效者，岂不谓归之于老手。

葛根黄芩黄连汤方

一、痢疾兼外感

周某某　女　58岁　农民　1982年8月12日初诊。

操劳棉田，渴饮生水，夜间腹痛，腹泻六次，身热头痛身痛，服复方乙酰水杨酸片、去痛片及土霉素一天，头痛、身痛好转，而环脐作痛，里急后重续发，大便日行三十余次。脉象弦数，舌淡苔薄黄，证为痢疾夹外感，治以葛根黄芩黄连汤。虑其黄连苦敛，又厚肠胃，以白芍易之，加焦楂、炒莱菔以防腐止痛，化滞通腑。

处方：葛根30g　黄芩15g　甘草15g　白芍20g　焦山楂30g　炒莱菔子30g　车前子30g（布包）。

上七味以水三碗，先煮葛根，去白沫，再加水一碗纳诸药，煮取两碗半，日分三次温服。禁忌酒、肉、黏滑、生冷之品。

【二诊】8月15日。上药服一剂，腹痛、身热均除，痢下转甚而后重缓，继服二剂，后重由缓而止，脉已和缓，病将瘥，宜小制其方。

处方：黄芩10g　甘草10g　白芍10g　焦山楂10g　炒莱菔子10g　当归10g　车前子20g（布包）。

上七味，以水三碗，煮取一碗，药滓再煮，取汁一碗，日分二次温服。

二、泄泻兼外感

李某某　男　9岁　1983年9月15日初诊。

三天前患感冒，体温38.5℃，头痛、身痛，咳嗽、吐白痰，鼻塞。服药打针，身热已退大半，头略痛，咳嗽吐痰减轻，因吃水果太多，引起腹泻，一日七八次，有时不甚咳嗽亦可引起便出。服小儿止泻散已三天未见好转，反口渴，小便偏黄。脉数，舌质略红，苔薄黄。治以清热止泻，方用葛根黄芩黄连汤。

处方：葛根15g　甘草10g　黄芩8g　黄连8g。

上四味，以水三杯，先煮葛根，去白沫，纳诸药，再加水一杯，煮取一杯半，日分三次温服。

患儿甫进一剂，有一游医保治，患儿家长持方来见余，其方为：诃子肉15g，白术15g，云苓20g，猪苓20g，甘草10g，五味子10g。余当即撕掉来方，劝退病儿家长。患儿守原方服药三剂，病愈。

【按语】

葛根黄芩黄连汤一方，由葛根、黄芩、黄连三味药物组成。方以重用葛根，既能清热解毒，又能升发脾胃清阳之气而止下利；黄芩黄连以清胃肠之湿热；甘草甘缓和中，协调诸药，共奏解肌清里之功。

主要经文指征："太阳病，桂枝证，医反下之。利遂不止，脉促者，表未解也，喘而汗出者，葛根黄芩黄连汤主之。"（《伤寒论》第34条）

该方治疗主证：身热下利，胸脘烦热，舌燥口渴，痢下多恶臭，或暴迫下注，肛门灼热，尿黄赤，苔黄微腻，脉滑数者。后人引申更加广泛地应用于治疗腹泻，小儿泄泻、尿痛、痧疹，胃热口疮，风火上炎之目赤肿痛，小儿肺炎、心律不齐、肠伤寒、急性肠炎、细菌性痢疾、阿米巴痢疾、麻疹、乙型脑炎等。

案一周姓，患痢疾夹外感，方用葛根黄芩黄连汤，外以解表，内以清里，以为对的之方，治者去黄连一药，这是因为黄连苦涩，厚其肠胃。痢疾一证，不比一般肠炎腹泻，止之便愈。即是痢疾，必须止痛、化滞、防腐、通腑，否则即犯"兜涩太早"之戒，后患不必待言。加白芍以"和血止痛"，而且又可利其小便，该药与黄芩甘草相配，又名黄芩汤，为"治痢祖方"。加焦山楂、炒莱菔子以理气化滞，加车前子使水液"迫走前阴"。诸药相合，由是外感解，小便利，腹痛缓，痢疾减。病却大半，原方小制其剂，缓缓调之而病愈。

案二李儿，患外感泄泻，治者以葛根黄芩黄连汤解热以外，清里以内，故三剂进尽而病愈。

小柴胡汤方

一、少阳外感证

褚某某　女　40岁　市民　1960年4月22日初诊。

感冒六七日，服牛黄解毒片、复方乙酰水杨酸片等病未解除。自昨日起，浑身阵冷阵热，前额及头角作痛，恶心，有时呕吐酸苦，胸胁胀满，腹中微微作痛，心下筑筑，不欲饮食，心中烦热，口苦咽干，夜寐不安，小便黄短，舌苔薄黄。舌质淡红，脉弦数。感冒六七日，迁延不已，病已转属少阳，方以小柴胡汤。

处方：柴胡15g　太子参9g　半夏15g　生甘草9g　枳壳6g　云苓12g　鲜生姜片10片　大枣12枚（先煮熟，掰）　白芍15g。

上九味，以水三碗，煮取一碗，药滓再煮，取汁一碗，二碗药汁合而再煎，日分三次温服。

【二诊】4月24日。患者初进第一服，约半小时许，出现“瞑眩”现象，服二三次药后，未再出现瞑眩。第二天服药后，诸症相续递减。目前，身感乏力，微微头痛，口渴，舌苔偏黄，脉转冲和。诸症将瘥，仍步上方小其制，原方去白芍加桑叶15g、杭菊9g、天花粉15g。

二、产后发热

杜某某　女　37岁　市民　1965年10月11日初诊。

产后九天，恶漏未尽，气血未复。三日前感冒风寒，发热、汗出，连续注射安痛定数支，服复方乙酰水杨酸药片、牛黄解毒片，病未解而转甚。目前，面浮肿，头痛，浑身疲惫，寒热往来，心悸，怵惕不安，心下痞闷，少腹小痛，心烦，口苦，脉虚数，舌苔薄腻，质地偏红嫩。

新产气血未复，风邪外入，未得及时蠲除，转属少阳，治以调和少阳，养血益气，逐邪外出。

处方：柴胡6g　白芍9g　条芩6g　党参9g　甘草9g　首乌24g　当归24g　柏子仁9g　云茯苓24g　川芎6g　生姜10片　大枣12枚（掰）。

上十二味，以水三碗，煮取一碗，药滓再煮，取汁一碗，二碗药汁再煎，日分三次温服。

【二诊】10月14日。上方服一剂，往来寒热得除，浑身已感舒适，少腹痛止，连服二三剂后，面浮肿消失，心悸得安，心烦口苦已减大半，心下痞闷显宽，脉来较前有力。少阳证候基本消失。治当养血益气，以为固本计，又当顾及乳水，否则，他病虽去而乳水已断，应当注意及之。

处方：首乌 24g　当归 24g　柏子仁 12g　云茯苓 24g　党参 9g　川芎 9g　竹茹 9g　王不留行 9g。

上八味，以水三碗，煮取一碗，药滓再煮，取汁一碗，日分二次温服。连服 6 剂，诸症悉除。

三、低热

叶某某　男　32 岁　农民　1988 年 8 月 20 日初诊。

半月以前，患感病已，旬日以来，每天下午辄发寒热，如疟状，中脘胀闷，两胁胀痛，精神倦怠，饮食不香，心中惮悸，不欲寐，时时欲呕，脉来弦细，舌质淡红，舌苔薄白。感冒而余热未尽，流连少阳，未及发越。拟小柴胡汤加减轻调。冀望机转。

处方：柴胡 10g　半夏 15g　桂枝 6g　甘草 10g　黄芩 12g　炒莱菔子 10g　炒枳壳 10g　生姜 10 片　大枣 12 枚（煮熟，掰）。

上药以水三碗，煮取一碗，药滓再煮取汁一碗，二碗药汁合煎，日分二次温服。

【二诊】上方连服二剂，寒热蠲除，中脘显宽，两胁痛止，食有香味，心安寐酣，唯感口渴，别无他苦。

处方：天花粉 20g　玉竹 10g　炒枳壳 10g　竹茹 15g　石斛 15g　砂仁 3g。

上药以水三碗，煮取一碗，药滓再煮，取汁一碗，日分二次温服。

四、湿疟夹感冒

唐某某　男　44 岁　河北农民　1963 年 9 月 12 日初诊。

天天夜间在田地看守庄稼，不避寒露。五日前，初感脘腹胀满，继而天天下午或傍晚时间，先觉浑身寒战，而后发热，约两小时乃止，唯恐患肺结核，X 线透视“心肺正常”，医予桑菊感冒片，服之无效。目前，面目浮肿，浑身疼痛，四肢沉重，胸脘痞闷，不欲饮食，口苦，心烦，干呕，傍晚寒热往来，舌苔白腻，中部黄灰，脉缓而无力，经化验室检查，未找到疟原虫，小便常规正常。治以小柴胡汤合平胃散意。

处方：柴胡 9g　黄芩 9g　半夏 15g　甘草 6g　苍术 12g　陈皮 12g　川

朴 9g　云茯苓 18g　草果 18g　薏米 20g　鲜生姜 10 片。

上十一味，以水三碗，煮取一碗，药滓再煮，取汁一碗，二碗药汁合煎，下午 4~5 时温服一碗，近夜半时服一碗。

【二、三诊】9 月 28 日。上方服三剂，面浮身痛十去其七，寒热未作，口苦、心烦、喜呕均止，胸脘较前宽舒，仍食无香味。续按原方加枳壳，连服三剂。因其间夹杂恼怒而病未显减，亦未加重。

处方：柴胡 9g　黄芩 9g　半夏 15g　苍术 9g　陈皮 12g　川朴 9g　云茯苓 18g　薏米 24g　枳壳 9g　炒莱菔子 18g。

上十味，以水三碗，煮取一碗，药滓再煮，取汁一碗，日分二次温服。

【四诊】10 月 3 日。连服三剂，疏降得宜，胸脘宽舒而思食，周身疼痛已除，四肢略感乏力，再拟疏达之品，小方调之。

处方：柴胡 6g　黄芩 6g　陈皮 6g　炒枳壳 6g　薏米 9g　半夏 6g　云茯苓 9g。

上七味，以水三碗，久煮，取汁一碗，日分二次温服。

【按语】

小柴胡汤由柴胡、黄芩、人参、半夏、甘草、生姜、大枣七味药物组成。柴胡和解退热，疏肝升阳；黄芩清少阳之里热，二药为本方主药。半夏、生姜和胃，降逆止呕；人参、大枣扶正和中；甘草调和诸药，又可扶正。诸药共奏和解少阳，补中扶正，和胃降逆之功。

主要经文指征："伤寒五六日，中风，往来寒热，胸胁苦满，嘿嘿不欲饮食，心烦喜呕，或胸中烦而不呕，或渴，或腹中痛，或胁下痞硬，或心下悸，小便不利，或不渴，身有微热，或咳者，小柴胡汤主之。"（《伤寒论》第96 条）

"血弱气尽，腠理开，邪气因入，与正气相搏，结于胁下，正邪分争，往来寒热，休作有时，嘿嘿不欲饮食，脏腑相连，其痛必下，邪高痛下，故使呕也，小柴胡汤主之。"（《伤寒论》第 97 条）

"伤寒四五日，身热恶风，颈项强，胁下满，手足温而渴者，小柴胡汤主之。"（《伤寒论》第 99 条）

"伤寒中风，有柴胡证，但见一证便是，不必悉具。"（《伤寒论》第101 条）

"阳明病，发潮热，大便溏，小便自可，胸胁满不去者，与小柴胡汤。"（《伤寒论》第 229 条）

"妇人中风，七八日，续得寒热，发作有时，经水适断者，此为热入血室，其血必结，故使如疟。发作有时，小柴胡汤主之。"（《伤寒论》第144 条）

该方治疗主证：少阳病之口苦，咽干，目眩，往来寒热，胸胁苦满，心烦喜呕，默默不欲饮食。

后人引申更加广泛地应用于治疗感冒、产后感冒、产后郁冒、痢疾、疟疾、瘟疫、肺系感染之气管炎、肺结核、百日咳。肝脏病之肝硬化、黄疸、慢性肝炎，慢性胆囊炎等。胃肠疾病之胃炎、急性胃肠炎、胰腺炎，以及慢性肾炎、肾绞痛、胸膜炎、脑积水、妊娠呕吐、月经不调、产褥热、梅尼埃病、鼻渊、耳目疾患等。

案一褚姓，病感冒，以丸药应付治疗，迁延不已，病转少阳，脉证均显为少阳经表之候，治者以小柴胡汤，因腹痛去黄芩，加白芍、枳壳以通血络而兼化滞，因小便黄短，加茯苓以渗湿利水，依法调治，疗效显著。病将瘥，尚见头痛、口渴。津气尚未尽复，治依前方减其量，略佐桑叶、杭菊、天花粉，养阴清热而得愈。

案二杜姓，产后恶露未尽，气血未复，患感冒，打针服药，病未蠲而转属少阳，若以小柴胡汤单祛其邪，又恐气血不支而成痉，故加首乌、当归、柏子仁养血益气以为胜邪之本，方证相符，药进三剂而病已。治者又重点提出："又当顾及乳水，否则，他症虽已，而乳水已断。"这在临床治疗时，提示了不可顾此失彼的重要性。

案三叶姓，所谓感冒病已，实乃余热未清，流连少阳，未及发越而作祟，若以他症治之则误矣。治者运用小柴胡汤法调理而安。

案四唐姓，为湿疟夹感，治者以小柴胡汤平胃散合剂。方以小柴胡汤和解少阳达邪外出，以平胃散祛湿运脾，消胀除满，方药加减，应机而变。因胸脘痞闷，去人参、大枣之甘腻，加云茯苓、草果、薏米以化湿、通络、破滞。继加枳壳、炒莱菔子以行气、利膈、宽肠而收功。

小青龙汤方

一、停饮咳喘

胡某某　女　72岁　德州市市民　1972年2月14日初诊。

去年隆冬患感冒，方药杂投，外证解而咳喘、吐白沫痰，迄今未得痊愈，避寒就温，格外小心。三日前，室内火炉至夜半熄灭，室内温度大减，下半夜即咳嗽，至天明未得安寐，咳吐白痰甚多，头痛，鼻塞，流清涕，周身啬啬恶寒，脉弦滑，舌淡苔薄白。证属寒邪外袭，引动宿饮，内外合邪。治以发散表寒，温化寒饮，方以小青龙汤加味。

处方：麻黄9g（先煮，去沫）　桂枝9g　干姜6g　白芍6g　细辛3g

半夏 12g　五味子 6g　甘草 6g　杏仁 9g　辛夷 10g。

上十味，以水三碗，先煮麻黄去沫，再加凉水一碗，下诸药，煮取一碗，药滓再以水二碗，微火煮取一碗，日分三次温服。

【二诊】 2 月 17 日。患者以法煮服三剂，头痛已减大半，鼻气通，清涕已少，周身转温，恶寒已除。审其脉证均减，知其药已中的。原方再进二剂，观其所以，再予治法。

【三诊】 2 月 19 日。服药二剂，外感之症尽解，咳吐白痰之宿疾，虽得温化，减而未除。虑其年事已高，不可孟浪从事，况肺为贮痰之器；脾肾实为生痰之源，治之应宗“病痰饮者，当以温药和之。”所谓温药和之，若非温肾燠脾，又非其治也，宗金匮法。

处方：桂枝 6g　云茯苓 15g　干姜 6g　细辛 3g　五味子 6g　半夏 12g　大熟地 30g　泽泻 20g　苏子 3g　甘草 6g。

上十味，以水三碗，煮取一碗，药滓再以水三碗，煮取一碗，日分二次温服。

二、咳喘身肿

齐某某　女　60 岁　德州市市民　1976 年 4 月 16 日初诊。

五年前患咳喘未得及时治疗，迄今不愈，每逢冬季，咳喘加重，甚至数月不敢出门，体质亦逐渐虚弱，近三个月以来，并周身浮肿，经常感冒，鼻塞，畏冷，常服对乙酰氨基酚片、麻黄碱苯海拉明片、氨茶碱片，肿甚加服氢氯噻嗪片，暂求缓解。近来胸闷、咳喘、痰鸣不得平卧，口淡乏味，心下痞满，不思饮食，六脉弦滑，舌胖大，苔薄白，根部厚腻。

肺脾肾三脏俱虚。肺气虚，宣肃无权；脾气虚，水湿乏运；肾气虚，州都不利，水湿泛溢于肌肤，充斥内外，上中下三焦一派虚寒弥漫痞塞之象，若非宣肺、运脾、温肾，其症何克有成。治宗《金匮要略》小青龙汤加味。

处方：麻黄 10g（先煮，去沫）　桂枝 10g　干姜 9g　白芍 10g　细辛 6g　半夏 12g　五味子 6g（打）　杏仁 10g　云茯苓 20g　泽泻 15g　炮附子 10g　甘草 10g　川朴 6g。

上十三味，以水四碗，先煮麻黄五六沸，去沫，纳诸药，煮取一碗，药滓再煮，取汁一碗，日分二次温服。

治疗经过：上药服三剂，身得微微汗出，鼻塞已通，畏冷亦瘥，身肿减不足言。原方去麻黄续服。至 4 月 28 日，已断续服药七剂，肿势显消，胸脘显宽，食有香味，昼夜能平卧四五个小时，唯咳喘痰鸣减而不瘥。原方去麻黄、桂枝，加苏子、陈皮、炒莱菔子调治月余，诸症将瘥，后予金水六君煎法，十数日而能平卧休息。

三、哮喘（支气管哮喘）

王某某　男　50岁　市民　1973年3月初诊。

患者为一毛骡车夫，为生活计，不避寒暑，劳力经营，罹支气管哮喘五年，久治未愈。五日前，朝出暮归，感受风寒，头痛，发热，咳喘，吐痰，自服发汗药片，头痛发热得解，反而频频汗出，身感畏冷，增衣就温则汗出多，减衣则畏冷，咳嗽加重，喉中痰鸣，咳吐白痰，胸脘痞满，不欲饮食，小便量少，大便微溏，脉来滑数无力，舌淡苔薄白。治以小青龙汤加减。

处方：桂枝6g　白芍9g　甘草9g　干姜6g　细辛6g　半夏12g　五味子6g（打）　杏仁9g　云苓24g　生龙骨24g　生牡蛎24g。

上十一味，水煮二遍，取汁两碗，日分二次温服。忌食生冷辛辣食品。

治疗经过：上药连服三剂，咳嗽喘促减轻大半，身汗止，畏冷亦减。仍咳吐白痰，不欲饮食。原方去白芍、龙牡，加重云苓，调理半月。其病向愈。

【按语】

小青龙汤一方由麻黄、桂枝、芍药、半夏、干姜、五味子、细辛、炙甘草八味药物组成。麻黄、桂枝发汗解表，宣肺平喘；白芍配桂枝调和营卫；干姜、细辛内可温肺化饮，外可辛散风寒；半夏燥湿化痰，蠲饮降浊，五味子温煦肺气以止咳，并防肺气耗散，炙甘草调和诸药，合芍药酸甘化阴以缓麻桂辛散太过。诸药相合，共奏解表散寒，温肺化饮之功。

主要经文指征："伤寒表不解，心下有水气，干呕，发热而咳，或渴，或利，或噎，或小便不利少腹满，或喘者，小青龙汤主之。"（《伤寒论》第40条）

"伤寒心下有水气，咳而微喘，发热不渴，服汤已渴者，此寒去欲解也，小青龙汤主之。"（《伤寒论》第41条）

"病溢饮者，当发其汗，大青龙汤主之，小青龙汤亦主之。"（《金匮要略·痰饮咳嗽病脉证并治第十二》）

该方治疗主证：外感风寒，内停水饮之恶寒发热，无汗，咳嗽气喘，痰多而清稀，色白呈泡沫状，或胸痞、干呕、不得平卧，或渴，或不渴，或利，或噎，或小便不利，少腹胀满，苔薄白，脉浮滑或浮紧，并治溢饮，四肢浮肿，身体痛重。

后人引申更加广泛地应用于治疗咳喘、咳嗽、失音、溢饮水肿、哮喘性支气管炎、支气管哮喘、慢性支气管炎、肺源性心脏病、肺气肿、风湿性心脏病、百日咳、呼吸道急性炎症、急性肾炎。

案一胡姓，停饮宿疾，突然兼感寒邪而咳喘，治以小青龙汤，外以发散寒邪，内以温化痰饮，实属对的治方，治者加杏仁以宣降肺气，复加辛夷以开提肺窍，服药三剂而病将瘥，继进而外症尽解。而宿恙痰饮，又需缓缓调之，治者又宗《金匮》“病痰饮者，当以温药和之”之旨。温肾燠脾，缓治其本。

案二齐姓，痰饮宿疾，经久未愈。肺、脾、肾三脏俱虚，以致水湿泛溢，形成咳喘身肿，方以小青龙汤化饮解表，方中加杏仁、川厚朴既能“化痰止咳”，又可治其“气逆喘促”，然而厚朴更俱“温中益气”以消“痰饮咳嗽”。加云苓、泽泻以健脾行水。炮附子一药，旨在燠烋肾气，三焦气化成立而决渎自行，决渎行而咳喘身肿必将痊愈而无虞也，终以金水六君法，缓缓调之而病愈。

案三王姓，哮喘多年，肺气早虚，实已不任其发泄，服发汗药而更伤其肺卫，以致汗出多而更虚其虚，卫阳不振，畏冷频作。治者以小青龙汤去麻黄，加杏仁以降肺气，云苓以蠲里饮，龙牡以敛津气，效果已显，继而加重半夏、云苓理饮运脾，转输饮邪，引走小便，小便利而便溏自调矣。

桂枝加芍药生姜人参新加汤方

经常感冒

杜某某　女　38 岁　工人　1983 年 3 月 26 日初诊。

去冬，人工流产后，身体衰弱，迄今经常感冒，时轻时重，未得治愈，因其经常出汗，已不敢再服复方乙酰水杨酸片、速效感冒片等药。目前，发热汗出，体温 37.5℃，头痛恶风，周身酸痛，乏力，精神萎靡，不欲饮食，脉象细弱无力，舌淡不华。

综观脉证，属产后气血未复，营卫不和，根据《伤寒论》第 62 条“发汗后，身疼痛，脉沉迟者，桂枝加芍药各一两人参三两新加汤主治”之方调治。

处方：桂枝 10g　白芍 15g　党参 15g　甘草 10g　生姜 10g　大枣 12 枚（掰）　当归 6g　川芎 6g。

上药以水三大杯，煮取一杯，药滓再煮取汁一杯，日分二次温服。

治疗经过：初服，睡至半夜，周身感觉温暖舒适，前额及胸背部略有微汗出，连服三剂，周身酸楚消失，饮食增加。

4 月 2 日复诊，脉来较前有力，体温 37℃，仍守原方，隔日服药一剂，半月康复。

【按语】

新加汤一方由桂枝、白芍、甘草、生姜、大枣、人参六味药物组成。本方以桂枝汤调和营卫，加重生姜以宣通卫阳，芍药、人参以补益气血。

主要经文指征："发汗后，身疼痛，脉沉迟者，桂枝加芍药生姜各一两人参三两新加汤主之。"（《伤寒论》第 62 条）

该方治疗主证：气阴虚之遍身疼痛，四肢拘挛，口干，舌红嫩，脉沉迟者。后人引申更加广泛地应用于治疗感冒、身痛、四肢乏力、心悸、腹痛、心下痞硬、神经衰弱、眩晕等。

上案杜姓，症由流产后，身体虚弱，而经常感冒，久羁不已，再加经常服发汗药，气阴已虚，方用新加汤方加当归、川芎以养血益气，因而取得良好效果。

麻杏甘石汤方

一、咳喘

姚儿　男　6 岁　国棉一厂　1984 年 3 月 20 日初诊。

去冬今春，断续咳喘，每每注射青霉素、链霉素以却其病。近来感冒再喘，仍以前方治疗十余日，病不瘥，转求中医治疗。出示胸片，为支气管肺炎，患儿面色红润，目光炯炯，咳声粗扬，咳带黄痰，身热 38℃，大便经常干燥，小便时黄时清，脉浮数，指纹紫红入气关，舌红，苔薄黄。

风热蕴结肺络，宣降失司，治以宣肺清热，佐以通腑，方用麻杏甘石汤加味。

处方：麻黄 6g（打裂）　杏仁 6g（打如泥）　生甘草 6g　石膏 30g（打碎）　瓜蒌 20g。

上五味，以水三碗，先煮麻黄至六七沸，去红褐色浮沫，纳后药，煮取药汁一碗半，日分二次温服。

【二诊】3 月 24 日。上药连进三剂，肺气得宣，腑气得通，咳喘十去其七，仍调原方续服。

处方：麻黄 5g　杏仁 5g　石膏 25g　甘草 6g。

煮药方法同上。

七日后，咳喘基本平复，嘱患家仍以原方隔日煮服一剂，月余家长来告，咳喘病愈。

二、风温

盖某某　男　45 岁　医生　1963 年 11 月 23 日初诊。

患感冒头痛，鼻塞、身热恶寒，喷嚏频作，自书九味羌活汤方，连服二剂，头痛加重，甚则痛如刀劈，身热灼手，体温 39.5℃，无汗，心中烦躁，咳嗽吐痰，呼吸气促。急召中医科医生会诊。诊毕，有主张应用桂枝汤者，有主张用麻黄汤加杏仁者，还有主张用桑菊饮、银翘散者。盖某素与余莫逆，指定要我开方，余再视其形症：头痛、面赤、口渴、舌红苔白腻中心略黄，脉数而有力。窃意为风温袭肺，肺热郁闭，书麻杏甘石汤加味。诸医见之，骇然而退。

处方：石膏 120g　杏仁泥 24g　麻黄 18g（打裂）　甘草 18g　霜桑叶 30g　白茅根 30g。

上六味，以水四碗，煮取二碗，药滓再煮，取汁一碗，日分三次温服。

服二剂，病势大减，唯口渴欲饮、大便四日未行，调方加瓜蒌、天花粉，口渴止，大便通畅，后三日，以清淡饮食调养，病愈。

【按语】

麻杏甘石汤由麻黄、杏仁、石膏、甘草四味药物组成，石膏清透肺胃之郁热；麻黄宣肺解表平喘；杏仁止咳平喘；甘草调和诸药。诸药相合共奏辛凉宣肺，降气平喘之效。

主要经文指征："发汗后，不可更行桂枝汤。汗出而喘无大热者，可与麻黄杏仁甘草石膏汤。"（《伤寒论》第 63 条）

"下后不可更行桂枝汤。若汗出而喘，无大热者，可与麻黄杏子甘草石膏汤。"（《伤寒论》第 162 条）

该方治疗主证：外感风邪，身热不解，咳逆气喘，或兼口渴，有汗或无汗，舌苔薄白或黄，脉浮滑而数。

案一姚儿，患支气管肺炎，数月不蠲，以致肺气郁闭，逢感辄发，治者采用麻黄杏仁甘草石膏汤，宣肺启闭，降逆平喘，因其大便干燥，小便时黄，故加瓜蒌一药。前贤有谓：瓜蒌，其性甘寒，既能清上焦之积热，又可化浊痰之胶结，而且能润燥滑肠，所以上能通胸膈之痹塞，下能导肠胃之积滞。"煎煮方法，以遵经旨，方与证合，所以取得良好效果。

案二盖医，患风温一证，自以为伤寒，投九味羌活汤，以致病进，头痛如劈，身热灼手，呼吸迫促。幸未径入痉厥之途，亦属可喜。治者细察，认定为风温一证，而力排众意，竟投麻黄杏仁甘草石膏汤，以辛凉解表，宣肺降逆，佐桑叶祛风清热。前贤有云："桑叶轻清发散，能退风热之邪。"加茅根以清热滋阴，凉血清气。病势大减，观其"口渴欲饮""大便四日未行"，遂去麻黄，小其制加瓜蒌，"润肺燥，降火，治咳嗽，涤痰结，利咽喉，止消渴，利大肠。"加天花粉以清热生津止渴。方证相符，因而病愈。

苓桂术甘汤方

一、痰饮眩晕

胡某某　男　44岁　农民　景州　1969年11月20日初诊。

头晕目眩，数月不得其解，审其所存药单，初按肾虚治疗，方以六味地黄丸加味。因不效，又改服桑叶、菊花、芥穗、蔓荆子等一派清热宣散之品调之。后易一医，投镇肝熄风汤十数剂，其症仍不得解，转来治疗。目前，头目眩晕，不欲启目，前额胀痛，痛甚则呕吐清涎，亦有几次呕吐清涎带有酸苦胆汁，精神萎靡不振，夜寐不安，不欲饮食，上脘有痞闷感，按之心下如旋盘、痞硬，重按则感嘈杂不舒，小便清长，大便欠调，四肢倦怠，步履不稳，跗部轻度浮肿，周身时感畏冷。脉滑，重按沉紧，舌质色淡，苔白薄湿滑。根据《伤寒论》“伤寒若吐若下后，心下逆满，气上冲胸，起则头眩，脉沉紧，发汗则动经，身为振振摇者，茯苓桂枝白术甘草汤主之”及《金匮要略》“心下有痰饮，胸胁支满，目眩者，茯苓桂枝白术甘草汤主之”之法调之。

处方：云茯苓30g　桂枝15g　白术12g　甘草12g　半夏24g。

上五味，以水四杯，煮取一杯，药滓再煮，取汁一杯，日分二次温服。

【二诊】11月28日。上方以辛散甘补，温阳渗淡，服药七剂，而病减三成，按之心下仍如旋盘，眩晕减轻，头痛减轻。原方再加川厚朴9g、防风6g以加强其行气破滞、健脾散湿之力，观其动静，再商治法。煎煮、服药方法均同上。

【三诊】12月7日。初服药后二时许，上腹辘辘有水行声响，连服六剂，心下如旋盘之状全部消失，按之柔软，饮食味香，眩晕、前额胀痛、呕吐清涎均除，患者颇以为喜，脉象尚沉无力，仍宗上方踵步。嘱以淡食养胃，避风冷，调养月余，病必无虞也。

处方：云茯苓15g　桂枝9g　白术9g　甘草9g。

上四味，以水三杯，煮取一杯，药滓再煮，取汁一杯，日分二次温服。

二、痰饮眩晕

孟某某　女　56岁　农民平原县　1976年9月12日初诊。

头晕目眩，耳鸣，恶心经常发作，在当地医院诊断为“美尼尔氏综合征”[①]，两年以来，以西药、中药维持治疗，其症时轻时重，时匿时现，未得

① 编辑注：非规范病名，为维持孙朝宗先生医案原貌计，予以保留。

痊愈，每因生气、着急、受凉、饮食不慎而发病。目前，头痛头晕，甚则如立舟车之中，眼前发黑，视物倾斜，两耳声响如蝉鸣，心慌、气短、胆怯，恶心欲呕、喜静恶躁，不欲饮食已三天，服用维生素B、安定片、清眩片等。下咽即吐。无奈转来求诊：脉沉弦，舌淡白有齿痕，苔白滑，精神萎靡，面色苍白不华。综观其脉证，属中医之痰饮眩晕，追溯祖国医学对于眩晕症的记载，远源于秦汉久矣，治遵《伤寒论》茯苓桂枝白术甘草汤。

处方：云茯苓30g　桂枝15g　炒白术15g　甘草15g　半夏20g　陈皮20g　酸枣仁30g。

上七味，以水三大碗，煮取一碗半，药滓再煮，取汁一碗，日分三次缓缓温服，以防药入复出。忌生冷黏滑之物。

【二、三诊】9月21日。患者持方归里，服药六剂，诸症大减，因外出感冒，头痛如裂，原方加川芎6g、杭菊15g续服。

【四诊】9月26日。头晕、头痛、目眩、耳鸣、恶心基本消失。缘于体质素虚，变通温阳化湿而为健脾益气之法调治善后。

处方：党参10g　云茯苓15g　白术10g　甘草10g　酸枣仁15g　陈皮10g　半夏10g　当归10g　木香6g　生黄芪10g　炒薏米10g　炒扁豆10g。

上十二味，煮二遍，取药汁二碗，今晚明晨分温服之。

三、妊娠水肿

王某某　女　27岁　市郊农民　1979年2月21日初诊。

去年因怀孕水肿而流产，今又怀孕三月而水肿，目前，双下肢水肿如柱，以跗踝为甚，扪之冰冷，按之凹而不起。早起眼睑及眼泡浮肿，气色苍淡不华，并心悸、少气畏冷，舌淡乏味，饮食不馨，脉象沉弦，舌淡，苔薄白。此乃脾肾素虚，阳失布化，治宗《伤寒论》苓桂术甘汤加减，以“淡味渗泄”略佐辛散为治。

处方：云茯苓30g　炒白术24g　甘草15g　防风6g　春砂壳6g。

上五味，以水三碗，煮取一碗，药滓再煮，取汁一碗，日分两次温服。

另：鲫鱼三条，每条约半斤许，去鳞肚，洗净清炖，下生姜数片、盐少许，料酒一两，每餐吃鱼喝汤。

【二诊】2月26日。上方连服五剂，肿势消退大半。自述每服药一碗后即感周身舒适，前额及鼻准微微汗出，喝鱼汤后，周身更加温暖舒适，小便清长，下肢已温。《内经》指出：“形不足者，温之以气”，又说，“药以祛之，食以随之，行水渍之，和其中外，可使毕已。”上方既已显效如此，仍步原方再进五剂，观其所以，再定治法。

【三诊】3月3日。上药迭进，诸症悉除，唯感腰膝酸软乏力，脉来尚弱。

予上方加张寿甫寿胎丸意化裁。

处方：云苓 15g　白术 15g　甘草 9g　川续断 15g　桑寄生 15g　菟丝子 15g。

上六味，以水三碗，煮取一碗，药滓再煮，取汁一碗，今晚明晨分温服。嘱病却停药，"食养尽之"可也。

届时生一子，母子均安。

四、眩晕夹感

韩某某　男　50 岁　农民　1989 年 10 月 7 日初诊。

患者罹慢性支气管炎数年未瘥，春夏病若失，秋冬病甚。今近霜降节气，病来又早，早晚咳嗽吐痰，胸闷气短。半月以来，眩晕特甚，甚则不能站立行走。并头痛目糊，饮食可，消化迟，食后心下痞满，约一二小时方消，身感发热，扪其前额烫手，脉来弦细而数，舌淡苔白。再三斟酌，痰饮眩晕，属一派虚象，今并头痛，为痰饮夹有外感风邪之证。苓桂术甘汤，属饮家之圣药，发散风热之头痛，又非所宜，纳后运迟，仍嫌白术之事补。忆及夏应堂先生"有板方，无板病"之训，方用云茯苓 50g、泽泻 50g、霜桑叶 60g。

嘱以水三大杯，煮取一大杯，晚睡前温服，药滓再煮取汁一杯，明日晨起温服。10 月 11 日自己骑自行车来院门诊云："上药连服三剂，头痛大减，眩晕基本消失，只是蹲坐站起时感到眩晕。"精神振作，目糊已了，咳嗽已轻，痞满已除。脉来已转和缓。为巩固疗效，仍步原方减其量续服。

处方：云茯苓 30g　泽泻 30g　桑叶 30g。

煎煮方法、服药方法均同前。

【按语】

茯苓桂枝白术甘草汤一方，由方名中四味药物组成。方中重用茯苓益脾气，淡渗利水；桂枝辛温通阳，助茯苓温阳化气，以消水饮；白术健脾燥湿，绝其生痰之源；甘草和中益气，调和诸药。诸药相合，共奏健脾渗湿，通阳利水之功。

主要经文指征："伤寒若吐若下后，心下逆满，气上冲胸。起则头眩，脉沉紧，发汗则动经，身为振振摇者，茯苓桂枝白术甘草汤主之。"（《伤寒论》第 67 条）

"心下有痰饮，胸胁支满目眩，苓桂术甘汤主之。夫短气有微饮，当从小便去之，苓桂术甘汤主之。"（《金匮要略·痰饮咳嗽病脉证并治第十二》）

该方治疗主证：痰饮病之心下逆满，气上冲胸，头晕目眩。或兼气短咳嗽，发汗动经，身为振振摇者。

后人引申更加广泛地应用于治疗痰饮哮喘、痰饮眩晕、痰饮呕吐、风湿性心脏病、耳源性眩晕、高血压冠心病，以及由痰饮引起的四肢震颤、慢性气管炎等。

案一胡姓，脾胃阳虚，水饮不化，此即《素问·至真要大论》所谓“太阴之感……则湿气内郁……饮发于中”之证。治宗《金匮》“当以温药和之”，俾脾胃降运，阳气通达，则饮邪自化。方用苓桂术甘汤通阳渗湿，更加半夏和胃降逆，头痛眩晕虽减，而心下按之仍如旋盘，可见饮邪盘踞之甚，又非轻剂所能克化。二诊又重加川朴以行气破饮，加防风以醒脾散湿。五六日后，饮邪得化而痞始消散。三诊，见大病已去，仍退守原方而制小其剂，以为痊愈之计。

案二孟姓，痰饮宿疾，历经二年，影响心胆气滞，以致心慌、胆怯，喜静恶躁，所谓“痰为百病之长”。方用苓桂术甘汤温阳化湿，加半夏、陈皮以理脾行气，重加枣仁以宁和心胆。三诊后，诸症基本消失，因其体质素虚，变通温阳化气而为健脾益气收功。

案三王姓，为脾肾素虚，妊娠水肿，方用苓桂术甘汤去桂枝以防胎堕，佐防风、砂仁壳之辛散，醒脾而散湿，病去大半，缓当治本，治者为了固护胎元，不使再次流产，遂予苓桂术甘汤合张锡纯寿胎丸合剂，届时生子。

案四韩姓，为痰饮兼夹外感风邪，头痛，脉象夹数，其病虽内有寒饮，外有外感，亦并非小青龙汤证，聊拟大剂，理脾渗湿，宣散风热之剂，求其速解。药虽简而直捣病所，故而收效甚捷。

茯苓桂枝甘草大枣汤方

一、奔豚气

宋某某　男　40岁　工人　1968年1月3日初诊。

数日前患感冒，服发汗药，大发其汗，感冒虽解而身体反虚，时时有心悸怵惕不安之感。三天前黎明之时，突然发病，如惊厥状，不时一发，阖家惊惶，急送某医院急诊室抢救，医生诊断为神经官能症，治疗三天无效。本院刘某某邀余往诊。病人呈半昏迷状态，家人代述：“发病时有气从小腹上冲，气至胸部即惊叫一声，立即昏厥，四肢抽动，5~10分钟即慢慢好转，每发作一次，身即汗出，一日发作三四次。”诊得脉象弦滑，重按无力，舌淡苔薄白。余诊毕对刘某说：“此奔豚气病，不必惊慌，《伤寒论》指出：‘发汗后，其人脐下悸者，欲作奔豚……’《金匮要略》指出：‘奔豚病从少腹起，上冲咽喉，发作欲死，复还止，皆从惊恐得之。’先服一剂中药，观其所以，再商治法。”

处方：云茯苓 12g　白术 12g　白芍 9g　桂枝 9g　甘草 6g　枣仁 24g　龙骨 30g　牡蛎 30g。

上八味，以水三碗，煮取一碗，药滓再煮，取汁一碗，日分二次温服。

患者服药一剂，只是轻微发作一次，又按原方服一剂，病未发作。刘来报告，感到非常惊讶，遂转来门诊。诊见，患者精神镇定，脉象亦不若前甚，饮食已觉馨香，唯感身虚畏冷，少腹为甚。余扪其身，体温尚差，按其少腹，良久不觉其温，此肾阳尚未尽复，亦因汗多，阳气式微故。仍守上方加附子 6g，令其先煮 30 分钟后纳诸药，煮二遍，取汁二碗，晚服一次，翌日 9 点钟续服一次。上药连服二剂，少腹得温，周身亦感温煦。遂以金匮肾气丸缓缓调治，并嘱其避风寒，慎饮食，怡情自遣。

二、欲作奔豚

张某　女　44 岁　农民　德州市郊　1962 年 3 月 24 日初诊。

初感春温病，某医予大青龙汤一再发汗，病人体质遂虚，脊背畏冷，询之脐下有气，筑筑跳动，不时上冲，上冲时即感心慌意乱，一日发作二三次，面色苍白不华，四肢倦怠，脉象弦滑，舌淡胖大，舌苔薄白。根据《伤寒论》第 65 条："发汗后，其人心下悸者，欲作奔豚，茯苓桂枝甘草大枣汤主治。"今宗之，书方于下。

处方：茯苓 30g　桂枝 9g　甘草 9g　大枣 15 枚。

方虽开出，又顾虑背冷一症，是否可加附子，通其督脉，回其肾阳，斟酌再三，犹豫不决，遂邀王汝琪老大夫会诊，王诊毕说：方证相符，可放胆应用，既有桂枝温通其阳，不必加附子，唯桂枝用量似属小些。"遂改桂枝 24g。余正教以做甘澜水，突然望及岸下大运河千里之水，岂不谓甘澜水乎。故令患者之夫，以罐提水回家依法煮药，服药一剂病却大半，连服三剂，诸症痊愈。

三、欲发奔豚

刘某某　男　46 岁　商河　农民　1975 年 10 月 29 日初诊。

去岁患口眼㖞斜，余以鸡血藤方加味调理月余方正。七八天前，不慎展衣受风，夜间即发浑身疼痛，医以羌活胜湿汤加味，一再发汗淋漓，身痛解后，仍动辄汗出，时时恶风畏冷，前三日夜半后，脐下有气顺左少腹上冲心下，心悸不安，伴惊恐感。翌日白天发作一次，症状表现较轻，至夜半后又发作一次，不得安寐。夜夜如此，家人以为邪祟病，特来求诊。脉象滑大，按之无力，舌质淡白，苔薄白稍腻。余让实习学生诊其脉，嘱说此非邪祟病。《伤寒论》65条所谓："发汗后，其人脐下悸者，欲作奔豚。"即指此症。病因发汗太峻，损伤心阳，以致水气上凌，白天气暖发作较轻，夜半阴气隆盛，故发作尤甚。治当辛甘淡渗，温阳利水。方用茯苓桂枝甘草大枣汤调之。

处方：云茯苓30g　桂枝15g　甘草10g　乐陵小枣20枚。

并教患者作甘澜水法，以甘澜水四大碗煮上药，取汁一大碗，药滓再煮，取汁一大碗，合和药汁浓煎之，日分三次温服。患者取药回家服三剂。11月4日来诊述其服药后，其病日轻一日，逐渐好转，夜半后亦不大发作，脉来亦较前有力。心阳有来复之机，阴翳何克不散，又予原方加熟附子6g，并嘱以甘澜水，先煮附子半小时，后纳诸药，服药方法等同上。予药三剂，嘱：若病瘥，但以饮食调养，忌寒凉，不复来诊可矣。后两月刘某来德办事，顺告三剂药后，病未再发并致谢意云云。

【按语】

茯苓桂枝甘草大枣汤一方，由茯苓、桂枝、甘草、大枣四味药物组成。该方重用茯苓并以"甘澜水"先煮，取其镇静安神，健脾利水为主药。《本经》谓茯苓有治"胸胁逆气，忧恚惊邪恐悸"之功；桂枝、甘草振奋心阳；大枣健补脾胃以为培土制水之计；诸药共奏温通心阳，化气行水之效。为治疗肾阳虚，水气上逆、脐下悸，欲作奔豚之主方。

主要经文指征："发汗后，其人脐下悸者，欲作奔豚，茯苓桂枝甘草大枣汤主之。"（《伤寒论》第65条）。

该方治疗主证：脐下悸，气上冲胸、眩晕，短气急迫。或筋惕肉瞤，口干不欲饮，脉浮滑或弦滑。

后人引申更加广泛地应用于治疗呕吐、癔病、胃肠痉挛、心脏病、梅尼埃病、更年期综合征等病症。

案一宋姓，属少阴奔豚之重症，治者以苓桂甘枣汤合真武汤加减，共奏温阳化气利水之功，加酸枣仁安神镇惊，加龙牡以固精敛汗，一剂而病去大半，阳气尚未尽复，身虚畏冷，故又加附子以振奋少阳之阳，阳气渐复。以金匮肾气丸缓图治本。

案二张姓，案三刘姓，均因汗出亡阳所致欲作奔豚之症，一取千里之水，一作甘澜之水。张姓服药只三剂，刘姓服药只六剂而病均瘳，可见甘澜水煮药之重要性。

厚朴生姜半夏甘草人参汤方

一、脘胀

徐某某　女　44岁　德州市市民　1962年7月16日初诊。

一日与人口角，冤气不出，患胸胁胀痛，服木香顺气丸三日，病未减。某医予逍遥散合枳术丸化为汤剂，服药三剂，胸腹胀痛不已，医以为实，予承气汤下之，下之后，腹痛减轻，不数日，而脘腹膨胀，状如气臌，不欲饮食，时时呃逆，转来门诊。症见精神疲倦，脘腹痞胀，重按作痛气短，小便清，大便欠调，脉来弦细而缓，舌淡白，苔白滑腻。脉证互参，诊断为脾气虚，气滞不畅之脘腹痞胀证，良由下后运化失司，治以补脾助运，降逆化滞，方宗厚朴生姜半夏甘草人参汤加味。

处方：厚朴 12g　生姜 12g（切碎）　半夏 15g　甘草 9g　台参 6g　炒枳壳 12g　白扁豆 9g　炒麦芽 9g　川楝子 9g。

上九味，以水三碗，煮取一碗，药滓再煮，取汁一碗，日分三次温服，忌食生冷、黏滑、腥臭等物。

【二诊】7 月 19 日。上方连服三剂，腹鸣泄泻三次，腹胀略减，呃逆亦减，他症仍如故。前人有云："胀无善症。"当缓缓调之，仍步上法，重佐行气快脾之品，冀望转机，速取疗效。

处方：厚朴 12g　生姜 12g（切细）　半夏 18g　炒枳壳 12g　白扁豆 9g　炒麦芽 9g　广木香 9g　砂仁 9g　防风 6g　云茯苓 15g　当归 6g。

上十一味，水煮二遍，取汁二大碗，今晚明晨，分温服之。

【三、四诊】7 月 26 日。上方服三剂，脘腹痞胀显减六七。续服三剂，脘腹痞胀基本消失，饮食增加亦有香味，舌转红活，苔退大半，脉象亦转冲和。予香砂枳术丸缓缓调和，以善其后。

二、呃逆

沈某某　男　42 岁　商贩　河北衡水　1984 年 7 月初诊。

半月前，因食物中毒，在某医院洗胃灌肠脱险。近五日来，脘腹膨胀逐渐加重，甚则不得弯腰，自服木香槟榔丸，每服 2 袋，日二服，只是大便溏泻，脘腹膨胀不减反而更不欲食，呃逆频作，转来求诊。脉缓，重按细微，舌质淡白，苔白薄湿润，精神萎靡，四肢疲倦，背恶寒。

食物中毒，灌肠洗胃，脾气先虚，阳气不复，而又以丸药下夺，以致中焦虚寒，浊阴不降，治以温中益气，佐以降逆之品，待中阳得复，可望无虞。

处方：党参 15g　甘草 10g　云茯苓 25g　川朴 6g　半夏 10g　生姜 20g（切片）　砂仁 6g。

上七味，以水三杯，煮取一杯，药滓再煮，取汁一杯，日分二次温服。

治疗经过：上药连进三剂，脘腹膨胀十去六七，呃逆减而未瘥，仍不欲进食，大便欠调。上方续服二剂，呃逆平，脘腹尚感胀满，大便仍稀薄，背觉恶寒。仍宗原方加当归12g，生姜改为干姜6g。上方再服三剂，大便得调，背恶寒大减，阳气渐复。一日因与孩子着急，脘腹胀满又加，不时呃逆。又按初诊之方出入，调理旬余病愈。

三、噫气

杨某某　女　46岁　农民　德州市郊　1962年9月11日初诊。

初患感冒，自服APC药片，每服一片，日三次，二日病不解，遂改服每次2片，红糖水一大杯，以助发汗，服药二次，汗出淋漓，外症解。二日后，反觉腹部胀闷，食无香味，纳后运迟而胀甚，噫气频作，脉弦细无力，舌质淡红，苔白略腻，腹部按之作痛，肝脾均无触及，二便正常。

辨证治疗：此与痞证有别，痞由吐下，里受其邪，其脉濡，关上浮；此脉细弦，舌淡苔薄，腹部按之虽有痛感，乃胃津亏耗，非为里实证。《伤寒论》谓："发汗后，腹胀满者，厚朴生姜半夏甘草人参汤主之。"今宗之，以调和脾胃，降气止逆。

处方：川厚朴9g　半夏12g　甘草6g　台参6g　生姜20g（切片）。

上五味，以水三碗，煮取一碗，药滓再煮，取汁一碗，日分三次温服。

治疗经过：服药三剂后，脘腹胀满减轻，噫气得平，因夫妇口角，腹胀又甚，噫气也频。原方去台参，加川楝子12g、砂仁6g，连服四剂，诸症悉平。

【按语】

厚朴生姜半夏甘草人参汤一方，由人参、厚朴、生姜、半夏、甘草五味药物组成。人参益气补脾；厚朴行气化湿，温中止痛；半夏燥湿祛痰，降逆止呕；生姜温胃止呕，化痰行水；厚朴、生姜辛散苦降以治标；半夏、生姜蠲饮以利膈；甘草调和诸药，兼以补脾。诸药共奏补虚行滞，消胀除满之效。

主要经文指征："发汗后，腹胀满者，厚朴生姜半夏甘草人参汤主之。"（《伤寒论》第66条）

该方治疗主证：脘腹胀满，按之不硬，纳呆乏力。或兼腹微痛，精神不振，面色㿠白，四肢不温，大便秘结，苔薄白，脉弦。

后人引申更加广泛地应用于治疗各种原因引起的腹满而呕、慢性胃炎、胃扭转、胃扩张等。

案一徐姓，患脘胀病，调气未已，复下而病作。治以补脾助运，降逆化滞，方用厚朴生姜半夏甘草人参汤，复加炒枳壳、川楝子助川朴，以"破坚利膈，开胃宽肠"，兼以疏肝化郁；再加白扁豆、炒麦芽助半夏和胃降逆，以"消心腹胸膈痰热结满。"病始减，方中再佐云茯苓、砂仁、防风，从内以发越脾气；佐当归以调补脾血，气血调和于中脏，其病必自消退而无虞也。

案二沈姓，呃逆腹胀，属中焦一派虚寒，阳气不伸。方用厚朴生姜半夏甘草人参汤加砂仁，以“温中快气”。三诊见其大便欠调，背觉恶寒，原方生姜改用干姜，再加当归。中脏阳气得以伸展，病气节节消退，而病向愈。

案三杨姓，患噫气腹胀，由发汗太多引起，宗《伤寒论》“发汗后，腹胀满者，厚朴生姜半夏甘草人参汤主之”之旨，调理数日而安。

芍药甘草附子汤方

下肢痹痛

张某　男　44岁　农民　黄河涯　1968年10月20日初诊。

下河挖泥，初感左膝关节作痛，去年冬天睡热炕，病减大半，今秋在田间劳动，汗出后，背靠大树休息，不觉睡着，醒来左膝关节疼痛难忍，站立不稳，勉强行走，迄今已半月，整个左腿酸麻胀痛，傍晚跗肿，家人予服“武力拔寒散”，身汗出，下肢反而更觉病重，无奈专程来诊，扪之左腿温度正常，只有踝骨上下略有寒意，精神饮食均正常，脉象沉缓，舌质淡红、无苔，口不渴。

辨证治疗：寒湿湮淤经俞，经久羁留不除，气血乏以流通，筋脉失于滋柔，是故酸麻胀痛不已，服“武力拔寒散”伤其津液：是故病不除而痛更甚。治以养血、温阳、通络、散湿。方遵芍药甘草附子汤加味。

处方：赤芍30g　甘草15g　附子15g　怀牛膝9g。

上方先煮附子半小时，加水纳诸药，煮二遍取汁二杯，日分二次温服。

【二诊】10月27日。上方连服6剂，疗效不太明显，脉仍沉缓，舌略有薄苔，思索再三，方药不悖，不可轻易改弦易辙，守方续进，外加熏洗方。

处方：独活60g　当归60g　透骨草120g。

大锅煎煮，取汤半脸盆，每日熏洗二次，每次20~30分钟，烫洗至膝关节以上，烫洗后避风寒。

【三诊】11月4日。内服汤剂，外加烫洗，胀痛减轻，脉仍沉缓。血气不到之处，便为酸麻痹痛之所。仍步上方加当归30g、丹参30g煮服。

【四诊】11月10日。左腿酸麻胀痛减轻大半，并敢轻轻跑步，而痛无所加，脉来较前有力，仍步原方继进。停熏洗方。

【五诊】11月18日。症状续减，唯胃中感觉痞闷，嘱隔日服药一剂。

【六诊】11月30日。自行数里无痛胀感，拟以养血益气之方调理善后。

【按语】

芍药甘草附子汤一方，由芍药、甘草、附子三味药物组成。芍药、甘草酸甘化阴以救阴；附子辛温解表以回阳，共奏阴阳双补之效。

主要经文指征："下之后，复发汗，必振寒，脉微细，所以然者，以内外俱虚故也。"（《伤寒论》第60条）

"发汗不解，反恶寒者，虚故也，芍药甘草附子汤主之。"（《伤寒论》第68条）

该方治疗主证：腹痛，腿脚拘挛作痛，骨节疼痛，足冷恶寒，脉沉微。

后人引申更加广泛地运用于治疗腓肠肌痉挛、关节痛、胃痛、腹痛、心绞痛、肌肉痛、痛经。

上案张某，初患风湿痹证，迁延日久，服温经发汗之药病当解除，今反而病更加重，综合脉证分析，病属"气血乏以流通，筋脉失于濡养"。治者采用芍药甘草附子汤更加怀牛膝一药，因牛膝"性善下行，走而能补"，唯怀牛膝又有补肝肾，壮筋骨的作用。二诊坚守原方更加熏洗之药，内外夹攻，更助内服汤药之力。三诊时胀痛减而麻木不却，治者遂加当归、丹参，终以养血益气之品以为固本之计。

茯苓四逆汤方

一、腹痛泄泻

朱某某　男　16岁　学生　1969年12月14日初诊。

患腹痛，大便稀薄，每日三四次，半年不愈，经常服土霉素片及黄连素片，时好时歹，迄今未瘥。目前，形体消瘦，面目浮肿，傍晚两脚虚胀，四肢经常寒冷，甚至睡至夜半不温，精神逐渐衰弱，口淡不欲食，环脐经常隐隐作痛，大便清稀。大小便常规化验均正常。脉象沉细。脉证互参，属虚寒性腹痛泄泻证。治以温煦脾肾，化气行水，方宗茯苓四逆汤加味。

处方：茯苓15g　炮附子9g　党参12g　干姜6g　甘草12g　泽泻12g　炒白术12g。

上七味，以水三碗，煮取一碗，药滓再煮，取汁一碗，日分二次温服，忌食生冷、黏滑等食品。

【二诊】12月21日。上药迭进六剂，面目浮肿消失，脚亦不胀，四肢寒冷略显好转，泄泻减轻，唯腹痛不减。上方既已显效，仍守原方出入。

处方：茯苓15g　炮附子9g　党参12g　干姜6g　甘草12g　酒炒当归6g　酒炒白芍6g　草果15g。

上八味，水煮二遍，取汁二碗，日分二次温服。

【三、四诊】12月27日。上药续进三剂，大便泻下如腐肉样秽物，腥臭难闻。腹痛十去其七，仍以原方再进三剂，观其所以，再处治法。

【五诊】1970年1月2日。上药服后，腹痛止，大便调，精神饮食渐趋正常，唯形瘦乏力，一时不复，脉象较前有力，予香砂六君丸，嘱其服药20余日，如无他候，不复来诊。

二、阳虚厥逆烦躁证

宋某某　男　52岁　会计　1977年12月20日初诊。

患中风症，经数月治疗，已基本痊愈，只是肢体活动不太灵活，嘱其加强锻炼，怡情自遣。一日逢一游医予大力丸，初服无效，加大剂量服后，上吐下泻，汗出欲脱，经某医院抢救，病始出险。但精神有所不振，邀余往诊。目前症见面色苍白，浮肿，前额汗出，扪之冰冷，头痛背冷，四肢不温，精神不安，烦躁欲死，胸闷少气，夜寐不安，不欲饮食，脉象沉细，舌胖大，苔白腻，舌中至根部罩灰。余沉思良久，不敢定夺，虑其栀子豉汤，症有胸中懊侬，心烦不得寐，心中结痛；栀子甘草汤证有少气；栀子厚朴汤证有心烦腹满；栀子干姜汤证有身热微烦；栀子生姜汤证有呕逆。皆似对症之方，但总感犹豫不定，未能书方，在院中度之，忽然忆及茯苓四逆汤方，遂落座书方。

处方：云茯苓25g　附子片10g　生甘草15g　干姜15g　丽参10g。

上五味，以水四碗，先武火后文火煮取一碗，药滓再煮，取汁一碗，今晚明早，分二次温服。忌食生冷、油腻之品。

【二诊】12月21日。昨服上药，一觉酣睡达旦，晨起精神振作，有喜笑面容，面部浮肿减轻，四肢转温，额汗止，头痛止，背冷亦轻。脉象亦不若前甚。此阳气来复，阴霾显退之兆，嘱仍按原方以法服药。观其所以再诊。

【三诊】12月23日。上方连服二剂，诸症续减，舌中根部灰苔已褪，饮食增加，亦觉谷气之馨味，按原方减小其制再进。

处方：云茯苓25g　附子5g　甘草10g　干姜5g　丽参10g。

上五味，以水三碗，煮取一碗，药滓再煮，取汁一碗，日分二次温服，忌生冷、鸡鱼、肉等。

上方又断续服药四剂，诸症尽退，告愈。

【按语】

茯苓四逆汤由茯苓、附子、干姜、甘草、人参五味药物组成。即四逆汤加人参、茯苓，诸药共奏回阳益阴，化气利水之功。

主要经文指征：“发汗若下之，病仍不解，烦躁者，茯苓四逆汤主之。”（《伤寒论》第69条）。

该方治疗主证：四肢厥冷，恶寒蜷卧，烦躁，心下悸。或兼下利，小便不利，舌淡白，脉沉微。

后人引申更加广泛地应用于治疗体虚烦躁、阳虚发热、癫狂、泻泄，脾肾阳虚证，无脉证、发热、疟疾、虚寒眼疾，心衰、尿路感染及结石等。

案一朱姓，患腹痛寒泻，半年不瘥，以脾肾阴阳两虚，治以回阳益阴，化气利水之法，方用茯苓四逆汤更加炒白术、泽泻助参附以益气，助茯苓以化湿。药后阳气渐回，唯腹痛不减。腹痛不减，阴血难复，此乃早投苦涩药物之咎。二诊酌加酒炒当归、酒炒白芍及草果养血化滞以“通脾络”，脾络通，腐秽下，阴血得复，阳气得化，病始退而转愈。

案二宋姓，属阴阳两虚，以阳虚偏重之烦躁证，此即《伤寒论》69条“发汗若下之，病仍不解，烦躁者，茯苓四逆汤主之”之证。方以茯苓四逆汤，自始至终，坚持原方而病愈。

五苓散方

一、浮肿（急性肾炎）

黄某某　女　16岁　学生　1985年7月22日初诊。

体质素虚，患感冒未已，继而周身浮肿，经某某医院诊断为急性肾炎，治疗半月，其病时好时歹，不能痊愈，转来求诊，目前症见周身浮肿，以面部及跗踝部尤甚，化验小便：蛋白（++），红白细胞少许，面色苍白，精神不振，伴头晕，背冷，食欲不振，脉象细数，舌质胖大，白嫩不华，苔薄白。

病由感冒引起，虽经多日治疗，而外感证候未已，背冷，脉细数为其特征，治以温阳、解表、利水，方用五苓散加味。

处方：桂枝12g　茯苓25g　猪苓25g　炒白术20g　泽泻20g　麻黄6g　当归10g。

上七味以水五杯，微火煮取二杯半，药滓再煮，取汁一杯半，日分3~5次温服，每次服药后，半小时许，饮稀粥一碗，以助药力，俾身得微微汗出为宜，避风寒，忌冷饮。

【二诊】7月28日。患者以法服药，每服药或稀粥后周身漐漐汗出，感觉温煦舒适，小便增多，服三剂后，肿势消退大半，患儿家长又按原方以法迭进三剂而肿势尽退。目前精神振作，面色已转红润，饮食馨香，头晕、背冷均除，脉来已趋和缓，唯感腰膝软弱乏力。此乃邪却而正气欠复。斟酌上方，去麻黄加大熟地30g，以大补精血。

患儿连续服此药半月，一切症状消失，化验小便：尿蛋白（-），红白细胞均（-），复课。

二、浮肿

顾某某　女　28岁　德州市民　1968年11月10日初诊。

产后将近1月，失于调养，动则汗出，3天前室外活动受风，身汗止，2日来反而身觉微热，面目浮虚，畏冷，倦卧乏力，口渴，不欲饮食。服发散药将息失宜，而致周身浮肿，小便少，精神倦怠。脉浮数，按之无力，舌淡苔白薄。《伤寒论》谓："若脉浮，小便不利，微热消渴者，五苓散主之。""发汗已，脉浮数，烦渴者，五苓散主之。"此产后失养，迭复外感，以致营卫不和，三焦气化不利，体质已虚，不任发汗可知，拟五苓散法。

处方：猪苓（去粗皮）60g　茯苓60g　白术60g　泽泻60g　桂枝30g　当归15g。

上六味，轧为细末，分作九包，每以稀米汤一碗，趁热冲服一包，日三次，以身得微汗出为度。

【二诊】11月11日。昨日按法服药，每服药后则通身温煦汗出，小便通畅，面目及周身浮肿显消，余药按前法续服。

【三诊】11月16日。身肿尽除，脉和，纳谷馨香，同时乳汁已多于往日。

三、咳喘浮肿

程某某　女　45岁　德州市民　1985年4月7日初诊。

肺气肿三年，近来夹感，周身浮肿，下肢尤甚，按之没指，咳嗽喘促，吐白痰，心下筑筑，痞胀不欲食，小便不利，大便稀薄。发热不渴，精神倦怠。脉浮滑，舌淡苔白。法宜宣肺平喘，散热、利水。无奈患者经年服药，闻药而有恶心欲哕之感，厌恶再服汤药，今拟五苓合小青龙法。

处方：苍白术各50g　泽泻40g　猪苓40g　桂枝40g　云苓100g　甘草30g　干姜30g　麻黄30g　细辛90g　半夏40g　五味子30g　白芍30g　当归60g。

上药共轧细末，分作45包。每次服一包，日三服。白米汤温服。

治疗经过：药进三日，外感病解，浮肿渐消，咳喘亦减，十日后，浮肿基本消退，傍晚尚有跗肿，咳喘渐平，吐痰量少，心下痞胀显宽，食有香味，药服尽剂，浮肿悉退。肺气肿之咳喘已十去其七。

【按语】

五苓散一方由猪苓、茯苓、泽泻、白术、桂枝五味药物组成，方中以猪苓、茯苓、泽泻渗湿利水，祛逐饮邪；白术健运脾气以运其湿，桂枝通阳化气，化津液为汗而解表，诸药和合共达温阳、化气、解表、渗湿、利水之效。

主要经文指征："太阳病，发汗后，大汗出，胃中干，烦躁不得眠，欲得饮水者，少少与饮之，令胃气和则愈。若脉浮，小便不利，微热消渴者，五苓散主之。"（《伤寒论》第 71 条）

"中风发热，六七日，不解而烦，有表里证，渴欲饮水，水入则吐者，名曰水逆，五苓散主之。"（《伤寒论》第 74 条）

"伤寒汗出而渴者，五苓散主之。"（《伤寒论》第 73 条）

"霍乱，头痛发热身疼痛，热多欲饮水者，五苓散主之……"（《伤寒论》第 386 条）

"假令瘦人，脐下有悸，吐涎沫而癫眩，此水也，五苓散主之。"（《金匮要略·痰饮咳嗽病脉证并治第十二》）

该方治疗主证：水湿内停而兼表证之发热头痛，渴欲饮水，水入即吐，小便不利。或兼霍乱吐泻，头目眩晕，呕吐痰涎，脉象浮滑，舌苔薄白。

后人引申更加广泛地应用于治疗霍乱吐泻、水肿、水逆证、急慢性肾炎、眩晕症、急性膀胱炎、尿潴留、慢性胃炎、咳喘等。

案一黄姓，由外感引起肾炎，肾炎久久未愈而外感亦未尽解，实为五苓散对的之方，顾其体质素虚，无力鼓邪外出，治者佐以麻黄、当归气血双调，扶正达邪。法以稀粥代替白饮，以助药力。日服 3～5 次，频频迭服，三剂而肿消大半，再三剂而病瘥，终加熟地去麻黄，以熟地大补精血，故病痊愈。

案二顾姓，产后尚未满月，气血未复，加之失于调摄，汗出当风，邪气盘踞肌肤，小发其汗，其病当解。再加调护不周，竟至周身浮肿，气力日衰，精神倦怠，小便不利，脉反浮数，按之乏力，此表证仍在，方以五苓散掺入当归，方法甚妙，以当归"辛香善于行走"与理气祛风之药相配，有通行经络，祛风通痹之功；其味又"甘温而润"，又有"补血润燥"之功。《大明本草》所谓"治一切风，一切气，补一切劳"也。因其方法周全稳妥，因而取得良好效果。

案三程姓，咳喘多年，脾肺久虚，向未痊愈，肺主皮毛，脾主肌肉，脾肺既虚，皮毛肌腠疏松易感必也，既感而未得速解，以致浑身浮肿，咳喘转甚，心中痞胀，小便不利，三焦决渎不畅而水气停蓄。内有寒饮，外有外感，五苓散为对症之方。小青龙汤亦为对症之方，故合而用之。轧为细末，依五苓散之服药方法，宣肺、运脾、利水，急药缓用，有利而无弊，方法灵活稳健，因而取效理想。

栀子豉汤方

一、心中懊侬

徐某某　女　44岁　德州市市民　1973年3月16日初诊。

半年前患脏躁症，予甘麦大枣汤调理，旬日而安，近七八天来，精神恍惚，躁扰不安，心中烦热，不欲饮食。其夫特来述及前症发作，并索上方。药进三剂，其症不减，故而前来就诊。目前心中虚烦，懊侬不可名状，忽而出户走逛，转而回家蜷卧，日复再三，胸脘痞满，不欲饮食，小便色黄，大便欠调，脉虚数，舌红嫩，苔薄黄。

辨证治疗：半年前患脏躁病虽愈，而自己不得怡情自遣，故而气阴未得尽复，迁延至今，郁而化热。对此巢元方指出："脏腑俱虚而热气不散"。这种热气，实乃是一种虚热弥漫胸膈的无形质之邪气，栀子豉汤为对症之方，非甘麦大枣汤所能治愈。

处方：生栀子15g（打碎）　炒香豆豉15g（纱布袋装）　瓜蒌25g　丝瓜络10g。

上四味，以水三碗，煮取一碗，药滓再煮，取汁一碗，日分二次温服。

【二诊】3月18日。上方服三剂，大便泻下四五次，黏腻腥臭，心中烦热十去其七，精神安定，有喜笑面容，胸脘显宽，食欲转香，唯寐意不酣，多梦联翩，上方既已见效，仍宗上法，清热除烦，宣郁安神。并嘱宁少食有饥，切忌太饱，以防食复。

处方：栀子12g（打碎）　炒香豆豉12g（纱布袋装）　丝瓜络10g　木通6g　竹茹10g　黄连6g（后下）　生地15g。

上七味，以水三碗，煮取一碗，药滓再煮，取汁一碗，日分二次温服。

服药三剂，小溲清长，寐已好转，继以滋益清潜之药调理善后。

二、心中结痛

张某某　男　39岁　干部　武城县　1979年9月30日初诊。

胸中胀满，并虚烦不得安寐，迄已两个半月，断续服药20余剂，病未得瘳。患者出示药单让余过目，一为柴胡疏肝散合逍遥丸化裁之汤剂；一为朱砂安神丸，养血安神丸；一为小陷胸汤方加减，还有几张有药无方的零散药单。尽管方药杂投，然而皆不同程度的有其疗效。近来唯胸中胀满，虚烦不得安寐，未得痊愈，有时恶心，不欲饮食，前四五天因吃了几个凉饺子，心中感到结痛，并呃逆一天，自止。脉象细数，舌质红嫩，舌苔薄白中黄。腹胁按之柔和，用力按之，则胸满甚，脐上有隐痛，脉证互参，符合栀子豉汤证之“胸中窒者”“虚烦不得眠”“客气动膈，心中懊侬，舌上胎者”，以及“心中结痛者”。

处方：生栀子20g（打碎） 炒香豉20g（纱布袋装） 炒枳实12g 连翘20g 竹茹15g 瓜蒌皮20g 生姜10片。

上七味，以水三碗，煮取一碗，药滓再煮，取汁一碗，日分二次温服。

治疗经过：患者依法服药三剂，诸症显减大半，因家事繁冗，停药半月，诸症又逐渐发作。反复诊察症状不若前甚，腹部按之，已不疼痛。仍守原方，去瓜蒌、枳实，连服七剂，诸症平复。

【按语】

栀子豉汤一方，由栀子、豆豉两味药物组成。栀子苦寒，清热除烦，导心中郁热下行；豆豉宣发，透邪外出，清宣胸中之郁热。两药合用共奏清热除烦之功。

主要经文指征：“发汗吐下后，虚烦不得眠，若剧者，必反复颠倒，心中懊侬，栀子鼓汤主之。”（《伤寒论》第76条）

发汗若下之，而烦热胸中窒者，栀子鼓汤主之。”（《伤寒论》第78条）

“伤寒五六日，大下之后，身热不去，心中结痛者，未欲解也，栀子豉汤主之。”（《伤寒论》第78条）

阳明病，脉浮而紧，咽燥口苦，腹满而喘，发热汗出，不恶寒反恶热，身重。若发汗则躁，心愦愦，反谵语；若加温针，必怵惕烦躁不得眠；若下之，则胃中空虚，客气动膈，心中懊侬。舌上胎者，栀子豉汤主之。”（《伤寒论》第221条）

“阳明病，下之，其外有热，手足温，不结胸，心中懊侬，饥不能食，但头汗出者，栀子豉汤主之。”（《伤寒论》第228条）

“下利后更烦，按之心下濡者，为虚烦也，宜栀子豉汤。”（《伤寒论》第375条）

该方治疗主证：身热懊侬，虚烦不眠，胸脘痞闷。或兼起卧不安，反复转侧，嘈杂似饥，但不欲食，舌红苔微黄。

后人引申更加广泛地应用于治疗心中懊侬、大小便难、房劳、热扰胸膈、心腹胀满、呃逆不止、黄疸、产后虚热、食道炎等症。

案一徐姓，患心中懊侬，方以栀子豉汤加丝瓜络助栀子以清上焦在络之热；瓜蒌宣肺亦通大腑，使郁热借通大腑而下夺，病却大半，精神安定，二诊去瓜蒌以防下多伤其气阴，续加生地。竹茹、木通引热从小便而出，黄连后下煎煮，取其气以清其热，此又仿泻心汤之意也。

案二张姓，心中结痛，胸中窒满，方用栀予豉汤宣透解郁，清热除烦。加枳实、连翘以“破坚利膈”“清热散结”。加瓜蒌以“宽胸膈”“清膈热”，兼破胸膈间之结痛。竹茹、生姜和胃气而降逆，结痛破而热气清，故病自愈。

大柴胡汤方

一、胁痛（慢性胆囊炎）

胡某某　男　64岁　士人　1982年7月12日初诊。

罹胆囊炎迄今月余，由肝气不舒引起，曾经注射青霉素、链霉素及中草药治疗，其病时好时歹，未能根除。目前症见心下作痛，右胁近心窝处痛重，按之心下痞胀。经常呕吐苦水，绿如菜汁，腹胀满，不欲食，心中烦，悸动不安，夜寐多梦，易于惊醒，喜静恶躁，胸闷气短，精神萎靡，四肢倦怠，脉细弦，舌质偏红，苔黄腻，拟以大柴胡汤加味。

处方：柴胡10g　白芍20g　半夏20g　黄芩10g　炒枳实10g　炒大黄6g　川楝子10g　郁金10g　赭石20g　枣仁20g　生姜7片。

上十一味，以水三碗，煮取一碗，药滓再煮，取汁一碗，日分三次，温服。

【二诊】7月15日。上方服三剂，三日来，大便泻下黏稠秽浊之粪便四次，腥臭难闻。目前症见上腹部作痛已十去其三，痞硬亦减，呕吐未作，他症尚未起色，脉仍细弦。上方既显小效，虑其方亦对症，不过病重药轻而已。仍步上方，加重剂量，冀望药到病却。

处方：柴胡10g　白芍20g　半夏20g　黄芩10g　炒枳实25g　生大黄12g（后下）　川楝子15g　郁金20g　赭石25g　鲜姜10片。

上十味，以水三碗，煮取一碗，药滓再煮，取汁一碗，日分二次温服。

【三诊】7月18日。上方连服三剂，腹鸣，泄泻七八次，大便仍有腥味，腹已不痛，按之柔软，夜寐转安，精神振作，食欲增加，进食觉有香味，舌苔退化大半，脉亦较前有力。

处方：柴胡6g　白芍10g　甘草10g　云苓15g　当归6g　薄荷6g　白术10g　生姜10g　枣仁30g。

上九味，水煎二遍，取汁二碗，今晚明早分温服之。

患者按此方出入，又连服七剂，病愈。

二、胁痛（慢性胆囊炎）

周某某　女　55岁　干部　1989年11月6日初诊。

诊毕，余详述其病情及治疗方法，提到服中药，患者说："患胆囊炎已数年，当初服过中药，一服即吐，以后最怕服中药了，就连中药丸也不能服，只能服西药片或打针，迁延数年，其病始终未得根除，每月发作一二次，上腹痛，甚则呕吐苦水，绿如菜汁……"亲属劝之，无奈，只好答应服几剂中药看看。

处方：柴胡 10g　白芍 20g　炒枳实 20g　黄芩 10g　半夏 20g　大黄 6g（后下）　川楝子 20g　胡黄连 12g　吴萸 3g　生姜 15 片。

嘱以水三碗，煮取一碗，药滓再煮，取汁一碗，二碗药汁合和再煎，取汁一碗半，日分三次温服。并嘱药虽苦，每次服药时，先服一口，以适应胃气，待 5~10 分钟再将余药服下。连服五剂，患者胸脘胀满显减大半，上腹偏右按之亦不太痛，经常心烦亦止，夜寐也较前好转。11 月 12 日，便亲自找上门来，说："这次服药效果不错。"接着又问服几天能好？余答之："少者半月，多者三个星期，便可治愈。患者诺诺，又按原方加枣仁 30g，煎煮方法、服药方法同前。五日后，告之病已痊愈，精神饮食均恢复正常，要求再服几剂，以求巩固。余诊其脉象、气色均正常，遂嘱怡情自遣，慎起居。不复与药，又数月，病已不发。

【按语】

大柴胡汤，由柴胡、黄芩、芍药、半夏、枳实、大黄、生姜、大枣八味药物组成。柴胡、黄芩和解少阳，枳实、大黄清泄热结，除痞满；白芍助柴芩以清肝胆；半夏和胃降逆；生姜、大枣和胃止呕，调营卫、和诸药，诸药相合共奏和解少阳，泻下阳明之功。

主要经文指征："太阳病，过经十余日，反二三下之，后四五日，柴胡证仍在者，先与小柴胡汤；呕不止，心下急，郁郁微烦者，为未解也，与大柴胡汤下之则愈。"（《伤寒论》第 103 条）

"伤寒发热，汗出不解，心中痞硬，呕吐而下利者，大柴胡汤主之。"（《伤寒论》第 165 条）

"伤寒十余日，热结在里，复往来寒热者，与大柴胡汤。"（《伤寒论》）第 136 条）

"按之心下满痛者，此为实也，当下之，宜大柴胡汤。"（《金匮要略·腹满寒疝宿食病脉证治第十》）

该方治疗主证：往来寒热，胸胁苦满，呕恶不止，胸闷，心下痞硬，或兼有腹满胀痛，大便秘结，或挟热下利，郁郁微呕，舌苔黄，脉弦有力。

后人引申更加广泛地应用于治疗下痢、疟疾、呕吐、热入血室、热结谵语、痉病、卒中风、癫证、痫证、狂证、眼疾、麻疹、腹痛、心下痞满、急慢性胆囊炎、胆道蛔虫、黄疸、急性胰腺炎、十二指肠溃疡、癔病、急性胃炎等。

案一胡姓，病慢性胆囊炎，中西药治疗月余不瘥，治者选用大柴胡汤加减，调理少阳枢机，重佐川楝子、赭石、郁金、枣仁，以疏肝解郁，镇逆安神，病去三成，治者嫌其药轻效小，转而加重疏达之药量，方未变而病却大半，终以逍遥散，缓缓调理而病瘥。

案二周姓，病慢性胆囊炎，数年不瘥，治者选用大柴胡汤和解少阳，清泻热结，又采用左金丸清泻肝火，和胃降逆，以胡黄连代替黄连，是以胡黄连善入肝胆二经，对于肝郁化火之候，用之尤妙，该方与大柴胡汤合而用之，共奏“辛开苦降”之效。患者厌恶中药气味，治者采用少量缓服方法，终于获得良好效果。

真 武 汤 方

一、眩晕症（美尼尔氏综合征）

杨某某　女　46岁　河北桑园镇人　1981年10月11日初诊。

经常眩晕、耳鸣，因其症状轻微未加介意。入冬以来，其症状加甚，甚则如立舟车之中，不能站立而跌仆，伴恶心呕吐清水，不欲饮食，精神逐渐减退，手足经常发凉，腰脊经常畏冷，心中恶寒，得温则舒。在当地医院诊为美尼尔氏综合征，吃药打针月余，时好时歹，未能痊愈。面色苍白，脉象沉细，舌苔白薄腻垢，舌质淡嫩不华，脘腹平软，反复扪按心下有水声辘辘，肝脾不大，脐下扪之不温。两踝浮肿，按之凹而不起，脉证互参，证属脾肾阳虚，水湿泛溢，治以温阳行水。方宗真武汤。

处方：云茯苓40g　白芍15g　炒白术20g　生姜10g　熟附子片12g（先煎）。

上五味，以水三杯，先煮附子片，减一杯，纳诸药，再加水一杯半，煮取一杯，药滓再以水三杯，煮取一杯，日分两次温服。

【二诊】10月21日，上药服三剂，眩晕、耳鸣、恶心、呕吐基本消失。患家又按原方续服六剂，诸症相续而愈，唯心下尚感痞闷，精神尚差，再拟加和胃之品复方缓调。

处方：云茯苓15g　炒白术10g　陈皮10g　半夏10g　枣仁20g　甘草10g　当归6g。

上七味，以水三杯，煮取一杯，药滓再煮，取汁一杯，日分二次温服。

二、脐下悸

杨某某　男　32 岁　干部　1969 年 11 月 10 日初诊。

患感冒，医予小发汗未解，复递麻黄汤加味，汗出淋漓，感冒解。又二日，浑身畏冷，股胫酸软乏力，振振欲擗地，筋惕肉瞤，脐下动悸，历历有声，大便溏薄，体倦乏力，脉来沉细，舌淡苔薄白。

辨证治疗：应用麻黄汤，首当着眼于“覆取微似汗，不须啜粥，余如桂枝法将息”十六字。汗出淋漓，违犯圣训，证即由太阳而转属少阴。拟温阳化气法，方以真武汤调之。因大便稀，故去芍加姜。

处方：云茯苓 24g　白术 21g　炮附子 15g　干姜 9g。

上四味以水三碗，煮取一碗，药滓以水二碗，煮取一碗，日分二次温服。

治疗经过：服药一剂，夜半即感浑身温煦舒适，翌日精神振作，服二剂，下肢轻跷，大便溏止，脐下悸动已安，昨筋惕肉瞤，减而未辍。三剂加当归 12g、首乌 15g、甘草 12g，连服三剂，病瘳。

【按语】

真武汤一方，由茯苓、芍药、白术、附子、生姜五味药物组成。方中附子暖肾补阳，温通经俞，兼祛寒饮为方中之主药；白术、茯苓调补脾阳，加强脾脏的运化功能，以运化水湿；芍药敛阴和阳，兼缓附子雄烈之性；生姜和胃降逆，并能温散水气。诸药合和，共奏温阳、化气、利水之效。

主要经文指征：“太阳病发汗、汗出不解，其人仍发热，心下悸，头眩，身瞤动，振振欲擗地者，真武汤主之。”(《伤寒论》第 82 条)

“少阴病，二三日不已，至四五日，腹痛，小便不利，四肢沉重疼痛，自下利者，此为有水气。其人或咳，或小便利，或下利，或呕者，真武汤主之。”(《伤寒论》第 316 条)

该方治疗主证：肾阳衰微所引起之恶寒体痛，心悸头眩，四肢沉重，振摇欲仆，小便不利，腹痛下利。或咳、或呕、或喘，或肢体浮肿，舌淡苔白滑，脉象沉弦，或沉而无力者。

后人引申更加广泛地应用于治疗肾虚水肿、慢性肾功能衰竭、尿毒症、心性水肿、慢性气管炎、肺气肿、耳源性眩晕、慢性肠炎、肝硬化腹水、自汗、大汗亡阳、腹痛下利、全身震颤、腰痛及风寒湿痹等病症。

案一杨姓，为脾肾阳虚，水气泛溢而眩晕，方以真武汤温煦脾肾之阳以治其本，因其踝上浮肿，按之窅而不起，故方重用云茯苓以“甘淡渗湿，益脾养心”。大病瘥后，中焦运化尚未尽复，应用苓、术、陈、夏调补脾胃之气，枣仁、甘草、当归以调补脾血，中焦气血得充，故病痊愈。

案二杨姓，为少阴虚寒脐下悸证，方用真武汤温脾肾以回阳，因大便溏泻、故去芍药、生姜，改用干姜以“温中散寒”。大病瘥后，因其筋惕肉瞤减而未辍，三剂加当归、首乌、甘草甘温辛润之品，以补血润燥，筋脉得以温通，故病得瘳。

桃仁承气汤方

一、蓄血腰痛

庞某某　男　48岁　农民　1976年10月6日初诊。

患腰痛，久久未得治愈，几乎不能劳动。近月以来其症益甚，尤以大便之前，痛如针刺，燥屎下后，疼痛逐渐减轻，患者出示前医处方，其一，杜仲、牛膝、防己、姜、桂；其二，五味、当归、芍药、独活、寄生。服药月余，其效时好时歹。目前，傍晚身发潮热，脉象弦涩，舌质红，舌苔薄黄。综观脉证，已属久痛入络瘀血腰痛。予桃仁承气汤，待瘀化络通，其痛可蠲。

处方：桃仁20g（酒炒）　桂枝10g　生甘草10g　生大黄20g　芒硝6g（后下）。

上五味，以水三杯，先煮桃仁、桂枝、甘草，后下大黄，煮取一杯半，芒硝烊化。日分二次温服。

治疗经过：服药二小时后，腰痛如折，小腹亦痛，呼号不已，汗出淋漓，随即大便通泻，腥臭难闻。温复一夜，晨见所下之物，色如柏油，疼痛大减。患者惧，余药不敢近唇，使人速报，遂告之，药中病所，仲景谓“当微利”，今则如此利甚，且当缓缓调之。令患者休息三日，忌酒肉黏滑之品，以糜粥自养。调护三日，而大便自调，腰痛十去其七，傍晚潮热消失，仍按原方小量续服三剂而病愈。

二、瘀血腰痛

董某某　女　34岁　农民　1975年7月28日初诊。

上房晒粮，不慎跌下，当时幸无摔伤，亦无所苦，后六七日，腰痛如折，时值月经来潮，经期过后，腰痛略有所减，服止痛片无效，服小活络丹亦无效。近来反觉两腿胀痛，大便不爽，性情转躁，脉沉弦有力，舌红紫，苔黄腻。观其脉证，审其前药乏效，腰痛不减而两腿胀痛及大便不爽，认为腰系瘀血凝聚使然。拟用桃仁承气汤加味调之。

处方：桃仁15g（杵如泥）　生大黄15g（酒炒）　桂枝9g　生甘草15g

芒硝6g（另包） 牛膝15g 鸡血藤30g

上七味，以水三杯，煮取一杯，药滓再煮，取汁一杯，烊化芒硝，日分二次温服。

治疗经过：药服一剂，将至夜半，肠鸣，腹痛，甚则痛如锥刺。约半时许，感腰痛益甚。又半时许，腰脐之痛，下攻尾闾与肛门处，遂大便通下，其色紫褐，夹杂燥粪十多枚。患者身微汗出，精神疲倦，渐渐入睡。翌日诸痛大减，虽减而患者反惧其药峻，余药未敢再进。半月后，患者来诊，述及上事。近来仍感腰痛，大便干燥，有时心中躁烦，小腹内有躁热感。脉象弦滑，舌苔黄腻。仍宗上方调之，小制其剂，连服三剂，诸症悉平。

【按语】

桃仁承气汤一方，由桃仁、大黄、桂枝、芒硝、炙甘草五味药物组成。方中以桃仁、大黄为主药，桃仁既能破血祛瘀，又能滋肠通便；大黄既能攻下瘀积，又可荡涤热邪。互相配合，瘀热并治，辅以桂枝通行血脉，可助桃仁破血行瘀；芒硝软坚散结，可助大黄通便泻热；炙甘草既调胃安中，又缓诸药峻烈之性，以为佐使。诸药合用，共奏破血下瘀之功，以治瘀热结于下焦之证。

主要经文指证："太阳病不解，热结膀胱，其人如狂，血自下。下者愈。其外不解者，尚未可攻，当先解其外；外解已。但少腹急结者，乃可攻之，宜桃仁承气汤。"（《伤寒论》第106条）

该方治疗主证：下焦蓄血之少腹急结，其人如狂，小便自利，或兼谵语、烦渴，至夜发热，以及血瘀、经闭、痛经、脉沉实或涩。后人引申更加广泛地应用于治疗蓄血证、蓄血发癫狂、产后恶露不下、胎死腹中、经闭、痛经、淋痛、疮痈肿毒、头目口齿疾患、痢疾、血证、肠痈、发黄、噎膈、产后发热、头痛、血尿蓄积、习惯性便秘、腹中肿痛、癫狂、胬肉攀睛、大面积阴道血肿、宫外孕、子宫炎、输卵管炎、胎盘滞留、产褥热、痔疮、菌痢、重症肝炎、肝硬化、盆腔炎、肿瘤、挤压综合征、腰膝关节痛、肩痛、顽癣、酒渣鼻、流行性出血热、慢性前列腺炎、胃炎、胃溃疡、十二指肠溃疡、肠梗阻、脑疽等。

上二案，均属瘀血腰痛。一案庞姓，为久久而蓄血腰痛；二案董姓，为摔伤腰痛，病因虽异而病机则同，故均以桃仁承气汤出入而获效。

调胃承气汤方

不完全性肠梗阻

于某某 男 45岁 农民 河北景州 1981年2月2日初诊。

去年秋季患细菌性痢疾，辗转调治至今，病未全痊。近因饮食不节，大腹胀满，不得饮食，食则胀满益甚，甚则环脐绞痛，拒按，小便不利，大便不通。昨在某医院诊为：不完全性肠梗阻。经治疗无效，转来求诊。脉沉弦，舌苔黄腻。急拟调胃承气汤加味调之。

处方：生大黄 15g（后下） 芒硝 10g（冲化） 炒枳壳 15g 槟榔 15g 炒莱菔子 30g 焦山楂 30g 甘草 10g。

上五味，以水三碗，煮取一碗，后下大黄，药滓再煮，取汁一碗，下芒硝使沸，二碗合和，先服一碗，观其所以。

治疗经过：上药晚服一碗，翌晨四时许，腹部辘辘有声，放矢气，泻下稀粥样大便二次，天明则腹痛腹胀均减轻大半。观察一天，傍晚腹部仍有压痛感，温服第二碗，至夜半又泻下稀便一次，天明又泻下一次，身出虚汗，腹部柔软，饮食渐进，来人告之。余度其情，遂予调理脾胃之药以善其后。

【按语】

调胃承气汤一方，大黄苦寒，芒硝咸寒，以荡涤实热，润肠通腑；甘草甘平，缓急和中，适应于胃肠燥结、痞满宿垢等证。

主要经文指征：“太阳病三日，发汗不解，蒸蒸发热者，属胃也，调胃承气汤主之。”（《伤寒论》第 250 条）

“伤寒吐后，腹胀满者，与调胃承气汤。”（《伤寒论》第 251 条）

该方治疗主证：阳明燥结所引起之发热、心烦、谵语、腹胀满。

后人引申更加广泛地应用于治疗急性热病，胆囊炎、胰腺炎、阑尾炎、肠梗阻、热结旁流、癫狂等。

上案于姓，患肠道梗阻，治者以调胃承气汤加味枳壳、槟榔、炒莱菔子、焦山楂以“开胃宽肠”“行气化滞”，因而取效甚速。

小陷胸汤方

一、小结胸证

刘某某 男 20 岁 农民 河北王疃 1968 年 7 月 6 日初诊。

田间劳动，大汗出，入湾中洗澡，傍晚觉上腹痞满，不欲食而食之，夜半后则上腹痞硬作痛，至天明而痛不止。某医以四消丸消导之，服药一天大便泻下二次，上腹胀痛反而益甚。目前症见上腹痞塞胀痛，按之痛甚，并感胸闷憋气，不时呃逆，面目浮肿，四肢酸楚乏力，脉弦滑，舌淡、苔腻垢。

综合脉证分析：属小结胸证兼湿阻卫阳。治以开胸散结，佐以祛湿透表，方以小陷胸汤加味。

处方：黄连 9g　半夏 15g　瓜蒌 24g（捣）　淡豆豉 24g（包）　枳实 12g　藿香 9g　生姜 10 片。

上七味，以水三杯，煮取一杯，药滓再煮，取汁一杯，日分两次温服。忌油腻、肉食等。

【二诊】7 月 29 日。据述：每晚服药后，约一小时许，脘腹即辘辘作响，下半夜周身有小汗漐漐，三剂服后心下痞塞胀痛已减轻大半，重按仍痛，已不若前甚。胸闷憋气，面目浮肿消失，脉仍弦滑。诸症显减，仍守原方继进。

【三诊】7 月 31 日。上药服一剂，症状稳妥，因偷吃半碗瓜肉菜馅的凉水饺，致上腹又疼痛不已，拒按，家长急来告余。余酌加神曲 15g、麦芽 15g、焦山楂 15g、炒莱菔子 15g 合并前药同煮。观其所以，再议。

【四诊】8 月 2 日。上药服后，上腹部渐渐痛止，而大便日下三四次，黏腻如柏油状，继服一剂，大便仍日下二三次，其他症状均消失，脉来冲和，唯感四肢乏力，嘱其慎饮食，停药观察，一周后来告病愈。

二、胆囊炎

满某某　男　46 岁　工人　德州市　1970 年 2 月 23 日初诊。

咳喘夙疾，经常咯吐白痰，去冬患胆囊炎，以西药维持治疗，未得痊愈。七日前，因酒食过饱兼着凉，心下痞满，按之痛，身热咳嗽，甚则呼吸困难，经某某医院治疗，身热解，咳嗽已轻，唯心下痞满不消，并右胁下阵阵作痛，难以忍耐，因与余住同街，便邀余往诊：诊得脉弦滑，舌苔薄黄，质地偏红，口苦，上腹痞硬作痛，拒按，右胁下痛拒按，精神疲倦，呼吸短粗，呕吐酸苦，小便短少，大便四日未行，按左少腹有压痛感。根据《伤寒论》142 条“小结胸病，正在心下，按之则痛，脉浮滑者，小陷胸汤主之。”方用小陷胸汤合大柴胡汤左金丸等复方调治。时至傍晚，令急取药煮服。

处方：胡黄连 9g　半夏 18g　瓜蒌 30g　赤芍 15g　炒枳实 15g　柴胡 6g　焦山楂 30g　鸡内金粉 20g（冲）　槟榔 9g　吴茱萸 3g　黄芩 9g。

上十味，以水三碗，煮取一碗，药滓再煮，取汁一碗，今晚分二次服药一碗半，余药明晨再服，每次冲服鸡内金粉三分之一。

治疗经过，上药进第一剂，约一小时许，上腹辘辘作响，夜半前又进第二剂，整个大腹辘辘作响，至夜半则泻下大便两次，顿觉心下痞硬大减，精神好转，胸部已觉宽舒，呼吸亦觉松快，下半夜休息较安，翌日晨进热粥二次，每次一碗，每次服药后，前胸后背均漐漐汗出，温煦舒适，中午又进药第三剂，反应同前。唯右胁下仍隐隐作痛。此胆气郁滞，尚未尽除，处方以柴胡左金法，调理半月，诸症悉平。

【按语】

小陷胸汤方由黄连、半夏、瓜蒌三味药物组成。方中瓜蒌清热化痰，下气宽胸为主；辅以黄连清热降火；佐半夏降逆消痰，散结除痞，与黄连合用，辛开苦降，二者配合，既消痰热之结，又开气郁之痞；诸药共奏清热涤痰、宽胸散结之功。

主要经文指征："小结胸病，正在心下，按之则痛，脉浮滑者，小陷胸汤主之。"（《伤寒论》第138条）

该方治疗主证：痰热互结之胸脘痞闷，按之则痛。或兼呕恶吐痰口苦，舌苔黄腻，脉浮滑。

后人引申更加广泛地应用于治疗胃脘痛、惊风、食积痰壅、痰热咳喘、黄疸、胆囊炎、胃窦炎、渗出性胸膜炎、支气管炎、传染性肝炎、乳腺炎、急性胃炎、肝硬化、慢性肝炎、心包炎等。

案一刘姓，为痰食结于心下之小结胸证，治者选用小陷胸汤以清热、涤痰、开结。因其兼面目浮肿，四肢酸楚，湿困卫阳，故而方中更佐枳实以"破坚利膈，开胃宽肠"，佐香豆豉、藿香兼祛在表之湿。服药后，痰热分消，表湿得解，结滞得化，其病向愈。二诊后因肉食之积，加以神曲、麦芽、焦山楂等消导之。四诊见其主症已瘥，故嘱以慎饮食，以杜食复。

案二满姓，患结胸证并胆囊炎发作，治以小陷胸汤和大柴胡汤、左金丸等复方调治，共奏涤痰开结，调和少阳机枢，并通里实。方中黄连改为胡黄连，因胡黄连的功能除与黄连相同以外，还兼有清解肝胆郁热的功能，于此用之，一举而双兼善。读者常须识此。

泻心汤方

食入即吐

姜某　男　55岁　1983年10月6日初诊。

食入须臾即吐，病来旬余，一派苦燥之药，未得治愈。目前症见吐食辄带酸味，甚则酸苦，腹胀不时作痛，口干口苦，神倦目糊，心烦易怒，寐少多梦，小便色黄，大便数日一行，脉来弦数，舌质红，苔黄中燥。此肝胃气滞，滞而化燥之象。即"诸逆冲上，皆属于火；诸呕吐酸，皆属于热"之症。治当泻肝安胃，药宜辛开、苦降、酸收。方以泻心汤合左金丸意。

处方：生大黄15g　黄芩10g　黄连10g　吴萸6g　瓜蒌30g　川楝子20g　白芍20g。

上七味，煮两遍，取汁两杯，日分三次温服。每次均少少服之，不可急进，以防吐出。忌食辛甘、油腻、腥臭等物。

【二诊】10月12日。上方服三剂，腹部雷鸣，大便泻下三次，稀薄腥臭，而呕吐止。原方去大黄、黄芩、瓜蒌续服。

【三诊】10月16日。脉来弦数，不若前甚。心烦多梦，目糊减而未瘥，舌质尚红，苔仍黄。火虽折而余焰未息。余焰一时不息而津气一时不还，仍步上方化裁。

处方：白芍30g 甘草18g 生姜10g（切） 竹茹12g。

上四味，以水三杯，煮取一杯，药滓再煮，取煮汁一杯，日分两次温服。

【按语】

泻心汤一方由大黄、黄芩、黄连三味药物组成。大黄泻下郁热；黄芩、黄连泻心火，清邪热。三药共奏泻火解毒，燥湿泻热之效。

主要经文指征："心气不足，吐血、衄血，泻心汤主之。"（《金匮要略·惊悸吐衄下血胸满瘀血病脉证治第十六》）

该方治疗主证：心胃火炽，迫血妄行之吐衄便秘；高热烦躁，神昏发狂，目赤肿痛，口舌生疮，下痢脓血，疮疡肿毒等。

后人引申更加广泛地应用于治疗吐血、衄血、癫证、狂证、目疾、口舌疾、痈疮及湿热黄疸、下痢脓血、高热神昏谵语等。

姜姓案，食入即吐，乃因肝胃火盛，疏降失司，方以泻心汤合左金丸意，降逆泻火清泻里热，更加瓜蒌"上能通胸膈之痹塞，下能导肠胃之积滞""苦楝子尤为利气止痛"。李东垣用之以止"上下腹痛"，张洁古用之以止"热厥暴痛"，此药与白芍"和血止痛"，有行气活血止痛之妙。终以芍药甘草汤加味，酸甘化阴以复津液。配方严谨，步伐有度，因而取得良好效果。

旋覆代赭汤方

一、噫气

封某某 女 63岁 市民 1976年2月21日初诊。

肝胃失和，其气上逆，初由夹气伤寒，更加治疗不当，迄今半月，症不减而加重。目前症见胸闷胁胀，心下硬满，嗳气不已，甚则呕哕清涎，不欲饮食，精神疲倦，面色苍白，小便少，大便不爽，舌苔白腻而厚，舌质偏红，脉弦滑。度其病情，符合《伤寒论》第161条："伤寒发汗，若吐若下，解后，心下痞硬，噫气不除者，旋覆代赭汤主之。"宗此方法加减，以疏肝和胃、理气降逆。

处方：旋覆花12g（布包） 代赭石24g 半夏24g 甘草6g 炒枳实

15g　竹茹 15g　云茯苓 15g　川楝子 15g　生姜 10 片。

上九味，水煮二遍，取汁两杯，今晚、明早分温服之，忌食鱼肉、黏腻之品。

【二诊】2 月 26 日。上药服四剂，胸胁心下皆感宽舒，噫气十去其七，饮食渐进，不再呕哕，精神好转，大便已调，小便尚少，周身尚觉乏力。病气尚未尽退，仍当斟酌续进。

处方：旋覆花 12g（布包）　代赭石 18g　半夏 24g　炒枳实 9g　竹茹 9g　云茯苓 24g　川楝子 9g　甘草 6g　炒麦芽 12g　生姜 10 片。

上十味，水煮二遍，取汁二杯，日分二次温服，忌食鱼肉及黏滑生冷之品。

【三、四诊】3 月 9 日。三诊时，噫气已除，他症也随之减轻，舌苔白腻，已褪大半，只是舌质仍偏红少津，嘱停药观察，单以淡食调养。今观其舌苔尽褪，舌质已转红润，脉来已较前冲和，唯重按无力，可略进调补之品。

处方：北沙参 12g　甘草 6g　麦芽 12g　陈皮 6g　云茯苓 12g　生姜 10 片　大枣 6 枚（掰）。

上七味药，以水六杯，微火煮取两杯，日分二次温服。

二、痰饮眩晕

陶某某　女　55 岁　农民　平原县　1979 年元月 29 日初诊。

经常头晕，眼花，迄今已年余。每逢刮风天气则头晕加重，甚则心下痞满，筑筑不适而呕吐清涎，经常服香砂养胃丸、香砂六君丸以维持治疗，其病时轻时重，终未痊愈，曾到省某某医院检查诊断为“美尼尔氏综合征”，服维生素 B_6、谷维素等，症虽减而未除，转来治疗。目前症见头目眩晕，如立舟车之中，面目虚浮，苍白不华，不欲饮食，纳后运迟，心下痞闷，按之如一大盘，不硬（化验肝功、血象均正常），经常嗳气，甚则呕吐清涎，有酸味，心悸，烦躁，夜寐多梦联翩，二便调，脉象弦滑，舌苔薄白，根部略黄腻、舌质偏红。

辨证治疗：患者每逢刮风天气则头晕加重，症状殊属少见。《素问·阴阳应象大论》有“天气通于肺，地气通于嗌，风气通于肝，雷气通于心，火气通于脾，雨气通于肾”之说。刮风则头晕，可谓“风气通于肝”之偶得，再参考目花、嗳气、呕吐酸味清涎、心悸、烦躁、脉弦等候，亦均属肝胃气滞为病之征，方宗旋覆代赭汤加减，以疏肝和胃，降逆化痰，佐以疏风通络之品冀望机转。

处方：旋覆花 12g（布包）　代赭石 15g　半夏 24g　甘草 6g　炒枳实

15g　黄连须6g　炒吴茱萸3g　霜桑叶30g　青竹茹15g　生姜9g（切）。

上十味，以水四大碗，煮取两大碗，药滓再煮，取汁两大碗，将药汁和合再煎，取汁两碗，日分三次温服。

治疗经过：上方连服三剂，诸症显减，续服三剂后，症状显减大半，精神好转，舌苔已褪，舌质已转红润，心下按之柔软，食有香味，原方酌减其量，加白术、泽泻、云茯苓缓补脾气，半月后，诸症全痊。

【按语】

旋覆代赭汤一方由旋覆花、代赭石、人参、生姜、甘草、大枣、半夏七味药物组成。旋覆花降气消痰；代赭石重镇逆气；人参补气益胃；半夏降逆祛痰，消痞散结；甘草、大枣助人参以益气和中；生姜配半夏以降逆止呕。诸药相合，共奏降逆化痰，益气和胃之功。

主要经文指征："伤寒发汗、若吐、若下，解后，心下痞硬。噫气不除者，旋覆代赭汤主之。"（《伤寒论》第161条）

该书治疗主证：胃气虚弱，痰浊内阻，气上逆所致心下痞硬、噫气不除。或兼反胃呕吐，吐涎沫。或时时呕恶。或食入即吐，舌苔白滑，脉弦虚者。

后人引申更加广泛地应用于胃气不和，痞满噫气或胃虚气逆之呕吐、反胃、呃逆等，以及噎膈、眩晕、痰喘、肝胃气痛、梅核气、妊娠恶阻、咯血、郁证、胃神经官能症、慢性胃炎、胃及十二指肠溃疡，胃扭转所出现的嗳气、呃逆，或幽门不完全性梗阻、神经性反胃、胃扩张、慢性支气管炎、食道肿瘤等。

案一封姓，脘胁痞胀，噫气不除，因其舌红苔腻，方用旋覆代赭汤减人参、大枣甘腻壅补之品，加炒枳实、竹茹、云苓、川楝子以破坚利膈，理气化湿。病始退尚未尽瘥，仍步上方斟酌从事，四诊见舌红已转，腻苔已褪，进甘淡中和之品，步步为营，缓缓调理脾胃。

案二陶姓，眩晕、呕逆、遇风晕甚，显属饮邪为祟，方用旋覆代赭汤，亦因其舌红，虚中有火，原方去人参、大枣；加黄连、吴萸同上药形成辛开苦降之法。根据"风气通于肝"，遇刮风则晕甚，故重加桑叶，以疏风平肝。大病将瘥，终加白术、云苓、泽泻缓缓调理肝脾，以蠲余饮收功。

黄芩汤方

一、疫毒痢疾

刘某某　男　20岁　学生　1968年9月22日初诊。

身热痢下赤白，里急后重，一日三十多次，在某医院已查出阿米巴原虫，治疗五日不效，准备赴济南治疗，同乡李某邀余诊治，病已七日，精神疲倦，不欲饮食，大腹胀大，按之痛甚，里急后重，甚则下痢红白点滴，身热，体温38.8℃，脉沉细数，舌质偏红，舌苔薄黄而腻，度其证候，属《类证治裁》中所谓“症由胃腑湿蒸热壅，致气血凝结……化脓血下注，或痢红痢白”之证。急以清热、解毒、通腑，方用黄芩汤加味。

处方：黄芩15g　白芍24g　甘草9g　槟榔24g　炒枳壳24g　炒莱菔子30g。

另，鸦胆子30粒，打破取仁，以桂圆肉分裹二包。

上六味，以水五杯，急煮取汁一杯，药滓再煮取汁一杯。晚服一杯，送服鸦胆子一包；余一杯明日早晨空腹温服，送服鸦胆子一包。

【二诊】9月23日。上药以清热、杀虫、解毒、通腑，服药二小时后，腹部辘辘作响，疼痛不减，夜半后，大便泻下二次，每次约半便盆，腥臭已极，其色灰褐稠黏，至天明，腹痛减轻，又进第二服，大便泻下减少，而下坠减轻。周身微微汗出，腹胀大减，体温36.7℃，脉来仍沉细数，精神更加萎靡，虑其体弱，不任其攻伐，方以黄芩汤合陈士铎治痢通治法斟酌调之。

处方：黄芩15g　白芍30g　当归24g　甘草12g　槟榔9g　炒枳壳12g　炒莱菔子18g　车前子30g（布包）。

上八味，以水五杯，煮取一杯，药滓再煮，取汁一杯，日分二次温服。嘱食糜粥，忌食鱼肉、黏腻之品。鸦胆子仍按上法，每包10粒，每服一包。

【三、四诊】10月4日。上药服二剂，大便通畅，小便增多，腹痛大减，腹胀已减；四诊时脉来较前有力，精神渐渐好转，饮食略进，取大便仍送某医院化验室，未找到阿米巴原虫，停服鸦胆子。

处方：黄芩9g　白芍15g　当归15g　甘草9g。

上四味，以水三杯，煮取一杯，药滓再煮，取汁一杯，日分二次温服。

七日后，病愈。

二、夹热下痢

于某某　男　11岁　学生　1972年9月14日初诊。

体质素虚，夏暑以来，常以瓜果梨枣塞其腹而短其食。月前曾患泄泻，服土霉素等药得效，近四五天来，病又复作，服土霉素已不显效。刻下症见身热头痛，下痢赤白，白多赤少，腹痛腹胀，里急后重，日夜二十余次，小便短少，形神倦怠，不欲饮食，脉象弦滑而数，舌苔白腻、中后显黄。

湿热郁滞于胃肠，和降失司，气血不和，变化而为痢疾，便下赤白。湿热郁闭于内，内外不相维系，最易夹感而头痛，治以清热解毒，化湿导滞，佐以解表。

处方：黄芩 9g　白芍 12g　甘草 9g　葛根 9g　银花 9g　桑叶 12g。

上六味，水煮两遍，取汁二碗，日分三次温服。忌食鱼肉、黏滑之品。

【二诊】 8 月 17 日。身热头痛均除，腹痛腹胀十去其七，里急后重减而未瘳。药已中病，仍守原方去桑叶。

煎煮、服药、禁忌等方法同上。

【三诊】 8 月 21 日。继进三剂，腹痛腹胀、里急后重亦除，而大便次数仍多，小便短少，脉弦滑而乏力，舌苔已褪大半，饮食渐进。度其病情：素虚之体，不任其连续泻下，否则又易伤阴多变，再以化湿利尿之品调之。

处方：黄芩 6g　白芍 6g　黄连 6g　云茯苓 15g　甘草 6g　车前子 20g（布包）。

上六味，水煮二遍，取汁二碗，日分二次温服，忌食鱼肉、黏滑之品。

【四诊】 8 月 24 日，服药三剂，小便清长，大便日行一二次，脉来较前有力。

处方：黄芩 6g　甘草 6g　当归 6g　云茯苓 9g　白芍 6g　太子参 9g。

上六味，水煮二遍，取汁二碗，日分二次温服，忌食鱼肉、黏滑之品。

【按语】

黄芩汤由黄芩、芍药、甘草、大枣四味药物组成。黄芩清热燥湿；芍药敛阴散热止痛；甘草、大枣和胃安中。诸药相合，共奏清热止痢、和中止痛之效。

主要经文指征："太阳与少阳合病，自下利者与黄芩汤；若呕者，黄芩加半夏生姜汤主之。"（《伤寒论》第 172 条）

该方治疗主证：腹痛下利，身热口苦；或兼痢疾腹痛，大便不畅，舌红脉弦数。

后人引申更加广泛地运用于治疗痢疾、湿热泄泻、大便不畅、心下痞胀、鼻衄、小儿腹泻、肠炎、菌痢、腹泻等症。

案一刘姓，患疫毒痢疾，辗转六七日不已，病势较为严重，方用黄芩汤，清热和血止痢，佐槟榔、枳壳、炒莱菔子以急下通腑，更佐鸦胆子以"通大肠，杀虫止痢"，二诊虑其神衰体弱，不任攻伐，方以黄芩汤并"治痢通治法"合剂，泻不伤正，小便通畅，大便得调。

案二于姓，患夹热下痢证，方用黄芩汤合葛根黄芩黄连汤，清热解毒，化湿导滞，表里双解。以黄芩汤去大枣以防胃肠壅滞，以葛根黄芩黄连汤去黄连以防兜涩太早，有碍于破壅导滞。三诊见其后重虽除而大便频数，又急加黄连坚阴以"厚肠胃"，更加云苓、车前子，迫其水走前阴，终加太子参以助气阴为固本之计。

黄芩加半夏生姜汤方

泄泻

黄某某，男，59岁。丙寅仲秋，患腹痛泄泻，病已月余，医予中西药杂服，其病时轻时重，不得其解，转来调治。目前症见腹部时时作痛，大便一日数次，热臭难闻，并经常恶心甚则呕食，腹略胀，心中烦热，扪之腹热，重按则疼痛，脉来弦数，舌质红绛，舌苔黄腻。

药物杂投，月余不瘥，积而化热，冲斥上下，热扰于胃脘则呕，热迫于大肠则泻，泻重于呕，此证为郁热重在于肠，法当清热，降逆，止泻。根据《金匮要略》"干呕而利者，黄芩加半夏生姜汤主之"之意，加减调治。

处方：黄芩15g　白芍15g　黄连10g　半夏15g　生姜10g（切）　淡豆豉10g　甘草10g。

上七味，水煮二遍，取汁三杯，日分三次温服。

治疗经过：淡豆豉乃发酵之品，最善化滞清热，并苦寒等药，入于胃肠，清热化滞其力尤为逊良，与黄连一疏一敛，既化滞亦厚肠。上药服二剂，呕止大半，大便泻下甚爽，腹痛亦减，患者又按原方煮服三剂，呕吐已除，大便调，腹痛止。二诊时，脉来仍弦数，但已不若前甚，舌质偏红，苔黄尚未尽褪，再步上法，偏重和中安胃，并嘱淡食调养，以防灰中有火。

处方：黄芩6g　白芍15g　半夏10g　甘草6g　麦芽20g　鲜芦根30g。

上六味，以水三大杯，煮取一杯，药渣再煮，取汁一杯，日分二次温服。七日后，康复。

【按语】

案黄姓，泻而兼呕，除见腹痛外，着眼于"扪之腹热，心中烦热，大便数而热臭难闻"十六字，断定为药物杂投，积而化热，方以黄芩加半夏生姜汤，虑其热扰心烦，故加淡豆豉，因其淡豆豉一药，为以鲜辣蓼、鲜青蒿、鲜佩兰、鲜苏叶、鲜藿香、鲜荷叶等，发酵而成，尤为清热化滞止呕除烦之要药，方药配伍轻灵，因而取得良好效果。

柴胡加龙骨牡蛎汤方

一、惊悸

李某某　女　44岁　工人　马颊河　1969年5月3日初诊。

一日，一辆汽车突然从身旁飞驰而过，吓了一跳，浑身立即出了一阵冷汗，心中怦怦，经久不安，当日晚，寒热往来，惊悸不得安寐，家人扶持到医院打了一支安痛定，服了两片地西泮。惊悸寒热好转，次日傍晚，又发寒热，又打了一支安痛定，服了两片地西泮。结果一夜惊悸不安，心中躁扰，不可若状。转来门诊。刻下症见精神恍惚，烦躁不安，胸胁胀闷，不欲饮食，易惊易恐，夜寐不安，两手伸平则显震颤，下肢痿软，行走振振欲仆，大便一日三次，量少不爽。脉象弦滑，按之无力，舌苔薄白，质地偏红。症属惊悸，治以安神宁胆，佐以疏达之品调之。

处方：柴胡 9g　黄芩 6g　云茯苓 24g　半夏 12g　赭石 20g　龙骨 30g　牡蛎 30g　竹茹 12g　生枣仁 25g　生姜 6 片　生甘草 9g。

上十一味，以水三大碗，煮取一大碗，药滓再煮，取汁一大碗。嘱夜间十点钟温服一碗；次日上午十点钟温服一碗。忌一切肉食及黏滑之品。

【二诊】5 月 6 日。每次服药后，胸背辄有微汗漐漐。上药连服三剂，寒热不作，惊悸十去其七，夜寐好转，烦躁大减，一日之内还有一二次，烦躁时间亦短暂，胸胁已显宽舒，食欲好转；但仍梦多联翩，两手伸平仍有震颤，下肢走路较前稳妥，仍乏力，大便次数减少，脉仍弦滑无力，舌苔尚未尽褪。综观全局，病已趋向好转，斟酌上方继进。

处方：柴胡 6g　黄芩 6g　云茯苓 24g　半夏 12g　龙骨 30g　牡蛎 30g　竹茹 12g　甘草 9g　生姜 6g　枣仁 30g　知母 6g　钩藤 30g　白芍 15g。

上十三味，以水三碗煮取一碗，药滓再煮，取汁一碗，日分二次温服。

【三诊】5 月 11 日。上药断续服药三剂，两手伸平尚有震颤，夜寐仍少，口干，微烦，再拟金匮酸枣仁汤，以养血安神、清热除烦。

处方：生枣仁 60g　甘草 12g　知母 15g　云茯苓 30g　川芎 15g　龙骨 30g　牡蛎 30g。

上七味药以水三碗，煮取一碗，药滓再煮，取汁一碗，日分二次温服。

患者以法服药七剂，诸症全痊。

二、郁证

柴某某　女　51 岁　河北省大营农民　1976 年 4 月 22 日初诊。

七七已过，月经尚潮，超前错后不定。近年以来，性情转躁，家庭琐杂之事，无论大小见之无不嘟嘟噜噜，一日与二子着急，精神受其怫郁，而默默不语，似痴非痴，不欲饮食。某医按精神病治疗，旬日不瘥，转来门诊。审其所服之药，不外丹栀逍遥之类。目前症见精神痴呆，面色苍老，胸闷憋气，不欲饮食，喜静恶躁，每至夜半惊醒，心中惊悸，经久不安。又值经血淋漓，小便短黄，大便干燥。脉象弦长，舌苔黄腻，舌质偏红。证属肝郁气滞，相火弥漫，影响冲任不调，病尚未入癫狂之门，治以柴胡加龙骨牡蛎汤加减，疏肝解郁，调补冲任。

处方：柴胡 12g　黄芩 9g　云茯苓 24g　半夏 18g　龙骨 30g　牡蛎 30g　赭石 24g　炒大黄 6g　生枣仁 60g　远志肉 9g　炒莱菔子 25g　炒枳实 15g　羚羊角粉 2g（分二次冲服）。

上十二味，以水三碗，煮取一碗，药滓再煮，取汁一碗，日分二次温服，每服冲服羚羊角粉 1g。

【二诊】4 月 25 日。连服三剂，夜寐转酣，惊悸未发。三日来，精神较前好转，饮食亦较前好，胸宇渐宽，仍有时憋气。

处方：柴胡 12g　黄芩 9g　云茯苓 21g　半夏 18g　龙骨 30g　牡蛎 30g　枣仁 60g　竹茹 15g　生大黄 12g　赭石 24g　羚羊角粉 2g。

上十味，以水三碗，煮取一碗，药滓再煮，取汁一碗，日分二次温服，每服冲送羚羊角粉 1g。

【三诊】4 月 29 日。续服三剂，大便泻下四五次，小便已转清长，经血止，惊悸未发，胸宽气畅，脉转冲和，黄腻舌苔已褪，唯舌质依然偏红，再拟滋益清潜之品轻调。

处方：石斛 12g　寸冬 12g　白芍 12g　竹茹 12g　龙骨 24g　牡蛎 24g　云茯苓 15g　枣仁 18g　小草 6g。

上九味，以水三碗，煮取一碗，药滓再煮取汁一碗，日分二次温服。忌生气、着急，怡情调养。

【按语】

柴胡加龙骨牡蛎汤一方由柴胡、半夏、茯苓、桂枝、生姜、黄芩、大黄、党参、生龙骨、生牡蛎、铅丹、大枣十二味药物组成。柴胡枢转少阳以解外；桂枝助柴胡达邪外出而除身重；茯苓保心气、利小便；大黄下热治惊；黄芩清三焦之火；半夏、铅丹坠痰以除烦忧；龙骨、牡蛎重镇安神；党参、姜、枣益气养营，扶正祛邪。诸药相合，共奏和解清热，坠痰镇惊，扶正祛邪之效。

主要经文指征："伤寒八九月，下之，胸满烦惊，小便不利，谵语，一身尽重，不可转侧者，柴胡加龙骨牡蛎汤主之。"（《伤寒论》第 107 条）

该方治疗主证：胸胁满闷，烦惊谵语，小便不利，一身尽重，甚则不能转侧，苔白或微黄，脉弦滑。

后人引申更加广泛地应用于治疗惊悸、癫狂、痫证、惊风、痰痹、失精、眩晕、精神分裂症、神经官能症、高血压、甲亢、更年期综合征、胃炎、心动过速、夜尿症、舞蹈病等。

案一李姓，病惊悸，由心胆虚滞，相火弥漫，少阳枢机不利而发。方以柴胡加龙牡汤，和解清热，镇惊安神，更加生枣仁滋养安神“专补肝胆……除烦止渴，敛汗宁心，以疗胆虚不眠”。加赭石以代替铅丹，入肝（胆）心二经“镇气逆，养阴血”。病有转机，续以双钩藤、知母、白芍配合前药，更奏滋益清潜通络之效。终以酸枣仁汤出入以为图本之治。

案二柴姓，病肝郁气滞，相火弥漫、影响冲任不调，治者宗柴胡加龙骨牡蛎汤之意，疏肝清热，镇惊安神，理气解郁。方加大黄、炒莱菔子通腑之品，祛除有形质之病灶。三诊后，观其大病已去，舌质尚偏赤红，只以滋益清潜之品调之而安。

炙甘草汤方

一、心悸

吴某某　男　55岁　干部　1978年2月28日初诊。

去冬感冒，迄今方瘥。上旬发现心律不齐，经常心悸，出虚汗。过去只以为身体虚弱，未加介意。近来由于过春节，精神体力均感疲劳不堪，始来就医，脉象三五不调，舌质偏红，苔薄白。综合脉证分析：为伤寒数月不得瘥愈，心阴心阳俱为虚象，阴血不足，则心脏失却濡养，心阳不足则气虚不振，气血皆不足，心脉空虚而鼓动无力，是以脉象三五不调。治宗炙甘草汤调补阴阳，以俾气血化生。

处方：甘草25g　丽参12g　生地60g　桂枝12g　麦冬15g　麻仁15g　阿胶15g（烊化）　生姜12片　大枣30枚（煮熟，掰开入煮）　桂圆肉30g。

上九味，以水三碗先煮人参半小时，纳诸药，煮取一碗。药滓再煮，取汁一碗，二碗药汁合煎，烊消阿胶，加黄酒一碗，日分三次温服。

治疗经过：患者每服药后，辄感周身微微汗出，温煦舒适。三服后，顿觉浑身疲劳若释，精神振作，诊其脉象，五十动而偶有结脉一二。七剂服尽，脉来律整。嘱以原方继进。半月后，康复胜于往昔。

二、心悸

赵某某　男　58岁　干部　河北省景县　1974年4月25日初诊。

患心悸数月，心电图示：窦性心动过缓、心律不齐。点阅前服药方，初服瓜蒌薤白白酒汤，询悉先未用白酒，后来加白酒，一杯药加二两白酒，服了两次，醉了两次。后更医更方，药方为冠心病二号方（当归20g　丹参30g　檀香6g　炙甘草15g　瓜蒌30g），结果气力益加虚弱。三方为炙甘草汤，方药为炙甘草30g，火麻仁20g，党参30g，生地30g，桂枝20g，阿胶20g，麦冬30g，白术20g，黄芪50g。服药三天，胸闷加重，不欲饮食，口渴，腹胀满，大便不爽，无奈前来就诊。脉虚弦兼滑，舌质胖大略红，舌苔黄腻而厚。

处方：陈皮15g　竹茹15g　瓜蒌30g　半夏10g　枳壳10g。

服药三剂，胸脘显宽，续服六剂后，舌苔黄厚方退，嘱淡食调护停药。七日后诊得脉仍虚弱，尺部尤甚，心中有畏冷感。

处方：甘草15g　丽参9g　生地25g　桂枝6g　麦冬12g　柏仁6g　枣仁12g　桂圆肉30g　附子6g　阿胶10g（烊化）　生姜12片　大枣20枚(掰)

上十一味，以水三碗，先煮丽参、附子，半小时后纳诸药，取汁一碗，药滓再煮，取汁一碗，合煎药汁，加黄酒150g，烊化阿胶，分做三碗。日分三次温服。

患者遵嘱服药三剂，心中畏冷感消失，精神振作，脉虚不若前甚。嘱停药三日，以防事补太过，步入前医蛮补之咎。

后三日续进前方三剂，脉来有序，依此服药方法，调治月余，诸症悉平。

【按语】

炙甘草汤由炙甘草、人参（或党参）、生地黄、桂枝、阿胶、麦冬、火麻仁、生地、大枣九味药物组成，清酒同煮。方中以炙甘草甘温益气、缓急补中为主药，配合党参、大枣益气补脾养心，为生脉之本；生地、麦冬、阿胶、麻仁为甘润之品，滋养阴血，佐以辛温走散之桂枝、生姜，清酒温阳通脉。使血气流通，畅利心脉。诸药合用有益心气，养心血，振心阳，复血脉之功。

主要经文指征："伤寒，脉结代，心动悸，炙甘草汤主之。"（《伤寒论》第177条）

该方治疗主证：虚羸少气，心悸心慌，脉结代。或兼虚烦失眠，大便干结，舌质淡红，少苔或脉虚数。

后人引申更加广泛地应用于治疗脉结代、心动悸、肺痿劳嗽、咽喉肿痛、痫证、产后血虚、半身不遂、风湿性心脏病、冠心病、甲状腺功能亢进、神经衰弱所致之心律不齐、各种心脏病所致的心房纤颤、心绞痛等。

案一吴姓，病"脉结代，心动悸"，其主要原因是心之阴阳俱虚，气血皆不足，以致心失濡养，气虚不振，心脉空虚所致。治者遵仲景方法，由始至终，不离规矩法则，因而取得了良好的效果。

案二赵姓，心悸数月，初服瓜蒌薤白白酒汤，宣阳通痹，因加白酒失度失误，一再致醉而病不瘥；继服冠心二号方，复进大剂量炙甘草汤加味，蛮补太甚，以致胸闷、腹胀、大便不爽一派痞塞之象。治者先予理气化滞之品，缓其痞塞，待到胸次宽和，观其脉仍三五不调，始敢进以炙甘草汤。该方既进，取效辄止，观其所以“以防事补太过，步入蛮补之咎”。以该方服服停停，停停再服，应机而变，调之月余，终归康复。

百合地黄汤方

百合病

戴某某　男　45岁　工人　德州市人　1985年4月15日初诊。

精神受挫，心神涣散，神志恍惚，情绪十分低落，虚烦无耐，身无所适；欲卧，卧亦不安；欲行，行亦无力；出出进进，毫无情趣，时而易怒，时而欲喜，口渴、口苦，不欲饮食，脉细数，舌质偏红。余予六味地黄汤合石斛饮，药进大便泻下三次，他症如故。再三斟酌，病属《金匮要略》“百合病，不经吐、下、发汗，百合地黄汤主之”之候。

处方：百合20g　生地黄120g。

以甘澜水三杯，先煮百合。取汁一杯；再以甘澜水四杯，煮生地黄，取汁一杯；二药和合，搅匀，日分二次温服。忌食辛辣苦燥、腥臭之品。

【二诊】4月22日。上药连服六剂，神志显定，情绪较前好转，饮食渐增。上药既见效机，仍守原方续进。

【三诊】4月29日。上药断续服药四剂，精神饮食均感好转，唯腹中有时微微作痛。余虑其药气偏凉，遂加砂仁10g。

以甘澜水煮百合同上法；再以甘澜水四杯煮生地黄、砂仁，取汁一杯，诸药和匀，日分二次温服。

【四诊】5月8日。上药服三剂，腹痛止，脉来冲和。嘱停药观察，视其所以，再拟治法。

【按语】

百合地黄汤一方，乃治百合病之专方，方以百合润肺清心，益气安神；生地黄以清血热，补益心营。因城市中无泉水，以甘澜水代之，以下热气，诸药相合，共奏养心润肺，凉血泻热之效。

主要经文指征：“论曰：百合病者，百脉一宗，悉致其病也。意欲食复不能食，常默默，欲卧不能卧，欲行不能行，欲饮食，或有美食，或有不用闻食臭时，如寒无寒，如热无热，口苦，小便赤，诸药不能治，得药则剧吐利，如有神灵者，身形如和，其脉微数。”（《金匮要略·百合狐惑阴阳毒病脉证治第三》）

“百合病，不经吐、下、发汗，病形如初者，百合地黄汤主之。”（《金匮要略·百合狐惑阴阳毒病脉证治第三》）

该方治疗主证：百合病。

后人引申更加广泛地应用于治疗神经衰弱、癔病、精神分裂症等。

戴姓一案，患百合病，方以六味地黄丸合石斛饮，药过病所，故其效不应，后予该方以甘澜水代泉水，下热气，利小便而取效。三诊时，见其腹中微微作痛，治者巧加砂仁一药，因其砂仁，气香性温，主入肺脾肾三经，功能“醒脾调胃”“行气止痛”，此处用之，一缓地黄之寒，又化地黄之腻耳。

千金苇茎汤方

肺痈

谢某某　男　58岁　农民　河北景县　1980年5月26日初诊。

业农兼行商，初春患咳嗽，咳吐白痰，由于劳心经营，迁延失治，近来，咳吐脓痰带血，气味腥臭，形体逐渐消瘦，午后心中烦热，不欲饮食，精神疲倦，面色苍老。脉象滑数，舌质红，苔白腐。

痰湿壅肺，久而化热，灼肺络破，而成肺痈，况咳吐痰血未久，幸甚。拟清肺解毒，排脓清络。方以千金苇茎汤加减。

处方：鲜苇茎叶100g（剪碎）　冬瓜仁30g（杵破）　桃仁10g（杵如泥）　细生地30g　炙枇杷叶30g　丝瓜络15g　鱼腥草30g　金银花15g　浙贝10g。

上九味，以水四大碗，煮二遍，取汁二碗，日分二次温服，忌食鱼虾腥味之品。

【二诊】6月1日。上药连服六剂，心中烦热显退，精神好转，他症尚无起色，仍步原方加薏米20g、炒枳壳20g。

煮服方法、禁忌方法同上。

【三至五诊】6月12日。上药迭进九剂，饮食倍增，精神振作，咳吐脓血已减大半，舌苔白腐显褪。

处方：鲜苇茎100g（剪碎）　冬瓜仁30g（杵破）　鱼腥草30g　丝瓜络20g　炒枳壳20g　炒薏米20g　炙杷叶20g　陈皮20g　太子参10g　浙贝10g　阿胶补浆30g（兑）。

上十味，以水四大碗，文火煮二遍，取汁二碗，兑阿胶补浆搅匀，日分二次温服。

【六诊】6月18日。上方续服六剂，诸症相继而退，饮食亦觉馨香，为巩固疗效计，拟以调补气阴之方。

处方：杏仁10g　炙枇杷叶20g　鲜苇茎叶50g　鱼腥草20g　炒枳壳

15g　云茯苓 20g　陈皮 15g　太子参 10g　北沙参 10g　阿胶补浆 15g（兑冲）。

上九味，以水四碗，文火煮二遍，取汁二碗，兑以阿胶补浆，日分二次温服。并嘱慎起居，避感冒，忌食辛辣、鱼虾、焦燥之品。

【按语】

苇茎汤一方，乃清肺化痰、活血排脓之方。方中以苇茎清肺泻热；瓜仁、薏米下气排脓，并消痈肿；桃仁活血并祛瘀。是治疗肺痈的良好方剂。

主要经文指征："治咳有微热、烦满、胸中甲错，是为肺痈。"（《金匮要略·肺痿肺痈咳嗽上气病脉证治第七》）

该方治疗主证：肺痈、痰喘。

后人引申更加广泛地应用于治疗肺脓疡、支气管肺炎、肺气肿、肺结核等。

谢姓，属外感风寒，郁而化热，熏灼肺络而形成肺痈。《巢氏病源》所谓："肺痈者，由风寒伤于肺，其气结聚所成也……蕴结成痈，热又加之，积热不散，血败为脓。"《柳选四家医案》谓："使毒热速化而外出也，终用清养补肺是清化余热，而使其生肌收口也。"该案初以大剂量鲜苇茎叶，佐以鱼腥草、双花等以速化其毒热；随其病势减退，逐渐加入太子参、阿胶、陈皮养阴益气，补脾益肺之品，方证丝丝入扣，步步法度，故而取得良好效果。

桂枝加龙骨牡蛎汤方

一、阳虚感冒

韩某某　男　45 岁　干部　德州市　1983 年 5 月 16 日初诊。

房帷失慳，体质素虚，年前患感冒，迄今数月不瘥，更医数人，皆以为虚，参芪术草，比比皆是，来诊时，皮帽裘衣，紧束如裹。脉象浮数，按之空芤，舌质淡白，舌苔白薄而腻。询知经常滑精，阴头寒冷，腰脊酸楚，膝胫痿软，汗出溱溱，阵阵畏冷，头晕目眩，口淡乏味，不思啖饭，精神淡漠，恶与人言，情趣若无。方以桂枝加龙骨牡蛎汤调和营卫，固涩精气，方证若和，可望机转。

处方：桂枝 10g　白芍 15g　生姜 10 片　生龙骨 30g　生牡蛎 30g　甘草 10g　大枣 12 枚（掰）。

上七味，以水四碗，煮取一碗，药滓再煮，取汁一碗，今晚明晨，分温服之。

【二诊】5 月 19 日。药进三剂，汗出略减，眩晕好转，询知近七八天来水谷进之甚少，惟恐久之胃气呆惰，运降失司，原方加疏达之品，轻轻调理。

处方：桂枝 10g　白芍 15g　甘草 15g　生龙骨 30g　生牡蛎 30g　生姜 10 片　陈皮 6g　炒枳壳 6g　大枣 12 枚（掰）。

上九味，以水三碗，煮取一碗，药渣再煮，取汁一碗，日分二次温服。

【三、四诊】 5 月 26 日。上方连进三剂，饮食渐进，口已知味。此胃气将苏，原方迭进三剂，服药后，饮食增加，精神好转，汗出收敛，畏冷显减，头目亦不晕眩，可下床走步。脉已不数，按之虽无力，但不若前甚。为慎重起见，嘱停药观察，调其饮食。视其所以，再商治法。

【五诊】 5 月 29 日。食有馨味，脉虚好转，仍感腰背酸楚，膝胫痿软，虽可行走，却“振振欲擗地”。肾精、肾气之虚，恐一时难复。宗八味真武意。

处方：白术 10g　云茯苓 15g　白芍 15g　附子 6g　桑寄生 12g　川断 12g　熟地 20g　山萸肉 20g。

上八味，以水五碗，煮取二碗，日分二次温服。

二、低热

陈某某　女　40 岁　工人　1968 年 5 月 25 日初诊。

半年多来，低热不已，初由感冒引起。几月来，由于劳累诱发，午后烦热，动辄汗出，倦怠神衰，不思纳谷，脉虚数，舌淡苔白腻。

辨证治疗：伤寒瘥后更发热者，当以小柴胡汤主之；病来既久，又并非柴胡证，乃少阴气血两虚，营卫不谐为病。治以调和营卫，敛阴和阳。方用桂枝加龙骨牡蛎汤缓缓调治。

处方：桂枝 15g　白芍 15g　甘草 15g　生龙骨 25g　生牡蛎 25g　生姜 12 片　大枣 12 枚（掰）。

上七味以水三碗，煮取一碗，药渣再煮，取汁一碗，日分三次温服。

按法服药二剂，午后体温由 37.6℃上升至 37.8℃。嘱患者继服原方，四剂后，体温恢复正常，汗止，脉调，苔褪，食有馨味，再服三剂，低热不作。

后又治一妇，患心悸、低热，汗出不斶，已月余，亦予桂枝加龙骨牡蛎汤方，如前法服六剂，体温亦先升后降而愈。

【按语】

桂枝加龙骨牡蛎汤一方由桂枝、芍药、炙甘草、生姜、大枣、龙骨、牡蛎七味药物组成，即桂枝汤加龙骨、牡蛎。桂枝汤调和营卫；龙骨、牡蛎涩敛固精，镇潜收敛。诸药相合，共达阳固阴守，潜镇固精之效。

主要经文指征：“夫失精家，少腹弦急，阴头寒，目眩发落，脉极虚芤迟，为清谷亡血失精。脉得诸芤动微紧，男子失精，女子梦交，桂枝加龙骨牡

蛎汤主之。”（《金匮要略·血痹虚劳病脉证并治第六》）

该方治疗主证：遗精、梦交、拘急，下部寒冷，或兼目眩发落、脉极虚芤迟或芤动微紧。

后人引申更加广泛地应用于治疗惊恐所致的心悸、不寐、遗尿症、自汗、盗汗、阳痿、心律失常、神经衰弱等。

案一韩姓，经常失精，阴虚及阳，故而患感冒迟迟不得全痊。精血衰少，阴头寒冷，腰背酸楚，膝胫酸软，汗出畏冷，头目眩晕，精神淡漠等，均属阴虚及阳，阴阳两虚之候。治者宗《金匮》桂枝加龙骨牡蛎汤调和阴阳，潜镇摄纳，坚持守方治疗。病势向愈，恐其胃气呆滞，日久滋生他变，遂加陈皮、枳壳理气畅中，开胃宽肠以和降胃气。然而，此病来之既久，必顾及肾气，诸症可望无虞。终以八味真武意调理而康复。

案二陈姓，患低热，经久不已，实乃由劳累太甚，气血衰少，以致阴阳两虚。治者宗《金匮》桂枝加龙骨牡蛎汤治之而愈。值得提出的是，在治疗低热病的过程中，往往是体温先升后降而病瘳。

茵陈蒿汤方

一、黄疸（黄疸型肝炎）

王某某　男　52岁　农民　陵县　1982年9月24日初诊。

发现黄疸已七日，某医予黄芪、台参、白术、茵陈、黄芩、黄连、甘草等。见其诊册上前医书有“见肝之病，知肝传脾，当先实脾”的字样，服药三剂而腹胀难忍。目前症见面目及周身色黄如橘，大腹膨胀，大便已五日未行，小便短黄，脉来弦滑，舌红，苔黄腻。病人出示肝功能化验单：麝香草酚浊度12单位，脑磷脂絮状（+++），谷丙转氨酶360单位，黄疸指数36单位。刻下，余对实习生指出：“参、芪、术、草对此证候，所谓‘实脾’者，铸成大错，当先实脾的‘实’字，此处应当作‘开’字讲，见肝之病，知肝传脾，应当开发脾气，加强运化功能，否则气机壅遏，足促其死，此为鉴戒矣。”处方二剂，观其所以再商。

处方：茵陈40g　栀子20g　大黄15g　槟榔20g　炒枳壳20g　瓜蒌30g　炒莱菔子30g。

上七味先煮茵陈、槟榔，再加水至三大杯，纳诸药，煮取一大杯，药渣再煮，取汁一大杯，日分三次温服。

治疗经过：上方初服约两小时，肠鸣辘辘，其声如雷，至天明，秽浊粪便，滚滚而下四次，其量大，腥臭难闻，大腹膨胀即消近半。原方减大黄为

9g，去槟榔，继服六日，大腹膨胀显消大半，周身黄疸亦显褪，脉来较前有力，舌苔黄腻转薄，唯舌质仍红，恐灰中有火，仍守上方加白芍、丹参、焦三仙等，连服二十余剂，诸症悉退。嘱注意饮食调养，忌五辛、黏滑、肉面、臭恶、酒酪等物。二月后检查肝功，恢复正常。

二、黄疸

于某某　男　32岁　汽车司机　桑园　1976年8月3日初诊。

黄疸半月，在当地服中西药，黄疸未褪，而腹胀益甚，小便色黄如茶水，大便秘滞不爽，精神疲倦，不欲饮食，口苦咽干，头晕、目糊、脉象弦滑，舌质红绛，苔黄腻。脉证互参，此湿热未蠲，清浊升降失常，肝脾气滞，不得疏达运降，治以清热利湿，行气化滞之品调理，方宗茵陈蒿汤加味。

处方：茵陈20g　大黄15g　栀子12g　炒枳实20g　炒莱菔子30g　川厚朴6g　焦山楂30g。

上七味，以水三杯煮茵陈，减一杯纳诸药，加水三杯，煮取二杯，药渣再煮，取汁一杯，日分三次温服。

治疗经过：初服大便泻下三次，腥臭难闻，二三剂仍泻下秽浊之物，次数减少，腹胀、黄疸消退大半，口苦、咽干头晕、目糊亦减轻。原方改炒大黄为6g，去川朴加云茯苓20g、甘草15g、车前子30g（布包），连服14剂，诸症渐渐消退，观其气色，苍淡不华，仿一贯煎意，方用生地30g、当归15g、沙参15g、枸杞子20g、川楝子6g、茵陈10g、云苓20g、甘草10g。隔日服药一剂，两月余康复。

【按语】

茵陈蒿汤一方由茵陈蒿、栀子、大黄三味药物组成，茵陈蒿清利湿热，退黄疸；栀子清泻三焦湿热；大黄降泻瘀热。三药相合，共奏清热利湿之效。

主要经文指征："阳明病，发热汗出者，此为热越，不能发黄也；但头汗出，身无汗，剂颈而还，小便不利，渴引水浆者，此为瘀热在里，身必发黄，茵陈蒿汤主之。"（《伤寒论》第230条）

"伤寒七八日，身黄如橘子色，小便不利，腹微满者，茵陈蒿汤主之。"（《伤寒论》第260条）

该方治疗主证：湿热黄疸之周身面目黄如橘色，小便不利、苔黄腻、脉沉实。

后人引申更加广泛地应用于治疗急性黄疸性肝炎、胆囊炎、肝硬化、胆石症、重症病毒性肝炎、胆道感染、蚕豆病引起的溶血性黄疸、口腔炎、钩端螺旋体病引起的黄疸，皮肤瘙痒症等。

案一王姓，病黄疸，医予壅补之方，以致大腹膨胀，铸成大错，治以茵陈蒿汤，清热利湿，加槟榔以“宣利五脏六腑壅滞，破胸中气，下水肿，治心痛积聚”。加枳壳“开胃宽肠”，以消壅胀，加瓜蒌助栀子以“通胸膈之痞塞”，助大黄以“导肠胃之积滞”，肝与大肠相通，治肝不疏通大肠，非其治也，故又加炒莱菔子助大黄以理气消积，通利大肠，方证相符，治疗比较爽手，大病将瘥，仍以原方略事增损而病愈。

案二于姓，病黄疸，肝脾气滞，清浊升降失司，方宗茵陈蒿汤，更佐以枳实、厚朴、山楂、炒莱菔子理气消导之品，病瘥大半，方增理脾化湿利水之云茯苓、车前子。病却而气血一时未复，气色苍淡不华，调方为一贯煎意，扶正以祛邪，终得康复。

吴茱萸汤方

一、厥阴头痛

吕彦如先生，住德州仓楼前，老年教师，自年青爱好医学，家藏《类证治裁》一书，爱不释手，亦我市博雅君子也。耄耋之年而牙齿益坚。自述，自年青时代即用五枝粉刷牙，漱口，一日二次，即桑枝、柳枝、槐枝、梨枝、松枝，春天取鲜枝浓缩，取粉晒干加盐，研为细末留用。近患头痛，以颠顶及前额为甚，1984 年 4 月 10 日，并口泛清水，自服桑叶、杭菊、半夏、羌活、芥穗、黄芪等六剂，头痛非但不止而疼痛益甚，口泛清水，亦不减轻，前来商治。刻下症见脉沉弦，舌质淡白，舌苔薄白湿润。

处方：吴茱萸 10g　台参 15g　半夏 15g　生姜 20g（切细）　大枣 12 枚（先煮熟，掰开入煮）。

上五味，煎煮两遍，取汁二杯，日分三次温服。

吕老先生看过药方，拍案笑曰：“这吴茱萸汤，我曾再三思索，踌躇而未敢服用，前贤所谓‘熟读王叔和，莫如临症多’云云。”先生回家，依法服药三剂，诸症皆平。

二、呕吐

郭某某，男，50 岁，寓商于德。1964 年正月患呕吐，六七天发作一次，每次吐出黏沫数口，有时夹杂少量食物，其味辛，迄今三月余，形肉显削，纳后运迟，四肢冷，背恶寒，昼轻夜甚，转来索方。目前症见脉沉弦，舌质淡白，舌苔薄白且腻。

中阳不振，肝邪乘之，仓廪痞滞，浊阴上逆，病来数月，如不速速温运，恐转噎膈顽疾。

处方：吴茱萸 9g　台参 12g　生姜 30g（切细）炒白术 12g　半夏 30g　砂仁 6g　大枣 6 枚（先煮熟，再掰开入煮）。

上七味，以水三大杯，煮取一大杯，药滓再煮，取汁一大杯，日分三次温服。

上方连服九剂，呕吐未作，饮食渐进，原方加当归、木香等调理月余，康复。

【按语】

吴茱萸汤由吴茱萸、人参、大枣、生姜四味药物组成。吴茱萸温肝暖胃，散寒降浊；生姜辛散寒邪，暖胃止呕；参、枣甘缓，补脾胃扶元气。且制茱、姜之辛燥，诸药相合，共奏温肝暖胃，降逆止呕之效。

主要经文指征："食谷欲呕，属阳明也，吴茱萸汤主之，得汤反剧者，属上焦也。"（《伤寒论》第 243 条）

"少阴病，吐利，手足逆冷，烦躁欲死者，吴茱萸汤主之。"（《伤寒论》第 309 条）

"干呕，吐涎沫，头痛者，吴茱萸汤主之。"（《伤寒论》第 278 条）

该方治疗主证：胃中虚寒，食谷欲呕，厥阴头痛，干呕吐涎沫，少阴吐利，手足厥冷，烦躁欲死；或兼有腹痛，吞酸嘈杂，口淡，舌淡苔白滑，脉弦迟等症。

后人引申更加广泛地应用于治疗呕逆、吐酸、顽固性头痛、胃脘痛、眩晕、呕吐、肠痈、吐泻转筋、眼疾、神经官能症、高血压、急性胃肠炎、下利、溃疡病、心力衰竭、神经性呕吐、原发性青光眼、过敏性紫癜、血小板减少性紫癜、肝炎、幽门痉挛、急慢性胃炎、梅尼埃病、妊娠呕吐等。

案一吕姓，患厥阴头痛，口泛清水，可能与五枝粉苦咸刷牙漱口有关，肝胃虚寒，厥阴上犯，以致口泛清水、头痛。治者以吴萸汤温肝暖胃降逆止呕，药与证符，因而服药三剂而病愈。

案二郭姓，患呕吐，其味酸辛，形肉显削，显属肝胃虚寒，其病三月不瘥，"恐转噎膈顽疾"，者采用吴茱萸汤，更加白术"除湿益气，和中补阳"。黄宫绣说："白术味苦而甘，既能燥温实脾，复能缓脾生津，且其性最温，服之能以健食消谷，为脾脏补气第一要药也。"加半夏和胃止呕，尤宜"痰气壅塞，胃逆不和者为主。"砂仁性温气香，快气畅中，为醒脾和胃之要药，适应于中焦虚寒，食而不化，恶心呕吐等症。《本草纲目》所谓："补肺醒脾，养胃益肾，理元气，通滞气，散寒饮胀痞，噎膈呕吐。"三药加入吴茱萸汤中，从而加强了温运中阳，降逆止呕的作用。呕吐止，调理方中又加当归，调气血于中州，实乃仿效补中益气汤中应用当归之法。

麻黄附子细辛汤方

风寒鼻塞

张某某　女　40岁　农民　1987年11月19日初诊。

鼻流清水，不时发作。有时鼻塞，有时不塞，迄今半年，甚不在意。近来遇冷，发作较频，一日二三度发。脉沉细，舌苔淡白。

肺开窍于鼻，若寒束于肺，必兼形寒畏冷，或发热、脉浮，现见是症，非初感病。拟麻黄附子细辛汤。

处方：麻黄10g　附子10g　细辛5g。

上药以水三碗，先煮麻黄、附子，去沫，加水二碗，下细辛，取汁二碗，日分三次温服。

1988年元月31日，患感冒来诊，得知服前药两剂后病愈。

【按语】

麻黄附子细辛汤一方由麻黄、附子、细辛三味药物组成。麻黄解表散寒；附子温经助阳，鼓邪外出，二者合用，扶正祛邪。细辛既助麻黄发汗，又助附子温经散寒，三药同用，共奏温经散寒，助阳解表之效。

主要经文指征："少阴病，始得之，反发热，脉沉者，麻黄附子细辛汤主之。"（《伤寒论》第301条）

该方治疗主证：素体阳虚，复感寒邪，恶寒发热，寒重热轻或兼有头痛、无汗、四肢欠温、舌质淡、苔薄白、脉沉细者。

后人引申更加广泛地应用于治疗感冒、少阴久咳、嗜睡、心阳不振之坐骨神经痛、大寒犯肺暴哑、咽痛、风寒齿痛、瘀斑、浮肿、急性肾炎、三叉神经痛（风寒型）、无汗症、风寒两感证、寒痹、自发性气胸。

案张姓，风寒久羁经俞，肺失宣发，病虽久，而麻黄附子细辛汤证仍在，故用是方，其病得以速愈。

猪苓汤方

一、血淋

王某某　男　46岁　1983年3月18日初诊。

处事不顺，忧郁寡欢，七日前夜间突发小便涩痛，尿频、尿急，腰痛如裂，早起发现尿盂中尽是红色血尿。某医院诊为肾盂肾炎，经注射青、链霉素等，症状有所减轻，昨晚，前症复重，转来门诊。目前症见精神疲倦，目糊头晕，心中烦热，腰痛膝软。尿常规检：查红细胞、白细胞满布视野，蛋白（+++），脓细胞（++），脉象弦数，舌质红，舌苔黄腻，根部厚。辨证治疗：忧郁既久，必从火化，是以“阴络伤则血内溢，血内溢则下血”；亦即《张氏医通》所谓：“从上溢者势必借道肺胃，从下溢者势必由于二肠及从膀胱下达。”治以凉血止血，清热化浊。

处方①：知母 10g　黄柏 10g　肉桂 5g。

上药以水五杯，先煮知母、黄柏，后下肉桂，煮取三杯，日分三次温服。

处方②：猪苓 25g　云茯苓 25g　泽泻 25g　滑石 20g　茜草 20g　阿胶 20g。

上药以水六杯，先煮前五味，取汁二杯，药滓再煮取汁一杯，烊化阿胶，日分三次温服。

嘱先服方①二三剂通关利水，引火归原，以澄其源，待小便痛止，续服方②二三剂以止血、清热、养阴以畅其流。

治疗经过：方①服两剂小溲疼痛即除。方②服三剂后，小便色红亦基本消失。小便化验：红细胞少许，蛋白（+），脓细胞（+）。目糊得清，烦热已瘥。踵步猪苓汤加生地 25g、白芍 20g、丹皮 6g、小蓟 30g（一半炒炭），服六剂腰痛未了。尿常规化验（−）。处方：生地 20g、萸肉 20g、猪苓 20g、云茯苓 20g、泽泻 20g、阿胶 15g（烊化）、鲜茅根 30g、杜仲 20g、桑寄生 20g。上药先煮八味，取汁两碗，烊化阿胶，日分两次温服，调理近月，诸症悉平。

二、肾虚浮肿

朱某某　女　38 岁　农民　德州市郊　1983 年 8 月 1 日初诊。

一年前患肾炎，经多方治疗，病愈。近两月来由于家务萦劳，早起面目浮肿，近午消退，傍晚跗踝浮肿，夜半消退，发作不太重，亦未服药，近七八天病情加重，小便短少，肿势增甚，腰痛，不欲饮食，大便稀，日二三次，脉来虚数，舌苔红嫩少津。化验：尿常规：蛋白（++）、白细胞（++）、红细胞（−）。

辨证治疗：肾病虽愈，元气未充，故不任其劳，方用猪苓汤以滋阴清热利水。

处方：猪苓 30g　云茯苓 30g　滑石 15g　泽泻 15g　白芍 15g　北五味子 10g（杵）　杏仁 10g　阿胶 25g（烊化）。

上七味，以水三杯，煮取一杯，药滓再煮取汁一杯，日分二次温服。

【二诊】8月21日。小便利，大便调，肿势显消，心烦除，夜寐安，精神日振，舌转红润，脉虚不若前甚。唯腰痛不除，俯仰仍感酸痛。拟填补精血法，冀望应手。

处方：猪苓30g　云茯苓25g　泽泻20g　北五味子10g（打）　大熟地30g　阿胶10g。

上药以水四杯，文火久煮二遍，取汁二杯烊化阿胶，日分二次温服。

上方连服一月，腰系坚强，精神充沛，迄今6年余，其病未发。

三、湿热淋

宋某某　女　41岁　农民　临邑县　1976年8月20日初诊。

三月前患带证，红白相杂，经当地某某大夫治疗已经痊愈，后由家务萦愁，旧病复发，仍按某老大夫前方服药10余剂已基本病愈。近几天来患感冒，服对乙酰氨基酚药片，身热退，头痛亦减大半，昨晚突然感到小便频数，涩痛难忍，一夜未得安寐，腰痛，小腹下坠，精神疲惫，脉象弦数，舌质略红，苔薄白。余度其原因，数月前既患湿热带证，后由将息失宜病复作而未瘥，近又感外邪未得净除，湿热之邪遂下注而为淋涩。治宗“澄源畅流法”调理，望其应手。

处方：知母12g　黄柏12g　肉桂3g。

上三味，以水三大杯，煮取一大杯，药滓再煮，取一大杯，日分三次温服。

上方连服二剂，小便涩痛已止。继予猪苓汤加味图治其本。

处方：猪苓24g　云茯苓24g　泽泻24g　滑石18g　阿胶18g（烊化）　鲜芦根60g　鲜茅根60g　鲜萹蓄60g。

方中三味鲜药，皆由患者自采，因当地当时皆有此药。增药水煮二遍，每遍以水四大杯煮取一大杯。日分三次温服。

患者依上方连服六剂，诸症悉平。

【按语】

猪苓汤一方由猪苓、茯苓、泽泻、滑石、阿胶五味药物组成。二苓、泽泻渗利小便；滑石清热通淋；阿胶滋阴润燥。五药合用共奏滋阴、清热、利水之功。

主要经文指征“若脉浮发热，渴欲饮水，小便不利者，猪苓汤主之。”（《伤寒论》第223条）

“阳明病，汗出多而渴者，不可与猪苓汤，以汗多胃中燥，猪苓汤复利其小便故也。”（《伤寒论》第224条）

“少阴病，下利六七日，咳而呕渴，心烦不得眠者，猪苓汤主之。”（《伤寒论》第319条）

该方治疗主证：水热互结，小便不利，发热口渴欲饮。或兼心烦不得眠，咳嗽而呕，下利，舌质红，脉浮或细数。尿血，小腹胀满作痛等症。

后人引申更加广泛地应用于治疗乳糜尿，浮肿，淋证、血尿、泌尿系感染，肾炎，肾结核，流行性出血热，湿热黄疸，淋浊，阴虚泄泻，慢性肾盂肾炎，慢性前列腺炎等症。

案一王姓，患血淋，因忧郁，郁火借道于前阴而出，来势尤猛，注射青、链霉素直折其火而病却步，郁火未清，势凶续发。治者宗“澄源畅流法”，先投滋肾汤坚其肾阴，而又引火归原，续以猪苓汤意，大队养阴、清热、利水之品，以巩固其本而畅其流，二方重加茜草，以茜草之苦寒，主入肝肾二经，有凉血、止血、行血之功能，配阿胶共奏养血、凉血之效。在治疗过程中，续加生地、白芍、丹皮、小蓟以养阴、止血、平肝、疏郁，终以六味地黄丸固其本而善其后。

案二朱姓，为肾气久虚未复，因而不耐其劳，劳甚则脾肾俱虚，因其脉数，舌红，故采用猪苓汤加白芍、枣仁、五味子以内清伏火，并加强其猪苓汤之养阴、凉血、清热、利尿之功。肿势消退，伏热得除，再拟填补精血，仍守原方去滑石加五味子、大熟地，一以贯之，缓而稳妥。虽有腰痛不得俯仰，亦未采用杜仲、川断、巴戟天、菟丝子、桑寄生，恐动其火也。待其精血复，元气充，其病必除而无虞矣。

案三宋姓，患热淋病，内有湿热，外兼外感，内外合邪，亦采用“澄源畅流法”，继以猪苓汤养阴清热、利尿以治其本。

桃花汤方

一、下利脓血

孟某　女　69岁　农民　临邑县　1975年9月16日初诊。

形体憔悴，精神萎靡，由其女扶持来诊。去冬今春患血痢，辗转调治数月方止，只是经常腹部隐约作痛未已，受凉痛甚，适温痛减，届秋以来，痢又发作，大便黏腻，夹杂紫褐血块，一日发作三四次，下泻时微感下坠，肛门不觉灼热，周身倦怠，畏冷，四肢尤甚，不欲饮食，脉象沉滑，舌质色淡，苔薄白，根部厚腻罩灰，服土霉素、呋喃唑酮无效，根据《金匮要略》“下利便脓血者，桃花汤主之”调治，以温涩固脱。

处方：赤石脂30g（一半研末冲服）　淡干姜10g　甘草10g　薏米20g。

上四味，以水四杯，煮取一杯，药滓再煮，取汁一杯，日分三次温服，每服冲赤石脂末。忌食生冷、黏滑等食品。

【二、三诊】9月22日。上药连服三剂，下利竟止大半，继按原方进三剂，下痢脓血全止，唯畏冷不减，脉仍沉滑，舌质舌苔同前，此痢虽止而阳气尚弱，拟宗上方加附子以温补元阳。

处方：赤石脂30g（一半研末冲服） 淡干姜10g 甘草10g 薏米20g 附子10g。

上五味，以水三杯煮取一杯，药滓再煮，取汁一杯，日分二次温服，禁忌同前。

【四、五诊】9月29日。服药三剂，背部微微有温煦之感，续进三剂，畏冷基本消失，脉来不若前甚，舌苔消散大半，根部罩灰消失，再以缓图治本。

处方：台参15g 黄芪15g 炒山药15g 云苓15g 炒白术10g 甘草10g 枣仁20g 干姜6g。

上八味，以水三杯，煮取一杯，药滓再煮，取汁一杯、日分二次，温服、禁忌同前。

二、五更泻

刘某某 男 46岁 武城农民 1974年10月30日。

患五更泻已两月余。初由晚睡前，吃两条黄瓜，至黎明腹痛，泄泻，七八天不已，自以为腹内受凉，每晚煮鸡蛋两个，晚睡前红糖姜水送下，连服三天，寸效不显，农村医生予附子理中丸，初服有效，再服无效，迄今两月，天气渐冷，泄泻增重，脉来沉细而滑，舌质淡白，苔白腻而罩灰，周身畏冷四肢为甚，不欲饮食，腹部经常冷痛，得温舒适，拟理中四神法连进三剂，寸效不显，反而有甚于前，余再三思索，学生忽然提及桃花汤一方，余拍案赞曰："正是，正是！"遂书桃花汤方，按法调理。

处方：赤石脂50g（一半挫煮，一半研末） 干姜10g 稻米30g（煮沸取汤）。

赤石脂一半布包入煮，余末分二包备冲。

上方以水三大杯，煮取一大杯，药滓再轻煮一杯，日分二次，温服。每服冲赤石脂末一包。

治疗经过：上方连进二剂，泄泻即止，余二剂未服，观其所以再商。半月后，其妻来治腰痛，方知按方继服二剂，其病未发。

【按语】

桃花汤方由赤石脂、干姜、粳米三味药物组成。方中赤石脂固脱止利，干姜温中，粳米补虚，共奏温中、涩肠、固脱之效。

主要经文指征："下利便脓血者，桃花汤主之。"（《金匮要略·呕吐哕下利病脉证并治第十七》）

该方治疗主证：下利便脓血，脓血暗淡不鲜，大便滑脱不禁，经久不愈。腹痛喜温喜按，脉微细，舌苔淡白，或精神不振、四肢疲倦、小便不利等。

后人引申更加广泛地应用于治疗五更泻、带下、久泻、胃及十二指肠溃疡病等。

案一孟姓，血痢经久，脾肾元气损伤亦久，宿恙虽作，无奈一派虚寒之征，治者采用桃花汤旨在温其脾肾以为图本计，薏米代替粳米，以排久积之"脓血"，消肠道之"痈脓"，佐甘草以调补中气。三诊后，脓血全止，唯"利虽止而阳气尚弱"，遂加附子以"温补元阳"，五诊后继以参、芪、苓、术之品温肾、健脾、补肺而收效。

案二刘姓，患五更泄泻，数月不瘥，有致滑脱之虞，服附子理中丸、理中四神不效，服桃花汤而获良效者，以桃花汤以温涩见长耳。

当归四逆汤方

一、寒湿痹痛

杨某某　男　50岁　农民　1968年11月2日初诊。

据述：一日牛惊，窜入结了薄冰的湾中，无奈下湾中把牛赶了上来，嗣后患坐骨神经痛，打针服药三年，其病不除，几不能行。目前症见左腿冷痛肿胀，甚则麻木不仁，屈伸不利，行走艰难，形体逐渐衰弱，脉象沉弦。余书当归四逆汤配合《医学衷中参西录》之服生硫黄法调治。

处方：当归15g　桂枝9g　白芍15g　甘草9g　通草9g　细辛6g　附子9g　川牛膝12g　鸡血藤30g。

上九味，以水三碗，煮取一碗，药滓再煮，取汁一碗，日分二次温服。

生硫黄2g，研为细末，日分三次冲服。

治疗经过：患者按此方法服药半月，肿胀基本消失，麻木已减轻大半，可以轻轻下地行走。原方加重鸡血藤为60g，继续服药半月，气力增加，能行走百多米，下肢寒冷已减轻，服药月余，有时感到口干，胃纳差，嘱停药七日。七日后，胃气好转，纳差、口干均除，脉仍沉弦。再拟补腰系、壮筋骨之品，酌情调理。

处方：当归24g　附子6g　白芍15g　甘草15g　鸡血藤60g　川牛膝15g　桑寄生30g　黄芪30g　杜仲15g。

煮取方法同上，隔日服药一剂；服生硫黄法同上。患者持方归，坚持服药一月，气力大增，步行基本正常，只是阴天时尚觉下肢寒冷，嘱停药，坚持服生硫黄法又一月余，病愈可以参加劳动。

二、足趾青紫

戴某某　女　40岁　农民　1988年4月23日初诊。

去年秋冬之交，勤劳于菜园浇水施肥，不避寒湿渍浸，初患两脚冷痛，亦未介意。立冬时节，发现两足趾发青，又自以为受寒，故又穿上棉鞋，夜间在炕上取暖，以求缓解，至春节发现两大趾青紫较重，冷痛也较前为甚，服布洛芬、小活络丹维持治疗，迄今效果不显，怀疑脉管炎，恐怕截肢，始来门诊。目前症见两大趾青紫，左甚于右，几不能行，膝腨亦觉沉重难支，两踝骨下均感冷痛，六脉沉细，太冲穴、太溪穴按之均有脉跳动。综合脉证分析，属寒湿外浸，阴气凝滞经络，阳气虚而不达，治以温煦经络以祛寒湿，方宗当归四逆汤合鸡血藤汤加减。

处方：当归20g　赤芍15g　肉桂3g　鸡血藤30g　丹参30g　川牛膝20g　薏苡仁20g　红花10g　细辛3g。

上九味，以水三碗，煮取一碗，药滓再煮，取汁一碗，日分二次温服。

【二、三诊】5月7日。上方服六剂，冷痛减轻，两大趾仍青紫，续服原方七剂，膝腨沉重减轻，行走能力尚无进展。寒湿久羁，一时难复，仍守上法调治。

处方：当归20g　赤芍15g　红花10g　肉桂3g　鸡血藤30g　丹参30g　川牛膝20g　薏苡仁20g　豨莶草20g　附子9g　鹿角胶10g。

上十味，以水三碗，煮取一碗，药滓再煮，取汁一碗，烊化鹿角胶，日分二次温服。

【四诊】5月18日。上药断续服药九剂，冷痛、沉重基本消失，大趾青紫逐渐缩小，变为紫红色，步行轻松。阳气已有来复之机，寒湿已显克化之望。仍守原方减附子为6g续进。

【五诊】6月2日。迭服上药九剂，大趾青紫基本消失。

处方：当归20g　鸡血藤30g　川牛膝10g　熟地30g。

上药久煮二遍，取汁2碗，日分二次温服。隔日服药一剂。

【按语】

当归四逆汤一方，由当归、桂枝、芍药、细辛、甘草、通草、大枣七味药物组成。当归补血养血；细辛温散寒邪；桂枝温经通络；芍药敛阴合营；通草通经络，利关节；甘草、大枣补脾气而调和诸药。共奏温经散寒、养血通脉之效。

主要经文指征："手足厥寒。脉细欲绝者，当归四逆汤主之。"（《伤寒论》第351条）

该方治疗主证：血虚寒滞，经脉不利之手足厥冷，脉细欲绝；或腹中灼痛，腰腿疼痛及妇女痛经、经闭等。

后人引申更加广泛地应用于治疗寒疝、冻疮，四肢血管痉挛，下利，痛经，腰痛，头痛，痢疾，血痹，偏瘫，荨麻疹，肠粘连，硬皮病，雷诺病，习惯性便秘，风湿性关节炎，小儿麻痹症，血栓闭塞性脉管炎，癥瘕，肠梗阻，肢端感觉异常，肠梗阻，子宫脱垂，过敏性紫癜等。

案一杨姓，寒湿袭入筋骨，羁留三年不瘥，以致形体衰惫。步履维艰，治者用当归四逆汤重加附子，因"附子禀雄壮之质，有斩关夺将之气，能引补气药行十二经，以追复散失之元阳；引补血药入血分，以滋养不足之真阴；引发散药开腠理，以驱逐在表之风寒；引温暖药达下焦，以祛除在里之冷湿。此处用之，旨在祛"寒湿痿痹，拘挛膝痛，不能行步。"以及"温暖脾胃，除脾湿肾寒，补下焦之阳虚。"加鸡血藤补肝肾，补血行血，尤其该药更能通经活络，对腰膝酸痛、筋骨麻木、风寒湿痹等症恃为主要；尤适用于劳伤气血，筋骨不利之证。牛膝亦肝肾家之主药，主活血通经，舒筋利痹，主治风湿痹痛，肢节不利，腰膝酸痛；其性又"善下行，走而能补"。此处用之为引经药，一举两得。服生硫黄一方，乃宗张锡钝之说，主暖下焦真火，并祛寒湿，与上药并行不悖，方证相符，因而疗效显著。

案二戴姓，足趾青紫，属寒湿凝滞经络，治者宗当归四逆汤，温经散寒，养血通脉，更配合鸡血藤汤加减，舒筋活络。三诊度其病情，"寒湿久羁，一时难复"，遂加附子、鹿角胶等温经养血之品于上方，阳气得伸，经脉得通，寒湿得退，终以调补肝肾，养血益脉，调理而安。

白头翁汤方

一、痢疾

张某某　男　39岁　船民　1962年7月22日初诊。

下痢四日，服合霉素、黄连粉等药治疗无效。目前症见发热，体温38.9℃，无汗，脐腹疼痛难忍，里急后重，大便脓血，一日十至二十余次，其味腥臭，肛门坠胀灼痛。脉象弦数，舌质红绛，舌苔黄腻，腹部按之痛甚，精神疲惫。证属温热毒邪，蕴结肠中，秽恶之物，滞而难下。治以清热化湿，凉血解毒。根据《金匮》"热痢下重者，白头翁汤主之"调治。

处方：白头翁 21g　黄连 9g　黄柏 15g　秦皮 15g　白芍 30g　银花 30g（一半炒炭）　滑石 24g　槟榔 24g　焦楂 24g。

上九味，以水四碗，煮取一碗，药滓再煮，取汁一碗，日分三次温服。

治疗经过：上药服二剂，肠鸣辘辘，泻下脓痢甚多，腹痛减轻大半，里急后重亦轻，体温恢复正常。上药既已显效，再予原方二剂续服，服后，腹痛止，按之柔软，大便日行二三次，尚感下坠，脓血已止，肛门坠胀灼热之感解除。症状将瘥，缓步调和。

处方：白头翁 9g　白芍 21g　双花 15g　连翘 15g。

上四味，水煮二遍，日分二次分温服之。连服六剂，诸症竟除。

二、痢疾（细菌性痢疾）

郝某某　男　50 岁　农民　1969 年 9 月 21 日初诊。

赶集吃肉、喝酒、喝凉水，午后腹胀，夜半后痢下五六次，经某医院检查为细菌性痢疾，服黄连素、四环素药片，维持治疗，迄今半月，竟痢下脓血，里急后重，肛门热痛，腹部疼痛拒按，小便短少，精神萎靡，不欲饮食，脉来弦数，舌红苔黄腻，综观脉证，热毒蕴结肠中，伤及血络，以致脓血俱下。治以清热解毒，和络化滞，方守白头翁汤加减。

处方：白头翁 21g　黄柏 9g　秦皮 9g　白芍 30g　炒莱菔子 21g　炒枳壳 15g　焦山楂 24g　甘草 9g　双花 30g（一半炒炭）。

上九味，以水四大杯，煮取一杯，药滓再煮取汁一杯，日分三次温服。

治疗经过：连服三剂，脓血减半，里急后重、肛门热痛亦减大半，仍按原方再进，26 日，脓血全止，里急后重、肛门热痛亦止，腹部按之柔软，痛减。唯大便如酱色。此大病已去，余热尚未尽除。方用：白芍 30g，焦楂 24g，炒枳壳 15g，银花 15g，滑石 15g，煎服方法同上。29 日，诸症皆除。脉来数而无力，黄腻舌苔减而未净，饮食尚少，嘱淡食或糜粥自养。停药观察一星期，如无他症，不复来诊。

三、休息痢疾

董某某　女　44 岁　干部　河北吴桥县　1985 年 8 月 19 日初诊。

每逢夏秋之交，辄发痢疾，迄今已四年。宿疾复发，再服痢特灵、黄连素等药已无效果，追询其病，四年前，患痢疾，服痢特灵显效，兹后经常小腹不适。饮食稍不加意，则腹痛、腹胀、腹泻，恃其体壮亦不在意。今痢下赤白已六天，日重一日，腹痛，里急后重，形体憔悴，精神疲惫，口干、口苦而不欲食，舌红，苔黄腻，脉弦数。

辨证治疗：古人治痢无补法，此证当初即犯“兜涩太早”之戒，湿邪羁留肠中，缠绵不已，以致届时反复发作，遥遥无望痊期，今若不荡尽宿积根蒂，来年痢必复作，拟白头翁汤合《石室秘录》治痢通治法化裁。

处方：白头翁 15g　秦皮 15g　黄连 6g　白芍 30g　当归 20g　槟榔 20g　炒卜子 30g　木香 6g　焦楂 30g　炒黄芩 9g　甘草 6g　车前子 40g（布包）。

上十二味，以水四碗，煮取一碗，药滓再煮，取汁一碗，日分二次温服，忌食鱼肉黏腻之品。

【二诊】9 月 22 日。上药服三剂，腹鸣辘辘，泻下秽浊腥臭之物甚多，几致于脱，继服二剂，泻下反而减少，而小便增多，里急后重，减轻大半，腹痛亦瘥。脉来不若前甚，舌红略轻，苔亦渐薄。上药既已显效，仍守前方化裁续进。

处方：白头翁 10g　白芍 30g　黄连 6g　当归 30g　槟榔 20g　炒卜子 20g　木香 6g　焦楂 30g　炒黄芩 9g　甘草 6g　车前子 40g（布包）。

上十一味，以水三碗，煮取一碗，药滓再煮，取汁一碗，日分二次温服，禁忌同上。

【三、四诊】9 月 28 日。上药服三剂后，又泻下秽浊腥臭之物三次，腹痛、腹胀、里急后重均除。上方去白头翁、秦皮、槟榔，继进三剂而诸症若失，食欲增强，嘱糜粥自养。

后七八天，体质逐渐增强。1986 年 11 月 20 日，其夫出差来德州，告其痢疾未发。

【按语】

白头翁汤一方由白头翁、黄柏、黄连、秦皮四味药物组成。白头翁清热解毒，凉血止痢；黄连、黄柏、秦皮协助白头翁清热解毒、燥湿止痢，诸药相合，共奏清热解毒、凉血止痢之功。

主要经文指征：“热痢下重者，白头翁汤主之。”（《伤寒论》第 371 条）

“下痢，欲饮水者，以有热故也，白头翁汤主之。”（《伤寒论》第 373 条）

该方治疗主证：热痢腹痛，里急后重，肛门灼热，泻下脓血。或兼有渴欲饮水，舌红苔黄，脉弦数。

后人引申更加广泛地运用于治疗目疾、带下、休息痢、噤口痢、产后泄泻、急性菌痢、阿米巴痢疾、急性结膜炎、溃疡性结肠炎、单腹胀、急性附件炎等。

案一张姓，由湿热毒邪蕴结肠中，秽浊滞而不畅，形成脓血痢疾。方用白头翁汤清热解毒，凉血止痢。方中更加白芍以“和血止痛”。加槟榔以“散结破滞”，黄宫绣论此药说：“以其味苦之降，是以无坚不破，无胀不消，无食不化，无痰不行，无水不下，无气不降，无虫不杀，无便不开。”银花一半炒炭，尤为“血痢血便”之要药，又可“清风湿之热，清血中之毒。”焦山楂一药，其特点：一为消积，一为化痰，有“止泻寓消”之功。滑石分消热毒，又从小便排泄，治者加此五药，助秦、柏、连、翁之气以解毒；缓秦、柏、连、翁之质地燥涩。用意至深，方法灵巧。

案二郝姓，患菌痢，以至脓血俱下，方以白头翁汤为基础，另加和血止痛、凉血解毒、化滞通便之品，因而取得良好效果。

案三董姓，为休息痢疾，初因治疗犯“兜涩太早”之戒，以致湿毒蕴结，胶着于曲肠。治者认定“若不荡尽宿积根蒂，来年痢必复作”尤为卓识。方用白头翁汤合陈氏“治痢通治法”，共奏清热解毒，和络止痛，理气化滞，消积化瘀之效。

茵陈五苓散方

一、黄疸

赵某某　男　15岁　学生　德州市　1964年8月10日初诊。

经常与同学在河中洗澡，半月来食欲不振，周身酸软乏力，近日发现面目虚浮，下肢浮肿，腹胀。其家长认为消化不良，与消导之药治疗无效。目前症见面目色黄，周身亦现黄疸，不欲食，有时恶心，泛吐酸水，下午经常发热恶寒，小便色黄，体温37℃，脉浮数，舌质淡红，舌苔白腻，肝功化验：黄疸指数19单位，谷丙转氨酶190单位，麝浊6单位。

综合脉证分析：形成本病的主要原因是：湿邪外渍，内合脾胃，湿邪阻于中焦，肝胆疏泄不利、胆汁外溢形成黄疸。下午经常发热，面浮跗肿，又为外湿留恋之征，《金匮要略》指出：“诸病黄家，但利其小便，假令脉浮，当以汗解之。”方用茵陈五苓散加减调治。

处方：茵陈15g　白术9g　枳壳9g　云茯苓15g　桂枝6g　泽泻15g　麻黄6g　车前子30g（布包）。

先煮茵陈，再以水二碗，纳诸药，煮取一碗，药渣再煮，取汁一碗，日分三次温服。

【二诊】8月18日。上方服后，当夜浑身微微汗出，小便大增，服第二剂后，面目浮肿，消失大半，连服七剂，黄疸基本消退，腹胀虽减而大便每日二至四次。尚感全身乏力。此大病将瘥，中气尚馁，仍须调和脾胃，缓缓扶持中气。

处方：白术10g　云茯苓20g　泽泻10g　茵陈10g　甘草10g　生姜

6片。

上药煮二遍，取汁二碗，日分二次温服。

上方加减续服十七剂，症状尽除，肝功化验正常。

二、黄疸

吴某某　男　53岁　农民　河北景县　1969年10月3日初诊。

瓜田操劳，不避寒湿，初感心下痞满，大便稀薄，恃其体壮，以为消化不良，未加介意，迄今月余，逐渐面目虚浮，浑身疲倦，精神委顿，不欲饮食，食入胃脘呆滞满闷，迟迟不消，足跗浮肿，前两天发现面目及浑身发黄，小便不利，大便欠调，今日始来门诊，肝功化验：黄疸指数16单位，谷丙转氨酶160单位，麝浊7单位。脉弦滑，舌淡，苔白腻垢。

脉证相参，为寒湿中阻，肝郁气滞，疏运失司，治以温中化湿，理气开郁，方用茵陈五苓散加减。

处方：茵陈24g　云茯苓30g　桂枝6g　泽泻24g　炒枳壳18g　白术9g　川朴9g　陈皮12g　猪苓12g　熟附子6g　车前子30g（布包）。

上十一味，水煮二遍，取汁二碗，日分二次温服，忌食酒肉鱼虾及生冷食品。

【二诊】10月11日。上药连服七剂，黄疸显褪，肿势已瘥，他症尚未起色，仍步原方续服。

【三诊】10月18日。续服上药七剂，精神振作，饮食增加，胃脘满闷显减，浮肿亦显减大半，小便利，大便欠调，脉弦滑，舌苔白腻显褪。肝脾疏运有权，寒湿克化在望。

处方：茵陈15g　云茯苓30g　桂枝6g　泽泻30g　炒枳壳18g　白术12g　川朴6g　陈皮12g　薏米30g　附子3g。

上十味，以水三碗，煮取一碗，药滓再煮，取汁一碗，日分二次温服。禁忌方法同上。

【按语】

茵陈五苓散由猪苓、泽泻、白术、茯苓、桂枝、茵陈六味药物组成。即五苓散加茵陈。五苓散利水渗湿，温阳化气，茵陈清利湿热，驱逐黄疸，诸药合用，共奏清热、除湿、祛黄之效。

主要经文指征：“黄疸病，茵陈五苓散主之。”（《金匮要略·黄疸病脉证并治第十五》）。

该方治疗主证：黄疸、小便不利或兼有倦怠少食，脘腹胀闷，口渴不多饮，大便溏薄，舌苔白腻。

后人引申更加广泛地应用于治疗伏暑湿郁发黄，烦渴，小便不利。黄疸性肝炎、胆囊炎、胆石症等引起之黄疸者，肝硬化腹水、湿疹、周身浮肿、肾病综合征、泌尿系感染等。

案一赵姓之黄疸，病由外湿及于脾胃，外湿留恋，内湿中阻，内外合邪，治当内外兼顾。治者采用茵陈五苓散，化为汤剂，加枳壳开胃宽肠，理气畅中；更加麻黄、车前子解表祛湿，利尿消肿；药证合拍，因而疗效显著。

案二吴姓之黄疸，由寒湿中阻，肝脾气滞，疏运失司引起。治者采用茵陈五苓散化为汤剂，加枳壳、川朴、陈皮以理气开郁；附子与车前子，温煦脾肾之阳，以化其湿，利其水，加减方法比较灵活，因而取得显著疗效。

四逆散方

一、慢性胆囊炎

冯某某　女　44岁　农民　德州市郊　1988年4月15日初诊。

三年前，患呕吐苦水，绿如菜汁，腹痛胁痛，服正胆汤得愈。近旬月以来，恼怒后肝气未得发泄，郁于右胁下作痛，呕哕酸苦，自按原方取药服两剂，呕哕止而痛不止，转来门诊。B超检查为“胆囊炎”，肝功能化验正常。脉来弦而有力，舌苔薄白，中部黄腻，心下痞闷，右胁作痛拒按，痛甚则手足冰冷，心悸，易惊，易恐，不欲饮食，浑身乏力，大便滞而不畅，小便黄短。

肝胆失于疏达之机，脾胃失于运降之职，以致湿热郁滞。治以调肝运脾，和胃利胆，方以四逆散合左金丸意。

处方：柴胡15g　白芍20g　炒枳实15g　胡黄连10g　吴茱萸3g　生甘草6g。

上六味，以水三碗，煮取一碗，药滓再煮，取汁一碗，日分二次温服。

【二诊】4月18日。服药三剂，右胁下作痛十去其七，大便通畅，心下痞闷亦减，饮食渐进，手足转温，心悸、易惊、易恐减而未瘥。邪气受挫，正气一时未复，仍宗上方化裁。

处方：柴胡10g　白芍20g　炒枳实10g　胡黄连6g　吴茱萸1.5g　甘草6g　生枣仁30g。

上七味，以水三碗，煮取一碗，药滓再煮，取汁一碗，日分二次温服。

【三诊】4月25日。上方断续服药五剂，寐已转酣，心悸已平，B超复查，胆囊炎消失，脉来已见冲和，唯饮食尚少，气力不足，动辄气短，拟调补脾胃，略佐疏肝之品治之。

处方：柴胡10g　白芍15g　甘草10g　云苓15g　白术10g　枳实10g

枣仁 20g　陈皮 10g　砂仁 6g　党参 10g　川楝子 10g。

上十一味，以水三碗，煮取一碗，药滓再煮，取汁一碗，日分二次温服。

二、吐泻

魏某某　男　44 岁　工人　河南　1988 年 4 月 16 日初诊。

恼怒之后，以酒浇愁，夜半后上吐下泻二次，吐多酸苦，泻多腥臭，翌日吐虽止，而滞下反不爽，脘腹作痛拒按，四肢不温，精神疲倦，不思饮食，小便黄短，略感涩痛，脉来弦细偏数，舌苔薄白，质地偏红。

肝气郁勃，假酒气之肆疟而克伐于脾，脾不任其克伐，运化之机废，由是吐泻交作，腹痛，四肢不温；肝郁化热，不得宣泄，由是神倦，小便涩痛，脉数舌红。治以疏肝理脾，透解郁热，方宗四逆散意。

处方：柴胡 10g　白芍 20g　枳实 15g　甘草 10 岁　云茯苓 15g　竹叶 6g　淡豆豉 10g　焦山楂 10g　滑石 6g。

上九味，以水三杯，煮取一杯，药滓再煮，取汁一杯，日分二次温服，忌烟酒鱼肉及生冷黏滑之品。

【二诊】7 月 19 日。上药服二剂，每次服药后，腹部辘辘作响，早起大便泻下如鱼冻样灰秽之物，小便通畅，涩痛止，脘腹作痛已减大半，四肢转温，仍不欲食，精神尚差。上力既显效机，仍以上方化裁。

处方：柴胡 10g　白芍 15g　枳实 10g　云茯苓 30g　甘草 6g　陈皮 10g　焦山楂 10g　竹茹 10g　淡豆豉 6g。

上九味，煮药、服药、禁忌方法均同前。

【三诊】7 月 22 日。上药服三剂，饮食转香，精神好转，腹痛止，按之柔软，脉来亦较冲和，唯舌质仍偏红，谅酒客之人，不足为虑也，不予药，嘱有节饮食，可也。

【按语】

四逆散一方由柴胡、芍药、枳实、甘草四味药物组成。柴胡疏肝解郁；芍药柔肝敛阴；枳实行气消滞，泻热降逆；甘草和中益气，诸药共奏解郁泻热，疏肝理脾之功。

主要经文指征：“少阴病，四逆，其人或咳、或悸、或小便不利、或腹中痛、或泻利下重者，四逆散主之。”（《伤寒论》第 318 条）

该方治疗主证：热厥证之手足厥冷，心胸烦热，胸腹胀满或疼痛，或兼厌食，泻痢下重，胸胁引痛，舌红苔黄，脉弦或兼数。

后人引申更加广泛地应用于治疗久痢、风痹、火逆证、鼻渊、血证、气滞血瘀诸症，热厥、阳痿、甲状腺功能亢进、急慢性乳腺炎、痛经、月经不调、肋间神经痛以及各种肝病、胆道疾患、胃肠疾患、胰腺炎、胆囊炎、胆道蛔虫症、传染性肝炎、慢性肝炎、蛔虫性肠梗阻、溃疡病、急慢性阑尾炎、胃肠神经官能症、发作性精神痴呆症等。

案一冯姓，素有胆气郁滞、呕吐苦水之症，恼怒未得发泄，郁于肝胆二经，发病胆囊炎症，影响脾胃运降，方选四逆散解郁泻热，调和肝脾，更佐以左金丸，黄连改用胡黄连，因其胡黄连偏于清泻肝胆郁热，二方相合，辛开而苦降，俾少阳枢机得以调畅；脾胃中枢得以升降，气郁得以发泄，湿热必也消散，方证相符，治疗得心应手。邪气减退一分，正气前进一分。二诊加酸枣仁安和胆脾，《本草经疏》说："酸枣仁得木之气而兼土化，故其实酸平，仁则兼甘，气味匀齐，其性无毒。"又说："专补肝胆亦复醒脾，从其类也。"三诊重点加白术、云苓、台参、陈皮、砂仁等，以实其脾。

案二魏姓，本为酒客，肝气郁而未发，再加饮啖失节，以致疏泄运降失调而吐泻，方选四逆散调和肝脾，疏散郁热，方中佐云苓、竹叶、滑石利小便以清热，更佐焦楂解酒毒而化滞，尤其加豆豉一药，不但助柴胡以透解郁热，而且助枳实化滞通腑，透郁热而无汗泄之弊，通大腑而无伤阴之虞，二诊重佐云苓、陈皮以和胃运脾。三诊见其大病已去，唯见其舌红不退，谅属酒客，不复予药。

当归四逆加吴茱萸生姜汤方

胃痛

周某某　男　69 岁　德州市郊　农民　1979 年 10 月 28 日初诊。

中焦虚寒，运化无权，胃脘经常作痛，迄今三月有余，痛时喜温喜按，形寒肢冷身楚，纳后运迟，䐜胀不适，嗳气噫酸，大便溏薄。某医院钡餐透视诊断为胃及十二指肠溃疡。脉象沉细，舌淡苔白。治以温中健脾，方用当归四逆加吴茱萸生姜汤加减。

处方：酒炒当归 12g　酒炒白芍 9g　桂枝 9g　细辛 3g　吴茱萸 6g　炮姜 6g　炙甘草 12g　砂仁 9g　炒薏米 15g　云苓 15g　陈皮 15g。

上十一味，以水五杯，文火煮取二杯，药滓再煮，取汁一杯，日分三次温服。

【二诊】10 月 31 日。上药连服三剂，胃脘作痛减轻，嗳气噫酸亦降，他症尚无起色。病起日久，方药不悖，守方续进，缓缓调之。

【三诊】11 月 3 日。嗳噫均止，腹胀显宽，大便溏薄十去其七，四肢转温，脉象亦较前有力，病势趋向好转，仍步上方出入。

处方：酒炒当归12g　酒炒白芍9g　桂枝9g　细辛3g　吴茱萸6g　炮姜6g　炙甘草12g　砂仁9g　炒薏米15g　云苓15g　陈皮15g　台参9g　诃子肉15g　大枣6枚（掰）。

上十四味，水煮二遍，取汁三杯，日分三次温服。

【四诊】 11月12日。上方断续服药六剂，饮食已感馨香，周身已感温舒，脉来冲和。拟以丸药调理。附子理中丸，早晚各服一丸。

【按语】

当归四逆加吴茱萸生姜汤一方，以当归补血生血，芍药养血止痛，桂枝、通草、细辛温经散寒，降和胃气，诸药相合，共奏温经散寒之效。

主要经文指征："手足厥寒，脉细欲绝者，当归四逆汤主之。若其人内有久寒者，宜当归四逆加吴茱萸生姜汤。"（《伤寒论》第351、352条）

该方治疗主证：手足厥冷，内有久寒，腹痛腹泻，脉细欲绝者。后人引申更加广泛用于治疗风寒头痛，胃脘痛，胁痛，血栓闭塞性脉管炎，硬皮病，冻疮，白带，阴缩，阴吹等。

周姓案，证属脾胃虚寒，经久不愈，气机失调，运化与和降皆受郁滞，脾阳不达四肢，因而四肢逆冷，形寒身楚，方以当归四逆加吴茱萸生姜汤，重在温经散寒，因其病久，方内更加炮姜、砂仁以温中助运，陈皮理气化滞；薏米、云苓利湿，病机已转，始加参、枣、诃子，脾肾兼顾，缓图其功。

赤小豆当归散方

一、狐惑证

刘某某　男　60岁　干部　德州市人　1968年9月1日初诊。

患湿热痢疾新瘥，而阴部作痒尤甚，搔之抓破会阴处溃流黄水，涂龙胆紫药水无效，三日前发现左眼角溃流黄水，自己认为感染，用盐水冲洗亦无效，遂来索方。目前症见左眼角溃破如豆粒大，色白，会阴部破溃如鹌鹑蛋大，色白腐，昼夜瘙痒难以安寐，口干口渴，心烦意乱，小便色黄，溲感热痛，大便秘滞不畅。脉弦数，舌质红，苔黄腻。证属湿热内盛，毒气浸润于外的狐惑病，幸无出现"目四眦黑"之危象。治宗《金匮》赤小豆当归散意。

处方：赤小豆30g　当归9g　黄连9g　黄芩9g　木通9g　滑石9g　甘草梢6g　龙胆泻肝丸6g（冲）。

上七味，以水四杯，微火煮取二杯，药滓再煮，取汁一杯，日分二次温服，每服冲龙胆泻肝丸6g。忌烟、酒、鱼、肉、黏滑、果脯等品。

治疗经过：上药连服三剂，瘙痒减轻，续进三剂，瘙痒仍再减轻，小溲热痛亦止。服至第十二剂后，上下之破溃处均已结痂，口渴亦减，心烦已平，夜间得以安寐，遂停汤药，单以龙胆泻肝丸轻轻调理，又旬余病愈。

二、便血

谢某　男　66岁　农民　1974年4月15日初诊。

先有内痔便血，迄以半年未发，迩来以肝气怫郁饮酒无度，致使湿热下注，蕴结大肠，阴络损伤而便血，肛门时时灼热作痛，便血鲜红，其量较多，小便色黄、热痛，精神倦怠，形体憔悴，不欲食，腹部濡软，按之不痛，脉象弦滑，舌质红绛，舌苔黄腻，根部罩灰。治拟渗湿清热、解毒、止血、化瘀。方以赤小豆当归散加味调治。

处方：赤小豆30g　炒当归20g　地榆炭10g　炒槐米10g　炒黄柏10g　苦参10g　车前子30g（布包）。

上药以淘米水四大杯煮取一大杯，药滓再以淘米水三大杯煮取一大杯，日分三次空腹温服。

【二诊】4月25日。上方断续服药七剂，便血减其大半，小便热痛消失，上方既见效机，仍守原方续进。

【三诊】4月28日。原方服三剂。便血止，方去地榆炭、炒槐米、车前子、黄柏，加白芍25g、云苓20g、猪苓20g。

【四诊】5月5日。上方迭进五剂，饮食恢复正常，舌质亦不红绛，苔黄、根部罩灰均除，脉象已趋缓和，拟养血宁络之品调之，以善其后。

处方：当归10g　生地10g　生槐米6g　白芍10g　甘草10g　台参10g　白术10g　云苓10g。

上药以水三杯，煮取一杯，药滓再煮一杯，日分二次温服。

【按语】

赤小豆当归散一方由赤小豆、当归两味药物为散，浆水冲服。当归活血祛瘀，赤小豆利湿清热，解毒排脓，浆水调和脏腑，二药合用，共奏活血解毒排脓之效。

主要经文指征："病者脉数，无热，微烦，默默但欲卧，汗出，初得之三四日，目赤如鸠眼；七八日，目四眦黑，若能食者，脓已成也，赤小豆当归散主之。"（《金匮要略·百合狐惑阴阳毒病证治》第三）

该方治疗主证：狐惑病之烦躁汗出，双目红赤，脉数。

后人引申更加广泛地应用于治疗肠痈便血，下部恶血，慢性结肠炎等。

案一刘姓，病狐惑一证，由温热内盛，毒气浸淫而发。治者以赤小豆当归散活血、解毒、排脓为基础、加黄芩、黄连清热燥湿解毒，加木通、滑石、甘草梢降火利尿，引其湿热下行，共奏活血、清热、解毒、祛湿、排脓之效。每剂汤药冲服龙胆泻肝丸6g，用之甚当，是以肝开窍于目，肝之经脉下络阴器，与此病发生之部位不无关系，用此丸更“泻肝胆实火，清利肝胆经湿热。”禁忌亦注意到避免湿热流连之品，辨证细到，处方灵巧，因而疗效显著。

案二谢性，患便血一证，由湿热下注，蕴结大肠，阴络损伤引起。治之以赤小豆当归散，方中加黄柏、苦参，以清下焦之湿热；地榆性寒而降，以止大肠之血见长。苏颂说：“古者断下多用之。”槐米苦凉，主入肝与大肠二经，亦主止大肠血见长，诸药加入赤小豆当归散内，加强了燥湿清热、解毒、止血、化瘀之效。车前子一药偏引湿热以走前阴。方法不失灵巧，因而湿热得祛，便血自止。三四诊摒除止血之药加白芍养血宁络，加二苓运脾益肾，因而饮食恢复正常，终以养血宁络益气之品调护，以为长远计意。

黄芪桂枝五物汤方

一、肢体麻木

陈某某　男　农民　河北　1979年10月3日初诊。

牧羊野外，不避寒暑，渴饮凉水，饥食干粮，游走于雾露之中，卧眠于晴空高坡，久患两腿酸楚疼痛，甚则麻木不仁，尤以膝下为甚，晚归每以热水洗烫，洗烫后，酸楚劳累之感虽减轻，反而感到瘙痒，搔之不得其解，服大活络丹、伸筋丹等，其病时轻时重，近来病进，予防己黄芪汤，病虽减而迟迟不愈，按其下肢，温度适中，阴陵泉处，静脉曲张，足跗小络，青红密布，重按益感酸痛，偶尔有流火感。脉沉弦，舌质偏紫暗，苔薄白中夹黄腻。拟黄芪桂枝五物汤加减调之。

处方：黄芪 30g　赤芍 20g　桂枝 9g　木通 10g　红花 10g　川牛膝 10g。

上六味，以水三碗，煮取一碗，温服；次日早晨，以水二碗煮药滓，取汁一碗，食前温服。

【二诊】10月7日。上药连服二剂，两腿酸楚、疼痛减轻，流火消失，瘙痒减轻。原方去木通加鸡血藤30g续服。

【三诊】10月12日。上药续服五剂，由于劳力过甚，病未减轻。

处方：黄芪30g　赤芍30g　鸡血藤30g　红花10g　川牛膝6g　当归10g　净地龙6g。

上七味，以水三碗，煮取一碗，药滓再煮，取汁一碗，日分二次温服。

【四诊】10月19日。服药六剂，诸症大减，唯觉下肢气力不足，拟补肝肾、养血、益气、活络之品调理。

处方：黄芪 30g　桂枝 6g　鸡血藤 30g　川牛膝 10g　萸肉 20g　川续断 15g　杜仲 15g　桑寄生 15g　当归 15g。

上九味，以水三碗，煮取一碗，药滓再煮，取汁一碗，日分二次温服。

二、血痹

李某某　女　22 岁　工人　德州　1982 年 11 月 3 日。

产后近月，气血尚亏，五六日前略感风气，则觉右膝下麻木不仁，左臂肘亦麻木不仁，服去痛片、布洛芬均无效，服小活络丹亦无效。刻下症见麻木不仁，并头晕头重，身自汗出，心悸、畏冷。脉细微而兼小数，舌质淡白，方以黄芪桂枝五物汤加味。

处方：黄芪 30g　桂枝 15g　白芍 15g　当归 30g　首乌 25g　柏仁 10g　丝瓜络 10g　生姜 15g（切）　大枣 12 枚（掰）。

上九味，以水三碗，煮取一碗，药滓再以水二碗，煮取一碗，日分二次温服。

【二诊】11 月 10 日。上方迭服六剂以调和营卫，养血活络，麻木不仁显减，上肢尤为显著，头晕头重、心悸、畏冷均除，身自汗出减而未瘥，脉来较前有力，气血亏虚之体，恐一时难复。即见机转，仍予上方踵步。

处方：黄芪 30g　桂枝 15g　白芍 15g　首乌 25g　当归 25g　党参 15g　桑寄生 20g　生姜 20g（切）　大枣 12 枚（掰）。

上九味，以水三碗，煮取一碗，药滓再煮，取汁一碗，日分二次温服。

【三诊】11 月 22 日。上方断续服药七剂，麻木不仁逐渐减轻，遇天冷时，尚感轻微麻木，书方如下，嘱二日服药一剂，病愈为止。

处方：黄芪 15g　桂枝 10g　白芍 10g　当归 10g　丝瓜络 10g。

上五味，水煮两遍，取汁二碗，日分三次温服。

【按语】

黄芪桂枝五物汤一方由黄芪、桂枝、芍药、生姜、大枣五味药物组成。方用黄芪补气；桂枝、芍药通阳除痹；生姜、大枣调和营卫，诸药相合，共奏温阳行痹之效。

主要经文指征："血痹阴阳俱微，寸口关上微，尺中小紧，外证身体不仁，如风痹状，黄芪桂枝五物汤主之。"（《金匮要略·血痹虚劳病脉证并治第六》）

该方治疗主证：阳气不足，阴血凝滞之血痹证、风痹证以及肢体麻痹、心悸、自汗等。

后人引申更加广泛地应用于治疗末梢神经炎、脉管炎、心悸、眩晕、痹证。

案一陈姓，患肢体麻木之风痹证，风痹与血痹略有不同，血痹证主要特征是局部肌肉麻木，而风痹的主要特征是受邪较重，症状以麻木酸痛为主。二者发病皆属阳气不足，阴血凝滞，《灵枢·邪气脏腑病形》篇所谓“阴阳形气俱不足，勿取以针，而调以甘药。”治者采用黄芪桂枝五物汤以温阳行痹为治疗原则，只是该病有“偶而有流火感”一症，原方减桂枝之用量，加入木通一药“降火以利关节”。因病位主要在下肢，所以治者又加入川牛膝、红花舒经活络，引药下行。流火除，加鸡血藤生血、养血、活血。四诊加当归以养血益气，加地龙以搜剔。终以补肝肾、壮筋骨之品，以善其后。药物加减出入，步步法度谨严，因而取得良好效果。

案二血痹证，适在产后，气血未复，夹感风气，形成该病，黄芪桂枝五物汤为对症之方，因在产后，营卫失调，自汗、畏冷、头晕、头重，治者因而重加当归、首乌、柏仁，佐黄芪桂枝，养血益气，大补气血。药证相符，坚持原方，终使气血得复，经络得调而病愈。

酸枣仁汤方

一、眩晕失眠

吾坊李公，耳顺之年，生活俭朴，精于书法，老来仍勤于笔法，为人做书为生，精神矍铄，谈笑风趣，可谓贫而乐者。去年冬天患癃闭，几经周折而病愈。今春由操劳过度，忧思过甚，近几天来，又经常失眠，夜寐多梦，心中烦热，头晕头痛，不思进食。昨召余诊，自述及闭目即有飞腾之感时笑曰：“浩浩乎如冯虚御风而不知其所止；飘飘乎如遗世独立，羽化而登仙。”在座者无不为之哄堂，诊其脉虚软无力，舌质偏红，苔薄白。脉证合参，当属《金匮要略》之“虚劳虚烦不得眠”症。书酸枣仁汤加味调理。

处方：生酸枣仁30g　知母12g　川芎12g　云茯苓24g　甘草6g　远志12g　生龙骨20g　生牡蛎20g。

上八味，以水三碗，煮取一碗，药滓再煮，取汁一碗，今晚明早分温服之。

服药三剂之后，睡眠效果不大，闭目时仍有飞腾感，余思之良久，方知酸枣仁汤以酸枣仁为君，其量极大，数倍于他药，此药量不足故也。

处方：酸枣仁90g　知母12g　川芎12g　云茯苓15g　甘草6g　远志18g　生龙骨30g　生牡蛎30g。

上八味，以水三碗，煮取一碗，日分两次温服。

晚服一次，一觉酣睡达旦，老伴呼之方醒，头痛头晕已止。早饭后，患者闭目，试试亦不觉有飞腾之感，三剂尽而诸症相续而瘥。

噫！学经方而忽略其主药，用量不当，岂不谓废规矩与准绳哉，若夫子在必以戒尺痛击其掌也。

二、心悸失眠

薛某某　女　38岁　农民　武城县　1978年11月26日初诊。

夜寐中，由于邻居家失火，突然被惊叫声惊醒，旋而不寐。嗣后，经常心悸不寐，迄今三月，其病不愈反增。目前症见头目眩晕，精神恍惚，心中烦热，若懊悔状，饮食减少，身体虚弱，喜静恶躁，触事易惊，善太息，夜寐多梦联翩，小便偏黄，大便偏燥，脉象弦数无力，舌质红嫩，苔薄黄。

辨证治疗：症由惊恐得之，心胆气怯，加之忧思过度，伤及肝肾，阴液暗耗，而相火妄动，治以镇惊安神，养阴清热为法，方以酸枣仁汤合栀子豉汤加减。

处方：生酸枣仁60g　知母20g　云茯苓25g　川芎6g　牡蛎30g　龙齿30g　栀子10g　豆豉10g　白芍15g。

上九味，水煮二遍，取汁二碗，今晚明早分温服之，忌食辛辣食品。

【二诊】11月28日。上药服二剂，心悸不寐好转，观色、按脉、察舌，症状仍似前诊，再守原方续进。

【三诊】12月2日。续服三剂，寐多，情绪已转安定，头目眩晕转轻，心中烦热亦减，大便已调。效虽显，尚未过半，仍守原方续服。

【四诊】12月5日。效果显进，仍守原方续服，观其所以，再商。

【五诊】12月9日。诸症将近全痊，又由恼怒而病进，更加胸闷、不欲食。

处方：酸枣仁40g　知母12g　云茯苓12g　龙骨20g　牡蛎20g　枳实10g　川楝子10g　陈皮10g　半夏15g。

上九味，以水三碗，煮取一碗，药滓再煮，取汁一碗，日分二次温服。

【按语】

酸枣仁汤一方由酸枣仁、茯苓、甘草、知母、川芎五味药物组成。酸枣仁养血宁心，补肝安神为主药；川芎调畅气血，疏达肝气，与酸枣仁相伍，一酸一收，一辛一散，相反相成，以达养血调肝、安神之效；茯苓益脾宁心，助枣仁以安心神；知母养阴清热，润燥除烦，可缓川芎之辛燥；甘草和中缓急，诸药合用共奏养血安神、清热除烦之效。

主要经文指征："虚劳虚烦不得眠，酸枣仁汤主之。"（《金匮要略·血痹虚劳病脉证治第六》）

该方治疗主证：虚烦不得眠。或兼心悸、盗汗、头目眩晕，咽干口燥，脉弦或细数。

后人引申更加广泛地应用于治疗失眠、盗汗、眩晕、神经衰弱、贫血等。

案一李姓，病眩晕失眠，实由心肝血亏，虚火上僭所为，治者以酸枣仁汤养血安神，清热除烦，并佐生龙骨、生牡蛎咸平微寒"潜阳固精，益阴安神"。本当病瘥，而效果反不理想。二诊宗经旨，遂加大酸枣仁之用量，病始减而向愈。

案二薛姓，病心悸不眠，由惊恐得之。病既久，阴液暗耗，相火妄动，治者以酸枣仁汤合栀子豉汤加减，镇惊安神，养阴清热，更佐龙骨、牡蛎、白芍以养阴、镇惊、安神。方证合拍，坚持守方，因而症状逐渐减轻而向愈。

麦门冬汤方

一、百日咳

夏某某　女　6岁　马颊河　1984年11月12日初诊。

初患感冒咳喘，迁延至今已两月，曾用小儿止咳片、莱阳梨糖浆、青霉素、链霉素、复方新诺明等药物。目前症见每天顿咳三四次，甚则咳痰夹有血丝，并额汗如珠、面目赤，鼻出热气。脉数，按之无力，舌质红，少津无苔。根据《金匮要略》"火逆上气，咽喉不利，上逆下气者，麦门冬汤主之"之法调治。

处方：麦门冬12g　半夏6g　北沙参12g　杏仁16g　石膏15g　炙杷叶12g　金银花10g　甘草6g　元参10g。

八味，以水三碗，煮取一碗，药滓再煮，取汁一碗，两碗合兑竹沥汁一两，日夜分为六次温服。

【二诊】11月18日。每次服药后，身辄微微汗出，感觉反而舒适，连服六剂，护理甚周，每日只顿咳一二次，咳声已减，未再发现痰中带血，鼻出热气亦减。上方既见效机，仍守原方续进。

【三诊】11月24日。上方续服六剂，顿咳短暂，而咳嗽吐痰增多，脉来较前有力，舌红不甚，有薄薄舌苔。咳而痰增，此为津液来复之佳象，当因势利导，缓缓调治。嘱以认真调护，不得单恃药力。

处方：麦门冬12g　北沙参10g　杏仁6g　炙杷叶12g　金银花6g　瓜蒌皮10g　甘草6g。

上七味，水煮两遍，每加生姜三片，取汁一大碗，日分三次温服。

二、劳咳

我市张汉民先生，博雅君子也，任教多年，德高望重，精于书法，尤长书汉隶、魏碑，笔法工整，苍劲不阿，中外友人，拜求者多矣。1977年，年近七旬，春节为市人大政协委员做书几百幅，夜以继日，一笔不苟，终因年迈，积损为劳。咳嗽气逆，咳痰少而稠黏，咽喉燥痒，口渴，胸宇苦闷，饮食减少，形神憔悴，病已二匝。脉象滑数，按之细弱，舌质瘦小偏红，舌苔白薄中燥。此乃肺胃津液损伤，气阴不得上乘，虚火盘踞于上焦，蓄积于胃腑，已成肺痿之机也。方用麦门冬汤加减，肃肺清胃，滋阴降逆，虑其年迈体弱，药不宜峻。冀望津复则幸甚。

处方：麦门冬30g　半夏15g　沙参15g　炙杷叶20g　甘草6g　元参15g　杏仁泥10g　炒莱菔子20g　川贝末6g。

上八味，以水三碗，煮取一碗，药滓再煮，取汁一碗，日服三次，每次冲服川贝末2g。

【二诊】上药服三剂，胸闷显宽，饮食略增，精神较前好转，仍步前方加瓜蒌20g，虑其恙势仍在重途，续予二剂，循序渐进。

【三诊】咳痰已爽，咳嗽气逆不若前甚，口渴、咽喉燥痒亦减。大便日行三次，比较稀薄，虑其年老体弱，亦不任其通泻，仍宗上方，侧重利小便。

处方：麦门冬30g　半夏15g　沙参15g　炙杷叶20g　甘草10g　茅根30g　杏仁泥10g　云苓20g。

上八味，以水三碗，煮取一碗，药滓再以水二碗，煮取一碗，日分三次温服。

【四诊】上方连服三剂，逆气已降，咳嗽已平，咳痰甚少，咽喉燥痒十去七八，脉象匀调。上焦盘踞之火，大势已去，仍予生津养液之品，俾气津布化，余恙必除。

处方：麦门冬20g　半夏10g　太子参15g　甘草10g　云苓20g　炙杷叶20g。

煎煮方法同上。服药方法改为日二服。

【按语】

麦门汤一方由麦门冬、半夏、人参、甘草、粳米、大枣六味药物组成。麦冬滋阴清热，为主药；人参、甘草、粳米、大枣益胃气以生津液；佐半夏下气降逆，开通胃气，化其痰涎，且生甘草清热利咽，兼以调和诸药。诸药合用，共奏清养肺胃、降逆下气之功。

主要经文指征："火逆上气，咽喉不利，止逆下气者，麦门冬汤主之。"（《金匮要略·肺痿肺痈咳嗽上气病脉证治第七》）

该方治疗主证：肺痿，咳痰涎沫，气喘短气，咽干，口燥，舌干红少苔，脉虚数。

后人引申更加广泛地应用于治疗呕吐、呃逆、阴虚胃痛、阴虚燥咳、肺不张、硅肺、肺结核、慢性支气管炎、肺癌、网膜炎、溃疡病（胃、十二指肠溃疡）、胃黏膜脱垂、阴虚性肺炎、肺气肿、肺心病、慢性胃炎、胃癌。

案一夏姓女儿，病百日咳，二月不痊，火气郁闭肺络，咳而带血，方以麦门冬汤去米去枣以免腻膈，重佐杏仁、炙杷叶、金银花、石膏、元参一派清肺和络之品，火气得降而津气得升，故视"咳而痰多"为津气来复之象。由于药与证合，护理得当，因而治疗亦较爽手。

案二张姓，津气耗伤，积而为劳，以致咳而上气，食少神疲，治者宗麦门冬汤之意，重佐肃肺清胃之杏仁、杷叶、元参、川贝、炒莱菔子，复方调理。二三诊，药随症转，偏于利小便，所谓"通阳不在温而在利小便"。终使气津布化而病愈。

瓜蒌薤白白酒汤方

一、胸痹心痛

王某某　男　60岁　会计　1970年10月12日初诊。

胸闷憋气，时时作痛，月前在某医院检查：心电图示为"冠状动脉供血不足；左心室劳累；陈旧性心肌梗死。"医予硝酸甘油片等，暂缓疼痛。刻下症见左胸疼痛，牵连左肩背，甚则疼痛窜及左腋下及左臂内，一日发作一二次，夜间及天冷时发作较甚较频，病发时心悸不安，易出虚汗，面色浮肿、灰暗，唇紫，舌紫暗，苔薄白，中部暗黄。精神委顿，四肢倦怠，心下略觉痞胀，二便调，脉象沉细兼涩，间有结脉出现。综合脉证分析，属胸痹心痛证，治宜调和营卫，宣阳通痹，化瘀通脉，方以瓜蒌薤白白酒汤合失笑散加味。

处方：大瓜蒌50g　薤白9g　蒲黄15g　五灵脂9g　桃仁9g　丹参30g　焦楂30g。

上七味，水煮二遍，取汁二碗，兑即墨老酒至三大碗，日分三次温服，忌烟及白酒，勿食太饱。

【二诊】10月20日。上药连服七剂，七日来仅发病二次，胸闷、憋气、掣痛均不若前甚，精神振作，有喜笑面容，心下痞胀显消，饮食正常，舌色略似红活，脉来亦较前有力。既见效机，仍步上方加减续进。

处方：大瓜蒌 50g　薤白 9g　蒲黄 9g　五灵脂 6g　丹参 30g　当归 9g　川芎 9g　丝瓜络 15g　桃仁 9g　甘草 9g。

上十味，以水三碗，煮取一碗，药滓再煮，取汁一碗，兑即墨老酒一碗，日分三次温服。

【三诊】10 月 30 日。上药连服三剂，胸痛未发，自觉病愈，即去邻家赴宴，酒肉过度，夜间腹胀、腹痛。翌日叩门索方，余书枳实 12g、神曲 9g、炒莱菔子 30g，加于上药中煮服。

【四诊】11 月 6 日。服药三剂，大便泻下如柏油样秽物两次，腹痛虽减，心下仍感不适，有时呃逆，不欲食。

处方：瓜蒌 24g　丹参 30g　当归 9g　川芎 9g　半夏 12g　竹茹 9g　薤白 9g　枳实 9g　枣仁 18g　云苓 18g　牛膝 6g　生姜 6 片　甘草 6g。

上十三味，水煮二遍，取汁二碗，日分二次温服。

二、胸痹

李某某　男　64 岁　市民　1969 年 6 月 15 日初诊。

爱好钓鱼，不分寒暑。半月前，患胸痛彻背，咳吐白色痰浊，余予苏子降气汤、温胆汤加杏仁、银花、连翘、生甘草服药 11 剂，显效甚小，后更方，再予瓜蒌薤白白酒汤加丹参、当归、川芎、桃仁、红花仍显效甚小。特邀本科两位老大夫会诊。症见左胸憋闷，咳则胸痛彻背，吐白沫黏痰，不得安卧，卧则吐痰较频，面目虚浮，不欲饮食，四肢倦怠，脉弦紧，舌淡苔白腻。经反复讨论认为：初由风寒所伤，胸阳不振，以致痰饮结聚，气机不畅，胸络痹阻。治以通阳散结，豁痰下气。方以瓜蒌薤白白酒汤加味。

处方：瓜蒌 90g（连皮带子捣烂）　薤白 24g　细辛 6g　半夏 24g　杏仁 12g。

上五味，以水二碗，即墨老酒一碗，文火煮取一碗半，日分三次温服，忌食生冷瓜果之品。

【二诊】6 月 21 日。上药服三剂后，胸闷显宽，咳嗽胸痛彻背十去其七，接服三剂，咳嗽时胸痛彻背基本消之，吐痰亦少，得以安寐，饮食增进，脉来弦紧不若前甚。上方既见效果，仍步上方加味。

处方：瓜蒌 60g　薤白 18g　细辛 6g　半夏 24g　杏仁 12g　云苓 30g　泽泻 30g。

上七味，以水三碗，煮取一碗，药滓再煮，取汁一碗，日分三次温服。

【三诊】6 月 30 日。断续服药六剂，上症逐渐消退，予理气通络之品善后。

【按语】

瓜蒌薤白白酒汤由瓜蒌、薤白、白酒三味药物组成。瓜蒌祛痰散结开胸；薤白行气通阳止痛，白酒行气通络，诸药共奏通阳散结、行气祛痰之功。

主要经文指征："胸痹之病，喘息，咳唾，胸背痛，短气，寸口脉沉而迟，关上小紧数，瓜蒌薤白白酒汤主之。"（《金匮要略·胸痹心痛短气病脉证治第九》）

该方治疗主证：胸痹证之胸部隐痛，甚则胸痛彻背，喘息咳唾短气。或兼有舌苔白腻，脉细弦滑或兼紧或兼迟。

后人引申更加广泛地应用于治疗胸中痹痛，气喘、胸闷、胸胁疼痛、心绞痛、肋间神经痛属于气滞痰阻者，非化脓性肋软骨炎，慢性支气管炎的哮喘痰多，胸背引痛等。

案一王姓，患胸痹心痛，治以瓜蒌薤白白酒汤合失笑散：调和营卫，宣阳通痹，化瘀通络，更加桃仁以"消心下坚硬"。李东垣指出："桃仁苦重于甘，气薄味厚，沉而降，苦以泄滞血，甘以生新血，故破凝血者用之。"加丹参以去"心腹邪气"及"心腹痼疾结气"，因丹参主入心经"活血通心包络"。加山楂一药，以加强化瘀止痛。二诊后，胸痹心痛大减，着眼于舌色紫暗，复加当归、川芎、丝瓜络，以养血、活血、通络。三诊以枳实、神曲、炒莱菔子消其酒肉之积，四诊转而为养血化瘀、理气安神法而为长远之计。

案二李姓，患胸痹证，以瓜蒌薤白白酒汤通阳散结，豁痰下气，加杏仁、半夏为佐，"降气行痰、燥湿痰"以疗"心下结痛，咳嗽气逆"。巧用细辛这一辛温风药，助薤白以通阳散湿，活络止痛，助瓜蒌以"开胸中滞积"，下气破痰，由是痰浊蠲而痹自开。二诊加云苓、泽泻，补益心脾，运化水气，断其痰湿之源，故病得以速瘳。

厚朴七物汤方

脘腹胀

1966年9月11日。

德市南郊名老中医史端和先生性喜饮酒，健谈好客，年逾花甲，为农民治病，不避寒暑，经常走街串巷，单车来往，很受人们赞誉。月前患夹食感冒，自服中药病已，由于多用泻药，脘腹胀满不适，迄今半月余，自以为痞证，服半夏泻心汤三剂病不减，适我在此乡巡回医疗，傍晚邀余诊之，脉象弦滑，经常头痛、头晕，饮食虽可，但有时食后须臾即哕吐食水一二口。余思之良久，自语：予厚朴生姜半夏甘草人参汤，还是厚朴七物汤？史老大夫说："二方任你处治。”余越发不敢下笔，执而再思，腹满是实是虚？若虚可予前方加减，若实必为后方无疑。再按其腹，上中下脘皆似板硬，重将则痛，即书后方于下。轻轻调之，冀望应手。

处方：厚朴 12g　甘草 6g　枳实 12g　大黄 9g　当归 9g　生姜 9g　半夏 12g。

上七味煮两遍，每遍以水三碗，煮取一碗，日分三次温服。方写妥，请老大夫过目，史老不阅，遂把药方交与学生取药煮服。是夜余心忡忡，早起推窗见老大夫在院中散步，余心始安。后按此方调理七日，而诸症悉平。

【按语】

厚朴七物汤由厚朴、甘草、大黄、桂枝、枳实、生姜、大枣七味药物组成。厚朴行气除满，大黄清肠通便，枳实破气消瘀，行气除痞，三药合用，以行气、除满、通便。桂枝解表和营卫，生姜大枣安胃和中，甘草调和诸药。诸药共奏表里两解之效。

主要经文指征：“病腹满，发热十日，脉象浮而数，饮食如故，厚朴七物汤主之。”（《金匮要略·腹满寒疝宿食病脉证治第十》）

该方治疗主证：腹胀满，脉浮数，或兼呕恶下利。

后人引申更加广泛地应用于治疗腹满气胀，食伤吐下，胸中不爽、干呕腹满，或头痛有热者；痢疾腹满拘急；腹痛剧而呕者。

案史姓，患脘腹胀满，按之板硬，实属浊气宿食郁滞胃肠，传导无权，气机不利。治者采用厚朴七物汤。因其史医性喜饮酒，又经常头痛头晕，原方去桂枝、大枣，恐其辛热甘腻流连郁热；加当归、半夏于方中，养血而降气。治者经常提示：“人身之气血，本不相离，发病不过有所偏重，气郁会影响血络不通，血滞亦会影响气机不畅，所以在立方遣药时，都要有所顾及。应用调气药时要加一点血药；运用调血药时也要加一点气药，这样才能使气血并调，并行不悖。”该案所以加当归亦不出治者论点。考李东垣之补中益气汤，方用一派益气升阳之品，反而加了一味当归，养血补血；归脾汤中巧加了一味木香，调气顺气。这样的处方之妙，妙在使气血活活泼泼而又轻巧灵动。

当归生姜羊肉汤方

一、产后腹痛

王某某　女　30 岁　平原　农民　1978 年 3 月 16 日初诊。

1977 年春季，患少腹寒积，有时环脐作痛，方予当归、川芎、良姜、香附、草果、小茴香、乌药等温阳化滞之品，迭服六剂，病去十之六七，因农忙而辍诊。去冬腊月又生一子，加之调护不周，少腹作痛迄未得愈，旬月以来，左少腹作痛，甚至环脐作痛，时轻时重，每每以热水袋温暖脐腹，尚觉舒适，否则夜不得眠。目下症见形瘦面苍，精神萎靡，乳水短少，心悸汗出，气短乏力，脉沉细，舌体淡瘦，苔白薄后根罩灰。据《金匮要略·腹满寒疝宿食病脉证治第十》有大建中汤方，以疗“心胸中大寒痛”，有乌头煎方以疗“环脐作痛”。有当归生姜羊肉汤以疗“腹中痛及胁痛里急”诸方。再三揣度，结合病者素有寒积，迁延越年不已，加之产后调护不周，已属气血两虚，几不可支，治当气血双补，以治其本，再入行气止痛之品佐之，可望机转。

处方：当归 30g　附子 10g（先煮）　甘草 15g　鲜羊肉 180g（切成薄片）　生姜 6g（切）。

上药以水三大碗，先煮附子 20 分钟，后再加水二碗，纳诸药，取汁二碗，日分二次温服。

翌日其夫来报，昨服药后覆杯即吐，家妇从未吃过羊肉，是否与膻味有关。余思之良久，加橘皮 15g、鲜山楂 1 枚，先清炖羊肉，去浮油及沫，再纳诸药同煮。服药时，先令其服两小口，10 分钟后若不吐再服。

3 月 20 日，其夫来云：遵嘱服药顺利，腹痛大减，汗止心安。原方再进三剂，煮服方法同上，观其所以再诊。

【二诊】上方迭服六剂，每日大便二三次，脐腹痛止，温暖舒适，精神面色好转，舌苔白薄罩灰显褪，脉来较前有力。宗“气主煦之，血主濡之”之意处方：

鲜羊肉 100g　当归 30g　生姜 30g

煮药及服药方法同上。

二、产后腹中疞痛

时某某　女　26 岁　故城农民　1978 年 8 月 19 日初诊。

产后二月，气血未复，少腹经常隐隐作痛，身体羸瘦，乳水几无。询其以往治疗，患者出示所服药单：一以胶艾四物汤加减，一以逍遥散加减，断断续续服药 20 余剂，腹痛减而未痊。目前症见少腹绵绵作痛，面色苍白，形体憔悴，精神萎靡不振，不欲饮食，周身畏冷，下午时有轻微潮热、面热等感。脉弦按之无力，舌质瘦小，有白薄苔。《金匮要略·妇人产后病脉证治》指出：“产后腹中疞痛，当归生姜羊肉汤主之。”审其症，已显轻度潮红面热之征，是以该病将入劳门矣！急以《金匮》法治之。

处方：当归 30g　生姜 30g　何首乌 30g　鲜羊肉 150g（切碎）。

上药以水五大碗，煮取二碗，药滓再以水三碗，煮取一碗，日分三次温服。药滓中之羊肉捡出另以清酱加水炖食之。

【二诊】9月2日。上方断续服12剂，腹中疠痛全痊，潮热亦除。上方既见效果，为巩固疗效，仍以上方迭进，冀望气血早复乃幸。

处方：当归20g　生姜20g　党参10g　鲜羊肉250g，隔日煮服一剂。

【三诊】9月26日。身体逐渐壮实，饮食增加，乳汁已大大增多。宗《医彻》："寒者热之，大半即安，继以调和，此机之从权者也。"嘱停药，以食养尽之，避寒就温，如有他变，再商。

【按语】

当归生姜羊肉汤一方，由当归、生姜、羊肉三味药物组成。方中重用羊肉养血祛寒，补虚生血，此即《内经》所谓"形不足者，温之以气，精不足者，补之以味"也。当归、生姜温血散寒，补虚益血。一言以蔽之曰当归生姜不过为炖羊肉汤之佐料而已，功能为养血补虚，散寒止痛。

主要经文指征："寒疝腹中痛及胁痛里急者，当归生姜羊肉汤主之。"(《金匮要略·腹满寒疝宿食病脉证治第十》)

产后腹中疠痛，当归生姜羊肉汤主之。并治腹中寒疝虚劳不足。"(《金匮要略·妇人产后病脉证并治第二十一》)

该方治疗主证：寒疝腹痛，胁痛里急，或兼少腹冷痛，血虚腰痛等，脉虚弱，舌淡苔白者。

后人引申更加广泛地应用于治疗少腹寒积，寒滞肝脉腹痛，胁痛，产后腹痛，经寒腹痛以及更年期综合征等。

案一王姓，素有少腹冷痛之疾，又逢产后调护失节，以致气血两虚，几不可支，形体消瘦，乳汁减少，此一派虚羸之形。治者以当归生姜羊肉汤加味，气血双补，以治其本。方中加附子一药，用之温经回阳，一则温下焦久蓄之冷疾，一则借附子"有温通十二经俞"之功，以振奋周身之阳气。初服即吐，加橘皮而止，又因橘皮有去膻之功。大病将瘥，治者仍以当归生姜羊肉汤缓缓调之，由此可见守方之重要。

案二时姓，产后腹中疠痛，以致身体羸瘦，食无馨味，尤其是下午已显潮热，大有虚而入劳之虞，治者予血肉有情之品，当归生姜羊肉汤更佐首乌一药，养血补血。腹中疠痛止，潮热除，治者再加党参，以大补气血，病入坦途；治者以防事补太过，嘱以"食养尽之"，以善其后。

泽泻汤方

一、痰饮眩晕

我市苍楼前顾先生，年青经商，性豪放，好施舍，挥金如土，业余爱好医学，有较深功底，对张锡纯《医学衷中参西录》及喻昌《医门法律》比较崇拜。后因联合经商失兴，遂买一毛驴一单车，靠搞运输为生，每日酒肉充腹。1967年4月25日劳累渴甚，饮冷水两大瓢，二日后患眩晕，心下筑筑，悸惕不安，腹胀哕呃，四肢麻木乏力，自拟《医学衷中参西录》中理痰汤原方，服药三剂，眩晕、腹胀、哕呃不减，遂两剂并作一剂服下，症状略有小减。后以四消丸下之后，一时腹胀减，他病却不见起色。五月四日晚来舍问难，因与我家关系甚厚，遂置酒相待，相谈甚恰。并答曰："张锡纯理痰汤，配伍谨严，乃治痰饮之佳方，此不知该方乃治痰涎郁塞胸膈，夹肝火上升为眩晕者方可用之。张锡纯以陈皮、半夏、云茯苓、芡实为理脾肾之痰，复以柏仁、黑芝麻兼补少阴，尤白芍一药，乃平肝为用，汝之病由过饮冷水引起，水停心下，湮没脾胃之阳气，以致浊阴不降，清阳不升而眩晕，此乃《金匮要略·痰饮咳嗽病脉证并治》之"心下有支饮，其人苦冒眩"之症。先生悦。余出方予之。

处方：泽泻45g　白术25g　砂仁壳10g　云茯苓30g。

上药煮二遍，每遍以水三大杯，煮取一大杯，早晚各服一杯。

七日后，先生邀余至其家说："张仲景真乃神医，服上方一剂，翌日眩晕即减轻大半，又连服四剂而诸症痊愈。"临行，先生赠我《三家医案合刻》《资治通鉴》及《易经》数册，我战战兢兢藏于身中带回。噫！此"文火"未焚之物也。

二、眩晕证

我院张同志，不惑之年即患脑神经之病，十多年来一直头目眩晕，两耳蝉鸣，着急生气则言语不序，甚则易怒，经常服用苯妥英钠、谷维素等维持治疗。日前由于外出工作，被雨淋湿，身体酸楚，服发散药而病减，半月以来仍感肢倦眩晕，口吐咸涎，服六味地黄丸不效，后改服金匮肾气丸略显小效。1977年4月20日，诊其脉，沉细略弦，舌胖大，质淡尖红，苔白腻，后根罩灰。余谓：六味地黄丸为滋阴补肾法，主治肾阴不足、虚火上炎、眩晕耳鸣之证；金匮肾气丸又为偏补肾阳不足，肾得温煦，是以略显小效；所以终于才得痊愈者，此症乃因雨淋受湿，虽得解表发散而湿邪未能尽。肢倦乏力实为其候，湿邪未得尽散而内渗，困于脾肾，脾湿肾水泛溢于廉泉，是故口吐咸涎而不辍。谅其体虚而邪实，若单利湿，恐益其虚，若事补阳，又恐助阴中之火，思之良久，法以缓引水湿下行，兼滋肾中真阴。出方予之，望其机转，再商调治

处方：泽泻30g　白术10g　熟地30g。

上三味，以水四大杯，煮取一大杯，药滓再煮，取汁一大杯，日分二次温服。

药进三剂，口咸辍而涎止，复进三剂，诸症悉退。

学生问："泽泻汤，蠲饮而止眩，其意易明，加熟地一药甚感费解，愿知方法之妙处。"余曰："泛泛之水，利之可也，唯恐伤其真阴，得不偿失，故加熟地以摄之，此宗肾主五液之意耳。"

【按语】

泽泻汤由泽泻、白术两味药物组成。泽泻渗湿利水；白术补脾利水；两药相合，共奏渗湿利水、除痰蠲饮之效。

主要经文指征："心下有支饮，其人苦冒眩，泽泻汤主之。"（《金匮要略·痰饮咳嗽病脉证并治第十二》）

该方治疗主证：心下有支饮，头目眩晕。或兼视物旋转，小便不利。

后人引申更加广泛地应用于治疗水湿肿胀、眩晕证、水肿、便秘，脑积水、梅尼埃病、中耳积液等。

案一顾姓，其眩晕证，由饮冷水过多，水渍心下，筑筑不化，以致眩晕、腹胀、呃逆、心悸、肢麻。治者宗《金匮要略》"心下有支饮，其人苦冒眩，泽泻汤主之"之法。予泽泻汤渗湿利水，除痰蠲饮，方中加云茯苓以加强利湿渗水，蠲逐饮邪，加砂仁壳以通脾阳，蒸化津液，脾气运而浊阴化，因而取得良好效果。

案二张姓，其眩晕证，因外邪合之于脏腑，困于脾肾，久久不得蠲除，以致水气泛溢而口咸。顾及舌体小而质地红赤，内必有火，治者加熟地，以其有"主补血气滋肾水，益真阴之功，既利其湿，而又不伤其阴；既补其阴而又不碍利其浊，妙哉。

小半夏汤方

一、呕逆

1962年，德州市西郊陈某某之妻，素患痰饮咳喘，旬月以来，由于饮食失节，食入约时许，即发呕恶，某老医先予藿香正气汤，后又予乌药顺气汤，其病减而不瘳，后又更一医予旋覆代赭汤，几经泻下，而呕恶不痊，甚则呕吐酸苦食水。一日适余在座，某医诊罢，再三踌躇，不予处方，遂邀余一诊，余诊后说："脉来弦滑，舌淡苔白，此痰饮素疾，中阳气馁已久，再不任其攻伐，宜《金匮要略》小半夏汤以轻轻降和胃气，望其中枢机转，再以温药和之、补之可否。"老医诺诺，遂书半夏24g、生姜30g。上药以水三杯煮取一杯，药滓再煮，取汁一杯，日分三次温服。连服三剂，呕恶竟除。

二、呃逆

章某某，女，26岁，德州市人。甲辰之秋，生一子。产后七日，饮食欠调，胃脘痞滞不适，时时呃逆，甚则呕吐食水，家人予保和丸服之不效，遂请某医处方为半夏、陈皮、降香、瓜蒌、炒莱菔子、木香、甘草。邻人不以为然，请余往诊：脉来虚大，舌淡红、苔薄腻，中部色灰而湿润。认为：此即新产，气血未复，饮食不节，湿邪羁留中脘，以致脾胃运降失司。治当和胃运脾，化湿畅中，宗《金匮》法。

处方：半夏15g　生姜30g（切细）　茯苓15g。

上三味，以水三碗煮取一碗，药滓再煮，取汁一碗，日分三次温服。

服药二剂，呃逆呕吐全止，为巩固疗效，处方：半夏9g　云苓9g　太子参9g　生姜30g。煮服法同上。

三、呕吐

刘某某　女　52岁　农民　临邑县　1975年7月6日初诊。

久患咳喘，历时六年余，经常服麻黄素片、麻黄碱苯海拉明片维持治疗，患者形体消瘦，面色苍白。近来呕吐清水，不酸不苦，一日发作六七次，不欲饮食，心中痞胀，精神倦怠，小便清，大便溏薄，脉沉细、舌淡、苔薄白而腻。其夫出示所服过之药单，余点阅，见有苏子降气汤加减者；有二陈、温胆汤化裁者；还有半夏泻心汤出入者；另有杂乱无章法两张。余沉思之，认为：苏子降气汤为咳喘病之良方，主治肾不纳气，痰涎壅盛者；二陈、温胆汤亦为治痰之佳方，用之不当，亦未免伤津损气；半夏泻心汤又为治痞满之方，此为水饮所作，均非所宜。余以为：迭医太频，今一方，明一方，以致胃气败伤，气机紊乱，形成饮邪盘踞，上逆为呕吐清涎；下趋为大便溏薄，今拟小半夏汤加味，和胃止呕，温降饮邪，望其机转。

处方：半夏20g　砂仁6g　生姜30g（切细）。

上药以水三杯，煮取一杯，药滓再煮，取汁一杯，日分二次温服。

上方连服三剂，呕吐清水显减大半，便溏亦不如前甚，患家又照原方取药三剂。一日其夫来述，呕吐清水已止，便溏如前，饮食增加，亦有香味。嘱按原方加云苓20g、诃子20g继进。

【按语】

小半夏汤一方由半夏、生姜两味药物组成。半夏和胃止呕，降逆除饮；生姜散饮降逆止呕。两药相合共奏降逆蠲饮，散邪止呕之效。

主要经文指征：“呕家本渴，渴者为欲解，今反不渴，心下有支饮故也，小半夏汤主之。”（《金匮要略·痰饮咳嗽病脉证并治第十二》）

该方治疗主证：胃脘停饮呕吐，口不渴，胸胁满闷，纳呆少食。或兼眉棱骨痛不可忍。

后人引申更加广泛地应用于治疗呕哕、心悸、心下痞硬不能食。脚气冲心、闷绝欲死、噎膈、咽喉不利、眉棱骨痛、胃扩张、胃肠神经官能症、幽门不完全性梗阻、胃及十二指肠溃疡病等所出现的噫气、呃逆。

案一陈姓，痰饮咳喘夙疾，脾肺虚之已久，加之饮食失节，胃气当下不下而上逆为呕，藿香正气汤主治外感风寒，内有湿滞之证；乌药顺气汤主治气机郁滞、腹痛腹胀，兼以行血止痛；旋覆代赭汤主治痰浊痞闷，气逆呕恶。三方对于该证所以不适应者，藿香正气汤以化湿行湿见长；乌药顺气汤以行气止痛见长，药物偏于香燥而耗气阴；旋覆代赭汤以散痞开结见长，虽有降逆之功，亦多适应于邪气偏实之证。该病为痰咳夙疾，中阳气馁，只宜调和胃气，轻轻和降。所以治者指出“中阳气馁，再不任其攻伐”为要点。只以小半夏汤降其逆而蠲其饮，兼散其邪而止其呕。一日又分作三次服药。乃将顺胃气而收功矣。

案二章姓，新产饮食不节，胃脘痞滞不适，实亦不任其攻伐，所以破气通泻之品。不可入口，入则下泻，其噫气必然频作而难疗。治者只以小半夏汤轻轻降逆蠲饮，化滞止呕，更佐甘淡之茯苓一药，味甘可补，以益心脾；性淡可渗，利水祛湿。加入该方之中，助半夏之辛温以安谷脏，助半夏之降逆而渗湿。湿得化而中气畅，中气畅而呕逆自止。终加太子参一药，以复中焦元气。

案三刘姓，呕吐清水，不酸不苦，实为脾虚胃冷，治者以小半夏汤加砂仁一药，以砂仁气香性温，尤善调胃醒脾，理气宽中，佐于小半夏汤中，共奏降逆安中，散邪止逆之效。逆气止，而便溏不已，又加茯苓、诃子以补益脾肾而善其后。

黄芪建中汤方

腹痛

付某某　男　62岁　农民　德州市郊　1982年10月11日初诊。

大吐血后，中焦元气未复，形体渐渐消瘦，时时畏冷，四肢不温，面色皖白，饮食乏味，中脘及环脐部不时隐约作痛，按之、熨之则痛止，小便清长，大便不调。脉细缓，舌淡苔薄白。拟黄芪建中汤加减。

处方：黄芪 10g　桂枝 10g　白芍 150g　甘草 10g　炮姜炭 6g。

上五味，以水四杯，煮取一杯，药滓再煮，取汁一杯，日分二次温服。

忌食生冷、黏腻之品。

【二诊】10 月 26 日。上药服五剂，腹痛有所减轻，他症尚无起色。虑其大吐血后，气血一时难复，遂于原方加参归，以冀速复中元。

处方：黄芪 10g　桂枝 10g　白芍 15g　甘草 10g　炮姜炭 6g　当归 10g　党参 10g　陈皮 10g。

上八味以水四杯，煮取一杯，药滓再煮，取汁一杯，日分三次温服。禁忌同上。

【三、四诊】11 月 5 日。上药连服九剂，中焦元气渐复，腹痛止，饮食转香，四肢转温，脉来较前有力。调方如下：

处方：黄芪 6g　桂枝 5g　白芍 5g　甘草 5g　大枣 3 枚（掰）　生姜 6 片　陈皮 5g　茯苓 5g　当归 5g　党参 5g　白术 5g　炒枳壳 5g。

上十二味，文火煮二遍，取汁二杯，日分二次温服。禁忌同上。

【按语】

黄芪建中汤一方，即小建中汤加黄芪一药组成。黄芪为调补中气之要药，与桂枝合则温阳化气；与芍药合则和营益气；与饴糖合则甘补益气；与生姜、大枣合则辛甘调气；诸药相合，共奏调补中气之效。

主要经文指征："虚劳里急，诸不足，黄芪建中汤主之。"（《金匮要略·血痹虚劳病脉证并治第六》）

该方治疗主证：中气亏损所引起之腹痛、胃脘痛。

后人引申更加广泛地用于治疗心悸、吐衄、脾虚泄泻、胃溃疡及十二指肠溃疡、慢性发热、夜尿症等。

案付姓之腹痛，为中气亏损所致，初投原方，腹痛虽减而他症尚无起色。治者虑其大吐血后，中焦气血一时难复，再以原方加党参甘温益气；加当归辛温补血，更加陈皮以醒脾理气，俾补气补血之药补而不滞，故而取效甚速，终以调补气血、理气宽中之轻剂，缓缓调之再治其本。

防已茯苓汤方

一、水肿（皮水证）

张某某　男　26 岁　工人　乐陵　1983 年 5 月 11 日初诊。

春播田间，汗出展衣受寒，初感身重，逐渐面目浮肿，傍晚跗踝肿甚，口淡乏味，不欲饮食，小便短少，色偏黄；咳嗽，头晕头胀；心悸，心下满闷，脊背恶寒，脉象虚软无力，舌淡苔薄白。自服健脾丸，不显效果。化验：肝功正常；尿蛋白（++），镜下血尿，有透明管型。

辨证治疗：汗出感寒，水气滞留皮肤，内合于肺，肺气不宣而作咳；渐次伤及脾肾，运化决渎皆受其累。因而浮肿，心下满闷。清阳不升，浊阴不降，因而眩晕、头胀、不欲饮食、二便失调等症续出。症为《金匮要略》“皮水”之病，治以宣肺止咳，理脾化滞，补肾利水。宗《金匮要略》“诸有水者，腰以下肿，当利小便，腰以上肿，当发汗乃愈”之旨，发汗利尿，综合调理。方用防己茯苓汤加味。

处方：防己 15g　黄芪 15g　茯苓 30g　杏仁 10g　麻黄 6g　附子 6g　白茅根 30g（一半炒炭）　桂枝 6g。

上八味药，先煮麻黄、附子半小时，去沫，加水三杯，纳诸药，煮取一杯，药滓再煮，取汁一杯，分早晚两次温服。

【二诊】 5 月 14 日。每服药后约 2 小时许，先感周身发热，遂后微微汗出，发热与汗出持续 2 小时余，即行小便，小便后，发热汗出方止。服药三日，咳嗽止，头晕头胀减，浮肿消退近半，中脘显宽，食有香味，脉象较前有力，舌质已显红润，白薄舌苔褪大半。前方既效，再宗原方出入调理。

处方：防己 15g　黄芪 15g　茯苓 30g　附子 3g　麻黄 3g　炒苍术 6g　泽泻 10g　炒薏米 10g。

上八味，以水三杯，煮取一杯，药滓再煮，取汁一杯，日分两次温服。

二、水肿（皮水证）

宋某某　女　45 岁　农民　夏津　1968 年 9 月 12 日初诊。

浑身浮肿，四肢沉重乏力，以下肢踝骨上下肿甚，口淡乏味，饮食尚可，有时头晕，心悸，小便量少，大便稀薄，脉象细缓，舌淡苔白薄。病来两月逐渐加重，诊断为营养不良性水肿。拟白术、黄芪、台参、云茯苓、当归、熟地、泽泻、车前子、甘草连服六剂。来人报说病略轻，复予原方迭服六剂。9 月 25 日病人来诊。观其病情，收效甚微。细询方知患者初由涉水受冷引起，并非营养不良性水肿，若属上症，其效必然显著。再细细审察其病之发起、发展，明确为《金匮要略》之皮水证。以防己茯苓汤加味，温阳化气，分消表里。

处方：防己 15g　黄芪 15g　桂枝 15g　甘草 12g　茯苓 12g　薏米 24g　泽泻 15g　砂仁 6g　车前子 30g（布包）。

上九味，以水三杯，煮取一杯，药滓再煮，取汁一杯，日分三次温服。

治疗经过：上方服二剂后，浑身浮肿显消近半，继服四剂后，浑身浮肿基本消失，唯两踝上下仍肿，饮食亦有香味，心悸、头晕消失，大便已调，诸症渐次消退，仍守原方续服。七日后，浮肿尽除；但仍感下肢痿软乏力，懒于行走，此肿消而筋骨气血一时未复，须待期而愈。为加速疗效，拟轻剂予服。

处方：茯苓 9g　薏米 9g　黄芪 9g　当归 9g　鸡血藤 15g　牛膝 9g。

上六味，以水三杯，煮取一杯，药滓再煮，取汁一杯，日二服，隔日服药一剂。

【按语】

防己茯苓汤一方，由防己、茯苓、黄芪、桂枝、甘草五味药物组成。方中桂枝、茯苓温阳而利四肢之水肿；黄芪、甘草益卫气而健脾；防己导水下行而利小便，诸药和合，共奏温阳利水，益气消肿之功。

主要经文指征："皮水为病，四肢肿，水气在皮肤中，四肢聂聂动者，防己茯苓汤主之。"（《金匮要略·水气病脉证并治第十四》）

该方治疗主证：皮水，因阳气郁闭出现之四肢水肿，聂聂动者。

后人引申更加广泛地应用于风湿证、各种水肿、风湿性关节炎、类风湿关节炎、荨麻疹、急慢性肾小球肾炎等病症。

案一张姓，初患皮水，迁延失治，肺脾肾三脏气机失司，水气不行，方以防己茯苓汤加麻黄、杏仁，一则温经而散寒湿，一则宣肃肺气而止咳，白茅根引水下行以利小便，因化验有血尿，治者又令其一半炒炭，以加强其凉血止血之功。附子少少佐于方中，旨在微微温煦肾气，此即内经所谓"少火生气"。大病将瘥，治疗仍守宣肺止咳，健脾祛湿，温肾利水之法，小其制而缓收其效。

案二宋姓，亦属皮水之证，方以防己茯苓汤温阳化气，分消表里。方中薏米不但具化湿利水之功，且"能通利关节"以通行经俞；伍防己以加强其祛风止痛，通经散湿之效；泽泻、车前子佐茯苓补脾益肾通利膀胱，使湿从小便而出，巧用砂仁以醒脾气。大病将瘥，治者拟以轻剂，方以益气散湿，养血通络而缓收其功。

枳术汤方

一、心下痞硬

唐某某　女　46岁　德州市郊　农民　1962年4月20日初诊。

据述：患心下憋闷，经常呃逆，一旦饮食不节或肝气怫郁，宿恙即发，甚则心下如一大饼塞于其中，经常应用木香顺气丸缓解。某医曾按肝硬化治疗，服药近两月，未见效果。目前症见形体消瘦，面苍神疲，心下按之硬满如掌，重按则觉心中躁扰欲呕，舌体瘦小，中有白腻舌苔，脉象沉滑。脉证合参，思索再三。对照《金匮要略》所谓："心下坚，大如盘，边如旋盘，水饮所作。"故拟枳术汤加味以疏气、化滞、散结，佐以活络化瘀。

处方：炒枳实 18g　白术 12g　木香 9g　瓦楞子 18g。

上四味，以水三杯，煮取二杯，早晚分作二次温服。

【二诊】 4 月 30 日。服药九剂，心下方觉舒展，饮食渐增，仍步上方继进，冀望机转。

【三诊】 5 月 4 日。昨日与夫反目，呃逆又作，心下又如饼塞痞硬。

处方：枳实 24g　白术 12g　川楝子 18g　木香 12g　瓦楞子 24g。

上五味，以水三杯，煮取一杯，药滓再煮，取汁一杯，早晚两次温服，每服送木香顺气丸 9g。

【四、五诊】 5 月 28 日。上方共进 15 剂，心下痞胀显减大半，脉来亦比较和缓，舌中白腻苔除而未净，予香砂枳术丸调理。

二、心下结硬

崔某某　女　62 岁　农民　德州市郊　1966 年 10 月 29 日初诊。

田间劳动，过饮生水，初觉心下满闷，继而心下结硬如拳，总在心下游动，病来已三月余，经常呕吐食水，服食母生药片，聊且维持，初服有效，现已不显效果。观其舌淡苔白腻，脉沉滑，拟枳术汤意。患者恶服汤药，遂变散剂，慢慢消散之。

处方：炒枳实 90g　炒白术 90g，共轧细末，分作 20 包，早晚各服一包。

患者依此方，配制药末三次，服药两个半月，其病渐渐消散而愈。

【按语】

枳术汤由枳实、白术两味药物组成，白术健脾祛湿，助脾运为主药；辅以枳实下气化滞，消痞除满；两药共奏健脾消痞之效。

主要经文指征："心下坚，大如盘，边如旋盘，水饮所作，枳术汤主之。"（《金匮要略·水气病脉证并治第十四》）

该方治疗主证：脾胃虚弱之饮食停滞，脘腹痞满，不思饮食，或兼大便欠调。

后人引申更加广泛地应用于治疗各种腹胀，食积证，胃下垂，胃肠功能失调，子宫脱垂，胃肠神经官能症，慢性胃炎等。

案一唐姓，心下痞硬，总因脾虚气滞，失于转输，饮邪盘踞而为病，方以枳术汤消痞健脾。治疗又从病者现状与经久不愈综合分析：认为饮邪数年，重按心中躁扰欲吐，亦属顽痰胶结与血络瘀阻并病，因而应用此方加瓦楞子以

“消血块，化瘀积”；更加木香，因本品为芳香理气之药，更长于理中焦气滞，故脾胃气滞，消化不良，心下胀满，痞硬不散，或胃中气痛，皆宜用之。木香与瓦楞子相配，一行气，一破瘀，与枳术汤一化滞，一补脾，四药合用则形成了行气化滞、健脾消瘀之势。三诊见其肝气郁滞而病进，遂加川楝子以疏达肝气，终以香砂枳术丸缓缓调之而病愈。

案二崔姓，心下结硬如拳，总在心下游动，乃饮邪凝聚，脾运失司。因其恶服中药汤剂，治者以枳术汤化为散剂，缓缓调之，待其脾气健运，则痞结自开而向愈。

栀子大黄汤方

酒疸

贾某某　男　42岁　工人　河南　1986年5月4日初诊。

饮酒失度，加之工作萦劳失意，肝气怫郁，初感心中烦热，不欲饮食，心下痞满，继而两目色黄，夜寐不安，大便秘滞不畅。脉象沉弦，舌苔垢腻。肝功能检查示：黄疸指数40单位，谷丙转氨酶180单位。

湿热蕴滞中脘，熏蒸心胆，故发病心中烦热、懊侬；胆汁溢而为目黄。《金匮要略》指出：“酒黄疸，心中懊侬或热痛，栀子大黄汤主之。”今遵之。

处方：栀子15g　大黄10g　枳实15g　豆豉20g　大瓜蒌60g　焦山楂30g。

上六味，水煮二遍，每遍以水三杯，煮取一杯，今晚明早分温服之。

【二诊】上方连服三剂，大便较前通畅，心中烦热、心下痞满显减。上方既见效机，仍守原方继进。

【三诊】5月12日。上方迭进四剂，大便通畅；心中烦热消失，面目色黄亦褪，脉来不若前甚，舌苔亦渐渐消退。

处方：栀子10g　大黄6g　枳实10g　云茯苓15g　淡豆豉15g。

上五味，以水三杯，煮取一杯，药渣再煮，取汁一杯，早晚各服一杯。

【四诊】5月19日。上方断续服药四剂，饮食转增，寐已转安。怀抱奇说：“热者，清之及半即止，继以益阴。”今遵之。

处方：栀子10g　枳实10g　淡豆豉10g　云茯苓15g　白芍15g　大黄6g。

上六味，以水三杯，煮取一杯，日分两次温服。

断续服药一月，肝功能化验正常。

【按语】

栀子大黄汤由栀子、大黄、枳实、豆豉四味药物组成。栀子泻火除烦，泄热利湿；豆豉宣郁除热；二者合以清胃中之郁热；大黄清肠通便，解毒逐瘀；枳实破气消积，行气除痞，二者合除胃肠之积滞；栀子彻热于上，枳、黄除热于中，诸药共奏清热利湿，化滞通腑之效。

主要经文指征："酒黄疸，心中懊侬，或热痛。栀子大黄汤主之。"（《金匮要略·黄疸病脉证并治第十五》）。

该方治疗主证：湿热郁蒸之周身俱黄，心中懊侬，或兼胃脘灼热，小便黄赤，舌苔黄腻，脉滑或数者。

后人引申更加广泛地应用于治疗急性黄疸性肝炎、胆囊炎等。

案贾姓，为酒黄疸，病在心胸，以心中烦热、懊侬热痛为特征，应用栀子大黄汤清心除烦，破积泄热。方中重加大瓜蒌协栀子、大黄，"既能清上焦之积热，又可化浊痰之胶结，而且能润燥滑肠"。焦山楂配枳实、豆豉以破坚利膈，并解酒肉之毒，三、四诊递加云茯苓、白芍以养阴固本，治疗亦为爽手。

柏叶汤方

一、吐血

王某某　男　44岁　农民　景县　1983年9月22日初诊。

经常胃脘痛，前有吐血病史已年余。近来由于长途贩运，饮食寒凉，胃脘痛甚，遂发大口吐血，面色苍白，精神疲倦，四肢无力。余劝其住院治疗不从，脉象芤迟，舌淡苔垢。吐血年余，经常脘痛未瘥，此乃脾胃宿瘀不耐其动荡矣。根据《金匮要略》"吐血者，柏叶汤主之"之法，以温中止血。

处方：侧柏叶30g（一半炒炭）　炮干姜10g　艾叶30g（一半炒炭）　汉三七3g（研末冲服）。

上三味，煮二遍，每遍以水三大碗，煮取一碗，日分三次温服，每服兑童便半碗，冲服汉三七末1g。

【二诊】9月25日。上药连服三剂，吐血已减大半，胃脘作痛已基本消失。上方既见效机，仍守原方扩充。

处方：侧柏叶30g（一半炒炭）　炮干姜10g　艾叶30g（一半炒炭）　党参10g　生黄芪10g　汉三七3g（冲服）。

上五味，以水三碗，煮取一碗，药滓再煮，取汁一碗，日分三次温服，每服冲服汉三七末1g。

【三诊】10月2日。上方迭服6剂，吐血止，胃脘作痛消失。唯恐再发出血，不敢多进饮食，面色尚且苍白，体力虽较前好转，但仍感倦怠，四肢乏力，脉象较前有力。怀抱奇曾说：“虚证而补之太骤，宜平剂以调之。”今守此，以防骤补生变。

处方：侧柏叶 10g（轻炒） 炮干姜 6g 党参 6g 黄芪 6g 炒枣仁 10g 当归 6g 煨木香 6g 甘草 6g 炒麦芽 6g 炒山楂 6g 神曲 6g。

以上方加减，患者服药 15 剂，调治近月而恢复健康。

二、咯血

杨某某 男 76 岁 农民 河北桑园镇 1969 年 11 月 12 日初诊。

患者形体清瘦，驼背如躬，患肺结核病，已逾十年之久，经常咳痰，痰中带有血丝。近三年来，添气管炎一症，胸闷憋气而喘，咳吐痰浊转增，以西药维持治疗。近七日以来，由于受寒而咳痰带血尤甚，因胃气不好，不愿再服西药，转来中医治疗。目前症见面色萎黄，精神萎靡，眼睑浮肿，四肢倦怠，形寒畏冷，咳吐大量白痰，痰中夹杂血丝血块，咳甚左胸作痛，不欲饮食，小便清长，夜尿多，大便经常稀薄，口淡乏味，舌淡白胖大，脉缓细。

辨证治疗：肺痨久羁不除，加之素失调养，其虚已及脾肾，肺脾肾三脏俱虚，是故其病久而不得全痊。前贤有云：“脾肾为生痰之源，肺胃为贮痰之器。”脾肾气虚，聚湿为痰为饮，故呈现周身虚弱之候，脾肺气虚，输布运化无权，故肺络伤，久久不得弥合，由是咳痰带血，经久不已。然久虚之体，一时难复，又非但靠药石回天，必加之以食疗诸法，可望机转。

处方：侧柏叶 30g（一半炒炭） 干姜 12g 艾叶 30g（一半炒炭） 阿胶 12g（烊化） 白芍 6g。

上五味，以水四杯，煮取一杯，药滓再煮，取汁一杯，日分二次温服。每服加童便少半杯，忌着凉及生冷食品。

另：生山药 90g（轧为细末） 山萸肉（良好者）6g 枸杞子（大者）6g。煮为黏粥一碗，每日早晨趁热顿服。

【二诊】11 月 27 日。上药连服半月，咳吐白痰减半，仍夹有血丝，未发现血块，左胸痛减，神色不若前甚，眼睑浮肿消失，饮食已觉谷物馨香。再三斟酌，觉药证相符，故仍守原方续服。

【三诊】12 月 23 日。续服上方十三剂，咳吐白痰量减，痰中偶有二三次稍带血丝，饮食逐渐增加，精神渐趋振作，脉来较前有力，前方既效，仍守前方扩充。

处方：柏叶 12g 艾叶 6g 干姜 3g 白芍 6g 阿胶 12g（烊化） 云茯苓 18g 太子参 9g 生山药 12g 萸肉 15g。

上九味，以水四杯，煮取一杯，药滓再煮，取汁一杯，日分二次温服。

【四诊】 1970年元月10日。断续服药十二剂，咳痰显少大半，痰中亦不见血丝，脉转冲和，书予长期疗养方。

处方：台参6g　云茯9g　炒白术6g　生山药9g　萸肉9g　紫河车6g　白芍6g　当归6g　甘草6g　苏子6g　半夏6g　炙紫菀6g。

上十二味，以水四杯，每煮二遍，取汁二杯，日分二次温服，隔日服药一剂。

【按语】

柏叶汤一方由柏叶、干姜、艾叶三味药物组成。柏叶清降止血；干姜、艾叶温阳守中，使气能摄血，并以马通汁同煎，马通止血引血下行，诸药合用，共奏温中止血之效。

主要经文指征："吐血不止者，柏叶汤主之。"（《金匮要略·惊悸吐衄下血胸满瘀血病脉证治第十六》）

该方治疗主证：中气虚，气不摄血之吐血，面色萎黄，或兼有舌淡薄白，脉虚弱。

后人引申更加广泛地应用于治疗吐血、衄血、崩漏、咯血等。

案一王姓，素有胃病吐血病史，由于饮食失节，操劳过甚，再次发起吐血，引动宿瘀，骤发大口吐血，气血大衰。治者采用《金匮要略》柏叶汤加味，以温中止血，由于病来迫促，方中柏叶、艾叶均采用了"一半炒炭"，另加汉三七粉，偏重止血，亦"急则治标"之法。吐血已减大半，急加党参、黄芪变为益气止血法，标本兼治，虽加黄芪，治者只用小小剂量，以预防蛮补生变，此中之妙，为着眼处。三五诊后，吐血已止，治者采用了怀抱奇"宜乎平剂以调之。"方药括乎止血、活血、化瘀、顺气、益气诸法于其中，轻轻调之而收良效。吴鞠通说："治内伤如相，坐镇从容。"此之谓也。

案二杨姓，为肺痨夙疾，迁延失治，以致肺脾肾三脏俱虚。治者采用了柏叶汤，在温中止血的基础上，又加阿胶一药，该药性味甘平，专入肺、脾、肾三脏，主治"虚劳咳嗽、喘急、肺痿唾脓血"，实乃一血药，加入柏叶汤内，以加强其柏叶、艾叶止血之效。更加白芍一药，该药性味苦酸微寒，专入肺脾肝，以敛阴（血）平肝，和血止痛见长。此处用之，佐于诸药以防汤液过于辛热，另借此药敛血止痛之长。药粥以山药为君，补之以萸肉、杞子敛其肾气，以固护二阴。三诊后，大病将瘥，遂加人参、云苓、山药、萸肉益气补血。四诊后，予调养方，调其肺脾肾，实为长远计议之策。

黄土汤方

一、便血

郑某某　女　44岁　市民　河北　1982年7月17日初诊。

两年前患崩漏经久不愈，余与调治月余方瘥，去岁腊月腹痛绵绵，又发大便后带血，血色紫黑，每三五日发作一次，医予归脾丸已服两月，近月来竟天天便血，故又来诊。目前症见形神憔悴，少食懒言，心悸气短，头目眩晕，自汗出，少腹隐痛，适温痛减，下肢轻度浮肿，脉象沉细，舌苔白薄。根据《金匮要略》“下血，先便后血，此远血也，黄土汤主之。”今宗之，以温脾止血。

处方：熟地 30g　炒白术 15g　炮附子 10g　炒白芍 10g　阿胶珠 20g　砂仁 6g　炒枣仁 30g　炮姜炭 6g。

取灶中黄土 300g，用水一暖瓶，沏透，再取之澄清液煮上药，取汁两大杯，日分两次温服。

【二诊】7月23日。上方连服六剂，腹痛止，便血减半，精神好转，头目眩晕已轻，脉亦较前有力，上方既已显效，再守原方续服。

【三诊】7月28日。上方连进六剂，便血止，大便转黄，经大便潜血检查，未发现红细胞，自汗敛，饮食增，心悸气短，头晕目眩，下肢浮肿均将瘥。

处方：熟地 20g　炒白术 15g　炒枣仁 30g　当归 20g　炙黄芪 20g　云茯苓 20g　党参 10g　陈皮 20g　甘草 6g。

上九味，以水四大杯，煮取一大杯，药滓再煮，取汁一杯，日分二次温服。隔日服药一剂。

二、便血

闫某某　男　36岁　农民　德州市郊　1983年4月12日初诊。

大便后带血，状如柏油，迄今三月余，经常发作。余检点前服药方，一者归脾汤出入，二者黄土汤加减，附子竟用两许。目前症见环脐作痛，大便后出血又三日，性情急躁，心烦口干，头痛目赤，饮食可，脉象弦滑有力，舌质红绛，少苔。度其病之转归，已属血虚火动之证，黄土汤未尝不可应用，但须变温脾止血之法，而为凉脾止血之法耳。

处方：生地 30g　白术 15g　黄芩 15g　甘草 15g　阿胶珠 15g　生白芍

30g　黄连 6g　藕节 60g（切碎）　代赭石 20g（轧细）。

取灶中黄土 300g，以水五碗浸泡之，取澄清之液煮上药，取汁一大碗，药滓再煮，取汁一大碗，合煮三沸，日分两次温服。忌辛辣食品。

治疗经过：上方以滋阴养血止血，降气降火，服药六剂，脐旁作痛消失，大便带血已减大半。二诊仍守原方续服 3 剂而便血止，大便转黄，心烦口干，头痛目赤亦基本消失，脉来亦不若前甚，饮食增加。三诊，原方去阿胶珠、藕节、赭石。调理半月病愈。

【按语】

黄土汤由灶心黄土、白术、附子、生地、阿胶、甘草、黄芩七味药物组成。灶心黄土温中收涩止血为主药；白术、附子温阳健脾，以复统摄之权，为辅药；生地、阿胶养血止血、滋阴；黄芩苦寒清热，并制约附子、白术过于温燥；生地、阿胶得术、附又不虑其药腻呆补；甘草调和诸药。诸药相合，共奏温阳健脾、养血止血之效。

主要经文指征："下血，先便后血，此远血也，黄土汤主之。"（《金匮要略·惊悸吐衄下血胸满瘀血病脉证治第十六》）。

该方治疗主证：脾阳不足所致的大便下血、吐血、衄血、妇女血崩，或兼有血气暗淡，四肢不温，面色萎黄，舌淡苔白，脉沉细无力。

后人引申更加广泛地应用于治疗慢性胃肠道出血，慢性子宫功能性出血，便血等。

案一郑某，近几年来，屡患血证，以致气血亏虚，形神憔悴、心悸、眩晕、腹痛、自汗。治者选黄土汤化裁，以温健脾肾，养血止血。方用大熟地以"大补精血"，加阿胶珠，因阿胶珠经蒲黄炭炒过，此处用之，又非但为"温中止血"，抑且为温经回阳而设，正如张元素所说："其用有四，通心助阳一也。去脏腑沉寒痼冷二也。发诸经之寒气三也。治感寒腹痛四也。"砂仁、枣仁为引药入脾之使，激发脾阳，复其健运统血之能。因有少腹痛，遂去黄芩加白芍"敛阴平肝，和血止痛"。程钟龄所谓白芍"止腹痛如神"，除此之外，"于血虚肝阳之头痛头晕，以及崩漏虚汗等症，用之辄效"。治者常说："运用经方，重在神化。"此案治法，药物之加减出入，可见一斑。血止后，即变温中止血而为养血益气之法，故方用参术苓草、芪归地枣等同治一炉，又为固本之计，善始而善终也。

案二闫姓，病便血，属血虚火动之候，治者仍宗黄土汤，变温脾止血而为凉脾止血之法，原方去附子，重加白芍，既可凉脾益阴止血，又可平息心肝之火，更有赭石之潜镇，相辅而用；黄连苦寒，善理中焦之热，尤为厚其脾胃之佳品；藕节一药"涩平无毒，功能止血活血，且又清凉解毒"。临床扩充，又广泛地应用于咯血、吐血、血淋、溺血、血痢、血崩等症。

猪苓散方

停饮呕吐

王某某　女　50岁　市民　1988年10月15日初诊。

痰饮夙疾，多年调治未愈。仲秋以来，天气转冷，咳嗽又发，仍以麻黄素片、海珠定喘丸、甘草片等应付治疗。前三日，吃菜饱后又多吃香蕉，胸脘膨胀，不得卧息，自服四消丸泻之，泻后，脘胀虽消而胸部仍感满闷。自昨日起，口虽渴，却喝水即吐，病已一天半，不欲进食，早晨喝豆浆一碗，不一会亦全部吐出，脉弦滑，舌尖红，苔薄白。

病痰饮者，当以温药和之，此《金匮》法。今舌苔虽薄白而舌尖红，温燥之药实不可投。根据《金匮要略》“呕吐而病在膈上，后思水者，解，急与之。思水者，猪苓散主之”之法调治。

处方：猪苓15g　茯苓15g　白术15g　生姜10g（切细）　神曲10g。

上五味，以水三杯，煮取一杯，另煮白米黏汤一大杯，兑入药汁中再煮，使沸，如稀粥样，日分三五次，少少温服之。

患者遵嘱，服药一日，病减大半，吐止，继服三剂，其病竟除。

【按语】

猪苓散一方，由猪苓、白术、云苓三味药物组成。方中二苓淡渗利水，白术健脾运化水湿。

主要经文指征：“呕吐而病在膈上，后思水者，解，急与之。思水者，猪苓散主之。”（《金匮要略·呕吐哕下利病脉证治第十七》）

本方治疗主证：内有停饮而呕吐者。

后人引申更加广泛地应用于治疗胸闷、咳嗽、心下痞硬、小便不利等。

案王姓，患痰饮夙疾，久久未得治愈。食积后又下之，病已转属猪苓散证，治者采用该方加生姜和胃降逆，加神曲以消谷菜之积。煮药采用白米汤兑药汁，再煮为黏粥样，服药采用少少温服法，缓缓调之，其病竟除。

橘皮竹茹汤方

一、呃逆

周某某　女　50岁　工人　河北　1967年4月11日初诊。

去冬患流感，迁延失治，数月将瘥。今春再加新感，余以清营汤加减，其症减而未痊，迄今月余，又患呃逆四天，自服木香顺气丸、逍遥丸，生姜、白糖杵为泥冲服，其呃逆减而未除。脉来细数，重按无力，舌质红绛无苔，口干，渴欲饮水，呃声短促，精神疲倦，心中烦热，不欲食，上脘滞痞，按之不痛，大便干燥。

辨证治疗：去冬迄今，迭受瘟邪，津气素耗，尚未复充，余热氤氲于胃，胃失津润，虚热之气上逆而为呃。脉证不悖，以生津养胃、和中降逆为治法，方用橘皮竹茹汤加减调理。

处方：陈皮 20g　竹茹 20g　甘草 10g　炙枇杷叶 25g　瓜蒌 25g　石斛 30g　白芍 15g　生姜 15g　鸭梨一枚（切）。

上九味，以水四杯，煮取一杯半，药滓再煮，取汁一杯半，日分四次温服。

【二诊】4 月 13 日。上方服二剂，呃逆渐渐停止，上脘已觉宽舒，大便通调，心中烦热显减大半。原方去瓜蒌加北沙参 15g。

【三诊】4 月 17 日。继服三剂，饮食增加，舌红口干已瘥。仍步上方去白芍续进。嘱以淡食调摄，“以菜为充”“五果为助”。

二、呕哕

陶某某　女　43 岁　干部　1970 年 3 月 26 日初诊。

患脾肿大，行脾脏切除手术。经常呃逆，呕哕，腹胀，便难。服食母生药片，维持治疗。目前症见面色苍白，精神萎靡，胸部憋闷，中脘痞塞，按之作痛，不断呃逆，呕哕食水，口淡乏味，不欲饮食，四肢疲倦，大便不畅，脉弦，舌淡红，苔白腻，中部黄燥。综观脉证，犹豫不决，即请马巨川老大夫会诊，认为：肝胃气滞，失于疏运，以致温热中阻。治当疏肝和胃，苦辛通降，兼通血络。方用橘皮竹茹汤合旋覆代赭汤加减。

处方：橘皮 18g　竹茹 12g　旋覆花 18g（布包入煮）　赭石 18g　半夏 24g　生姜 10　片赤芍 12g　山楂 12g　枳壳 12g。

上九味，以水三碗，煮取一碗；再以水三碗，煮药滓取汁一碗，日分二次分温服之。忌食鱼、肉、糖酪黏滑之品。

【二诊】3 月 29 日。上方连服三剂，胸脘显宽，呃逆减轻，精神好转，大便通而不爽。继予原方续进。

【三诊】4 月 1 日。上方服二剂，其症滞留未减，斟酌再三，方药与证不悖，仍以上方扩充。

处方：陈皮 18g　竹茹 12g　白芍 12g　旋覆花 18g　赭石 18g　半夏

30g　山楂 30g　枳实 18g　炒莱菔子 30g　川朴 6g　木香 6g　生姜 10 片。

上十二味，以水三碗，煮取一碗，药滓再煮取汁一碗，日分两次温服。

【四诊】 4 月 5 日。上方连服三剂，大腑通畅，泻下黏稠之物，状如柏油。目前：呃逆止，胸脘宽，饮食渐进，唯感气力不足，懒于动作。

处方：橘皮 12g　半夏 12g　云茯苓 15g　竹茹 9g　甘草 9g　杏仁 12g　党参 9g　赤芍 6g　当归 6g　焦山楂 12g　生姜 10 片　砂仁 6g。

上十二味，煮二遍，每遍煮取一碗，日分二次温服。

【按语】

橘皮竹茹汤由橘皮、竹茹、党参、炙甘草、生姜、大枣六味药物组成。橘皮理气和胃；竹茹清胃降逆；党参、甘草补益胃气；生姜、大枣安中止呕，诸药共奏理气和胃，降逆止呃之效。

主要经文指征："哕逆者，橘皮竹茹汤主之"。(《金匮要略·呕吐哕下利病脉证治第十七》)

该方治疗主证：久病体虚，或吐下之后，胃中虚热上逆、呕哕、呃逆者。

后人引申更加广泛地应用于治疗呃逆、呕哕、呕吐、妊娠恶阻、幽门不完全性梗阻所致之呕吐及腹部术后呃逆不止、属胃虚有热者。

案一周姓，迭受瘟邪，余热伤其胃阴，胃失和降，上升而为呃，治者采用橘皮竹茹汤生津养胃，胃得津润而呃逆自止。在具体应用本方时，因其余热氤氲，故去人参、大枣甘腻壅补之品，以防余热流连，缠绵不除。加白芍、石斛、鸭梨一派清热养阴之品，斡旋于中州。更用炙杷叶、瓜蒌，一方面清上焦之火，一方面引热出于后阴。服药后、大腑通，余热大减，遂加北沙参益其气阴而收效。

案二陶姓，行脾脏切除术后，中气亏损，运降不利，饮食难消而呃逆，呕吐频作。治者议予橘皮竹茹汤之橘皮、竹茹、生姜以清降胃气而止呃逆，复加旋覆代赭汤之旋覆花、赭石、半夏温降胃气而止呕哕。方药相合而疏降有权，以消其湿热壅滞。更加赤芍"行血通经"以疗"邪气腹痛"，焦山楂有破气散瘀、消食化积之效，张锡纯极赞其功，谓："皮赤肉红黄，故善入血分，为化瘀血之要药，能除痃癖癥瘕……能补助胃酸汁，故能消化饮食积聚，以治肉积尤效。"炒枳壳开胃宽肠，以"疗心腹结气"。治者加此三药，助上二方以达苦辛通降，兼通血络之效。治疗过程中，见其症滞留不减，加大原方之量，更加利气破滞之品，力而推之，竟获大效，终以理气、补虚、养血之品以善其后。

麻黄附子甘草汤方

一、半身无汗（偏沮）

孟某某　男　30岁　干部　1972年6月15日初诊。

初因饮酒，汗出受风。左半身无汗，病来年余，冬季及冷天左半身痹着酸胀，夏季则痹着燥热，测试体温却在正常范围之内，前宗“汗出偏沮，使人偏枯”。应用大剂量当归补血汤等，服药一月寸效不显，继予镇肝熄风汤加通络之品调理，仍不显效，已停药三月。近来，左半身有酸胀不支之感，病者惧，而来就诊。脉沉紧，舌淡苔薄白。再以温经通络，开发腠理为治。

针患侧头维、风池穴，针灸肩髃、曲池、合谷、环跳、风市、阳陵泉、足三里穴。留针30分钟，除头维、风池二穴外，各穴均灸六七壮，每日一次。

处方：麻黄9g　附子9g　甘草9g　当归30g　鹿角胶9g（烊化）。

上四味，以水三碗，先煮麻黄、附子减一碗去沫，再加水一碗，纳诸药，煮取一碗，烊化鹿角胶。晚服一次。

【二诊】6月18日。上药服后，仍不显效，唯发现每次针灸后，患者左侧肢体有攻胀，肌肉痉挛或虫行感，约持续十至二十分钟。余突然忆及《伤寒论》“太阳病，初服桂枝汤反烦不解，先刺风池、风府，却与桂枝汤则愈”条文之意，遂嘱患者每晚临服药前，自行灸曲池、手三里、合谷、风市、阳陵泉、足三里穴，各灸三至五壮，灸毕立即温服上药，卧床休息。

【三诊】6月22日。据述：坚持上法至第三天，服药约一小时后，左半身初感瘙痒特甚，家人搔之，竟得小汗出，夜半后，小汗方止，第四天，感觉同上，瘙痒略减，仍让家人搔之，第五天仍施上法，睡至夜半后，通身汗出漐漐。从此病愈。

二、周身浮肿

张某某　男　45岁　农民　河北景州　1974年4月中旬。

落网捕鱼，渔网被树根挂住，无奈亲自下水取出，自此，下肢感觉沉重无力，逐渐出现腰部酸痛，周身浮虚，疲惫不堪，迄今月余，曾服舒筋活血片、泼尼松片及鸡血藤浸膏片等，效果不佳。半月前，余初诊为肾著证，予肾著汤，连服6剂，效果仍不显著。余细询之，发现患者除上症外，还经常感觉脊背畏冷，每每欲喝热汤，身得小汗出则觉舒适，汗收后，症状仍同前，如稍不注意则鼻流清水，频打喷嚏。度其病机转化，断为少阴表证，治以麻黄附子甘草汤合五苓散意调之。

处方：麻黄 10g　甘草 10g　附子 10g　桂枝 10g　云苓 20g　泽泻 15g　白术 10g。

上七味，以水三碗，先煮麻黄、附子去沫，再加水二碗，纳诸药，煮取二碗，日分三次温服。

治疗经过：初服一剂睡至夜半，感觉烦躁口渴，家人再予白糖水一大碗饮下，不一会，浑身汗出，至天明，汗出絷絷，小便一次，量大。服第二剂，至夜半，仍觉烦渴，家人予白糖水一大碗，身得微微汗出，小便通畅，照此方法服药三剂，脊背转温，浑身浮肿消退，腰痛、下肢沉重减而未瘥。再予白术、云苓、川断、桑寄生、鸡血藤、附子、薏苡仁等，调理两旬而病愈。

【按语】

麻黄附子甘草汤一方，以麻黄宣肺发汗；附子温经助阳，甘草缓和麻附药味之烈，三药共奏温阳解表之效。

主要经文指征："水之为病，其脉沉小，属少阴，浮者为风，无水虚胀者为气。水发其汗即已。脉沉者宜麻黄附子甘草汤……"（《金匮要略·水气病脉证并治第十四》）

"少阴病，得之二三日，麻黄附子甘草汤微发汗。以二三日无里证，故微发汗也。"（《伤寒论》第 302 条）。

该方治疗主证：水气病身面浮肿、气短、小便不利、脉沉小。或用于治疗素体阳虚，复感寒邪之恶寒微热，身痛无汗，四肢欠温，舌淡苔白，脉沉细及风邪伤肾者。

后人引申更加广泛地应用于治疗水气病、阳虚感冒、水肿、急性肾炎、肺心病浮肿等。

案一孟姓，患半身无汗，久治不愈，后又采用针灸与中药治疗。然而，白天针灸，夜晚服药，针灸与服药时间相隔太长，仍然没有取得效果，重温《伤寒论》"太阳病，初服桂枝汤，反烦不解者，先刺风池、风府，却与桂枝汤则愈。"仲景提示"先刺""却与"是紧密配和的，所谓"却与"实际上是立即之意。通过这一治验，进一步体现了张仲景针药配合的缜密性。

案二张姓，病周身浮肿，为少阴兼表证。方用麻黄附子甘草汤扶阳解表，又配合五苓散之化气行水，兼以解表。终得身微汗而病愈。服药后，患者烦渴不已，家人予白糖水一大碗，身得微微汗出，小便通畅，巧与五苓散之"白饮和服""多饮暖水汗出愈"之法同，读者对此方法当三致意焉，庶为得之。

大黄甘草汤方

一、呕吐

范某某　女　36岁　农民　德州市郊　1962年6月13日初诊。

因误食某种野菜，引起呕吐已半月余，服用土霉素片、阿托品片，病减大半。近三天来，食之即吐，甚则呕吐胆汁，心下痞塞不舒，并心悸、眩晕、出虚汗，大便艰难，粪便硬如羊屎，环脐绵绵作痛，在市某院作钡餐透视，钡剂咽下即刻呕吐，医生以为肠梗阻，欲行手术治疗，患者惧，转来门诊治疗。查之脉弦滑，舌质红绛，苔黄燥，急予大黄甘草汤以泻热通腑。

处方：生大黄20g　甘草15g　代赭石30g　炒莱菔子24g　生姜10片。

上五味，水煮二遍，取汁三茶杯，日三次服，每服采用小量频频服之。

治疗经过：患者遵嘱服药一昼夜，大腑即通，排出腥臭粪便甚多，呕吐亦止，腹痛减去大半，心下已感宽舒。患者又按原方服下一剂而病愈。

二、牙痛

赵某　男　43岁　工人　德州市　1969年11月13日初诊。

患右上牙痛已七八天，服去痛片、牛黄解毒片，痛不减，近二日来，牙龈红肿，不欲饮食。脉滑数，舌红苔黄，口臭，烦躁不安，大便干燥，小便黄短。拟大黄甘草汤加味以清热泻火，通利大肠。

处方：生大黄20g　甘草12g　石膏50g（杵细）　大瓜蒌一枚（杵烂）。

上四味，水煮二遍，取汁二碗，日二服。

治疗经过：上方连服二剂，大便数下，牙龈肿痛大减，继以上方加生地24g、元参24g，连服三剂，诸症续退告愈。

【按语】

大黄甘草汤一方，其主要功效为清热通腑，方中以大黄为君，荡涤胃肠之实热郁滞，配伍甘草一药，既缓大黄之猛下，亦固护胃气不使有伤。

主要经文指征："食已即吐者，大黄甘草汤主之。"（《金匮要略·呕吐哕下利病脉证并治第十七》）

该方治疗主证：食已即吐，胃脘痛。

后人引申更加广泛地应用于治疗呕吐、神经性呕吐，厌食，牙龈肿痛，呃逆，鼻衄，目赤肿痛等。

案一范姓，屡次呕吐，胃津干涸，以致肠燥便结，腑气不通，胃以和降为顺，不降则逆而为呕，治者以大黄甘草汤加代赭石、炒莱菔子以“镇逆气，养阴血”“消积导滞”；更加生姜以和胃降逆。服药以少量频服，猛药缓投，腑气通而呕吐自止。

案二赵姓，患牙痛。良由胃肠积热，化火灼液所致，治者以大黄甘草汤加石膏、瓜蒌通泻大腑，直折其火，故药到病却，继加生地、元参以复胃津。

大黄附子汤方

寒实腹痛

孙某某　男　45岁　工人　1981年4月20日初诊。

建筑工人，勤于工作，不避风雨寒暑，恃其年壮，经常吃冷食，喝凉水。去冬患结肠炎，常服土霉素、四环素、呋喃唑酮药片维持治疗，迄今半年余，其病时好时歹，未得痊愈。前六七天，生气着急后，吃冷食，患左腹胀痛，加倍服呋喃唑酮，非但寸效不显，益加左腹疼痛，按之尤甚，时时欲便，又不得下，甚则只便淡黄清水，无奈呼余诊之。脉象弦紧，舌质淡，苔白厚腻，余素知其生活习惯，遂予大黄附子汤加味。

处方：大黄20g（后下）　熟附子20g（先煮）　当归20g　细辛6g　白芍20g　炒莱菔子30g。

上五味，煮二遍，每遍加水三碗，煮取一碗，今晚明早各服一碗。翌日晨起，来人报知，夜服药约二小时，腹部疼不可名状，半时许，便通泻二次，腥臭难闻，遍身冷汗湿衣，几乎虚脱，一觉酣睡达旦，现已汗收身温。我同往视之，脉弦紧不若前甚，扪其腹，尚不任其重按，嘱服糜粥一日，午后再服余剂之半，观其所以，再商治之。傍晚泻下之物，视之褐白相杂，状如蜓蚰，嘱停药二至三日，每日食小米胡萝卜粥，忌荤腻、果脯等物。三日后来诊，其症若失，唯左腹部仍感隐约作痛。

处方：当归15g　白芍15g　炒大黄6g　甘草10g　生姜10片。

上五味，以水三碗，煮取一碗，每晚顿服。

半月后，告知病愈。

【按语】

大黄附子汤由附子、大黄、细辛三味药物组成。附子温经散寒；细辛散寒止痛；大黄泻下通便，三药共奏温经散寒，通便止痛之功。

主要经文指征：“胁下偏痛，发热，其脉紧弦，此寒也。以温药下之，宜大黄附子汤。”（《金匮要略·腹满寒疝宿食病脉证治第十》）

该方治疗主证：寒积实证，腹痛便秘，胁下满痛，脉紧弦，或兼有肢冷畏寒，发热，舌苔浊腻，脉沉。

后人引申更加广泛地应用于治疗腹胀痞满，急性肠梗阻，寒疝，胁痛等。

案孙姓，不避寒暑，饮食失节，久患结肠炎，又经常服用苦寒兜涩之药，以致仓廪郁滞、胶着坚固，牢不可破，若非以猛将之品不为功也。治者采用大黄附子汤加味，温经散寒，通便止痛，方中加当归、白芍，取其当归“性味甘温而润，补血润燥”以疗“气血凝滞”“血虚便秘”，取白芍之和血止痛以“通脾络”。除此之外，以当归缓大黄之苦寒，助大黄以通腑；以白芍缓附子之辛烈，助附子以通络止痛。加莱菔子一药，借其有“推墙倒壁”之力，为开胃宽肠之使，导引积滞，克化于下，由于加减化裁得宜，故取无坚不摧之效。

乌梅丸方

一、蛔厥

吕某某　女　43岁　德州市　1965年1月5日初诊。

夜半后，患腹痛难忍，天明，其夫邀余诊治。上腹部疼痛，按之则更加疼痛，以右上腹为甚，两胁亦感胀满，胸闷气短，面色苍白，精神疲惫，汗出，四肢厥冷，大便正常，小便清长，询知前天曾吐出蛔虫一条，脉沉伏，舌淡苔白腻。脉证合参，属蛔厥证。急拟乌梅丸方化为汤剂予服。

处方：乌梅15g　细辛3g　桂枝6g　川椒6g　干姜6g　党参9g　黄连5g　黄柏6g　当归15g　附子6g。

上十味，以水三碗，煮取一碗，顿服，药渣下午再煮一碗，顿服，忌食生冷黏滑食品。

服药半小时后，患者腹痛更甚，躁扰不安，其夫惶恐，半小时许，患者腹痛已止，再按腹部，痛亦大减，翌日复诊，得知，昨日下午，再次服药后，腹部雷鸣，傍晚八点许，大便泻下蛔虫二条，一夜安睡，早七点半，大便一次，通畅，未发现蛔虫。诊其脉亦复出，浑身冷汗已收，四肢转温，胸闷胁痛消失，再以香砂六君汤加减，以恢复气力。

处方：党参6g　云茯苓9g　炒白术6g　甘草6g　木香6g　砂仁6g　陈皮9g　当归6g　使君子仁6粒（炒）。

上九味，以水三碗，文火久煮，取汁一碗，晚睡前顿服。忌食生冷、黏滑及腥臭食品。

二、胆道蛔虫

李某某　女　45岁　德州市郊　1965年4月10日初诊。

感冒五六日，头痛、头晕，胸胁苦满，不欲饮食，心烦，寒热往来，服清热解毒片无效。近三天来，又经常呕吐酸苦，曾吐出蛔虫二条，夜半后，发现右上腹部疼痛，又连吐出蛔虫三条，今早来诊，脉弦数，舌苔薄黄，精神疲倦，小便色黄，大便调，腹部虽觉痞满，按之不硬，右上腹当胆囊处按之痛剧，周身肌肤偏黄，巩膜亦偏黄，当时余正在农村巡回医疗，无法做化验检查，诊断为胆道蛔虫症，方拟乌梅丸汤剂合小柴胡汤加减。

处方：乌梅 15g　当归 12g　细辛 3g　附子 3g　桂枝 3g　黄连 3g　川椒 3g　柴胡 6g　党参 6g　甘草 3g　茵陈 9g　苦楝子 12g。

上十二味，以水三碗，煮取一碗，药滓再煮，取汁一碗，二碗合和，再煎，日分二次温服。

【二诊】4 月 12 日。初服上药，约一时许，右上脘阵发性作痛两次，每次疼痛都牵及右肩部，下半夜只是汗出漐漐，小便量增多，大便一次，早起服药后，至午时又大便一次，较稀薄，腹已不痛，头痛头晕减轻大半。患者又按原方取药一剂煎服。目前：病愈大半，唯饮食欠香，上腹仍觉痞满，但较前宽舒，肌肤及巩膜色仍偏黄。

处方：乌梅 9g　柴胡 9g　茵陈 9g　白芍 9g　党参 6g　甘草 6g　黄柏 6g　云苓 9g　泽泻 9g。

上九味，煮服方法同上，忌食生冷、黏滑及腥臭食品。

【按语】

乌梅丸一方由乌梅、细辛、川椒、干姜、黄连、当归、附子、桂枝、人参、黄柏十味药物组成。乌梅味酸制蛔；黄连味苦下蛔；川椒味辛杀虫、驱蛔；又以细辛、干姜、附子温脏祛寒，以安其蛔；黄柏、黄连以清热燥湿；人参、当归益气养血。诸药相合有温脏补虚，安蛔之功。

主要经文指征："伤寒脉微而厥，至七八日，肤冷，其人躁无暂安时者，此为脏厥，非蛔厥也。蛔厥者，其人当吐蛔。今病者静而复时烦者，此为脏寒，蛔上入其膈，故烦。须臾复止，得食而呕。又烦者，蛔闻食臭出。其人常吐蛔。蛔厥者，乌梅丸主之。"（《伤寒论》第 338 条）

该方治疗主证：蛔厥，手足厥冷，腹痛时作，常自吐蛔，或兼有烦闷不安，呕吐时发时止，或久痢不止等。后人引申更加广泛地应用于治疗蛔厥、反胃、久痢、崩漏、脏寒腹痛、带下、眩晕、噤口痢、消渴、痛经、胆道蛔虫病、胆囊鞭毛虫症、结肠炎、急性菌痢、萎缩性胃炎、胃底贲门炎、神经性头痛、十二指肠淤积症、蛔虫性肠梗阻、肠神经官能症、中毒性消化不良、癔病、自主神经功能紊乱、过敏性肠炎、胃术后综合征、肠伤寒、阿米巴痢疾等。

案一吕姓，病胆道蛔虫，治者以乌梅丸化为汤剂，服药半小时后，病者即腹痛更甚，躁扰不安，治者认为药后胆囊急剧收缩，蛔虫退却而扰动不安，不必惊慌失措，尤为经验之谈。

案二李姓，病感冒，寒热往来，兼胆道蛔虫，呕吐酸苦。蛔虫病腹痛难忍，治者以乌梅丸化为汤剂合小柴胡汤，复方调治。因其兼现肌肤色黄及巩膜黄染，故加茵陈以清热退黄，治疗较为爽手，因而疗效显著。

当归芍药散方

一、痛经

朱某某　女　28岁　纺织工人　1983年4月15日初诊。

月经赶前，20多天一行，行则少腹疼痛难忍，量少夹瘀，平素带下黄白，经常腰痛、腰酸，来兹半年，中西药物杂投，病未得痊。目前经至二日症状同上，并心中烦热，头痛眩晕，不欲饮食，大便调，小便不畅，脉来弦滑，舌质偏红，苔薄黄。肝脾久蕴湿热，下注冲带二脉。治以当归芍药散加味，以疏肝运脾，调和冲带。

处方：当归10g　赤芍20g　川芎10g　泽泻20g　白术15g　云茯苓30g　乌药15g　黄柏10g　萆薢10g　滑石10g（布包）。

上十二味，以水四碗，煮取一碗，药滓再煮取汁一碗，日分二次温服。

治疗经过：上方连服三剂，月经量多，瘀块下之亦多，小便通畅，腰痛减轻，头痛眩晕减轻，连服三剂，经停，原方去赤芍、川芎，继服16剂，心中烦热得清，带下黄白已除。

二、少腹作痛

曹某某　女　44岁　农民　平原　1982年10月6日初诊。

少腹绵绵作痛，已半年余，月经汛期不准，时而赶前，时而错后，腰腹经常畏冷，甚则腰骶坠痛，白带淋漓不止，面色苍白不华，眼睑略有浮肿，四肢无力，下肢尤甚，脉象沉缓无力，舌淡苔薄白，根部厚腻。

脾肾气虚血瘀，久久不得温运，故而腰腹冷痛绵绵，《金匮要略》名为“㽲痛”，寒滞冲带二脉，由是月经不调，白带如注。治以温肾健脾，调补奇经。方宗当归芍药散加味。

处方：当归20g　白芍20g　川芎15g　泽泻30g　炒白术25g　茯苓30g　炒杜仲20g　鹿角霜20g　小茴香10g。

上九味，以水四碗，煮取一碗，药滓再煮取汁一碗，日分二次温服。每次温服时加黄酒一两。忌食生冷。

【二诊】10月10日，上药服三剂，疠痛止，腰痛减。继服上方，煮服及禁忌方法同上。

【三诊】10月17日。上药继服六剂，少腹及腰均感温暖，白带已瘥，脉来不若前甚，原方去白芍继服。

【四诊】10月25日。上方断续服药六剂，面色转红润，浮肿已消，白带已止，唯腰骶部即八髎穴处仍有沉坠感。

处方：当归10g　川芎10g　炒白术10g　川断15g　桑寄生15g　鸡血藤20g　防己10g　狗脊15g　丹参10g　乳香6g　没药6g　牛膝10g。

上十二味，以水四碗，微火煮取一碗，药滓再煮，取汁一碗，日分二次温服，每服加黄酒一两。

三、冲任不调

周某某　女　27岁　农民　河北景县　1984年7月11日初诊。

结婚三年不孕，月经提前错后不准，每次行经少腹作痛，血中夹杂瘀块，面浮眩晕，四肢乏力，精神疲倦，小便有时涩痛，白带如注，心下痞满，口淡乏味。此次月经来潮，除上症外，并腰系沉痛不得俯仰，脉象弦细，舌淡不华。

肝失疏达，则血海凝泣；脾失运化，则湿浊当化不化，血与湿互滞冲任，由是月经失调而不孕。根据《金匮要略》"腹中疠痛"治以当归芍药散加味。

处方：当归15g　赤芍15g　川芎10g　泽泻15g　白术10g　云茯苓25g　泽兰叶20g　红花10g　丹参10g　鸡血藤30g　乌药10g。

上十一味，以水四碗，微火煮取一碗，药滓再煮，取汁一碗，日分二次温服。忌食生冷黏滑之品。

【二诊】7月17日。上方连服三剂，正适经汛，经血中夹杂瘀块甚多，停药观察三天，经血止，腹亦不痛，腰系沉痛亦减，小便通畅，面浮眩晕亦瘥，唯心下仍感痞闷，食欲尚差。继按上方加减调之。

处方：当归15g　川芎10g　泽泻15g　白术15g　云苓25g　陈皮15g　丹参15g。

上七味，以水三碗，煮取一碗，睡前顿服，隔日服药一剂。

10月23日，患妊娠呕不止来诊，方知服上药六剂后，始得怀孕。

【按语】

当归芍药散一方由当归、芍药、川芎、泽泻、白术、茯苓六味药物组成。方中以重用芍药敛肝和营止痛为主药；佐以当归、川芎养血调肝；茯苓、泽泻补脾利湿。诸药相合，共奏补血调肝，健脾利湿之效。

主要经文指征：“妇人怀妊腹中㽲痛，当归芍药散主之。”（《金匮要略·妇人经病脉证并治第二十》）

该方治疗主证：妇人腹中诸疾痛，妊娠腹中拘急绵绵作痛。或头目眩晕，肢体浮肿，小便不利，腰痛，舌淡红，脉细弦。

后人引申更加广泛地应用于治疗月经不调、痛经、白带、子宫脱垂、经前期紧张症、原发性不孕症、更年期综合征、慢性肾炎、膀胱炎等。

案一朱姓，月经不调，血虚夹瘀，又夹肝脾湿热下注，以致腹痛、腰痛、带下如注。方以当归芍药散疏运肝脾，调和冲带，方中加乌药，因乌药有“下通少阴肾经，上理脾胃元气”之功，主治功能在下焦，取其顺气、解郁、止痛。黄柏助泽苓以“清湿中之热”，况主治功能亦重在下焦，又善理“女子漏下赤白”。萆薢、滑石分清利湿，对于下焦湿浊所引起的疾病，疗效尤著。服药六剂，主症大减，遂以上方去芍去芎，调理旬月而全痊。

案二曹姓，腹中㽲痛，半年不止，以致经汛不准，白带淋漓，脾肾温运不周，寒湿渗及冲任二脉。治者应用当归芍药散加杜仲调补肝肾以疗“腹膝酸痛，阴下湿痒”，更加小茴香、鹿角霜，调补脾肾，以疗“赤白带下”。四诊后，主病已去八九，唯八髎穴处有沉坠感，此乃瘀滞经俞，治者以大队活血化瘀之品缓缓调之。

案三周姓，由肝脾气滞湿郁，血海凝泣、任脉不通。治者以大队活血化瘀之品，加入当归芍药散，辗转调治，终得病瘥而怀子。

干姜人参半夏丸方

妊娠恶阻

戚某某　女　30岁　农民　河北故城　1974年2月24日初诊。

妊娠二月余，呕吐发作，吐出多痰涎或与宿食夹杂，甚则呕吐黄水，在当地反复注射溴米那普鲁卡因注射液，口服阿托品片效果不甚明显，转来中医治疗。目前症见形体憔悴，精神萎靡，倦怠嗜卧，上脘痞满，不欲饮食，动则头晕，呕吐酸苦，面苍唇淡，四肢逆冷，脉象滑细，舌淡苔白腻，根部略灰。

寒饮停蓄于胃脘，胃阳式微而浊阴上逆，治以温中以散寒饮，理虚以降逆气。宗《金匮要略》“妊娠呕吐不止，干姜人参半夏丸主之”之法调理。

处方：干姜6g　半夏6g　党参6g　陈皮6g　云茯苓9g　苏梗6g　生姜15g（切细）。

上七味，以水三碗，煮取一碗，药滓再煮，取汁一碗，日分三四次缓缓温服，忌食寒凉、黏腻、糖酪之品。

【二诊】2月27日。依法服药一剂，呕吐即止，连服五剂，上脘痞满消失，胃舒思纳，食之亦有香味，头晕亦瘥，精神较为振作，四肢转温，上药与证相符，继以原方加减调之。

【按语】

干姜人参半夏丸由干姜、人参、半夏、生姜四味药物组成。干姜温中散寒；半夏、生姜和胃降逆止呕；人参补中益气，诸药相合，共奏温胃散寒，降逆止呕之效。

主要经文指征："妊娠呕吐不止，干姜人参半夏丸主之。"（《金匮要略·妇人妊娠病脉证并治第二十》）

该方治疗主证：妊娠胃虚有寒，呕吐不止，或兼乏力、懒动、神倦等。

后人引申更加广泛地应用于治疗恶阻、心悸、呃逆、胃寒呕吐、神经性呕吐等。

案戚姓，患妊娠呕吐，打针服药近月而病不全痊，以致形神憔悴，几不可支，方以干姜人参半夏丸化为汤剂，日分三四次，缓缓服之以和降胃气，温化寒饮。由于方法灵活，竟然初服一剂，即显效机。半夏有堕胎之说，治者根据《内经》"有故无殒"之说应用半夏曲，巧妙地与苏梗、云苓、陈皮相配，使整个处方配伍转而为轻巧灵动之剂，故而治疗得心应手，疗效显著。

半夏厚朴汤方

一、梅核气

唐某某　女　36岁　农民　河北　1968年5月24日初诊。

据述：与夫口角，气郁胸中，未得发泄，初感胸闷、胁胀，呃逆频作，服木香顺气丸、舒肝和胃丸等胸闷减轻，胁胀已瘥，呃逆大减，近五六天来，咽喉如有物梗阻，时时作痒，愈痒愈咯，咯之不出，咽之不下，饮食可，三诊，怀疑咽喉肿瘤，经X线透视，提示"无见异常"，转来门诊。脉象弦滑，舌苔白薄稍腻，此属肝脾气结，郁而生痰，痰气交阻，肺气不宣，根据《金匮要略·妇人杂病脉证并治》"妇人咽中如有炙脔，半夏厚朴汤主之"之意，治以理气解郁，宣肺化痰。

处方：半夏20g　川朴10g　茯苓24g　苏叶9g　细辛3g　制香附15g　瓜蒌皮24g　生姜10片。

上八味，以水四碗，煮取一碗半，药滓再煮，取汁一碗半，日分四次温服，日三次夜一次。

【二诊】5月30日。依法服药三剂，诸病已却大半，患者又按原方连服三剂，诸症皆痊，唯感口干，有时心烦，睡意不酣，脉弦略数，舌苔退，舌尖红。余观其证候，度其病机，有向热转化之虞，香燥之药，实不可近唇，防微杜渐，以免伤阴液。

二、脘胁作痛

杨某某　女　41岁　农民　1968年9月6日初诊。

愁萦襟怀，忧郁寡欢，二月前患心悸、胸痛，服药已却大半。近又因肝气不舒，胃脘作痛，波及两胁胀痛，左甚于右，形寒畏冷，日唾清涎，不欲饮食，纳后运迟，不时呃逆，小便清长，大便调，脉来弦滑，舌苔薄白且腻。此肝郁气滞，胃失和降，痰湿交阻之候。拟半夏厚朴汤加味，以疏肝理气，和胃降逆。

处方：半夏15g　川厚朴9g　云茯苓24g　苏梗9g　制香附10g　川楝子15g　瓜蒌仁20g　生姜6g。

上八味药，以水三碗，煮取一碗，药滓再煮，取汁一碗，日分三次温服。忌黏腻生冷食品。

【二诊】5月19日。上药服三剂，胃脘痛减，两胁胀减，口吐清涎减，胸已显宽，上方既效，仍守原方继进。煎煮服药、禁忌方法，均同上。

【三诊】5月23日。服药二剂后，因走亲赴筵，便喝酒吃肉，夜晚，胃又痛，两胁又胀，服第三剂效亦不显。脉弦细而滑，舌苔仍腻，仍宗原方再加消导之品。

处方：半夏24g　川厚朴12g　云茯苓30g　苏梗9g　广木香9g　川楝子15g　焦山楂15g　麦芽15g　神曲12g　五灵脂6g　生姜6g。

上十一味，以水三碗，煮取一碗半，药滓再煮，取汁一碗半，日服三次，夜服一次。

【四诊】5月25日。按法服药二剂，大便泻下二次，腥臭难闻，胃脘及两胁胀痛均除，噫气亦减大半，纳谷已香，仍按原方续进。

连续服药六剂，诸症痊愈。

三、呃逆

曹某某　女　45岁　农民　河北省　1989年10月11月初诊。

性情孤僻，好生闷气，三月前患呃逆，在当地调治病未全痊，遂觉咽喉有物滞塞，甚则胸中亦感滞塞，在当地服中西药二月余，其病不减，其夫恐为癌症，来此就诊。经外科及X线钡餐透视都未发现异常，患者仍有怀疑，余介绍到人民医院做咽科检查，亦未发现异常。又转来门诊：面色苍白，精神疲倦，胸闷气短，上脘痞胀，不欲饮食，四肢倦怠，脉来弦滑，舌苔薄白而腻。

辨证治疗：肝郁气滞，胃失和降，痰湿阻于上中二焦，以致肺气宣降无权。病来已久，治当缓图，拟行气开郁，化痰散结，方宗半夏厚朴汤。

处方：半夏15g　厚朴10g　茯苓15g　苏梗6g　荷梗10g　炒枳实15g　陈皮10g　生姜10g（切）　制香附10g。

上九味，以水三碗，煮取一碗，药滓再以水三碗，煮取一碗，日分三次温服。

【二诊】11月15日。上方连服四剂，呃逆大减，胸脘显宽，饮食增加，舌苔白腻显褪，诊毕，再三斟酌上方，认为无须加减，仍嘱患者继服四剂，观其所以，再商。

【三诊】10月20日，胸脘和畅，呃逆平，饮食渐馨，精神振作，唯脉象虚弦，四肢仍觉乏力，此乃病退，而正气一时未复，仍以上方，佐补益之品，以振中元。

处方：半夏15g　厚朴6g　茯苓15g　炒枳实10g　炒白术10g　党参10g　砂仁6g　当归10g　甘草10g　生姜10g（切）　大枣6枚（掰）。

上十一味，以水四碗，煮取一碗，药滓再煮，取汁一碗，日分二次温服。

四、心胃气痛

冯某某　男　48岁　农民　陵县　1983年10月16日初诊。

患者脘痛多年，半年前，因肝气怫郁，胃脘作痛频作，甚则左胸掣及缺盆穴处皆痛，上脘痞硬，不欲饮食，有时咽如炙脔，恐为心脏病，几经医院检查，心电图、心向量，均未发现异常现象，胃部钡剂透视，亦未发现异常现象，服苏合丸略显小效，唯觉服逍遥丸效力较好，近来并眩晕、心悸、虚烦、寐劣，脉来弦滑，舌质偏红，苔白滑。

脾胃素虚之体，湿滞不运而痞满硬痛，肝气郁而不畅，上乘胸络，故而攻窜为痛，伴咽如炙脔。疏泄运化之机早失灵动，郁久而心血肝阴亦趋暗耗，况未成劳则幸。治当行气开郁，化湿，散结，佐以养血安神，药宜轻而灵动，方宗半夏厚朴汤合酸枣仁汤化裁。

处方：半夏15g　川朴10g　茯苓20g　苏梗6g　酸枣仁20g　川芎10g　炒枳实10g　生姜10g（切）　知母6g。

上九味，以水四大杯，煮取一大杯，药滓再煮，取汁一大杯；日分二次温服。

治疗经过：每服药后，约一小时许，脘部即辘辘有声，连服三剂，胃痛减轻，继服六剂，上脘痞硬消失，胸痛亦渐渐消失，纳谷转香，眩晕、心悸、虚烦亦随之减轻大半，夜寐转酣，三诊时加当归10g、白术10g，又连服七剂而诸症竟除。

五、咳喘

张某某　男　67岁　农民　德州市郊　1984年11月10日初诊。

咳喘夙疾，久不得痊，逢冬以来，咳喘渐增，旬日间又夹肝气郁结，气不得伸，以致咳喘气急，胸脘窒闷，咳吐白痰甚多，昼夜近两大碗许，精神委顿，不欲饮食，脉弦滑，舌苔白腻。方用半夏厚朴汤加味以行气降逆，豁痰散结。

处方：半夏30g　川厚朴10g　茯苓20g　苏叶10g　炒苏子6g　陈皮20g　杏仁10g　炒莱菔子30g　蛤粉30g（布包）　生姜10片　青黛10g（布包）。

上十一味，以水三杯，煮取一杯，药滓再煮取汁一杯，日分三次，温服，忌食葱、蒜、黏滑生冷之品。

【二诊】11月14日。药进四剂，胸脘显宽，气得降而咳喘亦减，咳痰亦少，饮食增加，精神显振，脉仍弦滑，舌苔仍腻色白。病虽却退，但宿恙尚未尽除，而药亦不可轻投，以杜其痰邪重返故宅。

处方：半夏30g　川朴10g　茯苓30g　炒苏子6g　陈皮20g　杏仁10g　炒莱菔子30g　蛤粉30g（布包）　生姜10片。

上九味，以水三杯，煮取一杯，药滓再煮，取汁一杯，日分三次，温服。

【三、四诊】11月22日。上方迭进六剂，咳喘渐平，脉来转和缓，白腻舌苔已褪，拟以丸药调治宿疾，并嘱怡情自遣，勿动肝火，去寒就温，以保肺气，待春来气煦，宿恙必蠲而勿虞矣。

处方：通宣理肺丸。

早晚各服一丸，白开水一杯；兑白蜜一汤匙，送服药丸。

【按语】

半夏厚朴汤一方，由半夏、厚朴、云苓、苏叶、生姜五味药物组成。方中以半夏化痰散结，降逆和胃为主；厚朴下气除满，佐于半夏以散结气，降逆气；茯苓味甘淡，运脾渗湿，助半夏以化痰；生姜和胃止逆，辛以散结；唯苏叶一味，其味尤为辛香，善理肺气以疏肝，诸药相合，有行气散结，降气化痰之功。

主要经文指征："妇人咽中如有炙脔，半夏厚朴汤主之。"（《金匮要略·

妇人杂病脉证并治第二十二》)

该方治疗主证：咽如炙脔（梅核气），心下痞硬，或兼忧郁不寐、哮喘、咳嗽、脉弦滑、舌淡苔薄白。

后人引申更加广地应用于治疗胃脘痛、胸痹、呕吐、膨胀、心绞痛、哮喘、胃下垂、眩晕、忧郁症、妊娠呕吐、乳房胀痛等。

案一唐姓，咽喉如有物梗阻，时时作痒，愈痒愈咯，咯之不出，咽之不下，此案症状，正与经文相合，治以半夏厚朴汤行气降逆，化痰散结，更佐香附以理上焦之气，借香附“辛味甚烈，香气颇浓，皆以气用事，故专治气结为病”。加细辛，激发肾气上达于肺，宣肺而破结，瓜蒌皮具“宽胸化痰”之功，用之以“通胸膈之痹塞”以俾“痰气下降”。服药三剂，病去大半，续进三剂而病瘥。然上症虽已，而又口干、心烦、脉数、舌红。度其病情，认为香燥之药，最易伤阴，遂以养阴利气之品而善其后。

案二杨姓，由肝胃气滞，痰湿交阻，形成脘胁作痛，方以半夏厚朴汤加味，行气降逆以理肝胃，并佐豁痰降气以利肺；二诊后，又因饮啖失节而病进，再步上方加神曲、麦芽、焦山楂以消食化滞，终守原方缓缓调之而愈。

案三曹姓，病呃逆，迁延日久，以致肝胃气滞，肺失宣降，痰湿交阻。治以半夏厚朴汤行气开郁，化痰散结，方中加炒枳实以“破坚利膈”，更加制香附以“行其上焦之气”，加荷梗以“通气宽胸”。陈皮以理气化滞，调和脾肺，其药昼三夜一服之，药气接续不断，因而疗效良好，视其呃逆平，胸脘和畅后，唯觉脉虚无力，方敢大胆事补以振中元。

案四冯姓，胃气痛，肝气怫郁，肺气不降，尤为发病之诱因。方以半夏厚朴汤合酸枣仁汤，处方用药注意到“药宜轻而灵动”尤为着眼处，因而治疗顺利，疗效显著。

案五张姓之咳喘，由肝气郁勃而转甚，方以半夏厚朴汤合黛蛤散加味，行气降逆，豁痰散结，服药四剂，疗效虽显，然咳喘夙疾，恐一时难以克化，治者着重指出：“病虽显减而药亦不可轻投，以杜其痰邪重返故宅。”提示了治病守方的重要性，病去大半，宿疾难克，予通宣理肺丸，以为缓图之计。

甘麦大枣汤方

一、脏躁证

1967 年 3 月 15 日，有一刘姓少妇，25 岁，患脏躁证已月余不瘥，其父陪来看病。诊其脉象细数，舌红少津，形体憔悴，精神淡漠，喃喃自语，躁动不安。据其父述：“先由夫妇口角，郁闷不乐而发病，服苯妥英钠药片。效果不大，后又请大夫，开了一个方子，有甘草三两，大枣10个，小麦半斤，说是两千多年前的方子，结果煮出药来，却是一锅腊八粥，没法吃，只好喂了鸡。”在座者哄堂大笑。余向患家做了一番古今剂量的变化情况，亦处方甘麦大枣汤予之。

处方：甘草15g　大枣12枚（先用水煮透使其胀大，然后掰开入煮）　小麦45g。

嘱：以水四大碗，煮取二大碗，药滓再以水三碗，煮取一大碗，日分四次温服。忌食黏滑辛辣等物。其父携女缓缓而去。

七日后，诊其脉已冲和，精神已振。喃喃自语、躁动不安均除大半，唯感胆怯易惊，夜寐欠安，多梦联翩，心中不时有烦热之感，有时出一阵小汗，反而感到舒适。

处方：甘草15g　小麦30g　大枣6枚　云茯苓15g　枣仁30g　远志9g　石斛15g　寸冬15g　龙骨牡蛎各15g。

上十味，以水三杯，煮取一杯，药滓再煮，取汁一杯，日分二次温服。

五日后，夫妇一同前来复诊，述及服该方而病全痊云云。

二、脏躁证

胡氏　女　37岁　农民　1975年8月5日初诊。

家务萦劳，气阴两虚，精神恍惚，头晕目眩，不思饮食，心悸烦躁，哭笑无常，偏多悲伤，寐劣多梦，胸闷气短，数欠伸，四肢倦怠，小便偏黄，大便干燥。病来已月余。检点前医药方，养阴有六味地黄丸；理气有柴胡疏肝散；安神有酸枣仁汤。病却而未全痊，脉细数无力，舌红绛少津，书甘麦大枣汤予之。

处方：甘草15g　小麦45g　大枣10枚。

先用水煮大枣，膨大掰开入药。以水三杯煮上三味，取汁一杯，药滓再煮，取汁一杯，日分两次温服。

【二诊】上方连服七剂，精神稳定，哭笑大减，二便通畅。嘱患者续服原方，另加朱砂安神丸，早晚各服一丸。

【三诊】精神振作，有喜笑面容，寐已转酣，唯饮食尚感乏味。

处方：甘草15g　小麦30g　枳实12g。

上三味，以水三杯，微火煮取一杯半，日分两次温服。

上方连服14剂，诸症悉平。

【按语】

甘麦大枣汤一方，由小麦、甘草、大枣三味药物组成。方中以小麦之微寒，养心，以安其神，甘草甘平以和中缓急，大枣补益脾气，三药相合，其味甘平微寒，为养心安神，和中缓急之佳品。

主要经文指征："妇人脏躁，喜悲伤欲哭，象如神灵所作，数欠伸，甘麦大枣汤主之。"（《金匮要略·妇人杂病脉证并治第二十二》）。

该方治疗主证：脏躁证之悲伤欲哭，数欠伸，象如神灵所作。或精神恍惚，言行失常，喜怒不节，心悸易惊等。

后人引申更加广泛地应用于治疗妇女更年期综合征，阴虚盗汗，癔病，以及神经衰弱，失眠，夜游症，小儿夜惊，夜啼等病症。

案一刘姓之脏躁证，初由肝郁气滞，心失所养，神不守舍而成。该患者迁延失治，以致月余不瘥，心血更加暗耗，予甘麦大枣汤，宽汤煮药，日竟四服，七日后病去大半，精神振作，脉转冲和。唯胆怯寐劣，心中不时烦热，为心阴尚未尽复，心神未稳之象，法守原方，加云茯苓、枣仁、远志、石斛、寸冬、龙骨、牡蛎大队养阴安神之品调理善后。

案二胡姓，曲运神机，伤其心阴，神失窟宅而无依，是以精神恍惚而寐劣，胸闷躁烦而悲泣，此即"主不明则十二官危"之象，子甘麦大枣汤养心安神，迫在缓急。二诊，病却大过，为加速疗效，加朱砂安神丸，以镇静、养血、安神。终以滋益清潜之品为固本计，调理而安。

肾气丸方

一、水肿

张某某　女　55岁　1969年11月15日初诊。

初春患水肿，予实脾饮三剂，病却大半，继进三剂而病瘳。近来又患水肿，其子来索前方，药进三剂，寸效未显。再予前方，并嘱以法服之。三剂尽而效仍不显。当日令其来诊，症状亦同初春水肿，面浮，色苍暗，下肢肿甚，按之凹而不起，扪之冰冷，言语低怯，精神疲倦，不思纳谷，懒于动作，气息短促似喘，咳吐白沫痰涎，腰脊畏冷、酸痛，大便初头干燥，续自下利，小便短少，小腹拘急。化验结果：尿蛋白（++），肝功能正常。脉来沉细，重按若无，舌淡，苔白腻，后根色黑湿润。盖前方不效者，偏治其脾，今病偏在肾，拟金匮八味肾气（丸）加减，以温肾纳气，通阳利水。

处方：熟地30g　山萸肉30g　泽泻30g　云茯苓30g　炒山药20g　淡附片10g（先煎）　肉桂6g　杏仁10g　麻黄6g　丹皮6g　车前子30g（布包）。

上十一味，以水三碗，煮取二碗，药滓再煮取汁一碗，日分二次温服。

【二诊】11 月 18 日。肾为水脏，得温水气行而寒气散。三日来，小便增多，水肿消退近半，喘促渐平，他病尚无起色。仍予前方加附子至 15g、杜仲 20g、菟丝子 20g、砂仁 6g 续进。

【三诊】11 月 21 日。真阳发动，大气沸腾，脏腑经俞，均得敷布。药后身得微微汗出，浮肿消退大半，下肢得温，喘息平，精神振，食有香味，腰脊畏冷亦减，大便亦调，脉来冲和，黑苔已褪。病却大半，仍以原方小其制，一日一诊，观其所以，以防釜中水涸，兹生他变。

处方：熟地 30g　萸肉 20g　泽泻 15g　云苓 20g　熟附片 10g　杜仲 20g　菟丝子 20g。

上七味，水煮二遍，取汁二碗，日分二次温服。

【四诊】11 月 22 日。脉象较前有力，舌苔显褪，舌质红活。小便化验结果：尿蛋白（+），仍守上方续进。

【五诊】11 月 23 日。症状相继减轻，仍步前法。

【六诊】11 月 29 日。尿验蛋白（-），诸症若失，予金匮肾气丸 30 丸，早晚各服一丸，以善其后。

二、肾脉寒冷

胡某某　男　79 岁　干部　1971 年 10 月 23 日初诊。

项脊背腰一线寒冷，阴天冷重，晴天冷轻，白天冷轻，傍晚冷重，病已二年，因恃体壮，未加介意。素来嗜酒，每每以酒当药，暂缓其冷。近月来，喝酒冷亦不减，有时甚至睡到半夜亦不觉热。十日前，有一游医，针刺各椎间一针，连针三日，冷觉好转，近来又冷如故，脉虚大，重按无力，饮食睡眠尚可。此肾阳不足，督脉为之寒冷，嘱服八味肾气丸，缓缓图治。患者每日早、午、晚各服一丸，服药 20 余天，腰部有时似有热气上腾。二月后，患者觉腰下经常有热气循腰上行脊背至项部。又续服一个月，项脊背冷均除。

又治黄河涯郭振华君，腰冷如坐水中，因该同志经常经营在外，嘱服金匮肾气丸，每晚一丸，另加生硫黄细末一克，白水送下，月余病瘥。同年治河北桑园镇王玉金之冷疝，嘱服金匮肾气丸，另加生硫黄细末一克，二月余，病亦瘥。

【按语】

八味肾气丸一方由干地黄、山药、山茱萸、泽泻、茯苓、牡丹皮、桂枝、附子八味药物组成。干地黄滋阴补肾为主，辅以山茱萸、山药补益肝脾精血；附桂温阳暖肾，佐茯苓、泽泻、丹皮调协肝脾，诸药相合，共奏温补肾阳之效。

主要经文指征："虚劳腰痛，少腹拘急，小便不利者，八味肾气丸主之。"（《金匮要略·血痹虚劳病脉证并治第六》）

该方治疗主证：肾阳不足，腰痛脚软，下半身常有冷感，少腹拘急，或小便不利，或小便反多，或痰饮、消渴、水肿、妇人转胞，不得溺等。

后人引申更加广泛地应用于治疗腰痛，阳痿遗精，二便不利，尿崩症，精弱不育，脚气病，慢性肾炎，糖尿病，甲状腺功能低下，慢性支气管哮喘，肾炎，尿毒症，神经衰弱，虚劳病，不孕症，再生障碍性贫血，前列腺肥大症。

案一张姓，罹水肿证，肾气虚惫已极，治者采用八味肾气汤，温补肾阳，更加麻黄之辛散，温肺平喘，且肺脏"为清虚之脏而主气"，又为肾母，水之上源，主皮毛，用之以通腠理，开发卫阳，以散水气，通理三焦以利水湿。前人有云："配桂枝主解风寒，发汗解表；配干姜则温肺化饮；配杏仁则止咳平喘；配白术则渗淡利水；配附子则温经散寒。"加杏仁以"降逆平喘"，加车前子一药，配伍甚巧，该药主入肝肾、小肠三经，性滑利降泄，通利小便尤为特长，因其性偏于寒，所以又有利水而不伤阴之妙，今配于大队温补肾阳药中，已去其寒性，专用其利尿之长。诸药相合！肺气得以宣发与肃降，脾气得以转输以运化，肾气得以温阳而化气，肺脾肾一以贯之，决渎成，而水肿有何不消之理？二诊重加附子、杜仲、菟丝、砂仁"真阳发动，大气沸腾，脏腑经俞均得敷布"。该病自始至终，坚守肾气丸法，因而取得良好效果。

案二胡姓，项背腰一线寒冷，二年不除，形成督脉寒冷之证，病由肾阳不足所致。肾，生髓充脑，督脉"起于下极之腧，并于脊里，上至风府，入脑上巅……属阳脉之海也。"肾阳不足由是督脉寒冷。治者应用八味肾气丸，守方数月，坚持治本，终得肾阳升腾，寒冷摒除。

附　经方脚注选释

1. 桂枝去皮

桂枝本不去皮，其误在晋（误在肉桂去老皮）。仲景指出："桂枝者，取枝上皮也。"枝上皮，实指桂枝之梢，味辛轻扬，上行解表。《医宗金鉴》指出："夫桂枝气味辛甘，全在于皮，若去皮是枯木也，如何有发汗解肌之功，宜删'去皮'二字，后仿此。"

2. 㕮咀

考《说文》，㕮，嚼也。咀，含味也。实际是指品尝药物气味，以鉴别药物的真伪。李杲所谓："古无刀，以口咬细，令如麻豆。"非也。

3. 煮米熟汤成

白虎汤、白虎加人参汤、桃花汤，皆注"煮米熟汤成"之词，粳米即今之秫米，一般煮20分钟即熟，实践证明，煮米已熟而白虎汤，白虎加人参汤中之知母饮片、人参饮片，以及桃花汤中的干姜饮片尚未能煮透，而有夹生者，所以，米熟尚不可言汤已煮成，必须再加煎煮，以饮片煮透，效力完全释出为度。方中之石膏亦必须杵为细末入于煮剂。余应用此汤，尝允先以宽汤煮粳米，取汤纳诸药煮之，方得药味之全。

4. 温粉扑之

应用大青龙汤发汗过多，仲景用温粉扑之以止汗，乃临时急救之法，后世效之，方法甚多。如《千金方》以煅龙骨、煅牡蛎、黄芪、粳米为粉；《总病论》加零陵香，名辟瘟粉；《肘后方》《活人书》《医方考》《伤寒类方》《产宝》等书，都有不同程度的发挥。近代陆渊雷竟用市售之爽身粉。总之，后世止汗之粉，皆由温粉演化而来。

5. 去上沫

麻黄、葛根二药，入煮剂，仲景皆注“去上沫”三字，麻黄煮沸，其沫略褐；葛根煮沸，其沫白灰；沫有“令人烦”及“呕吐”的副作用，故去之。再者麻黄取效在皮，功在发散表之风寒；葛根取效在筋络，功在升散清阳，故而均宜去沫。

6. 黄耳杯

麻黄杏仁甘草石膏汤脚注“黄耳杯”，此乃古代富贵家之饮具，有陶制品，有漆木制品，大小不等，北京历史博物馆现存有陶制品，盛水量150~200毫升。

7. 再煎

“药物与水同炖曰煮，单煮药汁加以浓缩曰煎”。仲景柴胡类方，皆注“去滓再煎”。尽管历代医家议论纷纭，去滓再煎的目的，是以融和药性，使其刚柔相济。

8. 碁子

碁即今之棋字，赌博用的棋子。所谓“如碁子大”，乃斟酌之意。

9. 先食温服

桃仁承气汤、乌梅丸、茵陈五苓散、桂枝茯苓丸、己椒苈黄丸等，皆先食服，亦即今之空腹服药法，因病在下焦，使其药物至下焦而发挥效力。《神农本草经》所谓：“病在心腹以下者，先服药而后食”即是。

10. 噀之、洗之

“含水喷洒为噀，浇灌为洗”。乃古人采用的一种最为简单的退热方法，今人以酒精擦澡，亦属此法。

11. 糜粥自养

十枣汤方注“糜粥自养”。关于糜粥，《说文》：“黄帝初教作糜，释名糜，煮米使糜烂也。”这种糜粥，非大麦、小麦之粥，即今之小米粥、谷米粥。此处用之以调补胃气。

12. 晬时当下血

抵当丸方后注："晬时当下血。"晬时为一昼夜。抵当丸为破下焦瘀血之品，所下之血，指瘀血。

13. 渍之、须臾绞去滓

附子泻心汤方中之大黄、黄连、黄芩，取麻沸热水渍泡之，时间不要太长，绞取汁而去其滓。此乃取三药之气，非取其质，故不入煮剂。

14. 更衣

此指如厕大便，古人衣着富丽堂皇，大便时必须更衣，故名。

15. 尿如皂角汁状

服茵陈蒿汤，尿如皂角汁，色正赤，一是湿热下注；一是药物之色素。

16. 潦水

李时珍说："降注之水谓之潦……气味甘平无毒。"麻黄连翘赤小豆汤用之以内清湿热。

17. 猪肤

猪肤汤之猪肤，指猪肤之外皮，含胶质较厚，煎之为胶汁，其味清香，有清热润燥、利咽止痛之效。若言肤内白肉，则与猪膏发煎方之猪膏同，当鉴别。

18. 白粉、白饮

白粉即米粉（大米、小米均可），米粉煮成薄薄稀粥为白饮，或煮米之薄薄黏汤，亦为白饮，临床有啜粥之意。

19. 苦酒

即今之米醋。

20. 刀环

历代关于刀环说法不一，实则指大砍刀柄后的圆环，其环之大，正容卡一鸡子壳。

21. 清浆水

亦名浆水，指淘米泔水，待其味酸为佳，腐臭者，勿用。枳实栀子汤用之以清热除烦，行气消痞。

22. 食顷啜热粥发

服瓜蒌桂枝汤，以取微汗出，因汗不得出，饮热粥以助其发汗。

23. 挫麻豆大

麻杏苡甘汤、防己黄芪汤，皆为"煮散"之方，以祛在表之风湿，必挫碎挫细如大麻豆许，唯有这样，才会使各种药物的效力同时释出。

24. 煮饼

百合洗方，借甘温之洗法，以祛除周身弥漫之虚热。服煮饼亦啜粥之变法，饼指今之面条，为小麦面轧成，小麦性味甘寒，既补脾阴亦生肺津，主开发玄腑而达邪外出，乃内外兼顾之法。《千金方》做“餗饼”，刘禹锡做“汤饼”均是。

25. 大便常如漆

百合诸方，唯百合地黄汤言“大便常如漆”，此乃因地黄汁故，别无他意。

26. 赤小豆浸令芽出、曝干

赤小豆发芽而曝干，变入血药而为清气之品，用之以清热解毒，消肿排脓。唐容川云：“赤豆发出芽，则能排脓，盖脓乃血后气而化者也，赤豆属血分，而既发出芽，则血从气而外出矣，故以治血从气化脓，其治先血后便，亦是治痔毒消脓者也。”

27. 心中恶寒不足者

《经方方法论》云：“心中恶寒不足者，指中风症，其标为实，其本属虚，后世云脱症者，更类于此，心气不足，悸惕畏寒者，临床不可不细观察，侯氏黑散方后本云“心中恶寒不足者”，今人多忽视，实地观察乃诊断之要妙处，医乃人命系之，万万忽视不得。

28. 韦囊

韦囊是用牛皮制成的皮袋囊，为古代军人使用的箭囊，医人用之以盛药可防潮湿。风引汤乃是一种散药，以韦囊盛之，亦便于携带。

29. 簿复脊，凭几坐，汗出则愈

续命汤后，以衣被覆盖脊背，以促汗出，如不汗出，更服。这是一种服药后的护理方法，与防己黄芪汤“服后当如虫行皮中，从腰下如水，后坐被上，又以一被绕腰以下，温令微汗，瘥”的治法是一致的。防己黄芪汤的功效是益气除湿，健脾利水；续命汤的功效是扶正祛风，养血通络。风痱之病，簿覆其脊乃“取其祛风走表，安内攘外，旋转上下也”。

30. 蜜为丸如弹子大

薯蓣丸，由炼蜜合成，如弹球之大，即指传统配制之蜜丸，亦即所谓“每丸三钱”折合今之9g量。

31. 枣膏

皂荚丸，因其药力猛悍，服之以防损伤胃气，先煮大枣二三沸，去水，再以新水煮大枣熟烂如稀薄膏状，以送服丸药。

32. 石膏如鸡子大

厚朴麻黄汤，石膏如鸡子大，约今之60~70g。

33. 心下毒痛

白术散方，为健脾除湿，温中安胎之方。心下毒痛，为肝气郁结而痛甚，云心下毒痛倍以芎，以其川芎为血中之气药，此方用之，有温肝络，行气血，止疼痛之功。

34. 白酒

近代医家考证，白酒为初熟的米酒，或谓即今之黄酒。瓜蒌薤白白酒汤之白酒，若用市售之白酒，五六十度许，“七升，取二升”，虽云“分温再服”，亦足以酩酊大醉，用黄酒则无此弊矣。

35. 清酒

清酒，古人亦称美清酒，无灰酒，实则今之黄酒（如镇江老酒），古人以酒煎煮药物或浸泡药物的历史很久，非但取其通经活络，调补气血，抑且用之以矫正药物的腥臭气。

36. 井华水、泉水

井华水，指清晨井中之水。《本草纲目》说：“平旦第一汲为井华水。”虞抟说：“新汲井华水取天一真气浮于水面，用以煎补阴之剂及炼丹煮茗，性味同于雪水也。”意思是通过沉淀了杂质的水，清净得很。泉水亦同于井华水，清净凉爽，可用于调中下热气”，主治酒后热痢、消渴以及痈肿热痛等。

37. 甘澜水

茯苓桂枝甘草大枣汤；乃温通心阳、化气行水之方，取用甘澜水煮药。仲景有做甘澜水法。又考甘澜水亦名千里水、东流水、劳水。实则取之江河之水，其水偏于甘淡，甘淡之性属阳，即指阳水，实践证明，取江河之水浇灌庄稼、蔬菜、花卉，比取泉下之水（阴水）生长得更加茂盛。仲景取此水，以治脾肾虚弱，五劳七伤、伤寒欲作奔豚及霍乱吐利。历代医家皆以“气味甘淡无毒”“甘而轻，不助肾邪”“动则其性属阳”云云。说明我国古人通过大量的实践，认识到水的性质种类不同，在临床治疗上会起到不同的效果。

38. 地浆水

亦名土浆水。“掘地深三尺，取其下土三升，以水五升煮数沸，澄清汁”即是。《金匮要略》二十四篇、二十五篇中主治：“食生肉中毒”“食诸菌中毒”“误食野芋”“误食蜀椒中毒”。考地浆水《本草纲目》谓：“气味甘寒无毒，解中毒烦闷……”他如《千金方》《卫生宝鉴》《圣惠方》《肘后方》《集简方》等，都有应用的记载，总之不外主治霍乱、中暑、食物中毒、腹痛烦闷者。

39. 冷粥、热粥

《伤寒论》桔梗白散治寒实结胸；《金匮要略》三物小白散治疗肺痈，云其“不利，进热粥一杯，利过不止，进冷粥一杯。”《经方方法论》说：“以上二方，方药同而名异，实为一方。所不同的是：进热粥以助巴豆之力，进冷粥……乃是缓解巴豆的峻猛之性。”

40. 小麦汁、大麦粥

《金匮要略》白术散之“服之后，更以醋浆水服之，复不解者，小麦汁服之；已后渴者，大麦粥服之，病虽愈，服之勿置。”枳实芍药散方，以“麦粥下之”，指大麦。硝石矾石散方，“以大麦粥汁和服”，厚朴麻黄汤方用小麦粥汁，“是以小麦煮汁以除肚痛而止心烦，大麦粥汁以生津液而止渴”。小麦气味甘，微寒而无毒，只取其汁；大麦性寒咸，无毒，黏而滑，除热下气，可取其粥。

41. 一帖

《金匮要略》柴胡饮子方后注一帖。帖亦做贴。古人的药包上覆以帖封之，一帖，即今之一剂。

孙朝宗医论辑要

孙朝宗 著
孙松生 孙 震 宋清英 孙梅生 整理

前言

中医药学源远流长，四部经典高屋建瓴，各家学说寻微探秘，历代医家勤于实践，临床经验精彩纷呈，其有着牢固的理论基础和前辈们丰富的实践经验，故而人们也把中医当作一门经验科学，所以就要求人们对于来自临床第一线的宝贵经验，必须经常而及时地予以总结和整理，使其进一步得以升华和光大。对于广大中医药工作者而言这一项工作非常重要。

我师孙朝宗，从事临床、教学、科研60余年，有深厚的理论基础与临床经验，已编写出版专著10多部，有《经方方法论》《经方临证录》《临证试效方》《奇经八脉证治方论》《奇经八脉证治发挥》《古今奇经验案选编》等，尤其是奇经证治两书在中医历史上首创将奇经八脉辨证与六经辨证融为一体进行辨证论治的理论，体现了奇经学说在临床治疗中的科学性与实用性。人民卫生出版社在本书后评论说："奇经八脉是目前中医研究的薄弱环节，也是深受学者、读者关注的热点。作者在长期的临床实践中，形成了奇经辨证与六经辨证融为一体的诊疗特色。本书结合其医疗实践，在奇经八脉病证的理论发挥和方药治疗方面作了系统整理，有一定的创新性。"之后我师又有《奇经治疗经验》《奇经方药简编》以及《奇经八脉考笺注》陆续面世。

本书《孙朝宗医论辑要》业已杀青，其内容分为论治篇、医案篇、医话篇、药鉴篇，详细地论述了一些内科杂证的治疗，大部分篇章下附有前贤医案以及个人治疗实例，实事求是，不尚空谈。医案篇，举治疗医案24篇，在每一医案篇中，俱以分型、辨证论治，立方遣药，各有法度，有一定的可读性。医话篇，一是选集了先贤一些精粹言论以及治疗简介；二是介绍了一些医德医风方面的内容，同时也纠正了历史上一些错误的认识。

药鉴篇，详细分析了临床最常用的130余种药物的性味、归经以及功能差异及主治之不同，尤宜于临床应用。

由于我们水平有限，不足之处敬请指正。

宋清英

医论医话

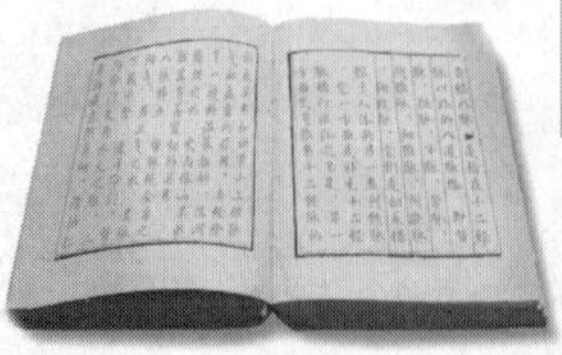

目　录

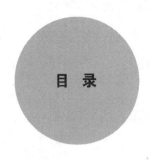

孙朝宗

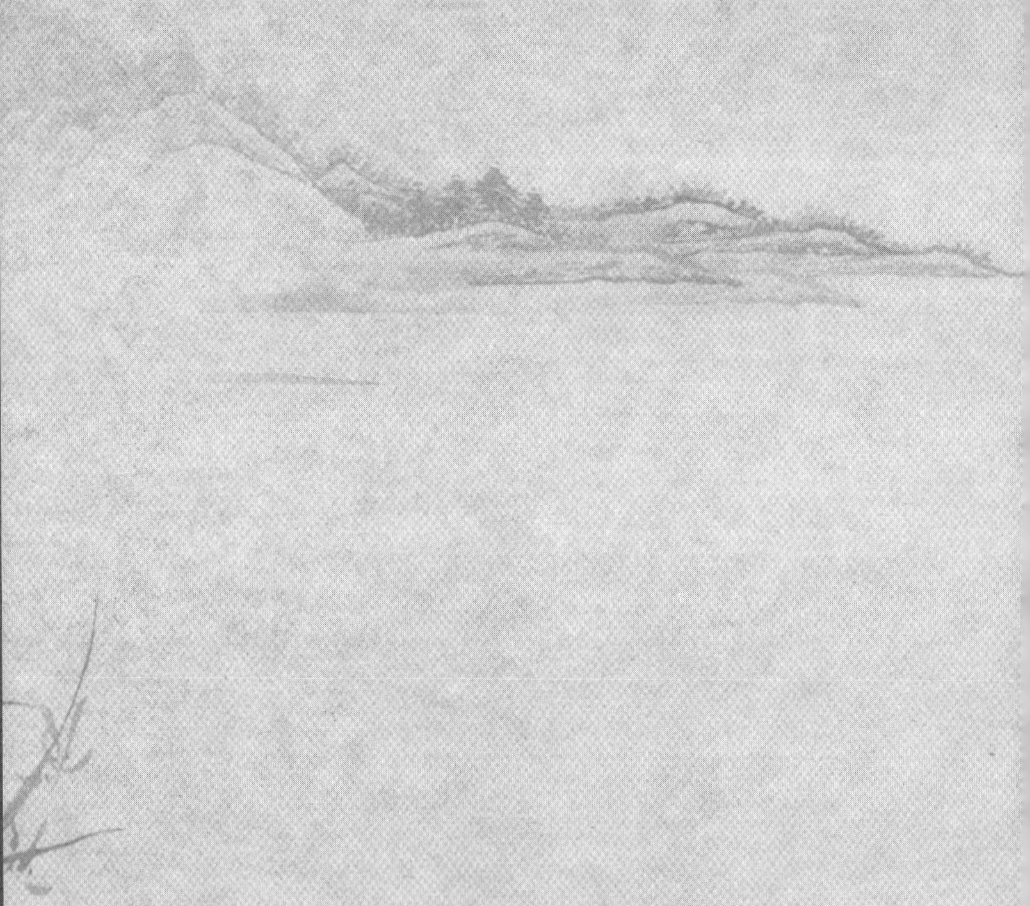

论治篇

“脏腑相通理论” 的临床意义

《五脏穿凿论》曰：“心与胆相通，心病心悸怔忡宜温胆，胆病战栗癫狂宜补心。肝与大肠相通，肝病宜疏通大肠，大肠病宜平肝。脾与小肠相通，脾病宜泻小肠火，小肠病宜泻脾土。肺与膀胱相通，肺病宜清利膀胱，膀胱病宜清肺。肾与三焦相通，肾病宜调和三焦，三焦病宜补肾。此合一之妙也。”

人体脏腑经络的统一协调，是维持生命活动的重要基础，在人体受到伤害时，从经络的联属以及脏腑的表里关系上进行辨证论治是中医辨证论治的核心，但其中还有一个更重要的是枢机辨证法则。三阳经以太阳经为开，阳明经为合，少阳经为枢；三阴经以太阴为开，厥阴为合，少阴为枢。枢即是枢纽。人体的主要枢纽是少阳胆，少阴心。少阳胆为阳枢，少阴心是阴枢，阳枢动则阴枢随，维持了人体的正常生理活动。人体疾病的病态形成是千变万化的，欲其治疗，往往棘手，拨动枢机，可动全局，枢机转动则开合咸宜。

人体之枢机主要在少阳，少阳为转阴至阳之机枢。

足太阳膀胱得此枢机而水道通调。

手太阳小肠得此枢机而食物通调变化。

足阳明胃得此枢机而阳气含纳。

手阳明大肠得此枢机而阳气收藏。

少阴为转阳至阴之机枢。

足太阴脾得此枢机而运化散精以升于上。

手太阴肺得此枢机而水精四布以降于下，能升能降，故谓之开。

手厥阴心包络得此枢机而阴血自生。

足厥阴肝得此枢机而阴血以藏，故谓之合。

太阳之开，阴明之合，全靠少阳之枢。

太阴之开，厥阴之合，全靠少阴之枢。

阳之初生在少阳，在足为胆，在手为三焦，三焦其体虚润，其气氤氲，少阳胆其体软嫩，其气温和。人体气血开合出入之枢，不重在少阴，而重在少阳。能开不能合则上吐下泻，能合不能开则病为关格。

《灵枢·根结》指出："太阳为开，阳明为合，少阳为枢。故开折则肉节渎而暴病起矣……合折则气无所止息而痿疾起矣……太阴为开，厥阴为合，少阴为枢。故开折则仓廪无所输膈洞……故开折者，气不足而生病也。合折则气绝而喜悲……"其意则为太阳经失掉开的机能，则皮肤肌肉干枯，病邪易入，从而发生暴病。阳明经在里为合，是供肺经精气的来源，若合的功能受到损伤，则真气稽迟，易发生痿证。太阴是三阴之表为开，厥阴是三阴之里为合，少阴介乎表里之间为枢。若太阴脾在表为开的功能受到损伤，而脾失健运，不能输水谷之精气，在上则膈塞不通，在下为水泄无度的洞泄病，也可以说是脾阳不足发生的诸多疾病。厥阴肝在里为合，合的功能受到损害，则肝气阻绝于里，肺来克制，就会发生喜悲的疾病。少阴肾为枢，枢的功能受到损害，则肾脉有所郁结，而下焦则会滞而不通。

总之，枢机之论，发起于《内经》，继之于《伤寒论》，而后有明·李梃作《医学入门》发表"五脏穿凿论"。更后有清·石寿棠在《医原》发表了"枢机论"。这样一来，枢机的论点也就更加显著，这时于临床上的辨证论治也就更加系统完整。

（一）心与胆相通

心为血脏，主神明，为君火，为君主之官，胆主中清，为相火，一脏一腑以经气感召，相互为用，主宰了人体的生命活动，故曰："十一脏取决于胆也。"胆属少阳之经，心属少阴之经，一为阳之枢，一为阴之枢。《医原》谓："少阳为转阴至阳之枢括，阳之枢也。少阴为转阳至阴之机窍，阴之枢也。"阴枢假阳枢而为之用，阴枢转则脏气运，脾气散精，上归于肺，水精四布，阴血能生能藏。阳枢转则腑气通，通则胃肠化物，气血生化，三焦决渎，水道通调，此皆以经气感召相辅相成。若枢折则生病，故曰心病怔忡宜温胆，胆病战栗癫狂宜补心。若临床见有痰湿内阻之心悸怔忡、失眠、自汗、寐劣多梦、心烦、惊恐、神志虚弱、舌淡脉细；或痰热内扰之烦热、口渴，甚则躁而神昏，舌红脉数者，均可以运用温胆汤予以治疗，所谓"温胆"含有温煦通达之意，温胆汤其气温顺，方药组成"既不偏任温燥以劫液，又不偏用清润以助痰"，中正不偏是其特长，适宜于条达胆气，胆气条达，则心火得以下交于肾，神志即可宁谧。若胆气虚怯，虚烦、多梦、烦闷、头晕呕吐、口苦咽干，可用酸枣仁汤加味调之，使其开合咸宜，病即可瘳。今举病例于下，以供参考。

［**案例**］

1. 心气痛夹痰湿（《蒲辅周医案》）

苏某某，男，45岁，于1963年12月30日初诊。1962年初，心前区有时闷痛，二月份至某医院检查，诊为冠状动脉粥样硬化性心脏病，而病情逐渐加重，心前区发作性绞痛，每2~3天即发一次，绞痛时间约为四五分钟，伴有胸闷憋气，经常服硝酸甘油片，但只能解决发作时的难受，如饮食不节或吃了不易消化的食物即诱发，形体发胖，平时吐痰多，容易头晕心跳，大小便尚正常，脉弦滑，舌质正红，苔白腻边缘不齐，由本体湿盛，湿聚为痰以致影响心气运行，治以温脾利湿，和胃涤痰，方宗温胆汤加味，处方：

茯苓9g，法半夏6g，橘红4.5g，炙甘草2g，炒枳实3g，竹茹3g，姜南星3g，炒白芥子3g，茅术3g，厚朴4.5g，生姜3片。14剂，隔日1剂。

1964年1月24日二诊：效果甚为明显，二十天来心绞痛仅发作三次，疼痛程度亦减，发作时未再服西药，咽间痰减少，头晕依然如前，平时胸尚憋闷，纳食、二便亦正常，脉沉弦滑，舌正红，苔中心黄腻，仍以温化痰湿，原方去茅术加远志3g，九节菖蒲2.8g。5剂，隔日1剂。

1964年4月10日续诊：前方随证略予加减四次，心区疼痛一直未发，偶于饭后胸间微闷。最近消化微差一点，自觉饭后胃胀，大小便尚正常，晚间仍头晕，脉弦缓有力，舌淡红，苔秽腻，近来气候阴雨，湿热郁闭，外湿与内湿相应，故胸膈不利，治以原方加开胸利膈，清利湿热之品。处方：

茯苓9g，半夏6g，橘红3.5g，炙甘草2g，枳实3g，竹茹3g，炒白芥子3g，远志3g，九节菖蒲2g，黄连1.5g，薤白6g，厚朴4g，陈皮3g，麦芽6g，生姜2片。3剂。

1964年4月17日续诊：15日晚间心区疼痛又发作一次，最近两天一般情况尚好，饮食又转佳，二便正常，尚吐少量痰，胸膺发闷，脉沉弦，舌正苔薄黄腻，仍属痰湿阻滞，胸闷不畅，续宜温化痰湿。处方：

茯苓6g，半夏6g，橘红4g，炙甘草3g，炒枳实3g，竹茹4g，桂枝（去皮）3g，白术3g，郁金6g，厚朴4g。5剂。以后病情稳定，未再服药，嘱其善自颐养。

2. 心悸（窦性心律不齐）（《蒲辅周医案》）

柴某某，男，46岁。1966年11月10日初诊。心脏早搏，常感心慌不适，心电图检查为窦性心律不齐。头晕，有痰，偶有恶心，厌油腻，睡眠尚可。肝区压痛，肝功检查无异常。脉滑。舌苔中心黄腻，属痰湿，治宜温化。处方：

茯苓9g，半夏6g，化橘红6g，炙甘草1.5g，竹茹3g，枳实3g，菖蒲4g，炙远志4g，白芥子4g，生姜3片。5剂。

一剂两煎，取200毫升，分二次温服，一剂服二天。

11月21日二诊：药后心慌等症状减轻，食纳尚可。脉滑苔减，继服原方。

12月8日三诊：药后心慌减轻，口苦，夜间舌干，大便不成行，日行一次，余均正常。脉舌同前，治宜调脾胃，资生丸15丸，每晚一丸，温开水下。

12月27日四诊：药后病情基本稳定，脉舌如前，原方7剂，煎药法同前，隔日一剂，资生丸15丸，隔日早晚各服1丸。温开水下。

原按：本例心悸，头晕、恶心、有痰、苔中心黄腻，脉滑，为痰湿夹痰火，上扰心脏，先宜温胆汤加味，化痰湿，兼清胆热，消化力弱，大便溏，为脾弱之象，脾为生痰之源，兼调脾胃加用资生丸，标本同治。

（二）肝与大肠相通

肝主疏泄，大肠主传导，肝气之疏泄必须赖于大肠之传导。故曰："治疗肝病必先疏通大肠。"大肠病传导不利又必先疏泄肝气，肝气条达则传导畅通。《金匮要略》谓："见肝之病，知肝传脾，当先实脾。"怎样实脾，脾怎样才算实，实际上是加强和降与传导功能，脾主运化，胃主和降，小肠主化物，大肠主传导糟粕，治疗时能够恢复其运化、和降、化物与传导。肝与大肠相通，经气感召，相辅相成。所以说肝病宜疏通大肠，大肠病宜疏通肝。唐容川指出："肝内膈膜下走血室，前连膀胱，后连大肠。厥阴肝脉，又外绕行肛门，大肠传导全赖肝疏泄之力，以理论则为金木交合，以形论则为血能润肠，肠能导滞之故，所以肝病宜疏通大肠以行其郁结也，大肠病如痢症、肠风、秘结、便毒等症，皆宜平肝和血润肠以助其疏泄也。"

（三）脾与小肠相通

脾主运化水湿，敷布精微，又主统血。小肠主受盛水谷，分别清浊，一脏一腑，经气感召而相通，为气血生化之源，张景岳指出："小肠居胃之下，受盛胃中水而分别清浊，水液由此而渗入于前，糟粕由此而归于后，脾气化而上升，小肠化而下降，故化物由此出焉。"唐容川指出："西医图绘脾居连网之上，小肠通体皆与连网相附，连网中均有微细管相通。据此则《内经》所言，道路显然……脾病多是小肠之火，蒸动湿气发肿胀作泻满，小肠浑浊，故当泻小肠，至于小肠，所以化物不滞，全赖脾湿有以濡之，西医所谓甜肉汁，入肠化物是也，故小肠病痢及秘结，阑门不开，膈食等证，皆以润脾。"今举病案于后，以供参考。

［**案例**］

淋浊（乳糜尿）

黄某某，男，60岁，2002年9月27日初诊。尿如米泔样已半年余，腰脊酸痛，曾在某医院诊断为乳糜尿，尿常规检查蛋白（+）、红细胞（++）、脓细胞（+）。经用青霉素、链霉素等治疗数月，其病时好时歹，终未得愈，转来中医治疗。目前：小便浑浊如米泔，积如膏糊，小便时尿道略有灼热感，腰脊痛楚，转侧不利，倦怠乏力，脉弦细，舌质淡红，舌苔多白少黄。

辨证治疗：脾肾气虚，湿热下注，固涩失职以致小便淋涩，清浊不分，尿如米泔。治以清利湿热，分清化浊。病来日久，湿热互滞尚盛，药不宜轻，可稍佐小补。

萆薢30g，云茯苓30g，黄柏10g，水菖蒲15g，莲子心6g，山萸肉20g，芡实米20g，白果20g，海螵蛸20g，生龙骨20g，生牡蛎20g，生熟地黄各20g，菟丝子20g，白茅根30g。

上药以水4杯，煮取1杯，药渣再煮，取汁1杯，日分2次温服。忌食黏滑腥臭之品。

二诊至三诊：小便浑浊不若前甚，尿检：蛋白（+）、红细胞（+），脉来较为冲和，舌苔仍白腻。

萆薢40g，云茯苓20g，黄柏8g，水菖蒲15g，莲子心15g，芡实米20g，白果15g，海螵蛸15g，生龙牡各20g，白茅根30g，滑石10g，陈皮20g。

上药以水3杯，文火煮取1杯，药渣再煮，取汁1杯，日分2次温服。

另：琥珀10g，血余炭10g，研为细末，每服2g，随药冲下。

四诊：上药续服，尿如米泔减轻大半，小便热除，尿如膏状之物已去，腰脊气力增加，惟胃纳尚差，仍守上方重佐和降胃气之品。

萆薢30g，云茯苓25g，黄柏6g，莲子肉15g，芡实米20g，白果10g，陈皮20g，半夏20g，枳壳10g，苡米10g，苍术6g，白茅根30g，生甘草10g。

上药水煮两遍，取汁2杯，日分2次温服。

五诊：10月20日，小便转清，尿检：蛋白（-）、红细胞（-）诸多症状消失，饮食馨香，脉来冲和，舌正苔薄，再书一和胃小方与之，如无他变，不复与诊。

（四）肺与膀胱相通

《内经》指出："肺者，相傅之官，治节出焉。"言肺可调节全身之气机，五脏六腑无不受其节制，卫气的运行靠肺气布于全身，肺又为"水之上源"，可布津液下输膀胱，故云："膀胱者，州都之官，津液藏焉，气化则能出矣。"肺与膀胱以经气感召相通。临床伤寒、温病、外邪袭表，若发散不已，邪气易伤害肺气，发病咳喘，或下入膀胱引发膀胱蓄水。临床所用的桂枝汤、桂枝加杏子厚朴汤、大小青龙汤、五苓散等，都是肺与膀胱同治的方法。《金匮要略》肺痿肺痈咳嗽篇指出："肺痿吐涎沫而不咳者，其人不渴，必遗尿，小便数，所以然者，以上虚不能制下故也。"《金匮要略》水气篇指出："肺水者其身肿小便难，时时鸭溏。"又言肺气清肃，无力通调水道，治当开提肺气，膀胱不利而癃闭者，亦用开提之法。即所谓"提壶揭盖"。所以说，肺病宜清理膀胱水，膀胱病宜清理肺气为主。唐容川指出："肺主通调水道，下输膀胱，其道路全在三焦膜中……故肺与膀胱相隔甚远而实相通。"

（五）肾与三焦相通

《素问·灵兰秘典》指出："三焦者，决渎之官，水道出焉。"肾主水，三焦主决渎，水道之通调全靠肾中之阳气蒸发，所以说肾与三焦以经气气化感召而相通。唐容川指出："三焦之源即发于肾，故肾与三焦相通，三焦为肾行水化气，故肾病宜调和三焦。譬如肾气丸，用苓泽以利三焦之水。保元阳用黄芪以充三焦之气是矣。三焦不能行水则宜滋肾阴，不能化气则宜补肾阳。"今举医案于下，以供参考。

［**案例**］

水湿泛滥

周某某，男，69岁，2001年7月26日初诊。患有糖尿病史10余年，肾气早衰，经常面浮跗肿，刻下全身浮肿，按之没指，下肢尤甚，腰背痛楚，但欲卧，不欲饮食，小腹寒冷，阴囊水肿如茄，精神疲倦，面色苍老，有时咳喘，大便溏薄，脉沉细无力，舌质淡白，苔薄白。

辨证治疗：命门之火式微，无力温化脾阳，脾土愈虚又无力制水，以致水气泛滥，形成肿胀。水气上凌于肺而咳喘，小腹寒冷，阴囊肿大，面浮便溏等证无一不属脾肾体虚，三焦壅滞，决渎无权也。治当益火之源，急以利水消肿，若再迁延数日则殆也，方拟疏瀹肾气汤。

熟地30g，山萸肉25g，炒山药25g，泽泻30g，云茯苓30g，杏仁5g，麻黄10g，制附子10g，甘草10g，车前子80g（包煮），生姜9片。

上药以水4杯，煮取1杯半，药渣再煮，取汁1杯半，日分三次温服。

二诊：7月28日，药进2剂，小便比前日溲多，肿势依然，脉仍沉细无力，仍以上方续进，以宣肺、温肾、利水。

熟地30g，山萸肉25g，炒山药20g，泽泻40g，云茯苓40g，杏仁5g，麻黄10g，制附子15g，桂枝尖10g，甘草10g，车前子100g（包煮）。

上药煮服方法同上。

三诊：7月31日，上药服3剂，小便增多，全身肿胀消失近半，咳喘已平。阳气有来复之渐，阴霾有克化之望，再以原方续进。

四诊至六诊：8月10日，上方继续服之，肿势已消退大半，可以下地慢步行走，饮食渐进，精神转旺，脉象不若前甚。阳气有鼓荡之力，浊阴已无泛滥之机，仍宗上方再进，病却指日可待矣。

熟地30g，山萸肉25g，炒山药25g，泽泻30g，云茯苓30g，麻黄6g，炮附子10g，桂枝尖6g，丹皮6g，甘草10g，陈皮15g，车前子80g（包煮）。

上药以水3杯，煮取1杯，药渣再煮，取汁1杯，日分2次温服。

七诊：8月15日，上方迭服6剂，浮肿尽退，食欲倍增，腰背痛楚已减大半，唯阴囊部尚有轻微肿大，小便清长，大便尚稀，脉来尚未充盈，重按无力，谅其脾肾久虚之躯，当缓缓调之。

熟地25g，山萸肉25g，炒山药25g，泽泻25g，云茯苓25g，制附子10g，菟丝子25g，陈皮15g，甘草10g，当归6g，白术15g，砂仁6g，党参10g。

八诊：8月25日，上方再进6剂，腰痛止，阴囊肿消，脉象尚弱，精神振作，大便调，与上方小其制剂，隔日服药1剂。并嘱：避寒适温，节制饮食，怡情自遣可也。

谈“生化汤”的演化及其发挥

（一）生化汤原方

当归八钱（24g），川芎三钱（9g），桃仁十四粒（去皮尖研），黑姜五分（1.5g），炙甘草五分（1.5g），上㕮咀，水二盅，枣二枚，煎八分温服。一方有熟地。

提起“生化汤”。人们第一想到的就是《傅青主女科》。书中所载自己的方剂有完带汤、易黄汤、两地汤、清经汤、引精止血汤、固本止崩汤、养心汤等等。唯“生化汤”一方，并非傅青主自拟之方。尝读张介宾《景岳全书》第61卷“妇人规古方”已有“生化汤”的记载，方首注有“钱氏”二字。云其“此钱氏世传治妇人者”。当归五钱，川芎二钱，甘草炙五分，焦姜三分，桃仁十二粒去皮尖双仁，熟地三钱。

附：加减法

1. 凡胎衣不下，或血冷气闭，血枯气弱等证，连服生化汤二三剂即下，或用此送益母丸一丸即下，盖益母草行血养血，性善走而不伤人者也。

2. 凡妇人无论胎前产后，皆宜此药。

3. 凡血晕虚晕，加荆芥穗六、七分。

4. 凡产妇气虚气脱，倦怠无力，加人参、黄芪。

5. 凡阳虚厥逆，加附子、肉桂。

6. 脉虚烦渴，加麦冬、五味。

7. 气壅有痰，加陈皮、竹沥。

8. 血虚血燥便结，加麻仁、杏仁、苁蓉。

9. 多汗不眠加茯苓、枣仁、黄芪。上体多汗加麻黄根，下体多汗加汉防己。

10. 烦热加丹皮，地骨皮。

11. 口噤如风，反张瘛疭者，加荆芥、防风各三四分。

12. 恶漏未尽，身发寒热，头痛胁胀，其小腹必然胀痛，加红花、丹皮、肉桂各三四分，元胡一钱。

13. 内伤饮食，加山楂、陈皮、砂仁，或神曲、麦芽。

14. 外伤寒湿，或加苍术、白术。

15. 血积、食积、胃有燥粪，脐腹胀痛，加大黄二钱。

16. 产后下血不止，或如屋漏水，沉黑不红，或断或来，或如水，或有块，淋漓不休，此气血大虚之候，不可误用寒凉。其脉浮脱者，可加附子辈，诸阳分药，否则无救也。

佛手散，单用当归三钱，川芎二钱，此即其变方也。

会稽钱氏世传曰："尝论产证本属血虚，阴亡阳孤，气亦俱病，如大补则气血徒生，倘失调则诸邪易袭，四物避芍药之寒，四物得姜桃之妙，气毋耗散，法兼补虚，食必扶脾，勿专消导，热不可用芩连，恐致宿秽凝滞。寒不宜用桂附，反招新血流崩。三阳见表证之多似可汗也，用麻黄则重竭其阳。三阴见里证之剧似可下也，用承气则大涸其血耳。耷胁病乃肾虚恶漏之停，休用柴胡。谵语汗多乃元弱似邪之证，毋同胃实。厥由阳气之衰，难分寒热，非大补不能回阳。痉因阴血之亏，岂论刚柔，非滋营胡以润络。潮热似疟，治则迁延，神乱如邪，以邪论则立困，总属大虚，须从峻补。去血多而大便燥，苁蓉加于生化，非润肠和气之能通。患汗出而小便难，六君倍用参芪，必生津助液之可利。加参生化，频服救产后之危，活命长生，调摄须产前加意。"

（二）傅青主对"生化汤"的发挥

傅青主对于"生化汤"的发挥，可谓淋漓尽致，也广泛地运用到产后所发生的各种病症。

生化汤原方的功效：活血化瘀，温经止痛，适应于产后恶露不行，小腹冷痛，皆因瘀血内阻，夹寒所致，治以活血化瘀为主，使瘀去新生，故名"生化"。方中重用当归补血，活血，祛瘀生新为主药。川芎以活血行气止痛，桃仁活血祛瘀，均为辅助之药，炮姜又温经止痛，黄酒一药用之特巧，以助诸药发挥效力，童便非但滋阴，且可除其虚热。甘草调和诸药，共奏活血化瘀，温经止痛之效。方后："又益母草丸，鹿角灰，就用生化汤送下一钱，外用烘热衣服，暖和块痛处，虽大暑亦要和暖块痛处。有气不运而晕迷厥，且不可妄说恶血抢心，只服生化汤为妙。"

益母丸（益母草、当归、赤芍、木香）有活血调经，主疗产后瘀血不行。

鹿角灰即今之鹿角霜，有温煦督任脾胃之功。虽属补阳之品，而不失收敛之效。也甚符合原加减法之“凡胎衣不下，或血冷气闭，血枯气弱等证，连服生化二三剂即下。或用此送益母丸一丸即下。盖益母草行血活血，性善走而不伤人者也”。此付氏宗钱氏之法而作。应用生化汤加味的方剂，首有七条。

1. 加味生化汤类方

①加味生化汤，瘀血块日久不消，半月后方可用之。又于方中加了三棱、元胡、肉桂以微温化瘀止痛。此方也近于原加减法之“恶露未尽，身发寒热，头痛胁胀，其小腹必然胀痛，加红花、丹皮、肉桂各三四分、元胡一钱”。

②加味生化汤，治产后血晕证，方中加了荆芥穗炒黑，大枣。意在取芥穗质轻气扬以平肝息风，以止其血晕之证。

③加味生化汤，治血块未消，服此以消食。傅青主于新产“伤食”篇指出：“如饮食不节，必伤脾胃，治当扶元，温补气血健脾胃。生化汤加神曲、麦芽以消面积。加山楂、砂仁以消肉食。”法亦近于原加减法之“内伤饮食加山楂、陈皮、砂仁或神曲、麦芽”。

④加味生化汤，治产后三日内，发热头痛症。此又于生化汤内去黑姜加防风、羌活。羌防二味，质轻气扬，少量用之以除类伤寒二阳证。此方也近于原加减法之“口噤如风，反张瘛疭，加荆芥、防风各三四分”之意。

⑤加味生化汤，治产后三日内，完谷不化，块未消者。方内加益智仁，茯苓。益智仁以温中散寒，固肾暖胃，茯苓以益脾养心，利水渗湿。也近于原加减法中之“外伤寒湿加苍术、白术”之变法。不尔继服参苓生化汤。

⑥加味生化汤，治产后外感风寒，咳嗽及鼻塞声重，方内去黑姜、桃仁、炙甘草，加杏仁、桔梗、知母以宣肃肺气。较原加减法之“气壅有痰加陈皮、竹沥”更近一筹。不尔接服加参安肺生化汤。

⑦加味生化汤，主治心痛，即胃脘痛，于方中去桃仁，加肉桂、吴茱萸、砂仁。青主指出：“伤寒食加肉桂、吴茱萸。伤面食加神曲、麦芽。伤肉食加山楂、砂仁。大便不通加肉苁蓉”。法亦钱氏加减法之“内伤食加山楂、砂仁，及血虚便燥加肉苁蓉”之意。

2. 加参生化汤类方

①加参生化汤，治产后形色脱晕，或汗多脱晕。加人参大补元气，人参性味甘平，补气益血，并滋阴生血。此方与原加减法“凡产妇气虚气脱倦怠无力，加人参、黄芪”之意同。青主在此方还有加减法。血块痛甚加肉桂七分。渴加麦冬一钱、五味子十粒。汗多加麻黄根一钱。如血块不痛，加炙黄芪一钱以止汗。伤饭食面食加神曲一钱，麦芽五分炒。伤肉食加山楂五个，砂仁四钱炒。

②加参生化汤，治产后发厥，块痛未止，不可加芪术。此方于生化汤内加

人参、枣，加人参大补元气，加大枣以防产后劳甚伤脾。适用于新产之妇逆冷而厥，脉去形脱。

③加参生化汤，治分娩后即患气短者。此方亦生化汤加人参、枣。手足冷加附子一钱。接续服补气养荣汤，治产妇气短，有块不可加芪术。

④参归生化汤，治产后恶露流入腰、臂、足关节之处者，或漫肿，或结块，葱熨以治外肿，内服此汤，以消其血滞，无缓。

本条之方：川芎一钱半，当归二钱，炙甘草五分，人参二钱，黄芪一钱半，肉桂五分，马蹄香二钱。

马蹄香为沉香之根节，如马蹄状者。

3. 加减生化汤类方

①加减生化汤，专治有汗变痉者。本方以生化汤去桃仁、黑姜，加麻黄根、桂枝、人参、羌活、天麻、附子、羚羊角为方。桂枝、人参配甘草有调和营卫之功，羌活、天麻、羚羊角以息风止痉汗。附子能补阳以配阴。麻黄根以止汗。一本引用生姜一片，枣一枚，使本方以有桂枝汤之微意。

②加减生化汤，治产后块未消，患泻证。本方以生化汤加茯苓、莲子以健脾止泻。若产后块已除，患泻证，即用健脾利水生化汤。傅青主指出："虚泻加干姜，寒泻加砂仁，炮姜。热泻加黄连。泻水腹痛加砂仁、麦芽、山楂……泻水加苍术以燥湿。形色脱，人参、白术、茯苓、附子必用。"

③加减生化汤，治产后七日内患痢。本方以生化汤去炮姜加茯苓、陈皮、木香。以木香理气止痛，茯苓利湿，陈皮理气健脾。青主又于后方加患痢治方十法。从略。

④加减生化汤，治产后呕逆，不食。本方以生化汤去桃仁、甘草。加砂仁、藿香、竹叶、姜汁以和胃降逆止呕。后附：温胃丁香散，治产后七日外，呕逆不食。石莲散，治产妇呕吐，心冲，目眩等证。

⑤加减生化汤，主治腹痛，或遇风寒作痛。本方以生化汤去桃仁，加防风、吴茱萸、白蔻、桂枝以散风，温中，止痛。若小腹作痛，仍可用生化汤原方治之。

（三）傅青主关联生化的不同方剂简介

1. 安神生化汤，治产后块痛未止，妄言妄见证。

2. 木香生化汤，治产后血块已除，因受气者。

3. 生化六和汤，治产后血块未除，又患霍乱者。

4. 加参安肺生化汤，治产后虚弱，外感风寒，咳嗽声重有痰，或身热头痛，及汗多者。

5. 养荣生化汤，治大便不通，误下成胀，及腹中作痛者。

6. 健脾消食生化汤，血块除，服此消食。
7. 加味芎归汤，治子宫不收，产后不闭。
8. 生血止崩汤，治产后血崩。
9. 升举大补汤，滋荣益气。
10. 健脾化食散气汤，治受气伤食，无块痛者。
11. 养正通幽汤，治产后大便秘结，类产后三阴证。
12. 滋荣活络汤，治产后血少，口噤项强，筋搐类风证。
13. 天麻丸，治产后中风，恍惚语涩，四肢不收。
14. 麻黄根汤，治产后虚汗不止。
15. 止汗散，治产后盗汗。
16. 生津止渴益水饮，治口渴，小便不利。
17. 茅根汤，治产后冷热淋并治之。
18. 桑螵散，治小便数。
19. 生津益液汤，治产妇虚弱，口渴，少气，内烦。
20. 五皮散，治产后风湿，客伤脾经、面浮、四肢肿胀气喘者。
21. 加减养荣汤，治怔忡悸惊。
22. 养心汤，治产后心血不足，心神不安者。
23. 柴胡梅连汤，清骨散作汤，速效。
24. 保真汤，治骨蒸劳热。
25. 加味大造汤，治骨蒸劳热。
26. 养荣壮骨汤，治产后感风寒，腰痛不可转。

［**按语**］生化汤一方，虽非出自傅青主女科，但是他把这个方剂发挥得淋漓尽致，斑斑可考。于书中的产后两篇，曲尽妙用，变化之方约有近 30 余种之多，使其适应了妇女产后所发多种病症。

考生化汤的出处，江浙钱塘，会稽，在明代张介宾之前就有两位姓钱的医生，一是钱国宾，著有《女科百病问答》四卷。一是钱大义，著有《求嗣秘书》四卷，惜其此书久远已佚。据张介宾所述钱氏生化汤，想必出自一钱氏之手。山东中医药大学张志远老教授，在他所著《中医源流与著名人物考》指出："张介宾《景岳全书》'妇人规古方'已有记述，引自'钱氏世传'，南山单养贤《胎产证治录》也记载了这一处方，盛行江南……山阴钱象垌的《女科》自南宋以来未有中断，说明也非出自傅氏之手。"迨至盛清，傅青主著《女科》一时风行全国，家喻户晓，僻乡老妇，无所不知，其影响之广大，无以言表。

傅青主之后，凡执妇科治疗者，无不把《傅青主女科》奉为圭臬，尊之为宗师。

唐容川在他的《血证论》一书中，亦极赞其功云：“即产之后，身痛，腰痛，恶血不尽阻滞其气故作痛也。盖离经之血，必须下行不留，斯气无阻滞自不作痛，又能生长新血，若瘀血不去，则新血不生，且多痛楚，宜归芎失笑散及生化汤治之。”陆九芝在他的《世补斋医书》一书中，亦极赞其功效，并申其说云：“夫曰大生，亦曰大化，生化汤之所由名也。生化汤之用，莫神于傅征君青主，凡产前产后，彻始彻终，总以佛手散芎归二物为妇科要药，生化汤亦佛手散加味耳。方中炮姜只用四分，不过借以为行气之用，助芎归桃仁以逐瘀生新，而甘草补之，寒固可消，热亦可去……”以上诸贤达，述其傅氏之功伟也。

正胆汤的临床应用

余尝读《医学衷中参西录》“治呕吐方”见“有因‘胆倒’而呕吐不止者。《续名医类案》载许宣治一儿十岁，从戏台倒跌而下，呕吐苦水，绿如菜汁，许曰：此‘胆倒’也，胆汁倾尽则死矣。方用温胆汤加枣仁、代赭石，正其胆腑，可名正胆汤，一服呕止。按：此证甚奇异，附载于此，以备参考。”

余早年在临床治疗时，经常发现如此病例，每每以此方治疗而获效应者，今已不可胜计也。在这长期的临床治疗中，发现它的疗效又优于温胆汤，临床治疗也就更加广泛，20 世纪 80 年代，余曾发表过短文《正胆汤临床应用》于《山东中医杂志》，引起了全国同道的广泛共鸣，书信交流以及临床应用报道至今未断。

胆腑性情刚健中正，不偏不倚，故经云：“凡十一脏取决于胆也。”况胆又为少阳之经，少阳主枢，以司疏泄，一旦枢机不利，就会出现“善呕，呕有苦，长太息，心中憺憺恐人将捕之”，邪在胆，逆在胃，胆液泄则口苦，胃气逆则呕苦，故曰呕胆。这种病态又具体的表现在胆气郁滞、胃失和降两个方面。寻绎正胆汤的方义特点，就是根据这其中的道理，通过理气解郁，和降胃逆以达到化痰、降浊、和中、补虚之目的。方中以陈皮、枳实理气开郁；半夏、云苓以燥湿化痰；竹茹、代赭石以清泄降浊。代赭石，专入心、肝、胆经，有镇逆气，养阴血之特点，张锡纯指出：“其性微凉，能生血兼能凉血，善降痰涎而止呕吐，尤善通燥结。”甘草、枣仁以补虚扶正；然枣仁一药，味酸性收，其所主治，多在心、肝（胆）之经。《内经》指出：“心苦缓，急食酸以收之，肝苦急，以酸泻之。”言酸枣仁味酸，能养心益肝，故为治虚烦不眠之要药。《本草经疏》指出：“枣仁得木之气而兼土化，故其实酸平，仁则兼甘，气味匀齐，其性无毒。”又说：“专补肝胆，以复醒脾，以其类也。”方药组成“既不偏任温燥以劫液，又不偏用清润以助痰”，中正不偏是其特长。

临床凡胃脘痛、汗出、惊恐、心悸、抽搐、腹胀、腹泻、呃逆、呕吐、胁痛、头痛、不眠、胃不和卧不安、眩晕、哭泣、喜笑无常等证，加减得宜，无不随手取效。

1. 反胃（幽门梗阻）

孙某某，男，44岁，农民。1959年9月20日初诊。

经常脘痛呕吐。近因子女婚事，思虑过度，又饮酒失节，食后半日，胃中嘈杂不适，所食之物，全部吐出，腥臭难闻，吐后则以为快。经医院检查，诊为“幽门梗阻”。前来门诊：面色苍老，胸脘滞满，心中烦热，不得安寐，大便四日未行，小便黄短，脉象滑数，舌红少苔。

辨证治疗：饮食失节，痰热郁滞，胃气有升无降，此属“反胃证”。治当清热化痰，降逆和胃，方以正胆汤加味。

陈皮25g，半夏25g，云茯苓18g，竹茹15g，枳壳25g，代赭石30g，酸枣仁15g，黄连12g，吴茱萸6g，旋覆花18g，黄芩12g，甘草12g，生姜9g。

上药以水3杯，煮取1杯，药滓再煮取汁1杯，日分2次温服。

二诊：9月26日。上方连服6剂，呕吐逐渐停止，胸中滞满或减轻，心中烦热减不足言，寐意依然欠佳。唯大便甚少，再三思之，唯通大便，病或可瘥。

陈皮15g，半夏15g，枳壳、枳实各15g，竹茹12g，代赭石30g，瓜蒌30g，大黄6g，芒硝6g，焦楂24g，炙杷叶24g，白芍15g，甘草10g，内金12g。

上药以水3杯，煮取1杯，药滓再煮，取汁1杯，日分2次温服。

三诊：9月29日。上方连服3剂，大腹辘辘作响，泻下大便两次，而胸中滞满已宽，心中烦热已蠲，寐意转酣，再步上法调之，小其制剂以善后。

枳壳9g，半夏9g，竹茹9g，云茯苓12g，白芍9g，甘草6g，生姜6g。

上药以水3杯，煮取1杯，药滓再煮，取汁1杯，日分2次温服。3剂。

2. 胁痛（慢性胆囊炎）

董某某，男，46岁，干部。1986年12月7日初诊。

久患慢性胆囊炎，每每服丹栀逍遥丸缓解。迩来宴会频多，而又不可躲避，饮食不节，胸脘痞胀，右胁作痛，每发呕吐，甚则吐出食物残渣，有时并吐出酸苦黄绿苦水，再服逍遥丸，有时缓解，有时无效。特来门诊：上脘中脘痞滞作痛，拒按，右胁下按之亦痛，精神倦怠，心中烦热，甚则心中悸动不安，夜眠不宁，脉来弦滑，舌红苔黄腻。此胆胃气滞，疏降失司，法当降和胃气并化滞畅中，疏胆理气并彻郁火为治。

胡黄连12g，吴茱萸6g，陈皮30g，半夏30g，云茯苓30g，竹茹10g，枳实30g，代赭石20g，酸枣仁30g，鸡内金20g，槟榔20g，山楂30g，炒莱菔子

20g，神曲10g，麦芽10g，炒大黄10g，瓜蒌20g，甘草10g。

上药以水3杯，煮取1杯，药滓再煮，取汁1杯，分2次温服。

二诊：12月10日。上药服3剂，大便泻下3次，腥臭难闻，胸脘痞胀显消大半，呕吐止，但上脘按之尚痛，右胁下按之亦痛，心悸稍安，烦热仍未得除。再步上方以开胸除气，并彻郁火。

三诊：12月15日。上药续进5剂，胸宇显宽，脘痞已消大半，右胁下痛止，心中烦热得彻而可安寐。再以上方加减并佐和络消滞之法调之。

陈皮15g，半夏15g，云茯苓15g，枳实15g，白芍9g，赤芍9g，竹茹10g，酸枣仁15g，川楝子12g，甘草6g，生姜6g。

上药以水3杯，煮取1杯，药滓再煮，取汁1杯，日分2次温服。

3. 失眠

战某某，男，41岁，技术员。1989年4月6日初诊。

经常失眠，约有5年余。近来宿疾复作，甚则一夜不得睡眠，心中烦热，躁动不安，头目眩晕，纳呆，胃脘不舒，泛泛欲恶，夜半发烦尤甚，胸膈尤为满闷，脉来弦细，舌质偏红，舌苔白腻，中部略黄。

辨证治疗：本例气血两虚，痰湿阻于中脘，夜半发烦尤甚，乃阳不入于阴也，治以和胃化湿，流畅气机，方中佐以交泰，引阳入阴。

陈皮20g，半夏20g，云茯神20g，甘草10g，竹茹10g，枳实20g，代赭石20g，酸枣仁30g，黄连6g，肉桂1g，瓦楞子20g，佛手15g，远志10g，荷梗10g，生姜6g，丝瓜络20g。

上药以水3杯，煮取1杯，药滓再煮，取汁1杯，日分2次温服。忌食黏滑腥臭之品。

二诊：4月14日。上方连服6剂，胸膈显宽，胃纳较前舒适，亦不泛泛欲恶，但心中烦热，躁动尚未安定，睡眠似有好转，头目有时眩晕，脉来较前好转，再宗上方，加重降气通腑。

陈皮20g，半夏25g，云茯苓20g，竹茹20g，枳实30g，代赭石30g，酸枣仁40g，黄连6g，肉桂1g，瓦楞子30g，佛手15g，远志10g，荷梗20g，瓜蒌30g，槟榔10g，炒莱菔子30g，生姜6g。

上药以水3杯，煮取1杯，药滓再煮，取汁1杯，日分2次温服。

三诊：4月24日。上方连服七剂，大腑已通，气机调畅，胸脘宽舒，眩晕已止，心中烦热躁动得安，食欲较前增加，睡眠较前好转，精神振作，效不更方，续进。

四诊：5月6日。上方断续服药6剂，诸症悉平，睡眠转酣。停药观察。

4. 前额胀痛

魏某某，男，52岁，德州市郊农民。1981年9月2日初诊。

患前额胀痛已8年，虽经多方治疗，不效。余用头痛熏蒸法治之亦不效。细询之：8年前因身受冤屈不得申诉，敢怒而不敢言，饮酒失控，3日酣睡，起则前额胀痛，至今其痛不愈，所服西药及中成药无算，已形成顽疾，也就无意治疗，迩来痛甚，前来试治。目前：前额胀痛，陷脉紧急，扪之不热，甚则呕吐黄绿苦水，吐后痛减，经常恶心，胃脘不舒，脉来弦滑，舌正。

辨证治疗：综合脉证，证属少阳阳明风火相煽，风热郁结于前额，或眉棱骨处。前用伏风寒头痛熏蒸之法所以不效，乃风热郁结也，方用东垣选奇汤与正胆汤调之，不知有效乎？

羌活6g，黄芩8g，防风6g，甘草6g，生姜6g，半夏12g，葱白6g，陈皮10g，枳实10g，竹茹10g，酸枣仁12g，白芷1g。

上药以水3杯，煮取1杯，药滓再煮，取汁1杯，日分2次温服。

二诊：9月7日。上方连服5剂，前额疼痛略减，东垣曾经指出："前额胀疼，非半夏不能疗。"高巅之上，唯风可到，前贤亦云："犹鸟巢高巅，宜射而去之。"今宗之。

羌活6g，黄芩8g，防风6g，甘草6g，生姜6g，半夏20g，葱白6g，枳实10g，陈皮10g，竹茹10g，酸枣仁15g，白芷1g，川芎9g，全蝎6g，炒大黄6g，代赭石15g。

上药以水3杯，煮取1杯，药滓再煮，取汁1杯，日分2次温服。

三诊：9月13日，上药又连服5剂，八年顽疾之前额胀痛竟除，今特来告之云："先生真神医啊。"余说："我非神医，真神医乃东垣先生也。"

5. 胆倒证

付某，58岁，1976年9月10日初诊。

有胃病史，经常脘痞，不欲饮食，3月前患呕吐，甚则呕吐苦水，绿如菜汁，西药治疗略减，半月后又复发，呕吐甚于以前，在某医院诊断：胃炎；神经性呕吐。继续服用西药治疗，迄今3月不瘥，特转中医治疗。

刻下面色无光，精神萎靡，前额眼眶胀痛，心中烦热，心下痞满，有漾漾欲呕之感，有时头痛头晕，胸闷气短，睡眠多梦，胆怯易惊，有时恐惧，恐人将捕之感，同时伴有虚汗出。脉象虚弦，舌质红淡，舌苔白腻罩灰。余诊之，拟为胆胃气滞之候。治以和胃宁胆，化滞安神之法，予加味正胆汤意。处方：条芩10g，半夏10g，陈皮20g，云苓20g，甘草10g，竹茹10g，枳实20g，酸枣仁60g，代赭石30g，生姜6片为引。

二诊：1976年9月18日。上方连服6剂，呕吐未发，心下亦感宽舒，饮食略增，头痛头晕基本消失，夜寐少安，精神略振作，脉气较前好转，舌苔白腻略薄。效不更方，嘱患者仍以前方再服6剂，观其所以。1年后，该患者携其妻求疗腰椎结核。余询之答曰：回乡里后，继按原方继续服药15剂，一切恢复正常。张锡纯先生在《医学衷中参西录》曾有胆倒一证之说，其谓："有因胆倒而呕吐不止者……方用温胆汤加枣仁、代赭石，一服吐止。"信不诬也。

6. 痰饮眩晕

田某某，男，51岁。1992年7月6日初诊。

患者体态肥胖，入秋以来，仍冷饮不减。5天前早上起床，突然眩晕，视物颠旋，倒跌于床前，家人扶起，躺于床上，仍不欲启目，呕恶痰涎数口，急送乡医院治疗，诊断为梅尼埃病，治疗2天，病减出院。今夜4点下床小便，又突发眩晕如前，特来就诊。目前，精神萎靡不振，面色如土，四肢冰冷，不欲启目，头痛头沉，脘腹痞满，不欲饮食，心中悸惕不安，舌质淡，苔白腻，脉沉缓。以余度之，此乃痰饮眩晕之证，即前贤所谓无痰不作眩也。平常嗜食冷饮过度，以致痰湿中阻，有碍脾气升降，清阳之气不得上升，而浊阴之气反而上逆，以致斯病之作，亦即《金匮要略》所谓："心下有水气，其人苦冒眩"。治之之法，当以温药和之，拟加味正胆汤合泽泻汤意，冀其中气司权，清升浊降，方可无虞。

处方：焦白术20g，云茯苓30g，陈皮15g，半夏20g，甘草10g，炒枳实20g，泽泻20g，酸枣仁30g，砂仁6g，干姜3g。

上药以水3杯，煮取1杯，药渣再煮，取汁1杯，日分2次温服。

上药连服3剂，眩晕减轻大半，胃苏思纳，四肢得温，精神较前好转，唯脉仍沉缓无力。更方如下：焦白术20g，云茯苓30g，陈皮15g，半夏20g，桂枝10g，泽泻30g，酸枣仁30g，砂仁6g，干姜6g，甘草6g，煎服法同前。上方续服7剂，诸症将瘥，精神振作，面色红润，脉亦不若前甚。继与参苓白术散，化为小剂量服之，嘱病愈不复来诊。

7. 癫痫

陈某某，男，33岁。1982年7月11日初诊。

因家事不睦，精神抑郁不快，半月前怒不可遏而抽搐，口出马牛之声，吐白涎沫，家人强刺人中穴而醒，自此起经常发作，医与安定、苯妥英钠等，略显小效，而精神日衰，特来一诊。目前，表情淡漠，胸闷心烦，头痛头胀，不欲饮食，夜寐不安，脉象弦滑，舌质偏红，舌苔黄腻。此肝气郁勃，上扰心神，气郁生痰，蒙蔽清窍，方以黄连正胆汤加减调之。

处方：黄连10g，陈皮20g，半夏20g，云苓30g，甘草10g，竹茹10g，枳实20g，胆南星10g，酸枣仁30g，菖蒲10g，远志10g，香附20g，郁金20g。

上药以水3杯，煮取1杯，药渣再煮，取汁1杯，日分2次温服，忌食油腻腥臭等物。

上方连服6剂，抽搐转轻，精神较前好转。续服6剂，其病不发，头疼头胀不若前甚，饮食亦有馨味，睡眠转酣，唯舌苔仍黄腻，原方加瓜蒌30g，荷梗10g。每日大便二次，泻下秽浊物甚多，继服药9剂，其病始安。

8. 胃脘痛

陈某某，男，55岁。1995年3月15日初诊。

胃脘胀痛已月余不瘥，不欲饮食，恶心口苦，噫气不除，口泛清水，有时酸苦，四肢倦怠，懒于动作，脉象弦滑，舌质胖大，舌苔厚腻中湿黄。证属胃失和降，痰湿中阻。治宜理气、和中、化湿。方以正胆汤加减调治。

处方：陈皮20g，枳壳20g，半夏20g，云茯苓30g，竹茹10g，酸枣仁30g，代赭石20g，防风10g，砂仁6g，川朴10g，黄连6g，吴茱萸3g，海螵蛸10g，甘草10g。

上药以水3杯，煮取1杯，药渣再煮，取汁1杯，日分2次温服。忌食生冷、黏滑、腥臭之品。

上方连服3剂，胃气得以和降，恶心反酸消失，噫气亦除，唯四肢尚觉乏力，原方去海螵蛸、代赭石，加白术20g，连续服药12剂，诸症痊愈。

9. 郁证

于某某，女，33岁。1995年5月10日初诊。

恼怒之后，精神抑郁1月余，精神恍惚，两胁支满，不思纳谷，四肢倦怠，喜叹息，有时喃喃自语，有时悲切落泪，寐劣多梦，脉象弦滑，舌质偏红，苔略黄腻。前在某某医院诊断为精神分裂症、神经官能症等，服药无效。中医辨证，此属肝气郁滞，化火生痰，上蒙清窍之郁证。治宜疏肝理气，清热化痰，佐以通络开窍之法调之，方以正胆汤加味。

处方：柴胡10g，陈皮20g，半夏20g，云苓20g，甘草10g，竹茹10g，枳实30g，代赭石20g，瓜蒌30g，菖蒲15g，远志15g，胆南星10g，黄连10g，丝瓜络20g。

上药以水3杯，煮取1杯，药渣再煮，取汁1杯，日分3次温服。

上方连服4剂，大腑通畅，神态略清，叹息悲切与自语消失。

再进7剂，其证十去其七，连续服药15剂，诸症自愈。

枣仁甘草汤治疗夜半子时发病的研究

（一）枣仁甘草汤治疗子时发病的理论探讨

《灵枢·顺气一日分为四时》云：“朝则人气始生，病气衰，故旦慧；日中人气长，长则胜邪，故安；夕则人气始衰，邪气始生，故加；夜半人气入脏，邪气独居于身，故甚也。”古人运用了这种学说，在长期的实践中，总结出来的人体经脉气血的周流情况，不但随着季节气候的差异，而且与昼夜朝夕光热强度的不同，在生理病理方面亦出现相应的变化。现已被证实，动植物随着昼夜往返也有一种近似二十四小时的节奏。祖国医学把一天分为十二个时辰，以子午为经，卯酉为纬几个主要部分，有阴阳周期和节律性的改变是符合辩证法的。在临床实践中，我们经常发现夜半子时发病较多于其他时辰的发病率，因而把观察的重点集中到夜半子时进行研究。人之正气（人气），也有人把它说成人体的能量流在人体脏腑循环交替中，一旦失却规律的某一时辰所主持的某一脏腑则多属虚证。经过反复的临床观察，终于找到了酸枣仁配甘草，通过疏补胆气，来治疗夜半子时发病，取得了良好效果。

（二）枣仁甘草汤治疗子时发病的筛选过程

在临床治疗中，当初只以温胆汤、小柴胡汤为治疗夜半子时发病的方剂而仅取微效，治疗呕吐苦水证，每用正胆汤，屡奏功效，又设想到用正胆汤来治疗夜半子时发病，在治疗观察中，发现正胆汤的功效优于温胆汤，二方相互比较，正胆汤比温胆汤在药物配伍方面多酸枣仁和代赭石，鉴于酸枣仁酸甘性平，“主散肝胆二经之滞”，这样又以酸枣仁为主药，配以甘草，甘以缓急，其余诸药，皆都摒除，以“先其时”的服药方法治疗子时发病，发现这一方法屡奏奇效，它比温胆汤以及正胆汤的疗效更为显著，且方药更为简练。长此以往，该方的疗效越来越被临床所证实。

（三）枣仁甘草汤治疗子时发病的临床观察

临床资料：437 例中，男 151 例，女 286 例。

病种：脘腹病 98 例。汗出 28 例。惊 21 例。心悸 110 例。哭泣 11 例。抽搐 10 例。小腹痛 10 例。腹胀 16 例。腹泻 9 例。饥饿 15 例，呃逆 11 例。胁痛 16 例。咳喘 10 例。烦躁不安 21 例。腿痛 9 例。失眠 11 例。头疼汗出 10 例。手痒 5 例。鼻衄 3 例。脑鸣 8 例。呕吐苦水 11 例。

疗效：1~3 天病愈者 313 例，4~6 天病愈者 90 例，7~12 天病愈者 34 例。

方药化裁：腹胀加陈皮，咳喘加杏仁、川贝；食积加焦三仙；大便燥结加瓜蒌。

［**案例**］

1. 夜半脘胁痛

董某，男，55 岁，农民。1980 年 11 月 15 日初诊。每至夜半子时，上脘作痛，然后痛及右胁及背部，心中烦冤，甚则抽泣，迄今两月，时轻时重，未曾间断，白天有时轻微疼痛，服理中丸、逍遥丸、暖肝煎，均无效。脉象弦滑，舌淡，苔薄白，证属胆胃气滞。处以：酸枣仁 30g，甘草 10g。水煎一杯，夜间 10 点顿服。

患者按时服药，4 天后，一切症状消失，为巩固疗效，上方加白术 10g 以奠定中气，迄今情况良好。

2. 夜半哭泣

姚某，女，35 岁，工人。1977 年 3 月 1 日初诊。每至夜半，烦冤哭泣，甚则通宵不眠，看见墙壁上的照片、人头画像等则惊恐不安，必须摘除，否则哭泣益甚，白天则状若平人，只是饮食减少，脘腹痞满，精神疲倦，病来七日，服一切镇静药都无效。脉象弦滑无力，舌质淡嫩，苔薄黄，证属胆气郁滞，胃失和降，治以和胃宁胆。处以：酸枣仁 30g，甘草 10g，水煎一杯，夜间 10 点顿服。

服药 1 剂，病未发作，又按原方服药 6 剂，迄今未再复发。

3. 夜半胁痛

井某，女，23 岁，本院化验员。1979 年 12 月 20 日初诊。夜半子时，胁痛腹胀，辗转反侧不得安寐，约一小时，其痛自止，病来五日，届时举发，饮食减少，精神疲倦。脉象弦细，舌苔白腻。服逍遥散调和肝胃，药进 3 剂无效，遂按夜半子时发病治疗。处以酸枣仁 30g，甘草 10g。水煎一杯，夜间 10 点顿服。

服药 1 剂，病减大半，续服 2 剂，胁痛腹胀等症消失。

［**讨论**］

（1）夜半发病与时辰的关系：笔者通过对《灵枢·顺气一日分为四时》的温习，可以看出，我国古人基于大量的观察总结，发现了人体生理病理与气候变化有着密切的关系，在一日之内也是有节奏地变化着，认识到自然界时日的变异与人体经脉气血的变化是息息相关的。近来国际上热门的时间生物学、时间药理学、昼夜节律、生物钟，讲的都是人与自然界的这种规律性的变化，在治疗和研究方面必须要注意这种规律，才能取得令人满意的效果。有人报道，在一天的 12 个时辰中，各有极盛和极衰的时间。事实上，通过现代医学的研究，已知人体有几十个昼夜生理节律，更重要的是有济南卫校王允升老师对 107 例重症肝炎病人死亡的时间的统计，以子时较多，如分成白天（5~17 时）与黑夜（17 时~凌晨 5 时）两组，则死亡人数之比为 46∶61，夜间死亡人数较白天为多。上述资料，反映了疾病昼安夜甚的规律。

（2）夜半发病与十一脏取决于胆的关系：胆，主中清，主决断，皆以真气主之，真气、正气、人气，一气而三名，人气至夜半，即胆之真气主之。真气正常运行，少火生气，气升则气机通畅，无病可作，犹如春三月之发陈，关乎夏三月之蕃秀也；夜半子时，一阳初动，此阳此动，亦寓乎翌日精神之盛衰。人体若无有充实的少阳生升之气，生机便有衰退的征象，前人有云：“胆平则十一脏安，胆病则十一脏皆受其害。”从十一脏决于胆的意义看来，就更加显示出它在人体思维活动范围内占有相当重要的枢机作用。石寿堂《医原》“枢机论”一文中，精辟而广泛地阐述了胆主枢机的重要性，他说：“少阳为枢，少阳是稚阳，象气之升，春必有生，而后夏长、秋收、冬藏。”意思是：人体气血开合出入之枢，不重在少阴，动即在少阳……枢机动则健运不息，枢机停则运化不周”。由此看来，夜半子时，胆的生理现象及病理变化与十一脏取决于胆的关系是密切的。

另外有人依据此法治疗一例夜半低烧一年未愈患者，言以酸枣仁为主，佐以青蒿、枳壳等，服药三剂而低热消失。还有人依据此法，对枣仁甘草与芍药甘草作了准确的鉴别简述，认为：芍药合甘草与酸枣仁合甘草，同属酸甘，但功效相殊，芍药“收摄……肝气之恣横，安靖甲乙之横逆（《本草正义》），芍药甘草敛肝缓急，肝胆气有余用之；酸枣仁，补中，益肝胆气（《别录》），酸枣仁合甘草，肝虚疏泄不及用之。二者同治肝胆之气。然虚实有别，当鉴别之”。

灵活运用八法治疗心脏病的经验

（一）安神宁胆法

心痛之病，若见心中悸惕不安，胸闷憋气，烦冤不寐，不时发作，气短，胆怯易惊，无故害怕，喜静恶躁，上脘痞满，口淡乏味，脉弦舌淡，苔腻者，此属心胆气滞，营卫不和，治当安神宁胆，佐以化滞畅中，方以加味正胆汤调治。

按：心主血脉，主藏神，为君火，君主之官；胆主中清，主决断，为相火，一脏一腑，相互为用，主宰人之生命活动。

心属少阴之经，胆属少阳之经，少阴少阳，曰阴枢，曰阳枢，阳枢动而阴枢随，人则康健；否则脏腑功能失调，人则病。《医学入门·五脏穿凿论》指出：“心与胆通，心病心悸怔忡宜温胆，胆病战栗癫狂宜补心。”正胆汤是安神宁胆的一首佳方。若症状稍偏热者，可加柏仁、丹参、丹皮少许，以免喧宾夺主。若稍偏虚寒者，亦可加柏仁，再加生姜、大枣或少加桂枝五六克。

方：加味正胆汤：陈皮 20g，半夏 20g，云茯苓 20g，甘草 10g，竹茹 10g，枳实 15g，酸枣仁 30g，代赭石 20g，柴胡 10g，黄芩 6g。

上药以水 3 杯，煮取 1 杯，药滓再煮，取汁 1 杯，日分 2 次温服。

忌食生冷、黏滑、荤腻之品。

［**案例**］心悸

童某，男，61 岁。1970 年 10 月 7 日初诊。

经常心悸，出虚汗，迄今 7 月余，曾在某医院诊断为心脏病，左束支传导阻滞，冠状动脉供血不足。半年以来，服地奥心血康、丹参片、救心丸、硝酸异山梨酯片等药，其病时轻时重，迄未痊愈。目前，心悸，出虚汗，胸闷憋气，脘中痞满，不欲食，口淡乏味，心中烦热，胆怯易惊，喜静恶躁，夜寐不安。左脉细弦，右脉偏滑，舌质偏红，苔薄黄。证属心胆气虚，营卫不和，治以安神宁胆，佐以化滞畅中之品调之。

处方：陈皮 15g，代赭石 20g，酸枣仁 60g，焦楂 10g，麦芽 10g，柏子仁 10g，龙牡各 20g，黄芩 10g，生姜 10 片，大枣 2 枚。

二诊：病者述，服药后一时许，中脘辘辘有声，同时打呃数声，一觉醒来，胸前微微汗出，胸脘便觉宽舒。

6 剂药尽，食有馨味，心悸心烦十去其七，精神振作大半，亦有喜笑面容。续与原方 6 剂，嘱隔日服药 1 剂，观其所以。后又加当归 9g，白芍 9g，桂枝 9g，调治近月，其病痊愈。

按：此病之治，重在调其心胆之气。脏腑以气化互为感召，气之得调则脏腑安和。足少阳胆主枢，为阳之枢，少阴心（肾）为阴之枢，枢之动转，又必赖阳枢之动，所谓阳枢动，阴枢随也。

（二）活血化瘀法

心痛之病，若见心脉瘀阻，胸内掣痛、刺痛，或内热烦闷，心悸寐劣，性情急躁善怒，入暮渐热，舌质暗红，舌边有瘀血斑点，唇暗，或两目暗黑，脉弦紧，或涩滞者，此为胸中有瘀，血行不畅，心之经脉瘀滞之形，治当活血化瘀，行气止痛之法调之，宜血府逐瘀汤化裁。

按：引起心脉瘀阻的原因很多，或因肝气郁勃，气滞不畅，气郁既久，而必至瘀；或因烟酒失度，心脉弛张；或因饮食肥甘，痰湿不化；或因大怒、形气亏损；或因精神刺激，心情憋闷，或因忧伤，或因悲恐，等等。阻碍气血流畅者，皆可引发瘀血心痛。血府逐瘀汤或失笑散，当为首选之方。

血府逐瘀汤乃清·王清任《医林改错》之方，也是作者最著名的一个方子，主要用于治疗“胸中血府血瘀之症”。从王清任血府逐瘀汤所治例中有心悸、头痛、胸痛、不寐、噎膈等 19 种病，归纳起来，皆由瘀血所致，都可应用本方加减，予以治疗。本方用川芎、桃仁、红花、赤芍以活血祛瘀，配合当归、生地黄活血养血，助其祛瘀而又不伤血；柴胡、枳壳疏肝理气以止痛，牛膝破瘀血而通络下行，所谓“瘀血下行不作劳”；桔梗为方中之舟楫，载药上行，发挥于心胸；甘草缓急，通百脉，调和诸药。功能活血祛瘀，行气止痛，如痛不已者，可加蒲黄、灵脂、檀香等。

方：血府逐瘀汤：桃仁 12g，红花 10g，当归 10g，生地黄 10g，川芎 10g，赤芍 10g，桔梗 6g，柴胡 5g，枳壳 10g，牛膝 10g，甘草 10g。

上药以水 3 杯，煮取 1 杯，药滓再煮，取汁 1 杯，日分 2 次温服。

［**案例**］**真心痛**

吴某某，男，58 岁，河北衡水，干部。1981 年 3 月 6 日诊。

三月前曾患冠心病心绞痛，住院治疗一个月缓解，出院后一般情况良好，近五六天来，饱饭后，上腹部又出现绞疼，服硝酸甘油片缓解，三天来无论饭前饭后，不断出现上脘部疼痛，再服上药似乎效果不大。特来请求治疗。

目前：精神疲倦，胸闷憋气，不时作痛，有时恶心欲吐，上腹部按之板硬，指末不温，大便秘滞，不时心烦，夜眠不好，不欲饮食，脉象细涩，舌质灰暗，舌苔灰垢黄腻。综观脉证，为真心痛，气血郁滞，治当活血化瘀，理气止痛，方以血府逐瘀汤加减。

当归、川芎、赤芍、生地各 20g，柴胡、枳实各 15g，牛膝、桃仁、蒲公英、五灵脂各 10g，桔梗 8g，丹参 30g，陈皮、半夏、竹茹各 20g，檀香、甘草各 10g，生姜 6g。

上药以水 3 杯，煮取 1 杯，药滓再煮，取汁 1 杯，日分 2 次温服。

二诊：3 月 12 日。上药服 6 剂，心绞痛减轻大半。上腹部板硬消失，每晚服药后，上腹部尚有胀感，夜半后腹部柔软可以安寐，惟大便尚感困难，脉象不若前甚，舌苔灰垢见薄，上方既显效机，仍守上方加瓜蒌、焦山楂各 30g 续进。

三诊、四诊：3 月 26 日。上药服 6 剂后，绞痛消失、大便通畅，精神振作，饮食亦感馨香，舌苔灰垢基本消失。续服 6 剂，脉来较前冲和，病已出险入夷，再守上方重佐理气。

当归、川芎、丹参各 10g，陈皮、半夏、云苓、枳实、酸枣仁各 30g，甘草 6g，丝瓜络 10g，焦三仙各 10g。

上药水煮二遍，取汁 2 杯，日分 2 次温服。

（三）温暖心阳法

心痛之病若见形气不足，心气虚弱之心中恶寒不足，胸膺滞痛，绵绵不已，怔忡不安，多梦寐劣，面色苍白不华，四肢畏冷，或手梢经常发凉，少气懒言，自觉心中空虚，摇摇如悬旌，或一阵发热，一阵汗出，或失精，如肾气不固之形，或动则气短，四肢不支，脉细弦，或沉涩，舌质清淡，或红嫩，苔薄等。此皆心阳不振，心气不足之形也，治当温暖心阳为法。方用桂枝四逆汤调之。

按：以上所云诸症，总之为心阳不振之候，治当振奋心阳为要着，所以应用桂枝四逆汤，本方即四逆汤加桂枝、当归组成，四逆汤原为大热回阳之剂，此处用之之意，乃大大缩小四逆汤之量，实乃大方小用，大火微用之法。主治心阳气虚怔忡不安者，如大病之后，心气极弱，心动不安，或略感心中滞闷不爽者，此症临床见之不少，又每每见之医与大补之药蛮补生变者，或气闷，或不欲食，或脘痞不畅。余所采用这一小方，大火小用，实乃一焖法而已。此法与《内经》“少火生气”恰同。方用桂枝、附子入少阴心肾，燠煣心肾通十二经脉；干姜助之俾阳达四末；当归辛润，活血、养血，与理气药同用，可疗气血凝滞疼痛；甘草用量为前数味之和以通血脉，宗前贤“甘草通经脉，利气”“通九窍，利百脉”“通行十二经”之旨矣。

方：桂枝四逆汤：桂枝 3g，附子 3g，干姜 3g，当归 3g，甘草 12g。

上 5 味以水 4 杯，先煮附子 30 分钟后再纳诸药续煮，取汁 1 杯，药滓再煮，取汁 1 杯，日 2 服。忌食冷黏滑之品。

［**案例**］**胸痹心痛（冠心病）**

辛某某，男，51 岁，1984 年 11 月 21 日初诊。

患胸膺部作痛已 6 年，有时左小指麻木，心电图示为冠心病。服西药已数年，维持治疗，而后又服中药数十剂，服药后，辄泻不已，故停服。旷日已久，则心脏逐渐虚弱，精神衰弱，体力渐减，思想负担严重。目前，左胸不时掣痛，精神萎靡，面色白，周身乏力，动则出虚汗，心中悸惕不安，亦觉有心中恶寒不足之感，脉来沉细，偶有结脉现象出现，舌淡白不华。

辨证治疗：《伤寒论》323 条指出：“少阴病，脉沉者，急温之，宜四逆汤。”354 条指出：“大汗，若大下利而厥冷者，四逆汤主之。”64 条指出：“出汗过多，其人叉手自冒心，心下悸欲得按者，桂枝甘草汤主之。”患者胸阳式微不振故胸膺部作痛；数年之中，中西药杂投，治不得法，久治不愈，以致思想负担严重，心之气血大虚，血脉不得充盈而掣痛不断发作；心气衰，久久不复故而周身乏力，精神萎靡，汗出心悸。心中恶寒不足之感，说明心阳不振尤甚，治当缓图以使少阴之阳逐渐升起。

桂枝 3g，熟附子 3g，干姜 3g，当归 3g，甘草 12g，大枣 2 枚（擘）。

上药以水 3 杯，先煮附子 20 分钟，后纳诸药，煮取 1 杯，药渣再煮，取汁 1 杯，日分 2 次温服。

二诊：11 月 24 日。患者述：其药辛甘适口，服药约 1 小时后，周身感到温暖舒适，胸前微汗出，3 剂服完后，心情舒畅，心中冷感消失，心悸亦安，胸痛基本消失，脉尚沉细，结脉消失。上方既效，依法再服。

桂枝 3g，附子 3g，干姜 3g，当归 3g，甘草 12g，大枣 3 枚（擘）。

上药水煮两遍，日分 2 次温服。

三诊：11 月 30 日。连服上药 6 剂，胸中作痛消失，精神振作，体力增加，脉冲和，亦未发现结脉现象，虑其辛甘之品常服，恐有化燥之虞，变通上方续进。

桂枝3g，附子3g，干姜3g，当归3g，甘草12g，大枣3枚（擘），太子参6g，麦冬6g，五味子3g（打）。

上药以水3杯，文火煮取1杯，药渣再煮，取汁1杯，日分2次温服。隔日服药1剂。

四诊：12月15日。上药服7剂后，一切症状消失。心电图示：冠状动脉供血不足。仍予上方续进10剂，缓缓调之，久则心脏得养必无虞也。1985年春节见之，一切良好。

（四）大补气血法

心痛之病若见心悸，怔忡，气血不足，元气亏虚，面色苍白或精神颓败，头目眩晕，四肢疲倦，但欲蜷卧，自觉心中恶寒不足，动辄气喘，或面浮跗肿，口淡乏味，不欲饮食，脉象沉细，重按无力，或无脉，此元气大亏之危候，若再迁延恐有元气告匮之虞，治以大补气血法调之。

按：心脏病迁延贻误，或治疗不当，出现以上所述之证实属危殆，包括风湿性心脏病后期，若非气血双补，填补真元何克有成。余拟大补气血汤一方，乃集参、芪、归、地、阿胶、龙眼，取甘温益气养血之上品，冶于一炉，益气力雄，养血力厚，气味雄厚之品，又恐其腻膈壅滞，方中又加木香以调气，加云苓以淡渗，用之斯无壅滞之弊。加甘草以调和药味，反借甘草“通经脉，利气血”之力以益中气。又加黄酒一味，载诸药以行诸经，温脏腑，调营卫，补虚损，气血双补，则诸虚之证可以挽回也。

方：大补气血汤：人参10~20g，黄芪20g，当归20g，龙眼肉10g，大熟地20~30g，木香6~10g，云茯苓20g，阿胶10g，甘草10~20g，黄酒30ml。

上药以水4杯，文火久煮，取汁1杯，药滓再煮，取汁1杯，2杯合和，烊化阿胶尽，再兑黄酒30ml，搅匀，日分2次温服，忌食辛辣、鱼虾腥臭之品。

此方应用3~5剂，即可大见功效，功效既显，亦不可再事蛮补，当须审察一二，若见心中满闷，或舌苔增厚，可暂缓几日再加续服。不尔可加陈皮、丝瓜络、枳壳、焦楂等，和其胃气，以畅胸膈。

［**案例**］ **心悸（气血两虚）**

朱某某，男，51岁，1983年10月21日初诊。

患冠心病7年。近月以来，发病尤频，心电图提示：心室肥大，右束支传导阻滞。形体素虚，动辄心悸汗出，甚则怵惕不安，精神委顿，四肢乏力，胃纳欠佳，左胸内阵发性隐痛，有恐惧感，夜寐不安，多梦，舌淡苔薄白，脉象细沉而缓，有结、代脉出现。予大补气血汤方加减。

太子参30g，黄芪20g，当归30g，熟地30g，龙眼肉30g，阿胶10g，酸枣仁30g，甘草15g，云苓25g。

上9味，以水3杯，文火煮8味，取汁一杯半，药渣再煮，取汁一杯半，三杯合，烊化阿胶尽，兑黄酒50ml，日分2次温服。

二诊：10月28日。脉象50动尚有一二次结脉，代脉不见，胸闷憋气及阵发性疼痛缓解大半，精神饮食转佳，夜寐转酣。患者述及服药后一时许，浑身煦煦发暖，继而胸前背后微微汗出，身心皆感舒适，7剂均有同感。余仍与原方续进7剂，观其所以再商。

三诊：11月5日。每服药后，浑身仍有温煦之感，但汗出已少，精神振作，面色红润，胸闷显宽，憋气、隐痛均以蠲除，唯饮食后中脘尚感痞著，舌转红润，苔薄，脉来和缓。食后脘痞，又为纳后运迟之征，恐其事补太过，调方于下，重佐宽胃化痞之品。

太子参20g，黄芪15g，当归20g，熟地20g，龙眼肉20g，酸枣仁20g，云苓20g，木香10g，枳壳9g，陈皮12g，半夏10g，丹参20g，甘草10g。

上13味，以水3杯，煮取1杯，药渣再煮，取汁1杯，日分2次温服。

四诊：11月21日。脉来冲和，自述已无不适。经心电图复查为：大致正常。与柏子养心丸，嘱服1月。

（五）调补阴维法

心痛之病，若见胸痹苦心痛，心悸气短，或头目眩晕，精神委顿，甚则神魂无依，下肢痿软，舌红少苔，脉象弦数者，宜滋补肾阴，安神定志，并调阴维之法治之。

按：心痛病的原因很多，按中医辨证的分类方法，有胸痹心痛、肝心痛、肺心痛、胆心痛、脾心痛、肾心痛，以及真心痛即厥心痛等。上述之证实属肾心痛，亦可云为阴维为病之苦心痛。

阴维之脉，起于诸阴之交，这诸阴之交，并非起于筑宾穴，而是其脉循腹上会于阳明经之府舍，太阴经的大横、腹哀，厥阴经的期门，任脉经的天突、廉泉。《难经》所谓："阴维为病苦心痛。"若阴维之脉，不能导引肾之阴津上奉于心，则易病心痛，这种心痛与阴维脉的关系十分密切，所谓调补心肾与阴维之脉即是治疗苦心痛的一大法门。方用灵枢饮。

灵枢饮一方，乃滋补肝肾安神定志，并调阴维、冲任之方，方中以龟甲二地，填补真阴；佐归芎白芍以滋补少阴之血；佐龙牡以收摄精气；牛膝以活血通痹；加淫羊藿一点真火，斡旋于少阴之心肾之间，并温煦阴维之效，增强心力，益其精气，为方中灵动枢运，以达交合心肾。少阴为厥太三经之枢，少阴以灵气为本，以神气为用，方中二地培其真阴，以龟甲灵动之物安宅肾中以固其本，神灵者，虽曰灵为阴，神为阳，实则分则为二，合则为一也。阴维之脉，可导引少阴精血，以滋荣心脏，心肾交合，其痛大定矣。

方：灵枢饮：生地黄 30g，熟地黄 30g，当归 30g，川芎 10g，白芍 20g，龟甲 20g，川牛膝 20g，生龙牡各 20g，淫羊藿 10g。

上药以水 3 杯煮取 1 杯，药滓再煮，取汁 1 杯，日分 2 次温服。

［案例］ 心悸（阴维为病）

周某某，女，68 岁，平原王大卦镇农民，1982 年 6 月 16 日初诊。

心慌心悸，心中闷热，胸脘阵发疼痛，重则一天发作四五次，大多时候先感觉有气从腿内上攻，攻到胸中则诸症加重，中西医药调治一年半，迄今不愈。今特来请予治疗。脉象细数，舌红少津。余沉思良久悟到，此阴维为病也，心脏气血不足，奇脉为之空虚，此即《难经》所谓："阴维为病苦心痛。"治当养血清热，调补阴维。方用生地 20g，熟地 20g，当归 15g，川芎 10g，牛膝 20g，白芍 20g，生鳖甲 10g（先煮），龟板 10g（先煮），淫羊藿 15g，木通 6g，甘草 10g。上方连服 6 剂，胸脘疼痛减却大半，六七天来，腿内有气上攻现象只发作 1 次，心中烦乱已好转。上方既效，仍与原方去木通续服，到 7 月 9 日计服药 18 剂，病愈。

（六）清心解毒法

心痛之症若见，由"温邪上受，首先犯肺，逆传心包"所引发之毒邪犯肺，余热未清之心慌心悸，心中烦热，胸满气短，卧寐不安，失眠多梦，咽喉肿痛，脉细数无力，舌质红绛，即今之所谓"病毒性心肌炎"者。当治以凉血解毒，清心益脉之法调之，方宜解毒清心饮方。

按：所谓病毒性心肌炎，即中医之温疫热毒乘人体之虚而侵入，由气分入血分，由血分波及心包，叶天士谓"温邪上受，首先犯肺，逆传心包"之候。临床以气阴两虚证候为多，这种逆传虽不见神志昏厥之证，但可见温热毒邪所致之心气营阴亏虚的证候。董建华先生指出："如身热夜甚，舌绛而干，脉细数或结代等，这是本病的特点，心气或心阴素亏，以及受邪较重的为发生逆传的病理基础，以心之气阴素亏为本，感受温热毒邪是标……对病毒性心肌炎急性期的治疗，从温毒着眼，运用卫气营血辨证，突出清心凉营解毒，常获速效。"方中丹皮辛苦而寒，入心包肝肾诸经，凉血散瘀，清热为主。《本草纲目》云："和血、生血、凉血，治血中伏火。"邹澍云："牡丹气寒，故所通者，血脉中结热。"生地黄滋阴清热，养血凉血；黄连清热解毒，入大量养阴药中，取其气，亦无燥烈之性；麦冬、栀子清心肺中火气以解毒；淡竹叶轻清淡渗以清心肺，去烦热；甘草泻火；羚羊角为清心肺，息风之上品。诸药合和，可奏凉血解毒，清心益脉之功。若营阴亏耗甚者，加白芍、白薇、玄参。热灼咽喉甚者加马勃、金银花、连翘、板蓝根、杏仁、桔梗。舌暗有瘀点者加赤芍、丹参、桃仁、红花等。

方：解毒清心饮：丹皮15g，黄连10g，生地黄15g，麦冬15g，栀子10g，甘草10g，淡竹叶10g，羚羊角粉2g（冲）。

上药以水3杯，煮取1杯，药滓再煮，取汁1杯，日2服，每服冲羚羊角粉1g。

［**案例**］**病毒性心肌炎**

陈某，女，32岁，陵县，农民。

初患咽喉肿痛，输液打针服药近20余天，咽喉肿痛基本消失，略有咳嗽气短，未加介意。一日外出劳累，感觉心慌心悸，口干舌燥，胸闷气短，神疲乏力。且上述症状日益加重，不得已去某医院检查，诊断为病毒性心肌炎，要求其住院治疗。因患者家庭经济困难，一时付不出昂贵的住院费，而转请中医治疗。

诊得病人精神疲倦，轻度咳喘，少气懒言，心中悸惕不安，不欲饮食，傍晚身热，口干咽痛，舌红绛，少苔，脉细数（112次/min）。治当养血益脉，方以解毒清心饮治之。

丹皮10g，黄连10g，生地20g，麦冬25g，栀子10g，淡竹叶10g，西洋参10g，牛蒡子10g，金银花10g，甘草6g，羚羊角粉2g（分2次冲服）。

上药以水4杯，煮沸30分钟，取汁1杯，药渣再煮沸30分钟，取汁1杯，日分2次温服，每次冲服羚羊角粉1g。

二诊：上药连服5剂，心中悸惕稍安，傍晚身热减而未除，精神虽有所好转，但脉来尚属细数，口仍干，咽仍痛，小便略增，其色不若前甚。邪毒尚盛，法当直折。

丹皮15g，黄连10g，生地20g，麦冬25g，栀子10g，淡竹叶10g，西洋参10g，金银花15g，牛蒡子12g，甘草10g，木通8g，羚羊角粉3g（分冲）。

上药以水4杯，煮沸30分钟，取汁1杯，药渣再煮，两次取汁2杯，共3杯，日分3次温服（每次冲羚羊角粉1g）。

三诊：前方连服7剂，傍晚身热已退，精神好转，心中悸惕不若前甚，脉来细数，舌绛转红淡，无苔，此病势受挫大半，但余邪尚未尽除耳，仍拟养阴解毒法调之。

丹皮15g，黄连8g，生地20g，麦冬20g，栀子10g，淡竹叶10g，西洋参10g，金银花10g，牛蒡子10g，甘草10g，杏仁10g，枇杷叶20g。

上药以水4杯，煮取1杯，药渣再煮两遍，取汁2杯，共3杯，日分3次温服。

四诊~六诊：脉来平复大半（每分钟80次），心悸已平，舌质淡红，略有薄苔，口干咽痛均瘥。今拟一小方，养阴益脉，兼清余毒，返里再服半月。

太子参20g，麦冬20g，五味子6g，细生地10g，丹皮5g，枇杷叶10g，白芍10g，甘草6g。

水煮两遍，取汁2杯，日分2次温服。

（七）益气生津法

罹患有心脏病的人，大都为气血两虚营卫不和，或者在暑夏之时，由于天气炎热，伤耗人之津气，而出现精疲乏力，汗多口渴，不思饮食，胸闷，心悸或心胸部隐隐作痛，或心热烦躁，夜寐不安等病证，如再迁延也会导致脏腑气脱津亏。治疗均可运用益气生津之法调之，方用生脉石斛饮。

方：生脉石斛饮：石斛20g，麦冬20g，生地20g，元参20g，西洋参20g，丹参20g，黄芪20g，五味子6g，陈皮10g，神曲10g，甘草10g。

上药以水3杯，煮取1杯，药滓再煮，取汁1杯，日分2次温服。忌食辛辣之品。

［**案例**］**口渴**

姜某某，女，72岁，土桥镇农民。1988年8月2日初诊。体态肥胖，动则心悸气短，去年3月患心脏病心律不齐，余与正胆汤加味治疗月余病愈。今暑夏大热，汗出淋漓，口渴引饮昼夜无度，心中烦热，悸惕不安，小便频数。舌红少津，脉来细数。综观脉证，属暑夏炎热，心阴耗伤，阴虚火旺，方以生脉石斛饮加味以益气生津。

石斛30g，麦冬30g，生地30g，元参20g，太子参20g，丹参20g，五味子6g，黄芪20g，石膏30g，甘草10g，梨汁200ml（兑服）。

上药以水3杯，文火煮取1杯半，药滓再煮，取汁1杯半，日服3次，每次兑服梨汁100ml。

连续服药6剂，心中烦热消退，心悸平，汗出少，口渴清，寐意转酣，又继续服药9剂，病愈。

（八）治疗未病法

方药中在《冠心病专辑》中指出“五脏是不可分割的一个整体，任何一脏的病变都或多或少地会对其他脏器产生影响。心痛胸痹类证的发生，就是脏器虚损，由轻而重，久病不瘳，相互影响的过程。一旦病之既成，这种影响及其发展，还可能使病情越来越重”。因此，方氏主张“见微知著，未雨绸缪，以全局观点分析病机，判断转归，从而积极地治疗未病。”我们认为这一论点是正确的。

按：方氏以温胆汤作为基础方，灵活化裁也的确不无道理，因为温胆汤这一方剂“既不偏任温燥以劫液，又不偏用清润以助痰”，中正不偏是其特长。

举凡：如春风萌动，时令当温，人多病肝病，按着脏腑的一般规律是肝病容易传脾，但肝病虚则不传，实则传，也就是肝病实才有传脾的可能性。即“见肝之病，知肝传脾，当先实脾”。这肝脏病影响脾脏，即所谓“木旺侮土”。实脾就可以防止肝病对脾脏的传变。脾怎样才算实，能加强脾主统血、脾主运化水湿功能的药物，那就是实脾。方以基础方加木香、川朴、扁豆、砂仁、枣仁、甘草、生姜等以理脾气，并非人参、黄芪、白术壅滞之品。五脏都有这样一个规律圈，至于临床运用这一规律，又完全在医者之权变，所谓“机圆法活，处处是道。”

温脾通结汤治疗慢性结肠炎、慢性痢疾的经验

方药：当归30g，炒白芍20g，大黄（炒）10g，制附子10g，干姜6g，木香6g，炒枳壳20g，焙草果10g，防风10g，甘草10g。

上10味，以水4杯，煮取1杯，药滓再煮，取汁1杯，日分2次温服。忌食鱼虾肉及黏腻腥臭之品，各种奶酪酒类等。

功效：温脾化湿，通郁破结。

主治：慢性结肠炎（冷积腹痛），肠功能紊乱，结肠过敏，或久痢赤白，腹痛，肢冷，脉弦者。

1. 慢性结肠炎（冷积腹痛）

刘某某，男，60岁，退休工人。1986年7月15日初诊。

患者8年前患腹痛泄泻，一直以来经常服用土霉素、四环素等，迄今未能痊愈，却有越来越重之势，昨日在某医院做乙状结肠镜检查：镜入15~21cm发现：黏膜有出血点及水肿，呈花斑样改变。大便培养：无菌。目前：面色萎黄，四肢倦怠，脘腹痞滞，左下腹不时作痛，大便腹泻与便秘交替出现，肛门有时灼热，小便略黄，脉象弦滑，舌苔灰腻。辨证治疗：慢性结肠炎由多种原因引发，其病缓慢不已，是其特征。中医多为肠风、泄泻、痢疾，病变重点在脾，或夹有湿热、肝郁气滞等。患者腹痛腹泻与便秘经常交替发作，实属脾气虚弱兼夹湿热引发，治以温脾通结汤化裁调之。

当归20g，白芍15g，大黄炭10g，制附子6g，木香10g，炒枳壳20g，焙草果15g，防风10g，甘草10g，生姜6g。

上药以水4杯，煮取1杯，药滓再煮，取汁1杯，日分2次温服。忌食鱼虾肉酒等。

二诊：7月24日。上方继续服药7剂，泻下灰褐腥臭大便3次，左下腹疼痛减轻，他症尚无起色，仍守上方出入化裁。

当归20g，白芍15g，大黄炭10g，制附子6g，白术15g，木香10g，炒枳

壳20g，焙草果15g，防风10g，甘草10g，生姜6g。

上药以水3杯，文火煮取1杯，药滓再煮，取汁1杯，日分2次温服。禁忌同上。

三诊~四诊：8月5日。上方继续服药8剂，肛门灼热消失，大便泻下减轻，在六次大便中有三次成形，左小腹痛亦消失，脘腹痞胀显宽，脉来不若前甚。脾阳有来复之机，郁结有克化之望矣，再守上方续进。

当归15g，木香10g，炒枳壳20g，焙草果15g，防风10g，甘草10g，生姜10g，陈皮20g，半夏20g，云茯苓20g，苡米仁10g。

上药以水3杯，煮取1杯，药滓再煮，取汁1杯，日分2次温服之。

五诊~六诊：8月18日。上方继续服后，大便成形，小便正常，腹脘宽舒，脉来弦长有力，饮食增加，精神振作，再拟益气健脾之药予之。

白术10g，云茯苓20g，党参10g，陈皮10g，半夏10g，炒枳壳10g，酸枣仁20g、当归10g，砂仁6g，甘草6g。

2. 慢性结肠炎（冷积腹痛）

陈某某，男，44岁，工人。1981年3月5日初诊。

患腹痛泄泻已3年，来诊时，展示某某医院检查。乙状结肠镜检：可见多处溃疡，肠黏膜充血。大便检查：白细胞减少。大便：无菌。患者自述：3年前冬天，喝酒时吃冷肉菜，引起腹痛泄泻，医生予PPA服后腹痛泄泻即止，几天后又腹痛腹泻，再服PPA，痛泻又止，这样经常服，不服则痛泻再发，几年间还应用了黄连素、痢特灵、头孢氨苄、庆大霉素等一些西药，其病不但不除，却越发严重了。

目前：面色苍老不华，左少腹断续作痛，时轻时重，痛甚则泻，一日三四次，肛门有灼热感，精力不足，身体疲倦，饮食减少，脘痞不适，胁胀，有时呃逆，经常口干咽燥，脉来沉弦略数，舌质偏红少津，舌苔黄腻。

辨证治疗：初以饮食不洁引发腹痛泄泻，若以中医治疗，温通消导则已，而以西药苦涩之品止之，屡止屡犯，犹如雪上加霜，层层覆盖，今已形成痼疾。《难经》指出："脐左有动气，按之牢若痛"。少腹为肝之经络深部，肝经相关之区，中医对此治疗，尚感棘手，又何况西药"兜涩"可以治疗乎。今拟温脾通结，佐以疏肝理气之品调之。

当归20g，白芍20g，干姜6g，广木香10g，炒枳壳20g，焙草果15g，大黄炭10g，苍术10g，桃仁10g，红花6g，川芎10g，乌药20g，香附20g，川楝子15g，焦楂20g，甘草10g。

上药以水3杯，煮取1杯，药滓再煮，取汁1杯，日分2次温服。

二诊：3月16日，上方连服7剂，大便泻下4次，腥臭之物甚多，其色灰褐，而腹痛减轻大半，肛门灼热解除，脘腹之胀亦减轻大半，饮食馨香，食量渐增，精力渐充，周身渐觉有力，上方既效，仍守上方继续服之。

上方加陈皮30g，半夏30g，生姜6g。煮服法同上。

上方出入续服60余剂，左少腹按之柔软，大便亦趋正常，精神振作。经医院镜检：乙状结肠无溃疡病变。

3. 慢性结肠炎（冷积腹痛）

李秀成，男，56岁，1983年9月25日诊。

患冷积便秘已7年。据述：当初患下痢腹痛，泄泻不已，每服土霉素以止之，积年月累，病发辄以此药服之，届秋以来宿恙又发，服土霉素已无效。目前：腹痛绵绵，欲便不爽，泻下物黏液状。面色苍老浮虚，下肢跗踝肿胀，步履维艰，扪之不温，舌淡苔白兼滑，脉沉细。余诊后谓：冷积便秘一证，大多因失治或误治而致，此证当初为痢疾，按中医治法，当通因通用，分而利之则病当愈。否则，见利则止，实犯兜涩太早之过，当今医生，逢泄泻及痢疾，每喜用土霉素、黄连素等以塞之，该患者塞而再塞，实成沉疴坏证，秽浊胶着于肠，实有坚不可摧之势，秽浊胶着日久不得排出，脾之血络亦必郁滞，是以痼疾不瘥而见气血亏虚，面浮跗肿，下肢不温，步履维艰之证，若非温通脾肾，化郁破结之法调之，何克有成。

处方：当归30g，白芍15g，太子参20g，炒大黄12g，制附子10g，广木香10g，炒枳壳20g，干姜6g，焙草果15g，甘草10g。嘱患者先煮附子半小时，再加水，纳诸药煮取1碗，药渣再煮，取汁1碗，日分2次温服，忌食生冷鱼虾腥臭之品。

治疗经过：初服3剂，腹脐有刺痛之感，大便泻下白褐相杂之物甚多，但仍感大便不爽。继按此方连服15剂，腹痛十去其七，仍有秽浊冷积排出。唯面浮减半而跗肿亦然。后加防风一药，腹痛止，浮肿几无。多年冷积，需待阳气来复则可断其病蒂。以原方药轧为细末，炼蜜为丸，长期服用，缓图治本。至12月上旬而病愈。

4. 慢性结肠炎（冷积腹痛）

徐某某，女，53岁，1978年2月22日初诊。

慢性泄泻已5年余，中西药服之无效，其病时轻时重，迄未得愈。目前，少腹作痛作胀，大便溏薄，日行2～3次，大便泻出秽浊，含有黏液、脓血，便后仍感不爽，精神倦怠，面色萎黄，食欲不馨，卧寐不安，少腹适温则舒，感寒则甚，四肢乏力，跗踝长年不温，腰背酸楚，舌淡苔白，根部罩灰且腻，脉细弦。曾在天津某某医院诊断为慢性结肠炎。综合脉证分析，脾肾虚寒已久，阳气式微，温运无权，以致寒湿久羁，形成慢性结肠炎证。治以温暖脾肾，佐以理气化湿之法调之，方以温脾通结汤化裁，冀望应手。

当归30g，炒苍白术各15g，制附子10g，干姜6g，焙草果仁12g，炒白芍

15g，炒大黄10g，云茯苓20g，炒枳壳20g，广木香10g，炒薏苡仁20g，防风10g，甘草15g。

上14味，以水4杯，文火煮取1杯，药渣再煮，取汁1杯，日分2次温服。忌食生冷腥臭黏滑之品。

二诊：3月18日。上方继续服药24剂，腹痛腹胀十去其七，大便已爽，一日1~2次，脓血止，食欲渐进，跗踝转温，面色亦转红润，精神振作，脉来不若前甚，舌苔尚且滑腻。综观脾肾阳气，已显来复之象，方证合拍，仍守上方。

当归30g，炒苍术15g，制附子10g，焙草果仁12g，大黄12g（一半炒炭），炒薏苡仁20g，广陈皮20g，防风10g，砂仁6g，白芍10g，甘草10g。

上11味，以水4杯，煮取1杯，药渣再煮，取汁1杯，日分2次温服。嘱：连续服药3剂，停药2天再服，禁忌同前。

三诊：4月16日。腹痛消失，按之柔软，大便转实，下肢转温，精神食欲均佳。余意停药，注意饮食有节则已，患者恐前病再发，再三要求书方，书一小方予之。

处方：炒草果仁6g，太子参20g，炒白术10g，陈皮10g，云茯苓20g，当归10g，广木香6g，白芍10g，甘草10g，炒山药30g。

上10味轧为细末，每晚睡前以米汤冲服10g。

5. 慢性痢疾

吴某某1970年因患痢疾，迭服黄连素及土霉素维持治疗，其症时好时坏，终未得愈。同年8月15日，因恼怒伤食，其病转甚，始来求诊。目前，大便泄泻，日行2~3次，甚则6~7次，所下粪便黏腻，泻而不畅，颇感痛苦，少腹作痛，脐左为甚，按之有包块，重按疼剧，脉弦滑，舌质淡，舌苔偏黄，口干不欲饮水。脉证综合分析，初病痢疾，兜涩太早，积滞留连肠道，日久不已，时好时坏，久泻而脾气必虚，脾气虚而湿滞愈甚，湿滞不化，因而形成慢性泻痢，近因恼怒伤食，引动宿积，诱发腹痛，大便秘而不畅，结合口干，苔黄，不欲饮水，且有虚中夹实之虞，治以健脾利湿，行气破积之法调之。

处方：当归24g，白芍18g，干姜6g，广木香9g，炒枳壳18g，焙草果18g，防风6g，陈皮18g，大黄炭9g，苍术6g，炒车前子30g，甘草6g。

上12味，以水4杯，煮取1杯，药渣再煮，取汁1杯，日分2次温服。忌食辛辣腥臭之品。

二诊~三诊：上药连服5剂，少腹作痛略减，大便日行1次，较为通畅。唯脐左硬块，按之仍感痛甚。再守上方，略加行瘀之品，望其机转。

处方：当归24g，赤白芍各9g，干姜6g，广木香6g，枳壳18g，焙草果18g，大黄炭9g，陈皮12g，制苍术6g，三棱、莪术各3g，桃仁3g，五灵脂 6g。

上药水煮两遍，取汁 2 杯，日分 2 次温服。

四诊：上药迭进 3 剂，大便成形，腹痛止，脐左硬块，按之不及，重按仍觉作痛，精神渐振，饮食递增，脉象较前有力。

处方：当归 15g，白芍 9g，焙草果 9g，大黄炭 6g，苍白术各 9g，台参 9g，云茯苓 19g，甘草 9g，诃子肉 9g。

上 10 味，水煮两遍，取汁 2 杯，日分 2 次温服。

6. 虚寒痢疾

吴某某，男，48 岁，工人。1986 年 11 月 6 日初诊。

夏秋之交患痢疾，经西医输液打针，口服痢特灵等药，四五日后痢下止，痢止后，总感少腹隐隐作痛，可以忍耐，认为时间长了定会慢慢转好的。不料时至今日已经三四个月了，仍病痛不已。天寒以来，腹痛加重，近 3 天来又发痢疾，一日六七次，里急后重，四肢畏冷，浑身酸软无力，不欲饮食。脉象沉迟，舌淡、苔白薄。

辨证治疗：前所用痢特灵等药，痢毒未净，湿邪羁留肠中，近逢天气寒冷，痢发而后重益甚，此脾伤虚寒，故腹痛隐约，绵绵不已，治以温脾通结化裁，以温阳化湿，通结止痛。

当归 20g，干姜 10g，广木香 10g，炒枳壳 20g，焙草果 15g，制苍术 10g，陈皮 20g，大黄炭 10g，防风 10g，焦山楂 30g，甘草 10g。

上药以水 3 杯，煮取 1 杯，药滓再煮，取汁 1 杯，日分 2 次分温服之。

上药服 3 剂后，大便泻下 2 次，状如冷冻，其色灰褐难闻，后重除，腹痛减轻大半，继按上方连服 10 剂后，脾阳来复，腹部按之软，四肢已温，饮食已感香味，脉来较前有力，精神振作。

按：慢性结肠炎属于中医的久痢赤白。泄泻的主要病变在于脾，病理因素主要是湿邪停蓄。脾气既虚，运化无权，脾虚既久，必及于肾，肾阳不足，无力助脾以腐熟水谷，形成脾肾两虚。另外脾虚肝气乘之，又可形成虚中夹实之证。急性泄泻，多见于急性肠炎。慢性泄泻，病来已久，时发时止，可为慢性肠炎、慢性结肠炎、肠结核、直肠癌变等。至于治法，张景岳指出："所以久泻不愈，必自太阴转入少阴而为肠澼，岂非降泻之甚，而阳气不升，脏气不固之病乎。"

《证治汇补》指出："凡泻皆兼湿，初宜分理中焦，次则分利下焦，继以风药燥湿，久则升举元气，滑脱不禁，然后涩之。"李士材于泄泻治法有九：一曰淡渗，一曰升提，一曰清凉，一曰疏利，一曰甘缓，一曰酸收，一曰燥脾，一曰温肾，一曰固涩。余制此方，旨在温脾肾，化湿邪，通郁滞，破瘀结，其方既取法于千金温脾汤，又取法于《石室秘录》之治痢法，方中当归，辛香善走，甘温而润，与理气药配合，可治气血郁滞，与风药配合，又善温脾止痛。《本草纲目》谓此药可以治“心腹诸痛，润肠胃、筋骨、皮肤、排脓止痛”。甄权谓此可理下利腹痛。《本草从新》谓此可治温疟澼利。白芍养血，善通脾络，并可柔肝止痛，与当归合，可温脾和络，养血润肠，以防攻伐伤正，有出师将兵，粮草先行之意。大黄苦寒，猛将之药，斩关夺门，破积行瘀，有势不可挡之力。附子温壮脾肾之阳以散寒积，温脾汤以附子与大黄合，相反相成，成温运攻下之法。更佐干姜以温中，木香理气，枳壳、草果以开胃宽肠，破郁化浊。防风以鼓舞脾胃之气，增强胜湿之力。甘草一药，其性缓急而又协同诸药，亦可为使，使诸药力集中而取温脾化湿，通郁破结之效。

三圣温海汤治疗产后发热、血晕、恶露、崩冲的临床经验

方药：当归身30g，制何首乌30g，柏子仁10g。

上3味，以水3杯，文火煮取1杯，药滓再煮，取汁1杯，今晚明晨分温服之，忌生冷食物。

功效：补血，温血，生血，调血。

主治：产后血虚发热，产后血晕，产后恶露不止，崩冲及劳倦内伤等证（方出拙著《临证试效方》）。

1. 产后发热

于某某，女，23岁，1977年9月23日初诊。

产后3日，由于失血过多，将息失宜，身热头痛，体温39.3℃，面目红赤，身汗出，精神有时昏冒，心中悸，有畏冷之感，脉虚数按之芤，舌淡苔薄白。

辨证治疗：产后失血过多，将息失宜，血虚阳浮，血海空虚，阴阳不得维系而发热头痛，精神昏冒，卫阳失却固密之能而身汗出，阴血虚心失所养而心悸畏冷，脉与舌象均为血虚发热之候。治当养血益气之法调之。

当归30g，制何首乌30g，柏子仁20g。

上3味，以水3杯，煮取1杯，药渣再煮，取汁1杯，日分2次温服。

二诊：9月25日。服上方2剂，身热退大半，头痛减轻，身仍汗出，精神稍定，心中尚有畏冷之感，再步上方加味调之。

当归30g，制何首乌30g，柏子仁20g，桂枝尖6g，生甘草10g。

上5味，水煮两遍，取汁一杯半，日分2次温服。每服药后约1小时，服热粥1杯，仿桂枝汤法。

三诊：9月28日。上方连进3剂，身热、头痛、汗出、心悸均止，精神

振作。惟乳汁未下。

黄芪 15g，丝瓜络 20g，炒山甲 10g，王不留行 30g，路路通 10g。

上药以水 3 杯，煮取 1 杯，药渣再煮，取汁 1 杯，日分 2 次温服。

2. 产后身热呃逆

高某某，女，26 岁，1978 年 3 月 3 日初诊。

产后 3 月，身热汗出，痛楚乏力，不欲饮食，呃逆频，精神萎靡，心悸寐劣，脉虚数，舌红少苔。

辨证治疗：产后失养，汗出痛楚，为血虚气弱。不欲饮食，呃逆为胃气上逆，血虚不得养冲，冲脉又隶属于胃，其气并而冲上则呃逆不已。心悸寐劣，精神不振皆因血虚而然也，治当养血安冲，和胃止逆。

当归身 30g，制何首乌 30g，柏子仁 20g，陈皮 10g，生姜 20g（切）。

上药以水 3 杯，煮取 1 杯，药渣再煮，取汁 1 杯，日分 2 次温服。

二诊：3 月 8 日。连服上药 3 剂，身热减退大半，汗出将已，仍有呃逆发作，但不若前甚，心悸稍安。他症尚无起色，再步上方继之。

当归 30g，制何首乌 30g，柏子仁 20g，陈皮 10g，生姜 20g（切），鸡血藤 20g。

上药以水 3 杯，文火煮取 1 杯，药渣再煮，取汁 1 杯，日分 2 次温服。

三诊：3 月 9 日。继服上药 3 剂，身热退，汗出敛，心悸安。上逆平，饮食可，唯觉身楚乏力，尚未尽瘥。拟养血和络之方予之。

当归 10g，制首乌 15g，柏子仁 10g，鸡血藤 20g，桑寄生 20g，川续断 10g，生姜 6 片。

上药水煮两遍，取汁 1 杯半，日分 2 次温服。

3. 产后血晕

吴某某，女，22 岁，纺织工人。1982 年 5 月 12 日初诊。

患者 5 月 3 日分娩后，由于失血过多，头目眩晕，心悸气短多汗，一度发生昏迷，经针灸治疗 2 次缓解。缓解后始来门诊。目前：面色苍白，言语微弱，头目仍然眩晕，周身疲倦乏力，畏冷，恶露点滴不断，时有足麻、手指尖麻之感，脉象细微，舌淡少苔。

辨证治疗：由于产期失血过多，气血未能荣养周身而眩晕，目前脉证均属气血不足，治当大补气血，方以三圣温海汤加味，气血双补。

黄芪 30g，当归 20g，制首乌 30g，柏子仁 10g，党参 20g，阿胶 10g（烊化）。

上药以水 4 杯，文火煮取 1 杯，药滓再煮，取汁 1 杯，二杯合，烊化阿胶尽，日分 2 次温服。

二诊：5 月 15 日。服药 3 剂，恶露、畏冷、心悸、气短、多汗减轻，头目眩晕略差，周身仍感疲倦，手足麻木显著减轻，脉来细微不若前甚，上方既已显效，仍步上方续进。

黄芪 40g，当归 20g，制首乌 30g，柏子仁 10g，川芎 10g，川断 30g，桂枝 10g，甘草 10g。

上药以水 3 杯，煮取 1 杯，药滓再煮，取汁 1 杯，日分 2 次温服。

三诊：5 月 19 日。上方续服 3 剂，头目眩晕消失大半，精神好转，面色有所透红，胃气收纳好转，脉象较前有力，再以健脾益肾，调补冲任，加以巩固。

当归 20g，制首乌 30g，柏子仁 10g，黄芪 30g，川断 20g，白术 15g，陈皮 15g，云茯苓 20g，甘草 10g。

上药以水 3 杯，煮取 1 杯，药滓再煮，取汁 1 杯，日分 2 次温服。

4. 产后恶露不断

张某某，女，28 岁，市郊农民，1985 年 9 月 6 日初诊。

产后恶露淋漓不止，迄今已 50 余日，服西药止血半月，寸效不显，转来门诊治疗。

患者面色萎黄，精神萎靡，言语低怯，头目眩晕，乳汁不足，腰膝乏力，四肢不温，心悸、寐劣多梦，不欲食，小腹坠胀之感，脉来沉细无力，舌质淡白无苔。

辨证治疗：产后恶露逾月不止，总属气血亏虚，冲任不固，脉舌之象亦为明征，治当补血益气，调补冲任。

当归 30g，黄芪 40g，制首乌 30g，炮姜炭 15g，柏子仁 10g，阿胶 10g（烊化），甘草 10g。

上药以水 3 杯，文火慢煮，取汁 1 杯，药滓再煮，取汁 1 杯，日分 2 次温服。

二诊：9 月 9 日。上方连服 3 剂，恶露显减大半，精气好转，心悸、寐劣不若前甚，饮食有所增加，他症尚无起色，仍守上方加味调之。

黄芪 30g，当归 20g，制首乌 30g，柏子仁 10g，阿胶 10g（烊化），党参 20g，炮姜炭 10g，云茯苓 20g，甘草 10g。

上药以水 3 杯，煮取 1 杯，药滓再煮，取汁 1 杯，日分 2 次温服。

三诊：9 月 18 日。上方断续服药 5 剂，恶露止，精神振作，心悸好转，寐意转酣，饮食已有馨味，乳汁增多，腰感温暖，小腹亦不坠胀，脉来不若前甚，方以脾肾并调，以善其后。

黄芪 20g，炒白术 20g，党参 15g，制首乌 30g，当归 15g，川断 30g，杜仲 20g，云苓 20g，陈皮 20g，菟丝子 20g，甘草 10g

上药以水 3 杯，煮取 1 杯，药滓再煮，取汁 1 杯，日分 2 次温服。

5. 崩冲

李某某，女，35岁，1983年9月26日初诊。

登墙摘枣，不慎跌下，遂患崩冲流血不止，去某诊所打止血针3日，寸效不显。来诊时，血流4日，面色苍白，精神萎靡，少气懒言，四肢逆冷，腰痛，不敢转动，舌白滑，少苔，脉沉细无力。此气血两虚之崩冲危证，急当调补气血，安冲止崩。

当归30g（一半炒炭存性），制何首乌30g，柏子仁20g，阿胶20g（烊化），酸枣仁30g，人参10g。

上药以水3杯，文火煮取1杯，药渣再煮，取汁1杯，日分2次温服。

治疗经过：上药连服3剂，血止大半，继服3剂，血流又少许，四肢逆冷不若前甚，腰痛减轻。三诊加炒白术20g，加重枣仁至60g，精神振作，唯脉来尚细而无力，仍宗上方加陈皮10g。四诊四肢显温，腰痛未瘥，仍守上方加川续断、菟丝子各25g。连服8剂，诸症均愈。为巩固疗效，嘱服人参归脾丸1个月，1个月后，活动一切正常。

按：方以当归为君，其性味辛甘苦温而润，辛香又兼行气，有“治一切风，一切气，一切劳之功”，主入下焦，温冲脉血海，暖带脉虚冷，凡妇人月经不调，血虚经闭，胎产诸虚，都用为主药。制首乌主补肝肾，益精血，补血而不腻滞，补肝肾而不偏燥。李时珍说：“此物气温，味苦涩，苦补肾，温补肝，能收敛精气，所以能养血益肝，固精益肾，健筋骨，乌须发，为滋补良药，不寒不燥，功在地黄天门冬之上。”柏子仁性味甘平，入心脾益血养心，敛血止汗，入心养神，入肾定志。心神虚怯，惊悸怔忡，心血亏损，盗汗失眠，津少便秘者，均可治之。三药配合，补血生血而不腻滞，温血调血而不温燥，尤善用于产后血虚发热之症。

产后发热一证，以血虚为本，《内经》所谓：“冲为血海，任主胞胎。”产后发热，一为失血过多，一为调护失宜，血海空虚，血虚阳浮，阴阳不相维系而发病。治之之法，最忌蛮补，所以组方既不用参芪术草之温燥以碍于饮食，又不用阿胶熟地黏腻以碍于温运，只取当归、何首乌、柏子仁温补灵动之品，以收纳阳浮之热归于血海，以达阴平阳秘之效。若头痛头晕者，可加川芎3g、钩藤9g；若舌苔厚腻不欲食者，可加陈皮6g；胸中满闷者，可加丝瓜络6~9g；若胃中嘈杂呃逆者，可加竹茹6~9g，生姜3~6片；少腹作痛者，加炮姜3~6g；乳少者，可加王不留行6~9g。总之，加减之法宜轻而灵动。

应用安妊饮治疗恶阻、子肿、胎动不安的经验

桑叶30g，竹茹20g，丝瓜络20g，酸枣仁15g，生姜6g。

上5味，以水3杯，煮取1杯，药渣再煮，取汁1杯，日分2次温服。忌食荤腥及燥热之品。

功效：和中降逆，安和胎妊。

主治：恶阻（妊娠反应，呕吐酸苦，头晕目眩）以及胎动不安者。

1. 妊娠呕吐（恶阻）

高某某，女，28岁，1983年9月21日初诊。

停经3月，呕吐酸苦稀涎，一日二三发，脘闷，胁下作痛，精神抑郁，头胀目眩，有时耳鸣，心中悸惕，好叹息，不欲食，面色苍老，大便秘结，小便色黄，舌质红赤，苔黄，脉来弦滑有力。

辨证治疗：肝阳偏亢，失却条达之性，上逆犯胃，故胸闷，呕吐酸苦稀涎。肝火鸱张于内，胆火随之，横窜经络而胁下作痛，上冲头目，故头胀，耳鸣，目眩。肝郁化火，伤其阴液，故大便秘结，小便色黄。阴液既虚，心失所养，故而心中惕悸不安。脉与舌象，无不属肝胆火盛之形。治当清肝、宁胆、养阴、和胃、降逆之法调之。方用安妊饮加减。

桑叶30g，竹茹20g，丝瓜络20g，黄芩15g，黄连6g，青皮30g，酸枣仁15g，麦冬15g，川贝母10g，瓜蒌15g，生姜片6片。

上药以水3杯，煮取1杯，药渣再煮，取汁1杯，日分2次温服。

二诊：9月25日。连服上方3剂，呕吐酸苦稀涎减轻大半，胸闷显宽，眩晕耳鸣亦减，他症尚无起色。胃气稍降而肝之疏泄尚滞不通。再拟上方加重调肝之品。

桑叶20g，竹茹20g，丝瓜络20g，黄芩20g，黄连6g，青皮15g，酸枣仁15g，麦冬20g，川贝母10g，瓜蒌30g，生姜片6片，细生地20g。

上药以水3杯，煮取1杯，药渣再煮，取汁1杯，日分2次温服。

三诊：9月28日。继服3剂，大便通畅，肝郁得疏，胁痛止，饮食增加，心悸不若前甚，精神振作，面色已显红润，脉来亦不若前甚。上方既效，率由旧章。

桑叶20g，竹茹10g，丝瓜络10g，黄芩10g，黄连6g，酸枣仁15g，麦冬15g，川贝10g，细生地15g，生姜片6片。

上药以水3杯，煮取1杯，药渣再煮，取汁1杯，日分2次温服。

四诊：10月1日。上药再进3剂，诸症基本平复，惟心中尚感空虚，夜寐梦多，脉弦似觉尚硬，舌质红润，苔黄显退。病却大半，偏重滋补可也。仍守上方加重酸枣仁30g，加柏仁10g，去黄芩、黄连、川贝。

2. 妊娠呕吐（恶阻）

井某某，女，25岁，1978年4月20日初诊。

怀孕3月，呕吐反酸，甚则呕吐苦水，胸闷胀满，纳谷减少，精神疲倦，脉来弦滑，舌质偏红，苔黄腻。

辨证治疗：妊娠3月，胃失和降，胆气上逆，上冲呕吐。治当和胃降逆，宁胆平火之法调之。

桑叶30g，竹茹20g，丝瓜络20g，酸枣仁30g，黄芩10g，甘草10g。

上药以水3杯，煮取1杯，药渣再煮，取汁1杯，日分2次温服。

二诊：连服3剂，呕吐酸苦辄止，胸闷显宽，纳谷显增，精神亦觉好转。惟脉来仍属弦滑，舌质偏红，舌苔黄腻仍未减退。仍步上方续服，冀望胆宁胃和。

桑叶30g，竹茹20g，丝瓜络20g，酸枣仁30g，黄芩15g，甘草10g，胡黄连6g。

上药以水3杯，文火煮取1杯，药渣再煮，取汁1杯，日分2次温服。

三诊：上方继服两剂，脉来较为冲和，舌红已减，苔黄腻显减大半，饮食尚差，精神已振，再以上方出入，偏重调养，和胃益津。

桑叶25g，竹茹15g，丝瓜络15g，酸枣仁25g，黄芩10g，甘草10g，炒白术15g，麦冬15g，生姜片6片。

上9味，以水3杯，文火煮取1杯，药渣再煮，取汁1杯，日分2次温服。

3. 子肿

于某某，女，26岁，1982年5月12日初诊。

妊娠4个半月，下肢浮肿，甚则面目也浮肿，头晕目眩，精神萎靡不振，有时心悸，口淡乏味，不欲饮食，有时呕吐酸水，周身倦怠，小便不多，脉弦滑，按之似芤，舌尖红，苔淡白。

辨证治疗：妊娠将近5月，脾气虚衰，中阳不振，水湿外溢皮肤，形成水肿。惟舌尖红赤，并头晕目眩。乃虚阳上浮之形，治当健脾利湿，脾得运化则水肿自平，略佐清宣以清头目。

酸枣仁40g。竹茹10g，丝瓜络10g，桑叶20g，陈皮15g，生姜6片，白术10g，防风6g。

上药以水3杯，煮取1杯，药渣再煮，取汁1杯，日分2次温服。

另：鲫鱼300g（大小不拘，去鳞肚），生姜20g，大枣8枚。

上方以水800~1 000ml，同煮鱼肉如泥为度，取鱼汤400~500ml，加少许盐、味精、胡椒粉，合匀，日分2次服之。

按：此法《本经逢原》指出：“鲫鱼甘温无毒，乌背者其味最美，诸鱼性动属火，唯鲫鱼属土，有调胃实肠之功，故有反厚朴之戒，以厚朴泄胃气，鲫鱼益胃气。”此方不单能治妊娠水肿，凡肾虚水肿，肝病水肿，均可应用该方。鲫鱼利水消肿之功，远远超过鲤鱼利水之功也。

二诊：5月15日。以上方法，连进3日，面浮消失，下肢浮肿亦消大半，精神较前振作，他症虽减而不足言，仍依以上法续进。

三诊：5月18日。上法连进3日，下肢浮肿基本消退，饮食转有馨味，呕吐酸水止，头目眩晕止，心悸亦安，周身倦怠好转。唯脉来弦滑，按之似芤不复。余思之，病痊后脉亦必复，不可虑也，然而总不如小补为是。

酸枣仁30g，竹茹10g，丝瓜络10g，桑叶10g，陈皮10g，白术10g，太子参10g，生姜片3g，甘草10g，大枣2枚（去核）。

上10味，以水3杯，煮取1杯，药渣再煮，取汁1杯，日分2次温服。

鲫鱼生姜大枣，煮服方法同上，病愈为止。

4. 胎动不安

冯某某，女，27岁，农民，1980年4月10日初诊。

曾2次怀孕后，每到4个月左右余则流产。此次怀孕3月有余，曾服保胎药20余日，由于方药过于辛热，温补太甚，反而引起小腹作痛欲堕，阴道流血点滴已两日，急来门诊治疗。

目前：头晕目眩，心悸不安，出虚汗，胃脘痞满，不欲饮食，烦躁，呃逆，甚则呕吐苦水，绿如菜汁，但欲卧，大便干燥，三四日一次，四肢乏力，精神不振，脉象弦数，舌质红绛，舌苔薄黄。

辨证治疗：怀妊数月，过用温热之药，火气太甚，伤其气血津液，保胎不成反成损伤也。综合脉证，病在阳明少阳，胆火鸱张，胃气不降，尚未动其肾与冲任则为幸矣，治以清热宁胆，和胃降逆。方以安妊饮加味，安和胎气。

桑叶30g，青竹茹20g，丝瓜络20g，淡子芩15g，酸枣仁30g，生地20g，麦冬20g，血余炭10g，升麻6g，生姜6片。

上药以水3杯，煮取1杯，药滓再煮，取汁1杯，日分2次温服。

二诊：4月15日。服药5剂，阴道流血已止，小腹作痛欲坠、呕吐苦水亦止，眩晕、心悸减轻，精神振作，胃脘略有痞满，脉来不若前甚，舌质红绛变浅，上方既已显效，仍步上方化裁。

桑叶20g，竹茹20g，丝瓜络20g，酸枣仁30g，黄芩10g，麦冬30g，生地20g，陈皮20g，生姜6片。

上药以水3杯，煮取1杯，药滓再煮，取汁1杯，日分2次温服。

三诊：4月20日。上方连服4剂，眩晕已止，心悸已安，大便通畅，胃气安和，呃逆止，舌质红绛变浅，仍守上方，隔日服药1剂。

11月顺产一男孩，合家甚喜。

按：妊娠恶阻一证，傅青主述之尤详，他说："妇人怀娠之后，恶心呕吐，思酸解渴，见食憎恶，困倦欲卧，人皆曰妊娠恶阻也，谁知肝血太燥乎，肝急则火动而逆也，肝气既逆是以呕吐恶心之证生焉，故于平肝补血之中，加以健脾开胃之品，以生阳气，则气能生血，尤益胎气耳。”对于肝气逆而恶心呕吐，傅青主又重点指出：“且逆是因虚而逆，非因邪而逆也。”该证治之方，首3味，桑竹瓜络，乃取王孟英安胎之方。王孟英云：“黄芩但宜于血热之体，若血虚有火者，余以竹茹、桑叶、丝瓜络为君，随证辅以他药，极有效，盖三物皆养血清热而息内风，物之坚莫如竹皮……实为诸血证之要药，桑叶蚕食之以成丝，丝瓜络质韧子坚，具包络维系之形，且皆色青入肝，肝虚而胎系不牢者，胜于四物阿胶多矣，惜未有发明之者。”然则恶阻一证，所谓火动而逆，恶心呕吐，心烦头晕者，究之实乃胆之虚火上逆而为病也。胆主枢，枢机不利治之之法又必调转枢机而胆气安和。能使胆气安和者，又何患虚火上逆而不降之。方中桑叶、竹茹性皆清凉，得秋金之气，行肺气而转胆枢，丝瓜络亦清凉降火之品，唯酸枣仁一药，为肝胆家之正品，安和胆枢之要药，且补中益肝气，坚筋骨助阴气，又可敛肝胆之气血归入平和，入脾胃而和降之，肝胆脾疏降一气贯之，皆枣仁之功也，生姜专主畅胃口而开痰下食亦为呕家之圣药。余以此五味合为一方，非但降胆中之虚火，抑且润肝胆之阴血也，临证用之，无不随手奏效。

若属胃气虚弱，食欲不振，或胃气不降，逆气上冲，乃中阳不振，浊气不降，清气不升。周身乏力，精神萎靡，舌淡苔白，或垢腻，或兼黄腻，脉细缓而无力乃胃气虚，冲脉上逆之象，因胃与冲任脉关系密切之故。可以上方加党参、白术、砂仁等。

若兼有脾肺气虚，水湿停蓄于中焦，呕吐痰浊，胃气呆滞，心中悸惕不安，夜寐不安，或胸闷气短，乃痰湿阻滞之候，可加茯苓、陈皮等。

若孕妇体质虚弱，气血两亏，肝肾虚弱，脾气不健，往往发生腰痛下血、小腹坠痛等证，则易于引发胎动不安。治疗又当采用调补气血、补脾肾、和其脾胃以固胎气的方药，多采用川续断、菟丝子、寄生、黄芪、白术、党参、生杜仲等。而本文介绍之胎动不安，是因过用辛补火气太甚，胆火鸱张，胃气不降，所以不可再用温补，只能清热宁胆，和胃降逆，亦采用安妊饮，安和其胎元矣。

对便秘的治疗经验

（一）肾阴亏虚

由于肾阴亏虚引发的老年便秘，在临床上颇为多见，人到老年随着肾气的逐渐衰减，又多见肾阴不足，大肠气血津液亏损，形成老年人肾阴不足的一类便秘，常见的症状如：头晕目眩，视力不足，耳聋耳鸣，腰膝酸软，大便秘而不畅，或干结难落，脉象弦细而数，舌质多偏红绛，苔薄，或舌光无苔，津液不足，这一类的老年便秘，又多见于老年糖尿病，肝火内动，中风脑病之后遗症，肾病、淋浊、夜尿频数等。治当以六味地黄丸化为汤剂为主，适当加沙参、麦冬、杏仁、桃仁、肉苁蓉、蜂蜜等，若见血虚秘结者，大便六七日不行，心中烦躁，心悸心慌、胸闷气短，脉象偏数，舌质偏红者，当以四物一贯煎法，当归、生地、白芍、沙参、麦冬、肉苁蓉、制首乌、火麻仁、郁李仁等。若见肾阴不足，脾虚为约者，小便数，津液内竭，心中烦热，大便秘结，口干少气，脉象沉涩，汗出气短，当以养血润燥，方用益血润肠汤，或新加黄龙汤化裁：生地、当归、火麻仁、杏仁、肉苁蓉、大熟地、麦冬、元参，少加芒硝等。若见肾之阴虚，脾之血虚见复，大便二三日一行，巩固疗效又为要着，以五仁丸、杏仁、桃仁、柏子仁、松子仁、郁李仁、橘红、火麻仁等，炼蜜为丸以润肠通便。

［**案例**］

韩某某，男，86岁。在街头编卖簸箕。1976年秋。

患大便秘结已有6年之久，与在街头久坐劳动缺水有关，近两月以来，由于老伴病，在家中坐，饮水虽多而大便仍是六七天一次，干结、大便艰难，甚则干结成球，腰膝酸软乏力，有时头目眩晕，思维紊乱，前服番泻叶有效，现已无效，胸脘痞胀，失眠，脉细数，舌红少津。证属老年肾阴亏虚，津液不足，治以滋阴补肾，润燥通便，方以六味地黄汤加减。

山萸肉30g，大生地30g，丹皮10g，肉苁蓉30g，杏仁15g，桃仁10g，制首乌30g，沉香10g，瓜蒌30g，白蜜30g。

上药以水4杯，文火久煮，取汁1杯，药滓再煮，取汁1杯，日分2次温服。

二诊：上药服3剂，大便落下2次，质黏腻，上方既已显效，仍步上方出入。

山萸肉30g，大生地30g，大熟地20g，肉苁蓉30g，杏仁15g，桃仁10g，制何首乌30g，沉香10g，瓜蒌30g，火麻仁10g，当归15g，白芍15g，白蜜30g（兑冲），陈皮10g。

上药以水4杯，文火煮取1杯，药滓再煮，取汁1杯，日分2次温服。

三诊：上药连服5剂，大便通顺，质软成形，脘腹痞胀消失，夜寐得酣。书以长期服药之方。

山萸肉20g，生熟地各20g，肉苁蓉30g，制首乌20g，当归10g，炒莱菔子20g，甘草10g，白蜜20g。

上药以水3杯，煮取1杯，药滓再煮，取汁1杯，日分2次温服。隔日服药1剂。

（二）气阴两虚便秘

大便秘结，有久病气虚，津液不足，或病后气血未复，气津衰少，精神疲倦，汗出短气，面色苍老，口咽干燥，咳嗽少痰，或咳痰带血点滴，潮热盗汗，五心烦热，夜寐多梦。动辄喘息少气，舌红少津，脉象虚数，这一类的老年人便秘，多由脾肾液虚，慢性肺病及咳嗽哮喘引起。治疗当以养阴益气，润肃肺气以通便秘为宜，方药以生脉散、千金麦门冬汤，太子参、麦门冬、五味子、生地、桔梗、黄芪、桑白皮、杏仁、枇杷叶、白芍、知母、瓜蒌皮、甘草等。

［**案例**］

王某某，男，81岁，农民。1981年6月3日初诊。

患者以前有肺结核病史，病虽已而经常咳嗽、干咳少痰，有时五心烦热，劳动过累则喘、心悸，大便经常困难，或久坐努责，欲便不得，脉象虚数兼滑，舌质淡，苔黄腻。治当养阴益气，润肺降气通便为法。

生地30g，麦冬20g，太子参20g，杏仁15g，瓜蒌30g，枇杷叶20g，黄芪10g，白芍10g，知母10g，甘草10g。

上药以水3杯，煮取1杯，药滓再煮，取汁1杯，日分2次温服。

二诊：上方服3剂，大便较前为顺利。虽黏腻但便出容易，咳嗽减轻大半，五心烦热亦减，既已显效，仍守上方加味调之。

生地30g，麦冬30g，太子参20g，杏仁15g，瓜蒌30g，枇杷叶30g，黄芪15g，白芍20g，知母10g，甘草10g，黄精20g，玉竹20g，丹皮10g。

上药以水3杯，煮取1杯，药滓再煮，取汁1杯，日分2次温服。

三诊：上方连服5剂，大便正常，1日1次或2日1次，干咳消失，五心烦热已平，脉来较为缓和。再予药数剂加强巩固。

生地20g，熟地20g，何首乌20g，肉苁蓉30g、太子参15g，黄芪20g，麦冬20g，甘草10g。

上药以水3杯，煮2遍，取汁1杯半，日分2次温服，隔日服药1剂，分温服2服。

（三）气滞便秘

老年人大便秘结而不通顺，胸脘为之满闷，不欲饮食，食则郁滞不易消化，有时腹胀，或见嗳气不除，或见呕恶，或见咳喘，面色苍老不华，脉象细数，舌质偏红，舌苔黄白而腻，诸如此类患者，多为老年肺气壅滞兼胃失和降，方以苏子降气汤降气平喘，化痰通便为宜。如苏子、半夏、厚朴、前胡、陈皮、沉香、杏仁、桃仁、炒莱菔子、瓜蒌仁等调之。若见胸胁痞满，脘腹胀痛，大便时通时结，呕吐痰涎者，又当理气化滞，降逆化痰，可选用旋覆代赭汤合平胃散加减：旋覆花、代赭石、杏仁、半夏、川朴、陈皮、枳壳、苏子、莱菔子、云苓、瓜蒌、皂刺、甘草等。

［**案例**］

李某某，男，75岁，老干部。1983年秋初诊。

平素爱喝酒，脾气暴躁，好生气着急，胸胁经常满闷，脘腹痞滞，大便秘而不畅，经常服四消丸消导。目前：咳嗽吐痰，呃逆，呕吐，不欲食，食虽少而滞闷，脉象弦细，舌白苔腻。证属老年气滞便秘，亦古人称之为气秘之证，治以降气通便，方以苏子降气汤合旋覆代赭汤、六磨饮三方化裁。

炒苏子10g，陈皮30g，半夏30g，川厚朴10g，旋覆花15g，代赭石30g，槟榔15g，沉香10g，瓜蒌30g，炒莱菔子30g，熟大黄10g，焦三仙各10g。

上药以水3杯，煮取1杯，药滓再煮，取汁1杯，日分2次温服。

二诊：上方连服4剂，大便落下较为通顺，脘腹痞胀，胸胁满闷不若前甚，呃逆、呕吐已平，饮食已感馨香，上方既已显效，仍守上方续进。

接服上方4剂之后，大便通调，自行停药，又过月余，感冒来诊，述及大便秘结停药后，一直正常云云。

（四）阴寒秘结

证见冷气聚于肠胃，阴寒弥漫，凝而秘结，唇淡口和，舌苔白薄，脉象沉迟，恶寒喜热，小便清长，大便秘结，治当温润为法则，理中汤重加当归、火麻仁等。若寒实亦可温下，如半硫丸温脾汤加减，当归、熟地、火麻仁、制首乌、桃仁、郁李仁、肉苁蓉、蜂蜜、陈皮。

若偏于肾气虚惫便秘者，大便坚涩，形寒肢冷，腰膝畏寒，小腹气胀疼痛，小便清长，脉沉迟，舌淡苔白，当以温肾润肠，方用景岳济川煎加减，当归、牛膝、肉苁蓉、蜂蜜、附子、枳壳、干姜。

［**案例**］

周某某，男，80岁。1983年8月20日初诊。

由于体质虚弱，每年晚秋至冬季，再到来年初春，大便秘涩难下，三五天一次，不时腹痛，每日喜食红糖热粥，以求温暖。目前：形寒畏冷，腰膝冷痛，脉象沉缓，舌淡苔白，证属阴寒秘结，亦古人所称之冷秘。治以调补脾肾，温阳通便。

当归30g，熟大黄10g，党参20g，附子10g，干姜10g，肉苁蓉30g，菟丝子30g，生硫黄5g（分服）。

上药以水4杯，煮取1杯，药滓再煮，取汁1杯，日分2次温服，每次冲服硫黄细末2.5g。

二诊：8月23日。上方连服3剂，大便通下，腹痛已止，腰膝冷痛不若前甚，既已显效，仍守上方加减续进。

当归30g，党参30g，肉苁蓉30g，附子10g，干姜10g，炒白术20g，生黄芪20g，菟丝子30g，生甘草10g，生硫黄4g（分冲）

上药以水3杯，煮取1杯，药滓再煮，取汁1杯，日分2次温服，每次冲服生硫黄细末2g。

三诊：8月29日。上药连服5剂，效果一直良好。近三天来，由于家里买了一些酱牛肉，觉得馨香无比，多吃一点，导致腹胀腹痛不已，大便又形成溏薄，一日三四次，特来门诊，按其腹胀，重按作痛，脉来细微，书桃花散意。赤石脂30g，焦山楂20g，党参20g，元胡15g，甘草10g。水煮二遍，取汁1杯半，日分2次温服。

9月9日其妇来报，病愈。

（五）中气不足便秘

颜面萎黄不华，胃脘痞胀，饮食减少，食亦不香，大便秘结，呃逆，甚则呕吐酸苦，喜温暖，恶寒冷，四肢疲倦。气短似喘，小便数，精神萎靡不振，脉象细弱，舌质浅淡，苔薄白。此类患者，多为老年体衰，中阳不足，或久病，中风后遗症，动作迟缓，或久卧床帏等。治疗当补中益气，温阳通便，方以补中益气汤为主。如大便秘结尤甚者，可酌加火麻仁、郁李仁等；中气虚弱便秘不甚者，可用六磨加黄芪、陈皮等；若有肉食郁结者，可暂时采用攻补兼施之法，便秘郁结消失则止，万万不可一味攻下。

［**案例**］

满某某，男，83岁。1987年3月10日初诊。

患偏瘫已2年半，不能行动，右侧肢体已经锈蚀变形，一切动作靠人帮忙，言语謇涩不利，流口水、痰涎，大便秘滞五六日一次，小便数，淋沥不断，四肢经常寒冷，饮食不振，呃逆、干呕，精神萎靡，似睡非睡，饮食多有呛逆、吞吐不利，脉象细缓，舌质白嫩少苔，证属中气不足，脾湿不化，治以补中益气，温阳通便。

黄芪30g，党参20g，当归30g，白术20g，陈皮20g，升麻6g，云茯苓20g，制首乌30g，炒枳壳20g，草果15g，砂仁8g，内金20g，甘草10g，炒莱菔子25g。

上药以水4杯，煮取1杯，药滓再煮，取汁1杯，日分2次温服。

二诊：3月15日。上方服3剂后，大便变软，但排便尚为秘涩难下，仍守上方去升麻加杏仁15g、桃仁10g、火麻仁15g、郁李仁10g。

三诊：3月20日。上方续服4剂，大便渐渐顺下，流口水、痰涎亦减却大半，再守上方继续服之，一月后，情况良好。

（六）产后大便秘结

产后失血过多，肝肾阴液亏虚，以致气血不得温润大肠，故而大便秘结，治当养血润燥，益气通便。方用润肠五仁汤加味调之。

当归30g，制首乌30g，熟地30g，党参20g，郁李仁10g，火麻仁15g，柏子仁10g，桃仁5g，红花5g，甘草10g，阿胶15g（烊化），陈皮10g。

［**案例**］

方某某，女，工人。1984年4月15日初诊。

产后半月余，大便困难，饮食减少，脘腹略胀，乳汁减少，有时噫气，服白蜜合香油已3天，大便仍秘结难下，脉象细数，舌淡嫩、苔白。

产后失血过多，肝肾阴液亏虚，气血津液不能濡润大肠，故而大便艰难，治以养血润燥，益气通便，方用润肠五仁汤治之。

服药3剂，大便通畅，腹胀减，噫气已除，患者再按上方服3剂，乳汁增多。嘱隔3日服药1剂，半月方止。

按：便秘即指大便秘结不通，或有便意而排出困难，形成便秘的原因，前人在临床治疗中有着丰富的经验。张洁古指出："脏腑之秘，不可一概论治，有虚秘、实秘、气秘、风秘、冷秘、热秘，老人与产后及发汗利小便过多，气血未复，以致便难等证。"张景岳又把"阳结""阴结"以括乎六证，阳结即实秘、热秘、风秘、气实而秘；阴结即冷秘、气虚而秘，这样的归类方法，颇为简明，是值得我们予以效法的。

便秘的一般治疗方法，虽然均以通下为主，但李东垣指出："治病必究其源，不可一概以牵牛、巴豆之类下之，损其津液，燥结愈甚，复下复结，极则以致导引下而不通，遂成不救。"对此可知对于便秘，不可滥用泻下之药，而应观其所以，采用不同的方法。

肾阴亏虚者，气血津液均不足，当用六味地黄汤加味以养阴通秘。气阴两虚便秘者，治当养阴益气，方以生脉散及千金麦冬汤加减。气滞便秘者，胸脘满闷等，方以苏子降气汤合平胃散加减。阴寒便秘，冷气聚于肠胃，方用温脾汤或半硫丸加减。中气不足，胃脘痞胀，不欲食等，治当补中益气，温阳通便，方用补中益气汤加减。产后便秘者，多因失血过多，肝肾阴液亏虚，治当养血润燥，益气通便，方用润肠五仁汤，多加当归、熟地、党参、制何首乌等。

论生姜配附子与干姜配附子的功用之同异

附子：辛温、补火回阳，散寒逐湿，通行十二经输。秉雄壮之质，有斩关夺将之气，能引补气药行十二经，能追复散失之元阳，能引补血之药补于血分，能引发散之药以开发腠理，能祛在表之风寒，能引热药达于下焦，能祛在里之冷湿，大有回阳救逆之功。即所谓：益火之源，以消阴翳。

生姜：性味辛温，功能主发散，主治风寒头痛，呕吐，胃寒腹痛，止咳祛痰等。

干姜：性味辛温偏热，功能温中散寒，主内守以治厥逆亡阳，脉微肢冷，中寒腹痛等。

生姜与干姜：同主辛温，而生姜主走，主生发。干姜主内守，为二者之异。从《伤寒论》中可以看出梗概。

生姜配附子：大都是熟附子，其配伍者约有桂枝加附子汤，桂枝附子汤，桂枝附子去桂加术汤，真武汤等。

干姜配附子：大都是生附子，其配伍者约有四逆汤，通脉四逆汤，通脉四逆加猪胆汁汤，四逆加人参汤，茯苓四逆汤，干姜附子汤，白通汤，白通加猪胆汤等。

由此看出：附子生熟，功效略有差别，与生姜、干姜生熟不同有关，附子生用，其力勇猛；附子熟用，其力尤差。生姜主发散，主走而不守，熟附相配，走表回阳则已。干姜虽主守，由干姜之热以助，主回阳而守，守而不走。所谓“附子无姜不热”，即指这生熟二姜。但临床配伍应用时，这个生与熟配、干与生配的规律，必须清楚。

张志民教授指出：“《伤寒论》方，多以干姜伍生附子，以生姜伍炮附子。干姜守而不走，宜于亡阳之证。生姜辛散走表，宜于挟水之证，阳虚挟水，身疼痛者，宜炮附子与生姜，不宜生附子与干姜。”其说亦是。

应用清热解毒透表法治疗荨麻疹的经验

处方：当归15g，赤芍15g，红花10g，制首乌20g，黄芪15g，防风10g，浮萍草10g，蝉衣10g，银花20g，连翘20g，桑叶20g，丝瓜络10g，甘草10g。

上药以水3杯，煮取1杯，药滓再煮，取汁1杯，日分2次温服。

功效主治：清热解毒透表。主治荨麻疹及丹毒。

［**案例1**］

王某某，男，51岁，工人，1991年9月3日初诊。

因受风寒患荨麻疹已半年余，断续发作，状如云片，以上肢胸部为甚，色红，瘙痒无奈，受风为重，已经用过抗过敏药及苯海拉明，服之疹片即退，不服仍又发作，反反复复，不得不请中医诊治。目前：上症如前，并心中烦躁，夜不得寐，脉来浮数，舌淡，苔白薄。

辨证治疗：感受风寒，邪中于肌表之络，中于表者，必以汗法解之。即《内经》所谓："其在皮者，汗而发之。"屡屡服西药，使风邪羁留于肌肤络脉之中，故而缠绵不已，其病既已形成，以清热解毒、和络透表之法调之。

当归15g，赤芍10g，红花6g，制首乌20g，黄芪15g，防风10g，浮萍草10g，蝉衣10g，桑叶20g，丝瓜络10g，银花15g，连翘15g，甘草10g。

上药以水3杯，煮取1杯，药滓再煮，取汁1杯，日分2次温服。忌食鱼虾。

二诊：9月6日。上方连服3剂，荨麻疹片大发至胸部、颈部、上肢、两胁下以及下肢股内，片片色红，其势汹汹，真乃有势不可遏之形。余嘱说："疹已全部达表，病情甚好，无可再受风寒，仍按上方化裁，其证必渐渐消退而无虞矣。"

当归10g，赤芍15g，红花6g，制首乌20g，黄芪15g，银花20g，连翘20g，白鲜皮10g，丝瓜络20g，甘草10g。

上药以水3杯，煮取1杯，药滓再煮，取汁1杯，日分2次温服，忌食鱼、虾。

三诊：9月13日。上方断续服药5剂，荨麻疹片减却近半、瘙痒亦轻减，神志稍安，脉舌同前，再以上方续进。

当归10g，赤芍10g，红花6g，制首乌15g，黄芪10g，银花20g，连翘20g，白鲜皮10g，丝瓜络20g，甘草10g。

上药仍以水3杯，煮取1杯，药滓再煮，取汁1杯，日分2次温服。忌食鱼、虾。

四诊：9月20日。上方断续服药5剂，荨麻疹片基本消失，精神振作，饮食正常。书以小方加以巩固。

当归6g，赤芍10g，红花10g，制首乌15g，银花10g，连翘10，甘草10g，黄芪10g。

上药煮服方法同上，予3剂，隔日煮服1剂。

［**案例2**］

李某某，女，31岁，西医医师，1975年8月16日初诊。

罹荨麻疹已经8年，因为自己是位西医，对于这种荨麻疹一证已完全了解，每每以西药治疗，又由于工作忙乱，病发之后，就服点西药治之，历年来，屡治屡效，效后又发，却不能根除，反反复复8年来，对于一切西药已经失去了信心。今天特来我处，求服中药以治疗这顽固的荨麻疹。目前：疹发于胸部、上肢，疹片红润，瘙痒难忍，心中烦躁不安，脉来细数，舌偏红，苔薄白。

辨证治疗：今之荨麻疹一证，中国古人的文献中称之为"痞瘤"或"瘾疹”“风疹块”，民间称为“鬼泛疙瘩”。反复发作，四季如此，治不得法，久治不已，又有风疹块内合于脏腑者。但临证一般治疗，总的原则是“其在皮者，汗而发之”，历代中医，所用之方法大都不离这个原则，与西医抗过敏、消炎迥然不同。有用桂枝汤调和营卫者，有用麻黄连翘赤小豆汤，宣肺散寒，清热利湿，健脾和中以祛湿热郁蒸者，等等。我主张用清热解毒透表法为主治疗荨麻疹，如果有脏腑兼证者，可以此方化裁兼而攻之。

当归 15g，赤芍 15g，红花 10g，制首乌 20g，防风 10g，黄芪 15g，僵蚕 15g，银花 20g，连翘 20g，丝瓜络 20g，浮萍草 10g，桑叶 20g，蝉衣 10g，甘草 10g。

上药以水 3 杯，煮取 1 杯，药滓再煮，取汁 1 杯，日分 2 次温服。(3 剂)

二诊：8 月 21 日。服药 1 剂，夜间疹出多，再服 2、3 剂荨麻疹基本都表了出来。李某遵余嘱，安心调护，切勿躁乱，忌食鱼、虾、腥臭之品。

当归 10g，赤芍 15g，红花 6g，制首乌 20g，黄芪 15g，僵蚕 15g，银花 25g，连翘 25g，丝瓜络 20g，桑叶 20g，蝉衣 10g，甘草 10g。

上药以水 3 杯，文火煮取 1 杯，药滓再煮，取汁 1 杯，日分 2 次温服。禁忌方法同上。

三诊：8 月 25 日。上方断续服药 3 剂，荨麻疹消失，身和气暖，为了巩固，再予 3 剂。

当归 6g，赤芍 6g，红花 6g，制首乌 20g，黄芪 10g，僵蚕 10g，甘草 10g。

上药以水 3 杯，文火煮取 1 杯，药滓再煮，取汁 1 杯，日分 2 次温服。

3 年后，得知荨麻疹一直未发。后来发现李大夫把这一方子复印了很多，发给患有荨麻疹的患者。

［**案例 3**］

张某某，女，18 岁，中学学生。1988 年 4 月 13 日初诊。

患者经常感到腹痛，继之上腹部出现小片多处荨麻疹，瘙痒不已，以手扤之疹片扩大，继而扩大到胸部、颈部及两臂下，瘙痒难忍，服扑尔敏等药已无效。近来发现，日重一日，家长领到我处治疗。目前：荨麻疹又有所发展，心中急躁，上课精力分散尤甚，脉象弦数，舌淡，苔白薄。

辨证治疗：经常腹痛，继之风疹出现，恐内有脾胃郁积，感外邪而疹出发痒，越扤越大，瘙痒难耐，虽服扑尔敏等药终不能彻底摒除，今拟清热解毒透疹法加味调之。

当归 10g，赤芍 10g，红花 6g，黄芪 15g，防风 6g，银花 15g，连翘 15g，炒枳壳 10g，白蔻 6g，炮姜 6g，焦山楂 10g，甘草 6g，生姜 10 片。

上药以水 3 杯，煮取 1 杯，药滓再煮，取汁 1 杯，日分 2 次温服，忌食生冷、鱼虾。

二诊：4月16日。上方服3剂，腹痛止，疹处作痒减轻，脉来较为和缓，仍步上方化裁。

当归10g，赤芍10g，红花6g，黄芪10g，防风6g，丝瓜络10g，制首乌15g，银花6g，连翘6g，甘草10g。

上药以水3杯，煮取1杯，药滓再煮，取汁半杯，今晚明早分温服之。

三诊：4月20日。上药服后，荨麻疹消失，为巩固疗效，再予2剂。

当归6g，防风6g，黄芪10g，制首乌10g，甘草6g，生姜6g，大枣6枚（去核）。

上药以水3杯，文火煮取1杯，药滓再煮，取汁1杯，日分2次温服。

按：历代医者治疗此证者，都首先辨别颜色，色赤者属风热血分，得热则剧，遇冷则减，临床这一类型比较多。色白者天气暖和则减，遇冷则剧。如风邪内合于里，也有肚腹疼痛者。临床常用方剂：多以消风散加减，偏于风冷者，宜加麻黄、桂枝；偏于风热者，宜加银花、山栀、连翘；偏于湿郁肠胃者，宜加白术、炮姜、香附等。又如麻黄连翘赤小豆汤、玉屏风散、防风通圣散等，都可供临床参考应用。余选用清热解毒透表法，多适应于赤色荨麻疹者，方中当归、赤芍、黄芪、防风、丝瓜络以养血益气活络。浮萍、桑叶、蝉衣等以清热透表。金银花、连翘以清热解毒。

案一王某，病荨麻疹，屡经西医治疗未愈，乃属风热郁于肌腠，服药3剂，其疹透表而出，再以减少透表之药治之，其疹渐渐退却而愈。

案二李某，自己是个西医，对于中医基本不了解，8年之内，只知西药可以治疗，治疗不愈，岁过8年，来看中医，也可能是抱着试试看的想法。岂不知中医治疗此证是有其渊源的，病愈了，始才觉悟在这方面中医技术是优于西医的。

案三李某，学习紧张，不避寒暑，饮食不节，患荨麻疹，乃外有风寒内有停滞，风邪逆于肌表而成荨麻疹腹痛者，治以原法略加白蔻、枳壳等，内外兼顾，故病得以速愈。

当归生姜羊肉汤治验四则

1. 寒滞肝脉

刘某某，男，58岁，饭店副经理，1966年5月5日初诊。

半年前出差去江南，饮食生冷，夜睡冷房，患左少腹隐痛，旬月以后疼痛加重，并腰痛腰冷、食欲不振、恶心、呃逆，曾服附子理中丸数盒，显效甚微。某某大夫按脾胃虚寒治之，主药不离理中汤、吴茱萸汤等，服药一个月，左少腹疼痛仍时轻时重，未能消除，特来诊疗。脉来沉弦，舌质偏淡，苔薄白。

辨证治疗：脉象沉弦，病主在下焦，病由寒冷引起，病在左少腹，虽并有腰痛、腰冷、恶心、呃逆，乃属阴冷形症，理中不中与也，病为寒滞肝脉无疑，治当温补肝肾，行气以祛寒冷，方用当归生姜羊肉汤合暖肝煎治之。

鲜瘦羊肉250g，煮30~40分钟捞出，摒去上沫，取汁约600ml，加入当归30g，生姜20g，吴茱萸9g，沉香9g，甘草9g。再煮，取汁400ml许，晚睡前温服200ml，早起温服200ml。

二诊：5月8日。上方连服3剂，患者感到馨香适口，左少腹疼痛减轻大半，腰痛腰冷亦减轻不少，恶心、呃逆基本不作，脉来不若前甚，舌质显露红润之色，苔仍薄白，上方既已显效，仍步上方踵步。

鲜瘦羊肉250g，以水1 000ml，煮取800ml，羊肉捞出，加入当归30g，生姜20g，小茴香9g，甘草9g，煮取药汁600ml，日分2次温服。

三诊：5月13日。上药又连服3剂，左少腹及小腹疼痛痊愈，腰痛腰冷亦愈，饮食馨香，呃逆、恶心均平。意欲停药，而患者要求再服几剂以杜宿病再发，余嘱服当归20g，鲜瘦羊肉200g，生姜20g，续进3剂，病必不作。

2. 寒疝腹痛

举某某，男，62岁，蔬菜公司采购员。1972年3月2日初诊。

长年外出，山南海北采购，不避寒暑，去秋去江苏涉水后，患疝痛，曾服吴茱萸丸、龙胆泻肝丸等，疝痛迄今不愈。目前：阴囊清冷，结硬如石，控引左少腹作痛，适温则舒，遇寒痛甚，久治不已，十分痛苦，脉象沉弦，舌淡苔白。

辨证治疗：《金匮要略·腹满寒疝宿食病脉证治第十》指出："寒疝腹中痛，胁痛里急者，当归生姜羊肉汤主之"。今宗斯旨，处方如下。

鲜羊肉250g，当归30g，生姜24g，小茴香9g，葱白7寸。

上鲜羊肉以水1 000ml，煮20~30分钟，捞出，去浮沫，取汁800ml左右，加入当归、生姜、小茴香、葱白，煮取600ml许，每日早晚各温服300ml，每次服药时，药中再加黄酒15g。

二诊：3月5日。上药服3剂，阴囊冷痛控引少腹作痛减却大半，因药香甜，饮食有所增加，上药既已显效，再与上方续进，观其效果如何，再商。

三诊：3月12日。上方继服6剂，阴囊清冷转温、变软，少腹亦不作痛，变通上方续服。

鲜羊肉150g，当归30g，生姜20g，葱白7寸，盐少许。煮药方法、服药方法同上。

四诊：3月18日。上方断续服药4剂，阴囊变暖，扪之柔软，重按尚有痛感，再与活络止痛之药以和其血络，不必复诊。

乌药6g，小茴香6g，赤芍9g，当归12g，橘核9g，山楂核9g，荔枝核9g，川楝子9g，红花6g，牛膝6g。

上药以水3杯，煮取1杯，药滓再煮，取汁1杯，日分2次温服。

3. 经行后期少腹疼痛

范某某，女，33岁。纺织工人。1982年4月20日初诊。

月经过后旬余，少腹经常作痛，迄今三月不已，昨日左少腹胀痛，并腰痛酸楚，精神欠佳，两下肢疲倦无力，每次经水浅淡，有时感到心悸、头晕，不欲饮食，脉来沉细，舌质淡白，苔薄白。

辨证治疗：患者经水浅淡，乃脾之气血不足，并肝肾精血亏乏不能充盈冲任，以致奇脉空旷，腰痛酸楚，精神不佳，心悸，头晕，不欲饮食，脉象沉细等，均为其候也。治以益气养血，填补冲任为法，方用当归生姜羊肉汤加味调之。

鲜羊肉300g，当归30g，生姜20g，熟地30g，阿胶15g。

上药以水1 000ml，先煮羊肉20~30分钟，把羊肉捞出，去上浮油浮沫，后下当归、生姜、大熟地、阿胶、再煮，取汁500ml，日分2次温服。

二诊：4月23日。上药服3剂，少腹疼痛停止，腰痛酸楚减轻大半，饮食增加，精神振作，脉来不若前甚，上方既显效机，仍守上方续进。

三诊：5月3日。上方续服6剂，诸症悉平。

4. 产后腹痛

杨某某，女，31岁，饭店职员。1984年9月20日初诊。

产后半月，左少腹隐隐作疼，并控引小腹隐痛，按之痛甚，有时腹部冷痛，暖之其痛缓解，并有少量恶露，色紫暗，乳汁不多，精神不振，有时心悸，不欲食，脉来沉迟，舌质淡红，边有瘀点，舌苔白腻。综合脉证分析，此属产后气血虚弱，元气不足，治以益气活络，调补肝肾冲任，方用当归生姜羊肉汤加味。

鲜羊肉150g，当归30g，生姜30g，白术20g，川芎10g，小茴香10g，甘草10g。

上药以水800ml，煮羊肉半小时，去汤中浮沫，加入当归、生姜、白术、川芎、小茴香、甘草，煮30~40分钟，取汁400ml，日分2次温服。

二诊：9月23日。上药服3剂，少腹痛止，恶露已止，心悸好转，饮食增加，乳汁较前增多，精神好转，脉来较前冲和，仍守原方续服3剂。

9月30日，其夫来告病愈。

按：当归生姜羊肉汤一方，乃养血补虚、温肝活络、散寒止痛之剂。本案病例，偏重于血虚，病变只在于少腹小腹部位，与肝之经络关系甚为密切，两胁及少腹属肝，肝主藏血，气血虚寒而凝泣，故用当归、生姜温煦肝经之虚寒，补益肝血以和络；羊肉乃血肉有情之品，补虚而生血，益气以温经。《素问·阴阳应象大论》指出："形不足者，温之以气，精不足者，补之以味"是也。既补其形，又补其精，可为两全其美之方。推其仲景心法，实乃炖羊肉汤之法，当归、生姜不过为炖羊肉汤之佐料而已，不以炖羊肉汤名之，而以当归生姜羊肉汤名之。点宾为主，以俾其为医者之正统方例耳。

案一刘某某。患寒滞肝脉，病有寒冷，伤其肝之经络，肝之经络在腹部及胁部发病尤多。病在下焦肝肾，理中不中与也。前贤有云："不熟十二经络，开口动手便错，如察病在某经，必用某经之药以治之，庶乎药病相当，功效可必也"。由此可见按经选药之重要性。

案二举某某。患寒疝，伤及肝之经络，肝经在下焦者"循股阴，过阴器，入毛中"。病多疝痛、遗溺、癃闭等，《金匮要略》之"腹满寒疝宿食病脉证"篇，述之尤详，不可不知。

案三范某某。患经行后期少腹作痛，病在下焦肝肾及冲任二脉，冲任二经又隶属于肝，故用当归生姜羊肉汤益气养血，填补冲任二脉而获效。

案四杨某某，产后气血不复，或感到寒冷，亦易引发腹痛，肝之气虚血虚，虽有少量恶露，补气补血，其症必瘥，此理之固然也。

运用选奇汤治疗眉棱骨痛的经验

选奇汤一方，首见于《兰室秘藏》内障眼论门。

其方为：炙甘草（夏月不用）、羌活、防风，以上各三钱，酒黄芩一钱（冬月不用此一味，如能食热痛倍加之）。

上㕮咀，每服五钱，水二盏，煎至一盏，去渣，食后服。

［**案例1**］

杜某某，女，41岁，工人，1984年6月20日初诊。

两眉棱骨作痛两月余，一直服中西药未愈。近八九天以来，由于肝气郁勃，作痛又甚，兼见头晕，前额掣痛，每日下午痛重，傍晚又转轻，并不欲饮食，口苦，舌干少津，心中烦热，大便干燥，小便黄短，脉象弦数。

辨证治疗：素有阳明内热便燥，又兼肝气郁遏，肝胃气火兼并，由是眉棱骨作痛，心中烦热，小便短少，口干少津，脉来弦数，治以疏风散热，降气通腑，方以选奇汤加味调之。

黄芩15g，防风10g，羌活6g，石膏30g，瓜蒌30g，大黄10g，甘草10g，薄荷6g。

上药以水3杯，煮取1杯，药滓再煮，取汁1杯，日分2次温服。

二诊：6月27日。上方连服6剂，眉棱骨及前额疼痛减却大半，大便通下，心中烦热、口苦不若前甚，头晕已减，饮食较前增加，脉来弦数已瘥，上方既显效机，继与上方加减调之。

黄芩 10g，防风 10g，羌活 6g，石膏 30g，白芍 20g，僵蚕 10g，薄荷叶 10g。

上药以水 3 杯，文火煮取 1 杯，药滓再煮，取汁 1 杯，日分 2 次温服。

三诊：7 月 3 日。上方连服 5 剂，眉棱骨及前额基本消失，心中烦热已除，可以安寐。继以调之可也。

桑叶 15g，蝉衣 10g，黄芩 10g，僵蚕 10g，防风 6g，川芎 6g，白芷 3g，薄荷叶 10g，甘草 10g。

上药以水 2 杯，文火煮取 1 杯，药滓再煮，取汁半杯，日分 2 次温服。

［**案例 2**］

郝某某，男，40 岁，黄河涯农民。1982 年 3 月 16 日初诊。

去冬贩卖蔬菜，早去晚归，不能避免风雪寒冷，初患两眉棱骨及前额作痛，甚则头晕恶心，呕吐酸苦，曾经针刺及拔火罐治疗，其痛时轻时重，未能痊愈。去某某医院检查，诊为三叉神经痛，西药治疗 20 余日病不减，转来我处治疗，决定服中药。

辨证治疗：初由风寒引起，风寒中于其经，伏藏于经络之中，针之不却，药之不及，亦如“鸟巢高巅”，治疗则宜“射而去之”，方用选奇汤之意，并附以“头痛熏蒸法”，内外夹击以祛风寒之邪。

羌活 6g，防风 10g，川芎 10g，酒炒黄芩 10g，升麻 10g，蝉衣 10g，白僵蚕 10g，半夏 15g，甘草 10g，生姜 6g（切片）。

上药以水 3 杯，煮取 1 杯，药滓再煮，取汁 1 杯，日分 2 次温服。

头风熏蒸法：川芎 10g，防风 10g，羌活 10g，白芷 6g，荆芥穗 10g，当归 10g，僵蚕 10g。

上药装入铁壶内，加水 3 大碗，将壶盖压紧，不可透气，铁壶嘴上接一皮管，约一米长，将铁壶置火炉上煮开，只须热药气从管中冒出，以熏蒸眉棱骨及前额处，每次熏蒸 15~20 分钟，日熏 2 次，每日换药一次，熏后避风寒。

二诊：3 月 23 日。上方连服 6 剂并熏蒸法 3 次。每次熏蒸后，疼痛即减轻大半，服药后，恶心、呕吐酸苦亦平，饮食恢复正常，上法既已显效，再以上法续进。

三诊：3 月 28 日。上方继续服药 4 剂，熏蒸法续用 3 次，两眉棱骨及前额作痛已除。略与小方善后。

当归 10g，桂枝 6g，川芎 6g，防风 6g，白芷 2g，甘草 10g，条芩 6g，生姜 6g（切片）。

上药以水 2 杯，煮取 1 杯，药滓再煮，取汁 1 杯，日分 2 次温服。

［**案例 3**］

蔡某某，男，56 岁，武城四女寺农民，1985 年 8 月 26 日初诊。

夏日下地劳动，被雨淋湿，患头重、眉棱骨及眼眶作痛，朝轻暮重，其痛如裹，并抽筋作痛，初服去痛片痛减，久已无效，好天气疼痛轻，阴雨天气疼痛偏重，精神疲倦，懒于言语，脘腹痞满，不欲饮食，有时欲呕，心悸、心烦，脉来弦细，舌质淡白，苔薄白。

辨证治疗：夏日被雨淋湿，遂患头重，眉棱骨及眼眶作痛，乃风湿袭之，久则血络为之不通，故而神志疲倦，甚则湿邪内合于脾胃而脘腹痞满，少食、欲呕，并心悸心烦。综合脉证分析，此风湿阻络疼痛之证，治以选奇汤加味调之。

羌活 9g，黄芩 10g，防风 12g，川芎 10g，升麻 10g，白芷 3g，全蝎 6g，半夏 10g，甘草 10g，生姜 6g（切）。

上药以水 3 杯，煮取 1 杯，药滓再煮，取汁 1 杯，日分 2 次温服。

二诊：9 月 4 日。届秋以来，天气逐渐转寒，上方连服 5 剂，头重略轻，他症尚无起色，再以上方加重调之。

羌活 10g，黄芩 10g（酒炒），防风 10g，川芎 10g，僵蚕 12g，半夏 12g，白芷 3g，升麻 6g，苏叶 10g，蒺藜 12g，甘草 10g。

上药以水 3 杯，煮取 1 杯，药滓再煮，取汁 1 杯，日分 2 次温服。

配合熏蒸法：方用羌活 15g，当归 15g，川芎 15g，苏叶 15g，防风 15g。

煮药方法、用法同上案，并嘱慢慢熏蒸，不可大汗出为宜。

三诊：9 月 10 日。上方连服 5 剂，配合熏蒸法 4 次，每次熏蒸后，汗出之后，头重、眉棱骨痛、眼眶痛，大为减轻。服药后，脘腹亦显宽舒，饮食好转，精神振作。既已显效，仍守上法用之。

羌活 6g，黄芩 10g，防风 10g，甘草 10g，川芎 6g，僵蚕 10g，半夏 10g，白芷 2g，升麻 6g，苏叶 6g，蒺藜 12g，红花 6g，生姜 6g（切）。

上药以水 3 杯，煮取 1 杯，药滓再煮，取汁 1 杯，日分 2 次温服。

配合熏蒸方法，同上。

按：选奇汤一方，临床用之，当首立君药，根据病的主因而定，或因于热，或因于寒，或因风湿。由于热者当以黄芩为君，因于寒者，当以羌活为君，因于湿者，当以防风为君。防风一药，主入膀胱、肺、肝、脾、胃五经，气味浅薄，性浮主升，主解表发汗，祛风化湿，虽属风药，但力量较为缓和。李杲指出："此药为风药中之润剂也。"主治上焦风邪，散头目中之气滞，经络中之湿气。《别录》谓散"头目面之风来去。"羌活一药，尤能搜风、解表、祛湿、止痛，性主升浮，善能治游风风痛，及太阳经风湿相搏，一身尽痛，贼风所伤，主要作用在上焦。黄芩主清热泻火，为肺及少阳经之主药，性味苦寒，有清透郁热之功，在此方中，以酒炒制，使其主升主散，以祛上焦头目之风热，为制方之巧妙处。甘草一药，性味甘平，随药之寒热升降，通十二经络，能协和诸药，生肌止痛，解百药之毒，故有“国老”之称。全方共奏散风、通络、止痛之效。

历代医家对于此方之制，大都给与很高的评价。《丹溪心法》指出：“眉棱骨眶痛，属风热与痰，作风痰治，类风痛……选奇方，治眉骨痛不可忍，大有效。”又于其附录条指出：“痛有二证，眼属肝，有肝虚而痛，才见光明，则眶骨痛甚，宜生熟地黄丸。又有眉棱骨痛，眼不可开，昼静夜剧，宜导痰汤，或芎辛汤入芽茶，或二陈汤吞青州白丸子，良。”《类证治裁》指出：“风邪上干，新感为头痛，久为头风……眉棱掣紧，痛掣眉棱骨者，宜选奇汤。”《证治汇补》指出：“眉棱者，目系之所过，上属于脑，外挟风寒，内成郁热，上攻头者，下注目睛，则眉棱骨作痛。又有肝火上攻者，有风痰上攻者，有湿气内郁者，有肝经血虚见光则痛者，有肝经伤饮，昼静夜剧者。若妇人经行将尽，不能安养，或针凿劳神，致令眉棱骨疼痛者，专主益阴养血。”张石顽解释此方云：“羌、防、甘草之辛甘发散，仅可治风，未能散火，得黄芩以协济之，乃分解之良方也，黄芩虽苦寒，专走肌表，所以表药中靡不用之，观仲景黄芩汤、柴胡汤及奉仪阳旦汤可知。”汪宏又谓：“眉也者，禀木气而侧生者也，以经络言之，则属于足太阳阳明矣。”尤在泾更神而明之说：“风热上甚，头痛不已，如鸟巢高巅，宜射而去之。”综之，选奇汤一方实为良方，其方法之奇，当奇在其意也。

一案杜某，眉棱骨痛，属阳明风热，肝气郁勃，大便干燥，方用选奇汤加石膏、瓜蒌、大黄、薄荷，外以发散风热，内以降气通腑，终以清宣通络而愈。

二案郝某，眉棱骨痛，乃因伏风，方用选奇汤加味川芎、僵蚕、升麻、蝉衣等。再附以药物熏蒸，内外夹击，终于达到“风吹鸟巢之效”。

三案蔡某，眉棱骨痛，乃因困于风湿，方用选奇汤，加重防风，再加白芷、半夏、全蝎以祛湿止痛，又配用药物熏蒸之法，使汗出漐漐，风湿俱去而获效。

应用“实脾软肝法” 治疗肝硬化腹水的经验

肝硬化腹水属于中医之“膨胀”范畴，胀指腹内发胀，膨指大腹腹皮绷急，胀大如鼓，胀病的发展，容易形成臌病，就是说胀和膨关系甚为密切，但胀病并不都会变成臌病，而臌病则无有不兼有腹部胀满的。发起膨胀的原因，大都由七情内伤，或由饮食不节所致。对于此病的病机转变，无不责之于脾的转输失调，清浊溷淆，胃气不能和降，久之形成气滞血瘀，整个消化系统壅滞而形成肝硬化腹水。其症状表现：腹部胀大，青筋显露，或下肢胀肿，或四肢消瘦，胸膈满闷，不欲饮食，倦怠乏力，精神萎靡，小便不利，大便不调。《灵枢·水胀》指出："膨胀者，腹胀身皆大，大与腹胀等也，色苍黄，腹筋起，此其候也。"由于肝气抑郁，气血凝滞，传输于脾，又使脾气壅滞形成了饮食不振，倦怠乏力，面色苍黄，腹大如臌，瞋胀不已，小便不利，大便失调，使整个消化系统形成恶性循环，这一切又无不责之于脾虚不运。《难经·七十七难》指出："见肝之病，则知肝当传之于脾，故先实其脾气，无令得受肝之邪，故曰治未病焉。中工治已病者，见肝之病，不晓相传，但一心治肝，故曰治已病也。"《金匮要略·脏腑经络先后病脉证治第一》指出："见肝之病，知肝传脾，当先实脾，四季脾旺不受邪，既无补之，中工不晓相传，见肝之病，不解实脾，惟治肝也。"《难经》《金匮》皆言实脾，这个"实脾"二字，便是个关键，怎样实脾，脾怎样才算实？从脏腑来讲，此属肝脾二者同病，从辨证来讲，必则重于治脾、实脾。实脾当分气与质，治疗脾气，就要疏达脾气，使脾气的功能盛实，恢复到脾主运化水湿的本能；若以补脾之质，人参、黄芪、饴糖、大枣及归脾汤等腻膈之品治之，则又悖矣。

余多年以来，所用这"实脾软肝法"就是偏重治疗脾气，兼以软肝之法。

（一）实脾软肝方

炒白术 15g，云茯苓 20g，炒枳壳 20g，木香 10g，槟榔 10g，泽泻 20g，炒大黄 10g，焦山楂 20g，丹参 20g，川楝子 15g，炒莱菔子 30g，甘草 10g，车前子 30g（布包）。

上药以水 4 杯，煮取 1 杯，药滓再煮，取汁 1 杯，日分 2 次温服。

方义：肝硬化腹水一证，病因主要在肝脾，此病的治疗又必重于治脾，肝病既传之于脾，由于脾的转输失司，以致出现一系列的脾虚见证，如单腹胀大，绷急如鼓，青筋横绊，按之坚满，面色暗黑、赤丝血缕显露，胸脘瞋胀，不欲饮食，精神萎靡不振，小便短少，大便不调，或皮肤发黄，或下肢浮肿，或四肢消瘦，舌色紫暗，有瘀血斑痕，脉来沉弦等证。治疗急当充实脾气以利湿消肿。方中白术、云苓性味甘淡，均为渗湿利水之品，惟白术更为健脾益气，化湿利水之品。黄宫绣指出："白术缘何专补脾气，盖以脾苦湿，急食苦以燥之，脾苦缓，急食甘以缓之，白术味苦而甘，既能燥湿实脾，复能缓脾生津，且其性最温，服之能以健食消谷，为脾脏补气第一要药也。"茯苓健脾利湿，益心气，尤为辅助之品。枳壳苦酸，功效为开胃宽肠，破气消积、化痰。《别录》指出："除胸胁痰癖，逐停水，破结实，消胀满。近人认为枳壳性和而缓，以理脾胃之为用，重在宽中除满，与木香理气互以为用，主治心腹一切气并行肝气。”佐槟榔“无坚不破、无胀不消，无食不化，无痰不行、无水不下、无气不降、无虫不杀、无便不开。”莱菔子化痰水以消积，积去而中气不损。炒大黄、丹参、川楝子活肝络以祛瘀，并通大肠。水湿下行为顺，有车前子之滑利，水湿消尽而病除，甘草调和药味，全方共奏健脾利湿，活络祛痰之效。若兼黄疸者，加茵陈、栀子等。若肝脾痞硬者加鳖甲、郁金等。若兼鼻衄者加小蓟、茅根等。

（二）生姜鲫鱼炖汤法

鲫鱼每天取一尾或两尾，重约200克，去鳞肚，鱼腹内装白胡椒2粒（打破），外醮蛋清面糊，过油炸好，再以清水久煮炖熟，汤内加盐少许、香菜少许或味精少许，汤400~500ml，日分2次，吃鱼喝汤。

按：鲫鱼一物，古人早有论述，如《本经逢原》指出：“鲫鱼甘温无毒，乌背者其味最良，诸鱼性动属火，惟鲫鱼属土，有调味实肠之功……益胃气。”《本草从新》亦指出：“鲫鱼甘温，诸鱼属火独鲫鱼属土，土能制水，故有和胃行水之功。”

［**案例1**］

王某某，男，49岁，河北王疃农民。1980年3月7日初诊。

患肝硬化腹水月余，在当地治疗，时轻时重。刻下：单腹胀大，青筋显露，按之石硬，面色灰暗，精神不振，胸中满闷，四肢疲倦，不欲饮食，食则胀甚，下肢略有浮肿，小便短少，大便不调，脉来沉弦而涩，舌苔白薄，舌质紫暗。

辨证治疗：肝郁气滞，克伐脾土，脾之运化失司，以致腹部胀大，清浊不分，形成脾气虚转输无权之膨胀。治当加强脾之转输，益气利水，并佐活血通络之品。方以实脾软肝方加减调之。

炒白术15g，云茯苓20g，炒枳壳20g，木香10g，槟榔15g，炒莱菔子20g，炒山楂20g，炒大黄10g，川楝子10g，赤芍10g，红花10g，甘草10g，车前子30g（布包）。

上药以水4杯，煮取1杯，药滓再煮，取汁1杯，日分2次温服。并配合生姜鲫鱼汤，依照方法服食。

二诊：3月15日。上方连服7剂，腹部胀大显著减轻，按之不若石硬，胸部满闷亦显消退，大便落下4次，其色灰暗味臭，小便较前增多，脉来不若前甚，上方既已显效，仍守上方续进。

三诊~四诊：3月28日。上方连服10剂，大腹已消大半，按之柔软许多。但重按右肋下仍有痛感，左肋下亦觉痞满，腹部青筋显退，饮食较前好转，下肢水肿尽消。诸症渐渐消退，更当注意饮食、将息。

炒白术20g，云茯苓20g，炒枳壳20g，木香10g，槟榔10g，炒莱菔子20g，焦山楂10g，川楝子10g，红花10g，鳖甲30g（打为粗末），甘草10g。

上药以水4杯，煮取1杯，药滓再煮，取汁1杯，日分2次温服。仍配合生姜鲫鱼汤，依照方法服食。

五诊：4月6日。膨胀全消，右肋下按之痞痛，左肋下按之发现一痞硬肿块如掌大，重按痛甚。变通上方重在软坚活络。

炒白术20g，炒枳壳20g，木香10g，焦山楂20g，川楝子10g，赤芍20g，鳖甲30g（打为粗末），郁金20g，红花10g，牛膝10g，甘草10g。

上药以水4杯，煮取1杯，药滓再煮，取汁1杯，日分2次温服。仍配合生姜鲫鱼汤，依照方法服食。

六诊：4月15日。上药继续服药8剂，腹部柔软，右肋下痞痛消失，左肋下肿块亦基本消失。仍与上方，嘱3日服药1剂，每日加服逍遥丸2次，每次1包（9g）。

［**案例2**］

陈某某，男，51岁，禹城农民。1981年8月3日初诊。

大腹臌胀，状若抱瓮，面目浮肿，下肢水肿如柱，按之窅而不起，周身暗黄，面色青黑，腹部青筋横绊，颈部有数片血痣，胸满少气，精神颓萎，不欲饮食，小便短少，大便不调。经济南医院检查肝功能化验：麝香草酚浊度试验22单位、卢戈氏碘试验阳性（++）、谷丙转氨酶478单位。因付不起昂贵的住院费，转来我处门诊。观之舌质青紫，苔白腻，脉象沉弦而涩。

辨证治疗：肝脾转输失司，脾气大虚以致水湿内泛，形成膨胀水肿，胸满少气，大腹膨胀，腹筋青紫显露等，此其候也。治以健运脾气，佐以疏肝治络之法调之，方以实脾软肝方加减。

炒白术30g，云茯苓30g，泽泻30g，大腹皮30g，炒枳壳20g，木香10g，炒莱菔子30g，焦山楂20g，川楝子15g，甘草10g，丹参30g，大黄6g，茵陈30g，砂仁壳10g，车前子40g（布包）。

上药以水4杯，文火煮取1杯，药滓再煮，取汁1杯，日分2次温服。配合生姜鲫鱼汤，依照方法服食。

二诊：8月10日。上药服6剂，小便增多，腹水消退近半，下肢浮肿随之显减，胸闷显宽，精神颓萎好转，上方既显效机，仍守上方续进。

三诊：8月24日。上方迭服11剂，腹水全消，身黄腿肿尽退，腹部青筋萎缩不显，饮食好转，惟颈部血痣未平，再守上方出入。

炒白术15g，云茯苓20g，炒枳壳20g，木香10g，炒莱菔子20g，焦山楂20g，川楝子15g，丹参20g，红花10g，赤芍15g，甘草10g。

上药以水3杯，煮取1杯，药滓再煮，取汁1杯，日分2次温服。仍配合生姜鲫鱼汤，依照方法服食。

四诊：9月4日。服上药后，重按两肋下略感胀痛，硬块未及。

白术15g，云茯苓20g，炒枳壳20g，鳖甲30g（打为粗末），木香10g，丹参30g，赤芍20g，红花10g，牛膝20g，桃仁10g，甘草10g。

煮服方法同上。

五诊：9月12日。饮食正常，面色已显红润，精神振作，血痣有所隐退，脉来较前好转，舌苔已退，书方于下，以资巩固。

炒白术10g，云茯苓15g，炒枳壳10g，砂仁壳10g，丹参15g，红花6g，甘草10g，当归6g，生姜6g，川楝子10g。

上药以水3杯，煮取1杯，药滓再煮，取汁1杯，日分2次温服。

另加丸方：方以逍遥散为基础，加鳖甲、赤芍、焦山楂、木香、炒枳实、丹参、台参、砂仁壳、红花、甘草。上药共为细末，炼蜜为丸，每丸10g，日服2次，每次1丸。

［**案例3**］

范某某，男，48岁，河南建筑队，1984年4月6日初诊。

平素爱好饮酒，3年前曾患有乙型肝炎，迄今未愈。近来由于工作失利，被人骗走数万元，而又敢怒不敢言，即以饮酒解愁，不欲饮食，初感脘腹胀满，未能介意，腹胀逐渐胀大作痛，七八天后，腹胀不已，并有腹水。去某某医院检查，诊断为门静脉肝硬化，住院抽水2次，而后腹胀更加严重，转来我院门诊中医治疗。

目前：腹大如鼓，肤色苍老不润，面色灰暗，精神疲惫，不欲食，小便黄短，大便干燥。脉象沉弦而数，舌质红绛，苔黄燥。综合脉证分析，此肝脾转输失职，气机紊乱，水气内聚，瘀血阻滞之膨胀。治以健脾利水，疏肝活络，方以实脾软肝法加减治之。

炒白术20g，云茯苓30g，炒枳壳30g，泽泻20g，大腹皮30g，赤白芍各20g，丹参30g，炒莱菔子30g，川楝子15g，炒大黄10g，甘草10g，车前子30g（布包）。

上药以水4杯，煮取1杯，药滓再煮，取汁1杯，日分2次温服。配合生姜鲫鱼汤，依照方法服食。忌酒。

二诊：4月13日。上药连服6剂，小便增多，大便通下，腹水显减近半，疼痛减轻，饮食较前好转，脉来不若前甚，上方既显效机，仍与上方续进。

三诊：4月20日。续服6剂，腹水基本消失，精神振作，服药3日，朋友送来改良牛肉包子，馨香难耐，个人认为病已大消，多吃了几个肉包子，下午至晚，脘腹䐜胀不已，不得安睡，来人报告，遂于前药加焦山楂30g、焦神曲10g、焦麦芽10g加入前药内同煮，服2剂，䐜胀消散。

四诊：4月30日。症状恢复如前，脉象沉弦尚数，舌红苔燥，变通前方合一贯煎加减调之。

炒白术10g，云茯苓15g，炒枳壳15g，泽泻20g，赤白芍各20g，丹参20g，猪苓20g，炒莱菔子20g，焦山楂20g，生大黄6g，当归10g，枸杞子15g，沙参15g，生地20g，麦冬20g，甘草10g，川楝子10g。

上药以水4杯，煮取1杯，药滓再煮，取汁1杯，日分2次温服。仍配合生姜鲫鱼汤法。忌酒。

五诊：5月8日。脉来较前冲和，诸症均显消失，舌质红绛已显津润，书方于下，以资巩固。

炒白术10g，炒枳壳10g，赤白芍各10g，丹参15g，当归10g，枸杞子10g，生地15g，甘草10g。

上药以水3杯，煮取1杯，药滓再煮取汁1杯，日分2次温服。仍配服食生姜鲫鱼汤法。

谈治疗淋浊乳糜尿病的临床经验

淋浊包括乳糜尿一证，由脂肪微粒而成，属中医之膏淋、气淋、血淋等，其色白赤，白为白浊，亦为赤浊，小便淋沥涩痛，临证当审察治之。

1. 热淋（急性泌尿系感染）

生某某，男，44岁，工人。1966年7月20日初诊。

感冒20余日，身热不净，近三四天来，心中烦热，不得安寐，口渴喜饮，小便色赤涩痛，脉象细数，舌质偏红，舌苔淡黄。曾在某某医院检查，诊断为急性泌尿系感染。

辨证治疗：感冒风热未愈，心中烦热，舌赤苔黄，小便赤黄，乃心移热于小肠，中医诊断为热淋。治以清热利尿，通淋止痛，方以导赤散加味。

生地30g，木通10g，淡竹叶10g，焦栀子10g，甘草6g，蝉衣15g，车前子30g（包煮）。

上药以水3杯，煮取1杯，药滓再煮，取汁1杯，日分2次温服。

二诊：7月25日。上药连服5剂，心中烦热、小便色赤，涩痛减却大半，寐意尚差，仍有口渴喜饮，脉来不若前甚，舌红瘥，苔黄减。前方既已显效，仍守上方加重养阴生津之药调之。

生地30g，木通10g，淡竹叶10g，焦栀子10g，甘草10g，蝉衣10g，石斛30g，麦门冬20g，知母10g，黄柏8g。

上药以水3杯，煮取1杯，药滓再煮，取汁1杯，日分2次温服。

三诊：7月31日。上方连服6剂，心火得清，其气下行，夜寐转酣，口虽渴，饮亦不多，脉来冲和，舌转红淡，津气来复，略书一小方应之。

生地 20g，元参 15g，淡竹叶 6g，生甘草 10g。

上药以水 3 杯，煮取 1 杯，药滓再煮，取汁 1 杯，日分 2 次温服。

2. 湿热淋浊（乳糜尿）

姜某某，男，50 岁，工厂职工。1980 年 3 月 15 日初诊。

肾气斫伤有年，小便经常涩痛，以西药维持治疗数月，终也难以痊愈。旬日以来，小便频数涩痛尤甚，其色混浊，澄之变为豆腐脑样，并腰膝酸楚，心中烦躁，寐意不酣，时感头目眩晕，口干舌红，舌苔黄腻，脉来弦细而数。综合脉证分析，证属肾阴素虚，湿热内蓄。治以养阴降火，清利湿热。方遵补阴丸与导赤散复方调之。

生地 20g，熟地 20g，知母 10g，黄柏 10g，龟板 20g（先煮），淡竹叶 10g，木通 10g，甘草 10g，云茯苓 20g，白茅根 30g，蝉衣 10g。

上药以水 3 杯，煮取 1 杯，药滓再煮，取汁一杯，日分 2 次温服。

二诊：3 月 21 日。上方连服 6 剂，头目眩晕，小便涩痛减轻，他症尚无起色，再守上方续进。

三诊：3 月 27 日。上方续服 6 剂，小便涩痛止，尿色变浅亦不像豆腐脑状，眩晕，心中烦热，夜寐不酣好转。腰膝酸楚依然，口干舌红好转，舌苔薄黄不腻，脉来弦细，此乃湿热将得清化，而肾阴仍须培养。

知母 10g，黄柏 10g，山药 20g，山萸肉 20g，龟板 20g（先煮），云茯苓 20g，杞子 15g，茅根 20g，蝉衣 10g，甘草 10g，生熟地各 20g。

上药以水 3 杯半，文火慢煮，取汁 1 杯，药滓再煮，取汁 1 杯，日分 2 次温服。

四诊：4 月 7 日，上药断续服药 8 剂，小便清利，澄之亦无泔状，头目眩晕已消，腰膝酸痛大减，脉来不若前甚，仍守上方化裁。

大熟地 30g，山萸肉 20g，枸杞子 20g，龟板 20g（先煮），山药 20g，云茯苓 20g，杜仲 20g，牛膝 20g，川续断 20g，甘草 10g。

上药以水 3 杯半，文火慢煮，取汁 1 杯，药滓再煮，取汁 1 杯，日分 2 次温服，隔日服药 1 剂。

3. 赤浊淋（乳糜尿）

李某某，男，16 岁，中学学生，1981 年 10 月 6 日初诊。

小便赤浊涩痛，色如浓茶，稍后变如败乳，澄如豆腐脑而色兼浅红。经医院检查，为乳糜血尿，治疗半月，时好时坏，转我中医科治疗，目前面浮跗肿，不欲饮食，口干不欲饮水，脉细软而涩，舌偏红，苔黄腻。脉证综合分析，此中医之淋浊赤尿。治以宣肺运脾，清利下焦湿热，方以滋肾丸导赤散复方调之。

知母6g，黄柏6g，肉桂1g，杏仁15g，木通10g，云茯苓20g，泽泻20g，黄芩6g，白茅根30g，浮萍草10g，淡竹叶10g，甘草10g，阿胶珠10g，小蓟6g。

上药以水3杯，煮取1杯半，药滓再煮，取汁1杯半，日分3次温服。

二诊：10月12日。上方服药5剂，小便赤浊涩痛减去大半，面浮跗肿亦轻，上方既已显效，仍步上方续进。

三诊：10月17日。上方续进5剂，小便转为淡黄色，澄之尚浊，再守上方加减续进。

知母6g，黄柏6g，杏仁10g，云茯苓15g，泽泻15g，黄芩6g，白茅根30g，荷叶10g，萆薢20g，甘草10g，阿胶珠10g，小蓟6g。

煎服方法同上。

四诊：4月3日。上药断续服药10剂，小便淡黄色清，澄之泔浊变浅，面浮跗肿消失，饮食增加，脉来较前好转，再守上方续进。

五诊：4月8日。迭服上方5剂，小便清长，澄之无泔浊出现，上方化裁之。

知母6g，杏仁6g，云茯苓15g，泽泻10g，茅根30g，萆薢15g，萸肉20g，熟地20g，阿胶珠10g，甘草6g。

煎服方法同上。

六诊：4月16日。上方继续服药6剂，小便无泔浊出现，脉来冲和，停服中药，予六味地黄丸，早晚各服半丸。

一个月后来诊，一切症状消失，康复如昔，已在学校读书。

应用枳术汤治疗胃脘痞满硬痛的经验

1. 胸脘痞满

赵某某，女，50岁，1980年9月7日初诊。

胸脘痞塞满闷，窒而不舒，病来迄今已过三个多月，当初由多吃水果引起，发病后常吃食母生、四消丸等。近来再服药已无效果，特来服中药治之，刻下：面色苍白，四肢疲倦，畏冷，脘部痞满，按之不硬，饮食逐渐减少，精神较前衰减，脉来细缓，舌淡苔薄白。

辨证治疗：湿阻气滞，更以丸药下之，脾之阳气无以伸展施化，以致痞满不适，痞塞满闷，四肢无力，食少，精神衰减，证为寒自内生，脾阳不振，治以理气化滞，鼓动脾阳方，以枳术汤加味调之。

炒枳壳15g，炒白术15g，陈皮20g，半夏20g，甘草10g，防风6g，生姜6片。

上药以水3杯，煮取1杯，药滓再煮，取汁1杯，日分2次温服。忌食生冷食物。

二诊：9月17日，上药连服8剂，胸脘显宽，痞满较前好转，饮食略有增加，他症尚无多大起色，仍步上方加味。

炒枳壳20g，炒白术20g，陈皮20g，半夏20g，云苓20g，良姜6g，防风6g，甘草6g。

上八味，以水3杯，煮取1杯，药滓再煮，取汁1杯，日分2次温服。

三诊：9月23日，上药续进6剂，痞塞满闷基本消失，四肢转温，脉弦较前有力，饮食亦趋正常。脾阳得以展化，健运有权，精神振作，诸恙将以消散，仍守上方以治其本。

炒白术20g，炒枳壳10g，陈皮10g，云茯苓15g，当归10g，砂仁6g，良姜6g，甘草6g。

上药以水3杯，煮取1杯，药滓再煮，取汁1杯，日分2次温服。隔日煮服1剂。

2. 心下痞硬

张某某，男，60岁，1982年3月15日初诊。

脾肺久虚，喘满噫气，胸脘痞硬，痰滞满闷，饮食逐渐减少，而食后䐜胀，久久不得消化，小便清长，大便不爽，肺气失于宣肃，脾阳呆于健运，外无形迹，内有寒滞，脉象缓涩，舌淡苔略黄腻，治以理气化痰，温运脾阳，方以枳术汤复方调之。

炒枳壳15g，炒白术15g，干姜6g，防风10g，杏仁15g，苏叶6g，炒苏子6g，甘草6g。

上药以水3杯，煮取1杯，药滓再煮，取汁1杯，日分2次温服，忌食黏腻腥臭之品。

二诊：3月21日，上药连服6剂，胸脘痞硬、痰滞咳喘不若前甚，上方已见效机，仍守上方加味。

炒枳壳20g，炒白术15g，干姜6g，半夏20g，杏仁15g，苏叶6g，炒苏子6g。

上药以水3杯，煮取1杯，药滓再煮，取汁1杯，日分2次温服。

三诊：4月3日，上药迭进6剂，胸宇宽舒，中脘痛硬消失，按之柔软，脉来较为冲和，精神振作，上方化为轻剂与之。

炒白术12g，炒枳壳8g，半夏10g，干姜6g，甘草6g，云茯苓15g。

上药水煮3遍，取汁1杯半，晚睡前服一杯，明晨服半杯。

3. 痰湿痞硬

隋某某，男，51岁，1986年4月12日初诊。

胸背气郁不舒，上脘硬满板滞，痞塞不饥，头晕头昏，恶心欲吐，食后胀而难消，四肢无力，痰吐不爽，小便短涩，大便时涩时泻，脉来涩迟，舌苔黄腻。证属湿热痰滞不化，治当祛湿化痰，方以枳术汤合温胆左金复方调之。

炒枳壳 20g，炒枳实 10g，炒白术 10g，陈皮 20g，半夏 15g，云茯苓 15g，黄连 10g，吴茱萸 5g，川厚朴 10g，杏仁 15g，甘草 10g。

上药以水 3 杯，煮取 1 杯，药滓再煮，取汁 1 杯，日分 2 次温服。

二诊：4 月 20 日，上药连服 6 剂，胸背、上脘痞塞板滞好转，大便已调，头晕、头昏、恶心欲吐减轻，仍不思饮食，胃纳不佳，纳后运迟，痰吐亦不太爽，再三斟酌，仍步上方出入。

炒枳壳 20g，白术 10g，陈皮 20g，半夏 15g，杏仁 15g，瓜蒌 20g，瓦楞子 20g，炒莱菔子 20g，甘草 6g。

上药以水 3 杯，煮取 1 杯，药滓再煮，取汁 1 杯，日分 2 次温服。

三诊：4 月 28 日。服上药 6 剂之后，胸脘痞滞显宽大半，胃纳好转，可以饮食，吐痰已减大半，头晕头昏，恶心欲吐已平，小便清长，大便调，脉来不若前甚，上药既已显效机，仍守上方出入续进。

四诊：5 月 5 日。上方服 5 剂，诸多症状逐渐消除，胃纳增加，为巩固疗效，拟枳术汤与保和丸为汤剂与之。

按：枳术汤一方，乃补脾消痞之良方，水饮结聚于心下，脾胃当之，以致脘腹发生坚块，高大如碗，边如圆盘，兼以疼痛之症。方以枳实、白术药简气锐之剂以消补之，此方与桂甘姜枣麻辛附子汤相比，彼则属寒凝表里，故用辛甘药繁而兼散之之法治之，以散无形之寒邪。此为水饮有形之邪，故以苦温运之泄之，用此方时，当以枳实为主，用量要大于白术，余临床治之多例患者，而多获良效。再观张元素以此汤为丸治脾胃虚弱，白术用量又倍于枳实以治饮食停滞，食阻气机，不思饮食，脘腹胀闷。李东垣又把他老师的这一方法，转载于他的《脾胃论》一书中，极力崇而推之，并根据这一方法的配伍机制，化裁出了枳术类方。如枳术丸：枳实一两，白术二两，以“治痞，消食强胃”。橘皮枳术丸：橘皮、枳实各一两，白术二两，以治“老幼元气虚弱，饮食不消，脏腑不调，心下痞闷。”半夏枳术丸：半夏、枳实、白术各二两，以治“因冷食内伤”。木香干姜枳术丸：木香三钱，干姜五钱，枳实一两，白术一两五钱，以“破除寒滞气、消寒饮食”。木香人参生姜枳术丸：生姜二钱五分，木香三钱，人参三钱五分，陈皮四钱，枳实一两，白术一两五钱，以开胃健食。和中丸：木香二钱五分，枳实、炙甘草各三钱半，槟榔四钱五分，陈皮八钱，半夏、厚朴各一两，白术一两二钱，以治“病久虚弱，厌厌不能食，而大便或秘或溏，此胃气虚弱也。常服则和中理气，消痰去湿，厚肠胃进饮食。”

后世以枳术名方者日多，如枳桔柴胡汤，枳连导滞汤，枳术散，枳壳汤，枳壳疏肝散，枳术丸，枳实平胃散，枳实理中丸等辈。

《侣山堂类辩》对于枳术汤有一篇论述，今附之："枳术汤治水饮所作，心下坚如盘，盖胃为阳，脾为阴，阳常有余而阴常不足。胃强脾弱，则阳与阴绝也。脾不能为胃行其津液，则水饮作也。故用术以补脾，用枳以抑胃，后人不知胃强脾弱，用合理之法，成为一补一消之方……能明乎，先圣古方大义，后人之方不足法也。"关于枳实一药的考据，《侣山堂类辩》亦有详细的记载云："橘逾淮北而为枳，盖橘得江南温热之气，故气味辛温，能达中上之气，通灌于四旁，枳乘江北寒凉之气，性味苦寒，能去寒热之邪下泄，是一物而性不同，因天地之气也。《本经》主大风在皮肤中，如麻痘苦痒者，能启寒水之发，以对待其阳邪（枳叶经冬不凋，得寒水之气），夫橘至成熟而后采摘，天气充满，故能横遍于四体，枳乃初生之小者，其气收敛，故专主下泄，若夫枳壳之苦咸，其性又能横充，所以《本经》止云实而无壳，至宋时，始有壳实之分，如病胸腹实而当下者，应用实，而以壳代之，乃识浅而无力量处。"

对"汗出偏沮，使人偏枯"的治疗与探讨

《素问·生气通天论》指出："汗出偏沮，使人偏枯"。

《中风专辑》指出："人当汗出时，或偏于右或偏于左，仅及其身之半，是为阳虚而不能充身遍泽，则无汗之半，使人有偏枯之患"。

明·马莳指出："人当汗出之时，或左或右，偏沮塞而无汗，则无汗之半体，他日必有偏枯之患。"

清·尤在泾《静香楼医案》载："汗出偏沮，脉来不柔，时自歇止，知肝阳有余，而胃阴不足，于是稠痰浊火扰动于中，壅滞于外，目前虽尚安和。然古人治未病，不治已病。知者，见微知著，须加以调摄为当。药用人参、川石斛、麦冬、南枣、制半夏、丹皮、茯苓、炙草、小麦。"

柳宝诒按："此想系左半有汗，右半无汗之证，细绎按语是防其将患偏痱之意。"

清·张志聪指出："如汗出而止半身沮湿者，是阳气虚而不能充身遍泽。"

清·张璐《张氏医通》指出："夏月半身出汗，由气血不充，内挟痰饮所致，偏枯之非也。《经》云：汗出偏沮，使人偏枯。十全大补汤，营养汤如行经豁痰药治之。"

清·陈士铎《辨证录》指出："人有入室向火，一边热而一边寒，偶而出户为贼风所袭，觉右颊拘急，口喎于右，人以为中风证也；而余以为非中风也，乃向火火逼其热，以并于一边耳；若作风治，而中实无风。和其气血而佐

之于解火之味，则火平而㖞斜自正也。方用和血息火汤。一剂轻、二剂而㖞斜正也。方中以补血补气为先，而佐辅之药多用阳明之味者何居？盖阳明之脉，起于鼻，交于頞中，循鼻外，入上齿中，是两颊与齿正阳明之位也。升麻、白芷乃阳明药也，故用之以引入于齿颊，而秦艽能开口噤，防风能散风邪，桂枝实表而固营卫，与归、芪、玄、麦同用，自善通经络而活脏腑，使真有风邪，亦于何处存活。知原无大风之犯，不过些小之风乎，自然效应如桴鼓也。此证亦可用双解散。”

和血息火汤：升麻1钱，当归5钱，黄芪3钱，防风3分，秦艽1钱，白芷5分，桂枝3分，天花粉2钱，甘草1钱，麦冬3钱，玄参5钱，水煎服。

双解散：当归、炒栀子、生地各3钱，乌药、防风、白芷各3分，半夏1钱，黄芪、茯苓各1钱，白芍5钱，秦艽1钱，水煎服。

综合以上诸家论述，可谓是见仁见智。但我们认为：一、只是一些推理之见，纸上谈兵。亦如柳宝诒所谓：“此想系左半有汗，右半无汗之证。”这个“此想系”三字，就是想象而已。二、人云亦云，传抄成文，言之似有道理，追之空洞无物，全无实在。《辨证录》所云“一边热一边寒”申之为贼风所袭之口㖞证，与“汗出偏沮，使人偏枯”无涉。三、对于“汗出偏沮，使人偏枯”无有实地治验的翔实记述，千百年来，也就形成了一句口号而已。

关于“汗出偏沮”之证，我们在几十年的临床治疗中曾诊疗过十几例患者，采取了一些不同的治疗，大都得到了治疗效果。这也使我们对“使人偏枯”这句话产生了极大的疑问。在临床中每每注意观察，还没有发现半身有汗、半身无汗而最终患有中风偏枯的实例。今报告“汗出偏沮”三个案例于下以供参考。

［**案例1**］

孟某，男，41岁，公安干部。1978年10月8日诊。

患头痛，月余不瘥，服止痛西药已无效，只可暂时止痛。并述患左半身不汗出已六七年之久，若劳累，只是右半身出汗，上半身、颈部、头部汗出为多，下肢很少有汗，目前，头痛，乏力，精神差，饮食正常，夜眠多梦，有时腰酸，舌淡少苔，脉沉缓。思之良久，方书补阳还五汤加味调之。

黄芪45g，当归9g，赤芍9g，地龙12g，川芎6g，桃仁6g，红花6g，蔓荆子18g，半夏12g，酸枣仁30g。

上药以水3杯，煮取1杯，药滓再煮，取汁1杯，日分2次温服。

二诊：上方连服3剂，头痛略减，睡眠很好。脉仍沉缓，他证尚无起色，仍步上方加黄芪到60g，川芎至12g。每晚服药时加黄酒30ml于药中搅匀服下。连续服药20余剂病愈。

［**案例2**］

李某某，女，65岁，1983年7月4日初诊，临邑。

右半身汗出，左半身无汗，已有11年之多，言产后引起。目前：右头颈、上肢及胁汗出，有热感，汗止热消，动作迟缓，精神饮食均可，平卧时胸部有压抑感，气短，脉沉弦，舌质偏红，舌苔白腻而厚。

辨证治疗：李妇身胖，动作迟缓，乃正常现象。而平卧感觉有压抑感并气短，脉沉弦，乃王清任《医林改错》之胸不任物证。前虽治孟君应用补阳还五汤加味，今患者舌质偏红，舌苔白腻而厚，并非补阳还五汤证，而从血府逐瘀汤法化而裁之。

当归10g，生地黄10g，赤芍10g，川芎6g，桃仁6g，红花6g，枳壳10g，牛膝10g，丝瓜络10g，荷梗10g，柴胡6g，桔梗6g，丹参20g，云苓20g。

上药以水3杯，煮取1杯，药滓再煮，取汁1杯，日分2次温服，忌食黏腻及腥臭之品。

治疗经过：上药连服3剂，气短好转，汗出热感减轻，继以前方续服，服药11剂后，发现左半身亦有微汗出，续服药至21剂后，右半身与左半身，劳动后均有汗出，未有发现其他病症，停药观察旬余，其子来诊胃病，述其母病已愈。

［**案例3**］

张某某，女，70岁，德州工人新村，1971年3月15日初诊。

口述：右半身出汗年余，以头、颈、右胁下为重，劳累、心中烦躁时也重，平时头颈有点胀痛，也有时感觉冷点，右手经常比左手稍冷，认为家中人口多，与经常接触冷水有关，从未介意，还有时胸闷、心慌、气短、饮食口淡乏味，懒于活动，近来汗出又多，去医院检查，诊断为心脏供血不足。脉沉缓，舌淡苔薄白。

辨证治疗：半身汗出及头颈肋下为之偏沮。头颈手稍冷痛是为营卫不和；胸闷、心慌、气短、饮食口淡乏味是为中气不足。诸症合邪以偏沮为甚。证多复杂，治以温经、养血、益气。方以黄芪桂枝五物汤调之。

黄芪30g，台参12g，桂枝9g，白芍9g，细辛3g，吴茱萸6g，白术12g，生姜6g，大枣10枚（破）。

上药以水3杯，煮取1杯，药滓再煮，取汁1杯，日分2次温服。忌生冷、油腻之品。

二诊：3月20日。上药服后，精神好，饮食好，心慌气短好转，他症同前，脉来不若前甚。服药平和，仍守上方续进，去吴茱萸。

三诊：3月30日。继服上药，饮食、睡眠均有好转，右手稍冷感已瘥，再以上方加味调之。

黄芪30g，台参12g，桂枝12g，白芍12g，当归12g，细辛3g，白术12g，生姜6g，大枣10枚（破）。

上药以水3杯，文火久煮，取汁1杯，药滓再煮，取汁1杯，日分2次温服。

四诊：4月6日。患者述：上方服至第3剂，中午吃饭，孩子们突然发现我左头额及面部出汗了，我摸了下头面及左肋下也有汗了，全家都很高兴，以后3天均如是，同时右手也感温和不冷了。再到医院做心电图，诊断为心律整、供血正常。诊脉来之缓和，综观之，病已入夷，变通上方续进以加强巩固。

黄芪15g，台参9g，当归12g，桂枝9g。白芍9g，甘草9g，生姜6g，大枣6枚（破）。

上药以文火久煮，取汁1杯，药滓再煮，取汁1杯，日分2次温服。

1977年4月10日，遇其夫问之，答说，前病一直未犯云云。

按：中风偏枯，《内经》各有专论，《素问·至真要大论》指出“诸风掉眩，皆属于肝”。《素问·调经论》指出：“血之与气，并走于上，此为大厥，厥则暴死，气反则生，气不反则死。”《素问·生气通天论》指出：“阳气者，大怒则形气绝，血宛于上，使人薄厥”等，都是讲的阴气虚而阳气亢盛，所发之中风偏枯。而“汗出偏沮，使人偏枯”指的乃是阳气虚，阳气虚能否引起偏枯，而诸家之论显然与《内经》大相径庭了。

若阴阳两虚，阳气暴脱，汗出淋漓，小便失溲，气息微弱，元气有告匮之危，虽有偏枯之证，亦属阳气津脱或元气下脱之脱证。与“汗出偏沮”的半身出汗、半身无汗的阳气虚又绝然不可同日而语。

我地区自来水质量不佳，患有脑卒中及心脏病的患者较多。我们在多年治疗中风患者时，也每每询问患者患病之前有无半身汗出的现象，均未得之。在治疗“汗出偏沮”虽然采取了不同的方法，均得到了良好的效果，同时又观察了此证最终能否患有“使人偏枯”的，亦未见之。所以对于这个“汗出偏沮，使人偏枯”的问题，还是值得继续探讨的。

鸡血藤汤的临床应用

组方：鸡血藤30~50g，当归20g，丹参30g，桃仁10g，红花10g。

上药以水3杯，煮取1杯，药滓再煮，取汁1杯，日分2次温服。

功效：疏经活络，生血养血，活血化瘀。

主治：月经不调，血虚经闭，停经腹痛，腰脊疼楚，以及气血瘀滞所引起之四肢痹痛，风寒麻木不仁等证。

方中以鸡血藤一药为主，功能补血行血，常与四物汤为伍，更能通经活络，可用于月经不调，血虚经闭，腰膝疼痛，筋骨麻木，风寒湿痹等证；当归以补血、活血润燥为血病之要药，与鸡血藤合尤为妇科血虚经闭、胎产诸证之要药，并且性味甘温濡润，辛香善于行走更为其特长，与理气药合，以治气血凝滞，与祛风药合，以治风湿痹痛，且能润肠通便；丹参微寒，主“行男子血脉，通女子经水，多则行血，少则养血，尤为通经活络之佳品”；桃仁主入心肝，为肝经血分药，为活血祛瘀的常用之药；桃仁、红花为使，若病在内脏者，可多用桃仁；病在经络者，可多用红花，内外略有其别，各有特长。

临床应用此方，除应用妇科外，属于经络之为病者，更应当注意灵活化裁。如痹证，上肢冷痛者，可加桂枝、羌活、姜黄；热痛者可加桑枝、连翘、双花藤。若下肢冷痛者，可加独活、牛膝；热痛者可加木通，木瓜；肿胀者，可加防己、防风、苡米、威灵仙；久痛不已脊背疼痛者，可加狗脊、川续断；腰两侧痛，可加杜仲、桑寄生、菟丝子；腰椎骨质增生者，可加地鳖虫、蜈蚣、鹿角胶；胸痹心痛者，可加瓜蒌、薤白、檀香等；中风经络瘀痹者，或肝阳偏亢，可加双钩藤、天虫、石决明等，后期精气不足者，可加菟丝子、巴戟天、鹿角片以调补奇经，益其肝肾，壮其筋骨。举例如下。

1. 痛经

王某某，女，24岁，工人，1982年7月4日初诊。

痛经，初由感寒引起，迄已三月，每次临经小腹疼痛，经水量少不畅，腰酸，并有紫红血块，脉象沉细，舌淡苔薄，脉证互参，此为胞宫虚寒，冲任气滞。治以活血温经，调补冲任。

鸡血藤40g，当归30g，丹参20g，桃仁10g，红花10g，杜仲20g，香附20g，白术20g，五灵脂10g，甘草10g，小茴香10g。

上药以水3杯，煮取1杯，药滓再煮，取汁1杯，日分2次温服。

二诊：8月6日，上药服药6剂，第3剂腹痛减轻。今日经来，仍感腹痛，但较前为轻，血中瘀块比上月减少，腰尚觉疼痛，脉来沉缓，舌苔白，仍守上方续进。

鸡血藤40g，当归30g，丹参20g，桃仁10g，红花10g，杜仲20g，白术20g，香附15g，小茴香10g，吴茱萸6g，甘草10g。

上药煮服方法同上。

三诊：9月7日。上药连服6剂，小腹感到温煦舒适，昨日经血又潮，小腹微微作痛，血块很少，只感腰部酸楚，脉来较前冲和，继与温经通络之品以资巩固。

鸡血藤30g，当归15g，丹参10g，桃仁10g，红花10g，杜仲20g，炒白术20g，香附15g，甘草10g。

上药以水3杯，煮取1杯，药滓再煮，取汁1杯，日分2次温服。

2. 虚热经闭

张某某，女，18岁，学生，1983年7月6日初诊。

闭经两月，心中烦热，颜面烘热，精神急躁，四肢倦怠，不欲饮食，夜寐不安，多梦联翩，腰腿疼楚痛热，脉来细数，舌红少苔。此乃虚热经闭，治以滋阴清热，活血通经。

鸡血藤40g，丹参30g，桃仁10g，红花10g，赤芍20g，丹皮10g，白薇10g，细木通10g，生地20g。

上药以水3杯，煮取1杯，药滓再煮，取汁1杯，日分2次温服。

二诊：上方连服5剂，心中烦热、颜面烘热减却大半，饮食，睡眠好转，腰腿痛热不作，脉来仍细数，舌红稍瘥，再出上方加减续服。

鸡血藤30g，丹参30g，桃仁10g，红花10g，赤芍20g，丹皮10g，生地20g，牛膝20g，泽兰叶10g，益母草10g。

上药以水3杯，煮取1杯，药滓再煮，取汁1杯，日分2次温服。

三诊：上方服3剂，经水通下，血红紫，尚无血块，脉来不若前甚。予丸药巩固。

知柏地黄丸，每日服2次，一次服1丸（9克），白水冲服。

3. 子宫肌瘤

赵某某，女，38岁，农民，1966年4月20日初诊。

小腹有一硬块，硬块逐渐增大，月经错乱，腰脊酸楚，腹部硬块，状如妊娠三月，按之痛甚，经北京某医院妇科检查为子宫肌瘤，欲剖腹取出，患者害怕，辗转来院门诊。目前腹部肿块如茄，拒按，腰背痛楚，心悸，烦躁，精神忧郁，下肢乏力，脉象沉弦，舌质暗红，有瘀斑痕，苔白夹黄而腻。

辨证治疗：子宫肌瘤，实乃癥结，多由气滞血瘀形成。张景岳指出：“瘀血留滞，留滞日积，而渐成癥证。”冲脉为十二经之海，血海寒热俱可引发血瘀凝滞，形成癥结。《金匮要略》有：“妇人宿有癥病……为癥痼害……当下其癥，桂枝茯苓丸主之。”今之子宫肌瘤，亦癥证矣。治以活血化瘀为法。方以桂枝茯苓丸鸡血藤汤合血府逐瘀汤调之。

鸡血藤50g，当归20g，丹参30g，桃仁10g，红花10g，赤芍20g，生地20g，川芎10g，牛膝20g，海螵蛸30g，茜草10g，甘草10g，桂枝10g，茯苓20g。

上药以水3杯，文火久煮，取汁1杯，药滓再煮，取汁1杯，日分2次温服。

二诊：5月6日。上方连服10剂，肿块显小，按之痛减，脉来仍沉弦，但不若前甚，继与上方出入。

鸡血藤 50g，当归 20g，丹参 30g，桃仁 10g，赤芍 20g，生地 30g，海螵蛸 30g，茜草 10g，香附 20g，三棱 6g，莪术 6g，甘草 10g，茯苓 20g。

上药以水 3 杯，煮取 1 杯，药滓再煮，取汁 1 杯，日分 2 次温服。

三诊~四诊：6 月 12 日。上药断续服药 30 剂后，肿块消失。

本年 8 月 20 日，其夫转告病愈，说花钱不多，省了一刀云云。

4. 半身不遂（中风后遗症）

周某某，男，60 岁，工人，1968 年 3 月 7 日初诊。

患中风神昏，住某医院治疗月余，神志清晰，血压正常出院，出院后留有左半身不遂，上肢不能抬举，下肢行走趑趄不前，腿如捆绑沙袋，尽管如此，仍然饮酒不止，虽饮不多，一日 1~2 次，每次 1~2 两不等，而左腿内时常出现流火状，一阵火热后即失，状如流星，脉来弦滑，舌红苔略黄腻。治以疏筋活络，佐以清热以除流火。

鸡血藤 50g，丹参 40g，当归 15g，生地 30g，赤芍 10g，红花 10g，地龙 10g，木通 10g，牛膝 20g。

上药以水 3 杯，煮取 1 杯，药滓再煮，取汁 1 杯，日分 2 次温服。

二诊：3 月 15 日。遵嘱饮酒减少，连服上药 8 剂，下肢流火消失，走动有所进步，上肢可抬至额部，脉来不若前甚，仍以上方续进。

鸡血藤 50g，丹参 30g，当归 10g，生地 20g，赤芍 10g，红花 10g，川续断 30g，桑寄生 30g，桑枝 30g，地龙 10g，牛膝 20g。

上药以水 3 杯，煮取 1 杯，药滓再煮，取汁 1 杯，日分 2 次温服。

三诊：4 月 15 日。继续服药 18 剂，行走稳健，上肢可抬至颠顶。脉和舌正，再与上方出入 10 剂，以资巩固。

鸡血藤 30g，丹参 30g，当归 10g，生地 10g，红花 10g，川续断 30g，桑寄生 30g，牛膝 10g，桑枝 30g，陈皮 10g，地龙 10g，蜈蚣 1 条。

上药水煮 2 遍，取汁 2 杯，日分 2 次温服。

运用《石室秘录》“通治法”治疗痢疾的经验

观历代医家治疗痢疾，多用黄芩汤、芍药汤、葛根芩连汤、香连化滞丸、白头翁汤、当归芍药散、化滞汤等。余宗家训，尝用《石室秘录》“治痢通治法”灵活加减化裁，每每收到良好效果，今介绍《石室秘录》及治验数则于后，以供参考。

《石室秘录》曰：“通治者，因其通而通之也，如人病下痢者，是痢疾之症多起于暑天之郁热，而又感于水湿雨露之气以成之红白相见如血如脓，甚至如屋漏水如鱼冻水，里急后重，崩迫疼痛，欲下而不能，不下而不快，一日数十行……气息奄奄，坐而待死，此通之病也。若骤止其邪，则死生顷刻，不止其邪则危绝如丝，欲补其气则邪气转加，欲清其火，则下行更甚，此时惟有因势利导之法可行于困顿之间。或疑人已气虚血败更加利导，必致归阴。不知邪气一刻不去，则正气一刻不安。古人之痢无止法，信不诬也。方用白芍三两、当归三两、萝匐子一两、枳壳三钱、槟榔二钱、甘草三钱、车前子三钱，水煎服，一剂即止，二剂全安，可用饮食矣，此方之奇而妙者，全在用白芍当归，盖水泻最忌当归之滑，而痢疾最喜其滑也，白芍味酸入肝以平木，使木不敢再侵脾土。又有枳壳槟榔，消逐其湿热之邪，又加车前分利其水湿，而又不耗真阴之水，所以功胜于茯苓也。尤奇者，在用萝匐子一味，世多不解，盖萝匐子，味辣而能逐邪去湿，且又能上下通达，消食利气，使气行于血分之中，助归芍以生新血，而祛荡其败淤也，少加甘草以和中，则无过烈之患，此奏功之神奇，实有妙理耳。”

按：《石室秘录》痢下通治方，配伍十分精当，其特点是以脏腑气化功能为立法依据。脾、胃、大肠、小肠为“仓廪之官”，主运化，排糟粕，最忌郁滞。若因脾胃虚弱，湿热郁滞，变而为痢，大便脓血，治疗必须化滞行郁以调理脏腑气机。方中用槟榔、枳壳、炒莱菔子以行气破郁滞，因势利导，气机得调，故后重自除；当归、白芍以和血止痛，血气得和则大便脓血自止；车前子一药，配伍灵巧，能引湿热之邪从小便排出；甘草调和中气，共奏清热解毒、和血止痢之效。余50余年以来，多用此方加减化裁以通治痢疾。至于临床运用之巧妙，别无他，如白痢偏重者，本方偏重用当归，重在温通；如赤痢偏重下脓血者，而倍用白芍，偏重于清化；若兼有口苦者少加黄芩以利胆；若兼外感者，少加桑叶或葛根以宣散，陈士铎云：“古人治痢无补法，信不诬也。”

1. 湿热痢疾

周某某，男，38岁，工人，1998年9月11日初诊。

腹痛痢疾已4天，里急后重，便下如鱼冻，一日10多次，自服呋喃唑酮，腹痛便涩益甚，转来中医治疗。目前腹痛拒按，痢下艰涩难出，脉弦滑，苔黄腻。

辨证治疗：湿热郁滞于肠胃而便痢，更服西药呋喃唑酮以致艰涩难出，里急后重，此犯“治痢忌补”之戒，所以痢下不但不愈，反而后重难消，此西药之所短也，欲缓其急，必须疏通其滞，方可无有留弊，治以“治痢通治法”。

处方：当归30g，白芍20g，槟榔20g，木香10g，炒莱菔子30g，焦楂30g，炒枳壳20g，黄芩15g，车前子40g（包）。

上药以水3杯煮取1杯，药滓再煮，取汁1杯，日分2次温服。

二诊：上药服3剂，痢下赤白甚多，白多红少，大便通畅，里急后重基本消失，腹痛亦微，脉来弦滑，舌苔黄腻略减，再以原方继进。

处方：当归20g，白芍15g，槟榔15g，木香10g，炒莱菔子20g，焦山楂20g，炒枳壳15g，黄芩10g。

上药煮服方法同上。

三诊：继服上方2剂，腹痛下坠均除，惟胃气一时不和，卧寐不宁。

处方：当归10g，白芍10g，半夏10g，陈皮10g，云苓10g，甘草10g，生姜6片。

上药水煮2遍，取汁2杯，药滓再煮，取汁半杯，日分2次温服。

2. 湿热赤痢

王某某，男，54岁，干部，1979年8月20日初诊。

患痢下脓血，腹痛难忍，住某医院输液、打针，内服小檗碱、四环素等，9日不愈，转来中医治疗。目前：身热下痢脓血，里急后重，肛门灼热，下痢日30余次，腹仍疼痛难忍，大腹膨大，拒按，小便短赤涩痛并呕恶不欲饮食，卧寐不安，脉滑数，舌红，苔黄。

辨证治疗：下痢脓血，旬日不愈，湿热郁结，气滞不通，再经西医消炎止泻，气滞郁结更甚。对于如此痢下，中医只是用通因通用之法，绝对不可用兜涩之法以犯其戒。治必化滞行郁以调其气机，气机得调则后重自除，又必和血终以止痛，血气得和则大便脓血可止。陈士铎指出："古人治痢无补法，信不诬也。"今宗之。

处方：白芍60g，当归20g，黄芩10g，炒莱菔子30g，槟榔15g，炒枳壳15g，生甘草10g，焦山楂30g，白头翁15g，金银花20g，车前子30g（布包入煮）。

上药以水4杯，煮取1杯半，药滓再煮，取汁1杯半，日分3次温服，忌食鱼肉虾蟹、水果饮料以及油腻之品。

二诊：服药1剂，腹鸣如雷，辘辘不止，随即脓血俱下，腥臭难闻，傍晚又连下2次，腹痛减轻，大腹膨大已软。再服1剂，身热退，呕恶已止，里急后重已轻，肛门尚有灼热之感，卧寐稍安，脉来已不若前甚，仍守上方续进，不留余滞，病可痊愈。

处方：白芍30g，当归20g，黄芩10g，炒莱菔子30g，槟榔10g，炒枳壳10g，焦山楂20g，金银花20g，车前子30g（布包入煮），甘草10g。

上药以水3杯，煮取1杯，药滓再煮，取汁1杯，日分2次温服，禁忌同上。

二诊：连服3剂，里急后重及肛门灼热均除、大便色转黄软，卧寐已安，胃气和而欲饮食。再书调和胃肠之方与之，并嘱米谷自养。

处方：白芍10g，当归10g，炒枳壳10g，焦山楂10g，怀山药15g，生甘草10g。

上药水煮取2遍，取汁1杯，日分2次温服。

3. 休息痢

范某某，男，60岁，工人，1978年9月2日初诊。

罹痢五六年，每年8~9月间即犯此病，里急后重腹痛，每日10余次。天天服用PPA、黄连素，7~8天则止。今年已半月不愈，特请中医诊治。目前：痢下赤白，里急后重，腹痛拒按，肛门灼热，小便短赤，精神疲倦，口干，口苦，不欲饮食，脉弦数，舌质偏红，苔薄黄。

辨证治疗：休息痢的特点就是每年届期辄发，这都是用涩补药或过用寒苦之药留下的病根，即前贤所云“兜涩太早”之故。中医治疗该病是用通因通用法，泻尽痢之根，就不会有后遗症的发生。一旦治之不利，早用止涩药，就会使病邪滞留于肠间，当时看来是好了，日后还会有腹痛、腹胀、绵绵不已的后遗症状不断发作，今若不祛除宿积根蒂，来年还会再发。患者听了，诺诺。

处方：当归30g，白芍50g，焦山楂30g，槟榔20g，炒莱菔子20g，木香6g，黄芩15g，甘草10g。

上药以水3杯，煮取1杯，药滓再煮，取汁1杯，日分2次温服。忌食鱼、肉、腥臭之品。

二诊：1、2剂服后，肠鸣如雷，泻下腥臭秽物数次，接服3、4剂，泻下逐渐减少，里急后重渐除，腹亦不痛，上药既显效力，仍守上方加减。

处方：当归20g，白芍20g，焦山楂20g，炒莱菔子20g，黄芩10g，泽泻20g，甘草10g，车前子30g（布包入煮）。

上药以水3杯，煮取1杯，药滓再煮，取汁1杯，日分2次温服。

三诊：连服上方6剂，小便增多，泻下减少十分之七，腹部柔软，按之不痛，饮食转佳。再书以小方善后。

处方：当归10g，白芍10g，条芩6g，焦山楂10g，甘草10g，云茯苓15g，陈皮10g，枳壳10g，炒麦芽10g，神曲10g。

上方水煮，取汁1大杯，日分2次温服。

4. 重症痢疾

1973年秋，余友袁德泉兄之长女，患痢疾，住德州市人民医院，治疗不到1周，痢不已而转甚，调往单间特护，翌日医下病危通知单，举家惊惶，不知所措，至夜间10点半，袁兄邀我一诊以定夺。患女荣华，27岁，精神呈半昏迷状，大腹膨脝，如临产状，呼吸迫粗，大小便均无，脉来细弱而有结象，真乃危殆矣。余急书治痢通治方，急煮服之。服药一时半，大腹辘辘声如震雷，至2小时，大便泻下，须臾盈盆，泻下二次，腥臭难闻，病女身汗大出，几至于脱，以小米饭汤服之一杯，昏睡至天明6点，醒来，神志清楚。早8点医院大夫查房，见此状，无不惊讶，主治医师说："我们没有用泻下药，何至于此?!"立即带领医生们回办公室，专门讨论这一病例，讨论来讨论去一直没有结论，这个谜未解。真到1976年，余任西学中班讲师时，讲台述及，他们才恍然大悟。

补阳还五汤治疗瘫痪、痿证的经验

(一) 瘫痪

[**案例1**]

李某某，男，55岁，德州市郊，农民，1968年8月16日初诊。

患左侧瘫痪，经当地卫生所治疗5天，神识略清，左半身瘫痪亦略有好转。又送某某医院检查治疗，当时血压160/100mmHg，诊断为脑血栓形成。住院治疗10天，神识清醒，劝其出院治疗，转来我院门诊。

目前：左半身不遂，上肢可以微微活动，手无握力，下肢有知觉，但不能屈伸，手足不温，有时头晕，出虚汗，言语低怯，不欲饮食，况小便尚未失遗，尚为可喜，大便略溏薄，脉象沉细，舌质暗红有瘀斑，舌苔白薄。

辨证治疗：脉象沉细主乎气虚；舌暗红有瘀点主乎血虚有瘀；言语低怯、出虚汗、大便溏又为脾肾阳气虚弱；唯小便尚未失遗，说明肾气未脱。治当益气助阳，活血化瘀，以通经腧。方以补阳还五汤化裁。

黄芪80g，当归24g，川芎9g，桃仁12g，红花12g，地龙12g，鸡血藤30g，怀牛膝30g，菟丝子30g，生甘草6g。

上药以水3杯，煮取1杯，药滓再煮，取汁1杯，日分2次温服。

二诊：8月21日。上方服5剂，脉来不若前甚，手足转温，虚汗已止大半，饮食增加，大便已调，头晕已轻，言语较前有力，上方既已显效，仍步上方续进。

黄芪80g，当归24g，川芎12g，桃仁12g，红花12g，地龙12g，鸡血藤30g，怀牛膝30g，菟丝子30g，生甘草9g。

上药以水3杯，煮取1杯，药滓再煮，取汁1杯，日分2次温服。

三诊~四诊：9月5日。上方续进，言语清晰有力，上肢可以抬至头额，下肢可以屈伸，但仍不能站立与走动，仍按上方再进。

黄芪80g，当归24g，川芎12g，桃仁12g，红花12g，地龙12g，鸡血藤30g，怀牛膝30g，菟丝子30g，川续断30g，桑寄生30g，陈皮18g，甘草12g。

上药以水3杯，煮取1杯，药滓再煮，取汁1杯，日分2次温服。

五诊：9月20日。续服上方8剂，上肢可以抬至颠顶，下肢可以任地，有人扶持可以慢步行走，病已出险入夷，上方减量服之。

黄芪 60g，当归 24g，川芎 9g，桃仁 9g，红花 9g，地龙 12g，鸡血藤 30g，怀牛膝 30g，菟丝子 30g，川续断 30g，桑寄生 30g，陈皮 15g，甘草 12g。

上药以水 3 杯，煮取 1 杯，药滓再煮，取汁 1 杯，日分 2 次温服。

［**案例 2**］

周某某，男，60 岁，河北省景县，农民。1968 年 8 月 6 日初诊。

口述：1967 年 12 月中旬某日，夜间寒冷，去牛棚喂牛，回来感觉周身不适，自觉以为受凉，早起发现头目眩晕，左上肢酸软无力，不能高举，手无握力，左腿不能站立，不能行走，即送某某医院检查治疗，诊断为脑血栓形成，住院卧床治疗，一切行动靠孩子扶持，大小便也不能自理，住院 20 余天，效果不大，被劝出院调养锻炼。出院后，又经多方中西医治疗，效果有所好转，听说大夫善治此病，而来门诊。

目前：行动必赖人扶持，血压 150/80mmHg，脉象：左沉弦无力，右弦大无力，面色苍白，形体消瘦虚弱，左脚痿软，步履艰难，左膀脱臼有一指缝，不能举动，手能握而无力，舌质绛有瘀血斑点，舌苔白薄。

辨证治疗：中风半年余，治疗不利，以致气虚血瘀，元气衰弱已极，瘫痪已属不起矣。治当调补元气，疏经活络，活血化瘀。方以补阳还五汤加味调之。

黄芪 80g，当归 30g，赤芍 24g，川芎 12g，桃仁 12g，红花 12g，地龙 12g，鸡血藤 45g，蜈蚣 2 条，水蛭 9g，牛膝 18g，甘草 9g。

上药以水 3 杯，煮取 1 杯，药滓再煮，取汁 1 杯，日分 2 次温服。

二诊：上方服药 15 剂，左下肢可以立地，尚不能走动，左肩膀脱臼亦有所好转，嘱按上方继续服之，欲速则不达，耐心服药定会有所起色。

三诊：上方又连服 20 剂，下肢可以持杖行走，左膀脱落上提，可以微微活动，脉来不若前甚。由于家人精心调护，未见其他兼症，再变通上方续进。

黄芪 60g，当归 30g，桃仁 12g，红花 12g，蜈蚣 2 条，鸡血藤 60g，怀牛膝 30g，桑寄生 30g，杜仲 24g，川续断 30g，地龙 12g，生甘草 12g。

上药以水 3 杯，煮取 1 杯，药滓再煮，取汁 1 杯，日分 2 次温服。

四诊~五诊：又按上方断续服药 16 剂，可以丢杖行走，由于饮食不慎，多吃牛肉，引发腹胀、呕吐，方以陈皮、半夏、焦楂、鸡内金、神曲等调治得平。再与上方隔日服药 1 剂。两月余行走正常。

1 年后，自己骑自行车来医院，致谢云云。

［**案例 3**］

王某某，男，60 岁，机关干部，1965 年 9 月 20 日初诊。

猝然中风，言语謇涩，急送本单位医院治疗，住院半月，右半身活动好转，其他均无效果，转来我院治疗。

目前：右半身不遂，口眼㖞斜，言语涩迟，只可说出一个“去”“的”单字，口角流涎，身出虚汗，胸闷气短，心慌心悸，面色苍老不华，大便秘，小便失禁，舌紫胖大有齿痕，边有瘀血斑点，舌苔白薄，脉来虚大无力。

辨证治疗：经云：“内夺而厥，则为喑痱”，即为此证，乃元气久不足矣，方以补阳还五汤加味调之。

黄芪 80g，当归 15g，赤芍 15g，桃仁 12g，红花 12g，地龙 12g，菟丝子 30g，巴戟天 24g，金樱子 24g，怀牛膝 24g，鸡血藤 30g，蜈蚣 2 条，狗脊 24g，杜仲 24g，陈皮 12g，细辛 3g。

上药以水 3 杯，煮取 1 杯，药滓再煮，取汁 1 杯，日分 2 次温服。

二诊：9 月 30 日。上方连服 8 剂，言语好转，能说出三字联句，口眼㖞斜几正，口角流涎亦少，汗出、心悸、气短不若前甚，患肢活动能力增强，但仍不敢自己单独行走。小便失禁已愈，元气有来复之渐，仍守上方续进。

黄芪 80g，当归 15g，赤芍 12g，桃仁 12g，红花 12g，地龙 12g，菟丝子 30g，巴戟天 20g，金樱子 30g，山萸肉 30g，杜仲 24g，陈皮 15g，细辛 3g，甘草 12g。

上药水煮 2 遍，取汁 2 杯，日分 2 次温服。

三诊~四诊：10 月 26 日。接续服药 15 剂，下肢可以行走，言语恢复正常，口眼㖞斜已正，饮食增加，脉来较为冲和。嘱：停药观察，加强锻炼，恢复机能，预防再发。如有他变再商。

[**案例 4**]

李某某，女，35 岁，河北故城，农民，1980 年 9 月 6 日初诊。

产后旬日，初觉两腿酸困，行走如捆重物，自谅其产后，气血两虚，待期即可无虞，不料日重一日，迄今两月余，始来门诊。

刻下：面目苍老不华，精神疲倦，两下肢略有浮肿，左侧为重，腿不温，麻木不仁，软弱无力，行动不便，二便正常，舌质胖嫩，苔白薄，脉虚大。脉证互勘，证属气血两虚，元气亏损，方宜补阳还五汤合参附汤调之。

黄芪 60g，党参 20g，当归 20g，熟附子 15g，干姜 6g，川芎 10g，桃仁 10g，红花 10g，赤芍 15g，牛膝 15g，地龙 10g，王不留行 20g，甘草 10g。

上药以水 3 杯，煮取 1 杯，药滓再煮，取汁 1 杯，日分 2 次温服。

二诊：9 月 15 日。上方连服 7 剂，脉来不若前甚，两腿转温，沉重减轻，浮肿已消，阳气有来复之渐，仍守上方续进，病愈亦可屈指而待也。

黄芪 60g，党参 20g，当归 20g，川芎 10g，熟附子 10g，干姜 6g，桃仁 10g，红花 10g，牛膝 20g，川续断 20g，菟丝子 30g，鸡血藤 30g，甘草 10g，鹿角胶 10g（烊化）。

上药以水 4 杯，煮取 1 杯半，药滓再煮，取汁 1 杯半，烊化鹿角胶后，日分 2 次温服。

三诊：9 月 28 日。又断续服药 9 剂，下肢麻木不仁消失，行动自如，唯觉脘痞胸闷，舌苔有些白厚。仍守上方略加理气之品续服。

黄芪 30g，台参 10g，当归 10g，陈皮 20g，半夏 20g，炒枳壳 20g，竹茹 10g，丝瓜络 10g，荷梗 15g，王不留行 15g，甘草 6g。

上药水煮 2 遍，取汁 2 杯，日分 2 次温服。

［**案例 5**］**（脱证）**

吴某某，男，58 岁，德州市民，1970 年 7 月 4 日诊。

半年前，患中风证，左半身不遂，经余治疗，恢复大半而止。近来患感冒，某医与麻黄汤加味，服药 1 剂汗出，续服 1 剂则汗出不止，继而四肢逆冷，神志渐昏，心中悸惕不安，急召余诊视，脉虚大无力，唇白，语言不清，周身汗出不止，四肢冰冷，此阳虚外脱之危候，急当回阳固脱，不尔则危矣。急拟补阳还五汤合参附汤意。

黄芪 80g，人参 20g，制附子 20g，麻黄根 10g，生甘草 12g。

急煎频服。

二诊：7 月 5 日，昨服药 1 剂，日分 4 次频服，夜半四肢转温，汗出已敛。今言语已清晰，脉来不若前甚，变通上方续服。

黄芪 30g，党参 20g，当归 15g，菟丝子 30g，桑寄生 20g，炒白术 15g，酸枣仁 30g，山萸肉 30g，熟地 30g，鸡血藤 30g，生甘草 10g。

上药以水 3 杯，煮取 1 杯，药滓再煮，取汁 1 杯，日分 2 次温服。

［**案例 6**］**（脱证）**

王某某，男，48 岁，饭店老板。1982 年 6 月 1 日初诊。

体形丰腴，饮酒无度，而又不知持满，肾气早已衰减，经常头目眩晕，今日傍晚，突然神昏仆地，众人恐慌，速来邀余往视，面色苍白，神智昏愦，四肢畏冷，小便失禁，下肢不能动转，脉来沉细，舌淡苔白滑。证为中风脱证，肾气下脱之危候也。急以温肾回阳，益气固脱，方选补阳还五合参附汤加味。

黄芪 50g，人参 20g，制附片 15g，炒白术 20g，干姜 6g，当归 20g，菟丝子 30g，甘草 10g。

上药急煮，频频服之。

二诊：6 月 2 日。昨服上药，晚 10 点神志完全清醒，身已温和，小便亦不失禁，惟左侧下肢行动不利，站立不能行走，脉来不若前甚，但仍无力。

黄芪 40g，人参 20g，当归 20g，菟丝子 30g，川续断 30g，桑寄生 30g，怀牛膝 20g，甘草 10g，桃仁 6g，红花 6g，川芎 6g，地龙 10g，山萸肉 30g。

上药以水3杯，煮取1杯，药滓再煮，取汁1杯，日分2次温服。

三诊：6月9日，上方迭服7剂，可以慢慢步行约200米，再走便觉疲倦，下肢疲软，来医院测血压100/70mmHg，其脉仍缓细无力，再步上方，重佐调补奇经之品以补肝肾壮筋骨为治。

黄芪30g，当归20g，菟丝子30g，川续断30g，桑寄生30g，山萸肉30g，鹿角胶10g（烊化），制龟甲30g，怀牛膝30g，地龙10g，甘草10g。

上药以水4杯，文火煮取1杯，药滓再煮，取汁1杯，2杯合，烊化鹿角胶，日1服。

按：补阳还五汤重点在补气以活血化瘀。方中重用黄芪大补元气以治瘫痿，以当归尾、赤芍、川芎、地龙、桃仁、红花以活血通其经腧以疗麻痹不仁，配伍十分灵巧。观当今临床报导，补阳还五汤应用更加广泛，除治疗中风偏瘫，更可以应用治疗小儿麻痹后遗症及心脏病、肾脏病等。临床应用补阳还五汤关键要掌握补阳还五汤的主证。还要做到方随证转，使其药证相符，该方的辨证要点在元气亏虚、血络瘀阻的中风后遗症，如半身瘫痪，下肢痿软，口眼㖞斜，口角流涎，言语不利，小便频数，或小便不禁，精神痿弱，气息不足，脉来细弱，或虚大无力，舌淡苔薄等，温长路先生云：“①应在中风恢复初期，即脑水肿症状解除，病情相对稳定时应用，根据中风证的一般规律，这一时期大概在病后2周左右；②近期血压基本正常，或虽见血压偏高，但辨不属肝阳上亢及风、痰、热、瘀等实证者；③患侧麻木不遂，健侧亦见麻木无力者；④患侧肢体浮肿，下肢尤甚者；⑤常自觉头轻脚重，似晕非晕，下肢沉重如捆绑重物，动则尤甚者；⑥兼证或见卫阳不固之畏风自汗，或见脾胃气虚之纳呆便艰，或见心肺之心悸胸闷，或见气血两亏之面苍不华者；⑦舌紫而胖或舌淡而胖，舌边或见齿痕，舌面或有瘀点或瘀斑，舌下脉络淡紫粗长怒张，舌苔白或白而腻滑者；⑧脉缓大或涩弱，或患侧脉弦大，健侧脉弦缓或沉弦者。”其论述亦十分剀切。

案一瘫痪李某，脾肾阳气亏虚，所幸小便未遗，说明肾气未脱，方选补阳还五汤以益气助阳，活血化瘀以通经腧而获愈。案二瘫痪周某，病已持久，其病重在经络，由于气虚左肩膀脱落，选用补阳还五汤加味益气通络、活血化瘀以病瘳。案三瘫痪王某，中风不语，属“内夺而厥，则为喑痱”之元气大虚之证，方选补阳还五汤加细辛，细辛一药，能入下焦，激发肾气，达上焦而宣发肺气，故病得以痊愈。案四产后偏瘫李某，由于产后气血两虚，元气亏损，下肢不温，方选补阳还五汤加味，补其气血，益其元气而病得以全痊。案五瘫痪脱证吴某，妄用辛温发散，以致卫疏不固，腠开汗泄以致亡阳津脱，形成脱证，此即古人林珮琴所谓：“津脱者必实卫”。方选补阳还五汤合参附汤，回阳、益气、固脱而得救。案六瘫痪脱证王某，肾气伤于平素，筋骨失养于往昔，肾阳下脱，筋骨废弛。《景岳全书》指出："非风遗尿者，由肾气虚脱也，最为危候，宜参芪归术之类补气是也，然必命门火衰，所以不收摄，其有甚者，非加桂附，终无济也"。可见中风下脱，小便失遗者，临床收摄肾气尤为必要。方选补阳还五汤合参附汤，急回肾阳救其脱而获愈。

尽管补阳还五汤如此科学合理，但在临床应用时还应当注意以下几点：①通过望、闻、问、切，对于中风或中风后遗症，确定属于一派气虚血虚的偏瘫，方可放胆应用。②在使用补阳还五汤治疗中，时时观察病情变化，切切不可蛮补生变。③该方黄芪用量宜大，要根据病情，一般以不超过90g为宜，以避免事补太过，贻误病机。④一旦出现气机壅滞的苗头，便可停药观察，或减轻黄芪用量增加理气消滞之品，固护胃气。⑤肢体久久不能活动者，可加入通经活络、虫蚁搜剔之品同用为宜。

（二）痿证

［**案例 1**］**（多发性神经根炎）**

范某某，女，33岁，河北省故城，农民，1980年10月5日初诊。

感冒身热，输液打针10日后，身热退，而两腿痿软无力，迁延半年后，两足不能站立，不能行走，必须有人扶持方可缓走数步，沉重无力，经石家庄某医院检查，最后诊断为"多发性神经根炎"，住院治疗7天无效，也付不起费用出院，10月5日转来我院治疗。

目前：身体状况一般，不能行走，下肢寒凉，略有浮肿，有时心悸，气短，忧思而不得眠，饮食减少，脉来虚大无力，舌质淡白，苔白薄。

辨证治疗：身体本来虚弱，感冒后，身热汗出，卫阳已虚，加之元气不足，气血失濡于下肢，形成下肢痿躄，治以补阳还五汤加味，培其元气，养血通络。

黄芪50g，当归15g，赤芍15g，川芎10g，地龙10g，桃仁6g，红花6g，防风6g，怀牛膝20g，狗脊20g，川续断20g，桑寄生20g，酸枣仁20g，鸡血藤30g，甘草10g。

上药以水3杯，煮取1杯，药滓再煮，取汁1杯，日分2次温服。

二诊：10月15日，上方又连续服药8剂，下肢转温，肿消，可以站立，不敢走，脉与舌象同前。仍守上方加黄芪至60g续服。

三诊：10月25日。上方又连续服药8剂，可以单独行走30米左右，再走则痿软乏力。脉来不若前甚，饮食亦感馨香，元气渐有来复之机，仍守原方续进。

四诊：10月30日。上方迭服，体力增加，行走基本如常，再书原方一半剂量，嘱：隔日服药1剂，旬日可无虞也，不必复诊。

［**案例2**］

牛某某，男，36岁，乐陵县农民，1981年12月26日初诊。

下肢痿软，逐渐加重，几不能行，住某某医院治疗月余，不瘥，肌肉逐渐消瘦，并麻木不仁，两腿如捆沙袋，不温，寸步不行，车马送来我处治疗，精神不振，有时状如痴呆，不欲饮食，食亦不多，脉来虚大无力，舌淡苔白。肾阳久虚于下，阳气不伸，筋脉失濡，故而下肢消瘦，经络瘀痹。脾之阳气不达，故精神不振，不欲饮食，更为气血亏虚，治当调补脾肾，大补元气，方以补阳还五汤合四逆汤加味调之。

黄芪50g，白术20g，台参20g，制附子15g，赤芍10g，桃仁10g，红花10g，地龙10g，当归15g，金毛狗脊20g，怀牛膝20g，菟丝子20g，鸡血藤30g，甘草10g。

上药以水4杯，煮取1杯半，药滓再煮，取汁1杯半，日分3次温服。

二诊：3月6日来人述：上药服后，下肢渐温，饮食好转，精神较前振作。再步上方加黄芪至60g续服，待其元气来复为吉。

三诊：3月30日。上方续进，有人扶持可以站立，但仍不能走步，脉来不若前甚，再拟上方，重佐调补奇经之品，以调补肝肾，壮其筋骨。

黄芪60g，白术20g，当归15g，川芎15g，地龙10g，狗脊30g，菟丝子30g，川续断30g，鹿角胶10g（烊化），淫羊藿10g，鸡血藤40g，甘草10g。

上药煮服方法同上。

四诊：4月18日。又断续服药14剂，下肢可慢步行走，但仍不可远行，再与上方减量服之。

黄芪40g，白术10g，川芎10g，狗脊30g，川续断30g，菟丝子30g，鹿角胶10g（烊化），鸡血藤30g，怀牛膝20g，甘草10g。

上药以水3杯，煮取1杯，药滓再煮，取汁1杯，日分2次温服。

五诊：5月13日。断续服药13剂，下肢可以慢慢行走，精神振作，饮食正常，脉来虽然弱点，其证亦为冲和，与健步虎潜丸若干，调之必已。

按：一案痿证范某，必有汗伤其津液，卫阳空虚，加之平素元气不足以致形成痿证，气血皆不足，筋脉不为所用，故选补阳还五汤，益气、养血、通脉而病痊。二案痿证牛某，肾阳久虚于下，以致筋脉不濡，阳气不伸，更加脾阳不足，形成下肢消瘦，经络瘀滞，脾肾精血不足，元气亏虚之极矣，故选用补阳还五汤，大队益气、养血、疏经活络之品并进，并重佐狗脊、菟丝、川续断、鹿角胶、淫羊藿等，调补奇经以壮筋骨，共奏起痿之效。

小方治大病二则漫谈

1. 妊吐

崔某某之儿媳，患妊娠呕吐，多医治之不愈，崔某某与我家关系甚厚，特来我家诊之。诊问之答曰：每天呕吐如黄绿菜汁样苦水，已经半月了，中西药用了不少，就是不好，特来诊之，有的大夫说，干脆就做流产罢子。但我父不许，特来找您诊治。余见患者，已怀孕两三个月了，身体消瘦，精神疲倦，每次食之少许，甚则全部吐出，之后再吐这黄绿苦水，余诊罢说，这病不难治，吃几付中药就会好了。随手书桑叶 20g，竹茹 15g，丝瓜络 20g，令去取药煎服。患者到药铺花了不到几角钱，便又找来我家询之，言“此非儿戏，花了这么点钱就会治好病?”我说：这不是我的方子，这是清朝王孟英大医的名方，书中云：“黄芩但宜于血热之体，若血虚有火者，余以竹茹、桑叶、丝瓜络为君，随证辅以他药，极有效，盖三物皆养血清热而息内风，物之坚莫如竹皮……实为诸血证之要药，桑叶蚕食以成丝，丝瓜络质韧子坚，是包络维系之形，且皆色青入肝，肝虚而胎系不牢者，胜于四物阿胶多矣，惜未有发明之者。”我曾经用此方治疗数例，惟汝之吐不能疗乎？绝非儿戏也。患者高兴而归，按方连服 5 剂，病愈。

2. 子肿

妊娠 4~5 月，先由足踝部浮肿，因为这很常见，一般都不大注意，一般不予治疗，慢慢就会好的。若肿胀逐渐上升至下肢，或肿势过膝，或至股阴，或下腹，甚则面浮肿，称之为妊娠肿胀，古书称之为子肿、子满、子气、脆脚、皱脚。

德州城南罗家园崔某之妻，怀孕 5 个月，下肢浮肿过膝，面目浮肿，经输液打针，效果不佳，又服了各种中西药均无效果。今特来求治。余见如此情：精神萎靡，面目浮肿，下肢肿胀尤甚，按之凹而不起，扪之寒凉，足踝浮肿，畏冷，饮食减少，不渴，有时心悸，头晕，气短，口淡无味，少气懒言，大便稀薄，舌淡苔白，脉缓而无力。余诊后说：此脾虚所为，脾阳不运化，水湿之气停聚，故而四肢浮肿，脾脏的阳气不足，故四肢畏冷，神衰，少气懒言，脾胃均病，故不欲食而便稀，此皆脾虚，中气不足之形，书一小方以视进退。炒白术 30g、焦苍术 10g、砂仁 6g、甘草 6g。水煮 2 遍，日分 2 次温服。另有一方：鲫鱼 200g 许，去肠肚，蘸点稀面糊，炸熟，清汤煮成白汤 600ml 许，加点味精、香菜、胡椒粉、盐少许，馨香适口，每次服 300ml，一日服 2 次。患者遵嘱服了上方 3 日，浮肿消大半，又服一星期，痊愈。

按：上方白术等药，乃健脾利水之品，人人皆知不赘。惟鲫鱼利水之优点又在何处？遍查过一些资料。《本草纲目》：所在池泽，有之形似小鲤，色黑体促，肚大而脊隆，大都至三四斤，鲫喜偎泥，不食杂物，故能补胃。《水经注》云：蕲州广齐青林湖，鲫鱼大二尺，而食之肥美，有洞庭之鲋（鲫鱼）观此则鲫为佳品自古尚也，气味甘温无毒，温中下气，调中益五脏，消水肿……朱丹溪谓：鲫鱼，诸鱼属火，独鲫鱼属土，有调胃之功。《本经逢原》：鲫鱼甘温无毒，乌背者，其味最美，以其居浊水中，虽肥不无小毒，然此恒有食品，未尝见其有毒伤人。话说到这里，我们也就明白了鲫鱼属土矣，而土能克水也。

咳嗽与哮喘的治疗经验

1. 痰湿咳嗽

刘某某，男，61岁，饭店经理，1982年10月6日初诊。

身形肥胖又多食甘肥，本来就是一位痰湿本象。3月店内坐班，不慎感寒咳嗽，咳声重浊，未能介意，来兹半年，又复着凉，咳嗽加重，咳痰稠黏，其色冰白，胸脘痞胀，饮食减少，有时四末冷冽，不时大便溏薄，脉来濡缓，舌质淡白，苔白腻。

辨证治疗：素来痰湿，责在脾肺，痰湿壅滞于肺，故咳声重浊，脾湿而运化无权，食饮精微变而为痰，乃“脾为生痰之源，肺为贮痰之器”也。脾阳不伸，故而肢冷，痰湿下迫，故而便溏，其脉濡缓，亦痰湿之形，治以燥湿运脾，宣肺化痰。

陈皮25g，云茯苓25g，半夏30g，炒杏仁15g，炒白术20g，白芥子6g，款冬花10g，紫菀10g，苏叶10g，诃子肉20g，干姜10g，甘草10g。

上药以水3杯，煮取1杯，药滓再煮，取汁1杯，日分2次温服。

二诊：10月12日。上药连服6剂，咳吐痰浊显减近半，胸脘显宽，饮食渐进，大便溏薄亦减，上方已见效机，仍守上方扩充。

陈皮30g，云茯苓30g，半夏30g，炒杏仁15g，炒白术20g，白芥子6g，款冬花15g，紫菀10g，苏叶10g，诃子肉30g，干姜10g，炒枳壳20g，炒白蔻6g，煅瓦楞子20g，甘草10g。

上药以水3杯，煮取1杯，药滓再煮，取汁1杯，日分2次温服。

三诊：10月20日。上药再服6剂，咳吐痰浊基本消失，饮食正常，大便已调，四肢转温，病可云愈，然而痰湿本象仍存，不得不防微杜渐，再予健运脾阳以利肺气之方。

陈皮30g，半夏30g，云苓30g，甘草10g，干姜10g，杏仁15g，炒白术20g，白芥子6g，款冬花15g，苏子叶各10g，党参15g，白蔻6g，煅牡蛎30g，煅瓦楞子 30g，煅蛤壳 30g，青黛 10g，桔梗 10g，当归 10g，补骨脂 15g，细辛 5g。

上药共轧细末，炼蜜为丸，每丸 10g，每日早晚各服 1 丸，白开水冲服。

2. 风热咳嗽

王某某，男，41 岁，干部，德州行署，1971 年 6 月 4 日初诊。

下乡工作劳累，感受风热，头痛身热，汗出，咳嗽吐痰，咽喉干燥，胸闷少食，心中烦热，小便短赤，大便秘结，脉来浮数，舌质偏红少苔，综观脉证，此为风热咳嗽，治以清热散风，宣肺止咳。

薄荷叶 10g，瓜蒌 30g，生石膏 40g，炙枇杷叶 20g，金银花 20g，连翘 20g，甘草 10g。

上药以水 3 杯，煮取 1 杯，药滓再煮，取汁 1 杯，日分 2 次温服。

二诊：6 月 7 日。上药服 2 剂，诸症均减大半，第 3 天又急赴乡下帮助收割小麦，晚归，半路遭遇风寒小雨，浑身畏冷，家人急煮面条两碗，趁热喝下，身感温暖入睡，半夜咳嗽不已，咳痰黏腻，见有血丝，周身又感酸楚乏力，今朝急来复诊。脉来紧数，此乃风寒外束，郁热内伏，震咳络破之形证。治当外祛风寒，内清郁热。

麻黄 5g，淡豆豉 15g，防风 10g，杏仁 15g，石膏 30g，银花 20g，连翘 20g，瓜蒌 30g，桑叶 30g，茅根 30g，鲜藕节 40g，马勃 8g，生甘草 6g。

上药以水 4 杯，煮取 1 杯半，药滓再煮，取汁 1 杯半，日分 3 次温服。

三诊：6 月 10 日。前递辛温复辛凉之法，咳嗽减轻大半，咳痰之中不见血丝，周身酸楚缓解，所幸身壮病却。内伏之郁热，仍当肃清，滋阴润肺。

桑叶 30g，杏仁泥 15g，石膏 30g，瓜蒌 30g，茅根 30g，北沙参 10g，生地炭 20g，川贝母 10g，银花 20g，生甘草 10g，鲜藕节 30g。

上药以水 3 杯，煮取 1 杯，药滓再煮，取汁 1 杯，日分 2 次温服。

3. 气虚咳嗽

顾某某，男，78 岁，河北衡水教师，1981 年 9 月 17 日初诊。

年届耄耋，肺肾两亏，久咳不已，咳吐白痰，绵绵不断，腰背酸楚，懒于动转，胸闷气短，面浮，鼻流清涕，脉象沉细，舌苔白薄，脉证互勘，证属气虚咳嗽。治以温肾暖脾，肃肺化痰。

党参 15g，云茯苓 20g，陈皮 20g，半夏 20g，杏仁 15g，干姜 6g，五味子 6g（打细），款冬花 10g，杜仲 20g，菟丝子 20g，当归 15g，甘草 10g。

上药以水 3 杯，文火煮取 1 杯，药滓再煮，取汁 1 杯，日分 2 次温服。

二诊：9 月 22 日。上药服 5 剂，咳嗽吐痰显减十之八九，气息正常，面浮消退，脉来不若前甚，仍守上方续进。

台参 15g，云茯苓 20g，半夏 15g，陈皮 20g，杏仁 10g，当归 10g，熟地

15g，甘草 10g。

上药以水 3 杯，煮取 1 杯，药滓再煮，取汁 1 杯，日分 2 次温服。

4. 阴虚咳嗽

丁某某，男，58 岁，河北故城，农民。1985 年 8 月 6 日初诊。

干咳无痰，咳声嘶哑，口苦咽干，口渴，不欲饮食，心中烦热，大便干燥数日一行，脉来弦数，舌红而干。

辨证治疗：时届秋燥，阴虚火旺，肺津不济，是故肺燥阴虚咳嗽。治以润肺止咳，恐久延见红。

桑叶 20g，桑白皮 10g，地骨皮 10g，生地 30g，元参 20g，生石膏 30g，杏仁 10g，麦冬 15g，知母 10g，瓜蒌 30g，生甘草 10g，黛蛤散 15g，黄芩 6g。

上药以水 3 杯，煮取 1 杯，药滓再煮，取汁 1 杯，日分 2 次温服。

二诊：8 月 11 日。迭进 5 剂，咳而有痰，舌红津润，咽喉干燥，口渴，心中烦热，减却大半，大便已落，脉来不数，津气见复，仍守上方续进。

桑白皮 10g，地骨皮 10g，细生地 20g，黑元参 20g，生石膏 30g，杏仁泥 10g，枇杷叶 20g，瓜蒌皮 20g，川贝 10g，甘草 10g，麦冬 20g。

上药以水 3 杯，煮取 1 杯，药滓再煮，取汁 1 杯，日分 2 次温服。

5. 寒痰冷哮

张某某，男，41 岁，河北吴桥，农民，1979 年 3 月 3 日初诊。

罹寒痰冷哮 18 年，春节期间，不慎感寒，宿疾又发，咳嗽气急，喉中痰鸣，状如曳锯，咳吐大量稠痰，色白，胸脘憋闷，不欲饮食，面目浮肿，形寒畏冷，卧寐不安，舌淡白，苔白厚腻。脉来细缓。

辨证治疗：冷哮宿疾多年，感寒而发，咳嗽气急，喉中痰鸣，状若曳锯，为湿痰上壅于肺，肺气不得宣肃而痰鸣，胸闷食少，面浮畏冷，脾肺气虚，不得但责之于肺，治当温脾肺以化寒痰，佐辛甘以散风冷。方以二陈小青龙汤法治之。

麻黄 10g，桂枝 12g，干姜 10g，细辛 3g，五味子 10g，半夏 15g，陈皮 15g，云茯苓 20g，炒杏仁泥 15g，川厚朴 10g，紫菀 10g，炒苏子 6g，苏叶 6g，甘草 10g。

上药以水 3 杯，文火煮取 1 杯，药滓再煮，取汁 1 杯，日分 2 次温服。

二诊：3 月 8 日。上方连服 5 剂，气急喉鸣显效大半，畏冷转温，面浮蠲除，饮食已觉馨香，上方既显效机，再宗上方化裁。

炙麻黄 10g，桂枝 8g，干姜 10g，细辛 3g，五味子 10g（打细），陈皮 25g，半夏 25g，云茯苓 25g，炒杏仁泥 15g，川厚朴 10g，炙紫菀 10g，紫苏 10g，甘草 10g，当归片 10g，射干片 10g。

上药以水 3 杯，煮取 1 杯，药滓再煮，取汁 1 杯，日分 2 次温服。

三诊：3月13日。继服上方5剂，咳痰爽利，痰鸣已平，夜寐安和，唯脉来尚乏力，舌淡苔薄黄。续以温化寒痰，理气肃肺。

陈皮25g，半夏25g，云茯苓25g，干姜6g，细辛3g，五味子6g（打细），炒杏仁泥15g，炒苏子6g，苏叶6g，射干6g，当归10g，甘草10g。

上药以水3杯，煮取1杯，药滓再煮，取汁1杯，日分2次温服。

6. 风痰热哮

周某某，男，55岁，河北衡水干部，1985年8月20日初诊。

素患哮喘8年，中药西药杂投，时轻时重未瘥，迩来感受风热，身热痰吼，咯吐黄稠黏痰，咳甚则胸痛，不欲食，口干，小便黄，大便干，舌质偏红，舌苔薄黄而干，脉象滑数。脉证合参，此乃风痰热哮，治以宣肃肺气，清热化痰。方宗桑白皮汤加减。

桑白皮10g，淡子芩10g，杏仁泥15g，枇杷叶15g，川贝母10g，半夏20g，生石膏30g，炒莱菔子20g，皂刺10g，蛤粉30g，白茅根20g，瓜蒌30g，甘草10g。

上药以水3杯，煮取1杯，药滓再煮，取汁1杯，日分2次温服。

二诊：8月25日。服药5剂，二便通调，身热已解，痰吼减轻，咳痰爽利，胸痛已除，上方既显效机，仍守上方扩充。

桑白皮10g，杏仁泥15g，枇杷叶15g，川贝母10g，半夏20g，生石膏30g，炒莱菔子20g，射干10g，皂刺6g，蛤粉30g，白茅根20g，瓜蒌皮20g，桔梗10g，云茯苓20g，甘草10g。

上药以水3杯，煮取1杯，日分2次温服。

三诊：8月29日。续服4剂，痰吼已平，咳痰显少，饮食尚少，亦可平卧而眠，脉来不若前甚，再守上方，略加开胃之品。

杏仁泥10g，枇杷叶10g，清半夏15g，炒枳壳15g，炒莱菔子15g，陈皮10g，云茯苓15g，淡竹茹10g，瓜蒌皮20g，甘草10g。

上药以水3杯，煮取1杯，药滓再煮，取汁1杯，日分2次温服。

7. 肺寒喘嗽

于某某，男，76岁，平原城老干部。1969年11月6日初诊。

咳喘夙疾，已经9年，汗出畏冷，夜半身冷，咳喘又发，今已6日，咳喘汗出畏冷，咳吐白痰，黏腻如胶，胸脘痞满，不欲饮食，脉来弦滑，舌淡苔白腻，脉证互勘，证属肺寒喘嗽。治以温肺去寒，化痰平喘，方宗小青龙法。

麻黄6g，桂枝10g，干姜6g，细辛3g，五味子10g（打细），陈皮12g，半夏15g，川朴6g，云茯苓15g，杏仁泥12g，甘草10g。

上药以水3杯，煮取1杯，药滓再煮，取汁1杯，日分2次温服。

二诊：11月11日，初服1剂，安寐达旦，续服4剂后，身温汗敛，咳喘渐平，胸脘已宽，饮食渐进，喘嗽夙疾，当缓缓调之。

杏仁泥12g，陈皮12g，半夏15g，干姜6g，五味子6g（打细），云苓15g，党参10g，当归10g，熟地15g，白芥子5g，射干6g，甘草10g。

上药以水3杯，煮取1杯，药滓再煮，取汁1杯，日分2次温服。

8. 肾虚喘嗽

王某某，女，63岁，国棉厂工人，1980年10月29日初诊。

患肺气肿，屈指9年，近旬以来，复感风寒，喘嗽不已，打针输液兼服中药，显效甚微，今晨6点，突然呼吸迫促，汗出肢冷，急趋诊之，精神萎靡，面青身冷，头汗湿发，脉来沉微，舌苔灰白，小便失溲，喘嗽息低。此肾阳衰微，阴寒盛极，所幸大便未遗，急以温肾纳气，方用真武意。

制附子12g，炒白术15g，云茯苓15g，白芍10g，台参15g，生姜10片。

急煮频服，不可间断。

中午来人报知，喘息略平，头汗已收，面青已转红润，四肢温和，余会其意，再予上法扩充。

党参10g，制附子10g，炒白术15g，云茯苓15g，五味子6g（打细），炒杏仁泥10g，蛤蚧一对（打细），生姜10g，甘草10g。

上药以水3杯，文火久煮，取汁1杯，药滓再煮，取汁一杯，日分2次温服。

二诊：11月2日。上方服后，精神振作，脉象冲和，饮食正常，方以加味金水六君煎方，以理气化痰，益肺补肾平喘。

陈皮20g，半夏20g，云茯苓20g，生甘草10g，熟地20g，当归10g，细辛2g，五味子6g（打细），生姜6片。

上药以水3杯，煮取1杯，药滓再煮，取汁1杯，日分2次温服。

妇科病的治疗经验

1. 痛经

于某某，女，28岁，已婚，德州国棉厂工人，1981年3月6日初诊。

患痛经病已3年，每以逍遥丸调治。近半年以来，每次经潮之前少腹作痛，并两胁作痛，胸宇苦闷，身体逐渐消瘦，不欲饮食，下午手足心热，经血超前四五天，血紫量少有瘀块，脉来弦细，舌质偏青暗，舌边有瘀点，苔薄白黄相杂。综观脉证，证属瘀血痛经。方用青主宣郁通经汤加减，经前5日服。

当归15g，白芍15g，丹皮12g，炒黑栀子10g，丹参30g，柴胡6g，醋炒香附10g，郁金10g，黄芩10g，桃仁10g，红花10g，元胡10g，甘草10g。

上药以水3杯，煮取1杯，药滓再煮，取汁1杯，日分2次温服。

二诊：3月18日，经前服药4剂，经血至，腹痛较以往减轻大半，经血仍紫暗，瘀块减少，手足心热，较前为减，脉来不若前甚，仍以上方加减。

当归15g，白芍20g，丹皮15g，丹参50g，桃仁10g，红花10g，牛膝20g，醋炒香附10g，郁金10g，鸡血藤40g，生地30g，地骨皮10g，甘草10g，枳壳15g。

上药以水3杯，煮取1杯，药滓再煮，取汁1杯，日分2次温服。

三诊：4月23日。上药连服6剂，小腹痛及手足心热病除，昨日早晨，月经突然来潮，经前并未现小腹作痛。

5月24日。月经又至，亦未现经前腹痛。告之愈。

2. 痛经

刘某某，女，19岁，学生。1983年7月20日初诊。

经前两天或三天，每感小腹冷痛，或腰痛冷，今将临经，即感小腹冷痛，面色青紫，手足不温，不欲饮食，胃脘痞满欲呕，脉来沉紧，舌边紫，舌苔白薄。脉证合参，证为虚寒痛经，治以温经化滞止痛。

当归15g，川芎10g，小茴香10g，白术10g，干姜10g，甘草10g，降香10g。

上药以水3杯，煮取1杯，药滓再煮，取汁半杯，日分2次温服。

二诊：7月24日。上药服3剂，小腹冷痛不若前甚，胃脘痞满亦减，今日月经又至，小腹尚觉隐痛，经血色紫红，有少量瘀块，手足温，食欲可。脉沉紧亦不甚，舌色同上，治以活血化瘀，理气止痛为法。

当归15g，川芎10g，小茴香10g，炒白术10g，干姜10g，桃仁10g，红花10g，乌药15g，炒香附15g，怀牛膝15g，党参10g，焦山楂15g，元胡10g，甘草10g。

上药以水3杯，煮取1杯，药滓再煮，取汁半杯，晚服1杯，早晨半杯。口忌生冷、油腻。

三诊：9月20日。上药服3剂，经血畅通，隐痛止，今月经至，经前2天略有小腹痛，正值考试，未能复诊。经血颜色深红，未发现瘀血块，脉来沉弦，舌色正常，苔白腻。仍守上方，偏重理气、养血、通经。

当归10g，川芎8g，丹参20g，焦山楂15g，熟地15g，云茯苓15g，白术10g，乌药15g，陈皮15g，炒香附10g，桃仁6g，红花6g，怀牛膝10g，砂仁6g，甘草10g。

上药以水3杯，煮取1杯，药滓再煮，取汁1杯，日分2次温服。

3. 经前衄血

陈某某，26岁，武城农民，1964年6月7日初诊。

月经来潮之前四五天，每每见有鼻衄，中医名为“倒经”。昨天又发鼻衄，已知月经将至，流血鲜红，头痛不已，面部烘热胜于往昔，心中烦躁，夜不得眠，并不欲饮食，口苦咽干，特来门诊。脉象弦数，舌质红绛，苔黄。据脉证分析，冲脉热盛于平素，借胃肝气火上逆而形成之经前衄血。治以清热降气，凉血通经。方以犀角地黄汤加减调之。

生地 30g，白芍 30g，丹皮 15g，白茅根 15g，知母 9g，茜草根 12g，藕节 30g，黄芩 6g，元参 12g，生甘草 9g，犀角①粉 3g（兑药分冲）。

上药以水 3 杯，煮取 1 杯，药滓再煮，取汁 1 杯，日分 2 次温服。（每服兑冲犀角粉 1.5g）

二诊：6 月 11 日。上药服 3 剂，鼻衄渐渐停止，头痛、脸面烘热已减大半，于昨日经至，血下多瘀块，色紫，小腹绵绵作痛。气火已降，血下行又多瘀滞，治当理气凉血，化瘀通经。

白芍 20g，生地 30g，丹皮 10g，当归 20g，川芎 10g，桃仁 10g，牛膝 15g，丹参 30g，益母草 20g，泽兰叶 15g，甘草 10g，焦山楂 20g。

上药以水 3 杯，煮取 1 杯，药滓再煮，取汁 1 杯，日分 2 次温服。

4. 闭经

林某某，女，19 岁，德州三中学生，1976 年 8 月 24 日初诊。

月经素来正常，因饮食不节，月经突然中断，已近两月不至，近来食欲不振，曾服理中丸，丹栀逍遥丸等，均无效果，又曾服用中药数剂，亦未见效。目前：不欲饮食，胸脘痞闷，小腹有时绵绵作痛，舌质偏红，舌苔白腻，脉象弦细无力。

脉弦，主乎腹痛拘急，脉细，主乎气衰诸虚，中焦脾胃气阴虚弱，化源不足，故而引发经闭。观其体形丰厚，选用《医学衷中参西录》服山楂方予之。张锡纯云："山楂，善入血分，为化瘀血之要药……女子至期，月信不来，用山楂两许煎汤，冲化红糖七八钱服之即通，此方屡试屡效。若月信数月不通者，多服几次亦通下。"

炒山楂 40g，红糖 30g。

上方以水 2 杯，浓煎山楂，取汁 1 杯，兑化红糖 30g，每晚睡前一次温服。

按：上方一连应用六天，胸脘痞闷显宽，饮食增加，小腹作痛消失，又连续服药四天，月经即通，无腹痛痞闷之证，五日后经净，精神充沛。

5. 癥结（子宫肌瘤）

许某某，女，33 岁，已婚，天津。1970 年 11 月 5 日初诊。

三月前发现小腹有一结块如卵，日前增大如拳，去某医院检查治疗，说是子宫一大肿块，服西药将近一月，病不减反增，也曾服过中药无效。目前：身

① 本品现已禁用。为保留医案原貌计，予以保留。

体消瘦，精神倦怠，四肢酸楚乏力，腰痛，月经三月未至，下午身感潮热，心悸气短，不欲饮食，夜梦烦扰不安。腹诊：皮肤枯涸皴揭，小腹肿物如拳大，重按则疼痛，不移。脉来沉弦，舌质青紫边有瘀点，舌苔薄黄不润。

辨证治疗：癥结既成，病在血分，其癥之始，或由饮食失节，寒温不调；或由暴怒伤肝，血络瘀滞；或由脾失统运气滞不宣，血涩不利，或由冲任失司，血瘀成癥，然而癥结已成，重在血分无疑。身体由肥转为消瘦，皮肤枯涸皴揭，以及月经失调，潮热心悸，不食烦扰等，皆为其候也。治疗以理气活血化瘀，佐以软坚散结为法。

当归 20g，川芎 15g，白芍 20g，生地 30g，丹皮 10g，云茯苓 20g，桃仁 10g，红花 10g，丹参 30g，怀牛膝 15g，焦山楂 30g，枳壳 15g，甘草 10g。

上药以水 3 杯，煮取 1 杯，药滓再煮，取汁 1 杯，日分 2 次温服。

二诊：11 月 20 日。上药服 12 剂，小腹癥块似有缩小，饮食有所增加，心悸、气短好转，午后潮热不若前甚，脉象沉弦，似有滑意。病在重途，缓缓调之，欲速则不达矣。

当归 20g，川芎 15g，赤白芍各 15g，生地 30g，丹皮 12g，云茯苓 30g，桃仁 10g，红花 10g，丹参 40g，怀牛膝 3g，焦山楂 30g，枳壳 20g，泽兰叶 20g，益母草 20g，甘草 10g。

上药水煮 2 遍，取汁 2 杯，日分 2 次温服。

三诊：12 月 4 日。上药续服 12 剂，癥块缩小，午后亦不潮热，饮食转旺，心悸亦安，夜亦安寐，脉来弦滑，舌质紫红，苔薄而润，气血得以斡旋，偏重软坚消结。

当归 20g，川芎 15g，赤芍 30g，生地 30g，丹皮 12g，云茯苓 30g，桃仁 10g，红花 10g，丹参 50g，怀牛膝 30g，海螵蛸 30g，茜草 10g，鳖甲 20g，牡蛎 30g，醋炙香附 20g，三棱 6g，莪术 6g，甘草 10g。

上药以水 4 杯，慢火久煮，取汁 1 杯，药滓再煮，取汁 1 杯，日分 2 次温服。

四诊：12 月 14 日。上药连服 5 剂，小腹癥块消减三分之二，重按亦无痛感，病机已转，上方续进。

五诊：12 月 20 日。上药再服 5 剂，小腹肿块消失，小腹按之柔软。以上治法，初诊、二诊重在活血、凉血、化瘀，三诊、四诊重在理气软坚、消结，法度如此，勿可孟浪。病既除，调养冲任，不可轻视。

当归 20g，川芎 10g，白芍 15g，生熟地各 20g，丹皮 10g，云茯苓 20g，牛膝 20g，龟板 20g，阿胶 10g（烊化），知母 6g，黄柏 6g，甘草 10g。

上药水煮 2 遍，取汁 2 杯，日分 2 次温服。

按：上药断续服药 15 剂，其夫报说，月经通畅已 3 天，无腹痛腰痛。

6. 妊娠呕吐

苏某某，女，29岁，天津，教师。1979年3月3日初诊。

去岁患崩漏之病，流血过多，曾出现一次休克，迄今半年，体质虚弱，一直不得恢复，经常心悸身出虚汗，四肢倦怠，饮食欠佳。现怀孕将3月，迩来呕吐频发，吐出之物酸苦如痰涎，甚则吐出酸苦食物，曾去医院要求人工流产，但因心脏太弱，又不宜立即流产，回家调养，仍呕吐不已，转来诊疗：胸脘痞满，腰脊冷痛，但欲蜷卧，脉来滑细无力，心中畏冷，舌淡白，苔白。

辨证治疗：气血不足之体，虚弱之甚，调补气血尚欠不及，而又受孕3月，气血不足养胎，呕吐又发频作，脾胃化源亏极，冲气上逆，频发酸苦，故而心悸出虚汗，饮食不佳，四肢倦怠，心中畏冷，以及脉沉无力等候，治宜温经安冲，和胃安胎，方以紫苏安胎方加味。

紫苏15g，炒白术15g，砂仁10g，党参15g，酸枣仁30g，川续断20g，菟丝子20g，陈皮15g，黄芪15g，阿胶10g（烊化），甘草10g，生姜6g（切）。

上药以水3杯，煮取1杯，药滓再煮，取汁1杯，日分4次温服。

二诊：3月6日。上方频服3剂，呕吐十去其七，饮食好转，心悸出虚汗亦减，心中畏冷亦瘥，上方既显效机，仍守上方续进。

三诊：3月9日。呕吐已止，饮食增多，有馨香之味，精神较前振作，胸脘亦无痞满，脉来仍沉细，再宗上方加味调之。

紫苏10g，炒白术20g，党参20g，砂仁10g，陈皮15g，黄芪20g，川续断30g，菟丝子30g，桑寄生20g，陈皮15g，酸枣仁30g，阿胶10g（烊化），甘草10g。

上药以水3杯，煮取1杯，药滓再煮，取汁1杯，日分2次温服。

7. 妊娠呕吐

庞某某，女，26岁，济南槐阴区工人，1964年初诊。

妊娠两月余，呕吐酸水，甚则呕吐黄绿苦水，心悸胸闷不欲纳谷，性情急躁，寐劣多梦，口苦咽干，脉象弦滑，舌质偏红，苔黄。

辨证治疗：妊娠两月，胆气失于宁静，上逆并挟胃气而至呕吐苦水，胆气浮荡于上，故而口苦咽干，寐劣多梦；胃气失于和降，故而胸闷，心悸，不欲饮食。脉象均为胆胃火盛。治以宁胆降气平火，和胃养阴降逆之法调之。方以安妊饮方加味。

桑叶30g，丝瓜络30g，竹茹20g，黄芩10g，酸枣仁30g，生石膏20g，麦冬20g，甘草10g，生姜6片为引。

上药以水3杯，煮取1杯，药滓再煮，取汁1杯，日分2次温服。忌食辛辣之品。

治疗经过：上方连服3剂，呕吐酸绿苦水停止，可进清淡饮食。原方再服

3 剂，一切症状消失，喜归济南。

8. 滑胎（习惯性流产）

郑某某，女，31 岁，航运公司职员，1961 年 11 月 3 日初诊。

患者婚后曾怀孕 2 次，每次均在怀胎三月余小产，颇感痛苦，今又停经两月，经医院妇科检查，小便呈现阳性，虑以往西医保胎无效，特转中医诊治。目前：胸闷神呆，身感疲劳，时时欲呕，不欲饮食，心悸不安，腰感酸楚，脉来虚滑无力，舌苔白薄。

辨证治疗：综合患者脉证及前因损伤，肾气久衰不振，虽怀妊，胎元依然不固，皆肾中元阳不足之象，腰感酸楚或疼痛，既是明征矣，多为难保。再加不食欲呕，胎气上冲，皆为滑胎之候。治当调降胃气以安冲，补肾安胎以调补任脉，冲任安和，胎元始可巩固，未识能得应手否，尚请高明裁正。

川续断 18g，桑寄生 18g，菟丝子 18g，酸枣仁 18g，陈皮 15g，竹茹 9g，黄芩 9g，老荷梗 12g，炒白术 12g，生姜 6 片引。

上药以水 3 杯，煮取 1 杯，药滓再煮，取汁 1 杯，日分 3 次温服。

二诊：11 月 7 日。上药服后，腰酸竟除，胸闷显宽，心悸欲呕停止，精神好转，脉来不若前甚，病始入于坦途，不可有恃无恐，方与寿胎丸方。

川断 18g，桑寄生 18g，菟丝子 18g，阿胶 9g（烊化），白术 12g，生姜 6 片为引。

上药以水 3 杯，煮取 1 杯，药滓再煮，取汁半杯，日分 2 次温服。

当即把药方交于患者，一有腰酸或腰痛，必服此药 3 剂为要。

1962 年 8 月，生得一子。特来告之。

9. 堕胎（先兆流产）

刘某某，女，29 岁，河北衡水工人，1981 年 2 月 27 日初诊。

怀孕 3 月余，不慎跌仆，当日即感小腹坠痛，两日后，仍感坠痛不已，并腰酸乏力，家人劝之乃来就诊：脉来滑数无力，精神饮食均正常，证属胎儿不固，有欲堕之虞，方用寿胎丸调之。

川续断 30g，桑寄生 30g，菟丝子 30g，炒白术 20g，党参 15g，陈皮 15g，黄芩 10g，甘草 10g。

上药以水 3 杯，煮取 1 杯，药滓再煮，取汁 1 杯，日分 2 次温服。

二诊：3 月 3 日。上药连服 3 剂，小腹坠痛减轻，腰酸得愈，唯略感胸脘痞满，不欲食，脉仍滑数，舌质淡红少苔。上方略加宽胸消痞为治。

川续断 20g，桑寄生 20g，菟丝子 20g，炒白术 10g，陈皮 15g，黄芩 10g，荷梗 15g，甘草 10g，淡竹茹 10g，丝瓜络 15g。

上药以水 3 杯，煮取 1 杯，药滓再煮，取汁 1 杯，日分 2 次温服。

10. 白带

范某某，女，26 岁，临邑农民，1988 年 9 月 3 日初诊。

经常在自家冷库工作，患白带已3月余，由于忙乱，不及治疗，目前：白带淋漓不断，腰背酸楚，不欲饮食，有时气短，四肢疲倦，近来带下增多，脉来濡细，舌质淡白，苔白而腻。

辨证治疗：工作于冷库，寒湿太甚，脾气虚弱，其气下趋，以致带脉虚寒失约，形成白带。带脉起于腰之十四椎，湿盛而腰背酸楚，脾之运化不及，阳气不达四肢，故而不欲饮食，四肢倦怠，气短。治以健脾化湿，调补带脉，方用青主完带汤加减。

炒白术30g，炒苍术20g，黄芪20g，党参20g，柴胡15g，升麻10g，云茯苓30g，炒白扁豆20g，苡米30g，防风10g，海蛸30g，鹿角霜20g，甘草6g，车前子30g（包）。

上药以水3杯，煮取1杯，药滓再煮，取汁1杯，日分2次温服。忌食冷物，注意温暖。

二诊：9月10日。上药连服6剂，白带减却近半，饮食已感馨香，唯腰背酸楚，减不了了，白带来兹3月，亦为之久带，治当脾肾双调，待带脉得以温煦，方可无虞。

炒白术30g，炒苍术20g，黄芪20g，党参20g，云茯苓30g，炒苡米30g，鹿角霜20g，川续断30g，菟丝子30g，海螵蛸30g，巴戟天10g，甘草10g。

上药以水3杯，煮取1杯，药滓再煮取汁1杯，日分2次温服。

三诊：9月25日。上药再服5剂，白带十去其七，回原籍后，又以原方在当地取药5剂，白带已愈，腰背酸楚尽除。

11. 黑带

付某某，女，42岁，国棉厂工人，1980年10月11日初诊。

黑带淋淋月余，味腥臭，腰痛，四肢疲乏，面色苍老，心中烦热，寐劣多梦，不欲饮食，大便干燥，小便黄少，脉来细数，舌偏红，少苔。

辨证治疗：烦热太甚，肾水亏乏，虚火蒸腾，气血枯涸，形成黑带。治以清热泻火，火热退而带自除，方用青主利火汤加减。

大黄炭10g，白术10g，茯苓30g，栀子10g，黄柏10g，白芍15g，地榆炭30g，炒贯众20g，生地30g，黄连10g，车前子30g（包），泽泻20g，茵陈20g，生甘草10g。

上药水煮二遍，取汁2杯，日分2次温服。

二诊：10月18日。上药连服6剂，黑带清除，而又有淡青黄带点滴，饮食可，大便调，烦热止，寐转安，脉来尚觉细数。

白术15g，云茯苓20g，黄柏10g，樗皮10g，泽泻20g，丹皮6g，茵陈10g，白芍10g，扁豆10g，白果10g，甘草10g。

上药以水3杯，煮取1杯，药滓再煮，取汁1杯，日分2次温服。

12. 白带

付某某，女，35岁，石家庄，1999年11月22日初诊。

带下清冷，质稀量多如水，淋漓不断已2月余，小腹部经常有冷感，腰部沉痛，大便溏薄，小便清长，脉来沉迟，舌质淡白，苔腻。

辨证治疗：寒湿内郁，肾阳不足，任脉亏虚，带脉失却约束之能，故而带下清冷，质稀似水，小腹有冷感，大便溏薄，脉与舌象，共为肾阳不足，命门火衰，下不能温暖下焦，上不能温化脾土，全局观之，责在肾阳不足。治当温补肾阳，渗湿止带。方用内补丸加味。

鹿角霜20g，肉桂5g，制附片10g，黄芪30g，菟丝子30g，桑螵蛸20g，肉苁蓉20g，苍术10g，白术10g，干姜10g，茯苓20g，巴戟天20g，甘草10g。

上药以水4杯，煮取1杯，药滓再煮，取汁1杯，日分2次温服。

二诊：11月25日。上药连服3剂，小腹沉痛减轻，带下量亦减少。他症尚无起色，再步上方调之。

鹿角霜30g，肉桂6g，制附片10g，黄芪50g，菟丝子30g，桑螵蛸30g，苍术10g，炮姜10g，茯苓30g，巴戟天20g，炒苡米30g，川续断30g，桑寄生30g，甘草10g。

上药以水4杯，煮取1杯，药滓再煮，取汁1杯，日分2次温服。

三诊：12月3日。上药连服6剂，白带减却十分之八，小腹已感温暖，腰部沉痛已瘥，脉来不若前甚。上方已见效机，仍守上方出入续服。

鹿角霜30g，肉桂5g，制附片10g，菟丝子30g，桑螵蛸30g，炮姜炭10g，巴戟天15g，川续断20g，桑寄生30g，杜仲炭30g，苍术炭10g，干姜炭10g，甘草10g。

上药以水4杯，煮取1杯，药滓再煮，取汁1杯，日分2次温服。

四诊：12月10日。上药连服6剂，白带瘥，脉来充实，舌质红活，苔薄，饮食旺盛，精神已振，略书小方以保持疗效。

台参10g，炒苍白术各10g，云苓20g，陈皮20g，桂枝尖20g，甘草10g。

上药以水3杯，煮取1杯，药滓再煮，取汁1杯，日分2次温服。

13. 痰湿白带

周某某，女，42岁，职员，夏津县，2001年6月15日初诊。

患白带一证，月余不瘥，服多种西药无效，转来中医诊疗。目前白带量多，质如痰涎，淋漓不断，有腥味，身体肥盛，周身酸软，精神疲倦，胸脘痞闷，甚则胀满，痰多恶心，不欲饮食，腰胀，下肢偏冷，微肿，舌淡，苔腻，脉滑沉。

辨证治疗：肥胖之人多湿多痰，痰湿之邪下趋带脉，故带多状如痰涎，有腥味。脾肾阳气不足，关键在脾与带。《奇经八脉考》云：“带下之病，太阴主之。”脉与舌象，无不属于痰湿泛溢之征。治以健脾渗湿，气化利水，方以胃苓汤加味。

苍术炭20g，炒白术20g，云茯苓30g，陈皮20g，川厚朴10g，桂枝10g，山药30g，苡米30g，扁豆20g，泽泻20g，车前草30g，甘草10g，炮姜8g，大枣4枚（掰）。

上药以水4杯，煮取1杯，药滓再煮，取汁1杯，日分2次温服。

二诊：6月20日。上药服3剂，疗效不明显。再诊，亦若前证未变，状属病重药轻。再步上方加渗湿汤出入调之。

苍术炭15g，炒白术15g，干姜10g，茯苓30g，川朴10g，炒枳实20g，陈皮20g，海螵蛸20g，龙骨20g，牡蛎20g，白芍10g，鹿角霜30g，芡实10g，吴茱萸6g，甘草10g，苡米30g。

上药以水4杯，慢火久煮，取汁1杯，药滓再煮，取汁1杯，日分2次温服。

三诊：6月26日。上药迭进6剂，以上诸症十去其七，仍守上方续服。

四诊：6月27日。上药迭进6剂，痰湿之带基本痊愈。惟有胸间稍有闷感，再守上方意，略佐宣降之品调之。

炒白术15g，云茯苓20g，陈皮20g，半夏20g，杏仁15g，厚朴10g，泽泻15g，川续断20g，生姜6g，甘草10g。

上药以水3杯，煮取1杯，药滓再煮，取汁1杯，日分2次温服。

五诊：7月6日。上药服5剂，肺气宣降，胸闷除。饮食馨香，精神振作。脉来充实，舌淡。不与药。嘱：注意饮食，少吃寒冷油腻之品。

14. 湿热黄带

宋某某，女，46岁，农民，2004年7月3日初诊。

带下如黄脓色，量多秽臭，黏腻，阴部痛痒，肛门部亦有时作痒，小便短赤，甚则有痛感，脉弦滑，苔腻。

辨证治疗：湿热蕴结下焦，损伤任脉、带脉，浊液下注，湿热相混，由是色黄如脓而黏腻，湿热之邪伤及阴部，故现痛痒。《女科证治约旨》云：“因思虑伤脾，脾土不旺，湿热停聚，郁而化黄，其气臭秽，致成黄带。”治以清其郁热，利湿止带，方用易黄散加味调之。

山药20g，芡实20g，黄柏10g，白果20g，云茯苓20g，土茯苓30g，连翘20g，滑石20g，白茅根30g，泽泻30g，黄芩10g，甘草10g，车前子30g（布包）。

上药以水3杯，煮取1杯，药滓再煮，取汁1杯，日分2次温服。

二诊：7月7日。上药服3剂，小便增多，黄带减少，仍黏腻，有臭味，痛痒略减，脉仍弦滑。上证略显小效，仍以上方增减与之。

生山药30g，芡实20g，黄柏10g，土茯苓30g，连翘30g，滑石20g，白茅根30g，云茯苓30g，黄芩10g，海螵蛸30g，甘草10g，车前子40g（包），泽泻20g，赤芍10g，红花6g。

上药以水4杯，煮取1杯，药滓再煮，取汁1杯，日分2次温服。

三诊：7月13日。上药连服6剂，黄带十去其七，色浅，臭味减轻，痛痒已瘥，上证治疗既已显效，再步上法继之。

生山药25g，芡实20g，黄柏10g，土茯苓30g，连翘30g，滑石20g，白茅根30g，黄芩10g，海螵蛸30g，泽泻20g，赤芍10g，甘草10g。

煎服方法同上。

四诊：7月20日。上药仍服6剂，黄带已瘥，脉来较为充实，为筑固疗效，再与健脾益气、充实带脉之法调之善后。

炒白术10g，制苍术10g，茯苓15g，泽泻10g，陈皮20g，枳壳10g，干姜6g，白芍8g，甘草10g.

上药以水3杯，煮取1杯，药滓再煮，取汁1杯，日分2次温服。

15. 湿毒黄绿带

赵某某，女，33岁，德州国棉厂职工，1991年6月10日初诊。

患黄绿带20余日，其形黄中夹有绿色。甚则偶见血丝，浑如泔，质黏，有腥味。自服龙胆泻肝丸数日，不效，并见阴部作痒、灼热、肿痛，大便秘滞，小便短赤，有时小腹胀痛、腰坠、心中烦躁，眠睡不安、失眠。脉象弦滑，舌质偏红，舌苔黄腻。

辨证治疗：劳伤冲、任、带脉，湿热之毒，趋于下焦，故带下色黄，兼挟绿色、血丝，其质如脓而黏，湿热毒气，斡旋阴部而瘙痒难忍，湿热之毒气，波及膀胱与腰，故小便短赤，腰痛。热毒之气，伤及心神，故心中烦躁，失眠，脉与舌象，均属湿热毒气伤及冲、任、带脉之征。治以清热解毒，利湿止带。

茵陈30g，白芍20g，丹皮10g，栀子10g，黄柏10g，土茯苓50g，金银花20g，连翘20g，泽泻20g，滑石20g，黄芩10g，生地炭30g，大黄炭10g，甘草10g，白通草20g，白茅根30g。

上药以水4杯，煮取1杯，药滓再煮，取汁1杯，日分2次温服。

二诊：6月17日。上药连服6剂，湿热之毒气减少，带中绿色、血丝不见，他症尚未尽解，再步上法继之。

茵陈30g、白芍15g、丹皮10g、栀子10g、黄柏10g、土茯苓50g、银花20g、连翘20g、泽泻20g、滑石20g、白通草20g、白茅根30g、甘草10g、车前子30g（布包）。

上药以水4杯，煮取1杯，药滓再煮，取汁1杯，日分2次温服。

三诊：6月20日。上药再服3剂，黄带尚多，减不足言，斟酌之，变通上方继进。

茵陈30g，白芍15g，丹皮10g，栀子10g，黄柏10g，土茯苓50g，银花20g，连翘20g，泽泻20g，滑石20g，白通草20g，白茅根30g，甘草10g，车前子30g（布包）。

上药以水4杯，煮取1杯，药滓再煮，取汁1杯，日分2次温服。

三诊：6月20日。上药再服3剂，黄带尚多，减不足言，斟酌之，变通上方继进。

茵陈30g，白芍10g，丹皮10g，黄柏10g，土茯苓50g，泽泻20g，白通草20g，白茅根30g，海螵蛸30g，白果20g，熟大黄8g，王不留行20g，甘草10g。

上药以水4杯，煮取1杯，药滓再煮，取汁1杯，日分2次温服。

四诊：6月28日。上药又服6剂，湿毒黄带大减，小便转为清长，腹痛、腰坠均瘥，失眠好转，脉来较前充实许多，上药既已显效，仍守上方加减服之。

茵陈20g，白芍10g，黄柏10g，土茯苓40g，连翘20g，泽泻20g，白茅根30g，海螵蛸30g，白果20g，熟大黄6g，王不留行20g，云茯苓20g，陈皮20g，甘草10g。

上药以水4杯，煮取1杯，药滓再煮，取汁1杯，日分2次温服。

五诊：7月13日。上药再服5剂。黄带已去七八。病已入夷，上方减量服之。

茵陈10g，白芍10g，黄柏8g，土茯苓30g，泽泻20g，海螵蛸20g，白果10g，云苓15g，陈皮20g，甘草10g。

上药以水3杯，煮取1杯，药滓再煮，取汁1杯，日分2次温服。

16. 赤白带下

王某某，女，41岁，农民，河北省故城县。1998年10月2日初诊。

患白带数月，胸腹苦闷，治疗不利，又见腰痛。今已现赤白带下之象，赤白相混，其气味腥臭，质黏，阴部瘙痒，小腹坠胀疼痛，舌质偏红，苔腻，脉滑数。

辨证治疗：脾之湿气过盛，胸腹苦闷。下损带脉，现已湿热互结，故见赤白相杂，带脉失约，故小腹坠胀疼痛，带脉又系于督脉腰部，故带脉失于约束之力而腰痛，湿热之气浸淫阴部，故见阴户作痒。方用胜湿丸意。

苍术10g，枳壳10g，炮姜炭10g，地榆炭10g，白芍10g，滑石15g，云茯苓20g，海螵蛸20g，龙骨20g，牡蛎20g，樗皮15g，甘草10g，陈皮20g，白果20g，车前子20g，柴胡6g。

上药以水4杯，文火久煮，取汁1杯，药滓再煮，取汁1杯，日分2次温服。

二诊：10月8日。上药连服6剂，赤白带下十去其七，小腹坠胀疼痛已瘥，惟腰部尚感疼痛。治守上方，稍佐温补督脉之药继进。

苍术10g，枳壳10g，炮姜炭10g，白芍10g，云茯苓20g，海螵蛸20g，樗皮10g，柴胡10g，陈皮10g，白果10g，川续断20g，桑寄生20g，杜仲20g，车前子20g，甘草10g。

上药仍以水4杯，文火煮取1杯，药滓再煮，取汁1杯，日分2次温服。

三诊：10月15日。上药仍服6剂，带下继续减少，脉象充实，舌苔淡化，再步上方减量。

苍术10g，枳壳10g，云茯苓20g，海螵蛸20g，白果10g，川续断15g，陈皮20g，白芍10g，龙骨20g，牡蛎20g，甘草10g。

上药以水3杯，煮取1杯，药滓再煮，取汁1杯，日分2次温服。

四诊：10月18日。上药服3剂，带下已了，诸症相继而瘥，脉来缓和。与香砂养胃丸服之，以善后。

17. 白崩

林某某，女，41岁，天津，职员，1988年8月2日初诊。

患白带如注，质稀量大，状如米泔，黏液状，在当地治疗十余日，病不减。头目眩晕，气短，但得引长为快，言语低怯，身体消瘦，舌淡苔白，脉沉缓。检阅前服方药不出完带汤及胃苓散等。

辨证治疗：白带下注如米泔，量多，黏腻，身体迅速虚弱，并心悸眩晕，此乃白带之危象，为之白崩，非一般治白带之方可疗，综观舌淡，脉沉诸症，乃脾肾虚极，任脉失固，带脉失却约束之力。治以大补脾肾，益气固脱，方以茯菟丹加味。

炒白术20g，口芪30g，茯苓30g，白干参15g，菟丝子30g，莲子肉20g，炒山药20g，五味子10g，干姜6g，川续断30g，艾叶10g，海螵蛸30g，龙牡各30g，炒白芍10g，柴胡10g，升麻10g，酸枣仁20g，甘草10g，大枣6枚（掰）。

上药仍以水4杯，文火久煮，取汁1杯，药滓再煮，取汁1杯，日分2次温服。

二诊：8月5日。上药服3剂，白崩略显小效，而心悸，眩晕好转。再予上方续进。

三诊：上药服3剂，白崩显减十之二三。仍守上方加黄芪至50g，观其所以，再商。

四诊：8月9日。上药续服3剂，白崩显减近半，脾肾阳气有渐渐来复之意，气短减轻，腰痛亦减十之七八，再宗上方出入。

炒白术 20g，制苍术 15g，黄芪 50g，白干参 15g，菟丝子 30g，炮姜炭 10g，柴胡 10g，升麻 10g，白芍 10g，酸枣仁 30g，莲子肉 20g，海螵蛸 30g，甘草 10g，大枣 6 枚（掰）。

上药仍以水 4 杯，文火久煮，取汁 1 杯，药滓再煮，取汁 1 杯，日分 2 次温服。

五诊：8 月 16 日。上药迭进 6 剂，脾肾阳气来复，白崩将已，精神旺盛，脉来较前充实，可见任脉得固，带脉得约，心悸气短已瘥，体力增加。斟酌之，调补续进。

炒白术 15g，制苍术 15g，黄芪 30g，白干参 15g，菟丝子 20g，炮姜炭 10g，莲子肉 20g，云茯苓 30g，炒苡米 30g，海螵蛸 20g，生甘草 10g，大枣 6 枚（掰）。

上药仍以水 4 杯，文火久煮取 1 杯，药滓再煮，取汁 1 杯，日分 2 次温服。

六诊：8 月 27 日。上药隔日服药 1 剂，白崩得愈，身体增强，体力增加，面容红活，精神振作，为筑固疗效，配以散剂常服，回津调养，其病调治 1 月，真可谓“王道无近功也”。

台党参 100g，云茯苓 120g，炒白术 100g，菟丝子 6g，酸枣仁 100g，黄芪 100g，甘草 100g，干姜 30g。

上药共为细末，日服 2 次，每次 6g，白水送服。

18. 白崩

李某某，女，40 岁，武城工人，1881 年 9 月 10 诊。

突然患白带大下，下如米泔，经人介绍，特来诊之。

白崩证，是妇人阴道中流出的色白如米泔的黏液，来时多而如崩冲，其下如注，体力速速衰弱，气短，心悸，头晕，腰膝酸软，精神萎靡不振，脉沉细。这种病状如带下，但比带证为重。综合脉证汇参之，此乃脾肾之虚甚而为病，元气极虚之象，湿气胜而脾失运化。《妇科玉尺》指出：“白崩多由思虑过度所致也。”对于这种脾肾虚损之证，治疗当温阳化气，固涩健脾为法，方宜四君子汤扩而充之。

台参 20g，云茯苓 30g，炒白术 20g，苍术炭 20g，炒山药 30g，黑附片 6g，炮姜炭 10g，桑螵蛸 20g，菟丝子 20g，炒扁豆 10g，甘草 10g，黄芪 30g。

上药仍以水 4 杯，煮取 1 杯，药滓再煮，取汁 1 杯，日分 2 次温服。

二诊：9 月 14 日。上药连服 3 剂，带下如崩冲，减轻大半，精神振作，体力有所增加，他症均减而未瘥。仍守原方出入。

台参 25g，云茯苓 30g，炒白术 20g，炒山药 20g，黑附片 6g，炮姜炭 10g，桑螵蛸 20g，菟丝子 20g，炒扁豆 15g，黄芪 30g，甘草 10g，川续断 30g，龙骨 30g，牡蛎 20g。

煎服方法同上。

三诊：9 月 20 日。上药连服 6 剂，白崩一证，基本全瘳。精神更加振作，虽未上班工作，但能操持家务，饮食增加，腰膝亦觉有力，脉来冲和有力。仅书一善后之方予之。

台参 15g，云茯苓 30g，炒苍白术各 10g，炮姜炭 6g，桑螵蛸 10g，菟丝子 10g，川续断 30g，生龙骨 20g，生牡蛎 10g，黄芪 10g。

上药煮两遍，取汁两杯，日分二次温服，隔日服药一剂，与 6 剂。

药同量异治殊之方

(一) 四逆汤与通脉四逆汤

二方药同，而剂量不同。作以下对比：

四逆汤：甘草二两、干姜一两半，附子一枚（生去皮、破八片）。

通脉四逆汤：甘草二两、干姜三两、附子一枚（生用去皮、破八片）。

二方煮法：均以水三升，煮取一升二合，去滓、分温再服。

二方对比：方药同、剂量不同，所以治疗也就不同了。

四逆汤《伤寒论》323 条曰：“少阴病，脉沉者，急温之，宜四逆汤”。324 条曰：“少阴病，饮食入口则吐，心中温温欲吐，复不能吐，始得之，手足寒，脉弦迟者，此胸中实，不可下也，当吐之；若膈上有寒饮，干呕者，不可吐也，当温之。宜四逆汤”。225 条曰：“脉浮而迟，表热里寒，下利清谷者，四逆汤主之”。以上三条，其一说明内脏极虚极寒，再加上脉沉、但欲寐，病情严重到了极点。其二是少阴病，胸膈有寒饮，而不是痰涎实证，是虚极之证。其三是少阴病，脉迟和下利清谷，内脏虚寒不能运化食物，脉浮似有表热，是阴盛格阳之危证，说明里寒为真。三种情况下病情都较为危重、急迫，故均应急用四逆汤回阳救逆。

通脉四逆汤：《伤寒论》317 条曰：“少阴病，下利清谷，里寒外热，手足厥逆，脉微欲绝，身反不恶寒，其人面色赤，或腹痛，或干呕、或咽痛、或利止脉不出者，通脉四逆汤主之”。这一条重点是说了格阳证：下利清谷，手足厥逆，脉微欲绝，为里寒；而身热不恶寒，面色赤，为外热。此阴寒于里，格阳于外，乃阴寒盛极，虚阳反被格拒在外，形成内外不相通达，四逆是脉沉者，此为脉微欲绝，故以四逆汤倍加干姜，附子用大者一枚，驱盛极之虚寒以复其脉，故名之为通脉四逆汤也。370 条更加详细得说明道：“下利清谷，里寒外热，汗出而厥者，通脉四逆汤主之。”

（二）厚朴三物汤与小承气汤

二方药同，而剂量不同，作以下对比：

厚朴三物汤：厚朴八两，大黄四两、枳实五枚。

小承气汤：厚朴二两，大黄四两，枳实三枚。

二方煮法：厚朴三物汤，以水一斗二升，先煮二味，取五升，内大黄煮取三升，温服一升，以利为度。小承气汤以水四升，煮取一升二合，去滓，分温二服。

二方对比，方药同，剂量不同，所以治疗也就不同了。

厚朴三物汤见《金匮要略·腹满寒疝宿食病》篇第 11 条曰：“痛而闭者，厚朴三物汤主之”。此条的痛而闭者是指腹满而痛，属于里实可下之证，其病机是腑实内积，气滞不行为重点，所以重用厚朴。与小承气汤似同实异，方中厚朴用量，几倍于大黄，枳实用量也大于小承气汤，并先煮枳、朴，后内大黄，大黄不过助其通便。尤氏所谓：“承气意在荡实，三物意在行气。”

小承气汤见《伤寒论》205 条曰：“太阳病若吐若下若发汗后，微烦，小便数，大便因硬者，与小承气汤和之愈。”213 条曰：“阳明病，其人多汗，以津液外出，胃中燥，大便必硬，硬则谵语，小承气汤主之……”214 条曰：“阳明病谵语，发潮热、脉滑而疾者，小承气汤主之……”小承气汤，一是太阳转属；二是胃热炽盛，大便硬；三是潮热谵语脉滑疾；都可用小承气汤。方中大黄攻下实热，枳实、厚朴宣通气机，气行则邪滞可推荡而下，就能消除胸腹间的胀满与痞闷。

结石治疗经验

1. 胆囊结石

盖某某，男，46 岁，农民，1983 年 3 月 12 日初诊。

患胆囊结石半年，右胁下作痛，痛不可按，今再检查，B 超发现胆内结石如泥沙状尚存，脘胁作胀而痛，呕吐苦水，绿如菜汁，心中烦扰，不欲饮食，精神疲倦，小便色黄，大便干燥，脉象弦数，舌质偏红，苔黄。

辨证治疗：脉象弦数，多主腑热，胆气郁滞，多为湿热凝结，治以清湿热以疏泄胆腑，并和降胃气为治。

柴胡 6g，胡连 9g，鸡内金 20g，醋香附 15g，川楝子 12g，醋制元胡 10g，炒枳实 15g，陈皮 15g，半夏 15g，竹茹 10g，酸枣仁 18g，茵陈 15g，吴茱萸 3g，甘草 16g。

上药以水3杯，煮取1杯，药滓再煮，取汁1杯，日分2次温服。

二诊：3月18日。上药连服6剂，胁下作痛减轻，呕吐苦水止，心中烦扰减轻，大便干燥缓解，小便增多，二便通调，腑热随减，上方既已显效，仍守上方踵步。

柴胡6g，胡连10g，鸡内金20g，醋香附15g，川楝子15g，炒枳实20g，醋炒元胡10g，陈皮20g，半夏20g，金钱草30g，酸枣仁30g，吴茱萸5g，茵陈20g，竹茹10g，生甘草10g，槟榔片15g。

上药以水3杯，煮取1杯，药滓再煮，取汁1杯，日分2次温服。

三诊：3月24日。上方服4剂后，右胁下及大腹肠鸣辘辘，大便泻下四五次，以后胁痛全止，饮食增加，脉来弦数不若前甚。服第五剂后，一切症状消失，今上午去医院作B超显示：胆囊结石消失。

2. 肝内胆管结石

胡某某，女，45岁，乐陵县农民，2000年9月20日初诊。

患肝内胆管结石，持续发热不退，住某某医院西医治疗，治疗月余，仍持续发热不退，又做了B超，发现肝内胆管结石大过鸽子蛋，推往碎石室碎石后，发现石头原封未动，无奈，大夫劝说去上海某某医院开刀取石，手术费约在20万，患者一家危难不已，病友劝说，找来我处门诊治疗。

目前：精神萎靡，面色晄白浮虚，浑身汗出，低热不退，气息微弱，但欲蜷卧，右胁下作痛，绵绵不已，饮食点滴，二便苦涩，失于通调，脉来细数无力，舌质偏红，苔薄黄。脉证互参，证为治疗失当，形成劳热却津，清退劳热，势在必行。

银柴胡10g，胡黄连10g，知母10g，丹皮10g，地骨皮10g，鳖甲20g，生地30g，茵陈20g，石斛30g，麦冬20g，生龙牡各30g，甘草10g，金钱草20g。

上药以水4杯，煮取1杯半，药滓再煮，取汁1杯半，日分3次温服。

二诊：9月27日。上药连服6剂，低热已退大半，浑身汗出已显收敛，二便通调，精神好转，脉来仍细数，再守上方续服。

银柴胡10g，胡黄连10g，吴茱萸5g，知母10g，丹皮10g，鳖甲20g，生地30g，茵陈20g，生龙牡各30g，金钱草30g，内金15g，甘草10g，白芍10g。

上药以水4杯，煮取1杯半，药滓再煮，取汁1杯半，日分3次温服。

三诊至五诊：10月11日。上两诊后，服药顺利，效果逐渐显好，唯身感疲倦，腰背沉重不适，脉来较前有力，再宗上方，略加活络之品。

柴胡10g，白芍10g，白术10g，胡连6g，吴茱萸3g，鳖甲20g，金钱草20g，鸡内金20g，甘草10g，炒穿山甲6g，川楝子10g。

上药煮药方法、服药方法均同上。

六诊：11月25日。患者带药回家，上方共服药20剂，一切情况良好，体力较前增长，精神亦较前充实，右胁部仍感撑胀，按之尚痛，脉来较前好转，有力，根据身体情况，上方再次化裁，重加酸苦之药，以助结石消融。

柴胡 10g，醋炙香附 20g，醋制郁金 15g，鸡内金 15g，醋炙元胡 15g，炒川楝子 10g，炙鳖甲 20g，炙制穿山甲 10g，酸枣仁 30g，五味子 6g，胡连 6g，吴茱萸 3g，蒲公英 30g，醋炒白芍 20g，生甘草 10g，台参 15g。

上药以水 4 杯，浓煮，取汁 1 杯，药滓再煮，取汁 1 杯，日分 2 次温服。

七诊：2001 年元月 6 日。继服上方 20 剂，在本县做 B 超检查；发现结石如豆大，增加服药信心，今仍与药 20 余剂，方药同上。

八诊：3 月 6 日，再去医院作 B 超：肝胆管及胆囊未发现结石，再去某某大医院做 B 超，同样证实肝内胆管结石消失；胆囊亦未发现结石。

3. 肾结石

何某某，男，44 岁，河南省住德建筑队小队长，1998 年 7 月 20 日初诊。

酒客，饮而无度，经常醉倒，患腰痛，小腹痛，小便经常混浊，前 7 日去医院检查，B 超提示左肾结石，大小在 3mm×4mm 之间，曾服肾石通半月无效，B 超显示结石仍在肾盂内，经人介绍来门诊。面色红润，脉象弦滑有力，舌质红紫，苔黄腻，小便如茶，大便干燥。脉证互参，乃湿热久蕴下焦，氤氲而成结石，法当清热渗湿，软坚化石。

冬葵子 30g，石韦 20g，海螵蛸 30g，云茯苓 30g，桑寄生 20g，炒元胡 10g，大黄 10g，金钱草 30g，鸡内金 15g，甘草 10g。

上药以水 3 杯，煮取 1 杯，药滓再煮，取汁 1 杯，日分 2 次温服。

二诊：7 月 26 日。上药连服 4 剂，小便混浊稍清，他症尚无起色，仍与原方，加车前子 30g（包）。

三诊：8 月 16 日。上方连续服药 18 剂，患者自行去医院做 B 超检查，提示肾中结石已经下到左输尿管中下段。特跑来相告病情，余喜，欲使结石从速排出，书方于下。

冬葵子 40g，石韦 20g，萹蓄 30g，瞿麦 30g，王不留行 30g，大黄 10g，金钱草 30g，鸡内金 15g，滑石 15g，车前子 30g（包），茅根 30g，甘草 10g。

上药以水 3 杯，煮取 1 杯，药滓再煮，取汁 1 杯，日分 2 次温服。嘱：多饮暖水。

上药服 2 剂，7 月 28 日晨 4 点，患者急欲小便，发现尿道中似有物堵住，努力小便，尿液盈盆，发现有绿豆大小一块结石，色灰。

4. 输尿管结石

崔某某，男，47 岁，河北故城。1988 年 10 月 18 日初诊。

患者近半年以来，经常腰痛，小便有时灼热涩痛，一个月后，小腹突然剧痛如刀割，腰痛亦如骨折，输液打针数日不见好转，急送县医院检查，经 X

线拍片，诊断为左侧输尿管结石，医院输液3天，效果不著，转来治疗。

辨证治疗：腰痛，小便有灼热涩痛之感，脉象沉数，舌质偏红，舌苔黄腻，此湿热蕴结下焦，肾气虚，膀胱郁热，气化无权，治当清湿热，调其下焦气化。

冬葵子30g，金钱草30g，滑石20g，云茯苓30g，泽泻20g，海金沙15g，琥珀15g，王不留行30g，炒穿山甲10g，萹蓄20g，瞿麦20g，小蓟20g，茅根30g，桑寄生20g。

上药以水4杯，煮取1杯半，药滓再煮，取汁1杯半，日分3次温服。

二诊：10月22日。上药连服4剂，腰痛显减，小腹依然痛剧，小便色赤。认为结石动转欲出，仍宗上方加大剂量，力争石出。

冬葵子30g，金钱草30g，滑石3g，泽泻20g，海金沙20g，王不留行40g，炒穿山甲10g，琥珀20g，萹蓄20g，瞿麦20g，甘草10g，车前子40g（布包入煮）。

上药以水4杯，煮取1杯，药滓再煮，取汁1杯，日分2次温服。

三诊：10月23日。上药服后，夜半三更，小腹疼痛难忍，急于小便，其尿血相杂，突然结石排出，汗流浃背，其痛减轻大半，翌晨查，结石如蒺藜，色紫灰。书六味地黄汤，加血余炭，调理。

5. 输尿管结石

刘某某，男，35岁，德州某棉厂经理，1993年7月15日初诊。

苦心经营，频于应酬，形体逐渐消瘦，而湿热久蕴下焦，经常腰痛腰胀，小便淋沥涩痛，心烦口苦，寐劣多梦，脉象沉细略数，舌质偏红，苔薄黄。当时送X光检查，发现左输尿管上1/3处有黄豆大阴影，诊断输尿管结石。

辨证治疗：劳心过度，烟酒无度，成劳损之形，湿热郁结于肾与膀胱，以致气化无权，湿瘀互搏下注，而成此证。治当调肾以利气化，清泻湿热于膀胱，更佐凉血化瘀以通络。

桑寄生15g，杜仲15g，冬葵子30g，石韦20g，滑石15g，萹蓄15g，瞿麦15g，海金沙30g，赤白芍各15g，丹皮10g，芦根30g，茜草10g，细木通6g。

上药以水4杯，煮取1杯，药滓再煮，取汁1杯，日分2次温服。

二诊：7月21日。上药连服5剂，腰痛腰胀，小便淋沥显减大半，口苦已减，心烦得安，脉来不若前甚，综观之，湿热已有克化之渐，而结石未落，仍步上法增减续进。

桑寄生20g，冬葵子40g，石韦30g，海金沙20g，琥珀15g，萹蓄、瞿麦各20g，赤白芍各15g，芦根60g（一半炒炭），丹皮10g，车前草30g（布包）。

上药以水4杯，煮取1杯，药滓再煮，取汁1杯，日分2次温服。多喝白水。

上药连服4剂，晨起小便排出一粒如绿豆大之结石，从此以后，诸症日轻一日，告愈。

6. 输尿管结石

邹某某，男，38岁，干部，济南北园，1984年3月20日初诊。

患者于半年前，患腰痛腰胀，有时小便淋痛，去某医院检查小便，红细胞(++)，脓细胞(+)，白细胞(++)，经住院治疗，基本痊愈。7日前，小腹剧痛，腰痛，小便黄色，溲时涩痛，又去某医院治疗，经X线拍片检查，发现输尿管中段显示结石阴影，直径有4mm×4mm，密度不匀，经4天治疗不效，转来治疗，脉弦，舌红少苔，有饮酒吸烟嗜好，平素亦多食辛辣。

辨证治疗：下焦久有湿热蕴结，亦是形成输尿管结石的主要病因之一，治以清热利湿，凉血活络排石之法，方用排石汤出入。

金钱草25g，石韦20g，鸡内金15g，海金沙15g，云茯苓20g，泽泻15g，瞿麦20g，熟地黄20g，滑石10g，白芍15g，甘草10g，牡蛎30g，冬葵子30g。

上药以水3杯，煮取1杯，药滓再煮，取汁1杯，日分2次温服。

另：琥珀3g，海金沙2g，内金2g。研为细末，分2包，每次服药前，白水冲服一包。

上药服至第3剂后，小便排出结石1块如绿豆大，色灰黄。拟六味地黄汤以善其后。

7. 肾结石

宋某某，男，50岁，河北省故城，干部，1979年5月6日初诊。

左肾有结石，曾在石家庄某医院X片检查，经西医治疗一月余，再经X线检查，结石仍在左肾肾盂之内，唯症状有所缓解，回家休养，5月3日晚饮酒间，发现腰痛如折，疼不可忍，小便频涩热痛，打针输液痛缓。今日特来治疗。症见腰痛腰胀，行走迟缓，小便涩痛，阴头有灼热之感，化验室查尿：白细胞(++)，脓细胞(+)。

辨证治疗：下焦湿热蕴结已久，气血瘀滞，肾与膀胱气化失司，亦结石之因，脉来弦数，舌红苔黄，治以清热利湿以通淋浊，和络化瘀加以排石。

知母10g，黄柏10g，肉桂6g，鸡内金15g，云苓30g，泽泻20g，滑石10g，甘草6g，冬葵子30g。

上药以水3杯，煮取1杯，药滓再煮，取汁1杯，日分2次温服。

二诊：5月12日。上方服药4剂，阴头灼热之感消失，小便涩痛已减其半，腰痛腰胀依然，颠倒上方，重剂排石。

冬葵子40g，石韦20g，滑石15g，鸡内金20g，桑寄生20g，金钱草30g，萹蓄30g，瞿麦20g，云茯苓30g，白芍20g，炒穿山甲10g，血余炭10g，琥珀10g，车前子40g(包)。

上药以水4杯，煮取1杯半，药滓再煮，取汁1杯半，日分3次温服。

三诊：5月18日。上药服6剂。小便涩痛已除，腰痛腰胀已减大半，查尿：白细胞（+），红细胞（-），脓细胞（-）。脉来弦细，舌质偏红，少苔。上方已见效机，仍守上方续进。

四诊：5月26日。上药服5剂后，少腹微微作痛，急于小便，结石排出，如小豆样2块不整。腰痛腰胀消失，余嘱患者，每日服六味地黄丸，早晚各1粒，以善后。

孙朝宗

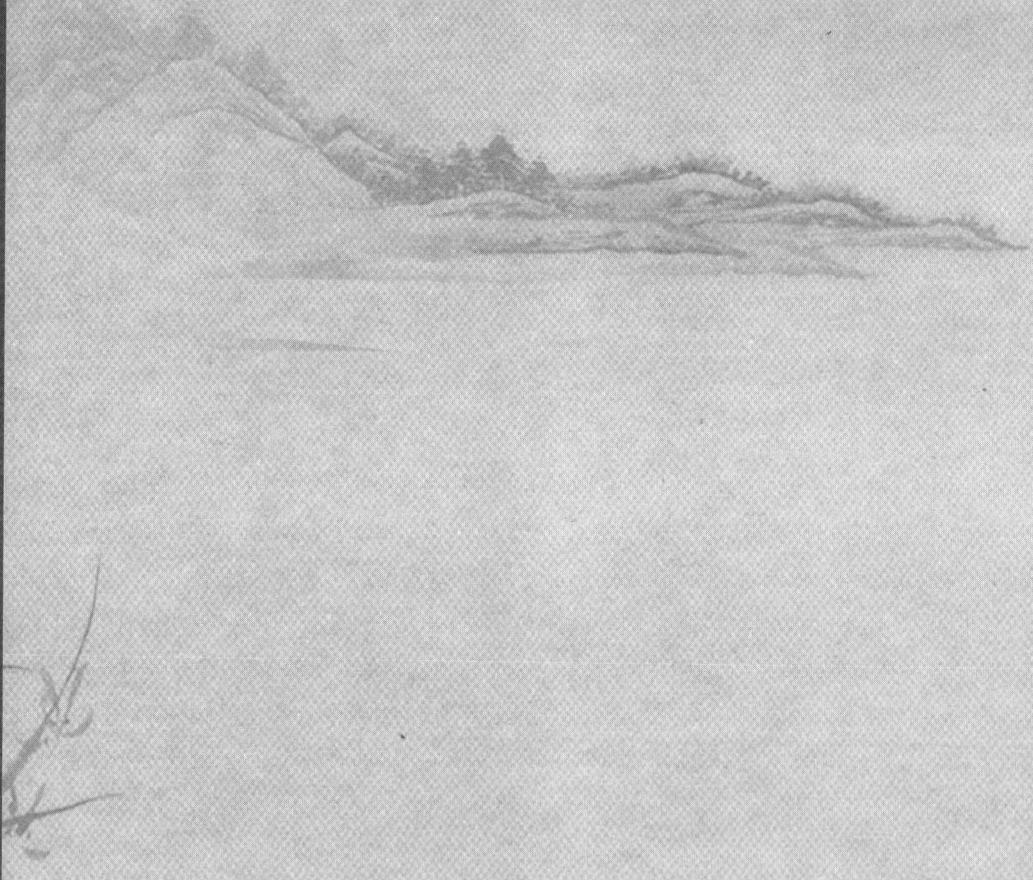

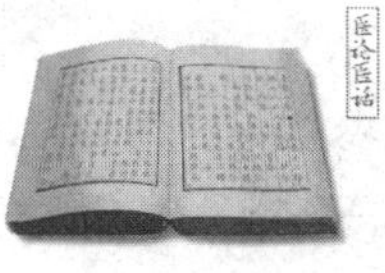

医案篇

心　悸

［**案例 1**］

王某某，女，45 岁，德州市某商店售货员，1967 年 5 月 24 日初诊。

劳心经营，一丝不苟，时有心慌，未加介意，辗转数月，身显消瘦，精力始感不足，气力有所减退，一日汗出过多而休克，同事急送医院治疗，住院 3 天，好转出院，仍去坚持工作。目前心悸不时发作，面色苍白，唇青不华，言语低微，精神疲倦，身自汗而畏冷，饮食少而痞滞，舌胖大色白，舌苔淡薄而湿，脉来细涩，中有结、代。脉证互勘，乃属气血衰少，不能濡养心血之证，治当益气养血，调补心血心气。

甘草 15g，桂枝 10g，党参 15g，生地 20g，麦冬 15g，火麻仁 15g，柏子仁 10g，酸枣仁 20g，当归 20g，阿胶 10g（烊化），黄芪 10g。

上药以水 3 杯，煮取 1 杯，药滓再煮，取汁 1 杯，日分二次温服。

二诊：5 月 27 日，服药 3 剂，精神好转，心悸不若前甚，脉来有结无代，仍守上方续服。

三诊：6 月 1 日，上药连服 5 剂，面色已显红润，饮食略有增加，身感温煦，脉来尚有结象。既见效机，仍守上方加人参至 20g，黄芪至 20g，以益气复脉。

四诊：6 月 7 日。上方断续服 8 剂，脉来冲和无结脉，精气较为充沛，饮食馨香。昨日中午，吃了一顿羊肉水饺，至今中脘尚觉堵塞。再书上方，方中加焦山楂 30g，神曲 10g，炒麦芽 10g，后期调补，当常服柏子养心丸为宜。

［**案例 2**］

周某某，男，61 岁，德州状元府街市民，1969 年 9 月 3 日初诊。

患心悸年余，中西药杂投维持治疗，近来病甚，而来求治。刻下：心悸不时发作，有时胸闷气短，精神郁闷不展，小劳则汗出，有时心中烦乱，头目眩晕，夜寐多梦联翩，咽干口燥，口苦，脉来细数，舌质偏红少苔。

辨证治疗：脉细主血亏，数多内热，少阴心血不足，少阳阳气亢盛，阴虚阳浮，治宜滋益清潜。

生地20g，麦冬20g，太子参20g，石斛20g，丹参20g，白芍15g，龙骨30g，牡蛎30g，当归10g，五味子6g，犀角粉1g（分二冲服），甘草10g，柏子仁10g，酸枣仁30g。

上药水煮二遍，取汁2杯，日分2次温服。

二诊：9月8日。上药服5剂，心悸小有好转，口苦，咽干，口燥亦略有小减，他症尚未起色，唯大便4日未落，腑气固秘未通，疏泄之机枢未转也，阴血未能滋柔，少阳阳气不降。治守上方略事变动，望其应手。

生地25g，麦冬25g，石斛30g，白芍20g，瓜蒌25g，杏仁15g，龙骨30g，牡蛎30g，柏仁10g，火麻仁15g。

上药以水3杯，煮取1杯，药滓再煮取汁1杯，日分2次温服。

三诊：9月13日。上方连服5剂，大腑已通，心中烦乱，头目眩晕，十去八九，夜能安寐，脉来不若前甚，病已入夷，变通上方调之。

生地20g，麦冬20g，太子参15g，丹参20g，丹皮8g，当归15g，制首乌20g，生牡蛎30g，生龙骨30g，五味子6g。

上药以水3杯，文火煮取1杯，药滓再煮，取汁1杯，日2次温服。

［**案例3**］**风湿性心脏病**

柴某某，男，55岁，河北省故城，农村干部，1981年8月5日初诊。

前有风湿性关节炎病史，近3年以来，又患风湿性心脏病，去岁去石家庄某医院治疗1月余，病情好转，目前由于劳累、熬夜不得休息，心脏病复发，尤其旬日之内，体虚不支，自觉心中畏寒不足，心悸，头晕，气少而喘，身冷汗出，手脚不温而手心汗出，口淡乏味，不欲饮食，但欲蜷卧，精神振作不起来等。脉沉细无力，舌质淡白，苔白滑。

辨证治疗：心脏气血亏虚已久，本当怡情颐养，而反烦劳伤神，以致心之气血如此衰微，如不急以救治，恐有危候不起之虞，急予罗止园先生之“大补气血法”治疗，望其应手，方有转机。

人参20g，当归20g，黄芪30g，熟地黄20g，桂圆肉30g，云茯苓20g，白术20g，柏子仁10g，酸枣仁30g，制附子6g，甘草10g，生姜6g，阿胶10g（烊化），黄酒30ml（兑服）。

上药以水4杯，文火煮取1杯，药滓再煮，取汁1杯，两杯药汁合，再于火上煮开，放入阿胶烊化后，晚服1杯，兑黄酒30ml，服后温覆，余半杯，翌晨饭前顿服。

二诊：8月11日。上药连服5剂，每剂服后，约1小时许，前胸后背微微汗出，周身感到温暖舒适，心中畏寒、头晕、心悸亦渐渐好转，脉沉细不若前甚，其他诸症尚未多大起色，但欲蜷卧，口淡不欲食。上证虽显小效，亦属佳象，仍守上方续进。

三诊：8月17日。依上原方继服5剂，煮药方法，服药方法同上，气血逐渐来复，脉来较前有力，精神逐渐振作，饮食渐增，每日可在庭院走动二三次，上方既效，病机好转，再出上方服之。

人参20g，当归20g，黄芪30g，熟地20g，桂圆肉25g，云茯苓20g，白术20g，生枣仁30g，甘草10g，阿胶10g（烊化），黄酒30ml（兑服）。

煮药方法，服药方法，仍守上法，不可有错。

四诊：8月21日。上药续服4剂，诸症平平，唯觉脉来大而仍弦，观其舌象，舌质亦显红润，舌苔白黄相杂，又似黄多白少，恐其事补太过，故嘱停药观察四五日后再予诊之。

五诊：8月27日。停药期间，患家认为是药三分毒，药补不如食补罢了，随进鸡汤炖面条、鱼肉丸子、羊肉馄饨等，近3日来，脘腹满痞，胸闷不适，夜睡多梦不安，大便3日一行，秘而不畅，更加不欲食，等等。余之意是谓恐其药补太甚，不料尔等食补更甚于药补了，脉来弦滑有力，舌苔已变黄腻，若不速速疏导，恐将引发上证，不得不舍上方，而行疏导中焦以展气化。

陈皮20g，半夏20g，云茯苓30g，鸡内金15g，焦山楂30g，焦神曲15g，焦谷芽15g，炒莱菔子30g，槟榔15g，炒枳壳20g，川厚朴6g，酸枣仁25g，荷梗20g。

上药以水3杯，煮取1杯，药滓再煮，取汁1杯，日分2次温服。

六诊：9月1日。服3剂，腹鸣辘辘，其气下降，小便增多，大便通调，脘腹痞满及胸闷显著宽舒。脉弦有力亦减，舌苔仍示黄腻，再与上方3剂，观其动静，再商。

七诊：9月4日。上方续进3剂，脘腹平坦柔软，胸闷宽舒，饮食馨香，寐意转酣，舌苔黄腻，减却大半，心悸头晕平平，精神较为振作，余书一丸方，为长治久安计。

党参30g，酸枣仁30g，远志肉20g，当归30g，川芎15g，陈皮30g，半夏30g，云茯苓30g，桂枝尖20g，枳实30g，柏子仁20g，五味子15g，麦冬30g，甘草20g，黄芪30g，龙眼肉30g，阿胶20g，淡干姜10g，丹参30g。

上药共轧细末，炼蜜为丸，每丸10g，日服2丸，早晚各1丸，白开水送下。

［案例4］风湿性心脏病

张某某，男，70岁，十三局退休老工人，1970年1月11日初诊。

风湿性心脏病已7年，中西药杂投维持治疗，近因夹气感冒，心悸尤频，头痛，胸闷气短，下午申时潮热，出虚汗，咽喉涩痛，夜寐不安，大便偏燥，舌质略红，苔白，脉来浮取促大，重按细数无力。

辨证治疗：宿有风湿性心脏病，气血久虚之体，近因夹气感冒，头痛、胸闷、气短、潮热、出虚汗，乃属标实本虚，急治其标，缓治其本为法。

桂枝 12g，白芍 12g，甘草 9g，当归 6g，川芎 6g，丹皮 9g，桔梗 9g，麦冬 15g，生龙骨 20g，生牡蛎 20g，太子参 12g，瓜蒌 25g，炙枇杷叶 12g，生姜 6 片。

上药以水 3 杯，煮取 1 杯，药滓再煮，取汁 1 杯，日分 2 次温服。

二诊：1 月 14 日。上药服后，头痛、胸闷、潮热、咽痛减轻，大便通调，上药既已显效，仍守上药续进。

三诊：1 月 18 日。夹气感冒症状全息。脉来浮大减轻，重按沉细而数尚在，每分钟脉象搏动 115 次。

桂枝 12g，白芍 12g，当归 12g，川芎 9g，党参 12g，丹参 18g，生龙牡各 20g，五味子 9g（打细），柏子仁 9g，酸枣仁 18g，甘草 12g，玉竹 12g，云茯苓 15g，丝瓜络 12g。

上药以水 3 杯，煮取 1 杯，药滓再煮，取汁 1 杯，日分 2 次温服。

四诊：1 月 25 日。上药断续服药 5 剂，夜寐转安，动则尚觉气短，脉来不若前甚，每分钟脉象搏动 98 次。

桂枝 6g，白芍 6g，甘草 12g，当归 12g，党参 12g，丹参 18g，生龙骨 20g，生牡蛎 20g，生地 12g，熟地 12g，生枣仁 18g，柏子仁 9g，甘草 12g，云茯苓 15g，玉竹 12g，阿胶 9g（烊化）。

上药以水 3 杯，煮取 1 杯，药滓再煮，取汁 1 杯，两杯药汁合煮开，放入阿胶烊化后，晚睡服 1 杯，翌日晨起服 1 杯。

五诊：1 月 30 日。上药又迭服 5 剂，身感轻松，可作轻体力活动，脉来趋向和平（每分钟脉来搏动为 85 次），嘱服上药半月，症可平复。

胁　痛

［**案例 1**］

楚某某，男，50 岁，山东滕县建筑院会计，1982 年 4 月 6 日初诊。

一日与同伴饮酒，语不投机，气憋于内，翌日患右胁作痛，迄今已半月，胁痛加重，服舒肝丸 3 日，不见好转，转来门诊治疗。目前：右胁作痛，不敢咳嗽，咳嗽时胁痛更甚，扪之胁下肌肉紧急，心中烦热，口干口渴，不欲饮食，呃逆频作，小便涩痛，色深黄，大便 4 日未解，脉来弦数，舌质偏红，苔黄腻。

辨证治疗：其脉弦数，多属肝火；舌苔黄腻乃食积胃热；酒气先入肝胆，气阻于内，疏泄失司，湿热郁滞胃脘，津气不行，由是烦热，口渴，尿黄，便燥，此乃肝实火盛，经云：“邪在肝，两胁下痛。”治以清肝泻火，和胃化滞。

柴胡 10g，枳实 20g，醋炙香附 20g，炒大黄 10g，杏仁泥 10g，郁金 20g，川楝子（打细），大瓜蒌一枚 65g（杵如泥），焦山楂 30g，醋炙元胡 10g，芒硝 6g。

上药以水 3 杯，煮取 1 杯，药滓再煮，取汁 1 杯，日分 2 次温服，忌酒，淡食。

二诊：4 月 9 日，上药连服 3 剂，大便泻下 2 次，腥臭难闻。胁痛减轻大半，胃脘亦觉宽舒，脉来不若前甚，仍步原方减量服之。

柴胡 10g，枳壳 20g，醋炙香附 15g，杏仁泥 10g，川楝子 10g，郁金 10g，瓜蒌皮 20g，焦三仙各 10g，元胡 10g，淡竹茹 10g，竹叶 6g，青皮 10g，甘草 6g。

上药以水 3 杯，煮取 1 杯，药滓再煮，取汁 1 杯，日分 2 次温服，忌酒肉，淡食以养肝胃之气。

［**案例 2**］

范某某，女，55 岁，德州铁路宿舍，1984 年 9 月 20 日初诊。

家务萦劳，更加肝气不展，病左胁掣痛，病来月余不瘥，近来胁痛尤甚，并胸闷脘痞，神疲食少，脉来弦细，舌淡苔白腻。

辨证治疗：肝喜条达，郁则胁痛，肝郁气滞，影响脾胃运化，故显神疲少食，日以见长，气机不达，血络瘀着于左胁。经云：“木郁达之。”治必先予顺其肝之条达之性，开发郁遏之气，更加养血活络之品调之，如无意外，可无虞也。

柴胡 9g，醋炙香附 10g，白芍 10g，炒枳壳 15g，陈皮 15g，川芎 6g，半夏 9g，川楝子 10g，云茯苓 15g，丝瓜络 10g，荷梗 15g，当归 6g，甘草 6g。

上药以水 3 杯，文火煮取 1 杯，药滓再煮，取汁 1 杯，日分 2 次温服。

二诊：9 月 23 日，上药服 3 剂，不料效果不著，左胁仍痛，胸宇不宽，少食乏力，脘痞不消。腹诊：腹软，唯左胁下按之作痛，重按痛甚，如有物上穿腋下，并无疟疾病史，亦非疟母，思之：若非瘀血附着胁络，何病奚若，治守上法，重佐活络破瘀，未知能否应手。

柴胡 9g，醋炙香附 20g，当归 15g，川芎 15g，桃仁 10g，红花 10g，三棱 10g，莪术 10g，焦山楂 30g，炒枳壳 20g，大黄炭 10g，芒硝 6g，甘草 10g。

上药煮服方法同前。

三诊：9 月 27 日。续进上方 3 剂，大便落下三次如柏油状，左胁痛消十之八九，痞满消失，饮食渐渐增加，既显效机，仍守上方之意，减去三棱、莪术、芒硝。

四诊：9 月 30 日。续服 3 剂，胸胁宽舒，饮食正常，精神振作，脉来冲和，病已痊愈，嘱患者糜粥自养，如无他，不必复诊。

头　痛

［**案例 1**］**肝风头痛（轻度脑梗死）**

林某某，男，64 岁，铁路工人，1970 年 3 月 15 日初诊。

性情乖僻，沉默寡言，平素爱饮烈酒，去冬至今，患头痛头胀，近因生气着急，头痛转甚，无奈去医院治疗，诊断为轻度脑梗死，不愿意服西药，转来门诊，刻下：头痛头胀，良无轻时，口渴口燥，心悸，夜不安寐，脉弦有力，舌红少津。

辨证治疗：弦脉主春，在人为肝，病来正值春令，肝阳上亢，血气上扰，干于清空之窍，故为头痛，再加酒气横行，故而疼痛剧烈，暂无安时，心悸、烦躁、口渴、不寐等症相续而发，脉证互勘，此肝风头痛之证，治以柔肝活络，清热醒脑。方用集灵汤。

羚羊角粉 4g，钩藤 45g，白芍 30g，天麻 24g，蝉衣 9g，全蝎 9g，生龙牡各 30g，桑叶 30g，生地 30g，牛膝 30g，水蛭 9g，石决明 30g。

上药以水 4 杯，小火慢煮，取汁 1 杯半，药滓再煮，取汁 1 杯半，合为 3 杯，日分 3 次服，羚羊角粉分作 3 包，每服药前冲服一包。

二诊：3 月 18 日。服药 3 剂来诊，问其病况，林某默然，挑起一拇指示余，其妻述，头痛已减大半，夜来睡眠尚好。脉来仍属弦而有力，舌红少津，病虽减而余焰未熄，不可有恃无恐。

钩藤 45g，白芍 24g，天麻 24g，蝉衣 9g，全虫 6g，生龙牡各 30g，生地 30g，牛膝 24g，水蛭 6g，石决明 30g，瓜蒌 30g，桑叶 30g。

上药以水 4 杯，煮取 1 杯，药滓再煮，取汁 1 杯，日分 3 次温服。

三诊：3 月 24 日，林某进门，挑起两个拇指示余，余视之而笑云："德州第一怪人也"。怪乃天性，只可暗示，非以说服者矣。诊其脉不若前甚，饮食睡眠尚可，大便通调，精神振作，前方既效，勿庸更张。

四诊：4 月 1 日。断续服药 6 剂，脉来较为冲和，精神甚好，自云："头部尚有点沉重感外，一切尚可。"余书方后嘱之："至于颐养功夫，王道无近功也。"

生地 30g，白芍 18g，龟甲 24g，牛膝 18g，茺蔚子 24g，石决明 30g，生龙牡各 10g，天麻 18g，天虫 12g，甘草 6g。

上药以水 3 杯，煮取 1 杯，药滓再煮，取汁 1 杯，日分 2 次温服。

［**案例 2**］**伏风头痛**

王某某，男，41 岁，德州市郊，农民，1982 年 4 月 6 日初诊。驾驶拖拉机搞运输，不避风雨，初患头痛，不加介意，其头痛甚，只是吃几片去痛片维持治疗，迄今已 4 年，头痛如裂，才来治疗。目前，前额及右侧痛甚，服各种止痛片均无效。脉弦略数，舌质舌苔均正常，当时断为伏风头痛，选用中药熏煮。方用当归 30g，川芎 20g，防风 10g，白芷 10g，藁本 15g。把药装入铁壶内，将盖压紧，壶嘴上加一米长塑料管。壶内加水两大碗，于火上煮开，只需热气从壶嘴冒出，以熏蒸头痛处使其汗出，每日中晚各熏一次，每次 20 分钟，熏完要避风寒，每日 1 剂，如此熏蒸 5 日，病愈。

［**案例 3**］**风湿头痛**

左某某，男，58 岁，农民，陵县，1983 年 10 月 12 日初诊。

在瓜地看瓜，夜以继日，感受风寒，头痛阵阵，初不介意，一次雨淋之后，头痛如裹，有时头重，再逢风雨，则头痛益甚，迄今月余，西医打针服药，见效甚微。目前：两侧头痛，牵及前额与项，有时鼻塞流涕，周身疲楚倦怠，口淡乏味，脉来紧细。

辨证治疗：风湿袭入空窍，阳络风湿蒙闭，此乃风湿头痛之证，治宜祛风胜湿，活络止痛。

羌活 6g，藁本 6g，川芎 6g，蔓荆子 12g，防风 6g，当归 6g，半夏 12g，甘草 6g，柴胡 6g，升麻 6g，天虫 12g，云茯苓 15g，制苍术 6g，苍耳子 10g。

上药以水 3 杯，煮沸 20 分钟，取汁 1 杯，药滓再煮，煮沸 15 分钟，取汁一杯，日分 2 次温服。

二诊：10 月 16 日。上药连服 3 剂，头痛十去其七。仍在瓜地劳动，昨日瓜地摘瓜，劳累太甚，汗出甚多，夜宿窝棚之内，夜间又逢小雨，又感头痛如前，并周身疲楚乏力，心中嘈杂，兀兀欲吐，脉来弦紧，舌淡，苔略腻，治守上方略加和中化湿之品。

羌活 10g，藁本 6g，川芎 6g，蔓荆子 12g，防风 8g，当归 10g，半夏 18g，甘草 10g，柴胡 6g，升麻 6g，天虫 12g，云茯苓 15g，甘草 6g，制苍术 12g，陈皮 15g，枳壳 15g，生姜 6g。

上药以水 3 杯，煮沸 20 分钟，取汁 1 杯，药滓再煮 15 分钟，取汁一杯，日分 2 次温服。

［**案例 4**］**血虚头痛**

冯某某，女，33 岁，吴桥县农民，1984 年 8 月 20 日初诊。

怀孕三月，手术流产，七日后，感到头痛，头晕，又觉心悸易惊，寐劣多梦，身出虚汗，曾服阿胶浆而又泛泛欲呕，身疲不支，而来门诊，脉来虚大，按之无力，舌质淡薄，少苔。综合脉证分析，实乃血虚头痛，治以养血安神，益气止痛为法。

制首乌 25g，全当归 15g，川芎 10g，熟地 30g，炒柏子仁 10g，酸枣仁 30g，党参 15g，炒白术 10g，黄芪 20g，茯苓 20g，陈皮 20g，远志 10g，龙眼肉 20g，生姜 6g，大枣 12 枚（去核）。

上药以水 3 杯，文火煮取 1 杯，药滓再煮，文火煮取 1 杯，日分 2 次温服，服药后被覆使温。且忌水果冷食。

二诊：8 月 27 日。上药连服 6 剂，头痛头晕，显减大半，夜寐转安，饮食基本正常，精神气力转佳，脉来尚虚软。既见效机，仍守上方续进。

制首乌 25g，全当归 15g，川芎 6g，熟地 20g，柏子仁 10g，酸枣仁 30g，党参 15g，白术 10g，黄芪 20g，云茯苓 20g，陈皮 20g，龙眼肉 20g，甘草 10g。

上药以水 3 杯，煮取 1 杯，药滓再煮，取汁 1 杯，日分 2 次温服。

水　肿

［案例 1］ 水臌

蔡某某，女，52 岁，德州京剧团演员，1981 年 8 月 20 日初诊。

全身浮肿，腹膨如瓮，下肢如柱，按之如泥，凹而不起，面色苍白，形寒畏冷，懒于动转，行走趑趄，饮食减少，精神萎靡，腰腹冷楚，小便短少，大便稀溏，脉来沉细无力，舌质淡白，苔白不干，病已二月余，医院诊为肾炎，住院输液打针，所服中药不外“五皮”“五苓”等，化验室检查：尿：蛋白(+++)，红细胞 0~2 个/高视野。血：白蛋白 23.5g/L，尿素氮 12.5mmol/L，二氧化碳结合力 33.1 容积%。

辨证治疗：脾肾阳气衰败已极，元气已告匮，水气泛滥难遏，治以温肾温脾，利水消肿，方用济生肾气汤意。

熟地 30g，山萸肉 30g，云茯苓 30g，炒白术 20g，泽泻 30g，麻黄 10g，肉桂 3g，制附子 15g，炒车前子 30g（包煎），炒扁豆 20g，甘草 6g，炒山药 20g。

上药以水 4 杯，文火慢煮取汁 1 杯半，药滓再煮，取汁一杯半，日分三次温服。

二诊：8 月 25 日。上药服 5 剂，每服药后，身觉温暖，有小汗出，小便较前增多，腹膨显宽，他症尚未显减，沉思良久，认为上方无误，仍守上方续进，无庸更张，只加车前子至 50g，煮服方法同上。

三诊：9 月 1 日。上方续服 5 剂，身肿消退过半，身汗出，小便畅通，精神饮食均有好转，脉来不若前甚，上方既效，再与上方出入。

熟地 30g，山萸肉 30g，云茯苓 30g，炒白术 20g，泽泻 30g，麻黄 6g，肉桂 3g，制附子 15g，车前子 50g（包煎），炒山药 20g，甘草 10g，生姜 6g。

上药以水4杯，文火煮取1杯半，药滓再煮，取汁1杯半，日分3次温服。

四诊至六诊：9月15日。上药连服4剂，遍身之肿已退十之七八，续服5剂，肿已消退，饮食增加，腰冷得以温化，大便已调，唯下肢尚感无力，六诊加川断20g，菟丝子30g。

七诊：9月21日，上药服后，脉来冲和，脾肾阳气得伸，此即王太仆云："益火之源，以消阴翳。"今已天高日丽，阴霾不散者何？变通方再进，能无意外之虞，即望出险入夷。

熟地30g，山萸肉20g，云茯苓20g，炒白术15g，泽泻20g，制附子6g，菟丝子30g，炒苡米30g，甘草10g，生姜6g。

上药以水3杯，煮取1杯，药滓再煮，取汁1杯，日分2次温服。

八诊：9月26日，精神大振，行走如常，能干家务，脉来有力，方与济生肾气丸，嘱连服1个半月，如无他，不复与诊。

［**案例2**］**气虚浮肿**

范某某，女，46岁，衡水农民，1984年10月11日初诊。

遍身浮肿，面部及下肢尤甚，迄今1个半月，西医治疗只知利尿，服利尿药则肿势显消，停服则浮肿又甚，特转中医治疗，化验室检查，血尿均无异常，目前：面色皖白，气虚而喘，周身无力，精神萎弱，懒于活动，口虽干而不欲饮水，饮则心下作响，脉来沉缓，舌质淡白，舌苔淡黄少津。

辨证治疗：人身水气的转输，主要靠肺、脾、肾三脏，若肺脾肾三脏气化失职，水气必然停蓄，溢于周身必发浮肿，治必启动三脏气化功能，使肺气宣化，脾气运化，肾气温化，则三焦水道通利，水气横行，能不听其训化耳。

麻黄10g，炒杏仁泥12g，土炒白术15g，云茯苓20g，泽泻20g，炒山药15g，熟地20g，桂枝6g，车前子30g（包），甘草10g，陈皮10g，煨木香6g。

上药以水3杯，煮取1杯，药滓再煮，取汁1杯，日分2次温服。

二诊：10月14日。上药服3剂，面部浮肿略减，下肢肿势如故，脉来仍然沉缓，沉缓之脉主其寒湿在下，肾中阳气为甚也，治当偏重肾阳。

麻黄10g，杏仁泥12g，土炒白术15g，云茯苓20g，泽泻20g，炒山药15g，熟地30g，炮附子12g，桂枝12g，车前子30g（包），陈皮10g，生姜6g，甘草10g。

上药以水3杯，煮取1杯，药滓再煮，取汁1杯，日分2次温服。

三诊：10月18日。再服上方3剂，身得小汗出，小便增多，全身浮肿消退十之七八。精神振作，喘急得平，阳气来复，浮肿克化在望。

炒白术15g，杏仁泥10g，生黄芪10g，云茯苓20g，泽泻10g，炒山药12g，炮附子10g，桂枝10g，陈皮12g，生姜6g，甘草10g。

上药以水3杯，文火煮取1杯，药滓再煮，取汁1杯，日分2次温服。

四诊：10 月 26 日。上方服 5 剂，浮肿全退，饮食增加，行动恢复正常，书以丸方，以资巩固。

山萸肉 30g，熟地 30g，山药 30g，泽泻 30g，云苓 30g，炒白术 20g，桂皮 10g，猪苓 30g，陈皮 30g，黄芪 20g，杏仁 20g，党参 20g，半夏 30g，狗脊 30g，北沙参 20g，甘草 10g。

上药共为细末，炼蜜为丸，每丸 10g，每日服 2 次，每次 1 丸，白开水送服。

［**案例 3**］**风水浮肿**

杨某某，男，16 岁，河北，青兰农村学生，1984 年 7 月 20 日初诊。

学生暑假，在田间劳动，中午汗出热甚，遂入湾中洗澡降暑，晚即觉下肢无力，三天后，遍身悉肿，关节酸痛，小便不利，服用了双氢克尿噻，小便渐多，而浮肿不退，专来门诊求中医治疗。刻下：身肿以头面下肢为甚，并咳嗽，口干不欲饮水，舌质淡红，苔薄白，脉来浮数。脉证互勘，此乃一皮肿风水之证。治当发越水气，宣肺清热。

麻黄 8g，石膏 30g，蝉衣 10g，杏仁 10g，桑叶 20g，茅根 30g，木通 8g，甘草 10g，浮萍草 15g。

上药水煮两遍，取汁 2 杯，日分 2 次温服。

治疗经过：服药 3 剂，身得汗出，小便畅通，浮肿消退大半，续服 3 剂，痊愈。

郁　证

［**案例 1**］**肝郁**

宋某某，女，31 岁，国棉厂工作，1966 年 10 月 12 日初诊。

病来月余，两胁胀痛，胸闷不适，胃脘痞滞，不欲饮食，四肢乏力，精神郁闷不展，夜寐不安，舌红苔黄腻，脉来弦滑。

辨证治疗：肝气郁于本经，故而两胁胀痛，脾气乏运，故而胸脘痞塞，不欲饮食，木郁土壅，由是精神郁闷，不得展化，寐而不安矣，治以疏肝理气，运脾化滞，方用正胆汤加减。

黄连 9g，吴茱萸 6g，陈皮 30g，半夏 30g，云苓 30g，竹茹 12g，枳壳 24g，枳实 24g，青皮 12g，酸枣仁 30g，代赭石 30g，甘草 9g，瓜蒌 30g，柴胡 10g。

上药以水 3 杯，煮取 1 杯，药滓再煮，取之 1 杯，日分 2 次温服。

二诊：10 月 17 日。上方服 5 剂，两胁胀痛消失，中气和降大半，胃脘显宽，饮食增加，精神有所展化，上方既效，仍守上方化裁。

陈皮 30g，半夏 30g，云茯苓 30g，竹茹 10g，枳壳 25g，酸枣仁 30g，瓜蒌

30g，甘草10g，代赭石20g。

上药以水3杯，煮取1杯，药滓再煮，取汁1杯，日分2次温服。

三诊：10月21日。服药3剂，胃气和降，脉来不若前甚，但左关之脉，尚觉弦张，拟调和肝脾以使气和。

陈皮15g，半夏15g，云茯苓20g，枳壳15g，白芍15g，栀子15g，甘草10g，柴胡10g。

上药水煮2遍，取汁1杯，晚睡服下。

［案例2］肝郁兼脾湿

赵某某，男，44岁，黄河涯乡，农民，1981年9月10日初诊。

素有头晕心悸病史2年，近来因事着急，又食瓜果过胜，肝气盛而头晕，心慌寐劣，食饮不适，有时恶心欲呕，大便溏薄，小便色黄，病来旬余，恃其体壮，待其自愈，来到此时，其病不已而来诊，诊得脉来沉细，左关略弦舌淡，苔黄腻。脉证互勘，证属肝郁脾湿，治当疏肝解郁为先，佐以运脾化湿。方以逍遥散加味。

柴胡6g，白芍10g，薄荷叶6g，云茯苓15g，白术10g，当归6g，栀子6g，丹皮6g，甘草10g，防风6g，蝉衣6g，桑叶15g，竹茹10g，生姜6g。

上药以水3杯，煮取1杯，药滓再煮，取汁1杯，日分2次温服。

二诊：9月16日。连服上药6剂，头晕心悸，恶心欲呕均减，他症尚未起色。肝气见缓，脾湿未转，仍步上法扩充。

柴胡6g，白芍10g，云茯苓30g，炒白术15g，防风10g，陈皮20g，半夏20g，苡米20g，炒扁豆12g，泽泻15g，酸枣仁20g，蝉衣10g，丹皮6g，茅根30g，甘草10g，枳壳15g，荷梗15g。

上药水煮2遍，取汁2杯，日分2次温服。

三诊：9月22日。上方续服6剂，胃苏思纳，便溏亦止，夜寐转佳，脉来已转冲和，上方出入调之。

陈皮20g，半夏20g，云茯苓20g，竹茹10g，枳壳15g，酸枣仁20g，泽泻20g，甘草10g。

上药以水3杯，煮取1杯，药滓再煮，取汁一杯，日分2次温服。

泄　泻

［案例1］肾泻（五更泄）

袁某某，男，72岁，武城农民，1985年9月10日初诊。

患五更泄泻已年余，大便稀薄，泄后肛门有所坠感，约1小时后缓解，目前：腰膝寒冷，四肢不温，小腹重按小痛，精神衰惫，倦怠乏力，脉来沉缓，舌质淡，苔白薄，舌后根部有灰暗苔略腻。

辨证治疗：泄泻年余，肾气将匮，寒邪波及经腧，故腰膝冷痛，此乃五更泄泻之甚证，急当补火生土，温肾暖脾以固涩止泻。

补骨脂 10g，肉豆蔻 9g，吴茱萸 9g，党参 15g，炒白术 15g，附子 6g，干姜 6g，云茯苓 15g，甘草 12g，元胡 9g，小茴香 12g。

上药以水 4 杯，文火煮取 1 杯，药滓再煮，取汁 1 杯，日分 2 次温服。

二诊：9 月 16 日。上方服 4 剂，五更泄泻略减，他症仍无起色，此乃肾阳久已式微，非朝夕所能挽也，再步上方加味调之，未识能得应手否。

补骨脂 15g，肉豆蔻 10g，吴茱萸 10g，党参 20g，炒焦白术 20g，附子 10g，干姜 10g，云茯苓 20g，甘草 12g，小茴香 10g，诃子肉 20g。

上药以水 4 杯，文火煮取 1 杯，药滓再煮，取汁 1 杯，日分 2 次温服。

三诊：9 月 21 日。续服上方 5 剂，五更泄泻显效，由原来 3 次减为 1 次，肛门下坠缓解，腰膝四肢略有温意，上方既显效机，再守上方续进。

四诊：9 月 28 日。上方断续服药 5 剂，五更泄泻停止，腰脊四肢转温，小便增多，精神较前好转，脉来不若前甚，舌根灰暗之苔褪尽，小腹重按柔软不痛。其病出险入夷，温脾暖肾之药，还当缓缓调之，当守《医彻》“寒者热之，大半既安，继以调和”之意。

补骨脂 6g，肉豆蔻 6g，党参 15g，炒白术 15g，茯苓 20g，干姜 6g，甘草 10g。

上药以水 3 杯，煮取 1 杯，药滓再煮，取汁半杯，晚服 1 杯，翌日早服半杯。

五诊：10 月 11 日，病已安和，饮食馨香，精神振作，特来告之。余云：“近将寒露，天气转冷，当避寒就温，与金匮肾气丸 20 丸，每晚睡前，服 1 丸。”

［**案例 2**］**脾虚久泄**

丁某某，男，71 岁，铁路宿舍，退休工人，1981 年 9 月 20 日初诊。

古稀之年，患久泄泻，迄今将年余不瘥，曾服西药黄连素、四环素及中成药补中益气丸、附子理中丸等，泄泻时轻时重，终未得痊，近来阴雨绵绵，而泄泻加频，每日 3~4 次，大便稀薄，脘腹痞胀，四肢疲倦，精神萎靡，胃纳不适，亦失馨味，脉象缓细无力，舌质淡白，苔白腻。

辨证治疗：脾气素来虚弱，运化失于职司，不能运化水谷，治疗失于法度，以致脾阳不振如此，治宜升发脾阳，除其湿郁，方以升阳除湿汤加味。

苍术 10g，云茯苓 20g，泽泻 15g，防风 10g，羌活 6g，柴胡 10g，升麻 10g，神曲 10g，陈皮 15g，黄芪 10g，党参 10g，干姜 6g，当归 6g，诃子肉（炒）15g，甘草 10g，吴茱萸 3g，桂枝 6g。

上药以水3杯，煮取1杯，药滓再煮，取汁1杯，日分2次温服。

二诊：9月23日，上方服后，只是脘腹痞胀略减，他症尚未起色。是脾虚湿胜，阴寒充斥脘腹，湿主下趋而久泄不已，脾胃中阳不得布化，故而精神疲倦，四肢乏力，饮食虽少而完谷不化精微，病灶主在脾阳将泯，治当大启脾阳，脾阳大振，则湿郁自散矣，仍应扩充东垣升阳除湿汤为宜。

苍术20g，云茯苓30g，泽泻20g，防风12g，羌活10g，陈皮20g，黄芪20g，党参20g，干姜10g，当归10g，肉桂6g，诃子肉30g，白蔻6g，苡米30g，甘草10g。

上药以水3杯，煮取1杯，药滓再煮，取汁1杯，日分2次温服。

三诊：9月29日。上方续服6剂，脾阳逐渐伸发，如日出东方，周身已感温煦，痞胀已除，纳谷感到馨香，泄泻大有好转，每日只有2次或1次，脉来不若前甚，上方既已显效，仍守原方再进。

四诊：10月5日。上药频频斡旋于中焦，脾阳振作，寒湿尽散，泄泻已止，大便亦不稀薄，阳升湿除，病已出险入夷，维持中阳更属要招也。

苍白术各10g，云茯苓20g，党参15g，黄芪15g，泽泻15g，防风10g，苡米30g，陈皮20g，甘草10g，生姜6片，大枣6枚（掰）。

上药以水3杯，煮取1杯，药滓再煮，取汁半杯，晚服1杯，早服半杯。

［案例3］腹痛泄泻

史某某，男，45岁，马颊河工程队，1986年10月11日初诊。

大怒之后，饮酒吃肉，3日后，肠鸣泄泻，泻必腹痛，泄泻之后，腹痛亦止，病来1月，所服西药及中成药均无效果，迩来病甚，始来门诊，脉弦而缓，舌质红嫩，舌苔白。

辨证治疗：《医方考》谓：“泻责之脾，痛责之肝，肝责之实，脾责之虚，脾虚肝实，故令痛泻。”此既指肝脾不和形成此证，治当疏肝健脾，疏泻肝气之实而补脾之虚，疏肝以泄气止痛，补脾以辛香化湿，方用痛泻要方加味。

白术15g，炒白芍15g，防风10g，陈皮15g，甘草10g，元胡10g，焦山楂20g，半夏10g，云茯苓15g，川厚朴10g，木香10g，泽泻15g，赤石脂20g。

上药以水3杯，煮取1杯，药滓再煮，取汁1杯，日分2次温服。

二诊：10月14日。上药服3剂，腹痛稍减，而泄泻未能奏效，再三思之，终知所加药味太多，仍用原方治之。

白术20g，炒白芍15g，陈皮20g，防风30g。

上药以水3杯，煮取1杯，药滓再煮，取汁1杯，日分2次温服。

三诊至四诊：9月20日。上方连续服药6剂，痛泻渐渐而止，由此得知，守方之重。

痹　证

［**案例1**］**寒湿痹痛**

赵某某，男，54岁，农民，1976年10月12日初诊。

下肢沉着作痛，年甚于年，初由挖沟受寒引发，每每以布洛芬与小活络丹维持治疗，今夏蹚水病重，服前药效果不佳。刻下：下肢寒冷不温，行走沉重，甚则步履维艰，腰冷腹泻，脉沉缓，舌淡少苔。

辨证治疗：沉脉主寒，缓则主湿，寒湿久而不去，瘀痹于经脉，故而肢寒不温，行走沉重。所谓风寒湿合而为痹，久则内合于脏腑，故腰冷，腹泻，乃证之必也。治当温经回阳祛其寒湿为法。方宗独活寄生汤合鸡血藤汤治之。

桑寄生25g，独活10g，防风10g，肉桂3g，苡米30g，当归20g，鸡血藤30g，制附子10g，生姜10片为引。

上药以水4杯，煮取1杯，药滓再煮，取汁1杯，日分2次温服。

二诊：10月18日；上方连服4剂，腰冷腹泻略见好转，他症依然，脉仍沉缓舌淡，寒湿久羁，一时难复，上方加减，再与硫黄末冲服，以冀阳气来复，寒湿可羁。

桑寄生30g，独活10g，苡米30g，当归20g，鸡血藤50g，杜仲20g，制附子12g，生姜6片。另，生硫黄末60g，每于饭前冲服1g。

上药以水4杯，煮取1杯，药滓再煮，取汁1杯，日分2次温服。

三诊：12月16日。上方连服11剂，下肢寒冷渐温，行走较前好转，沉着疼痛已轻，脉来较前有力。综观此证，阳气已有来复之渐，仍守原方续进。

桑寄生30g，独活10g，当归20g，鸡血藤50g，制附子12g，苡米30g，杜仲20g，川续断20g，红花10g，防风10g，生姜6片，牛膝20g。

上药以水5杯，文火久煮，取汁1杯，药滓再煮，取汁1杯，日分2次温服。硫黄细末仍按上法服。

四诊：12月29日。上药断续服药8剂，阳气复，经脉寒湿已蠲，周身均感渐暖，行走矫捷，今来复诊，询问调护之法。

虎补丸一盒，嘱每晚服6粒，连服半月。

［**案例2**］**风湿痹痛**

周某某，男，44岁，1982年3月5日初诊。

腰胯及趺臁外侧痹疼，甚则筋挛急屈伸不利，步履维艰，或麻木不仁，困于动转，脉弦细，舌淡苔白，病来月余不瘥。在当地打针输液，针灸、按摩，中药等，均不能取得效果，曾去天津某某医院，诊断为坐骨神经痛，治疗亦无效果。

辨证治疗：如此挛急疼痛，乃阳跻太阳之风痹证。阳跻之脉，为足太阳经之别络，其脉起于跟中，出于外踝下足太阳申脉穴，上行外踝，以跗阳为郄，上行股外臁，过少阳之经，风寒中于其经，经气不伸失于跷捷，筋脉挛急屈伸维艰，久必气血两伤，伤及肝肾。治当温通阳跻，养血益气，以祛风寒。

桑寄生30g，杜仲30g，当归20g，桂枝15g，川牛膝30g，木瓜30g，防己20g，鸡血藤60g，炒穿山甲10g，大蜈蚣3条，肉苁蓉30g，熟地30g，乳香6g，没药10g，甘草10g。

上药以水4杯，煮取1杯，药滓再煮，取汁1杯，日分2次温服。

二诊：3月12日。服药6剂之后，腰胯及跌臁筋脉挛急掣疼减轻，可以缓步行走，仍有麻木之感，脉仍弦细，上方既已显效，仍步上方出入调之。

桑寄生30g，川续断30g，杜仲30g，桂枝20g，当归20g，川牛膝3g，鸡血藤80g，炒穿山甲10g，大蜈蚣3条，乳没各6g，干地龙20g，防己20g，防风10g，生甘草1g，威灵仙20g。

上药以水4杯，文火煮取1杯，药滓再煮，取汁1杯，日分2次温服。

三诊：3月22日。上方继服6剂，腰胯及下肢挛急掣疼十去其七，麻木亦较前好转，仍与上方续进，观其所以再商处之。

桑寄生30g，川续断30g，杜仲30g，桂枝20g，当归30g，鸡血藤80g，川牛膝30g，炒穿山甲10g，大蜈蚣三条，威灵仙3g，乳香6g，没药10g，防风10g，地龙10g，甘草10g，生姜10g（切），鹿角胶10g（烊化）。

上药以水4杯，文火煮取1杯半，药滓再煮，取汁1杯半，日分三次温服。

四诊：4月2日。上方频服6剂，疗效不明显，唯觉下肢肤臁有流火之感，并口干，寐劣，脉弦细而数。度其前方，感有风阳之药，有偏盛之虞，一味用之，恐有筋惕肉瞤、八脉亏空的可能，今当养血益气之法，以杜危殆为是。

鸡血藤80g，川牛膝30g，杜仲20g，生地黄30g，熟地黄30g，当归20g，干地龙10g，紫丹参30g，红花10，细木通10g，山萸肉30g，甘草10g。

上药以水4杯，宽汤煮取1杯半，药滓再煮，取汁1杯半，日分3次温服，嘱每服2剂，休息一天。

五诊：4月18日。上药服4日后，下肢肤臁流火之感消失，口已不干，寐意转酣，续服之，筋挛、麻木均瘥，行走基本正常，过劳尚感乏力，脉转平和，为巩固疗效，书以丸方予之。

桑寄生30g，杜仲30g，当归30g，牛膝3g，木瓜30g，鸡血藤5g，炒穿山甲6g，大蜈蚣3条，肉苁蓉30g，大熟地6g，山萸肉60g，菟丝子40g，鹿角胶20g（烊化），紫丹参30g，甘草10g。

上方取2剂，轧为细末，炼蜜为丸，每丸9克，每日早晚各服一丸。

［**案例3**］**热痹**

张某某，男，40岁，工人，1982后7月21日初诊。

大醉之后，卧于水泥地面，晨起右侧腰胯及腿膝掣痛。动转困难，七八日后，疼痛加重，右腿及膝关节上下灼热痹痛，自已认为酒能舒筋活血，每日仍然饮酒数两，不料愈饮病益甚，始来门诊治疗。

目前：腰胯以下至足踝处，灼热痹痛，行走十分不便，脉来弦数，舌质红赤，苔黄，口臭，大便秘结，小便色深黄如茶。

辨证治疗：酒客内多湿热，风邪客入，湿热互结，搏结于经脉，风为阳邪，故病湿热之痹，所病日期尚早，久则必成瘫痿顽疾。治以散风除湿，清热通络。

鸡血藤50g，忍冬藤30g，双钩藤30g，丹参40g，红花10g，赤芍20g，地龙10g，全蝎6g，大蜈蚣3条，木通10g，连翘20g，大瓜蒌60g，川牛膝30g。

上药以水4杯，煮取1杯半，药滓再煮，取汁1杯半，日分3次频服，禁酒。

二诊：7月24日。上方服3剂，疼痛十去其三，大便泻下3次，精神较前好转，药已中病，仍从上方出入。

鸡血藤60g，忍冬藤60g，双钩藤40g，丹参40g，红花1g，赤芍15g，地龙20g，全蝎10g，大蜈蚣3条，木通10g，连翘20g，石膏40g，川牛膝30g，黄柏6g。

煎服方法同上。

三诊：8月1日。大剂量汤药冲荡，其证大部得愈，为病完全康复，再拟养血和络之方。

鸡血藤30g，丹参20g，当归10g，赤芍2g，红花6g，生地30g，怀牛膝20g，木瓜20g。

上药以水3杯，文火煮取1杯，药滓再煮，取汁1杯，日分2次温服。

［**案例4**］**骨痹（腰椎骨质增生）**

曹某某，男，44岁，1988年11月16日来诊。

罹腰椎骨质增生症已三年半，左腿疼痛不断发作，曾服治疗骨质增生药多种，寸效不显，后在天津服中药20余付，症状有所好转，迄今又一年余，其病时好时歹，终未得愈，近来天气寒冷，其病又发。

目前：左腿疼如锥刺，有时不能任地行走，甚则麻木不仁，站立不稳，扪之下肢不温，不肿，脉象沉弦，舌淡苔白薄，精神饮食可。

辨证治疗：骨质增生一证，大多由风湿久羁形成，而老年人亦由气血虚弱引发者，本例实由于中于风湿，未能及时治疗，迁延而形成此证。治当扶阳益气，养血通络之法调之。方守温督解凝汤加味。

当归20g，川芎20g，狗脊30g，鸡血藤30g，红花10g，川续断3g，土鳖虫10g，豨莶草20g，川牛膝30g，鹿角胶10g（烊化），木瓜20g，甘草10g。

上药以水4杯，煮取1杯，药滓再煮，取汁1杯，2杯药汁合于火上煮开，入鹿角胶烊化。

二诊：11月28日。上药连服10剂，左腿疼痛如锥刺者减轻大半，可以缓缓行走，下肢得温，站已稳，唯麻木不仁之感，减不足言，上方既已显效，仍守上方续进。

当归20g，川芎20g，狗脊30g，鸡血藤50g，红花10g，川续断30g，土鳖虫10g，大蜈蚣3条，豨莶草30g，川牛膝30g，木瓜30g，甘草10g，鹿角胶10g（烊化）。

上药以水4杯，煮取1杯，药滓再煮，取汁1杯，2杯合烊化鹿角胶。日分2次温服。

三诊：12月18日。服上药后，由于忙儿子婚事，服药也不及时，诸症平平，显效缓慢。

当归20g，川芎10g，狗脊30g，鸡血藤30g，红花10g，川续断30g，土鳖虫10g，大蜈蚣3条，豨莶草30g，川牛膝30g，木瓜30g，鹿角胶10g（烊化）。

上药以水4杯，煮取1杯半，药滓再煮，取汁1杯半，烊化鹿角胶，日分3次温服。

四诊：12月26日。上2方，由于重佐虫蚁搜剔之法，疼痛得平，唯麻木尚未尽除，前贤有云："疼轻，麻重，其木难医。"变易上方偏重养血益络为治。

当归20g，川芎20g，鸡血藤50g，狗脊30g，红花10g，丹参30g，川牛膝30g，木瓜30g，熟地30g，赤芍20g，制首乌30g，桃仁10g，鹿角霜15g，甘草10g。

上药以水4杯，煮取1杯半，药滓再煮，取汁1杯半，日分3次温服。隔日服药1剂。

五诊：1989年1月20日。上方连服10剂，麻木之感基本消失，脉来和缓，再予养血益络小方善后。

当归10g，鸡血藤30g，红花10g，牛膝10g，木瓜10g，丹参20g，黄芪10g，甘草10g。

上药以水3杯，煮取1杯，药滓再煮，取汁1杯，日分2次温服。

［**案例5**］**跟骨痹痛**

李某某，女，41岁，农民，1982年10月10日初诊。

夏季下地劳动，来回蹚水，初感足跟作疼，未甚注意，近秋以来，天气变冷，足跟作痛又甚，先服布洛芬药片，疼痛减轻，日子长了效果又不显著，改服小活络丹，每次服半丸，效果亦不明显，去某院拍片检查，跟骨未有病变。

目前：足跟（双侧）仍觉作疼，烫水洗后，暂时减轻，扪其足跟未有肿胀之形，痛甚则上连踝骨以上。

辨证治疗：本例初由蹚水受凉引发，伤及跟骨及踝骨血络，当属寒痹之证，幸跟骨未有肿胀，亦未有骨质增生迹象，治疗当以活络散寒之法调之，方宗申如汤意。

鸡血藤 30g，防己 30g，威灵仙 20g，炒穿山甲 6g，川牛膝 30g，木瓜 20g，乳香 6g，没药 10g，红花 6g，当归 10g，地龙 10g。

上药以水 3 杯，煮取 1 杯，药滓再煮，取汁 1 杯，日分 2 次温服。

附：烫洗方：当归 30g，透骨草 30g，商陆 3g，南红花 10g，独活 20g，防风 10g。

宽汤煮药，取多半盆，每于晚睡之前烫脚一次，明日午后，原汤加热，再烫脚一次，烫脚之后，不可着凉。

二诊：10 月 25 日。上方为内外兼治之法，断续应用 10 多天，足跟及踝骨疼痛，十去其七，只是服药之后略有恶心之感，余解释此乃乳香、没药之故，不必顾虑，仍守上方略事化裁续服。

鸡血藤 30g，防己 20g，苡米 30g，威灵仙 10g，炒穿山甲 6g，当归 10g，牛膝 20g，木瓜 20g，地龙 10g，红花 10g，生甘草 10g，生姜 10 片。

上药以水 3 杯，煮取 1 杯，药滓再煮，取汁 1 杯，日分 2 次温服。

烫洗方：与上同。

上法应用 10 多天，来人告之，病愈。

臌　胀

［案例 1］ 臌胀（肝硬化腹水）

于某某，男，54 岁，景县干部，1973 年 10 月 3 日初诊。

患肝硬化腹水，在当地治疗月余，主要以保肝利尿药杂投，病不显效反而胀甚，面目消瘦，色黯，气息不利，不欲饮食，颈胸部有蜘蛛痣六七片，腹部臌胀，形如抱瓮，青筋横绊，肝脾未能扪及，精神委顿，食后腹胀难消，小便色黄如茶，大便秘结，脉弦涩，舌质偏红，舌苔黄厚而腻。

辨证治疗：臌胀之证，但以保肝治疗，迁延愈久，其病愈甚。肝主疏泄而更加郁遏，脾主运化而更加壅滞，疏泄失职，运化无权，气血紊乱，清浊相混，故而形成臌胀，治当疏肝理气，活血化瘀，健脾利水，加强运化，方以逍遥散、理气化瘀等化裁治之。

柴胡10g，白芍20g，当归10g，丹参20g，红花6g，木香6g，枳壳20g，香附20g，郁金20g，槟榔20g，大腹皮30g，云苓20g，泽泻20g，青蒿10g，鳖甲20g，焦山楂30g，甘草10g，车前子40g（包煮）。

上药以水4杯，煮取1杯半，药滓再煮，取汁1杯半，日分3次温服。

二诊：10月9日。上药连服6剂，小便通畅，大便泻下，腥臭之物甚多，患者腹胀消退近半，精神振作，食欲增加，上方既已显效，仍步上方出入。

柴胡10g，白芍15g，当归6g，丹参10g，红花6g，木香6g，枳实15g，香附15g，郁金15g，槟榔15g，大腹皮30g，云苓30g，泽泻20g，白术10g，青蒿10g，鳖甲20g，焦山楂20g，甘草10g，车前子40g（包）。

上药以水4杯，煮取1杯半，药滓再煮，取汁1杯，日分3次温服。

三诊：10月16日。上药服后，腹水基本消退，扪之肝脏肋下二指，脾脏肋下二指，腹部青筋横绊消失，蜘蛛痣色已变浅，脉来较前有力，舌苔厚腻渐薄，饮食已感馨香，上方减味续进。

柴胡10g，白芍15g，赤芍10g，当归6g，丹参10g，红花6g，白术10g，云苓20g，鳖甲20g，焦山楂20g，甘草10g。

上药以水3杯，煮取1杯，药滓再煮，取汁1杯，日分2次温服。

四诊：10月30日。上药连服10剂。扪之肝在肋下一指，脾未触及。脉来冲和，厚腻舌苔已退，食有香味，遂书逍遥散合一贯煎方化裁为后期调养。

柴胡10g，云苓20g，白术10g，当归6g，白芍10g，鳖甲10g，沙参10g，生地10g，杞子20g，川楝子10g，甘草10g，生姜6片为引。

上药以水3杯，文火煮取1杯，药滓再煮，取汁1杯，日分2次温服。予10剂，隔日服药1剂。

［**案例2**］**臌胀（肝硬化腹化）**

陈某某，男，46岁，武城县农民，1978年4月12日初诊。

平素爱好饮酒，一月以前去赶集，买卖不公，怒动肝火，吐血一次，始未介意，近月以来，又吐血3次，胸中懑闷，继则面浮肿，色黄暗，腹部渐渐肿大，在当地检查为肝炎，输液打针不效，特来求治。

刻下，腹部臌胀，按之板硬，下肢水肿不温，按之凹陷不起，面部赤丝血络显露，胸颈部有血痣三片，胸脘胀满，不欲饮食，食则多停蓄胃脘，久久不得消化，小便不利，大便秘结，脉弦涩，舌质紫暗，舌苔黄厚且腻。

辨证治疗：肝气遏郁，疏泄失职，久则郁而化热，瘀血阻滞，血络不通，横克于脾，水湿停蓄不利则脾气失司，水气瘀血相混，故而形成臌胀。治当疏肝理气，活血化瘀，健脾利水法调之。方宗加味逍遥散合茵陈四苓汤意。

柴胡10g，茵陈30g，云苓30g，当归15g，赤芍15g，栀子10g，薄荷6g，枳壳30g，槟榔20g，香附20g，郁金20g，鳖甲15g（打细），红花10g，桃仁10g，焦山楂30g，车前子40g（包煮）。

上药以水4杯，煮取1杯半，药滓再煮，取汁1杯半，日分3次温服。

二诊：4月19日。上方连服6剂，小便通畅，大便泻下4次，秽浊腥臭难闻，腹胀消退近半，下肢水肿亦消退近半，脉仍弦涩，舌苔略薄，继按上方出入续进。

柴胡10g，茵陈30g，云苓30g，当归10g，赤芍15g，枳壳20g，槟榔15g，鳖甲15g（打细），桃仁10g，焦山楂30g，炒卜子20g，车前子40g（布包）。

上药以水4杯，煮取1杯半，药滓再煮，取汁1杯半，日分三次温服。

三诊：5月28日。上症未减反增，如初诊时之甚，询之答说："二诊后，病情良好，有一近亲送来一专治肝腹水的方子，说如此多好等等，用了以后，其病未减反而加重如此，如再用之我必死无疑，今把药单奉给先生审之。"我看了方子，药有："土狗子20g，烧灰存性，分4次服冲，青蛙炮干，轧为细末，一次服冲，二日用一次。"余说："土狗子即是蝼蛄，青蛙指疥蛤蟆，此二物，余在60年代初，曾受领导指定，去乐陵县采访过此方，回院后给本院盖主任治水肿，用了以后，腹水更加严重。还发现一患者，用青蛙以后，出现腰及小腹如绳勒索的不良现象。"患者说："我吃了青蛙粉后，也有小腹勒紧难受的现象，大夫说得很对啊。"余诊脉后，仍按第一方加减予服，观其所以再商。

柴胡10g，茵陈30g，鳖甲20g，云苓20g，当归10g，赤芍10g，枳壳20g，槟榔20g，大腹皮20g，桃仁10g，红花10g，焦山楂30g，车前子50g（布包）。

上药以水5杯，文火慢煮，取汁1杯半，药滓再煮，取汁1杯半，日服3次。并嘱：服此药间，凡杂乱方药均不可入口，切记。

四诊：6月3日。上药连服6剂，二便通调，大腹松软，下肢水肿已消，饮食增加，精神已振，脉象冲和，舌质淡红，舌苔浅薄，再服药半月可愈。

青蒿10g，鳖甲15g，赤芍、桃仁、红花各10g，炒枳壳10g，当归10g，枸杞子20g，甘草10g。

上药以水3杯，煮取1杯，药滓再煮，取汁1杯，日分2次温服。

胃脘痛

［**案例1**］**胃脘寒痛**

姜某某，男，51岁，农民，德州市郊，1965年9月15日初诊。

胃脘经常作痛已15年余，每服热汤缓解，甚则服附子理中丸缓解，或服姜糖水缓解，迄今未得根治。目前：胃脘作痛2天，不欲饮水，胃泛酸水，烧灼难受，两胁下气窜作痛，呕恶频作，脉象弦紧，舌淡苔白腻。

辨证治疗：胃脘作痛10多年，每每饮热汤缓解，本次犯病，兼两胁下窜痛，脉来弦紧，舌淡苔腻，实属胃脘寒痛而兼肝气攻冲之证，治当温胃散寒，佐以疏肝为治，方宗理中汤加味。

炒白术12g，炒苍术1g，炮干姜9g，陈皮18g，半夏18g，云苓18g，炒川厚朴9g，炒五灵脂9g，海螵蛸24g，吴茱萸6g，甘草9g。

上药以水3杯，文火煮取一杯，药滓再煮，取汁1杯，日分2次温服。

二诊：9月23日。上方连服7剂，胃脘痛缓解，呕恶已平，胃泛酸水，烧灼之感亦平，药已对证，为巩固疗效长远计，书以丸方予之。

炙黄芪15g，焦白术15g，炮姜9g，防风4g，陈皮24g，半夏24g，云苓24g，海螵蛸24g，砂仁壳9g，吴茱萸6g，煨木香9g，当归9g，藿香9g，甘草9g，炒白扁豆15g。

上药轧为细末，炼蜜为丸，每丸6g，日分3次服。

［案例2］湿热胃痛

王某某，男，48岁，工人，德州市，1973年8月21日初诊。

恃其体壮，嗜酒无度，近挟肝气，湿热蕴结，滞而不化，胃胀疼痛，手不可近，大便秘滞色黑，小便黄赤，脉象弦数，舌质偏紫，苔黄而腻。

辨证治疗：酒客湿热郁滞，灼伤胃络血溢，胃脘为其胀痛，大便秘滞色黑是其证矣，肝气失于疏泄条达，故而滞郁不化，疼痛拒按，脉与舌象，无一不属湿热血瘀，治当理气泻热，和络通瘀为法。

生地30g，赤芍15g，丹皮10g，炒蒲黄12g，五灵脂10g，熟大黄10g，制香附10g，煅瓦楞子20g，炒枳壳25g，焦山楂20g，甘草10g。

二诊：8月26日。上方连进4剂，胃脘胀疼显减大半，上下气机通调，但大便尚显黑褐之色，此乃积滞血瘀渐渐克化之征，治宗原方扩充。

生地30g，赤芍15g，丹皮10g，炒蒲黄10g，五灵脂10g，大黄炭10g，煅瓦楞子20g，炒黑枳壳10g，山楂炭10g，紫草15g，制香附12g，甘草10g。

上药煮药方法同上。服药方法同上。

三诊：8月30日。上方连服4剂，脘胀腹痛得平，大便黄软，已无黑褐之色，食欲增加，脉来较前和缓，大病将瘥，略书调养气阴之法调之。

生地20g，白芍10g，炒枳壳15g，丹皮6g，甘草10g，熟大黄6g，焦山楂10g。

煮服方法同上。

［案例3］阳虚胃痛泄泻

谷某某，男，51岁，农民，河北省吴桥，1981年5月20日初诊。

去岁患腹痛腹泻，曾有二三次大便带血，后经医院透视诊断为十二指肠溃疡，服中西药多种，症状暂时消失，又过一月余，又连续腹痛腹泻四次，自视病轻，吃了点西药片，痛泻止，仍不断腹胀腹痛，昨又见便稀带血，腹内攻窜不已。

目前：脘腹作痛，有气攻冲，大便溏薄带有血样，形寒畏冷，四肢不温，面色苍白不华，饮食减少，多食则有欲呕之感，脉来细缓无力，舌质淡灰，舌苔薄白。

辨证治疗：综观脉证，属脾胃虚寒，卫气不固，治当温中祛寒之法调之。

炒白术15g，炮姜10g，云苓20g，台参15g，砂仁10g，半夏10g，陈皮15g，煨木香6g，炒香附10g，甘草10g，大枣6枚（掰）。

上药以水3杯，文火煮取1杯，药滓再煮，取汁1杯，日分2次温服。

二诊：5月26日。上方连服5剂，脘腹作痛减轻大半，食欲有所增加，欲呕之感消失，大便溏薄虽减，而仍有血样夹出。然脾主运化，亦主统血，统运乏力不及，故而仍有渗血之征，治宗上方。重佐温阳健脾，养血止血为法。

炒白术20g，炮姜炭10g，云苓20g，台参20g，砂仁10g，半夏10g，陈皮20g，煨木香6g，甘草10g，大枣6枚（掰），熟附片10g，灶中黄土200g。

上药，先取灶中黄土，水渍，取之沉淀后清水半盆，以此水煮诸药，取汁2杯，日分2次温服。

三诊：5月29日。服药3剂，大便转为正常，腹脘作痛已瘥，体虚肢冷，尚未尽除，脉来较前有力。再拟温阳理气之法续进。

炒白术20g，炮姜6g，云苓30g，台参20g，砂仁10g，半夏10g，陈皮10g，木香6g，炙甘草10g，当归10g，大枣10枚（掰），黄芪15g。

上药以水3杯，煮取1杯，药滓再煮，取汁1杯，日分2次温服。

［**案例4**］**瘀血胃脘痛**

张某某，男，43岁，农民，1968年7月5日诊。

三年前，饮酒醉后，胃脘经常疼痛，不欲饮食，有时胃脘有灼热感，稍多饮食，即撑胀呃逆，每服氢氧化铝药粉缓解，半年后，发现胃脘有一硬块如鸡蛋大，压之作痛，又半年后，一次饮食不慎，引发吐食吐血，约两碗余，可吐后反觉胃中硬块缩小，近来胃脘乃有不时作痛；轻则隐隐约约，重则痛甚，曾去县医院作钡剂透视，诊为胃溃疡，只服西药维护治疗。

目前：胃脘近脐处，确有一硬块如卵，重按作痛，他症如上述。脉象沉弦，舌质灰紫，苔老黄。特邀马巨川老中医师会诊，诊毕，马老医师认为不是胃瘤，而是积证。

辨证治疗：积，腹内结块作痛，固定不移，痛有定处，病灶重点在血分，血涩不行，久则形成此证，治当消导攻下，活血化瘀，方用五积散合攻积丸加减治疗。

当归12g，赤芍15g，苍术9g，枳实15g，川朴12g，茯苓15g，半夏15g，槟榔12g，沉香9g，香附15g，炮姜9g，丹参18g，陈皮24g，焦三仙各15g，甘草9g，海螵蛸30g。

上药以水4杯，慢火煎煮，取汁1杯半，药滓再煮，取汁1杯半，日分3次温服。

二诊：7月11日。上方服4剂，胃脘灼热消失，疼痛稍减，多食胃脘不适同前。再守上方加大活血化瘀之药续进。

当归12g，赤芍15g，焦山楂24g，苍术15g，川朴12g，茯苓30g，半夏30g，槟榔18g，沉香9g，香附15g，海螵蛸30g，三棱9g，莪术9g，桃仁9g，红花9g，炮姜炭12g，甘草9g。

上药以水4杯，煮取1杯半，药滓再煮，取汁1杯半，日分3次温服。

三诊：7月16日。上药服后，腹内辘辘作响，大便日行2次，其色灰褐，腥臭难闻，脘腹疼痛顿减大半，硬块处按之变软，重按仍痛，脉来沉弦不若前甚，度其此证，药不可缓，冀其体壮，再进上方。

四诊：7月20日。续服4剂，腹内作响减小，大便日行2~3次，仍灰褐难闻，胃脘硬块处按之已软，重按尚感滞痛，舌苔老黄渐褪，再进养血益络之法，以和胃气。

当归15g，白芍15g，云茯苓30g，生白术12g，制香附12g，海螵蛸30g，炮姜炭12g，半夏曲15g，焦山楂炭15g，桃仁6g，甘草9g，生姜6片为引。

上药以水3杯，文火煎煮，取汁1杯，药滓再煮，取汁1杯，日分2次温服。隔日服药1剂。

五诊：8月15日。上药断续服药8剂，胃脘硬块消失，按亦不痛，饮食增加，已感舒适，脉转冲和，苔黄褪化，书枳术丸2盒，调养胃气。

［案例5］肝气胃痛

李某某，女，49岁，工人，德州市，1981年3月12日初诊。

家务萦劳，与邻口角，肝气郁结，初以两胁胀痛，饮食减少，又患胃脘作痛，现已月余，多方治疗，效果甚微，精神萎靡不振，求诊于余。

目前：胃脘两胁胀痛彻背，不欲饮食，呕吐酸苦，嗳气，四肢疲倦，脉象弦滑，舌淡苔薄黄。

辨证治疗：初由肝气郁遏，其气横逆伤胃，肝主疏泄，胃主和降，疏泄和降均失其司，故而诸症形成，方以柴胡疏肝散疏肝行气，和胃降逆止痛。

柴胡10g，白芍15g，枳实15g，香附20g，陈皮20g，半夏20g，竹茹10g，木香6g，黄芩10g，甘草10g，元胡10g，灵脂10g，生姜6片为引。

上药以水3杯，煮取1杯，药滓再煮，取汁1杯，日分2次温服。

二诊：3月18日。上方连服5剂，胃脘两胁胀痛彻背消失，饮食渐进，呕吐酸苦已平，惟感气短，有时心悸，脉来不若前甚。素来体虚，不任攻伐，再以和胃气，缓缓调理。

陈皮 20g，半夏 20g，云苓 20g，甘草 10g，枳壳 10g，白术 10g，酸枣仁 20g，焦山楂 10g，生姜 6 片。

上药以水 3 杯，煮取 1 杯，药滓再煮，取汁 1 杯，日分 2 次温服。

眩　晕

［**案例 1**］**肝风眩晕**

陈某某，女，51 岁，农民，庆云县，1975 年 4 月 14 日初诊。

素来就有头晕、心跳、手麻之病，去某医院量血压为 160/100mmHg，平素劳动，也未介意，前几天，夜半邻居牛棚失火，惊醒后心跳头晕更加严重，服西药时好时歹，特来门诊。

刻下：阵阵眩晕，心悸心烦，咳嗽多痰，夜寐不宁，梦多联翩，早起精神不振，手足发凉而脸面发热，有时左臂麻木，脉象弦有力，舌质红，舌苔黄腻。

辨证治疗：肝胆平素阳盛，复受惊恐，阳气升腾，痰火随之郁结，动扰心神，故而心悸心烦，夜寐不安。有时右臂麻木，将有跌仆成中之虞，脉弦而有力及舌红苔黄之形，皆为肝风鸱张之征，治以平肝息风，方宗羚羊钩藤及镇肝息风之意。

双钩 30g（后下），怀牛膝 30g，生白芍 20g，生赭石 25g，生龙牡各 30g，麦冬 20g，元参 20g，橘红 15g，川贝 10g，大瓜蒌 30g，黄连 10g，甘草 10g，羚羊角粉 2g（日分 2 次，服药前，白水冲服）。

上药以水 3 杯，煮取 1 杯，药滓再煮，取汁 1 杯，日分 2 次温服。

二诊：4 月 18 日。上方服后，气火得平，心悸心烦稍安，寐意转酣，左臂未发麻木，脉来不若前甚，苔黄已化，痰浊未清，大便 3 日未行，再宗上方，以清痰通腑。

双钩 30g，麦冬 20g，生地 2g，杏仁 10g，瓜蒌 30g，枇杷叶 20g，竹茹 15g，甘草 10g。

上药以水 3 杯，煮取 1 杯，药滓再煮，取汁 1 杯，日分 2 次温服。

三诊：4 月 25 日。上药断续服用 3 剂，大便已落下 3 次，咳痰已少，精神振作，脉来冲和，苔黄已褪，再拟养阴潜阳小方予之。

双钩 30g（后下），怀牛膝 10g，生龙牡各 20g，麦冬 20g，枇杷叶 10g，竹茹 10g，杏仁 15g，甘草 10g。川贝 10g。

上药以水 3 杯，文火煮取 1 杯，药滓再煮，取汁 1 杯，日分 2 次温服。隔日服药1剂。

［**案例2**］**痰饮眩晕**

林某某，男，55岁，工人，德州市，1976年10月13日初诊。

前有寒湿病史，经常腰疼，下肢常冷不温，辗转调治年余，病未痊愈。近秋以来，天气寒冷，又患有头晕目花之病，昨日上班劳累汗出，下班后，突然晕眩特甚，站立不稳，视其房屋器物都在旋转，昨晚至今仍有以上现象发生，特来医院门诊。刻下头脑胀痛，恶心欲呕，视物旋转，两耳蝉鸣，心下痞闷，心悸阵阵，出虚汗，面有虚浮，下肢不温，脉来迟缓，舌淡，苔薄白而滑润。

辨证治疗：寒湿久留脾肾，肾阳久虚，必生饮邪，脾阳运化不及，必生痰邪，痰饮蕴结于内，上泛于头脑，即为眩晕之证。即为“无痰不作眩”也。其心下痞闷，心悸，出虚汗，面浮肢冷，以及脉来迟缓，舌淡苔白等，皆为痰饮痰湿作祟所致。治其痰饮，眩晕必除，法当温阳暖脾，理其痰饮。

白术15g，泽泻15g，茯苓20g，防风10g，半夏20g，陈皮20g，砂仁10g，桂枝10g，干姜6g，酸枣仁30g，甘草10g，台参10g，威灵仙10g，生姜6片为引。

上药以水3杯，煮取1杯，药滓再煮，取汁1杯，日分2次温服，忌食生冷食物。

二诊：10月19日。上药连服5剂，眩晕减轻大半，胸闷显宽，心悸不安，唯面浮肢冷不减，仍宗上方重佐温阳之品，冀望病机转旺。

焦白术20g，茯苓30g，防风10g，陈皮20g，砂仁10g，桂枝10g，威灵仙15g，台参10g，熟附片10g，生姜10片，甘草10g。

上药以水4杯，先煮附子20分钟，再入诸药，煮取1杯，药滓再煮，取汁1杯，日分2次温服。

三诊：10月27日。面浮消失，精神振作，眩晕已停，饮食较前增加，下肢已有温和之形，脉来不若前甚，仍步上法以善其后。

焦白术15g，茯苓20g，陈皮20g，砂仁10g，桂枝10g，台参10g，防风10g，威灵仙15g，熟附子片6g（先煮，同上），甘草10g，生姜6片为引。

上药以水4杯，先煮附子20分钟，再入诸药，煮取1杯，药滓再煮，取汁1杯，日分2次温服。

［**案例3**］**气虚眩晕**

黄某某，男，44岁，农民，河北故城，1971年9月10日初诊。

前有肺结核病史已7年，近月以来由于操劳过甚，经常头痛畏冷，精神疲倦，四肢懒于动作，稍事劳作则头目旋转，身热汗出，甚则欲仆，少气懒言，口淡乏味，不欲饮食，去某医院检查，诊断为胃下垂，大便不实，小便清白，脉细无力，舌质淡白少苔。

辨证治疗：脉细主血少，细而无力，为气血两虚之形，李东垣指出："脾胃为营卫气血生化之源，饮食劳倦，损伤脾胃，则气血虚损而发热。"卫气虚则头痛畏冷。血气不足故头目为之眩晕。综合以上诸症分析，实乃脾胃虚弱，中气下陷之证。治当益气以升清阳，调补脾胃以扶生化之源，方以补中益气汤。

黄芪 20g，台参 20g，当归 15g，升麻 9g，柴胡 9g，陈皮 15g，白术 20g，云茯苓 20g，防风 10g，砂仁 10g，甘草 10g，大枣 10 枚（去核），生姜 6 片为引。

上药以水 3 杯，煮取 1 杯，药滓再煮，取汁 1 杯，日分 2 次温服。

二诊：9 月 18 日。前方连服 7 剂，脾阳渐运，饮食已觉馨味，精神振作，头痛畏冷眩晕不若前甚，脉来较前有力，药证相符，上方续进。

三诊：9 月 25 日。又服上方 7 剂，精神大振，眩晕不作，饮食倍增，四肢有力，脉来冲和，已经到田间劳动，与补中益气丸，日服药 1 丸。

［**案例 4**］ **血虚眩晕**

王某某，女，23 岁，工人，德州市，1960 年 10 月 21 日初诊。

1958 年，昼夜操劳，患有肺结核病，长期治疗，不得其痊，形体逐渐消瘦，已经形成劳倦内伤，今产后一直发热，虽热不高，月余不退，而眩晕特甚，乳汁亦少。目前：形体消瘦，微微内热，四肢倦怠，头痛眩晕欲仆，稍稍劳动则气不足息，烦热汗出，产子之时又流血过多，身体更加虚弱。脉来大而无力，舌质青淡，苔黄白相杂。

辨证治疗：结核未痊，又逢生子，气血两伤，其劳损内伤非一时可复。吴鹤皋指出："血实则身凉，血虚则身热。或以饥困劳役，虚其阴血，则阳独治，故诸证生焉。此证纯象白虎，但脉洪大而无力，非大而长按之有力，当细辨之。"此亦《内经》所谓"血虚脉虚"之证。治当补气生血为治。

黄芪 30g，当归 15g，制首乌 10g，柏子仁 15g，白术 9g，甘草 9g。

上药以水 3 杯，文火煮取 1 杯，药滓再煮，取汁 1 杯，日分 2 次温服。

二诊：10 月 27 日。上方连服 6 剂，脉来不若前甚，微热渐退，气息较前大有好转，上方既效，率由旧章，加重益气养血。

黄芪 40g，当归 18g，制首乌 18g，柏子仁 15g，白术 12g，桂枝 9g，甘草 9g。

上药以水 3 杯，文火煮取 1 杯，药滓再煮，取汁 1 杯，日分 2 次温服。

三诊：11 月 15 日。上方断续服药 6 剂，精神振作，体力恢复大半，可以操劳家务，头痛眩晕、微热汗出等均已好转，罗止园先生指出："必使此热收敛于气血之内，不可排除于人体之外，必使其热退回于气血之中，不可发放于皮肤之外。"论述实为中肯，为使其早日康健，书下方以后，嘱其康健壮实为宜。

黄芪30g，桂枝9g，白术9g，当归15g，制首乌15g，柏子仁9g，甘草9g。

上药以水3杯，文火煮取1杯，药滓再煮，取汁半杯，晚睡前服1杯，早晨服半杯。

［**案例5**］**外感眩晕**

赵某某，男，44岁，工人，1993年11月13日初诊。

乘车采购布匹，坐于车上，冷风袭于前额，回家后卧于炕上取暖，身虽暖和而头额眩晕胀痛，月余不止，曾服中西药，或腹泻，或胀满，其病不除。目前：头晕目眩，头顶与前额胀痛如物之裹束，有时头脑昏沉，怕着冷风。脉象浮缓，舌淡少苔。

辨证治疗：风寒客于清灵头腑之经络，虽经治疗，未得宣发。前贤有云："高巅之上，唯风可到。"至于治法，前贤有"鸟巢高巅，宜射而去之"之譬，今宗此法。

川芎6g，防风6g，羌活6g，白芷6g。

上药以水2杯，煮取1杯，药滓轻煮，取汁半杯，日二服。

另：川芎20g，透骨草20g，防风15g，羌活10g。

将上药放入铁壶内，壶嘴加一皮管，加水4~5杯，煮开使热气只能从壶嘴通过皮管，患者服药前持皮管，用冒出之药气以熏头，每日晚、中午各熏1次，每次20分钟。熏后立即喝药。

二诊及三诊：以上方连用3天，病去大半，继用3天，头目眩晕胀痛均愈。

不　　寐

［**案例1**］

冯某某，男，46岁，吴桥镇干部，1982年8月20日初诊。

工作劳累，再加烦扰，不寐已2月余，心情更加烦恼。胸脘满闷，不欲饮食，脉来弦细而数，舌质红嫩，舌苔薄黄。

辨证治疗：脉来弦细而数，舌质红嫩，显系心阴不足，心阳亢盛。胸脘满闷，不欲饮食，又为痰湿中阻，综观之，证属心阴不足，胃气不和，治当调和胃气，降其心火。

陈皮20g，半夏20g，云茯神20g，枳壳20g，黄连10g，酸枣仁30g，远志10g，生龙牡各20g，竹茹10g，甘草10g，麦冬20g，五味子6g（打细）。

上药以水3杯，煮取1杯，药滓再煮，取汁1杯，日分2次温服。

二诊：8月27日。上方连服6剂，胸脘显宽，饮食增加，寐意有所好转，脉来尚弦而数，苔黄尽褪，仍守上方，略加知母10g，滋肾除烦。

三诊至四诊：9月9日。寐已转佳，甚至有时一觉酣睡达旦，精神清爽，食有馨味，脉来已转冲和，略书养阴和胃，滋肾安神之品以固疗效。

云茯神20g，麦冬20g，知母10g，五味子10g，酸枣仁20g，生龙牡各20g，生甘草10g，青竹茹10g，远志肉10g。

上药以水3杯，煮取1杯，药滓再煮，取汁1杯，日分2次温服。隔日服药1剂。

[**案例2**]

李某某，女，33岁，德州棉纺织厂工人。1967年5月23日初诊。

工作遇事不利，敢怒不敢言，火气内郁，即不欲饮食，呕哕痰涎，并心悸汗出，虚烦不寐，胸脘痞胀，按之停饮辘辘作响。有时胆怯，恐人将捕之，精神萎靡，四肢倦怠，病来旬余。脉象弦虚而数，舌红，苔薄白。

辨证治疗：胆火郁遏于内，胃气因之不和，痰水中阻，泛泛欲呕，即所谓："胃不和而卧不安也。"治当和胃宁胆，化痰畅中，方用正胆汤化裁。

陈皮30g，半夏30g，云茯神20g，生甘草10g，竹茹10g，枳实30g，代赭石30g，酸枣仁40g，川厚朴10g，川黄连10g，木香6g。

上药以水3杯，煮取1杯，药滓再煮，取汁1杯，日分2次温服。

二诊：5月30日。上方连服6剂，胸脘显宽，大腑通畅，虚烦已除，寐意转佳，他症亦减轻，脉来不若前甚，邪却机转，始得入于坦途，续与安神宁胆，冀其应手为幸。

陈皮20g，半夏20g，云茯神30g，酸枣仁30g，远志肉10g，柏子仁10g，代赭石15g，青龙齿20g，生牡蛎20g，生姜6片。

上药以水3杯，文火煮取1杯，药滓再煮，取汁1杯，日分2次温服。

三诊：6月5日。患者其父同来问及调护之法，余告之："淡食以养胃，内观以养神"。自臻善摄可也。其父乃博雅君子也。携女谢去。

肺痈

吕某某，男，38岁，河北省衡水县人，经商。1989年9月7日初诊。

患肺痈，咯吐脓血之痰，在当地服药9剂不瘥，转来门诊。患者出示所服药方，观之，乃千金苇茎汤，因药房无苇茎以茅根30g代之，所以迟迟不效，又认为药量太少未及病所。亦如："掘井九轫（通'仞'）而不及泉，犹为弃井也"。目前：咯吐脓痰腥臭，咳则胸胁作痛，烦躁烦热，心中懊侬，精神萎靡，咳甚则喘，不欲饮食，小便短少，大便秘结，舌红，苔黄腻，脉来滑数。

辨证治疗：既已形成肺痈，病在重途，非量大功专之药不足以消其痈毒，方用排脓雪肺汤清肺化痰，逐瘀排脓，更佐清热益脾以生肺金之品，以冀弋获。

鲜苇茎100g（自备切碎），瓜蒌50g（杵如泥），金银花50g，连翘30g，桔梗10g，白芍30g，北沙参20g，冬瓜子20g（打），白及10g，山药20g，苡米仁20g，藕节30g，甘草10g。

上药以水5杯，煮取1杯半，药滓再煮，取汁1杯半，日分3次温服。

二诊至三诊：上药连服6剂后，胸胁作痛，心中烦热，状如懊侬，咳甚则喘等基本消除，续服6剂后，咯出腥臭脓痰十去其七，大便通畅，饮食增进，精神振作，脉来不若前甚。上焦尚未清旷，不可有恃无恐，仍守上法续进。

鲜苇茎100g，瓜蒌30g（打如泥），金银花30g，连翘30g，桔梗10g，白芍20g，冬瓜子20g（打），白及10g，北沙参20g，苡米仁20g，山药20g，川贝母10g，丝瓜络10g，青黛10g，蛤粉20g，甘草10g。

上药以水5杯，煮取1杯半，药滓再煮，取汁1杯半，日分3次温服。

四诊至五诊：9月29日。连服上方4剂，咯吐腥臭脓痰消失，续服4剂后，咳减喘平，病为出险入夷，仍须调补肺阴，和络祛痰。

白芍15g，杏仁15g（杵），川贝母10g，枇杷叶15g，丝瓜络10g，生地20g，茜草10g，青黛10g，蛤粉20g，北沙参20g，麦冬20g，五味子6g，金银花15g，甘草10g。

上药以水3杯，煮取1杯，药滓再煮，取汁1杯，日分2次温服。

便　血

［案例1］肠风便血

杨某某，男，48岁，蒿城农民，1985年9月20日初诊。

串乡收购废品，风尘仆仆，不避寒暑，饮食不忌寒热。患大便下血，肛门灼热，下血时如漏卮，时出如喷，身感乏力，便饮酒解乏，病来月余，恃其体壮，亦未介意，近来频频出血，始来门诊。脉来浮虚而数，舌质偏红，舌苔干黄，脉证互参，证属肠风便血，治以清火宁血为治。

槐米30g，地榆炭30g，黄芩10g，生地炭30g，白芍20g，金银花炭20g，青连翘25g，黄柏10g，防风10g，生蒲公英10g，生甘草10g。

上药以水3杯，煮取1杯，药滓再煮，取汁1杯，日分2次温服。

二诊至三诊：10月9日。上方连服6剂，便血减少，自为病轻，又饮酒1次，当夜胸胁刺痛，当地医生于方内又加了白芍10g，续服6剂后，病稍减。今又来复诊，脉来弦细略数。余痛斥不慎饮酒之过，阳明火气未消，幸未引发肝阳化风，若风火鸱张，不可为也。治从上方，每服药时加羚羊角粉2g，同服。

四诊：10月16日。续服上方6剂，脉来不若前甚，便血十去七八。病虽减，尚未出险入夷。

槐米30g，地榆30g，生地炭30g，白芍30g，金银花炭30g，连翘30g，白茅根30g，黄连10g，丹皮8g，生甘草10g。

上药以水4杯，煮取1杯半，药滓再煮，取汁1杯半，日分3次温服。

五诊：10月27日。上药迭进6剂，便血已止。嘱观察四五天后再诊，数日来，大便基本正常，脉气调和，饮食已感馨香，予小槐角丸，少量服。

［**案例2**］**脏毒便血**

侯某某，男，38岁，德州机床厂工人，1982年8月17日初诊。

饮酒吃肉，膏粱厚味，积热毒于大肠，肛门灼热，大便下血，亦如漏卮，沉着瘀浊，便下不畅，脘腹痞胀，心中烦热，寐意不酣，多梦联翩，痛苦不可名状，病来月余，脉象沉弦，舌质偏红，舌苔厚腻。脉证互参，病为脏毒便血，治以清热宁血，方以槐花散出入为治。

槐花40g（一半炒炭），侧柏炭15g，白芍30g，黄连8g，黄芩8g，地榆20g，芥穗炭10g，蒲公英10g，枳壳20g，樗皮炭20g，焦楂炭30g，炙龟甲30g，甘草10g，茅根30g，炒卜子30g。

二诊：8月20日。上药服后，大腹雷鸣辘辘，便下紫色污浊甚多，脘腹痞胀，肛门灼热十去其七，其病已有转机，仍步上方，嘱米粥为食，以固胃气。

三诊：8月24日。继服上方，大便污浊已除，唯肛门时有灼热，其病已入坦途，仅书白芍20g，甘草10g，嘱连服5剂后，“淡食以养胃气”，月余病蒂必除而无虞也。

痞　满

［**案例1**］**食饮痞满**

夏某某，男，40岁，德州市民，1985年3月3日初诊。

经营小买卖，又经长途采购，饮食不介冷热，患胸腔满闷，甚则腹痛，呕恶酸臭，自服槟榔消臌丸不效，近来胸闷，中脘痞满，叩如空鼓，不欲饮食，始来求治，脉象弦涩，舌质偏红，舌苔黄腻。综合脉证，属食饮郁滞，脾气乏运，升降失司，治当和中化滞，理气化痰为法。

陈皮20g，半夏30g，云苓30g，枳实20g，厚朴10g，大腹皮30g，木香10g，炒莱菔子20g，荷梗10g，砂仁壳10g，神曲10g，麦芽10g，甘草10g，生姜6片。

上药以水4杯，文火煮取1杯半，药滓再煮，取汁1杯半，日分3次温服。

二诊：3月7日。上药服4剂，痞满十去其七，所幸服消臌丸不多，未能形成坏证。痞满与胀满，万万不可泾渭不辨，混为一谈矣。

陈皮15g，半夏15g，云苓20g，枳实20g，厚朴10g，炒莱菔子20g，荷梗10g，砂仁壳10g，焦三仙各10g，甘草10g，生姜6片。

上药以水3杯，煮取1杯，药滓再煮，取汁1杯，日分2次温服。

三诊：3月12日。痞满基本平复，唯四肢尚感乏力，上方减去荷梗、莱菔子、焦三仙，加党参15g，予五剂，以善其后。

［**案例2**］**脾虚痞满**

纪某某，男，51岁，农民，平原县腰站镇，1988年6月20日初诊。

伤食中满，医屡攻伐，形成痞满。中阳不振，时胀时瘥，喜温喜按，得热则舒，小便清，大便不实，脉来濡软，舌淡苔白薄。治宜调补脾胃，举阳益气。

党参10g，陈皮10g，白术10g，当归10g，黄芪10g，甘草10g，升麻6g，柴胡6g，半夏10g，木香10g，砂仁壳10g，生姜6片，大枣3枚（掰）。

上药以水3杯，文火煮取1杯，药滓再煮，取汁1杯，日分2次温服。

二诊至三诊：6月27日。上药先服3剂，痞满实减三分。中医学院实习生建议：如此重病补中益气，用量是否太小，请老师加大剂量。余指出："金元时代，民不聊生，生活饥馑，东垣先生临床应用此方，扩其量不过3钱2分，折合当今用量10克余，金元以下，迨至明清至今，一直传为名方，可知为何……药不贵多，方不在大，所贵在治病。课余可观《脾胃论》。"书方于下。

黄芪10g，党参10g，陈皮10g，白术10g，当归10g，甘草10g，半夏10g，木香6g，生姜6片，大枣3枚（擘）。

上药以水3杯，文火煮取1杯，药滓再煮，取汁1杯，日分2次温服。禁生冷油腻等。

四诊：7月5日。患者复诊，喜形于色，让学生诊视：脉来冲和，中阳已振，痞满消失，食有馨味，二便调和。余曰："病愈也，不复与药。"嘱患者，淡食以养胃气。

伤　食

［**案例1**］

李某某，男，39岁，某公司经理。1986年10月16日初诊。

交易成败，定在酒桌，一日宴客，对方刁蛮纠缠不已，酒肉充腹，超乎平素，两三日后，胸闷腹胀不消，转来求治。目前：胸宇满闷，吞酸嗳腐，两胁支撑，腹脘痛胀，坐卧不安，心中烦热，脉来滑而有力，舌质偏红，舌苔厚腻。

辨证治疗：脉滑主乎痰湿，滑而有力主乎胃热宿食。痰湿宿食停宿于胃脘，故显胸宇满闷，脘腹痛胀，肝郁气滞，络脉不展，故两胁支撑，心中烦热而卧不安也，脉与舌象均为肝胃宿郁之征，治当破坚利膈，佐以疏肝行气，而调护在后。

炒枳实30g，焦山楂30g，槟榔20g，炒莱菔子30g，鸡内金20g，黑白丑20g，川厚朴10g，神曲10g，炒麦芽15g，炒大黄10g，芒硝10g（后下），川楝子15g。

上药以水4杯，煮取1杯，药滓再煮，取汁1杯，日分2次温服。

二诊：10月18日。上药服2剂，大腹辘辘作响，泻下腥臭大便3次，诸症减却大半，病将瘥，再与理气化痰，兼清余毒以善后。

炒枳壳15g，陈皮20g，半夏20g，云苓20g，甘草10g，射干6g，焦三仙各10g，生姜6片。

上药以水3杯，煮取1杯，药滓再煮，取汁1杯，日分2次温服。

［**案例2**］

罗某某，男，5岁，1989年3月7日初诊。

小孩每日饮食不加节制，鸡鸭鱼肉以及牛奶、糖果、糕点等，无所不食，家长只盼儿子长得壮壮的，结果相反，厌食，食欲不振，脘腹饱满，恶心，膜胀如鼓，大便三四天不落，舌苔黄厚而腻，脉滑数，指纹青紫。综而观之，病为伤食停滞，治宜化滞消积为治。

炒神曲10g，焦山楂15g，炒麦芽9g，炒鸡内金6g，炒莱菔子9g，炒枳壳9g，瓜蒌15g，生姜3片为引。

上药以水2杯，煮取半杯，日分2次温服。

治疗经过：上药服后，脘腹辘辘作响，一小时后大便泻下2次，臭腐腥味难闻，膜胀减轻大半，恶心饱满随之摒除，2剂服尽，欲食小米粥，续服1剂，食欲基本正常，劝其家长节制食欲，七日后康复。

［**案例3**］

顾某某，女，6岁，平原县农民小女，1981年6月3日初诊。

伤食后积滞月余，不食纳呆，口有臭味，中脘胀满，呕恶吞酸，手心足心发热，身体消瘦，大便不实，夜睡多汗，脉滑有力，指纹青紫，舌苔白腻，证属伤食积滞，治当消食化积。

神曲60g，木香6g，鸡内金20g，麦芽40g，焦山楂50g，槟榔30g，黑丑

20g，炒卜子 30g，牵牛子 30g，陈皮 20g，半夏 20g，砂仁 6g，良姜 3g，甘草 30g。

上药共为细末，装入胶囊，每次服 4 粒，日服 3～4 次。月余诸症渐渐消失而康复。

冷　积

［案例］慢性结肠炎

刘某某，男，44 岁，武城农民，1978 年 4 月 4 日初诊。

罹慢性结肠炎已 4 年，腹痛泻利，时轻时重，便泻不爽，夏天病轻，冬天病重，今年春冷病甚，所下黏液似脓，痛苦不可名状，面色苍老，精神疲倦，四肢乏力，脉象沉缓，舌淡，苔腻。扪其脐左有一处硬块，按之痛重。

辨证治疗：积浊于肠，胶着不移，多方求治，坚不可推，旷日持久，血络郁结。痼疾不瘥，气血亏虚，故而面色苍老，神疲乏力，法当温通破结为治。

炒当归 20g，炒白芍 20g，制附子 10g，蒸熟大黄 10g，焙草果 15g，党参 10g，良姜 8g，炒枳壳 10g，炒桃仁 10g，甘草 10g。

上药以水 3 杯，煮取 1 杯，药滓再煮，取汁 1 杯，日分 2 次温服。

另：大葱 1500g，切寸长，米醋 150g，大葱共醋炒至极热，分作两包，乘热熨于脐左块上，凉则互换，不可间断，熨至脐左松软为度。熨后即服煎好中药，安卧。

二诊：4 月 7 日。上二治法用后，左少腹硬块变软，曾转矢气数次，臭不可闻，大便落下三次，比较松软畅通，疼痛好转大半。余扪之，左少腹尚有较硬包块，根蒂尚未尽除，不可有恃无恐，仍守上方续用。若能逐渐好转，庶可转危为安。

三诊：4 月 18 日。患者述，每天应用熨法，因出汗太多，便采用隔日应用一次，现在自觉疼痛十去七八，重压尚感作疼，大便颜色，似属正常，亦不觉坠痛了。脉来不若前甚，面色有所红润，余思之良久，答应采用隔日应用一次方法。审其上方，附子改用 6g，大黄改用 6g，加防风 6g、苡米 15g，他药不变。

四诊：5 月 6 日。上方续进中，曾有七八日，大便正常，左小腹未有痛感，偶遇天气冷时，局部尚觉板滞不畅，痛亦微微。脉来冲和，停用大葱熨法，修方于后。

当归 10g，炒白术 10g，小茴香 6g，草果 6g，川厚朴 6g，苡米 20g，云苓 15g，甘草 10g，生姜 6 片。

上药以水 2 杯，煮取 1 杯，药滓再煮，取汁半杯，晚服 1 杯，翌晨服药半杯。

另：生硫黄30g，轧细，装入胶囊，每吃饭前，送服一粒。

五诊：5月21日。上方应用后，左少腹板滞消失，二便正常，饮食、寐意均佳，停药观察。

6月26日。其妻患腰疼来诊，询及前证情况答说：病一直未发云云。

呕　吐

[案例1] 食滞呕吐

赵某某，男，12岁，学生，景州。1981年4月4日初诊。

饮食不节生冷，呕吐4日不止，有时呕吐食渣，有时呕吐酸苦，甚则呕吐黄水，绿如菜汁，服藿香正气水，服下立即吐出，医予阿托品药片，亦呕恶吐出，现仍呕逆欲吐，胸腹胀满，不时嗳气，面黄消瘦，懒于动作，小便偏黄，大便五日不落，脉来滑数，舌红苔淡。脉证合参，证属食滞呕吐，胆气郁滞。治宜和胃化滞，清宁胆气。方以正胆汤出入。

陈皮10g，半夏10g，云茯苓10g，竹茹6g，炒枳实10g，代赭石10g，酸枣仁10g，川朴6g，焦山楂10g，鸡内金6g（打细），生姜6片。

上药以水2杯，煮取半杯，药滓再煮，取汁半杯，日分3次温服。

二诊：4月5日。家长述：服上药半杯，旋即吐出，半小时后，饮第2煎，不时又吐出，无奈，请大夫另选良方。余思之，方用代赭石细末30g，小米面40g，煎为粥，粥成加生姜汁半盅（约2g），兑粥中，少少频服，若吐复服，观其所以再商。

三诊：4月6日。家长携学生来诊，服上方后，吐出不多，二次、三次均未吐出，略觉胃痛，不时作响，今特来再诊。脉来细数，腹诊：腹软不硬。嘱服4日方，少量服之。

四诊：4月8日。上药少量服，6日夜间，腹鸣辘辘，泻下大便一次，色黑，7日晨，服小米粥半碗，下午又服面条半碗，均未吐出。病已出险入夷，书参苓白术散6包，日服两次，每次1包，不必复诊。

[案例2] 胃虚呕吐

张某某，女，30岁，德州国棉厂工人，1966年9月15日初诊。

去秋来兹，流产两次，气血两虚，精神萎靡。近月以来经常呕吐清水，伴有食渣，畏冷汗出，四肢乏力，疑似怀妊，医生诊后，并非怀孕。身体日渐消瘦，再加工作劳累，几不可支，而来门诊。目前：脉来沉细，形体消瘦，精神委顿，肾阳无力温煦脾胃阳气，痞闷不纳，脾运无权，胃气不得和降而上逆为呕为吐，治当健脾益气，和胃降逆，佐以温补肾阳之品调之，方以香砂六君汤加味。

陈皮20g，半夏20g，炒木香10g，砂仁10g，云茯苓20g，炒干姜6g，甘草10g，附子6g，吴茱萸4g。

上药以水3杯，煮取1杯，药滓再煮，取汁1杯，日分2次温服。禁食生冷。

二诊：9月18日。上药连进3剂，呕吐清水食渣减轻大半，他症尚无起色，仍守上方续服。

三诊：9月21日。三日以来，每日三餐，多喝热粥，前胸后背温煦舒适，多有微微汗出，呕吐止，精神好转，脉来较前好转，治从上方化裁。

陈皮20g，半夏20g，炒黑木香10g，砂仁10g，云苓20g，炒黑干姜10g，附子6g，吴茱萸6g，当归10g，党参10g，甘草10g。

上药以水3杯，文火煮取1杯，药滓再煮，取汁1杯，日分2次温服。

四诊：9月24日。迭服6剂，食有香味，四肢亦感温暖，精神振作，脉来冲和，仍与上方续服。

呃　逆

［案例1］胃热呃逆

方某某，女，42岁，德州工人新村，1979年3月6日初诊。

经常口渴舌燥，稍食不慎则呃逆，近5日来，呃逆接连不断，心中烦热，口干舌燥加重，口苦，胸脘满闷，心悸不寐，饮食、二便正常。脉来弦细而数，证属胃气虚热呃逆，治以养阴益胃，以降气逆，方用石斛饮加味。

石斛30g，麦冬20g，生地30g，元参20g，沙参15g，竹茹10g，枇杷叶20g，酸枣仁30g，半夏15g，柿蒂10g，生龙骨30g，生牡蛎3g，生姜6片，炒枳实20g。

上药以水3杯，文火煮取1杯，药滓再煮，取汁1杯，日分3次温服。

二诊：3月10日。服上药后，呃逆十去其七，胸脘显宽，心悸已平，寐意好转，心中烦热未已，而大便日泻二三次，此乃胃热冲逆于上，而脾气久虚于下也，方宜和中。

陈皮20g，半夏15g，炒苍术10g，川朴6g，泽泻10g，云苓20g，竹茹10g，枳壳10g，党参10g，生姜10g，大枣6枚（擘）。

上药以水3杯，煮取1杯，药滓再煮，取汁1杯，日分2次温服。

［案例2］肝气呃逆

陈某某，女，36岁，德州市郊陈庄乡。农民，1974年4月2日。

农村划分土地不公，敢怒不敢言，肝气内郁而发呃逆，声高气扬，胸胁支撑，不欲饮食，夜寐不安，心中烦扰，舌红而燥，脉来弦长。肝气呃逆之证，治当平肝镇逆，降气止呃。方用越鞠丸合旋覆代赭汤化裁。

醋香附 15g，苍术 10g，炒神曲 10g，黑栀子 10g，旋覆花 15g，代赭石 15g，郁金 20g，青皮 10g，胆南星 10g，柿蒂 10g，川楝子 10g，竹茹 10g，瓜蒌 20g，半夏 10g，生姜 10g。

上药以水 3 杯，煮取 1 杯半，药滓再煮，取汁 1 杯半，日分 3 次温服。

二诊：4 月 7 日。连服上方 4 剂，呃逆声减半，胸胁显宽，大便泻下 4 次，烦扰已除，每夜可安寐 5 个小时，口舌咽干稍差，上方既已显效，仍守上方继进。

醋制香附 10g，炒黑栀子 10g，旋覆花 15g，代赭石 15g，瓜蒌皮 20g，枇杷叶 20g，半夏 10g，生姜 6 片。

上药以水 3 杯，煮取 1 杯，药滓再煮，取汁 1 杯，日分 2 次温服。

三诊：4 月 12 日。上方又进 4 剂，呃声已平，夜可安寐，唯口舌稍干，脉象尚有弦象。余邪尚未尽蠲，肝阴有所未复，变方为一贯煎方意，肝阴一复，其证必瘥无虞也。

沙参 15g，麦冬 15g，生地 20g，当归 10g，枸杞子 10g，川楝子 10g，瓜蒌皮 20g，炒白芍 10g，甘草 10g，淡子芩 6g。

上药以水 3 杯，煮取一杯，药滓再煮，取汁 1 杯，日分 2 次温服。

反　胃

［案例 1］脾胃虚寒

周某某，男，61 岁，工人。水电十三局，1988 年 9 月 7 日初诊。

朝食暮吐，宿谷不化，病来一候，胸脘苦满，精神衰惫，打针输液，寸效不显，小便清长，大便秘结，脉来濡缓，舌质淡，舌苔白薄。

辨证治疗：《金匮》指出：“脾伤则不磨，朝食暮吐，暮食朝吐，为之反胃。”不磨，脾阳虚也，运化失司，胃滞不降，责在中焦，不得熟腐，治以温运中阳，化滞降逆为法。

炒苍术 10g，炒白术 10g，干姜 10g，党参 10g，甘草 10g，丁香 1g，云茯苓 15g，砂仁 6g，苡米 20g，生姜 6 片。

上药以水 3 杯，煮取 1 杯，药滓再煮，取汁 1 杯，日分 2 次温服。忌食生冷油腻等品。

二诊：9 月 13 日。上药连服 5 剂，胸脘显宽，药服 1 付后，显效甚微，再服未吐，5 付尽剂，大腑已通，病若失，精神振作，脉来已转冲和，舌淡红，苔白退，病入坦途，续与 3 付善后。

［**案例2**］**胃中虚热**

范某某，男，55岁，河南铁匠，1984年1月13日初诊。

打铁为生，不节生冷，饥饱不时，以酒充饥，朝食暮吐，暮食朝吐，近将十日，而来门诊；脉象滑虚而数，舌尖红，苔略黄，此乃胃中虚热之反胃证，以“邪热不能杀谷”也，治当清补双调。

白术15g，云苓20g，白芍10g，陈皮20g，半夏20g，竹茹10g，麦冬10g，鸡内金15g，沉香10g，丁香1g，代赭石15g，旋覆花10g，生甘草6g，生姜10片为引。

上药以水3杯，煮取1杯，药滓再煮，取汁1杯，日分2次温服。

二诊：1月17日。连服3日未吐，以原方服3剂再商。

三诊：1月22日。特告之病愈。又嘱：半月不可饮酒。

［**案例3**］**脾肾虚寒**

姜某某，男，60岁，德州市民，1962年12月3日初诊。

去秋来兹，一年有余，天天瓜菜为生，身体逐渐消瘦，精神早已疲惫，再加烦扰不安，患朝食暮吐，暮食朝吐，近已半月，始来求治。刻下面浮跗肿，腰背畏冷，两膝酸软，小便清长，大便稀少，一派脾肾虚寒之征。中焦脾寒，肾火不能熏土，宿食不化，水谷弗熟，上逆为吐，肾寒于下，而大便不调，脉来沉迟，舌淡苔薄，斯为反胃无疑，治以温阳化湿以暖脾胃，中阳一振，其病必瘥。

党参15g，炒白术18g，附子9g，丁香1.5g，砂仁9g，云茯苓18g，吴茱萸6g，肉桂6g，菟丝子24g，炙甘草9g。

上药以水3杯，煮取1杯，药滓再煮，取汁1杯，日分2次温服。

二诊：12月6日。上药服3剂，每剂均少少服下，未能吐出。仍与上方3剂，遵上服法，若未吐，再商治疗。

三诊：12月10日。仍未吐，腰背亦感温煦，纳食亦感香味，乃益火生土，方法不悖也，遵上法再进数剂，庶无虑矣。

党参20g，炒白术20g，附子9g，砂仁6g，云苓20g，肉桂2g，菟丝子20g，陈皮20g，炮黑姜6g，甘草10g。

上药以水3杯，煮取1杯，药滓再煮，取之一杯，日分2次温服。

噎　膈

［**案例**］

赵某某，男，71岁，农民，河北故城县，1976年10月6日初诊。

患噎膈证，旬月有余，前按肝气治疗，未能得效，而来门诊：经钡餐透视，见食道中段不规则狭窄，右则见有憩室如小枣大，否定食道肿瘤。

目前：饭后噎逆，吐出白色黏液夹食物残渣，只能吃流食，胸膈痞滞不适，唇红口干，面色苍老，精神衰减，身体渐渐消瘦，小便淡黄，大便干燥，脉来弦滑，舌质偏红，有瘀斑，苔白黄相杂。

辨证治疗：脉滑，多主痰液，脉弦，亦主膈痛，痰液黏膈，久则血瘀其络，综合脉证，病属噎膈，所幸为憩室，非癌瘤矣。治当祛痰破结，化瘀和中降逆，方以越鞠丸化裁予之。

苍术12g，醋制香附12g，六神曲12g，川芎9g，陈皮12g，半夏15g，南星9g，焦楂12g，桃仁9g，红花9g，郁金15g，瓜蒌仁15g，皂刺10g，甘草6g，旋覆花12g，代赭石21g。

上药以水3杯，煮取1杯，药滓再煮，取汁1杯，日分2次温服。

另：硼砂30g，蛤粉30g，共为细末，分作60小包，日服2次，白水冲服。

二诊至三诊：10月22日。上药连服7剂，加服药末，噎逆显减，咯吐黏痰残食之渣亦少，胸膈痞滞亦减，小效初显，亦为可佳，继以上方续进。

四诊：11月1日。上药服第4剂，可食米粥、面条，此时家人于面条内加了一个荷包鸡蛋，吃时口大急咽，蛋黄阻塞于食道，噎膈又甚，频咳黏痰食渣，胸宇滞满，病势如初，但脉来不若前甚，再予开结宽胸之品，以望克化。

醋制香附18g，六神曲15g，焦山楂24g，瓜蒌皮30g，陈皮12g，半夏15g，南星9g，皂刺10g，炒枳实15g，旋覆花18g，代赭石21g，甘草6g，浙贝母15g。

上药以水4杯，文火煮取1杯半，药滓再煮，取汁1杯半，日分3次，并硼砂、蛤粉末一起服下。

五诊：11月6日。上药进5剂，又能食米粥、面条，胸膈滞满已减。今日再作食道钡剂透视，拍片与上次对照，食道狭窄扩宽，憩室有所缩小。连续服药一月，体质不见好转，有心悸汗出特征，古稀之年，不任克伐，治当消补兼施，缓缓调治，噫！王道无近功矣。

炒白术12g，党参12g，黄芪9g，醋制香附12g，半夏12g，陈皮12g，皂刺12g，枳实12g，赤芍9g，红花6g，甘草6g，浙贝母9g。

上药以水4杯，文火煮取1杯，药滓再煮，取汁1杯，每日早晚各服半杯。

六诊：11月26日。不但能食米粥、面条，近4日以来，每日可食水饺七八个，细嚼慢咽，并无噎感，精神较前振作，今再作钡透，憩室消失。再书一方。嘱患家，淡食调护1月可无虞矣。

台参9g，白术9g，黄芪9g，半夏12g，陈皮10g，砂仁壳6g，木香9g，细当归 6g，沙参 12g，甘草 9g，白砂糖 9g。

上药煮服方法同第 5 诊。

癫　证

［**案例**］

宋某某，男，43 岁，河北景州，1967 年 9 月 12 日初诊。

身体虚弱，患神经衰弱多年，时届“文革”，经不起精神刺激，再加志愿不遂，其证如醉如痴，言语不序，甚则惊恐气怯，喜笑无时，多静倦卧，有时不避秽浊，现已三月，中西药杂投，时好时歹，终未痊全。脉来弦细而滑，舌质略红，舌苔薄黄罩灰。

辨证治疗：其脉弦，而主肝风，其脉细，而主气衰，其脉滑，而主痰涎，志愿不遂，气郁生痰，痰郁互滞，上干于脑，神不守舍，以致发病癫痴，喜笑无常，甚则惊恐气怯，语无伦次。治以清心化痰，开窍安神，方以黄连温胆汤加味调治。

黄连 9g，陈皮 15g，半夏 15g，云茯苓 15g，竹茹 15g，炒枳实 15g，酸枣仁 15g，胆南星 6g，远志 12g，石菖蒲 12g，天竺黄 12g，胆矾 6g，郁金 15g，瓜蒌 18g，龙齿 30g，生姜 6g。

另生铁落 200g，煎汤代水。

上药汁水 3 杯，煮取 1 杯，药滓再煮，取汁 1 杯，日分 2 次温服。

二诊：9 月 21 日。服上方 8 剂，惊恐较前好转，精神较前好转，言语尽管无序，能与家人说话，甚至能想多年过去的一些事情，而自言、自笑尚存，大便七八天未落，饮食欠佳，舌苔仍薄黄而腻，脉来仍然弦滑，黏痰盘踞未清，郁热未下，林珮琴指出：“治癫先逐其痰，次复其神，养其阴”也。仍步上法化痰开窍，重佐养阴通腑。

黄连 9g，陈皮 18g，半夏 15g，胆南星 9g，远志 15g，菖蒲 15g，郁金 18g，天竺黄 9g，龙齿 18g，大贝 15g，杏仁 15g，瓜蒌 30g，大黄 9g，芒硝 6g，甘草 9g，生铁落 200g。

上药以铁落汁 3 杯，煮取 1 杯，药滓再煮，取汁 1 杯，日分 2 次温服。

三诊至四诊：9 月 30 日。上药连服 5 剂，大腑通畅，所下皆黏腻腥臭之物，余热得清，精神有所清爽，食饮增加，觉有馨味，寐亦转酣，言语基本有序，上方既已显效，继进之，循序渐进，能无意外之虞，可望出险入夷。

陈皮 12g，半夏 15g，云茯苓 15g，竹茹 15g，枳实 15g，杏仁 12g，瓜蒌皮 15g，远志肉 12g，石菖蒲 12g，川贝母 6g，丝瓜络 15g，炒神曲 6g，炒麦芽 9g，焦山楂 15g，生龙骨 30g，生牡蛎 30g，珍珠母 25g，甘草 9g。

上药以水3杯，煮取1杯，药滓再煮，取汁1杯，日分2次温服。

五诊：10月6日。患者随其兄弟骑自行车来院门诊。精神振作，判若两人也，问其何苦之有，答说："已无所苦。"余诊其脉，来去缓和，余喜告之，病愈也，无药可服。患者拱手而去。五年后，宋某来德办事，特来礼谢，谈笑风生，乃一博雅之士。

痫　证

［**案例1**］

范某某，男，34岁，农民，德州市郊，1968年2月23日初诊。

数月以来，与派长强辩被辱，继而神志错乱，心悸胆怯，恐人将捕之。经常自言、冷笑，服苯妥英钠，时轻时重，终未痊愈。甚则猝然晕倒，不知人事，两目上视，手足抽搐，口出羊马之声，呕吐涎沫，醒后仍精神不振，食少倦怠，特来中医治疗。刻下：精神呆钝，不欲饮食，有时躁烦，通夜不眠，似怒非怒，脉来弦滑而数。舌质红少津，综合观之，证属胆火郁勃，痰热阻滞，上冒脑络，治当清火化痰，醒脑通络，未识能得应手否。

黄连9g，双钩藤30g，胆南星9g，石菖蒲15g，小草15g，天麻15g，天虫15g，陈皮12g，半夏12g，栀子9g，连翘15g，竹茹9g，瓜蒌20g，珍珠母30g，大黄9g，甘草6g，生铁落200g，先煎取汁500g。

上药以铁落汁3大杯，煮取1杯，药滓再煮，取汁1杯，日分2次温服。

二诊：3月3日。近10日来猝倒抽搐未发，自言、自笑症状减轻，他症尚无起色，服药第二天，曾大便1次，干如羊屎，脉仍弦滑而数。此郁在里，木火尚盛，痰热斡旋，大腑郁蒸，脏腑气热不已，治宗上方，重在祛痰通腑，安和五脏。

瓜蒌45g（杵烂），栀子9g，连翘24g，珍珠母24g，双钩藤45g，胆南星9g，菖蒲12g，远志12g，半夏12g，大黄9g，芒硝6g（后下），杏仁12g，生龙牙24g（打细），蝉衣12g。

上药以铁落汁3杯，煮取1杯，药滓再煮，取汁1杯，日分2次温服。

三诊至四诊：3月12日。上药服4剂，大便荡下3次，腥臭难闻，身感疲惫，下午入睡，一夜酣睡达旦，晨起又刷牙，又洗脸，又梳头，精神充沛，余2剂服后，病若失，今来复诊，脉来虽弱而较冲和，余诊毕说："犹似大梦初醒，往后凡事不可太执着，要看得破，放得下，随缘可也，不复与药。"范某喜形于色，谢谢而去。

［**案例2**］

孙某某，男，9岁，学生，1969年5月20日初诊。

一日考试不及格，放学时猝仆于校门外，抽搐声嘶，口吐白沫，同学扶至家中，精神若痴，夜寐不安，转来门诊。脉来滑而无力，证为痫疾。治以养血安神。

制首乌 18g，酸枣仁 26g，生龙牡各 28g，甘草 6g，天虫 12g，陈皮 9g，半夏 9g，枳壳 12g，天麻 9g，远志 9g。

上药以水 2 杯，煮取半杯，药滓再煮，取汁半杯，日分 2 次温服。

另：冰片 1g，琥珀 20g，朱砂 10g，共研细末，分作 20 包，日服 2 次，每次 1 包，白水冲服。

治疗经过，上药共进 2 日，精神好转大半，又进 2 剂，病愈，上学读书，已如往昔。

脏　躁

［**案例 1**］

李某某，女，47 岁，农民，德州城南四女寺乡，1969 年 4 月 20 日初诊。

年近六八，经水将竭，近两月来，无故哭泣，十分悲伤，懑闷烦冤，精神日衰，周身畏冷，四肢时有抽搐，心悸胆怯，易惊恐，寐意不安，饮食减少，甚则食后欲哕，虽经多方调治，殆无疗效，脉来弦而细弱，舌质淡白，少苔。

辨证治疗：其脉，弦主痰饮，细主气衰，弦细而主拘急，思虑过度，心脾两虚，气血亏虚太甚，而神失濡养，是故引发哭泣悲伤，惊恐不寐，畏冷抽搐之“脏躁”证。治为养心气而安神志，益中气以调气衰。方用甘麦大枣汤调治。

小麦 50g，甘草 12g，大枣（掰）10 枚，柏子仁 12g，酸枣仁 30g，白术 12g，当归 12g，黄芪 15g。

上药以水 4 杯，先煮小麦破拆，小麦去掉，但用其汤后下诸药，煮取 1 杯，药滓再煮，取汁 1 杯，日分 2 次温服。服后被覆温之。

二诊：4 月 23 日。上药服 3 剂，胸中懑闷见宽，身感温煦，抽搐已平，饮食有些增加，悲伤、心悸、烦冤、易恐等亦十去其七，脉来较前缓和，上方既显效机，仍守上方之意续进。

小麦 50g，甘草 12g，大枣 10 枚（掰），柏子仁 12g，酸枣仁 30g，当归 10g，黄芪 15g，龙牡各 30g。

上药煮法，服法同前。

三诊：4 月 29 日。上方连续服药 6 剂，诸症相续告愈，为使之预后更年期病变，予杞菊地黄丸、柏子养心丸交替服用 1 月。

[**案例2**]

朱某某，女，45岁，市民，德州工人新村，1978年10月6日初诊。

夫妇口角，话未得出，烦冤一时，翌日无故伤心落泪，胸闷不欲饮食，寐劣多梦联翩，呈呆坐目痴之状，始来门诊，脉沉弦，舌淡，苔黄腻。综合上证分析，实为“脏躁”。方用甘麦大枣加味。

小麦30g，甘草10g，大枣10枚（掰），陈皮20g，半夏20g，云苓20g，酸枣仁30g，菖蒲15g，远志15g，瓜蒌20g，竹茹10g，枳壳15g。

上药以水4杯，先煮小麦破坼，去麦留汤，下诸药，煮取1杯，药滓再煮，取汁1杯，日分2次温服。

二诊：10月9日。上药进3剂，诸症均有好转，一日女儿回家，见此状态，假意把父大大批评一顿，又举事实表扬了母亲一番，其父向妻认错赔礼，患者即有笑容，其病一时如消。余见此状，略书小方予之。

酸枣仁20g，甘草10g，麦冬15g，太子参10g，五味子6g。

上药以水3杯，煮取1杯，药滓再煮，取汁1杯，日分2次温服。

按：通过此病的治疗，唯有亲人解脱，也可为治疗一大帮助。

腹　痛

[**案例**]

王某某，男，51岁，河南农民工，1986年12月6日初诊。

夜间工地值班，风寒露宿，患腹痛已半月，每服理中丸维持治疗，时轻时重未愈，近两天来，腹痛又重，而来门诊。刻下：少腹两旁疼痛，遇冷痛重，着温则轻，饮茶则痛，热汤喝下则痛缓，喜按喜温，有时身感畏冷，腰痛酸楚，大便溏薄，脉来沉弦，舌质淡白，苔白腻。

辨证治疗：沉弦之脉，其病在里，主寒主痛，其痛部位，在于小腹两侧，两侧乃肝脉循行之区，结合诸症分析，病在寒滞肝脉，并涉脾阳虚弱，治当暖肝温脾为治。方用天台乌药合暖肝煎意。

乌药20g，沉香10g，小茴香10g，当归15g，肉桂2g，云茯苓20g，炒白术15g，元胡10g，高良姜6g，五灵脂10g，甘草10g。

上药以水3杯，煮取1杯，药滓再煮，取汁1杯，日分2次温服。

二诊：服药3剂之后，腹痛渐渐好转，昨日工人会餐，冷热杂投，至夜半腹痛又甚，曾大便泻下3次，今已感周身乏力，畏冷，脉来仍沉而无力，治宗上方化裁。

乌药20g，炒白术15g，小茴香10g，云茯苓20g，高良姜6g，元胡10g，附子10g，台参15g，赤石脂20g，甘草10g，吴茱萸9g。

上药以水3杯，文火煮取1杯，药滓再煮，取汁1杯，日分2次温服。

三诊：10月15日。上药服3剂后，腹痛腹泻均止，近3天，情况良好，为使病蒂蠲除，予以硫甘散30g，方药由硫黄20g、甘草10g，共为细末，分作30包，每日服2次，每次1包，白开水服下，并嘱王某，半月后，病不再犯，更要注意保暖，忌食冷物等。

孙朝宗

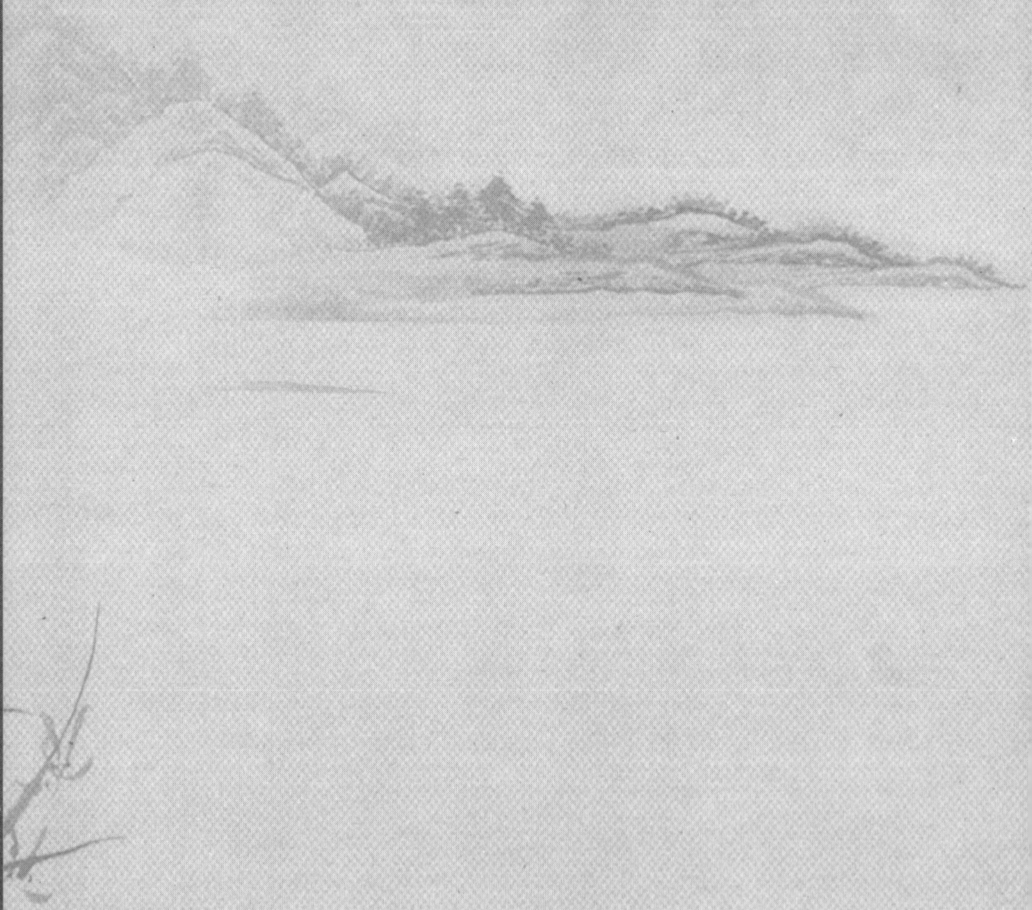

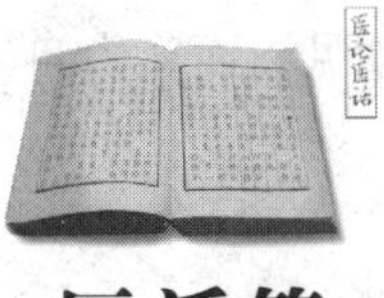

医话篇

酸枣仁乃肝胆家之要药

酸枣仁即生枣仁，也就是说枣仁要生用不用炒用为是。酸枣仁一药，性味酸平，有宁胆、安神、疏肝运脾之效能，《本草经疏》指出：“酸枣仁得木之气而兼土化，故其仁酸平，仁则兼甘，气味匀齐，其性无毒，专补肝胆以复醒脾，从其类也”。《本经逢原》指出：“酸枣仁味甘而润，熟则收敛津液，故疗胆虚不得眠，烦渴虚汗之症，生则导虚热，故疗胆热好眠，神错倦怠之证，足厥阴少阳本药，兼入足太阴脾经，酸枣本酸而性收，其仁则甘润而温，能散肝胆二经之滞，故《神农本草经》论心腹寒热，邪气结聚，疼痛血痹等证皆生用，以疏理肝脾之血脉也”。《本草从新》亦指出：“酸枣仁补肝胆，敛汗、宁心、醒脾、助阴气、坚筋骨、除烦止渴。”

余尝用生枣仁配甘草治疗夜半子时发病，取得了良好的效果。夜半为子时，子时当为胆气输注之时，所谓胆气，亦即真气、人气、正气，这种真气的正常运行，到此时即为少阳升发之气，这种气的正常与否，关系到翌日的精神以及病向转归，前人有云：“胆平则十一脏安，胆病则十一脏皆受其害”，这就愈加显示出“十一脏皆取决于胆”的重要性。自20世纪50年代至今，应用酸枣仁甘草治愈了夜半子时发病500余例，证实了夜半子时发病皆属于胆虚证。病种有：夜半心悸、夜半惊恐、夜半胃疼、夜半汗出、夜半哭泣、夜半抽搐、夜半少腹痛、夜半呃逆、夜半胁痛、夜半发喘、夜半气上冲不得息、夜半四肢痛以及头汗出、头痛、手痒、不得眠、鼻衄、郑声、脑鸣、饥饿、口渴等。此文曾报道于《山东中医杂志》1988年7卷第一期。

《医学衷中参西录》服硫黄法应用案例

《医学衷中参西录》有服硫黄法。其论：“愚临证实验以来，觉服制好之熟硫黄，犹不若经服生者其效更捷，盖硫黄制熟则力减，少服无效。多服则有燥渴之弊。服生硫黄少许即有效而又无他弊也……且自古论硫黄者，莫不为其功胜桂附，惟径用生者系愚之创见，而实由自家徐徐尝验，确知其功效甚奇，又甚稳妥，然敢以之治病。”

1. 痿痹

杨某，55岁，男，德州城北纪家店村，1967年3月4日初诊。

患下肢疼痛并痿废不用半年余，多方求治不已，痛苦万分。曾为此住本市最大的医院治疗，打针输液，中药汤剂，应用无数而无效，且病情却日益加重，特来诊治。我与本科马、杨、王三位老先生讨论后，均认为患者乃寒湿瘀滞经络，处以豨莶草汤加味。服药近一月，略显小效。一日傍晚，余与杨叙旧谈心，细询发病之因。杨云：“去年冬天，湾中结了一层薄冰，一日，大队之牛，突然窜入了结冰的湾中，陷入了淤泥中，人们千方百计哄不上来，公社社长令人下湾把牛牵上来，我穿着棉裤下湾把牛赶了上来，从那时起，两腿麻木作痛，走路困难，趑趄不前，日甚一日，一直到现在，服药无数，效果不佳，想必寒气入于骨髓，恢复可能不易了，这才到你处求救，但是现在，经济亦十分困难。”余听罢，想了想说到：回家吃硫黄吧，此法物美价廉，久久服之，必然有效。《医学衷中参西录》一书中有此记载，观此书云：“服硫黄法：尝观葛稚川《肘后方》，首载扁鹊玉壶丹，系硫黄一味九转而成，治一切阳分衰惫之病……十余年间，用生硫黄治愈沉寒痼冷之病不胜计。盖硫黄原无毒，其毒也即热也，使少服不令觉热，即于人分毫无损，故不用制熟即可服，更可常服也……今邑中日服生硫黄者数百人，莫不饮食增加，身体强壮，皆愚为之引导也。”遂开生硫黄与之，每日服三次，每次在饭前20分钟服之，每服如大豆样一块，轧细，白水冲服。又半年后，患者自已骑自行车来我处报喜，言已完全康复。众位老大夫见状，甚奇而问之，答曰：孙大夫让我吃了硫黄将近三斤，病就好了。众医问我，我说：《医学衷中参西录》书中有此记载，此乃张锡纯先生之功也。

2. 鹤膝风证

周某某，男，49岁，农民，1967年4月9日初诊。

患鹤膝风，左腿关节肿大，按之冰冷，重按则疼甚，病来8个多月，初由受寒引起，日重一日，今已走路困难，服药多付，效果总不理想，患者把所服药单交我，我看过，大部组方不出羌活胜湿汤等。余诊其脉来沉缓，舌质淡白少苔，显属寒湿之邪中于其经络，形成鹤膝风证。余嘱周某，每日早晚可服生硫黄细末，约三分之一钱（即今之3g），先服药，后吃饭，月余显效，不出3个月必除。患者甚喜而去，突然一日，患者骑自行车来，告病痊愈。余看病历本，算来两月零五天。

3. 脚跟冷痛

宋某某，女，41岁，农民，1971年3月20日初诊。

脚跟冷痛，自去秋蹚水后引起，每天烫脚后冷痛减轻，晨起下床时，两脚跟酸痛尤甚，慢慢行走 10 多步，方可行走正常。当初服布洛芬药片好转点，再服无效。又用坎离砂烫之，当时见轻，以后中西药都服了不少，效果总不好。余嘱患者去拍一脚跟骨片，片子取出，未见骨质增生，患者身体较壮，惟细诊其脉，亦为缓弱。余嘱宋某，回家可服生硫黄末，每晚饭前服 1g 或 1.5g，不可多服，月余或可好转。1971 年 12 月 6 日，其夫患胃病来诊，述其妻服生硫黄不到两月，病愈。

4. 腹泻

吕彦如，男，80 岁，住苍楼前。1972 年 5 月 16 日。

吕公，博雅君子也，一生执教，桃李满天下，尤善养生，年老喜读《类证治裁》一书，处方简洁，治疗多得奇中。本月中旬，来我处研讨奇证治方，但必须简单易用。谈话中，谈到自己近来舌红，腹泻，自调不已，已感困惑，言：数十年以来，恒以槐枝数斤，大锅煎煮，最后浓缩，晒干或烘干，轧为细末，加盐少许以代牙粉刷牙，虽年过八旬，牙齿坚硬，毫不松动，近 2 个月以来，经常大便溏薄，一日二三次，不痛，但舌红，有时口干，已用多方调治不已，请问何故至斯。余沉默思之，云："此自制牙粉所致，必槐枝粉苦寒为之，便溏一证，脾肾必受其伐，阴气下趋，虚阳上浮，为病之因也。"翌日余赠一末药与之，敬请服之必愈。越二旬，吕公追问何药末如此神奇，服五天，便止，舌红亦浅，今已全瘳。特来致谢，并求其方法始末。余言，此无奇处，不过黄连与硫黄，轧为细末，每日少少服之，脾胃阳气得生，则溏必止，内有黄连非但清其浮越之火，更有厚其肠胃之功，故有效如此。

5. 吐涎沫

孙某，余家本族人，患吐涎沫，久治无效，却越发严重，特来我处求治，我令家人先煮生姜片半小时，再下细面条，煮熟令吃下，只喝一二口，即刻吐出，面条吐出后，即吐涎沫。并说不吃饭，一天也吐涎沫数十次，病来近月，面黄肌瘦，精神萎靡不振，身感畏冷，诊之两脉沉缓无力，此脾胃寒湿为之，余与生硫黄末服之而去。在回家的路上对其兄说，看来我这病是好不了了，你把我扔在这马路边沟里，你们回家吧，既然让我吃硫黄，常言说，硫黄巴豆信，吃了便出殡，看来我是没有希望了。回到家里，其兄不安心，即来我处责问：你对我弟之病负不负责任，我弟若出了问题怎么办？我把《医学衷中参西录》服硫黄法念给他听，书中云：一人十八九，常常呕吐涎沫，甚则吐食，诊其脉象甚迟濡，投于大热之剂毫不觉热，久服亦无验。俾嚼生硫黄如黄豆大（轧细）徐徐加多，以服后移时觉微温为度，后一日服二次，每服至二钱，始觉温暖。共服生硫黄四斤，病始除根。其兄信其然，回家后，命弟天天按我所嘱服之，服一旬即不吐食，又服用了 10 天，吐涎沫病愈。病愈后又来我处谢之，并赞叹不已。

6. 胃寒作痛

范某某，男，53岁，市民。1972年10月26日初诊。

脾胃虚寒，不时作痛，泛吐清涎，不时吐呕，病来年余。大多所服之药，不是二陈，即是单方草药，一直不得愈，患者以为病难治，不治也罢。尔来天气渐冷，呕吐清涎愈甚，余无事路过他处，见之，告以服生硫黄法可愈，在半疑之中，为了治病，只好试着服生硫黄末，每次一小包（1g余），服了三天，清涎减轻，又连续服了10多天，病好了大半，转来谢我。我嘱：继续服两月，病必根除。他服了一个半月，病愈了，身上长了七八斤肉，壮实得像个铁人，后来听说，他还把这一偏方传给其他人呢。

醋拌黄柏末外敷治疗肿痛或痛风

黄柏一药，性味苦寒，有清热，泻火，燥湿之功。

醋是一味中药，也是一味良好的调味品，唐代著名的医学家孙思邈在《备急千金要方·食治·谷米》中讲得很好，称酢，味酸，温、涩、无毒，消痈肿，散水气，杀邪毒。明代李时珍《本草纲目》云：米醋，仓米所作，有多种类，如糯米醋，小麦醋，大麦醋，粟米醋，汤醋，糟糠醋等。张仲景《伤寒论》所论苦酒，实际就是醋。

醋拌黄柏细末，实际上是一个小方，或称偏方，余用此方曾治好关节肿痛及痛风多例，举例以下以供参考。

［**案例1**］

1961年11月。赵某之妻，36岁，每天早起，到车站卖小米饭，早起得很早，受了潮湿，初不在意，七八天后，右肘肿痛，不能屈伸，扪之灼热烫手，夜不得眠，经打针输液3天，肿痛不消，来我处求治，余诊后，急与黄柏一斤，嘱其到药房轧成粗末，回家用好醋搅拌，加少许麻油，外敷于整个肘部，外再用单层纱布包好，一日换药2次。三四天后肘肿消失，摸之亦不灼手，屈伸自如。

［**案例2**］

李某某，女，40岁，干部兼饭店经理。1964年6月3日来诊。患痛风证，左膝关节肿大焮热，疼痛，行走困难，心中烦热，夜不能寐，西医打针内服消炎药，治疗将近一月，病不减反增，无奈请我治之。余观之关节肿大如茄，扪之灸手，此乃湿热内盛，痰火流注所致。余与黄柏末二斤，冰片少许，醋与麻油调成糊状，敷于关节，外敷一纱布，每日换药1次，内服桑枝煎方。三天后，关节红肿热痛消失近半，扪之热亦不炙，烦热乃清，夜能安寐，以此方法，连续应用10多天病愈。

［**案例3**］

2003年秋，余友丁某之妻（为德州百货大楼职员）患痛风，初不介意，认为受凉，月余右膝关节肿大疼痛，有发热感，服消炎药片无效，无奈来请余与之治疗。余书黄柏末斤余，加冰片1g，回家用醋与麻油调成糊状，敷于右膝部，一日换药2次，内服桑枝煎，药用桑枝100g，川牛膝20g，连翘20g，木通10g等。连续外敷内服中药10余天来诊，右膝关节肿痛消失大半，继续应用上方，又10余天来诊，右膝关节肿痛消失，停外敷药，按前方服药，半月病愈。

论医不三世不服其药

《礼记·曲礼》曰：医不三世，不服其药。

宋濂云：古之医师必通于三世之书，即谓三世者，一曰黄帝针灸，二曰神农本草，三曰素问脉经。脉经所以察证，本草所以辨药，针灸所以去疾，非是三者，不足以言医。传经者，既明载其说，复斥其非，而以父子相承三世为言，何其感与？夫医之为道，必志虑渊微，机颖明发，然后可与于斯，虽父不能必其子也。施笠泽曰：愚按古今之称神医者，莫若扁鹊，仓公。而扁鹊之术，则受之长桑君，仓公之术，则传之公乘阳庆，初未闻以世传也。至于李东垣、朱丹溪、滑伯仁辈，皆豪杰自振者。是知医在读三世书，而不在于祖父之三世也。

按：医不三世，不服其药，在民众当中形成了一句口头语，追而询之，答非所事，在一般医士之中，问之亦多不能言其事之端倪。现在医师只知道四部经典，一是《内经》，一是《神农本草经》，一是《伤寒杂病论》，一是《温病条辨》。《内经》包括《素问》《灵枢》。本草经还包括《本草纲目》。《伤寒杂病论》是说《伤寒论》与《金匮要略》；《温病条辨》，还得加上叶薛吴王之书才算全。能够阅读娴熟者，能有多少。就谓三世，佛经有三世佛，儒家有三坟说，即伏羲、神农、黄帝之书。三世佛，只言过去、现在、未来。过去指迦叶，现在指释迦，未来指弥勒。文人要明三坟，尚不失为大儒。医师若不失于四部经典的指导，亦不失为大医，古今之说，别无二致了，明白了这个三世，也就明白医不三世而不在于祖父子三世也。聊记之以质博学之君子也。

四个难处

汉朝有个郭玉大夫，尤长于针灸治病，他对于病人很有同情感，从不骄傲自大，师承于涪翁、程高，汉和帝时太医丞。即便是贫穷的老百姓或者是受役使的奴仆，他也一定尽心尽力的予以治疗，效果良好，很受人们的爱戴。但是治疗那些达官贵人的病，却往往不能收效，因此，汉和帝就令达官贵人们穿上破旧的衣服，改变说法，像老百姓一样，再去请郭大夫给予治疗，这样一来，一次针之就会取得良好的效果，于是，汉和帝便召来郭玉，追问这是什么原因？郭玉回答说："医，就是'意'的意思，人的皮肤肌肉之间的功能是极其微妙的，针刺时要随着经气运用针刺技巧，用针治疗的时候，如果有丝毫的误差，就不会收到满意的效果，病人气血的情况，掌握在医生的心和手之中，医生可以用心去领悟，但是无法用语言来说明，那些贵人处在尊贵的地位，从上头监视我们，我怀着惶恐畏惧的心情奉承他们，给这些达官贵人治病，有四个难处：他们自作主张，却不听从我的治疗这是第一个难处；保养身体不知谨慎，又不懂得养生之道，这是第二个难处；筋骨脆弱，又不愿意接受药物的治疗，这是第三个难处；他们贪图安逸，厌恶劳动，很不愿接受针灸的痛感，这是第四个过错，再加上在达官贵人面前惶恐畏惧的心情和裁处问题时谨小慎微，我的治疗措施尚且不能全部做到，对于疾病又会有什么疗效呢，这也就是尊贵之人病不能治愈的原因了。"汉和帝认为他的回答很有道理。

六个不治

《素问》曰：拘于鬼神者，不可与言至德，恶于针石者，不可与言至巧，病不许治者，病必不治，治之无功矣。

《史记》曰：病有六不治，骄恣不论于理，一不治也；轻身重财，二不治也；衣食不能适，三不治也；阴阳并脏气不定，四不治也；形羸不能服药，五不治也；信巫不信医，六不治也。

寇宗奭曰：夫病不可治者，有六失，失于不审，失于不信，失于过时，失于不择医，失于不识病，失于不知药，六失之中，有一于此，即为难治，非止医家之罪，亦病家之罪也。矧有医不仁慈，病者猜鄙。二理交驰，于病何益，由是言之，医者不可不仁慈，不慈仁则招非。病者不可猜鄙，猜鄙则招祸，惟贤者，洞达物情，各就安乐，亦治病一说耳。

按：社会在不断地变化与前进，人们的思维也同样会不断地变化与进步，在当今这个科学的社会之中，拘于鬼神者，实在是太少了。封建社会的逝去，人们的封建残余，也随着社会的进步，而荡然无存。前人所谓的六个不治，也不尽然不可治了，在这六个不治之中，老百姓之失在于不审、不信、不择医。其他的就是医生的责任了，关键在责备医生不识病与不知药。所谓不识病，那就是技术不过硬，阴阳五行不通，脏腑经络不明，望闻问切模糊等，形成了“糊涂庙里糊涂神”，人们还会相信您吗？假若医术精明，说理透彻，再加上对患者恫瘝在抱，再不讲理的人也会相信你，请你治疗，这个六不治还存在吗？

详问为要

《友渔斋医话》黄凯钧指出：经云：望而知之谓之神，闻而知之谓之圣，问而知之谓之工，脉而知之谓之巧。予谓：治人之疾，神圣难明，唯切问为要。孙思邈必问病者二便，亦可悟矣。

按：《内经》指出：“临病人问所便。”以乃真言矣。今有所谓医生，摒去望、闻、问三诊，伸手诊脉，言其什么气裹血，血裹气，经脉不和，脏腑气逆，等等，以显其能，大言不惭，先师云：此庸医下工之下，不为其工也。

寒热温平药性歌（孙世祖辑）

寒性入心小肠

诸药性寒认须真，此类专入小肠心，
犀角散结①能清热，生地凉血更养阴，
黄连解热肠胃厚②，胡连功同肝胆分③，
栀子泻热亦清肺，紫草凉血治痘疹，
连翘散结④经水利⑤，竹叶解烦利水频，
木通降火利关节⑥，朱砂泻热定心神，
牛黄清心惊风止，琥珀宁心安魄魂⑦。

［**注解**］：①散结：病入血分，热毒郁结者，可解而散之。

②肠胃厚：调胃厚肠，能调补胃肠的健运及和降功能，若过量用之，有苦寒败胃之弊。

③胡连功同肝胆分：清心热与黄连同；惟清肝胆湿热之功，优于黄连。

④连翘散结：“散诸经血结气聚，消肿”（东垣）。

⑤经水利：指经水、小水。即通月经、利小便。

⑥利关节：治关节肿痛。“通利九窍血脉关节”（《本经》）。“治遍身拘痛”（《本草纲目》）。

⑦安魄魂：“安五脏，定魂魄”（《别录》），即安神镇惊。

寒性入肝胆

此数药性尽居寒，所入脏腑肝与胆，
白芍补血泻肝火，赤者功同利水偏[①]，
桃仁破血通肠秘，槐角凉血燥热安，
明砂[②]活血治目盲，枯草[③]凉血结聚宽[④]，
蔓荆[⑤]凉血搜风热，代赭[⑥]养血治产难，
青黛开郁风热去，青蒿除湿疟痢痊，
清肺泻热羚羊角，泻肝除湿草龙胆[⑦]，
涩精清热宜秦皮，祛痰截疟[⑧]用常山，
调经解毒益母草，破血开郁叶泽兰[⑨]，
舒筋疝气苦楝子，强阴利便子车前[⑩]。
升清散热宜柴胡，祛痰散风用胆矾[⑪]。

［**注解**］：①利水偏：赤芍与白芍，主治略同，唯赤芍优于利小便，又且活血破滞，医咸认为“白补而赤泻，白收而赤散”。

②明砂：指夜明砂。

③枯草：指夏枯草。

④结聚宽：宽，消散。结聚宽，即消散血结气聚。

⑤蔓荆：即蔓荆子。

⑥代赭：即代赭石。

⑦草龙胆：即龙胆草。

⑧截疟：疟疾病，发作有时，先其时服药以截止。

⑨叶泽兰：即泽兰叶。

⑩子车前：即车前子。

⑪胆矾：即石胆，主涌吐风热痰涎，有毒，用宜慎。

寒性入脾胃

寒性之药清热宜，能入于胃能入脾，
石膏解肌清胃热，桑叶凉血祛风湿，
花粉生津能止渴，苡仁顺气理脾湿，
秦艽除湿风热去，头翁[①]热毒血痢施。
竹沥滑痰[②]能泻热，竹茹清肺止呕逆。
开胃宽肠[③]用枳壳，破坚利膈[④]须枳实，
芒硝破血攻痰癖[⑤]，明粉[⑥]功同力少迟，
破血行气用姜黄，除湿利水白鲜皮。

［**注解**］：①头翁：即白头翁。

②滑痰：即消痰、清痰之意。
③开胃宽肠：宽和中气，以消痞胀满闷。
④破坚利膈：破结实，消积滞，以除胸腹胀满。
⑤攻痰癖：攻逐肠胃中痰积癖结。
⑥明粉：即元明粉、风化硝。

寒性入肺大肠

此类药性寒气味，能入大肠能入肺，
散风祛痰宜前胡，利痰清心用川贝，
黄芩泻热湿亦除，胆星散风痰能坠①，
滋阴润肺天门冬，润肺清心门冬麦②，
桑皮泻火且利便，枇杷降肺③亦和胃。
宽中下气瓜蒌子，清肺养肝沙参北④，
郁金降肺肝郁开，薄荷发汗风热退，
兜铃下气能泻热，银花清热毒能败。
崩漏血痢地榆止，血瘀肠秘大黄推⑤，
补血养阴侧柏叶，清金⑥利水用石韦，
米壳敛肺能涩肠，通草泻热利小水⑦，
豆根清咽消毒肿，射干解毒开咽闭⑧。

［**注解**］①痰能坠：坠，即降。指消降痰浊。
②门冬麦：即麦门冬，亦名麦冬。
③降肺：指清降肺气。
④沙参北：即北沙参。
⑤推：即攻下。
⑥清金：以五行配脏腑，肺属金，清金，即清降肺气。
⑦小水：指小便而言。
⑧闭：闭塞。开咽闭，即消肿利气以除肿毒。

寒性入肾膀胱

寒药能入膀胱肾，知母滋阴肺亦润，
黄柏泻火湿热退，防己除湿走血分①，
益血通络桑寄生，壮水制火②用元参，
骨皮③清肺蒸热④除，丹皮泻肝相火⑤镇。
固精涩肠煅龙骨，涩精⑥软坚牡蛎粉，
阴痿⑦遗浊⑧桑螵蛸，湿热肿淋沙海金⑨，
海藻软坚通小水，昆布性滑⑩功相近，

泽泻除湿小水利，滑石行水湿热尽，
萹蓄清热治黄疸，瞿麦利水通血淋，
猪苓行水浊淋止，地肤利水补阴分，
补肝清热苦参力，黄疸除湿茵陈迅。

［**注解**］①走血分：此指通经络。即“通行十二经”（张元素），疏经蠲痹，并“散结气臃肿”（《本草纲目》）。

②壮水制火：即滋阴降火之意。

③骨皮：即地骨皮。

④蒸热：又名骨蒸，即虚痨发热，如骨蒸潮热。

⑤相火：此指影响人体正常功能的邪火，或称邪热。

⑥涩精：固摄精气。

⑦阴痿：阴器痿弱，性欲减退，男子称为阳痿；女子称为阴痿，不可混淆。

⑧遗浊：即遗精、白浊。

⑨沙海金：指海金沙。

⑩性滑：滑即利之意。即消痰散结之谓。

热性入心小肠

热药亦入小肠心，桂心引血化汗津。

热性入肝胆

热性之药何经专，此类能入肝与胆。
白附[①]祛风逐冷气，附子通经[②]治阴寒，
吴萸燥脾[③]能温肾，肉桂温中[④]火归原[⑤]。

［**注解**］①白附：即白附子。

②附子通经：附子辛温（热）通行十二经络。

③燥脾：温化脾湿。

④温中：脾胃居于中焦，温中即温补脾胃之气。

⑤火归原：真火藏于肾中，上僭则为邪火，亦名阴火，一名虚火，一名龙雷火。桂能纳而下归于肾中，故谓火归原。

热性入脾胃

热药亦入胃与脾，草果疟痢[①]破滞积，
紫蔻止呕治逆冷[②]，白蔻温中消宿食[③]，
良姜[④]暖胃散寒冷，丁香快脾[⑤]上呕逆，
炮姜止血去阴寒，干姜发表达四肢[⑥]。

［**注解**］①疟痢：指疟疾，痢疾。

②逆冷：指四肢寒冷。
③宿食：停宿积久之败腐积滞。
④良姜：即高良姜。
⑤快脾：醒脾助运、健脾。
⑥达四肢：指干姜辛散、能运中阳，达于四肢。

热性入肺大肠

热药亦入大肠肺，桂枝发表和营卫，
川椒散寒燥脾湿，胡椒下气[①]能暖胃，
牵牛除湿走肠道[②]，巴豆开结沉寒退。

［**注解**］①下气：指降气。
②走肠道：指疏通大肠。

热性药入肾膀胱

热药能入膀胱肾，益智[①]补脾助门命[②]，
茴香调中[③]暖丹田[④]，河车[⑤]补血治百损[⑥]，
故纸[⑦]壮阳[⑧]火能补，胡桃助火肠亦润，
硫黄补火治虚寒，艾叶逐寒走阴分[⑨]。

［**注解**］①益智：即益智仁。
②助命门：命门，指肾中阳气，为生命之门户。
③调中：调和中气。
④丹田：指肾间动气，即命门真火。
⑤河车：即紫河车，胎盘。
⑥百损：诸虚弱证，如五劳七伤等证。
⑦故纸：即破故纸，补骨脂。
⑧壮阳：温煦阳气。
⑨走阴分：阴分，指少阴肾经。

温性入心小肠

温药亦入小肠心，补泻升降认须真，
养心益脾龙眼肉，敛阴补肝酸枣仁，
行血[①]破滞当归尾，补脾养肝当归身，
菖蒲补肝开心窍[②]，当归活血养厥阴[③]，
乳香活血通经络，石英补肝定心神。

［**注解**］①行血：活血通经络。
②开心窍：即醒神志，开心窍。
③养厥阴：调补心肝，即厥阴心包络及厥阴肝经。

温性入肝胆

温药亦入胆与肝，涩精秘气①茱萸山②，
破血行气元胡索，强筋益肾牛膝川③，
川芎开郁能润燥，红花行血治便难④，
杜仲润燥亦补肾，茵草⑤通经治黄疸，
莪术能破气中血，荆芥能散风与寒，
防风搜肝⑥肺亦散，香附行气中亦宽，
五加⑦坚肾除风湿，青皮疏气破滞坚，
灵脂⑧散血⑨治肠风⑩，天麻逐风除湿痰。

[**注解**] ①秘气：固气。
②茱萸山：即山茱萸。
③牛膝川：即川牛膝。
④治便难：活血润燥，主治大便艰难。
⑤茵草：即茵陈蒿。
⑥搜肝：散肝经之风湿。
⑦五加：即五加皮。
⑧灵脂：即五灵脂。
⑨散血：行血、活血之谓。
⑩肠风：风热之毒，侵伤肠络，大便下血之久不愈者。

温性入脾胃

温药亦入胃与脾，固表补中用黄芪，
苍术燥湿升胃阳①，白术补中去脾湿，
扁豆理脾暑可去，半夏滑痰②湿能驱，
生姜和卫中气调，大枣和营脾土③滋，
陈皮理气除湿滞，福红④下气消痰积，
槟榔破气五高下⑤，厚朴宽中破坚滞，
砂仁醒脾调肺气，肉蔻暖胃消宿食，
谷芽和中脾气快⑥，麦芽消中⑦健运资，
藿香止呕定霍乱，木香疏中止呕逆，
止乱⑧疏筋宜木瓜，下气行水大腹皮，
消痰降气宜沉香，散风止痰用白芷，
定痛避恶⑨降真香，除湿去翳炉甘石，
杀虫便浊使君子，升清解肌用辛夷。

[**注解**] ①升胃阳：升发中胃阳气。

②滑痰：即消痰。

③脾土：脾胃在五行属土，胃为阳土，脾为阴土。

④福红：指橘红，以福建产者为道地之品，故称福红。

⑤五高下："宣利五脏六腑壅滞"（甄权）。"破癥结"（《大明》）。黄宫绣云"以其味苦主降，是以滞坚不破，滞胀不消，滞食不化，滞痰不行，滞水不下，滞气不降，滞虫不杀，无便不开。"

⑥脾气快：指健脾助运。

⑦消中：助中气以消滞瘀。

⑧止乱：制止霍乱。

⑨避恶：指能辟其客忤之气。

温性入肺大肠

温药亦入大肠肺，补泻升降无不备，
杏仁散寒降肺气，人参补气通血脉，
伤暑霍乱用藿香，滋阴敛肺北五味。
哮喘痰浊用白果，敛肺涩肠用乌梅，
莱菔止嗽祛风痰，白芥膜痰[①]亦开胃，
冬花消痰止咳嗽，紫菀降气止血唾[②]，
旋覆开痰结能散，南星散风痰亦坠，
紫苏散寒肌表解，苏叶发汗寒邪退，
苏梗降气力少缓，苏子降气功力倍。

[**注解**] ①膜痰：指老痰，亦指经络之痰。

②止血唾：即止唾血。

温性入肾膀胱

温药亦入膀胱肾，麻黄发汗寒邪尽，
鹿胶滋阴百损[①]治，远志通气达少阴[②]，
熟地养阴水能滋，苁蓉补阴肾亦润，
强阴[③]补虚巴戟天，益精补肝子覆盆[④]，
碎补折伤治虚痨，续断补肝理骨筋，
琐阳补阴[⑤]治阳痿，起石强阴补命门，
海螵蛸能治血枯，狗脊亦能温气肾[⑥]，
磁石益精聪耳目，秋石降火滋阴分，
蒺藜肝风肺逆止，沙苑补肾功专进，
散风除湿宜独活，寒郁头痛用藁本，
风寒湿疼川羌活，阴寒湿痹须细辛。

［**注解**］①百损：指虚损，五劳七伤之症。
②达少阴：通达少阴心、肾之气。
③强阴：指增强少阴之气。
④子覆盆：即覆盆子。
⑤补阴：此指补益少阴肾。
⑥温气肾：指温补肾气。

平性入心小肠

平性之药认须真，此类能入小肠心，
活血止疼用没药，养血调经用丹参，
藕节消瘀止吐淋[1]，血竭祛瘀更生新，
莲子清心益脾肾，莲须涩精通少阴[2]，
开心[3]益智茯神力，滋肾养肝柏子仁。

［**注解**］①淋：指小便淋浊。
②通少阴：少阴指肾经而言。
③开心：指醒神而言。

平性入肝胆

平性之药何经长，能入于肝能入胆，
补阴退热鳖甲力，散风明目菊花甘[1]，
蒲黄行血利小水，三棱开结[2]癥瘕散，
荷叶能升清阳气[3]，萆薢能祛风湿寒。

［**注解**］①菊花甘：即甘菊花。
②开结：破癥瘕郁结。
③清阳气：指清阳之气。

平性入脾胃

平性之药入胃脾，石斛清热补阴虚，
补脾涩精怀山药，健脾固肾用芡实，
黄精补中安五脏，甘草和中补不足，
茯苓除湿脾能健，赤苓功同利水宜，
杨毒[1]风湿土茯苓，水肿腹胀茯苓皮，
肉食痰积用山楂，食积胀满宜神曲，
升麻升清[2]能散风，葛根散寒能解肌，
清胃润燥火麻仁，下气行水仁郁李[3]。

［**注解**］①杨毒：即指梅毒证。
②升清：升发脏腑清阳之气。

③仁郁李：即郁李仁。

平性入肺大肠

平药亦入大肠肺，桔梗清咽升药味[1]，
牛子散结膈能利，百合清润咳逆退。

［**注解**］①升药味：桔梗其性轻扬，能载药上行。

平性入肾膀胱

平药能入膀胱肾，菟丝强阴止寒淋，
阿胶滋阴肺肝养，枸杞养阴肝肺润，
龟板滋阴痨热止，龟胶功同通脉任[1]。

［**注解**］①通脉任：指通任脉。

孙朝宗

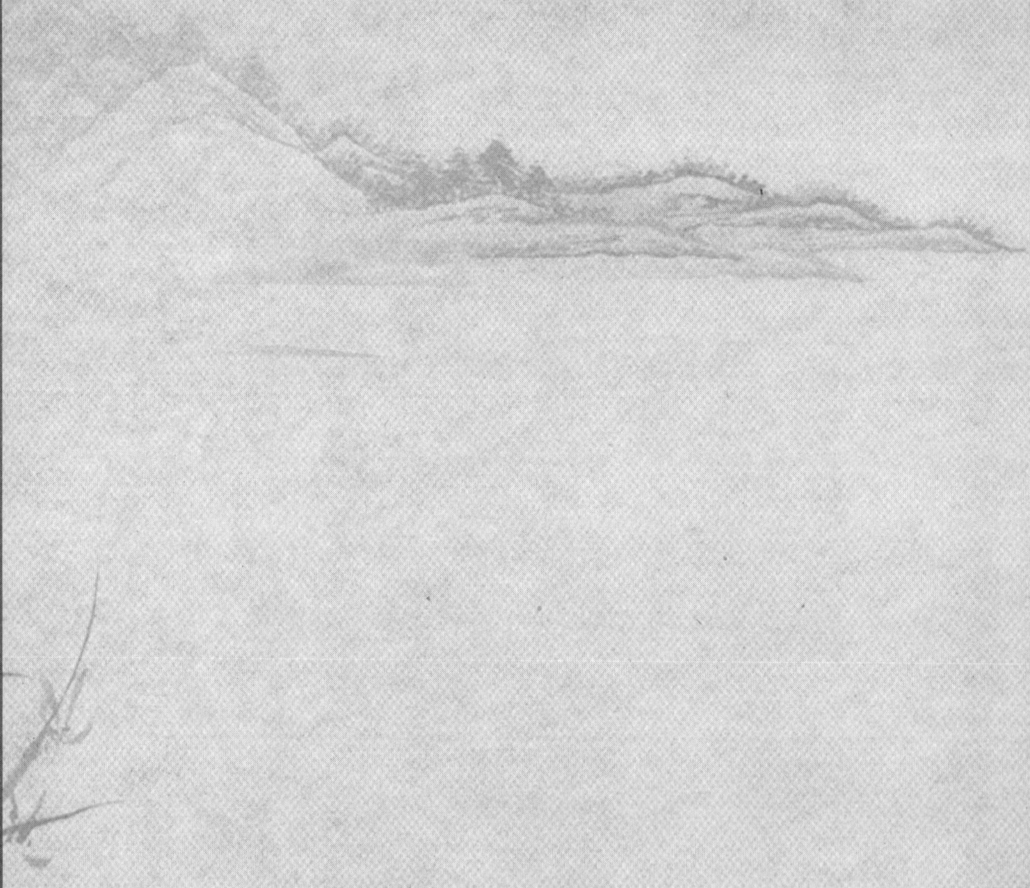

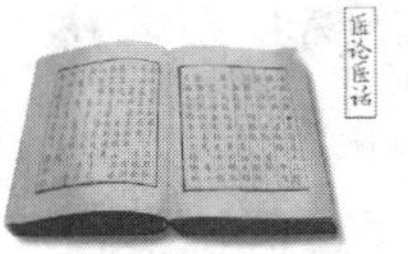

药鉴篇

羌活、独活

羌活
独活 } 性味苦辛温、祛风寒湿痹 {
走上肢、走表——祛游风
走下肢、走里——祛伏风

羌活：性味苦辛温，入膀胱、肝、肾三经。主治：感冒风寒，头痛，身痛，颈项强痛，关节酸痛。

独活：性味苦温，入肝、肾二经。主治：风寒身痛，下焦风湿痹痛。

桑叶、桑枝、桑椹、桑白皮

桑 {
叶——疏风清热，清肝明目——治风热外感头目痛
枝——清热祛风通络——治风湿关节痛，四肢麻木
椹——补血滋阴——治目眩、便秘、口渴
皮——清肺平喘、利水——治肺热咳喘，小便不利

桑叶：性味甘苦微寒，入肺、肝、肾三经。主治风热感冒，目赤涩痛，眼目昏花。少用清肺，多用平肝。

桑枝：四季可采。主治：热痹，关节疼痛。

桑椹：乃桑之果实，其性甘酸微寒，入肝、肾二经。除热养阴血，乌须黑发，利五脏关节，安魂魄，养精神。

桑皮：即桑白皮，乃桑之根皮，性甘寒，归肺经，泻肺平喘，利水消肿。用于肺热咳嗽痰多，浮肿，小便不利，水肿实证。

菊花

菊花：
- 黄菊——长于解表
- 白菊——长于养阴
- 野菊——长于解毒

功效：
- 风热表证
- 肝肾阴亏、目赤
- 疔毒痈肿

黄菊：品种甚多，千余不止，性味苦甘而平，入肝、肺、肾三经。主治：感冒头痛目赤，头晕耳鸣。

白菊：长于养阴清热。主治：肝肾阴虚之头目眩晕目赤。

野菊：为野生者，性苦寒，善解毒。主治：疔疮肿毒，肺肠痈肿等。

薄荷叶、薄荷梗

叶：
- 散风退热——治伤风身热、头痛、咽痛、疹毒
- 疏气解郁——治肝气郁胀，痞满不食

梗：理气通络，肝肺络闭，胁痛，胸脘胀闷

薄荷：性味辛凉，入肝、肺二经。主治：风热头痛，头晕、鼻塞不畅，咽喉干燥，咳嗽声哑，疹毒，蜂螫虫伤。

葛根

葛根：
- 解肌发表透疹——感冒项强、麻疹透发不畅
- 升提胃气——脾虚泄泻，脘腹坠胀
- 升发清阳之气——消渴、痢疾下坠、腹胀

葛根：性味甘、辛、平，入脾、胃二经。主治：口渴少津，阳明头痛，泄泻不止，肠风便血，痘疹不透，颈椎痹痛。另有葛花，醒脾胃止渴，尤善解酒毒。

石膏

石膏：
- 生——清热泻火——高热烦渴、肺热咳嗽
- 煅——渗湿敛疮——溃疡、湿疹

此味：性味甘、寒，入肺、胃、三焦三经。主治：胃热烦渴引饮，牙龈肿痛，脑炎高热不退。结核潮热，咳痰带血，口干舌焦，神昏谵语，临床应用一般 30~60g。

知　母

知母：
- 解热清肺——治肺热咳喘，热病烦渴
- 润燥滋肾——治劳热骨蒸，结核潮热

此味苦寒，主入肺、胃、肾三经，上可清肺金而泄其火，下可入肾滋燥养阴。主治：热病口渴，肺病咳嗽、咳吐黄痰，如肺炎、气管炎、肺热咯血以及肺肾阴虚，劳热骨蒸，肺结核等，用量6~10g。

白茅根、苇茎

白茅根、苇茎——清热凉血：
- 利小便、治伏热
- 利肺气，治肺痈

白茅根：性味甘寒，入肺、脾、胃三经。其功能为泻火生津，凉血、止血。主治：热病烦渴、咳嗽、胃热哕逆、尿血、斑疹不透。咯吐衄血可炒炭用。苇茎甘寒，善治肺痈，咯吐脓血腥臭，清热凉血，使热毒从小便排出。

牡丹皮、白薇、地骨皮、银柴胡

牡丹皮、白薇、地骨皮、银柴胡——清热凉血：
- 透热散瘀
- 透疹除烦
- 清肺降火
- 主清疳热

除蒸：
- 无汗骨蒸
- 有汗、有汗、有汗——骨蒸

牡丹皮：性味辛、苦、寒，入心、肝、肾、心包四经，功效为透热散瘀，凉血清热。主治：潮热骨蒸无汗，血热妄行，斑疹透发不畅，月经不调等。

白薇：性味苦寒，入胃经，功效为凉血退热。主治：温病灼热，肺热咳嗽，虚烦潮热。产后热、热淋、遗尿、呕逆。

地骨皮：性味甘、寒，入心、肺、胃、肾四经。主治：清心肺之火，虚烦不眠，骨蒸潮热，清三焦，补肾强筋骨。所谓“热淫于内，泻以甘寒”矣。

银柴胡：苦、平、寒，入肝、胆、心包、三焦四经。功效和解去热，疏肝开郁，清热凉血。主治：虚劳肌热、骨蒸盗汗、疳热不退。

茵陈、青蒿

茵陈、青蒿 } 同生一物——除湿清热 { 善退黄疸；截疟除蒸

茵陈：性味苦、平、寒。入肝、胆、胃、膀胱四经。功效为清湿热、利水，主治：黄疸、胸脘痞闷、小便短少、胆囊炎等。

青蒿：性味苦寒。入肝、胆二经。功效为清热除蒸。主治：温病暑湿之热，疟疾寒热、尤善治疮疥，热病后期夜热早凉等。

黄芩、黄连、黄柏

黄芩、黄连、黄柏 } 清热燥湿 { 偏清上焦之热；偏清中焦之热；偏清下焦之热

黄芩：性味苦寒，入心、肝、胃、胆、大肠五经。功效为清热燥湿。主治：湿热下痢，淋浊涩痛，阳亢眩晕，胎动不安，肺热咳嗽，炒炭可止吐血，咯血。

黄连：性味苦寒，入心、肝、胆、胃、大肠五经。功效泻火解毒，清心除烦。主治：心火亢盛、烦躁不寐、内积郁热。另止泻、厚肠胃。

黄柏：性味苦寒，入膀胱、肾二经。功效为清热泻火。主治：热病、温病、痢疾、黄疸、带下、淋浊、疮疡、劳热。

金银花、连翘、紫花地丁、蒲公英

金银花、连翘 } 清热解毒 { 清肺热；清心火 } 疗疮痈 { 炒炭——止血痢；利水——通淋浊

紫花地丁、蒲公英 } 疗毒痛肿 { 凉血解毒——疗火毒疮疡、入血分；消肿散结——疗乳痈痈结、入气分

金银花：性味甘寒微苦，入肺、心、胃三经。功效为清热解毒，止痢疾，偏清肺火。主治：风热感冒、咳嗽、哮喘。炒炭入血分，尤善治血痢。

连翘：性味苦寒，入心、小肠经。功效为清热解毒，消肿散结，清上焦风热，清心火，止烦躁，消疮毒，清淋浊，治胃痛。

紫花地丁：性味苦、辛、寒，入心、肝二经。有清热解毒，消痈肿之功。主治：疔疮肿毒，血中热毒，腮腺肿大等。

蒲公英：性味苦、寒、甘，入脾胃经。有清热解毒，消肿散结之功。主治：乳痈肿痛，瘰疬结核，疔毒恶疮，肝炎，胆囊炎等。

马勃、山豆根、射干

马勃	主治咽喉肿痛	长于辛散风热
山豆根		长于清解毒肿
射干		长于降火散血

马勃：性味辛平，入肺经。功效为清热解毒。主治咽喉肿痛，咳嗽失音，吐血衄血，湿疹诸疮。

山豆根：性味苦寒，入心、肺、大肠三经。功效为泻火解毒，利咽消疮疡。主治：咽喉肿痛、牙龈肿痛，胃炎。

射干：苦寒有小毒，入肺、肝二经。功效清解热毒，瘀血在心脾间。主治：咽喉肿痛，咳嗽痰鸣，散胸中之热。

马齿苋、败酱草

马齿苋	解毒	利肠消肿	主治	热痢、血痢，火毒痈疖
败酱草		化瘀排脓		肠痈，血瘀腹痛

马齿苋：性味酸寒，入心、肝、脾三经。有清热解毒、凉血润肠之效。主治：赤白血痢，丹毒，痔疮，痈疮疔毒，虫蛇伤。

败酱草：性味甘寒，入胃、肝、大肠三经，有清热解毒及凉血破血清肿之能。主治：肠痈腹痛，下利赤白，产后瘀积腹痛，疮痈肿毒，血气心腹作痛，催生落胞，血晕，鼻衄，赤白带下，丹毒，排脓补漏，疥癣等。

大青叶、青黛、板蓝根

大青叶	同株	叶——透疹解毒、凉血——主升
青黛		粉——解郁透热——主散
板蓝根		根——凉血解毒、利咽——主降

大青叶：性味咸寒，入心、肝、胃三经。有凉血解毒之功。主治：时行温毒，斑疹，丹毒，咽喉肿痛，吐血，衄血。

青黛：性咸寒，有发散利胆散肝郁火之功。主治：温毒发斑，产后热痢下坠，天行寒热头痛，咽喉肿痛。

板蓝根：有清热凉血解毒之功。主治：斑疹，喉烂，丹毒，腮腺炎等。

附子、肉桂、干姜

附子
肉桂 回阳
干姜

- 回肾阳、走而不守——四肢厥逆用之
- 补肾阳、守而不走——下焦虚寒用之
- 回脾阳、能走能守——中焦虚寒用之

附子：辛温，能补火回阳、散寒逐湿、通行十二经。主治：肾阳素弱，肾虚水肿，四肢厥冷，肠冷泄泻，强心力。

肉桂：辛甘大热，入肝、肾二经。有温肾益火，散寒止痛之能。主治：久泄，腹冷，寒痹身痛，腰痛等。

干姜：性味辛热，入心、胃、肾、大肠、脾五经。有温暖脾胃，回阳散寒之力。主治：脾胃阳虚，肢冷脉细，便溏。有“附子无干姜不热”之说。

生姜、干姜、炮姜、生姜皮、生姜汁

姜
- 生姜——辛温解表祛寒——走而不守
- 干姜——温脾胃之阳气——能走能守
- 炮姜——温中益气摄血——守而不走
- 姜皮——辛凉利水退肿——走皮肤、消水肿
- 姜汁——辛凉止呕、化痰为优

生姜：性味辛温，入肺、脾、胃三经。有散寒解表之功。主治伤风感冒、头痛、恶寒，与大枣合可调和营卫、与元胡、白术合可温中止胃痛等。

干姜：见附子肉桂干姜条。

炮姜：性味辛热，入心、胃、脾、肺、肾五经。其功为温中回阳，温经祛寒，温肺化饮。主治：脾胃虚寒作痛，阳气不足手足畏冷，形寒饮冷，咳喘痰稀，产后感寒，血块腹痛，血晕。炒炭可止胃出血，疗崩漏等。

生姜皮：性味辛凉，功能走人身腠理而行皮水。主治：一身悉肿，肢沉重，上气促急，小便不利等。

生姜汁：主要功效为清肺和胃祛痰。主治：食欲不振，胃中嘈杂不安，呕吐，中风痰迷，可与猴枣水研、其效如神。

吴茱萸、小茴香

吴茱萸
小茴香 主温下焦 肝
肾 疗疝

- 厥阴头痛，呕吐酸苦
- 少腹痛，调中止呕

吴茱萸：性味辛温苦，入肝、肾、脾、胃四经。功能温中开郁。主治：肝胃虚寒呕吐，心腹冷痛，脘腹胀满，下利泄泻，寒疝，虫积，肝胃气痛。

小茴香：性味辛温、芳香，入肝、肾、脾、胃四经。温中散寒、理气止痛为主要功能。主治：腹痛，疝气，寒滞肝脉少腹作疼。

瓜　蒌

瓜蒌｛全瓜蒌、瓜蒌皮、瓜蒌子、瓜蒌根｝清热化痰｛开胸散结、消肿；宽胸利气；润肺滑肠；清热生津

全瓜蒌：性味甘寒，入肺、胃、大肠三经。功能润肺宽胸，清热化痰。主治：胸脘痞闷，胸痹胁痛，咳嗽咳痰，肺痈，乳腺肿核，大便燥结等。

瓜蒌皮：功能宽胸利气，胸膈痞闷不任泻者，可用皮治之。主治：肺燥肌热，胸闷心烦。

瓜蒌子：主润肠清肺，主疗肺热咳嗽，大便燥结。

瓜蒌根：即天花粉，性味甘寒微苦，入肺、胃二经。其功效为清热，生津。主治热病口渴，心中烦躁，乳痈，疮肿等。

贝　母

贝母｛川贝母——滋补润肺；浙贝母——消肿散结｝治疗｛肺虚燥咳、胸郁烦闷；肺实咳嗽、乳痈瘰疬

川贝母：性味苦寒微甘，入心、肺二经。主要功能为润肺化痰，泄热散结。主治：肺虚咳嗽，气逆燥痰，胸间烦闷。滋补肺气而祛痰为优。

浙贝母：性味苦寒，入心、肺二经。功能宣肺化痰。主治：痰热郁结，疮痈肿毒，瘰疬，结核。泻肺中热实之力强。

白前、前胡

｛白前、微温；前胡、微寒｝清肺去痰｛温降肺气，下痰；凉降肺气，下痰｝常配用

白前：苦辛微温，主入肺经。以温降肺气下痰为主要功效。主治：咳嗽多痰，肺气壅满，上气喘促，胸胁逆满。

前胡：苦辛微寒，入肺、脾二经。主要功用为疏风清热，下气化痰。主

治：痰多而喘，烦热，胸郁烦闷。

杏仁、枇杷叶

杏仁{苦——降肺气，实证咳喘，便秘（有小毒）
甜——润肺气，虚证咳嗽，劳咳（无毒）}

枇杷叶{清肺化痰——肺热痰浊，咳喘
和胃降逆——呕吐，呃逆，干哕}

苦杏仁：性味辛苦甘温，入肺、大肠二经。主要功效为化痰止咳，降气润肠。主治：感冒咳嗽，痰吐不利，气逆喘促，大便燥结。

甜杏仁：性味甘平，入肺、大肠二经。主肺气虚之咳喘。主治：肺燥咳喘，虚劳咳喘。

枇杷叶：性味苦平，入肺、大肠二经。主要功效为下气化痰止咳。主治：肺热咳喘，痰吐不利，呕吐，呃逆，干哕。

陈皮、青皮

（附橘红、橘络、橘白、橘核、橘叶）

陈皮
青皮}一树生{老——利脾肺、散湿浊
嫩——疏肝胆、消积滞}治疗{咳痰腹胀
胁肋瘀积

陈皮：性味辛苦而平，主入肺、脾二经。主要功能为理气健脾，去湿化痰。主治胸脘胀闷，不欲食，胃痛呕吐，咳嗽痰多。为理脾利肺之专药，亦为燥湿化痰饮之主药。

青皮：性味苦辛温，主入肝、胆二经。疏肝理气，散积化滞为其功效。主治：胃脘湿浊，肝气郁滞作痛，胸滞作痛、胁痛。

橘红：性燥烈，化湿为胜。主治：肺寒痰咳，咽喉作痒、咳痰不爽。

橘络：甘苦而寒，主通络化痰。主治：咳喘胁痛，痰热滞积经络。

橘白：性和味甘，无燥散之性。主治：脾胃不和，湿滞不化。

橘核：味苦性温，主散结气。主治：散结疗疝气。

橘叶：味辛平，疏达肝气而解郁散结。治疗乳痛，胸闷气滞胁痛，多用为优。

枳实、枳壳

{枳实
枳壳}同株{嫩——破坚利膈，散积消痞
老——开胃宽肠，理气宽中

枳实与枳壳，同生一树、均入脾胃二经，枳实酸苦之力较枳壳为胜，虽均属理气破气，只是效力略有区别。凡因脾胃肝胆，气血结实者，必借枳实性烈之功以破坚化滞，消胸膈内坚，凡因脾胃气滞，腹满疼痛，必借枳壳开胃宽肠，以行气化滞。所以古人有“治高（胸膈）治下（胃肠）之分”。

香附、 木香、 乌药

香附、木香、乌药——理气止痛：
- 疏肝解郁——胸胁腹痛、月经不调
- 理脾和胃——胸腹气滞、呕吐泻利
- 行下焦气——气逆疝痛、小便频数

香附：性味辛苦平，入肝、三焦二经。善理气解郁，调经止痛，凡肝胃气滞胸胁胀痛以及妇人月事不调等证，皆可用之。主治：胃脘腹痛，月经不调，行经腹痛，时气寒疫，食积、痞满、腹胀，吐血、下血、尿血、崩漏，胎前产后诸症。

木香：性味辛苦温，入肺、肝、脾三经。主要功效为行气止痛。主治：气滞腹胀，腹痛肠鸣，呕吐，泻利，痢疾。

乌药：性味辛温，入脾、胃、肺、肾四经。以顺气解郁、温中止痛为其主要功能。主治：胸脘痞满，心腹作痛，疝气，痛经，小便频数等。

川楝子、 荔枝核

川楝子、荔枝核——理气止痛：
- 化湿杀虫、散寒疗疝——主入肝经：入气、入血

川楝子：性味苦寒，入肝、小肠、心包、膀胱四经。其主要功效为利气止痛，化湿杀虫。主治：脘胁作痛，虫积腹痛，小肠疝气，妇人痛经。

荔枝核：性味涩甘而温，入肾、肝二经。主要功能为理气散寒。主入肝经血分。主治：疝瘕肿痛，妇人瘀血腹痛，寒滞肝脉少腹作痛、奔豚、阴核肿痛不可忍，季胁作痛，皆应用此药为主。

丹　参

丹参：
- 活血通经——肝脾肿大、络闷心痛、关节痛
- 养神定志——头目眩晕、头痛、失眠

丹参：性味苦微寒，入心、肝二经。主要功效为活血通经。主治：肝脾肿大，两胁痛，心火引发之失眠，头痛，心脏病，中风，经闭痛经，血瘀腹胁

痛，跌伤，便秘。

桃仁、红花

桃仁｝活血祛瘀｛偏入脏腑——瘀血，经闭，便秘
红花｝　　　　　｛偏入经络——关节肿痛，斑疹痈肿

桃仁：味苦甘而性平，入心、肝、大肠三经。主要功效为破血祛瘀，润燥滑肠。主治：经闭痛经，血瘀胁痛，瘀血肿痛，跌伤，便秘，产后血晕。

红花：性味苦甘平，入心、肝二经。主经功效为活血通经，祛瘀消肿。主治：经闭，痛经，血滞腹痛、胁痛，血滞肢体，跌打损伤，癥瘕积聚。还有一种番红花，即藏红花，主治与红花同而疗效优良。

三棱、莪术

三棱｝入肝脾｛破血中气——通经破瘀｝常同用
莪术｝　　　　｛破气中血——消积除满｝

三棱：性味苦平，入肝脾二经。主要功效为破血行气，消积止痛。主治：经闭，痛经，积瘀结块，食积坚硬。

莪术：性味苦辛温，主入肝经。功效为破血散气。主治：妇人经闭痛经，血瘀癥块，脘胁痛。

怀牛膝、川牛膝、土牛膝

牛膝｛怀牛膝——调补肝肾——腰膝酸软
　　　｛川牛膝——破血调经——通经，利关节
　　　｛土牛膝——解毒泻火——通淋、疗恶疮

川牛膝｛生用——破血通经
　　　　｛酒炒——活血通络
　　　　｛盐炒——下行入肾

怀牛膝：味酸苦，主入肝、肾二经。以活血通经、疏筋疗痹、引血下行为其主要功效，临床对于腰膝酸痛，风寒湿引起之痹痛，以及关节不利，疗效尤著。因有引血下行之能，对于妇人经闭不行及瘀血腹痛，具有良好的疗效。

川牛膝破血通经力强，酒炒通经络，盐炒可补肾。

土牛膝味苦寒，对于消肿止痛尤为特长，对于淋证、疮肿，亦有特长。

鸡 血 藤

鸡血藤：
- 疏经通络——肢体麻木或酸痛
- 活血补血——腰膝酸软、血虚经闭、痛经

鸡血藤：性味甘平温，主入肝、肾二经。主要功效为补血活血，疏经通络。主治血虚经闭，肢体酸痛，腰膝酸软，麻木不仁。重点调补肝肾，壮其筋骨，并调补冲任通经，如中风后遗症肢体麻木，当重用此药，甚至重用100g并无不良反应，或重加蜈蚣、全蝎、地龙等药以虫蚁搜剔振奋经络，疗效更佳。

乳香、没药

乳香、没药——散瘀消肿、生肌止痛（疏筋活络、破血行滞）——疗损伤同用

乳香味苦辛温，入心、肝、脾三经。主要功能为活血祛瘀，行滞定痛。主治：妇人经闭腹痛，风寒湿痹，肢体疼痛，跌打损伤，痈疽疮疡。

没药味苦平，入肝经。以散血祛瘀，消肿止痛为主要功效。主治：心腹作痛，经闭痛经，寒湿痹痛，跌打损伤，痈疽伴疮疡。

泽兰叶、益母草、茺蔚子

泽兰叶、益母草——调经（祛瘀、活血）——跌打损伤（利水、生新）

泽兰叶：性味辛苦，略温，入肝、脾二经。主要功效：行血祛瘀。主治：月经不调，产后瘀血不尽，疮疡，身面浮肿，妇人不孕。

益母草：性味辛苦，入心、心包、肝三经。以活血调经为主要功效。主治：月经前腹先痛，月经过多，产后瘀血不行。

茺蔚子乃益母草子，功能降肝火，明目。主治肝热头痛，目赤肿痛，夜盲等。

藿香、苍术、厚朴

藿香、苍术、厚朴——芳香化浊、理脾：
- 解内外暑湿
- 去内外风湿
- 理气化滞降逆

藿香：性味辛甘温，入肺、脾、胃三经，以发表解暑。化湿醒脾为主要功效。主治：中暑寒热，头痛，头晕，胸脘满闷，胃气呆滞，呕吐，腹泻，舌苔厚腻。为妊娠呕吐良药。

苍术：性味甘辛温。主要功效为健脾燥湿，祛风辟浊。主治：风寒湿痹，胸腹胀满，湿胜泄泻，皮肤水肿，足膝痿软，四肢乏力。

厚朴：性味苦辛温，入脾、胃、大肠三经。主要功效为燥湿散满，宽胸下气。主治：积郁胀满作痛，呕吐，气逆，痰饮咳嗽等。

焦山楂、炒神曲、炒麦芽、炒莱菔子

消积：
- 焦山楂——消肉积，疗痢疾，止痛经，杀绦虫
- 炒神曲——消谷积，助消化，疗腹痛
- 炒麦芽、炒莱菔子——消麦积：
  - 调肝气，回乳
  - 疗痰喘，除胀满

焦山楂：性味甘酸温，入脾、胃、肝三经。主要功能为消肉食积滞、驱虫止痢。主治肉食积，胸脘胀满，疝气，痢疾，驱瘀破血，妇人痛经，经闭痛经，产后子宫收缩作痛。

炒神曲：性味甘辛温，入脾、胃二经，主要功效为消食除满、泄泻下利。

炒莱菔子：性味辛苦平，入脾、胃、肺三经，功效主消食停滞，降气化痰。主治：胃气不降、消化不良、胸腹胀满。

附：萝菔英：主治痢下赤白及胃实不化，用量宜大，每至100g为宜。

茯苓、猪苓、薏米

茯苓：性味甘平，入心、胃、脾、肺、肾五经。以补脾养心、利水渗湿为主要功能。主治：脾虚泄泻，心悸不寐，痰饮咳嗽，利水消肿，悸惕不安。

附：赤茯苓：功能清湿热、利小便。茯神：养心安神。主治心悸怔忡，恍惚健忘、失眠惊痫。茯苓皮：利水消肿。主治：水肿腹胀，面浮跗肿、孕妇水肿。

猪苓：性味甘平，入肾、膀胱二经。以渗湿利尿为主要功能。主治：小便不利，淋浊涩痛，水肿，主清利，无补益之功。

薏米：性味甘淡微寒，入肺、胃、脾三经。主要功能为化湿利水，健脾通络。主治：脾虚水肿，湿痹，小便不利，肺痈、肠痈。湿痹关节痛。

泽泻、车前子、木通

泽泻
车前子
木通 } 清泄湿热、利水 { 泻肾火除痰饮——利水渗湿
清肝火明目——益阴利水
清心火、引火下行、利关节

泽泻：性味甘淡，入肾、膀胱二经。主要功能为清泄湿热，利水泻肾火，除痰饮。主治：养五脏益气力，治头眩、聪明耳目。

车前子：性味甘寒，入肾、肝、肺三经。清泄湿热之药，清肝火，养阴气。主治：小便不利、眼目昏花，祛痰。

木通：性味苦寒，入心、小肠、肺三经。亦清泄之品，重点清心火、引火下行。主治：关节热疼，遍身拘急。

滑石、萹蓄、瞿麦、金钱草

滑石
扁蓄
瞿麦
金钱草 } 通淋 { 偏湿热
偏热胜 } 湿热互滞
血热交滞——血淋涩痛
砂石内阻——清热消肿

滑石：性味甘寒，入胃与膀胱二经，为其质滑，滑可下行，功能清热利水，解暑渗湿。主治：湿热黄疸，淋浊，尿痛，尿血，阴中痛，水肿，皮肤湿疹，解暑后心中烦热、烦渴。

萹蓄：味苦性平，入胃与膀胱二经。主要功能为利水通淋、清热杀虫。主治：小便淋沥涩痛，湿疮疥痒，蛔虫腹痛等。

瞿麦：性味苦寒，入心与小肠二经。功效：利水通淋，清热破血。主治小便不利，淋沥涩痛，尿血，妇人经闭。

金钱草：性味微寒苦，入心与小肠二经。功能利水通淋，清热破血。主治小便不利，淋沥涩痛，尿血，排石，膀胱结石，肾结石，胆结石等。

酸枣仁、柏子仁、远志肉

酸枣仁
柏子仁
远志肉 } 安神 { 敛肝宁胆、养血止汗
补养心血、益脾润肠
益志宁神、止咳化痰 } 治 { 肝胆虚
心血虚
心肾不交

酸枣仁：性味酸平，入心、肝、胆、脾四经，功效养血安神，宁胆止汗。

主治神疲乏力、失眠健忘、惊悸怔忡，头眩，烦躁，虚烦易惊，虚汗、易惊、夜半子时发病。

柏子仁：性味甘平，入心、脾二经。功能养血安神，补脾润肠。主治心悸怔忡，心血亏损，盗汗失眠，便秘。

远志肉：性味苦辛温，入心与胃二经。功效补心肾，安神，化痰。主治心神恍惚，失志善忘，痰迷心窍昏迷，精神不安。

朱砂、磁石

朱砂｝重镇安神｛清心热，解毒明目｝治｛惊悸，癫痫
磁石｝　　　　｛补肾精，镇肝潜阳｝　｛眩晕，虚喘

朱砂：性味甘寒，入心与胆二经，其质甚重，重可镇怯，寒可清热，为清心镇火之药，以安神镇惊、解毒为其特长。主治心火亢盛，神识不定，心悸，怔忡，健忘，不眠，或惊痫抽搐。应用一次不超过1g。

磁石：辛寒，入肝与肾二经，主要作用：安神，潜阳，纳气。主治：耳鸣，头晕，心悸恍惚，虚喘。

龙骨、牡蛎、珍珠母

龙骨｝　　　　｛镇心安神｝　　｛止惊、敛血疗疮
牡蛎｝滋阴潜阳｛滋补肾肝｝治疗｛止带、消瘰疬
珍珠母｝　　　｛定惊平肝｝　　｛解毒、疗目翳

龙骨：性味甘寒而涩、入肝、胆、心、肾四经。功用潜阳镇惊，固涩止汗。主治：烦躁，惊悸，失眠，自汗，盗汗。

附：龙齿，镇心安神见长。主治惊痫，心悸，失眠，遗精，崩漏下血。

牡蛎：性味咸寒，入肝、肾二经，功用平肝潜阳，软坚散结，收敛固涩。主治：烦躁不安，心悸失眠，瘰疬痰核，肝脾肿大，虚汗，遗精，带下，崩漏等。

珍珠母：性味咸寒，入肝、心二经，功用平肝潜阳，清肝明目。主治：头痛，眩晕，耳鸣，烦躁，失眠，肝虚目昏，肝热目赤羞明等。

天麻、钩藤

天麻｝镇惊｛祛肝风｝通络｛祛风痰
钩藤｝　　｛清肝热｝　　｛祛热痹

天麻：性味辛平，入肝经，主要功效为镇惊息风。主治：偏正头疼，中风偏瘫，眩晕，语謇，肢体麻木不仁，关节作痛，小儿惊风、挛急。

钩藤：性味甘苦微寒，入肝与心包。功效平肝清热，息风定惊。主治：头目眩晕，小儿惊痫，抽搐挛急，高热神昏，风温热痰。

僵蚕、 全蝎、 蜈蚣

僵蚕	镇惊	清热化痰力大	消痈疮肿毒
全蝎		息风定惊力大	
蜈蚣		祛风解毒力大	

僵蚕：性味咸辛平，入心、肝、脾、肺四经。主要功效为祛风清热，化痰镇惊。主治：风热头痛，喉痹咽肿，小儿惊风癫痫，丹毒。

全蝎：性味辛平，有毒，入肝经。主要功效为祛风，定惊。主治偏瘫，口眼㖞斜，小儿风痫，抽搐，破伤风，麻风。

蜈蚣：性味辛温，有毒，入肝经。主要功效，祛风镇惊解毒。主治小儿惊风，抽搐，丹毒，肿疡痈疽，恶疮及蛇咬伤。

地　　龙

地龙
- 活络定惊——惊风，热病烦渴，关节痹痛
- 清热利水——咳嗽喘息、腹胀水肿

地龙：性味咸寒，入肝、肾、脾、胃四经。功能活血定惊，清热利水，通经活络。主治：热病烦渴，头痛，咳嗽，喘息，惊风，小便不利，腹胀水肿，半身不遂，关节疼痛。

大黄、 芒硝

大黄	主攻下	下肠胃实热积滞——入血分
芒硝		下肠胃燥结——入气分

大黄性味苦寒，入脾、胃、心包、肝、大肠五经。功效：清热泻火，泻下尤长。主治：大便燥结，腹痛，腹满，胁下坚痞，湿热下痢，热毒疮疡，湿热黄疸，妇人经闭及瘀血停滞，口疮目赤等。

芒硝：性味咸寒苦，入胃、大肠、三焦三经。功能泻热、软坚，通结。主治：食积宿垢，大便秘结，腹胀痞满，食热停痰。

火麻仁、郁李仁

火麻仁 } 通便 { 养血润燥，通便滑肠
郁李仁 }   { 润肠化滞，缓下利水

火麻仁：性味甘平，入脾与大肠二经。功能为润燥滑肠。主治：胃热津枯。大便秘结，老人虚秘，产后便难。

郁李仁：性味苦酸辛平，入脾、小肠、大肠三经。功能润肠，缓下利水。主治：胃肠停滞，大便秘结，脚气水肿。

山萸肉、桑螵蛸

山萸肉 } 涩精缩尿 { 滋补肝肾 } 主治 { 腰膝酸痛
桑螵蛸 }   { 兼补肾阳 }   { 阳痿遗精

山萸肉：性味酸涩微温，入肝与肾二经。功能为调补肝肾，涩精秘气。主治肝肾素虚引起之腰膝痿软，疼痛，阳痿，遗精，眩晕，耳鸣，耳聋，小便失禁。

桑螵蛸：性味甘平咸，入肝与肾二经。功能固肾益精，缩小便。主治：肾虚阳痿，遗精，早泄，遗尿，神衰之头痛，头昏，心神恍惚，健忘、多梦，白浊等。

五味子、乌梅肉、诃子肉

五味子——敛肺滋肾，生津止汗，涩精，定喘

乌梅肉 } 敛肺涩肠 { 生津除热，治久咳，久泻，安蛔
诃子肉 }   { 治久泻，久利，久咳，失音

五味子：性味甘酸温，入肺肾二经。功能敛肺，滋肾，涩精，生津，止汗。主治：久虚咳喘，健忘，遗精，久泻，心下悸。此药有南北之分：南五味性偏温燥，北五味性偏滋补，滋阴补虚多用之。

乌梅肉：性味酸平，入肝、肺、脾、大肠四经。主要功效为收敛，清热，和胃杀虫。主治：久泻，久利，烦热口渴，胃酸缺乏，食欲不良，虚咳久疟，虫积腹痛。回厥安蛔。

诃子肉：性味苦酸温涩，入肺、大肠二经。功能敛肺，止泻，涩肠。主治久泻，便血，脱肛，肺虚久咳，腹胀气秘，妇人带下。

赤石脂、禹余粮、肉豆蔻、秦皮

赤石脂、禹余粮——涩肠止血：温——阳虚；凉——阴虚——治泻利不止，便血崩带

肉豆蔻、秦皮——涩肠：温中；散火——治疗：虚寒不利，脘腹胀痛；热痢下坠，目赤肿痛

赤石脂：性味甘酸温，入胃、大肠二经。功能固下，涩肠止血。主治：便血，血痢，遗精，遗尿，妇人月经不调，或月经过多，崩中漏下，久带不止。

禹余粮：性味甘酸平，微寒，入胃与大肠。主治：固涩止泻，补血，止血。主治：久泻，久利，血痢，便血，崩中漏下，赤白带下，血虚萎黄。

肉豆蔻：性味辛温，入脾、胃、大肠三经。主要功能：温中固肠。主治脾胃虚冷，脘腹作痛，泄泻，久利，呕吐，消化不良。

秦皮：性味苦涩寒，入肝、胆二经。功能涩肠止利，清热明目。主治：久利，痢疾，去目中赤热，风泪不止。

人参、黄芪

野山参、移山参、园植参、太子参——补气阴：
- 野山参：益气力大，生津
- 移山参：同野山参，气略温
- 园植参：温燥，补益阳气
- 太子参：微寒，清补滋阴

人参、黄芪——补气：偏养气阴；偏补阳气——功能：主守——气血虚用之；主走——气虚下陷用之

人参：性味甘、微寒，入脾与肺二经。主要功能：大补元气，补脾生津，安神定志。主治：虚劳内伤，少气力，心悸，多梦，怔忡失眠，虚喘自汗，失血崩漏，病后衰弱，痈疽内陷。

黄芪：性味甘温，入肺与脾二经。主要功能补气固表，托毒生肌，实皮毛。主治虚损，消瘦，肺虚咳喘，脾虚泄泻，自汗盗汗，便血脱肛，崩漏带下，疮痈内陷。

山药、白术、苍术、扁豆

山药：生凉；炒热——特点：益脾肺之阴；补脾胃之气——治：消渴、小便多；泄泻

白术、苍术——健脾（补脾、运脾）——疗：
脾气虚弱——补多散少
湿困脾阳——散多补少

白扁豆：生——化暑湿；炒——补脾胃。补脾健胃，止泻，止带

山药：性味甘平，入脾、胃、肺、肾四经。功能补脾益肾，止泻、止利。主治体虚盗汗，遗精泄泻，食少倦怠，消渴。

炒白术：性味甘温，入脾、胃二经。功能补脾益气，化湿利水。主治：脾虚泄泻，消化不良，痰饮水肿，胸腹胀满，反胃，呕吐。

制苍术：性味辛苦温，入脾与胃二经。功能燥湿健脾，祛暑，祛风湿、明目。主治：胃痞，腹胀，风湿痹痛，消化不良，夜盲，足膝痿软，乏力等。

炒扁豆：性味甘温，入脾、胃二经。功能：和中化湿，消暑解毒。主治：暑湿霍乱，吐泻烦渴，白带，白浊，解酒毒，解豚鱼毒。

巴戟天、淫羊藿、肉苁蓉

巴戟天、淫羊藿、肉苁蓉——壮肾阳：
壮阳、力强——兼强筋骨、祛风湿
力差，兼润燥通便。

巴戟天：性味甘辛微温，入肾经。功能：温肾壮阳。主治：阳痿早泄，遗精，腰脊疼痛，子宫寒冷，月经不调，风湿痹痛。

淫羊藿：性味甘香微温，入肝肾二经。功能：补肾壮阳，强筋壮骨。主治：阳痿，阴痿，筋骨挛急，腰膝无力，寒痹，神疲，健忘，情志郁闷，精弱不生，阳痿不育，老人昏耄，中年健忘，临床治疗肾心病，可用淫羊藿调补阴维之脉以疗“阴维为病苦心痛”。

肉苁蓉：性味甘酸咸温，入于肾经。功效：益精壮阳。主治：阳痿早泄，遗精，腰膝冷痛，大便秘结，小便余沥。可以疗男子阳弱不生，又可疗妇人阴弱不孕，有促阴生阳长之功用。

杜仲、狗脊、川续断

杜仲、狗脊、川续断——补肝肾——疗：
补益大——腰旁痛，安胎力弱
通督脉——腰脊痛，祛风利关节
续筋骨——跌损伤，安胎力强

杜仲：性味甘温，入肝、肾二经。功效：补肾肝，滋肾潜阳，强筋骨，固精。主治：膝腰疼痛，筋骨痿软，腰重乏力。肾虚眩晕，阳痿。

狗脊：性味甘温，入肝、肾二经。功效：温养肝肾，强筋通脉。主治：腰酸背痛，筋骨拘挛，足膝无力，风寒湿痹，老人尿频，女子带下。

川续断：性味苦，微温，入肝与肾二经。功能补益肝肾，通利血脉。主治：腰痛，足膝痿软，关节痹痛，筋骨折伤，妇人月经不调，崩冲，漏下，遗精，遗尿，尿频，带下不止，或脊椎病等。

鲜地黄、干地黄、熟地黄

地黄：
- 鲜、干——清热凉血
  - 清热力优——血热炽盛用之
  - 滋阴力胜——热病伤阴用之
- 熟——补血益阴——大补精血、肝肾阴虚用之

鲜地黄与干地黄，性味甘苦寒，入心、肝、肾三经，功能清热凉血，止血，养阴生津。主治阴血虚火旺，热病伤阴。如高热大渴，斑疹，吐血，血衄，崩漏等证。尤其鲜地黄，气清质润、凉血而散，润而不滞，若阴虚火旺，用之尤良，补肾水，滋真阴，主治少阴阴虚之要药。

熟地黄：性味甘温，入心、肝、肾三经。其主要功能为养肝益肾，补血益精。主治：阴虚劳损，怔忡眩晕，喘促息短，妇人崩冲漏下。久蒸外晒质变，功能尤盛，不但补血滋阴，而更益肾填精。张景岳对熟地之功能指出：“阴虚而神散者，非熟地不守，阴虚而火盛者，非熟地之重不足以降之，阴虚而躁动者，非熟地之静，不足以镇之，阴虚而刚急者，非熟地之甘，不足以缓之。”李时珍亦说：“熟地填骨髓，长肌肉，生精血，补五脏，补内伤不足，通血脉利耳目，乌须黑发，男子五劳七伤，女子伤中胞漏，经候不调及胎产百病。”由此可知本药为补血上品，六味地黄丸治肾虚阴亏，两仪膏治气血双亏，皆以本药为主而取功效。

何首乌、当归、阿胶

何首乌、当归、阿胶——补血
- 益精、活血——血虚肠燥，便秘
- 止血，滋肝肾，润肺燥

何首乌：性味苦甘温，入肝与肾二经。主要功能：补肝肾，益精血。主治：阴虚血燥，肾虚腰痛，酸楚，眩晕，便秘，痈疽，瘰疬，崩漏及妇人产后诸证。何首乌有生熟之分。李时珍指出：“此物气温，味苦涩，苦补肾，温补肝，能收敛精气，所以能养血益肝，固精益肾，健筋骨，乌须发，为滋补良药，不寒不燥，功在地黄天门冬诸药之上。”时珍指的是制熟首乌，有治瘰

疬，风疹之功用。

当归：性味苦甘温，入心、肝、脾三经。主要功效为补血，活血，润燥滑肠。主治月经不调，崩漏，肠燥便秘，痈疽疮疡，血虚痹痛，肢节不利，或跌打损伤之瘀血阻滞。《大明本草》指出："治一切风，一切气，补一切劳，破恶血，养新血，癥瘕、胃肠冷。"善行走而不守，与风药同用，能活血散风，与行气药同用，可疏经络等。

阿胶：性味甘平，入肺、肝、肾三经。主要功效为补血，止血，滋阴，润肺。主治：阴虚，血虚，热病伤阴，肺燥咯血，月经不调，崩冲，胎动不安。成无已谓："阴血不足，补之以味，阿胶之甘，以补阴血。"

天冬、麦冬

天冬、麦冬 } 养阴润肺 { 兼补肾阴 / 清心养胃 } 阴虚燥咳、咯血

天冬：性味甘苦偏寒，入肺、肾二经。功能滋阴壮水、清肺润燥。主治：肺劳咳喘，阴虚潮热、肺痿吐血，热病口渴，津枯便秘。

麦冬：性味甘苦而寒，入心、肺、胃三经。主要功能：清养肺胃，滋阴生津。主治：心烦口渴，虚劳咳喘，吐血，咯血，热病后期津亏。

孙朝宗

医论医话医案辑要

下册

孙朝宗 著

协助整理

孙梅生 孙松生

孙 震 宋清英

刘 政 阎俊霞

耿贤华 刘之风

李长青

人民卫生出版社

图书在版编目（CIP）数据

孙朝宗医论医话医案辑要：全2册/孙朝宗著.—北京：人民卫生出版社，2019
ISBN 978-7-117-28656-5

Ⅰ.①孙… Ⅱ.①孙… Ⅲ.①医论-汇编-中国-现代②医话-汇编-中国-现代③医案-汇编-中国-现代 Ⅳ.①R249.7

中国版本图书馆CIP数据核字(2019)第134559号

孙朝宗医论医话医案辑要
（上、下册）

著　　者：孙朝宗
出版发行：人民卫生出版社（中继线 010-59780011）
地　　址：北京市朝阳区潘家园南里19号
邮　　编：100021
E - mail：pmph @ pmph.com
购书热线：010-59787592　010-59787584　010-65264830
印　　刷：保定市中画美凯印刷有限公司
经　　销：新华书店
开　　本：710×1000　1/16　　总印张：71　　总插页：6
总 字 数：1351千字
版　　次：2019年8月第1版　　2019年8月第1版第1次印刷
标准书号：ISBN 978-7-117-28656-5
定　　价（上、下册）：198.00元

下册目录

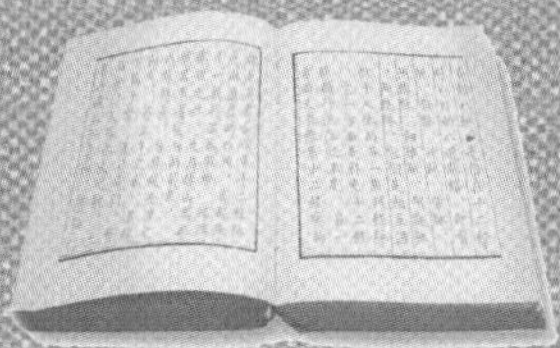

孙朝宗临证试效方

孙朝宗 著
孙梅生 孙松生 刘政 孙震 整理

前言

我师孙朝宗，为孙氏医学第四代传人，自幼拜当地针灸名家苏兆仪为师，尽得其传。尔后克绍祖业，山东中医学院中医专科毕业后，从事临床、教学、科研工作50余年。著有《孙鲁川医案》《经方方法论》《经方临证录》《奇经八脉证治方论》《当代中医世家孙朝宗经验辑要》及《医林典故》等书。学术以经典为宗，但不泥古，博采众家之长加以发挥，对当时先辈及同道，虚心请益，取其所长，补己之短，积年累月，积页成册，名曰《临证试效方》。

临证处方用药，不拘一格，该重则重，有的放矢，该轻则轻，力求轻巧灵动，方以平淡无奇而奇之，实非高手不足以为之。重剂多宗施今墨，亦袭沛然先生大方复制之法，书中大广化方，用药竟达20余味，看似庞杂，实以理气化滞、活血化瘀、健脾化痰、败毒消肿、化腐生肌等法寓于其中。轻剂则力求灵巧，发明枣仁甘草汤以治夜半子时发病；发现玳瑁一药可以控制血压反跳；用小剂量之桂枝四逆汤之焖法，以救治心衰，所谓“治大国若烹小鲜”也；以首乌、当归、柏仁治产后发热，乃宗《止园医话》“必使其热退回于气血之中，不可放散于皮肤之外”而取效甚佳；调补奇经八脉治疗中风偏瘫，尤重在阳跻；又发现调补阴维之脉以疗心肾型之冠心病；调整少阳枢机，以疗心胆气滞之冠心病及胆倒证、癫痫、郁证等，方法实属灵巧，可谓“机圆法活”。

重视古方的化裁运用，如大柴胡汤合左金丸以疗胆囊炎及胆系感染，把金水六君煎去陈夏苓草，加麻杏石甘，变燥湿化痰为清气化痰，广泛应用于痰热咳喘，并善于汲取确有实践意义的前人手抄本的运用法，并加以发挥，如分消理中汤、导滞理中汤、顺气理中汤以及疏瀹肾气汤等。

临证处方用药，注意抓主证用主药，尤重配伍。温海汤重用制首乌，配柏仁、当归；枣仁甘草汤以枣仁为主药，配伍甘草；三味都气汤，以大熟地为主药，配伍细辛、五味。更重视巧用引药，如石斛饮，巧加砂仁；灵枢饮巧用仙灵脾；大补气血汤巧加黄酒；温督解凝汤巧用鹿角胶等。

教人应用古人之方，不可死搬硬套，要重视化裁，灵活运用。所谓“梓匠轮舆，能与人规矩，不能使人巧”。这规矩之巧又全凭举一反三，触类旁通，经验愈久，机圆法活，而后始可得之。

由于我们水平有限，在整理老师的临证试效方工作中，定有不少缺点和错误，希望批评指正。

刘　政

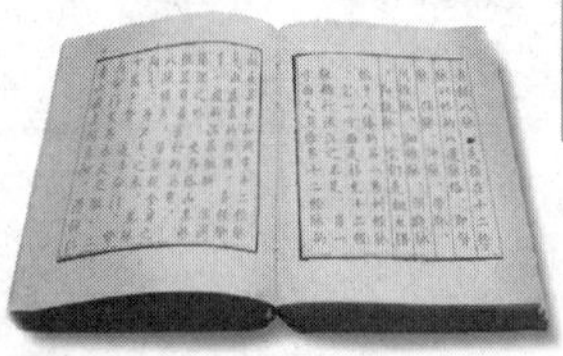

医论医话

目录

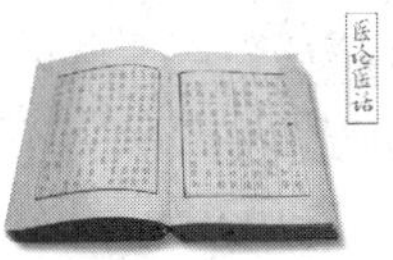

一、脾胃病试效方

大广化汤方

木香10g，陈皮10g，枳实10g，黄连8g，吴茱萸3g，苍术炭10g，防风6g，苏叶6g，香附10g，郁金10g，瓦楞子10g，紫草6g，炒杏仁6g，炒桃仁6g，山楂炭10g，醋炙元胡6g，醋炙五灵脂6g，炒白芍10g，甘草6g，生黄芪10g，大黄炭10g，生姜6g（切片）。

上药以水4杯，煮取1杯，药渣再煮，取汁1杯，日分2次温服。忌食生冷黏滑腥臭之品。

功能：和胃化滞，疏肝止疼，健脾化湿，败毒化腐，调营和卫。

主治：胃脘痛，包括胃炎、胃窦炎、十二指肠炎、浅表性胃炎、萎缩性胃炎等。

按：脾胃者，仓廪之官，五味出焉。以脾胃取象于仓廪，指脾胃比类于一大仓库，应有尽有，无所不备，有条理者，出出进进，有条不紊；无条理者，则杂乱无序，无序则积压霉烂，久则仓廪将败矣。比类于脾胃而为病象，则气、血、痰、瘀、食、湿、冷、火、虫蛀等胶着于四壁而物将腐化而病脾胃。至于对脾胃病的治法，前人之述备也。如张景岳指出：“脾胃有病，宜治脾胃，然脾为土脏，灌及四旁，是以五脏中皆有脾胃，而脾胃中也皆有五脏之气。此其互为相使，有可分而不可分者在焉。故善治脾胃者，能调五脏即所以治脾胃也……而不知风寒湿热，皆能犯脾，饮食劳倦，皆能伤脾，如风邪胜者宜散之，寒邪胜者宜温之，热邪胜者宜寒之，湿邪胜者宜燥之，饮食停积者宜行之，劳倦内伤者宜补之。”盖脾胃之论，详于东垣，其治不过详于治脾而略于治胃。清叶天士始知脾胃当分而治之，指出：“纳食主胃，运化主脾，脾宜升则健，胃宜降则和，太阴湿土，得阳始运，阳明燥土，得阴始安，以脾喜刚燥，胃喜柔润也……故凡遇禀之木火之体，患燥热之症，或病后热伤津液，以致虚痞不食，舌绛咽干，烦渴不寐，肌肤燥热，便不通爽，此九窍不和，都属胃病……所谓胃宜降则和者，非辛开苦降，也非苦寒下夺以损胃气，不过甘平，或甘凉濡润以养胃阴，则津液来复，使之通降而已矣。”然而有人，以酒为浆，以妄为常，不知酒性气悍气淫，适足以大热大毒以损人，大有“腐穿肠胃”之虞。《医贯》把一瓷缸比类于胃，何似乃尔，以酒肉充腹以伤其胃，以妄为常，耗散其真以伤其肾，五内俱损，重在脾胃，即所谓“形盛于外而悴其内也”。今之胃炎、浅表性萎缩性胃炎、胆汁反流性胃炎等，治之较难，笔者以为这瓷缸（胃），若只是盛五谷水液者，一旦有所郁滞，以水冲之则净，若是这瓷缸是盛酒肉油腻之物者，水冲不净，必以砂碱冲荡之，再以净水冲之，始可洁净。所以今人之脾胃病，但靠几味中药，平胃、二陈、香砂六君等则难以奏效，必以复方重剂，亦袭沛然先生之“大方复制”之法，即顺气化滞、败毒消肿、运脾化痰、活血化瘀、疏肝化郁、化腐生肌等众方协力，荡尽污浊，胃气始可生发，而敦阜可成。所谓：“敦阜之纪，是为广化也。”然而，临床治疗，又当有所侧重，从权可也。

1. 胃脘痛（胃窦炎）

表某，38岁，1991年10月15日初诊。

患胃脘痛已10多年，几经治疗病将愈。旬日以来，又绵绵作痛，不欲饮食，经钡餐透视，诊为胃窦炎并十二指肠球部溃疡。目前，脘痛喜温喜按，心中嘈杂不安，寐劣多梦，精神萎靡。有时呕恶酸苦，背部亦觉掣痛，腰膝酸软，四肢乏力，大便时干时稀，有时灰黯，扪之上脘处有压痛，叩之胀满，按脐部，有辘辘水声，脉弦滑，舌淡红，苔薄白，根部灰腻。

予大广化方，连续服药15剂，胃气始得降下，续于原方去白芍、桃仁再服15剂。月余（11月28日）复作钡餐透视，胃窦炎基本消失，十二指肠球部溃疡尚未愈合。仍予前方加减隔日服药一剂，至1992年6月17日钡餐透视，胃及十二指肠无异常发现。

2. 胃脘痛

王某，36岁，1993年8月3日诊。

患浅表性胃炎已半年余，曾服逍遥丸、胃必治、快胃片等其病减而未瘥。目前，胃脘痞胀不思饮食，胃中反酸，胃灼热感，每逢阴天病重，晴天病轻，脉弦滑，舌淡瘦小，苔白滑。

与大广化方连服7剂，腹胀减轻，反酸亦轻，饮食增加，病虽已显小效，但未增任何不适之感，仍步原方化裁。断续服药月余，病若失，停药观察，至10月中旬，胃中又有反酸、痞胀之感，原方化裁，偏重温通，继服药20剂，11月20日经医院胃镜检查，胃炎基本消失，不过有时尚觉胃脘痞满不适。大广化方3剂，磨为细末加胆南星适量，装入胶囊，每日服3次，每次6粒。长期服之。1994年3月21日，又作胃镜检查，提示，胃炎消失。食欲正常，嘱停药。

3. 胃脘痛（浅表性胃炎）

宋某，男，40岁。1992年4月7日诊。

胃脘痞胀，绵绵作痛，连续服中西药品，其病时好时坏，未得痊愈。上月经某某医院作胃镜检查，诊为浅表性胃炎，自服西药多种，效果不显，转来门诊。目前形体虚弱，精神委顿，面色苍白不华，不欲饮食，胃脘绵绵作痛，大便经常溏薄，四肢疲倦，脉沉细，舌质淡，苔白腻。

病起于饮食不调，中气虚弱，运化无权，胃失和降，久久不得其瘥，以致溃疡续发，痰食郁滞于中，绵绵作痛，旷日持久，脾阳又不得敷布，以致形神俱衰，四肢疲倦脉沉细，舌淡，苔白腻等候，均属中气亏虚，胃气寒滞之证，治当调补中气，祛寒化滞。大广化方加减。

木香10g，陈皮15g，良姜6g，姜黄10g，吴茱萸5g，炒枳壳10g，半夏15g，防风10g，海螵蛸15g，紫苏10g，苍术10g，生地炭20g，砂仁6g，元胡10g，当归6g，山楂炭10g，生黄芪10g，甘草10g。

上药以水4杯，文火煮取1杯，药渣再煮，取汁1杯，日分2次温服。忌食辛辣、油腻及甜酸之品。

治疗经过：连续服药12剂，仍胃疼不瘥，大便稀薄，仍守原方，苍术炒炭，加白术炭、陈皮炭、桂枝炭、黑良姜炭续服。连续服药18剂，大便稀薄愈，腹疼已止，形神渐旺，脉亦不若前甚，舌质已转红活，苔亦不若前之腻滞，嘱继续服药，每服3剂，休息1天。又继续服药26剂，体质明显好转，经胃镜检查，浅表性胃炎痊愈。弟子问，老师治胃病，用炭药何为？答：凡草木经过火化而生土，非特为止血。

4. 胃脘痛（轻度胃溃疡）

周某，男，55岁，1992年7月6日诊。

胃脘痛，迄今年余，脘腹痞胀，绵绵作痛，甚则呕吐酸水，泛泛不欲食，四肢倦怠，懒于动作，形体逐渐消瘦，大便经常稀薄，小便清长，前在某医院作钡透提示：轻度胃溃疡。脉象沉细，舌质淡白，舌苔薄白，根部罩灰。

寒郁中脘，气滞痞痛，为脾失运化之权，胃失和降之职，以致胃脘作痛，泛泛不欲饮食，甚则呕吐酸水。脾气乏运，久则四肢疲倦，懒于动作，大便间行稀薄，治当温中祛寒，理气化滞，恐一时难复，治当缓图，宗大广化方意。

木香10g，良姜6g，姜黄6g，吴茱萸5g，海螵蛸15g，陈皮15g，半夏15g，苍术炭10g，白术炭10g，防风6g，紫苏梗15g，炒元胡15g，白及10g，炒枳壳10g，云茯苓15g，黄芪10g，炒香附20g，黄连5g，甘草10g。

上药以水4杯，煮取1杯，药渣再煮，取汁1杯，日分2次温服。忌食生冷、油腻之品。

二诊：上方连服6剂，诸症均减。仍守原方继进。

三诊：原方续服16剂，脘痛逐渐消失，痞胀亦减大半，原方加台参10g，继续服之。

四诊：10月21日继续服药30余剂，形体逐渐丰腴。透视示，溃疡消失。但脉尚弱，予香砂六君丸、人参归脾丸，嘱服药两个月，以资巩固。

养荣败毒饮方

太子参10g，黄芪10g，炒白术10g，甘草10g，生地炭30g，炒白芍15g，黄芩10g，北沙参15g，麦冬15g，知母10g，陈皮15g，炒枳壳15g，半夏15g，蒲公英15g，紫草15g，杏仁10g，川楝子10g，萹蓄10g，槟榔10g，内金10g，炒麦芽10g，桃仁6g，当归10g，焦山楂10g，大黄6g。

上药以水4杯，煮取1杯，药渣再煮，取汁1杯，日分2~3次温服。忌食辛酸、臭腥、黏腻之品。

功效：养荣和胃，化腐败毒。

主治：湿热胃脘作痛（各型胃炎及胃、肠溃疡，属于湿热郁蒸型者）。

方义：胃者，仓廪之官，如大广化方之论。若湿热炽盛，万物腐化，气血瘀郁、食滞秽浊，无一不从火化，日甚一日，由是胃气亏损，溃疡病作，甚则萎缩作痛，旷无宁日，治之之法，亦非易事，亦并非一方一药可疗。当今，人们生活普遍好转，高血压、脂肪肝、高脂血等病症丛生，胃病更不例外。余治之，先治其腹酒肉之毒，次治其病也。故拟养荣败毒饮一方，此方集魏玉璜之一贯煎、李东垣之人参芍药散及枳术丸类方，及唐容川之麦冬养荣汤等复加公英、槟榔、焦楂、紫草等以败其毒，复制其方而成。此方亦裘沛然先生之“大方复制法”之意。方中以参、芪、术、草、当归等以益气养荣，固护胃中元气；以生地炭、白芍、黄芩、沙参、麦冬、知母等以养阴清热，固护胃中津液；以陈皮、枳壳、半夏等以理气化湿；以桃仁、焦楂并当归以活血化瘀；以公英、萹蓄、紫草、杏仁、川楝子等大队清热败毒；以槟榔、大黄、麦芽以通腑排毒，全方冶于一炉共奏养荣和胃、化腐败毒之效。

考东垣之脾胃论，尤长于治脾，而短于治胃，然而亦兼有治胃之法寓之于中，如人参与芍药散之麦冬、白芍、五味子；清胃散之生地、丹皮、黄连等，亦泻阳明胃经之火邪，凉血以清热。周慎斋等也曾提及补脾阴。至清代，温病学派的崛起，以叶天士为代表的提到“脾为阴土得阳及运，胃为阳土，得阴始安”，确立了甘凉濡润的调养胃阴之法。在临床经验中，治胃不可过于滋柔，又必加以运降行气，疏肝之品，一应胃宜降则和之旨；在某些程度上，若发现胃病，口干口苦，舌红有瘀者，又必加入化瘀解毒之品，方克有成。

1. 胃脘痛（胃及十二指肠溃疡并萎缩性胃炎）

胡某，男，48岁，1984年10月2日诊。

患胃及十二指肠溃疡已七八年之久，饮食稍不注意则腹痛脘胀，常服干酵母、胃可必舒治疗。3月前，曾患痢疾，输液打针，内服小檗碱片、呋喃唑酮等，痢下虽止而又留有经常腹痛，大便时硬时溏不瘥，届秋以来，胃脘作痛较前为甚，去某医院镜检，诊断为慢性浅表性萎缩性胃炎，口服西药旬月不已，转来中医治疗。刻下脉象细数，舌红无苔，边有瘀血斑痕，口干口苦，精神萎弱，不欲饮食，脘腹胀满，掣痛不已，大便初头干燥，继则便溏，姑与养荣败毒饮调治。观其所以，再商治之。

太子参10g，甘草10g，生地炭20g，炒白芍10g，黄芩10g，北沙参15g，麦冬15g，知母10g，陈皮10g，枳壳20g，蒲公英25g，紫草20g，杏仁10g，川楝子20g，萹蓄15g，内金10g，槟榔10g，炒麦芽15g，焦山楂20g，大黄10g。

上药，以水4杯，煮取1杯，药渣再煮，取汁1杯，日分2次温服。

二诊：上方连服6剂，每日大便泻下两次，其色灰褐，黏腻腥臭难闻，腹胀略减，疼痛略缓，其他症状如前。虑其病来多年，初服显效，再服无效者多矣，当灵活变动其方之量，继续进服，寻求生机，再定缓急之治。

太子参10g，生地炭30g，白芍15g，黄芩15g，蒲公英30g，北沙参20g，麦冬20g，紫草20g，内金20g，萹蓄20g，杏仁10g，大黄炭10g，炒麦芽20g，知母10g，陈皮10g，赤石脂20g。

上药以水4杯，煮取1杯半，药渣再煮，取汁1杯半，日分3次温服。

三诊~五诊：上方连服6剂后，腹痛止，略感腹胀，精神好转，口苦止，仍感口干，食欲较前增加，但仍感纳后运迟。继服20余剂，舌仍红，略有薄苔，脉来不若前甚，综而观之，生机有望，仍宗前方，略作增减，缓图治本。

太子参10g，黄芪10g，炒白术10g，生地炭30g，北沙参10g，麦冬15g，炒枳壳15g，半夏15g，陈皮15g，紫草20g，内金10g，当归6g，焦山楂15g，大黄炭10g，萹蓄10g，杏仁10g，桃仁10g，甘草10g。

上药，以水4杯，煮取1杯半，药渣再煮，取汁1杯半，日分3次温服。

六诊~八诊：上药连续服药30剂，胃镜检查诊断为浅表性胃炎。食欲转馨，但仍不敢太饱，太饱则消化缓慢。口已不干，腹胀大减，可以安寐，大便成形，脉已和缓，余以上方为散剂，装入胶囊，每日饭后服6粒，长期调养。

2. 胃脘痛（萎缩性胃炎）

苏某，男，48岁，1995年10月诊。

患萎缩性胃炎数年，西药杂投寸效不显，以致形体消瘦，精神憔悴，面色苍老，少气懒言，腹痛绵绵，痞满不已，纳少运迟，寐劣多梦，大便数日一行，初头干燥，脉来细数，舌红紫无苔。予养荣败毒饮10剂，每日煎服1剂，日分3次温服，忌食酒肉、黏腻、腥臭之品。

治疗经过：患者连服10剂后来诊，胃脘膨胀减轻，疼痛亦不若前甚，观其形体、精神，仍无起色，脉与舌象仍如前诊，仍予原方续进，观其所以，然如此之重症，恐一时难复矣。患者继服原方，每服3剂，休息一日，又断续服药30余剂，腹疼渐渐而止，腹胀亦轻，饮食略有增加，唯大腑已转通畅，精神较前振作，面色较前好转，有喜笑之色。仍与养荣败毒饮加大太子参、黄芪各一倍服之。继一个半月后来诊，胃镜示：浅表性胃炎。一切症状均减大半。余拟原方加重大黄炭、生地炭，为散剂，装入胶囊，一日分3次，每次6粒。长期服之。一年后体重增加，基本痊愈，恢复正常工作。

石斛饮方

石斛30g，麦冬20g，生地20g，元参20g，白芍20g，龙骨20g，牡蛎20g，砂仁10g。

上8味，以水3杯煮取1杯，药渣再煮取汁1杯，日分2次温服。

功效：滋阴清热。

主治：胃热阴虚证，烦热口渴，头痛牙痛。肾阴不足，肝阳亢盛之头晕目眩，盗汗耳鸣以及心悸失眠等。

方义：方以石斛为君，主清胃热以滋脾阴，麦冬以滋心阴，生地以滋肾阴，元参以滋肺阴，白芍以滋肝阴，阴虚而虚火必也上僭，佐龙牡以潜之。诸药皆清滋之品，一派清滋，纯阴也，纯阴者，死阴也，故佐砂仁一药，砂仁入脾肾主升发脾肾之气，一块纯阴之中，投入一点真火，群阴沸腾化为气阴，活泼之阴气也，气阴弥漫于周身，虚热得清而诸症必瘥，此制方之妙处。然而应用此方时，又当活用，脾胃之阴不足者，多用石斛。心阴不足者，多用麦冬。肾阴不足者，多用生地。肺阴不足者，多用元参。肝阴不足者，多用白芍。阴虚虚阳僭越重者，多用龙牡，此又本方之通变法。至于临证加减之法，又存乎其人。例如心悸不已可加柏仁，虚烦不寐者又可加酸枣仁、远志，便燥不利者，可加瓜蒌、火麻仁或大黄；阴虚劳热者，又可加龟甲、鳖甲、丹皮、地骨皮。心中虚热，状如流火者又可加丹皮、木通、山栀、毛根、细丹参、牛膝。以引火下行。头痛，牙疼，又可加桑叶、菊花、石膏、知母等。

1. 口渴

赵某，56岁。1983年9月11日诊。

长途贩运，饥饱劳顿，初感口渴烦热，继则头晕心悸，头目胀痛，又数日，口干引饮，先与人参白虎汤，显效甚微，后与石斛饮，连服6剂病却大半，继进6剂，口渴止，诸病亦安。

2. 口渴（胃痛）

唐某，37岁。1990年2月2日诊。

患胃痛，医与大下之品，数泻之，痛虽止而身乏力，越旬日，口舌干燥，不思饮食，则心中烦热。住某医院治疗半月，显效出院，六七日后，又发口舌干燥，继则不欲饮食，中脘痞满，胸闷气短，甚则心中悸惕，烦躁不安，脉象细数，左寸尤显，询之小便短，大便不时干燥。辨证分析，显属心阴、胃阴俱不足，投石斛饮。以麦冬为君药，更加五味子、沙参、生枣仁、天花粉，连服6剂，中脘显宽，二便调，继以上方略作增减，后7日诸症递减而愈。

3. 口渴（尿崩症）

王某，55岁。

素患高血压病，以复方降压片、罗布麻片等治疗。甲戌夏热，届秋不迭，民病热病者多，患者身胖汗出多，以致五内阴亏，口舌干燥，多饮凉水而渴不止，某医与六味地黄丸，不效。到某院检查，诊断为尿崩症，打针输液六七日，寸效不显。目前，口干，饮水多，出汗多，小便亦多，头目有时昏眩，心中悸惕不安，寐劣多梦，周身乏力，脉弦数，舌红少津。综合脉证分析，证属脾胃阴虚，肝阳僭越，阴伤及肾之候，拟石斛饮。以白芍为君，更佐龙牡、龟甲，药进3剂，口干减轻，饮水亦减，汗出亦少，继按原方迭服9剂，渴竟止，头目昏眩，口干舌燥，相继而瘥，心悸已平，夜寐已酣。后与石斛饮原方，小其制剂，断续服药1月，精神振作，体力好于往昔。

和胃生津汤方

太子参15g，北沙参12g，麦门冬12g，生山药12g，生甘草10g，细陈皮10g，砂仁壳6g，炒谷麦芽各6g，生姜片5片，黄谷米25g。

上11味，以水3杯微火煮米熟汤成。日分2次早晚温服。忌食黏滑辛辣、腥臭之品。

功效：和胃生津，润燥降气。

主治：胃中津气不足所引起之口燥，咽干，纳呆难消，呃逆不降，大便干燥，胃中烦热，脉象细数，舌红少津者。

方义：本方旨在为汗、吐、下后或病瘥，胃中津气亏乏，脾气坠惰，无力为胃行其津液者立法。《临证指南》云："太阴湿土，得阳始运，阳明阳土，得阴自安。"该方以太子参为君，因太子参甘苦微寒，既可清热滋阴，又能补养胃气，凡病后元气亏虚者，皆可用此法而补之，扶益正气。北沙参、麦门冬、生山药，皆为脾胃家之正品，少佐陈皮、砂仁壳辛香之品以醒脾气，谷芽、麦芽以化胃中郁滞，甘草、生姜以和胃降逆。脾胃者，仓廪之官，以谷气为养，故加谷米斡旋中气，此亦仲景糜粥自养之意，亦《内经》五谷为养之意也。

按：“胃气者，肺之母气也，有胃气则生，无胃气则死，补胃气亦生肺金”，因而气喘短气，或咳唾痰浊者，亦可应用该方化而裁之，加以治之。

呃逆

余治家村汶昌，乙丑仲秋，患肝胃气滞，医与大下之后，胃气顿衰，旬月以来，不思纳谷，甚则食之即吐，呃逆频作，形体显削，口燥咽干，反不欲饮，心烦少寐，大便七八日一行。脉细数，舌红少津。与和胃生津汤。生姜100g，捣如泥挤压取汁两汤匙，兑汤药，一次服药2~3汤匙，一日夜频服6~8次。3日后，呃逆不作，可食米粥不呕吐。连服上方10剂，饮食正常，形体显增，精神振作。

黑胡桃散方

胡桃皮1个，胡椒5~7粒，干姜2g，小茴香2g。

制法：将胡椒、干姜、小茴香，装入胡桃皮内，外用泥土封固，放入灶内煨之，以封泥焦黑为度，去泥土，刷净，胡桃呈黑黄色为度，轧为细末，每服4g，日2~3次，白水或米汤送下。

功效：温中散寒，暖胃止痛。

主治：胃气虚寒作痛，或饮食寒凉之品，引起之胃脘疼痛等证。

1. 胃脘痛

吕某，男，50岁。1966年10月6日诊。

1966年患胃脘作疼，久治不愈。其痛隐约，绵绵不已，饮食稍有不慎，或感凉气，则拘急剧痛，手足逆冷，呕吐涎沫，或大便溏薄。身体逐渐消瘦，倦怠乏力。余授此方，连续应用1月余，胃痛竟除，饮食倍增。

2. 胃脘痛

高某之子16岁。经常胃脘作痛，有时呕吐酸水、苦水、蛔虫，形体瘦小，面色苍白。余授此方。3月后其母来诊头痛，述及其子应用此方，效果良好。

3. 少腹痛

患者男，43岁。患左少腹作痛，数月不已，余诊之为寒滞肝脉证，因其恶服中药，余授此方，患者以法服药7日，病竟除。

分消理中汤方

柴胡10g，升麻6g，厚朴10g，陈皮12g，炒山楂12g，白茯苓20g，炒扁豆12g，泽泻12g，生姜6片，大枣3枚为引。

上药以水3杯，煮取1杯，药渣再煮，取汁1杯，日分2次温服。

功效：温中理气，化滞散结。

主治：脘腹痞满，呕哕腹痛，下利清谷，身痛疲倦，脉搏缓滑，舌苔腻垢等。

按：此方乃取之一残缺抄本，书中论述伤寒杂证100余首，辨证深刻，说理清透，笔者临证数十年，采用书中之方，每著良效，今录数则，不使良方泯没也。书中云："治直中下利清谷救里法，分消理中汤主之。以经络言之，三阴为中之深，以通言之，则脏腑最居于里，故直中之证，证见身痛拘急，囊缩甲青之证者，为中于三阴之经也，见呕哕腹痛不利等证者，为中脏腑之里也。又有或呕或痛或利之不同，呕者邪中于高而犯在胃，利之邪中于下而侵在脾，痛之邪中于中结聚不得散越也。其中有兼见者，有别见者，亦各从其重处而先趋耳。直中下利清谷者，因寒犯中州，少火被抑，中气不鼓，加之水谷所伤以致二肠不秘而下利，要知下利清谷别于肠垢，肠垢者得火而变也，清谷者得寒而直出也，寒中脏腑，当温脏耳。分消理中汤，治伤寒直中三阴脏腑多伤水谷，肠胃虚寒不能运化，完谷自出，下利无度者，升麻、柴胡、厚朴、陈皮、山楂、茯苓、扁豆、泽泻、生姜、大枣。可渐加人参、白术温理中宫，须甘温行气之品，厚朴、陈皮、扁豆、姜、枣是也；下利之证重在清浊不分前后不利，故以升麻、柴胡而举陷，泽泻而分消，使肠胃有交通之妙，清浊无混淆之患，中土乘权阴寒外逼，直中之邪有不立散者乎。"

1. 腹痛泄泻

顾某某，男，61岁，1968年8月11日初诊。

7年前，患腹痛泄泻，某医院诊断为胃肠炎，与土霉素、黄连素治疗，其病时好时坏，迄今未能根除。日前，面色萎黄，精神疲倦，大便溏薄，日行3~5次不等，泄泻时略感腹痛，无下坠感，周身畏冷，四肢不温，脉象沉缓，舌质淡白，苔白腻。

辨证治疗：脾胃气滞，病来已久，中焦升降失司，气血生化之源不足，气虚则精神疲倦，血虚则面色萎黄，气下陷则大便溏薄，血气滞则腹痛不已，阳气不伸则周身畏冷，四肢不温。脉与舌象无不属脾胃气滞，升降失司之证。治以益气健脾，化滞畅中之法调之，方仿分消理中汤意。

柴胡10g，升麻6g，厚朴10g，陈皮12g，炒山楂12g，白茯苓20g，炒白扁豆15g，泽泻12g，生姜6片，大枣3枚（去核）为引。

上药以水3杯，文火煮取1杯，药渣再煮，取汁1杯，日分2次温服。忌食生冷、黏滑、腥臭之品。另要注意适温避寒等。

二诊：8月14日。连服上方3剂，大便泄泻减轻，日行2~3次，腹痛已轻，而小便较前为多，略有下坠感，他症尚无起色。腹痛减轻而小便增多，中焦已显分消之机，此佳象也，仍守上方出入，缓图功效。

柴胡 10g，升麻 8g，厚朴 10g，陈皮 12g，炒山楂 15g，白茯苓 25g，炒白扁豆 12g，泽泻 15g，生姜 6 片，大枣 3 枚（去核）为引。

上药以水 3 杯，煮取 1 杯，药渣再煮，取汁 1 杯，日分 2 次温服，禁忌方法同上。

三诊：8 月 18 日。迭进上药 3 剂，腹痛止，大便仍日行 2~3 次。然泄泻既久，脾之下趋之势已成，原方加赤石脂，改生姜为干姜。参芪术草，仍不敢用之过早，恐其壅补生变。

柴胡 10g，升麻 8g，厚朴 6g，陈皮 12g，炒山楂 10g，白茯苓 25g，炒白扁豆 12g，泽泻 10g，干姜 3g，大枣 3 枚（去核），赤石脂 10g。

上药以水 3 杯，煮取 2 杯，药渣再煮，取汁 1 杯，日分 2 次温服，禁忌方法同上。

四诊：8 月 23 日。连进上方 5 剂，加仿伤寒桃花散意，泄泻止，大便成形，日行 1~2 次。唯面色萎黄，精神疲倦，周身畏冷，四肢不温，尚未痊愈。观其饮食有加，脾胃有健运之渐，轻进补益之品，观其所以，再商治法。

柴胡 10g，升麻 8g，厚朴 6g，陈皮 15g，炒山楂 10g，白茯苓 20g，炒白扁豆 12g，泽泻 10g，干姜 5g，大枣 3 枚（去核），台参 10g，焦白术 10g，砂仁 5g，甘草 10g。

上方以水 3 杯，文火煮取 1 杯，药渣再煮，取汁 1 杯，日分 2 次温服。禁忌方法同上。

五诊~六诊：9 月 2 日。连服上方 9 剂，精神振作，面色略显红润，周身渐觉温暖，四肢已转温和，食欲增加，纳谷馨香。脾胃健运有权，阳气得以布化周身，脉来较前有力，仍守原方出入，冀望逐渐康复乃幸。

柴胡 10g，升麻 6g，陈皮 15g，炒山楂 6g，白茯苓 20g，炒白扁豆 12g，泽泻 10g，大枣 3 枚（去核）。

上药以水 3 杯，煮取 1 杯，药渣再煮，取汁 1 杯，日分 3 次温服。禁忌方法同上。隔日服药 1 剂。

2. 胃脘痛

潘某某，女，41 岁，1981 年 7 月 7 日初诊。

因工作失顺，气郁于内，初由两胁胀痛，发展到胃气不降，自服开胸顺气丸，病未减而增大便溏薄，脘痛腹痞，呕吐酸苦，嗳气，不欲饮食，心悸寐劣，两手发冷，迄今月余，脉象弦细，舌质偏红，苔白腻。

辨证治疗：肝气抑郁，不得发泄，故两胁胀痛，甚则克伐于中宫而脘痛。浊气盘踞于中，胃气不得和降而上逆，故嗳气，吞酸，不欲饮食。过服攻下，脾气下趋而便溏，少火被抑而心悸寐劣，两手发冷，脉与舌象均属肝郁胃滞之候，治宜疏肝理气，化滞和胃，予分消理中汤加减调之。

柴胡 15g，厚朴 10g，陈皮 15g，炒山楂 10g，白茯苓 15g，泽泻 15g，炒白扁豆 12g，炒莱菔子 10g，生枣仁 30g，生姜 6 片，大枣 3 枚。

上药以水 3 杯，煮取 1 杯，药渣再煮，取汁 1 杯，日分 2 次温服。

二诊：7 月 11 日。连服上药 3 剂，两胁胀痛减轻，食欲增加，他症尚无变化，仍守上方续进。

柴胡 15g，厚朴 10g，陈皮 15g，焦山楂 10g，云茯苓 20g，泽泻 15g，炒白扁豆 15g，生枣仁 30g，半夏 20g，竹茹 10g，甘草 10g，生姜 6 片引。

上药以水 3 杯，煮取 1 杯，药渣再煮，取汁 1 杯，日分 3 次温服。

三诊：脾胃者，上下之中枢，中枢有权，可安四方。上药迭进 6 剂，中脘显宽，中焦之浊气始得分消，嗳气吞酸已止，食有馨味，寐意转安，中气得伸，两手渐温。唯大便仍每日泄泻两次，度其病情，略以小补，以观转机。

柴胡 15g，厚朴 6g，陈皮 10g，云茯苓 20g，泽泻 15g，炒白扁豆 12g，枣仁 30g，甘草 10g，台参 10g，赤石脂 10g，生姜 6 片，大枣 3 枚（去核），升麻 6g。

上药以水 3 杯，煮取 1 杯，药渣再煮，取汁 1 杯，日分 3 次温服。

四诊：上药续进 3 剂，大便成形，小溲增多，脉来冲和，舌苔白腻已化，精神食欲均可，为巩固疗效，书一小方，嘱其归里，不复求诊。

柴胡 8g，升麻 5g，焦白术 10g，台参 10g，云茯苓 15g，枣仁 30g，甘草 10g，生姜 6 片，大枣 3 枚（去核），半夏 10g，陈皮 10g，炒枳壳 6g。

上药，水煮两遍，取汁一杯半，晚服一杯，早晨服半杯，忌食辛辣、腥臭、黏滑之品。

3. 寒滞胃痛

杜某某，男，45 岁，1987 年 2 月 4 日初诊。

患胃痛已 5 年，感受寒凉易于举发，饮食后脘腹胀痛，有时大便稀薄，近两月来，病情加重，服多种成药无效。刻下，腹大如盘，按之疼痛难忍，若着寒冷尤重，不欲饮食，痞胀难消，精神疲倦，少气懒言，面色苍灰无光，四肢不温，大便不畅，一日三四次。脉象沉迟舌淡，苔白腻罩灰。

阴寒之气，滞于中焦，脾胃升降功能失司，以致寒聚不散，腹大如盘，疼痛难忍。病来已久，痞胀难消，脾阳不伸，中焦化源亏虚，营卫不和，而神疲懒言，面色苍老无华，四肢不温。气滞于肠胃，传导不利而大便不畅，脉与舌象，均属寒滞胃腑，清浊混淆之候，治当理气温中，祛寒化滞。拟分消理中汤意。

柴胡 15g，厚朴 10g，陈皮 15g，焦山楂 15g，云茯苓 15g，炒白扁豆 12g，炮干姜 8g，木香 10g，甘草 6g，炒枳壳 10g，泽泻 12g，炒苍术 10g，炮元胡 10g。

上药水煮两遍，取汁 2 杯，日分 2 次温服。

二诊：2 月 9 日。继续服药 3 剂，第 3 剂药下后，约半时许，腹中辘辘，状如雷鸣，攻冲作痛，随即意欲登厕，泻下灰褐之物，量多，周身汗出淋漓，几至欲脱，家人扶到榻上被覆保温，翌日晨起，大腹如盘之症消失，精神安和，食后亦无痞胀之感。

三诊：2 月 13 日。按之患者脘腹柔软，重按亦不觉痞痛，脉来不若前甚，但仍细弱无力，舌苔罩灰已化，四肢转温，此佳象也。故嘱患家，7 日之内，流质淡食，不可过饱，以防食复。

柴胡 6g，升麻 3g，白术 6g，焦山楂 5g，云茯苓 9g，山药 10g，生姜 6 片，大枣 3 枚（去核），太子参 10g，甘草 6g。

上药水煮两遍。取汁一杯半，日分 3 次温服。

四诊：2 月 21 日。精神已振，饮食略增，脘腹安和，脉来冲和，予香砂枳术丸，小量服之，再嘱淡食养胃云云。

4. 脾虚肿胀

安某某，男，51 岁，1984 年 10 月 5 日初诊。

患胃病六七年，感受寒凉及饮食不慎，每易举发腹胀作痛，7 天前，被雨淋湿，又发胃痛胃胀，近来发现面浮足肿，脘腹痞胀作痛，大便稀薄，兼有紫褐瘀血块，精神疲倦，面色苍灰不华，不欲饮食，脉象迟缓，舌苔白腻。

辨证治疗：综合脉证分析，病为中焦虚寒，脾失统运，清浊混淆，不得分消之候。治以温阳健脾，分消化浊，调和胃气。

升麻 6g，柴胡 9g，厚朴 10g，白术 12g，焦楂炭 12g，云茯苓 15g，泽泻 12g，陈皮 12g，防风 6g，炒枣仁 20g。

上药水煮两遍，取汁 2 杯，日分 2 次温服。

二诊：10 月 10 日。连服上方 5 剂，面浮足肿全消，脘腹痞胀作痛减轻，他症如故。原方继进，观其所以再商。

三诊~五诊：原方服 3 剂，脘腹痞痛减轻近半，查其便中仍夹瘀血块，加枣仁至 30g，炒黑白术至 25g，炒阿胶 10g，贯众炭 10g，伏龙肝 50g（泡开取清水煎药）。进 5 剂，大便成形亦不夹血，精神转佳，腹痛止。痞胀消大半，食有馨味，脉不若前甚。脾阳有来复之渐，健运始转，统血有权，巩固中焦健运乃须缓缓调之。

党参 10g，云茯苓 15g，炒白术 10g，甘草 10g，广木香 6g，黄芪 9g，枳壳 6g，川厚朴 6g，泽泻 10g，陈皮 10g，炒枣仁 15g，生姜 6 片，大枣 3 枚（去核）。

上 13 味，以水三杯，煮取 1 杯，药渣再煮，取汁半杯，日分 2 次温服。

按：分消理中汤一方，组方精当，了了数味，实寓妙意于其中矣。阴寒之邪，所谓直中三阴，三阴者，足太阴脾也，足少阴肾也，足厥阴肝也，三阴之病，重点治在太阴脾。方中升麻、柴胡，升清而举陷，云茯苓、泽泻、扁豆，重在分清排浊于下；厚朴、陈皮重在调理中气，山楂重在消积化滞散结消胀，兼以散瘀；生姜、大枣偏于调理中焦之营卫。全方使该升者升，该降者降，该运者运，该化者化，该和者和，所谓：“使肠胃有交通之妙，清浊无混淆之患也”。案 1，为脾胃气滞，升降失司，用本方后已见分消，唯脾气下趋已成，本方以干姜代替生姜，加赤石脂而病机始转。案 2 之胃脘痛，属肝郁胃滞，方中重用柴胡以疏肝，加枣仁以安和肝（胆）气。案 3，为寒滞胃痛，清浊混淆，应用本方加重炮干姜、木香、枳壳、苍术、元胡，侧重温中化滞。案 4，为脾虚肿胀，兼有瘀血便下，治在温阳健脾，脾阳来复，血自归经，终以健运中阳，缓图功效。

导滞理中汤方

山楂 15g，炒枳壳 15g，炒枳实 15g，陈皮 15g，川厚朴 10g，泽泻 12g，柴胡 12g，葛根 15g。

上药以水 3 碗，煮取 1 碗，药渣再煮，取汁 1 碗，日分 2 次温服。

功效：理气导滞，清利湿热。

主治：积滞内阻，表里失和，蕴湿生热，胸腹痞满，或泄泻腹痛，大便不畅，小便短少，脉象沉实，舌偏红，苔腻垢或黄腻。

按：此方与分消理中汤，同取之于手抄善本，临床运用实属应手。书中云：治直中内伤郁热证，救里法，导滞理中汤主之。先哲治直中之方多用人参白术之补于虚寒二字，殊属切当，予以为未可轻用者，为是证本虚矣，未必无实邪，本寒未必无郁热，而一往偏胜之剂直可治直捷无他碍之病。若正气既虚，邪气又实，阴寒为本，郁热为标，标本相违，又当相机观变矣，如直中一症，既云直中三阴，正气不虚，墙垣稍固何由深入三阴，此固宜人参白术之补也。若正虚邪实，标本相违者，用参术以补则竟补实邪，用桂附以温则竟助郁热也。此直中三阴之病用前人之理中等汤，往往七窍流血，故审证之变态，不可以不全也，所以然者，中气为阴寒所遏，饮食多不消化。外中于经则四肢必见厥逆，内伤乎府填塞郁为内热，外寒束乎，内热则闷而增烦，然是证不名阴裹阳者，其热纯是内伤所等之热也。治之法：内证虽热，一毫清凉之药不可用；外证虽寒，一毫补之剂不可施。唯宜以导滞之剂治之耳。导滞理中汤，治伤寒直中三阴，脏腑内伤，填塞中宫，外证厥冷内证郁热者。山楂、枳壳、枳实、陈皮、厚朴、泽泻、柴胡、葛根。是方用山楂、陈皮、枳壳、川朴皆辛温快气，辛苦去实，为导滞之圣品，柴、泽交升降以通经，葛根托里烦而外达，中寒既退，烦闷咸除，药剂虽平，可奏奇功也。

1. 腹痛

张某某，男，15岁，1969年8月20日初诊。

患腹痛，迄今2月不瘥，中西药杂投不已，服驱蛔药亦无效，来门诊。目前腹痛绵绵，环脐处按之痛甚，大便一日二三次，黏稠不爽，小便色黄，精神疲倦，面色萎黄，饮食减退，四肢不温，脉沉细，舌苔白腻，中部至舌根罩黄腻，刮之不去。

辨证治疗：腹痛既久，大便不爽，小便色黄，湿热郁于肠道，滞而不去。脾之阳气不得伸展，水谷不化精微，由是脉沉肢冷，面色萎黄，不欲饮食，精神疲倦等证相继而出。治当理气导滞，清利湿热，方宗导滞理中汤法。

炒山楂20g，炒枳壳15g，葛根20g，草果15g，生甘草10g。

上药以水3碗，煮取1碗，药渣再煮，取汁1碗，日分2次温服。忌食鱼肉黏腻之品。

二诊：8月23日。药进3剂，腹痛略减，大便泻下两次，较前爽快，他症如故。谅病既久，虽为少年，但药不可过猛，仍步上方出入，逐渐克化。

炒山楂20g，炒枳壳15g，陈皮15g，川朴10g，泽泻15g，柴胡10g，葛根20g，草果15g，白芍15g，当归10g，甘草10g。

上药水煮两遍，取汁2碗，日分2次温服。

三诊：8月29日。上药连进6剂，大便泻下黏稠秽浊之物3次，腹痛止，患儿精神好转，意欲多食而又不敢多进，黄腻之苔已薄。脉沉细不若前甚，手亦有温意。综观其证，湿热郁滞已有克化之望，脾始健运，阳气有布化之机，仍守上方加减续进。

炒枳壳15g，陈皮15g，川朴6g，泽泻20g，云茯苓20g，柴胡10g，葛根20g，白芍10g，当归10g，炒白术10g，甘草10g，生姜6片。煮服方法同上。

四诊：9月5日。腹痛未发，大便已转正常，精神食欲转旺，脉已冲和。所谓病去三分，正气便长三分。予枳术丸一盒。

2. 腹痛泄泻

郑某某，女，43岁，1981年9月24日初诊。

患者月经超前，经常心中烦热，由于多食水果冰糕，引起腹痛泄泻，大便下而不爽，肛门灼热，小便深黄如茶，情绪易激动，易发怒，脉弦滑，舌质略红，苔薄黄。治当清热，通腑，化滞理气之法调之。方宗导滞理中汤意。

陈皮15g，炒枳壳15g，焦山楂20g，云苓15g，泽泻20g，葛根20g，柴胡6g，银花15g，连翘20g，白芍15g，生地榆15g，生甘草10g。

上药以水3杯，煮取1杯，药渣再煮，取汁1杯，日分2次温服。

二诊：9月29日。服药3剂，其中与孩子生气着急，其病非但不减，而头昏益甚。仍与上方，加钩藤30g，川楝子10g续服。

三诊：10月3日。上方连进3剂，初服则腹中辘辘有声窜痛难忍，约1小时，大便泻下秽浊之物甚多，腥臭难闻，周身汗出，少顷则腹痛止，汗出亦缓缓而止，安寐一夜，晨起身体轻松，肛门灼热之症亦减大半，按之腹部，仍感隐隐疼痛，服第3剂后，月经来潮，所下血色紫褐，夹有少量瘀血块，心中烦热亦除。脉来不若前甚，精神好转，再拟理气和血之药调之。

陈皮12g，炒枳壳10g，焦山楂10g，云苓15g，泽泻15g，柴胡10g，白芍15g，地榆10g，当归10g，甘草10g，丹皮6g，生姜6片。

上药以水3杯，煮取1杯，药渣再煮取汁1杯，日分2次温服。

按：导滞理中汤一方，方中枳实以破坚利膈，枳壳以开胃宽肠，斡旋于中焦，柴胡、葛根以理气升清，陈皮、川朴助枳壳以降气，焦楂以化滞，导瘀浊以下行。唯泽泻一味，导湿热之郁以行决渎之职，处方面面俱到，若非医理精通者，不能为之。案1，患腹痛，与导滞理中汤加草果一药以化脾胃之浊，腹痛减而不瘥，又加白芍、甘草、当归以养血止痛，终使脾胃健运，湿热克化。案2，腹痛泄泻不爽郁瘀互兼，以导滞理中汤，加翘、芍、榆以清热通腑。病将瘥，转而为理气和血，于方中又加当归、丹皮、甘草、生姜而病趋平复。

顺气理中汤方

乌药10g，甘松10g，木香10g，陈皮10g，制半夏10g，小茴香8g，柴胡10g，泽泻10g，肉桂4g，大枣3枚，生姜6片。

上11味，以水3杯，煮取1杯，药渣再煮，取汁1杯，日分2次温服。

功效：理气调中，驱寒止痛。

主治：脾胃虚寒，症见自利不渴，胸脘满闷，腹中寒痛，畏冷肢厥，不思饮食，或吞酸吐涎，食谷欲呕，或呕吐下利，舌淡，苔白润，脉沉细或迟缓等。

按：此方与导滞理中汤、分消理中汤同取之于手抄善本。临床应用，往往取效快捷，故录之。书中云："治直中肠腹疼痛，救里法，顺气理中汤主之。寒邪着一处而或犯下部者，直中腹痛之症是也。三阴之起从足起，而行于少腹皮里，于是有攻冲少腹之候，少腹者二肠之所居，二肠主传送糟粕，阴寒犯之则二肠之气壅滞不能成聚，因而作痛。其与下利不同者，盖阴盛而阳陷则下利，阴结而阳闭则作痛也。伤寒之寒，比杂症之寒不同；直中之实，比表证之寒不同。内攻腹胀之寒，比三阴经络之寒不同。今以重寒而结聚于少腹，少腹为气海丹田之会，重阴一掩阳气不通所以疼痛之深，至于欲绝也。顺气理中汤，治伤寒直中三阴，寒从足起攻冲少腹二肠，疼痛欲绝。乌药、甘松、木香、陈皮、制半夏、小茴、泽泻、柴胡、肉桂、大枣、生姜。是方以乌药追疼直至下焦，甘松辛芬无微不至，小茴之温肠之功专，木香利滞之功大，寒聚而气结痛作，气顺而寒散则痛和矣。加以陈皮、半夏，为中州之快剂，柴胡、泽泻得升降之攸宜。肉桂以直暖下焦，姜枣以中通府气。以上数味，虽不足以定痛，然使表里经络升降冲和，痛有不散者乎。”

1. 小腹冷痛

陈某某，男，44岁，1986年10月20日初诊。

患小腹冷痛已7年，痛时服香砂六君子丸，缓缓止痛。近来在菜地劳动，露湿下肢裤裆，下肢感到寒冷如水，回家又吃一块凉肉饼，傍晚小腹冷痛又发。目前，小腹冷痛，热水袋暖之痛缓，不时大便溏薄，中脘痞满不欲食，四肢不温，精神疲倦，面色苍白不华，舌淡苔白，脉沉缓。

辨证治疗：小腹冷痛，经年不瘥，少腹冷积久伏于下焦，脾阳肾火甚微矣。良由火衰不能熏土，土虚不能温化。治当理气调中，暖脾温肾，驱寒止痛。宗顺气理中汤加味调之。

乌药15g，甘松10g，木香10g，陈皮15g，制半夏12g，小茴香10g，肉桂6g，柴胡6g，泽泻12g，干姜6g，诃子肉20g，赤石脂10g，大枣3枚。

上药以水3杯，煮取1杯，药渣再煮，取汁1杯，日分2次温服。

二诊：10月24日。连服上药3剂，小腹冷痛见缓，他症如故，继予上方加减调之。

乌药15g，甘松10g，木香10g，陈皮15g，制半夏12g，小茴香15g，肉桂6g，干姜6g，诃子肉20g，醋炙元胡10g，赤石脂10g。

上药水煮两遍，取汁2杯，日分2次温服，忌食生冷黏滑腥臭之品。

三诊：10月29日。上药连进5剂，小腹疼痛减轻大半，中脘显宽，大便调。脉仍沉缓，舌淡苔薄，脾肾阳气始展，鼓动之力尚微，继予原意出入，冀望气机布化。

乌药15g，木香10g，陈皮15g，制半夏15g，小茴香15g，肉桂6g，干姜6g，诃子肉20g，元胡10g，焦白术10g，柴胡6g，泽泻12g，甘草10g，云茯苓15g，吴茱萸6g，大枣3枚。

上药以水3杯，文火煮取1杯，药渣再煮，取汁1杯，日分2次温服，禁忌方法同上。

四诊：11月6日。续服上药，小腹冷痛消失，四肢显温，痞满已除，食有馨味，精神振作，脉亦较前冲和。命火有权，脾阳亦得布化伸展，病入坦途，继守上方再进。

乌药10g，木香10g，陈皮12g，半夏12g，小茴香10g，炮干姜6g，炒白术12g，柴胡6g，泽泻10g，云茯苓15g，淡茱萸6g，甘草10g，大枣3枚。

上药水煮两遍，取汁一杯半，日分2次温服。

2. 少腹寒积

于某某，男，38岁，1986年2月14日初诊。

少腹疼痛，甚则环脐作痛，病已3年，在当地诊断为结肠炎，中西药杂投，迄未得愈。目前少腹不时作痛，有时脘胀，不欲食，痛甚则左胁支满，大便时而溏薄，时而稠黏如冷冻，便而不畅。腰部沉坠不适，小便清长，脉象沉弦，舌淡，苔腻垢色白。

辨证治疗：少腹寒积，经年累月，滞郁不散，形成痼疾。下不畅则上郁，故脘胀不欲食，肝失疏泄之能则胁痛，少腹积甚气滞则作痛，积轻则痛缓。大便时而溏薄，时而稠如冷冻，乃适寒适温而分焉。治以化积调中，驱寒止痛，方以顺气理中汤合痛泻要方化裁治之。

乌药10g，甘松10g，木香10g，陈皮15g，制半夏15g，小茴香10g，柴胡10g，泽泻10g，肉桂4g，炒白术10g，白芍10g，防风10g，草果12g，甘草10g，当归10g。

上药以水3杯，煮取1杯，药渣再煮，取汁1杯，日分2次温服。忌食生冷黏腻及腥臭之品。

二诊：2月20日。上方连服6剂，大便泻下秽浊之物数次，少腹疼痛十去其七，上腹显宽，此佳象也，仍守上方继进。

三诊：2月27日。续进原方6剂，疼痛止，大便尚欠通调，胁痛支满，腰部沉坠之感均除，脉来不若前甚。患者有急事返里，乃书上方予之，嘱以此方为之，配成丸剂，缓缓调之。

按：顺气理中汤一方，组方严密，乃一顺气理中，驱寒止痛之良方。笔者于方后言组方之义甚明，不赘。

案1，小腹冷痛，予顺气理中汤，加干姜以燠脾，加诃子、赤石脂以温肾，加元胡以止痛，终使命火脾阳得以布化而病愈。案2，少腹寒积。予顺气理中汤与痛泻要方合剂，疏肝理脾，又巧加草果、当归，草果气猛而浊，专攻“湿浊郁伏不化”之疾，配当归以活血络也。

参术平冲汤方

白术10g，党参10g，云茯苓15g，生甘草10g，砂仁6g，枣仁20g，陈皮10g，生姜10g（切）。

上8味，以水3杯，煮取1杯，药渣再煮，取汁1杯，日分2次分温服之。忌食辛辣、腥臭之物。

功效：行气温中，降逆止呕，安和胎元。

主治：恶阻，脾胃虚弱，呕哕不止，兼吐痰水，不进饮食，形寒畏冷，身楚倦怠，脉象细弱，舌淡，苔白薄者。

按：经云："冲为血海，任主胞胎""冲脉隶属阳明"。脾胃虚弱，阳气不振，冲气上逆，胎元失于安和，甚则呕哕不止，形寒畏冷者，治必温阳散寒，益气补虚，方可无虞。方以白术、党参为主，以奠定脾胃中气，况白术更善于运化水湿之气。黄宫绣指出："白术缘何专补脾气，盖以脾苦湿，急食苦以燥之，脾须缓，急食甘以缓之，白术味苦而甘，既能燥湿实脾，复能暖脾生津，且其性最温，服之能以健食消谷，为脾脏补气第一要药也。"以茯苓、陈皮理气利湿，砂仁暖中降气，并枣仁安和胆气，益心气，平冲气，生姜、甘草以调胃气，脾气得运，胃气得降，冲气得平，痰水得降，呕吐得止。中阳得伸，心胆得安，而胎元之气无躁扰之虑自得其养矣。此方只可应用于脾胃虚弱偏于虚寒者用之，若偏于热者，可与安任饮，二方所以有虚实寒热之别，常须识之。

恶阻

周某，女，24岁，1962年2月11日初诊。

怀妊两月余，近来不断发生呕吐，吐出多痰涎，不欲饮食，形寒畏冷，心中惊惕不安，精神疲倦，面色苍白不华，下肢浮肿，不温，小便清长，大便偏溏，时有肠鸣，夜寐不安，脉象细滑，舌淡，苔白薄。

怀妊后，将息失养，以致脾胃虚弱，阳气不伸，冲气上逆，发为恶阻。治当健脾温胃，降逆止呕。

炒白术18g，党参18g，云苓18g，砂仁12g，枣仁30g，陈皮15g，干姜9g（单炒至黄老色为度，不可为炭），生甘草12g。

上8味，以水4杯，文火煮取1杯，药渣再煮，取汁1杯，日分2次缓缓服之。忌食生冷、腥臭之物。

二诊：2月16日。上药服5剂，呕吐逐渐而止，饮食可，不敢多进，下肢转温，浮肿消半，他症亦减而未除，再守原方增减续进。

炒白术25g，丽参9g，黄芪18g，云茯苓18g，砂仁12g，炒枣仁30g，干姜6g，生甘草12g，大枣6枚（擘）。

上9味，以文火煮取两遍，取汁2杯，日分2次温服。禁忌方法同上。

宣发脾气汤方

陈皮30g，半夏20g，云茯苓20g，炒白术20g，炒泽泻20g，防风15g，威灵仙15g，夏枯草15g，桑叶20g。

上9味，以水3杯，文火煮取1杯，药渣再煮，取汁1杯，日分2次温服。

功效：理气健脾，祛风化湿。

主治：痰饮眩晕（梅尼埃病偏于痰湿者）。

方义：本方主要为外感及外感引动痰饮，或痰饮动经兼夹外感而设治疗之方。前贤有云："无论何种（眩晕）都必具六气之形证"。临床每每见痰湿中阻，脾阳被困者，除见胸脘痞满，恶心欲呕，心悸不安之主证外，又无不见头痛如裹，前额胀痛，眉棱骨痛，两耳蝉鸣，精神倦怠，四肢畏冷，手指麻木等六气形证者。此证此时，若但以理气运脾，一派燥之渗之，乃其常法，然而外证往往不能随之尽解。余立此方，以二陈、白术、泽泻，内以理气运脾，以桑、防等祛风化湿，内外兼顾，一鼓作气以取内外双解之效。至于方药之组成、配伍，已经多年临证筛选而定。

方中陈皮一药，味苦而性温和，善行脾肺之气，燥湿化痰。前贤云："脾为生痰之源，肺为贮痰之器。"此药专入脾肺，行脾肺之气，以化痰饮。李时珍极赞其功，指出："橘皮苦能泻能燥，辛能散，温能和，其治百病，总是取其理气燥湿之功，同补药则补，同泻药则泻，同升药则升，同降药则降，脾乃元气之母，肺乃摄气之龠，故为二经气分之药，但随新配之药，而补泻升降也。"半夏乃脾胃之药，助脾以化痰，和胃以燥湿，与陈皮合，可治一切痰饮之病，如头眩心悸，呕吐恶心，咳嗽胸满等症。白术补脾益气为内脏补气第一要药也。云茯苓行脾之湿，泽泻泄膀胱之湿一以贯之，渗淡功成。唯防风一药，为肺脾胃肝膀胱诸脏腑通透之品，不但可解表发汗，而且可祛风化湿，内可助陈夏以燥湿，外可助散风药以出表，为风药中第一之要药。桑叶祛风，且可平肝经浮热。夏枯草功能近于桑叶，有明目之功，又因此物生血别有活络疏风之效，二物与防风合，借以相反相成，散头目风眩之功益大，而无偏激之虞。威灵仙一药，辛咸而温，性善走而不守，辛散温通之力大，前贤有云此物，既可驱在表之风，又能化在里之湿，通经达络，可导可宣，为痛风之要药。此方用之，与防风配合，既可搜逐脏腑之湿，亦可祛经表之邪，通透灵动无处不到，为方中之良使矣。

按：眩晕一症，主证为头目旋转，目视黑花，其形如立舟车之上，站立不稳，起则欲仆，俗云头旋目黑之病。引起本病的原因，总而言之，不外乎外感与内伤二途，由外感引起的，无不与六淫相关。人之头部，为诸阳之会，耳与目为清空之窍，最易感受外邪，出现头目眩晕之证。由内伤引起的，无不与七情相关，最常见有肝阳上扰，痰火中阻，气血亏虚，肾精亏虚等。

1. 风水眩晕

顾某某，女，44岁，1968年9月4日初诊。

感受风雨，周身痛楚，经治月余，病减大半，近旬以来，突发头晕眼花，视物旋转，有时视物左右旋转，有时视物上下旋转，不时右耳蝉鸣，甚则心悸，怵惕不安，卧则视物亦然旋转，闭目则觉身悬空中，口淡，不欲食，心烦，不时欲呕，按其上腹板滞，重按欲吐，面色苍白不华，目窠微肿，下肢跗踝微肿，扪之不温，脉沉弦略迟，舌淡胖大，苔薄白腻，询知已服中药数剂及谷维素、维生素 B_6 等均无效。

辨证治疗：感受风雨，身楚微肿等症，未得尽解，湿邪内合于脾，致脾虚无力宣发，内外合邪，形成水湿停蓄而发眩晕之证，治以理气健脾，祛风化湿之法调理。

处方：陈皮 24g，半夏 24g，云茯苓 24g，炒白术 24g，盐炒泽泻 15g，防风 15g，威灵仙 15g，夏枯草 15g，桑叶 24g，炒枳壳 15g。甘草 6g。

上 11 味，以水 4 杯，煮取 1 杯，药渣再煮，取汁 1 杯，日分 2 次温服。忌食生冷黏腻之品及鱼虾腥臭等物。

二诊：9 月 11 日。上药连服 6 剂，上腹板滞消减大半，饮食渐增，眩晕减却三成，目窠及跗踝之肿已消大半，脉象沉迟好转。前法既获效机，仍守原意出入。

处方：陈皮 24g，半夏 24g，云茯苓 24g，炒白术 24g，泽泻 15g，防风 15g，威灵仙 15g，桑叶 18g，炒枳壳 24g，广木香 9g，炒枣仁 24g，生姜 6 片为引。

上 12 味，水煮两遍，取汁 2 杯，日分 2 次温服。禁忌同上。

三诊：9 月 25 日。上药断续服药 12 剂，眩晕大定，食欲好转，上腹部按之柔软，心悸已安。唯舌苔尚腻，脉象好转，重按无力，恐余湿未尽，脾之宣发未能复常。面色仍显苍白，仍守前法，略佐补脾生血之品，待脾之气血旺盛，健运有权，湿自化而病必愈。

处方：陈皮 15g，半夏 15g，云茯苓 15g，炒白术 6g，制苍术 6g，防风 6g，当归 6g，炒枣仁 15g，泽泻 9g，炒枳壳 9g，党参 9g，白芍药 9g，生甘草 6g，炒麦芽 6g。

上 14 味，以水 4 杯，文火久煮，取汁 1 杯，药渣再煮，取汁半杯。晚睡前温服 1 杯，早起饭前 1 小时许，温服半杯，仍忌生冷腥臭之品。

2. 痰湿眩晕

梁某某，男，51 岁。

突然发病头晕，目花，耳鸣，站立不稳，在某医院就医，诊断为梅尼埃病。目前，头晕，目花，耳鸣并胸闷气短，心下痞胀，不时恶心、心悸，精神萎靡，四肢酸软乏力，脉象弦细，舌淡苔滑腻。综合脉证分析，属脾湿动经之眩晕证，拟理脾化湿法。

处方：陈皮 30g，防风 20g，桑叶 50g，当归 10g，仙灵脾 10g。

上 5 味，水煮两遍，取汁 3 大杯，日分 3 次温服。忌生冷之品。

上药连服 3 剂，病愈。

温脾通结汤方

当归 30g，炒白芍 20g，大黄（微炒）10g，炮附子 10g，干姜 6g，广木香 10g，炒枳壳 20g，焙草果 10g，甘草 10g，防风 10g。

上 10 味，以水 4 杯，煮取 1 杯，药渣再煮，取汁 1 杯，日分 2 次温服。忌食鱼虾肉及黏腻腥臭之品，各种奶酪酒类等。

功效：温脾化湿，通郁破结。

主治：慢性结肠炎（冷积便秘），肠功能紊乱，结肠过敏，肠结核，或久痢赤白腹痛，肢冷，脉弦者。

按：慢性结肠炎或云久痢赤白，包括在中医泄泻之门，历代关于这一方面的论述甚多，《内经》皆称作“泄”，迨至汉代称作“下利”，唐宋以下皆名之为“泄泻”。究其病因病机及分类论述较详，《医学入门》对于本证则分为“湿泄、濡泄、痰泄、食泄、积泄、脾泄、肾泄、晨泄、暴泄、久泄、洞泄”。后来还有大肠泻、小肠泄、肝泄、溏泄等名称。泄泻的名称虽多，总不外乎外感，内伤饮食，情志抑郁，或体质素虚四个方面，导致脾胃运化失司，大小肠的受盛与传导郁滞不畅而成。由此看来，泄泻的主要病变在于脾，病理因素主要是湿邪停蓄。脾气既虚，运化无权，脾虚既久，必及于肾，肾阳不足，无力助脾以腐熟水谷，形成脾肾两虚。另外脾虚肝气乘之，又可形成虚中夹实之证。急性泄泻，多见于急性肠炎。慢性泄泻，病来已久，时发时止，可为慢性肠炎、慢性结肠炎、肠结核、直肠癌变等。至于治法，张景岳指出：“所以久泻不愈，必自太阴转入少阴而为肠，岂非降泻之甚，而阳气不升，脏气不固之病乎。”

《证治汇补》指出：“凡泻皆兼湿，初宜分理中焦，次则分利下焦，继以风药燥湿，久则升举元气，滑脱不禁，然后涩之。”李士材于泄泻治法有九：一曰淡渗，一曰升提，一曰清凉，一曰疏利，一曰甘缓，一曰酸收，一曰燥脾，一曰温肾，一曰固涩。程郊倩指出：“命门无火，不能为中宫腐熟水谷而湿停在脾先有其泻料，而脏寒在肾，实肾之脾胃虚也，此际补脾不如补肾，四神丸温能暖肾而使气蒸，辛能破滞而使气壮，则补肾仍是补脾也。”余制此方，旨在温脾肾，化湿邪，通郁滞，破瘀结，其方既取法于千金温脾汤，又取法于《石室秘录》之治痢法，方中当归，辛香善走，甘温而润，与理气药配合，可治气血郁滞，与风药配合，又善温脾止痛。《本草纲目》谓此药可以治“心腹诸痛，润肠胃、筋骨、皮肤、排脓止痛”。甄权谓此可理下利腹痛。《本草从新》谓此可治温疟辟利。白芍养血，善通脾络，并可柔肝止痛，与当归合，可温脾和络，养血润肠，以防攻伐伤正，有出师将兵，粮草先行之意。大黄苦寒，猛将之药，斩关夺门，破积行瘀，有势不可挡之力。附子温壮脾肾之阳以散寒积，温脾汤以附子与大黄合，相反相成，成温运攻下之法。更佐干姜以温中，木香理气，枳壳、草果以开胃宽肠，破郁化浊。防风以鼓舞脾胃之气，增强胜湿之力。甘草一药，其性缓急而又协同诸药，亦可为使，使诸药力集中而取温脾化湿，通郁破结之效。

二、胆病试效方

加味正胆汤方

生枣仁 30g，陈皮 20g，半夏 20g，云苓 20g，黄芩 10g，甘草 10g，竹茹 10g，枳实 15g，赭石 15g，生姜 6 片。

上 10 味，以水 3 大杯，煮取 1 杯，药渣再煮，取汁 1 杯，日分 2 次温服，忌生冷黏滑之品。

功效：和胃宁胆，清热除烦。

主治：胆虚不寐，虚烦气短，易惊易恐，心悸，恶心、呕吐苦水，绿如菜汁者。

方义：此方由温胆汤加枣仁、代赭石，名正胆汤；今加黄芩、生姜名加味正胆汤。方中以枣仁为主药，《本草经疏》指出："酸枣仁得木之气而兼土化，故其实酸平，仁则兼甘，气味匀齐，其性无毒。"又说："专补肝胆亦复醒脾，从其类也"。因其味酸平而专入肝胆，实为肝胆家之正药，与甘草合，得酸甘温平，木德之性，以应胆喜宁谧之性，温和之气也。胆为中正之官，清静之府，喜柔和，恶烦扰及壅郁，若病则胸膈热气弥漫，中宫则痰气盘踞，必致伤于少阳，以致虚烦心悸，呕恶酸苦。少阳主枢，"若其枢一有不利，则出入之机停，出入之机停，则开合之机废"，废则胆心胃合而为病多端，转少阳枢之机括，俾升者得生，降者得降，而百病瘥矣。由是该方竹茹、枳实、赭石三味以理胆气；陈皮、半夏、云苓、生姜以理胃气，胆胃之气得理而枢转复常。《医学衷中参西录》引《续名医类案》有正胆汤方名，可供参考。生姜一药，和降胃气，而又"宣诸络脉"。数十年来，临证用之，莫不随手取效。

胃脘痛

陈某，男，55 岁。1995 年 3 月 15 日初诊。

胃脘胀痛已月余不瘥，不欲饮食，恶心口苦，噫气不除，口泛清水，有时酸苦，四肢倦怠，懒于动作，脉象弦滑，舌质胖大，舌苔厚腻中湿黄。证属胃失和降，痰湿中阻之证。治宜理气、和中、化湿。方以正胆汤加减调治。

上药以水3杯，煮取1杯，药渣再煮取汁1杯，日分2次温服。忌食生冷、黏滑、腥臭之品。

上方连服3剂，胃气得以和降，恶心反酸消失，噫气亦除，唯四肢尚觉乏力，原方去海螵蛸、赭石，加白术20g，连续服药12剂，诸症痊愈。

柴胡左金汤方

柴胡20g，黄芩15g，白芍20g，枳实20g，炒大黄10g，半夏10g，胡连10g，吴茱萸3g。

上8味，以水3杯，煮取1杯，药渣再煮取汁1杯，日分2次温服。

功效：清泻胆火，疏郁止痛。

主治：胁肋胀痛，郁热烦躁，心下痞闷作痛。包括胆囊炎、胆系感染诸症，以及胰腺炎、肠梗阻、慢性胃炎等。

方义：该方选用大柴胡汤之主药去枣之甘腻，复以左金丸，黄连改为胡黄连组方而成。方中以大柴胡汤意以和解少阳，内泻热结。左金丸一寒一热，一升一降，成辛开苦降之势，相反相成。与大柴胡汤合，共奏疏肝理气，清泻郁火，和胃降逆之功。唯方中黄连改用胡黄连，乃因其胡黄连主入胆经，仍不失“木从左而制从金也”。

余与学生多年以来，尝以此方作为治疗急慢性胆囊炎，及胆系感染之症的专方，临证化裁，无不应手取效，进一步扩而充之，以疗胰腺炎、胃炎，以及肠道梗阻者，亦往往取效甚速。若肝气郁滞，胁痛甚者，重用柴胡。胆火亢盛者，重用白芍、胡连、黄芩。若胃失和降，中脘胀痛甚者，重用枳实、半夏，加木香。若大便干燥者，改用生大黄。若嘈杂，吞酸，呕吐，心腹冷痛者，重用吴茱萸。

1. 胁痛（胆囊炎）

朱某，61岁。

丁卯仲秋，患胁痛，断续发作，时好时坏，壬申痛甚，在某院诊断为慢性胆囊炎急性发作，甚则呕吐酸苦，不欲饮食，心烦，心悸寐劣不安，低热起伏，小便黄，大便秘结不畅，舌偏红，苔黄腻，脉来弦数。综合脉证分析，显属胆火郁滞，疏泄失调，治以疏肝解郁以泻胆火，行气止痛以清阳明，况疼痛已久，又必加活血通络之品以调之。

方用柴胡左金汤，重用生大黄12g，加生枣仁30g，煅乳香、没药各3g。

上药以水4杯，水煮两遍，取汁一杯半，日分2次温服，忌腥臭黏腻之品。

药进3剂疼痛减半，续服3剂，疼痛全止，心烦心悸稍安，上方去乳香、没药，连续服药12剂，病愈。

2. 胁痛

李某，38岁，1973年3月13日初诊。

肝郁气闭，湿热郁滞。症见：面色淡灰，目显微黄，头晕头胀，精神萎靡，两胁胀痛，右胁痛重，按之痛甚，有呕恶感，中脘痞满，纳后运迟，大便秘结，小便黄短，脉来弦滞不畅，舌苔垢腻。治以疏肝解郁，清热利湿，两调肝脾。

方用：柴胡左金汤加茵陈30g，川厚朴10g，鸡内金20g，菊花20g，薄荷叶6g，茅根30g。

上药以水4杯，煮取1杯。药渣再煮，取汁1杯，日分2次温服，忌食鱼虾腥物。

药进6剂，两胁胀痛减轻，中脘痞满已畅，饮食略感馨香，头晕头胀不若前甚。仍守原方继续服药6剂，目黄已退，唯大便偏于溏薄，气力不足，再步原方去大黄、枳实，加陈皮20g、生枣仁30g、云茯苓20g，缓缓图治，月余诸症平复。

胡连汤方

胡黄连10g，酸枣仁20g，生白芍10g，生甘草10g。

上4味，以水4杯，文火煮取1杯，药渣再煮，取汁1杯，日分2次温服。

功效：清热安神，宁胆定惊。

主治：心中烦热，惊悸失眠，神疲汗出，头晕目眩，痢下赤白，胁痛腹痛，及急慢性胆囊炎、胰腺炎等。

方义：方中以胡黄连为主药，因胡黄连一药，性味苦寒，主入肝胆脾胃四经，其主要功效为清热退蒸，功近黄连之清心热，厚肠胃，所别于黄连者，乃又专入肝胆，尤善清肝利胆。苏恭谓：“补肝胆明目，治骨蒸劳热，三消，五心烦热，妇人胎蒸虚惊，凉热泄痢五痔，厚肠胃，益颜色。浸入乳汁点目，甚良。”酸枣仁其味酸平，归经于肝胆心脾，主要功效以安神滋养见长，味酸性收，故其主治多在心胆二经。盖心主血，血虚则不能养心，神无以守舍，胆与肝为表里，肝藏血，血虚则不能涵木，其魂又难于安归。《内经》指出：“心苦缓，急食酸以收之，肝苦急，以酸泻之。”酸枣仁之味酸，能益肝胆以养心，故为治虚烦不眠之要药。《金匮要略》酸枣仁汤是为代表之剂。《证治准绳》之酸枣仁丸（枣仁、茯神、柏仁、防风、枳壳、生地、竹茹）亦为治疗胆热不得眠睡，神志不安，惊悸怔忡之良方。胡黄连与酸枣仁，一主清疏见长，一主收养见长，一主苦寒清泄，一主酸平收纳，相反而相成也。生白芍，苦酸微寒，以敛阴平肝，和血止痛见长。《神农本草经》主“邪气腹痛”，《本草备要》主“散肝火，安脾肺，固腠理，和血脉，缓中止痛，益气除烦，敛汗安胎”。与甘草合为芍药甘草汤，以酸甘化阴，主养血柔肝，缓急止痛。枣仁与甘草合为枣仁甘草汤，主补益胆气，疏利气滞，二方之比，收疏别之，亦相反相成，胡连与甘草合，亦可为胡连甘草汤，以苦甘化阴，作用于胆，偏主清泄，与诸药合则共达清热安神，宁胆定惊之效。

胁痛

吴某某，55岁，1993年3月8日诊。

去年患腹痛，呕吐甚重，每在饭后少许即吐出所食饭菜，甚则吐出黄绿色苦水，后经输液打针10日方止。而后经常恶心，噫气，医与舒肝和胃丸，病去大半，迄今将近一年。近来发现右胁下作痛，饱满，在某医院经B超检查，诊断为慢性胆囊炎，特来求中医治疗。目前，右胁下按之作痛，叩亦痛，精神萎靡不振，心中烦热，不欲饮食，眠睡多梦，心中有时悸惕不安，脉象弦数，重按无力，舌质偏红，少苔。

胡黄连10g，酸枣仁25g，生白芍15g，生甘草10g，川楝子10g。

上5味，以水3杯，煮取1杯，药渣再煮，取汁1杯，日分2次温服。

治疗经过：服药3剂，胁痛减轻大半，按之痛轻，心中烦热不若前甚，饮食略有增加，睡眠仍然不佳，精神尚然不振。原方加重酸枣仁为50g，连续服药7剂，饮食增加，精神转佳，胁下按之不痛，夜寐得酣，脉来冲和。停药观察，数月后，告之，病未再发。

枣仁甘草汤方

酸枣仁25g，生甘草15g。

上2味，以水3杯，文火煮取1杯，晚睡前22~23时，顿服。

功能：宁胆，和胃。

主治：夜半子时所发之证，均可应用此方治疗。

方义：酸枣仁一药，其味酸平，有宁胆，安神，舒肝运脾之效，《本草经疏》指出：“酸枣仁得木之气而兼土化，故其实酸平，仁则兼甘，气味匀齐，其性无毒，专补肝胆以复醒脾，从其类也。”《本经逢原》指出：酸枣仁味甘而润，熟则收敛津液，故疗胆虚不得眠，烦渴虚汗之症，生则导虚热故疗胆热好眠，神错倦怠之证。足厥阴少阳本药，兼入足太阴脾经。酸枣本酸而性收，其仁则甘润而性温，能散肝胆二经之滞，故《神农本草经》论心腹寒热，邪气结聚，疼痛血痹等证皆生用，以疏利肝脾之血脉也。《本草从新》亦云："酸枣仁补肝胆，敛汗，宁心，醒脾，助阴气，坚筋骨，除烦止渴。"甘草一药，性甘平，有"疏通十二经络之效"，于此用之，酸甘合和，作用于夜半子时，专补肝胆之气，以利于正气的正常运行，以疗夜半子时所发之病。

按：夜半为子时，子时当为胆气输注之时，所谓胆气，亦即真气，人气，正气，这种真气的正常运行，到此时即为少阳升发之气，这种气的正常与否关系翌日的精神以及病象转归。前人有云："胆平则十一脏安，胆病则十一脏皆受其害"，这就愈加显示"十一脏皆取决于胆"的重要性。自20世纪50年代，子时发病的特征，引起笔者的极大关注，并在临床实践中经过数十年的临床观察，用酸枣仁配合甘草治愈了500余名患有各种疾病的患者。

1. 夜半心气痛

贾某，女，68岁，1981年3月16日初诊。

一年以前，患冠心病、心绞痛，经中西医多次治疗，其病减而未瘥，近两个月以来，每逢夜半子时，心气掣痛，痛引左臂内，心悸汗出，易惊易恐，凌晨1时后，病即转安，酣睡达旦，白天如平人，脉象虚弦，舌苔淡白。根据"心与胆通，心病怔忡，以温胆为主，胆病战栗癫狂，以补心为主"之意，治以安和心胆。

酸枣仁30g，生甘草10g。

水煮1杯，夜间10时顿服。

服药2剂，心痛大减，汗出亦微。原方服药6剂，心痛汗出皆止，寐意转酣，精神振作，停药观察。

1982年12月3日追访，情况良好，病未再发。

2. 夜半抽搐

马某，男，5岁，1980年4月25日初诊。

家长代述，半年前，被狗吓了一跳，每到夜间11时至凌晨3时，精神躁扰，张口伸舌，四肢抽动，甚至角弓反张，手足汗出，两耳红热，凌晨3时后，病却入睡，白天精神如常。以后每夜如此发作，曾经多方治疗，未见效果，脉象弦细，舌红，苔白腻。病发于子时，延于丑时，渐波于寅时，属肝胆虚火郁勃，渐灼肺阴。拟柔肝，宁胆，肃肺，安神以平木火。

酸枣仁20g，生甘草15g，川贝母6g。

水煮，取汁1杯，夜间10时顿服。

服药3剂，病未再发。续服6剂，以资巩固。后获悉，家长恐其旧病复发，让其服药20余剂方止，病未再发。

3. 夜半腹胀

张某某，女，63岁，1977年3月10日诊。

每至夜半腹胀，辗转反侧，约2小时后，腹胀自消而安寐，曾服眠尔通无效，病已半月，脉象弦滑，舌淡苔白腻。

辨证：胃不和则卧不安，腹胀不得眠，每到夜半子时发病，按时辰观点时行推测，应属胆气郁滞，影响胃气不和。治以和胃宁胆法。

处方：酸枣仁18g，广陈皮9g。

水煮1大杯，夜间10时服下。

上方连服3剂，腹胀不得眠减轻大半，又续服原方3剂而病愈。

4. 夜半发喘

周某某，女，44岁，1979年2月23日诊。

夜半至天明，每发胸闷而喘，半年以来，其证时轻时重未曾间断，虽经多方治疗，未能痊愈，脉象沉弦，舌质淡红，舌苔白薄中黄。

辨证：胸闷而喘，发自夜半至天明，按时辰为子（胆）、丑（肝）、寅（肺）之时，方用酸枣仁补益肝胆之气，再加川贝母降肺气以疏肝，斟酌试之。

处方：酸枣仁30g，川贝母10g。

水煮1杯，夜间10时服下。

上方连服4剂，胸闷作喘即平，效不更方，再以原方6剂，续服，巩固疗效。1989年患感冒来诊，述及1977年之喘病至今未发。

5. 夜半腿痛

田某某，女，45岁，1981年3月26日初诊。

右腿痛，状若坐骨神经痛，已半月，每至夜间11时发，并心中烦扰，头痛眩晕。

考胆之经络，起于目内眦，上抵头角，下循髀阳，出膝外廉，下外辅骨之前，直下，抵绝骨之端，下出外踝之前，循趾歧骨内，出其端。特此端绪，病生在少阳经俞，按夜半子时发病治疗，转其枢机，冀以调达经俞，以弋获之。

处方：酸枣仁30g，生甘草6g。

水煮1杯，夜间10时顿服，服药3剂，病愈。

6. 夜半汗出

蔡某某，男，54岁，1982年3月4日初诊。

夜半汗出，夜眠后，届时汗出，不论睡着或醒时，半年来，夜夜如此，曾打针输液多次无效，中药曾服六味地黄汤、知柏地黄汤、玉屏风散等均无效。脉象弦细而数，舌质略红少苔。

处方：酸枣仁30g，甘草10g。

上药以水2杯，煮取1杯，每晚10时服下。

服药3剂，夜半汗出即止，又连服3剂，病愈。

三金排石汤方

郁金 30g，醋炙香附 20g，鸡内金 20g，柴胡 15g，炙金铃子 20g，赤芍 15g，醋炙三棱 6g，醋炙莪术 6g，炒山甲 6g，胡黄连 10g，吴萸 6g，醋炙元胡 15g，黄芩 10g，五味子 10g，茵陈 30g，甘草 10g。

上药以水 3 杯，煮取 1 杯，药渣再煮，取汁 1 杯，日分 2 次温服。

功效：清热利湿，疏胆排石。

主治：胆囊结石，肝内胆管结石，胆囊炎等。

方义：结石证，大多由脏腑积热，久久蕴结而成。前贤有云："犹汤瓶久在火中，底结白碱也。"此病大多发病于肾、输尿管、膀胱、胆及肝内胆管等。发病于肾中者，宜养阴排石；发病于输尿管及膀胱者宜大队养阴利水，清热排石；发病于胆及肝内胆管者，宜辛以散之，以酸泻之。余宗《内经》之旨，"肾欲坚，急食苦以坚之，用苦补之，咸泻之"，治疗胆结石之证，每用辛酸苦泻之品，而取良效，非偶然也。方内郁金一药，辛苦寒，有凉血行血，利气止痛之功。《本草备要》云：破恶血，凉心热，散肝郁。郁金与香附，临床又为对药，对于香附，张山雷先生云："香附味辛甚烈，香气颇浓，皆以气用事，故专治气结为病。"为肝及三焦之专药。盖肝气郁滞，三焦不能为气所游行出入，胆之枢机闭止，故多病肝胆之病也。鸡内金为良好之消导药。穿山甲，性善走窜，不畏砂石，尤能搜风通络，攻坚疾而排脓，散瘀血而消肿痞。三棱、莪术又为临床对药，三棱主入肝脾，有行气，破结，消积之功，凡老癖癥瘕，积聚结块，疮肿坚破，均可用之。吴世铠云："从血药则治血，从气药则治气，所以能治一切凝结停滞，有形坚积之症。"莪术醋炙，入肝胆二经，味辛酸苦，凡肝脾之"痃癖冷气，肝脾血聚，恶血，痰核"，均可用之以消磨之，融化之。胡黄连与吴茱萸二药为左金丸方，歌诀曰："黄连解热肠胃厚，胡连功同肝胆分。"言胡黄连又专入胆腑，与吴茱萸亦辛开苦降之意也。以下之药，茵陈之利胆清热，元胡、金铃子之活血止痛，五味子之酸苦利胆，赤芍之活血通络，黄芩之清利湿热，冬葵之质滑通利，石韦之清利去恶，金钱草之滑利排石等，均为臣使之品，协主药以辛苦酸寒以攻坚，可谓无坚不摧法也，临床又当视病者强弱而斟酌之。

1. 胆囊结石

高某某，男，55 岁，1989 年 10 月 21 日初诊。

两年前患胆囊炎，经多方治疗，其病减而未瘥。月前由饮食不节，右胁下作痛，发现有一硬结如卵，怀疑肝癌，去省医院检查，经 B 超诊断为胆囊多发性结石。遂输液打针，内服西药多种，其病有所减轻。一日由于家事烦劳，胁痛又甚，出虚汗，脘腹膨胀，始求门诊，医院复作B超检查，发现囊内结石仍未消融。刻下，脘腹胀满，右胁下按之作痛尤甚，不欲食，有时口苦，吐酸苦水，精神疲倦，不得安寐，小便色黄，大便数日未解，脉弦数，舌质偏红，苔黄腻。西医诊断为肝胆郁结性胆囊结石。中医会诊后，患者欲留院观察，经输液打针7天后，复作B超检查，示胆囊结石仍在，只是疼痛稍减，意欲服中药回家治疗，余书三金排石汤加减予之。

郁金20g，醋炙香附15g，鸡内金20g，柴胡15g，金铃子15g，赤芍15g，胡黄连10g，吴茱萸5g，醋炒元胡20g，黄芩15g，茵陈20g，五味子6g，炒山甲5g，生枣仁40g，竹茹10g，炒枳实20g，青皮10g，甘草10g。

上药以水3碗，煮取1碗，药渣再煮，取汁1碗，日分2次温服。忌食腥荤油腻之品。

二诊：由于患者体质虚弱，有呕吐苦水一证，前方重加生枣仁于其方中，服药3剂后，呕吐苦水即止，夜寐稍安，胁疼亦减。《本草经疏》指出："酸枣仁得木之气而兼土化，故其实酸平，仁则兼甘，气味匀齐，其性无毒……专补肝胆亦复醒脾，从其类也。"此取其酸以安和胆气也。上方既见效机，仍守上方之意，偏重排石，冀望克化。

郁金30g，醋炙香附25g，鸡内金20g，柴胡15g，金铃子10g，赤芍15g，胡黄连10g，吴茱萸5g，元胡20g，茵陈20g，五味子10g，酸枣仁30g，三棱5g，莪术5g，炒山甲6g，甘草10g。

上药以水3碗，文火煮取1碗，药渣再煮，取汁1碗，日分2次温服。

三诊：上方连续服药12剂，大小便通调，腹胁胀痛基本消失，唯胆区按之仍觉滞痛，饮食转旺，精神振作，寐意转酣，脉来较前好转，舌质偏红，舌苔薄黄。诸症向愈，胆区尚感压痛，郁滞之证尚在，不可有恃无恐，再守上方加减。

香附20g，郁金25g，鸡内金15g，柴胡15g，金铃子10g，赤芍20g，胡黄连10g，吴茱萸5g，三棱、莪术各6g，五味子6g，生枣仁20g，元胡10g，黄芩10g，炒山甲5g，甘草10g。

上药以水3碗，文火煮取1碗，药渣再煮，取汁1杯，日分2次温服。隔日服药1剂。禁忌同前。

四诊：上药断续服药6剂，胆区按之不痛，他症亦好，再做B超检查，胆囊内未发现结石。

2. 胆囊结石

郝某某，女，49岁，1986年4月10日初诊。

患者性情暴躁，遇事多怒，月前患胸胁支胀作痛，自服木香顺气丸、逍遥丸等10余日，其病不减反增，去县医院检查，B超诊断为胆囊炎、胆内结石。

目前，右胁下胀痛拒按，心中烦热，精神郁闷，口苦，有时呕吐苦水，夜不得寐，舌质红绛，苔黄腻，脉来弦滑有力。此肝胆湿热郁结之象，治以疏肝理气，清热排石为治。

郁金 20g，香附 20g，鸡内金 20g，川楝子 20g，柴胡 15g，条芩 20g，赤白芍各 20g，胡黄连 10g，吴茱萸 5g，元胡 15g，炒山甲 8g，茵陈 20g，甘草 10g。

上药以水 3 杯，文火煮取 1 杯，药渣再煮，取汁 1 杯，日分 2 次温服。

治疗经过：患者服药 6 剂，大便泻下数次，脘胁胀满减轻大半，右胁胆区痛去其七，唯口苦，尚有时呕吐少量苦水，原方加生枣仁 30g，大黄炭 10g。继服药 12 剂，口苦止，呕苦已止。精神饮食转佳，复作 B 超检查，提示：胆无结石及炎症。

孙朝宗

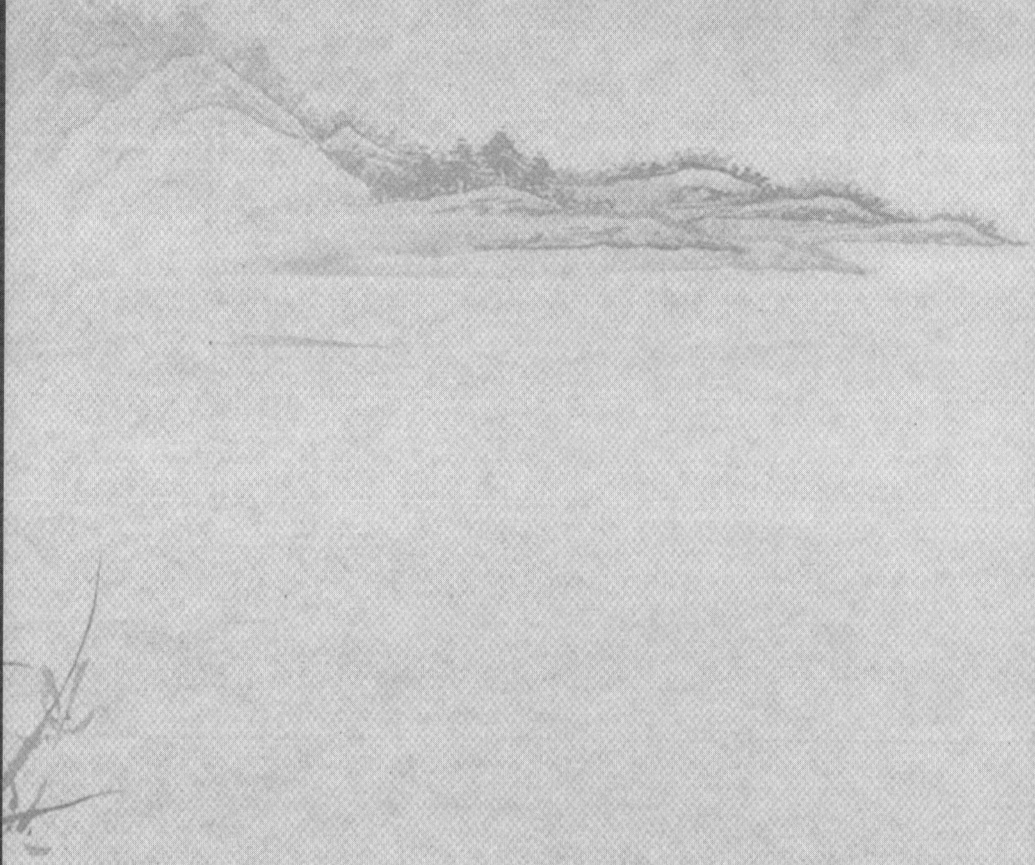

三、肝脏病试效方

大定风汤方

玳瑁15g（久煮），龟甲30g（同玳瑁久煮），大熟地30g，杭白芍20g，生龙骨20g，生牡蛎20g，明天麻20g，钩藤30g，麦门冬20g，霜桑叶30g，生鸡蛋黄1枚（兑搅冲服）。

玳瑁、龟甲，久煮取汁1杯，下药8味，以水4杯，煮取1杯，药渣再煮，取汁1杯，3杯合匀，日分2次温服，每服药时，取鸡子黄1枚兑药内搅令相当，饮下，忌烟酒、鱼肉腥臭之品。

功效：滋补肝肾，育阴潜阳。

主治：肝肾阴虚，阳气亢盛之头痛头晕，心中怵惕不安，口渴心中烦热，甚则头痛昏愦，几致中风，脉象弦长有力，或脉洪虚大，舌红少津。

方义：方中玳瑁、龟甲、龙骨、牡蛎，皆介类潜镇之品，其味甘寒咸具有大补肝肾，育阴潜阳之力。尤其玳瑁一药，其功能又近于犀角，而镇心安神之力又相等于珍珠，临床用之，对于潜纳虚阳之力，又胜于龟鳖，它的特殊功能又别于其他镇降之力。临床观察，随着气血的和降与肝肾功能的恢复，降到一定程度，则能使气血稳定在一定程度，再不升，也不降。例如：高血压患者，用此药降压效果良好，当血压降到一定程度时，为了巩固其疗效，继续应用此药，血压反而不降了，根据这一特性，再加赭石、牛膝、石决等降压，而血压仍处在一个稳定状态。临床根据这一特点，对高血压危象者，采取中西医降压，当血压降到正常值时再用玳瑁来进行稳定，其结果是良好的。有的患者运用了这一方法，血压可以稳定3个月到半年不复发。值得指出的是这一药物，腥味较其他的药物为重，一般采用煮剂，用量在10~15g为宜，用量多容易引起恶心，有的用到20g即有此反应，一般不得超过15g为宜。天麻、桑叶、钩藤三药，属甘寒轻扬之品，其功能“治风虚眩晕头痛”为捷，尤其桑叶一药最善清头目，散风热，其发散风热力强，又善平其肝火，疏达肝气。方用麦冬、白芍、熟地，俱敛阴平肝，和血止痛，最能泻肝之急，尤其熟地一药，特点为大补肝肾精血，精血充沛，虚阳自然潜藏而不飞腾，以为固本之策。服药之时，兑一鸡蛋黄搅冲，用意尤深，旨在滋阴养血以熄内风，吴鞠通极赞其功，有名方为大定风珠。余方用之，亦效法焉。

1. 肝风眩晕

刘某某，男，50岁，1966年9月11日初诊。

患者性情暴躁，好发肝火，每日必须饮酒两次。患头晕已两年，医院诊断为高血压（血压180/120mmHg）。与降压药，嘱其停饮酒。服药一年余，但仍饮酒不止，所以效果不佳，近来有时手麻，恐怕中风偏瘫，特来门诊就医。目前，面色紫红，言语声高气扬，左手有时发麻，着急时易于发生，脉来弦滑至鱼际，当时血压185/120mmHg，舌质偏红，苔黄燥，咽部有充血点。

辨证治疗：患者性情孤僻，放荡无羁，又为多年酒客，与肝风动荡不无关系，以致面赤舌红，左手麻木，治当潜阳，降气，滋阴为治。又以劝言告之，否则必中风偏瘫将至，不可不惧矣。

龟甲30g（先煮），生地30g，白芍30g，天麻30g，钩藤30g，麦冬30g，桑叶30g，石决明25g，生龙骨20g，生牡蛎25g，怀牛膝30g，僵蚕20g。

上药以水4杯，煮取1杯，药渣再煮，取汁1杯，日分2次温服。每服冲服牛黄散0.5g。

二诊：9月22日。上药连服3剂，加上劝言告之，血压降至160/110mmHg，左手未见发麻之感，精神亦有所好转，脉仍如前，苔仍黄燥，再步上方续服。

龟甲30g（先煮），生地30g，白芍30g，天麻30g，钩藤30g，麦冬30g，桑叶30g，石决明25g，生龙骨25g，生牡蛎25g，怀牛膝30g，僵蚕20g，全瓜蒌30g，生甘草10g。

上药以水4杯，煮取1杯，药渣再煮，取汁1杯，日分2次温服。每次冲服牛黄散0.5g。

三诊~五诊：9月29日。连服上药3剂，头目眩晕减轻大半，再服3剂，大腑宣通，泻下腥臭之物甚多，脉来不若前甚，舌质仍偏红，舌苔显削大半，精神饮食亦好转大半。近6天来，饮酒不多。血压降到155/100mmHg。上方既显效果，仍步上方。

龟甲30g，生地30g，白芍30g，天麻30g，钩藤30g，麦冬30g，桑叶30g，石决明20g，灵磁石15g，僵蚕20g，瓜蒌20g，牛膝30g，生龙牡各20g。

上药煮服方法同上。

六诊：10月8日。连服上药6剂，暂停药观之，患者每日下午来院查血压，均在140~150/90~95mmHg。患者喜，余诊其脉不若前甚，舌红减，苔转薄黄湿润，眩晕均止，手未再麻，余仍告之病根未去，以示警觉。

龟甲25g，玳瑁15g（先煮），大熟地30g，白芍20g，天麻15g，钩藤30g，桑叶 30g，麦冬 24g，鸡蛋黄 1 枚搅冲。

上药以水 4 杯，煮两遍，取汁 2 杯，日分 2 次温服，每服时搅冲鸡蛋黄 1 枚，嘱服半月后停药。

1967 年 4 月 15 日：自服药后，眩晕一直未发，血压在 140～145/80～90mmHg 之间，饮食、睡眠亦均正常。

2. 肝风眩晕

陈某某，男，50 岁，1970 年 4 月 20 日初诊。

患眩晕证已数月，平素以清眩丸维持治之。仲春以来，由于精神抑郁不快，而眩晕益甚欲仆，心中悸惕不安，四肢麻木震颤，上肢尤甚，下肢行动痿软，趑趄不前，血压 175/120mmHg，曾在某某医院诊断为高血压。住院治疗半月，血压降至 140/90mmHg 出院。出院后精神萎弱，心中慌慌有不得自主之感，目糊不了了，寐意不佳，记忆能力大减，小便频仍，脉来虚大，按之几无，舌质略红，苔薄黄。

辨证治疗：住院半月，血压降至正常范围，既为病愈，他症则不了了之，实则只治其标，而忽略其本，然而苛求西药治本亦属罔然矣。患者体质素虚，肾气夙衰，精气耗散于往昔，肝阳僭越于平素，肝血亦久虚于下，精神抑郁，触之即发眩晕，肢体麻木虚颤，心失所养而悸惕不安，神气不敛而发慌慌然不得自主，其势必也。治之以滋补肝肾，育阳潜阳之法调之，久则必愈。拟大定风汤意。

龟甲 30g，双钩藤 30g，麦冬 24g，桑叶 30g，山萸肉 30g，杞子 30g，蒺藜 30g，酸枣仁 45g，柏子仁 12g，甘草 10g，蝉衣 12g。

上药以水 3 杯，煮取 1 杯，药渣再煮，取汁 1 杯，日分 2 次温服，每服加生鸡蛋黄 1 枚，搅匀服之。

二诊：4 月 27 日。上方连服 6 剂，心悸眩晕稍安，寐意稍安，他症尚未有起色。肝肾乃人生之本，精气耗伤既久，峻补之亦非旦夕可取功效也。意加巴戟天、仙灵脾以燠补肾气，望其机转则幸。

龟甲 30g（先煮），熟地 30g，白芍 15g，生龙骨 30g，生牡蛎 30g，天麻 20g，双钩藤 30g，麦冬 24g，山萸肉 30g，杞子 30g，蒺藜 30g，酸枣仁 45g，柏子仁 2g，巴戟天 20g，仙灵脾 15g，甘草 12g。

上药先煮龟甲半小时，后下诸药，煮取 1 杯，药渣再煮取汁 1 杯，日分 2 次温服，每服仍加生鸡蛋黄 1 枚，搅匀服下。

三诊：5 月 6 日。上方连服 7 剂，眩晕、震颤大有好转，心悸、寐劣、目糊等亦有好转。综观全局，调补肝肾，育阴潜阳，燠补元气，方法良好。继续以上方出入，冀望出险入夷。

龟甲 30g（先煮），熟地 30g，生龙骨 30g，生牡蛎 30g，天麻 20g，天麦冬各 20g，萸肉 30g，杞子 30g，蒺藜 30g，酸枣仁 30g，巴戟天 20g，仙灵脾 15g，甘草10g，双钩藤30g，怀牛膝10g。

上药先煮龟甲、龙牡半小时，后下诸药煮取1杯，药渣再煮，取汁1杯，日分2次温服，每服仍加生鸡蛋黄1枚，搅匀服下。

四诊：5月17日。断续服药8剂，眩晕震颤大定，心悸睡眠继续好转，目糊转清，脉象有力，饮食进步，血压稳定于130/80~90mmHg之间，病已出险入夷，可望无虞。原方出入略增补肝肾、壮筋骨之品以善其后。

龟甲20g，熟地30g，天麻15g，天寸冬各20g，山萸肉20g，巴戟天15g，仙灵脾15g，杞子15g，鸡血藤60g，怀牛膝20g，甘草10g。

上药煮服方法同上，隔日服药1剂。

3. 肝风眩晕

李某某，男，51岁，1972年8月17日初诊。

患者好饮酒，饮亦无度，初患头晕头痛，因其轻微，不甚介意，半月后，发现左手大拇指麻木，以为酒可疏通经络，不但饮酒不减，且以酒洗拇指，旬余，病未减而反增。在天津某医院检查，血压180/120mmHg，诊为高血压病。留院观察治疗，1周后血压降至160/110mmHg，手拇指麻木稍轻，眩晕头痛亦稍减轻，由于工作繁忙出院。出院后因工作劳累，烟酒愈加失控，眩晕加重，左手拇指麻木加重而来门诊。目前，颜面红润如妆，口出酒臭之味，两目炯炯，似有神气，头晕目眩，眼前似有金花，有时心中烦热不得安寐，下肢亦觉痿软，不耐劳。脉象弦大鼓指，舌质偏红少苔，血压180/125mmHg。余诊之曰：人年过40阴气自半，半百而精气日衰，劳心经营，精气日减，其为病之一；烟酒失度如此，以致头眩指麻，其因二；其病未至跌仆成中风而离偏瘫亦不远也，急拟大定风汤予之。

龟甲30g（打细先煮），生地30g，白芍25g，生龙骨30g，生牡蛎30g，明天麻30g，钩藤45g，桑叶30g，寸冬24g，羚羊角粉3g（分冲），牛膝20g，甘草10g，生赭石30g，石决明30g。

上药龟甲、龙牡、石决明先煮半小时，后下诸药煮取1杯，药渣再煮，取汁1杯，日分2次温服，每服加鸡蛋黄1枚，搅匀并羚羊角粉1.5g，一并服之。忌酒。

二诊：8月23日。上药连服5剂，心中烦热减轻大半，夜寐好转，血压降至160/120mmHg，头晕头痛减不足言，仍守上方出入循序渐进，如能应手，庶可转危为安。

龟甲30g（打细先煮），生地30g，白芍30g，生龙骨30g，生牡蛎30g，天麻30g，钩藤50g，桑叶20g，寸冬30g，牛膝20g，羚羊角粉3g（分冲），车前子60g（包煮），瓜蒌30g。

上药之龟甲、龙牡、石决明先煮半小时，后下诸药，煮取1杯，药渣再煮，取汁1杯，日分2次温服，每服加鸡蛋黄1枚，搅匀，并羚羊角粉1.5g，一并服下，仍忌酒。

三诊：8月30日。药服6剂，诸症始有转机，眩晕十去其七，头痛止，眼前金花缭绕消失，心烦始定，手指麻木了了，寐意转酣，脉来不若前甚，血压降至150/95mmHg，冀望正胜邪却，大气反复，庶可入于坦途。

龟甲30g，玳瑁10g，生地30g，白芍20g，天麻20g，钩藤50g，瓜蒌30g，牛膝20g，生龙牡各20g，车前子60g，甘草10g。

煮服方法同上。仍忌酒。

四诊：9月7日。诸症渐渐向愈，仍予上方予服。煮服方法同上。

五诊：9月20日。眩晕，头痛，心中烦热，手麻均瘥，下肢亦行走自如，书一丸方，以资巩固。

龟甲200g，玳瑁80g，天麻100g，生地炭300g，山萸肉200g，石决明200g，灵磁石100g，蒺藜100g，牛膝120g，羚羊角粉60g。

上药共为细末，炼蜜为丸，每丸9g，早晚各服1丸。

集灵熄风汤方

羚羊角粉2g（冲），龟甲20g（先煮），龙骨20g，牡蛎20g，石决明20g，蝉蜕10g，天麻10g，钩藤30g，怀牛膝20g，生地20g，白芍30g，瓜蒌30g，甘草10g。

上方以水5杯，煮取一杯半，药渣再煮，取汁一杯半，日分3次温服。

功效：镇肝息风，清热醒脑。

主治：阴虚阳亢所引起之神昏，手足抽搐或手足不用（包括脑卒中、脑血栓形成或脑出血等），半身不遂，口眼㖞斜，或头痛，眩晕，躁扰，震颤，舌红，脉象弦长有力，或弦数者。

方义：《素问·至真要大论》指出："诸风掉眩，皆属于肝。"《素问·调经论》指出："血之与气，并走于上，则为大厥。"对于本证之发，属于内风，或称类中风，发病之因，由肝肾阴虚，肝阳上亢，风火内动，气血逆乱并走于上，上冲于脑所致，其病机为气血风火逆乱上冲于脑，蒙蔽清窍阻塞经络而出现之眩晕颠仆，神志不清，不省人事，肢体活动不灵，半身不遂，口眼㖞斜，言语不出之中风证。病根在肝肾阴虚，病灶在元神脑府，因而方取水陆灵动有情之品以镇之，平之，潜之，降之，通之，收之，守之。方中羚羊角，最善平肝息风，清热定惊。龟甲咸寒，补阴益血，止血，为阴经血分之要药，又善通心入肾以益阴，益阴之力胜于鳖甲。龙骨、牡蛎、石决明，皆属介类，助龟甲以潜纳浮阳下归于肾肝。天麻、钩藤，柔肝降火，并疏经络。牛膝引血下行，张锡纯镇肝熄风汤列为主药。生地、白芍为补益肝肾阴血之圣药，以固其本。肝与大肠相通，大肠与肺为表里，加瓜蒌以清肺降气，舒肝宽中，通利大肠。肺与膀胱相通，膀胱与肾为表里，加蝉衣以清肺降气，疏肝镇惊以利小便。诸药配合，阳之降而潜之，阴之滋而收之，气之降而通之，血之降而守之，脏腑功能，气机通达，病无遁情，其病不已者何？其病为重，并非药轻量少所能奏效。先师尝云："众人力可以排山，众药力方可起沉疴而定真元。"此方药味之多，此之谓也。

1. 中风

张左，45岁，1968年5月3日初诊。有头痛病史，常服去痛片等临时缓解。昨日突然发生中风，神志不清，喃喃自语，手足抽搦，左半身不灵活，呼之不应，喉中痰鸣形如曳锯，脉来弦长有力，血压190/110mmHg。

辨证治疗：脉象弦长有力，显属肝风夹痰之象，治以镇肝息风，涤痰，醒神，通络之法调之。

处方：羚羊角粉2g（分冲），龟甲24g，龙牡各24g，石决明24g，蝉蜕10g，钩藤30g，怀牛膝30g，瓜蒌45g，生地30g，夏枯草30g，茺蔚子24g，生甘草6g。

上药以水4杯，煮取1杯，药渣再煮，取汁1杯，日分2次温服。每次服药时，先以白水冲下羚角粉1g。

二诊：5月5日。上药连服2剂，大便泻下4次，腥臭难闻，小便亦多，神识转清，呼之能应，能对答简单说话，手足抽搦已安，喉中痰鸣大减，能少食粥，脉尚弦长有力，血压180/110mmHg。左半身不遂，不能动转，以针刺大敦穴而下肢能动，上方既效，仍步上方扩充。

处方：羚羊角粉2g（分冲），龟甲24g，龙牡各24g，石决明24g，钩藤30g，怀牛膝30g，鸡血藤30g，红花9g，丝瓜络18g，川贝6g。

上药以水4杯，煮取1杯，药渣再煮，取汁1杯，日分2次温服，冲服羚羊角粉，如上法。并嘱，忌食咸鱼腥臭之品。

三诊：5月8日。神志已清，言语略清，手足活动能力增强，下肢能屈不能伸，上肢活动尚差，食欲略香，脉弦长已减，血压180/100mmHg。上方显效顺利，更当细心调护，并嘱饮食、起居、坐卧之戒。

处方：钩藤30g，鸡血藤30g，怀牛膝24g，丹参45g，当归15g，生地30g，赤芍30g，地龙6g，红花9g，桑枝50g（新鲜）。

上药水煮两遍，取汁2杯，日分2次温服。

四诊：5月14日。上肢动作好转，能轻轻抬起，下肢能下地缓缓站立，有人扶能向前走动一二步。病已步入坦途，以疏经活络，并调补奇经之法调理可也。处方如下：

鸡血藤30g，丹参30g，红花12g，当归12g，怀牛膝24g，生地30g，赤芍24g，杜仲24g，寄生24g，地龙9g，甘草9g。

上药以水4杯，煮取1杯，药渣再煮，取汁1杯，日分2次温服。连续服药2日，休息1日再服。

2. 中风前兆

于某，52岁，1988年9月21日初诊。

患头痛头晕，数年不已，平素饮食，每以酒将醉方辍，吸烟不少，近秋以来，不时发生昏迷，一会即止。今晚发作尤甚，头痛如裂，神志时昏时清，言语尚清，两目红润，如妩媚鲜艳，扪之头部发热，体温不高，脉来颇大。举家惊惶，不知所措，急拟集灵熄风汤与之，不尔中风将至。

处方：羚羊角粉1.5g，即刻服下。

石决明30g，蝉蜕15g，天麻12g，钩藤30g，怀牛膝30g，生地30g，白芍30g，桑叶20g，菊花20g，龙牡各20g，珍珠母20g。

上药以水3杯，急煮频服。

治疗经过：上药服一剂，翌日清晨，家人来报，昨晚血压240/130mmHg，今晨血压170/110mmHg，头痛已止，神志清醒。余仍书上方，嘱连服6剂。病愈。

3. 中风偏瘫

高某某，男，58岁，1970年9月20日初诊。

患脑卒中住院治疗半月，神识清醒，医生劝其出院锻炼，出院后，仍头昏头痛，口眼㖞斜，左腿不时挛急，屈伸不利，足内翻，步履困难，睡眠及饮食尚可，脉弦滑，舌质略红，苔薄黄。

中风后期，经筋痹阻，阳跻之脉亦空旷失濡，在上部则头昏头痛，口眼㖞斜，在下部则下肢不用。治当通经活络，益气以养阳跻，冀其应手乃幸。

天麻20g，双钩藤30g，龟甲20g，生地20g，牛膝20g，生龙骨20g，生牡蛎20g，石决明20g，蝉衣10g，赤芍15g，鸡血藤30g，羚羊角粉3g（分冲），全蝎10g，桑寄生20g，甘草10g，当归15g。

上药以水3杯，煮取1杯，药渣再煮，取汁1杯，日分2次温服，每服兑冲羚羊角粉1.5g。

二诊：9月28日。药进6剂，头昏头痛减轻大半，口㖞眼斜好转，下肢如前，足仍内翻，再宗上法，重佐养血通经调补阳跻之品。

天麻20g，双钩藤30g，龟甲20g，生地30g，牛膝20g，鸡血藤50g，桑寄生30g，川续断30g，大蜈蚣3条，全蝎10g，龙骨20g，牡蛎20g，炒山甲6g，甘草10g，杜仲20g，山萸肉20g。

上药煮服方法同上。

三诊：10月20日。上药断续服药15剂，眼斜已正，下肢挛急缓解，屈伸自如，足内翻亦大有好转，可以任地缓行。上方已显效机，仍步上方出入，偏重壮筋骨，益肝肾，补阳跻，缓图治本。

山萸肉30g，杜仲20g，桑寄生30g，龟甲20g，牛膝20g，生地20g，鸡血藤50g，川续断20g，炒山甲6g，大蜈蚣2条，当归15g，甘草10g。

上药，煮服方法同上。

四诊：11月21日。断续服药20余剂，循序渐进，精神饮食旺盛，足内翻基本平复，可自行200多米。上方增加3倍量，研为细末，炼蜜为丸，每丸9g，日服2~3次，每次1丸，以资巩固。

按：中风脑病，偏枯不遂，一般人们只是在阴虚阳亢范围内进行治疗，其实古人早有其病因之说。古人认为其病在跻脉，重点在脑府，而主要又在下肢。《灵枢·经筋》指出："足少阳之筋……颈维筋急，从左之右，右目不开，上过右角，并跻脉而行，左络于右，故伤左角，右足不用，命曰维筋相交。"充分说明跻脉与少阳经筋并而行之，在颈部左右交叉，所以左额角与脑府受伤，会引起右下肢瘫痪，这种病机变化证明，跻脉与经筋的关系是十分密切的。其病"阳缓而阴急，阴缓而阳急"的挛急现象以及口㖞眼斜，足伸不利，步履维艰，其足内翻，都关系到跻脉的病变。而中医学是把脑与跻脉，经筋以及脏腑相关的方方面面，综合分析，综合治疗，通权达变，辨证论治，故而一般都能取得良好的效果。

条达肝气汤方

黄连12g，吴茱萸2g，白芍15g，元胡10g，乌药15g，甘草10g，枸杞子15g，山萸肉15g，川楝子10g，当归10g。

上10味，以水3杯，煮取1杯，药渣再煮，取汁1杯，日分2次温服。

功效：清肝泻火，降逆止痛。

主治：由肝郁化火，肝失条达所引起之胸胁胀痛，呕逆吞酸，头目眩晕，舌红苔黄，脉来弦数等。

方义：肝火郁结，失于条达之性，郁于其经则胁肋胀痛，在脏则克伐中土，以致呕吐酸苦，《素问·至真要大论》指出："诸逆冲上，皆属于火，诸呕吐酸……皆属于热。"用黄连以泻心火，伍吴茱萸缓黄连过于苦寒，更以疏肝开郁，降逆止呕。白芍酸苦微寒，尤善敛阴平肝，和血止痛，以行血中之滞。元胡、乌药、川楝子皆理肝气，流通气机之品，尤其川楝子一药，止痛降气之功，疗效较好。枸杞子、山萸肉又同白芍、当归养肝阴血可柔刚燥，又有甘草以缓之，该方补其肝而无伤条达之性，泻其火而无伤阴之虞。

加减法：腹胀满甚者，加木香、内金、枳壳、麦芽。

呕哕或呕吐苦水者，加赭石、酸枣仁。

左胁瘀滞，疼不已者，倍白芍，加川芎、三棱、莪术、柴胡。

1. 肝郁

付某某，女，44岁，1991年5月9日初诊。

肝郁既久，又逢忿怒，左胁支胀作痛，中脘痞满，不欲饮食，嗳气吞酸，口苦咽干，小便黄短，大便干燥，脉来弦数，舌红苔黄燥。自服逍遥丸二日，病不减。脉证合参，显属肝火郁滞，络瘀失疏。方与条达肝气汤。连服3剂，大便通畅，中脘显宽，略进汤水，嗳气吞酸不若前甚，口苦亦减，续进上方3剂，左胁疼痛，不减而反增，此络瘀血痹既久，若非逐瘀通络，恐难克化。

处方：黄连9g，吴茱萸3g，柴胡10g，赤白芍各15g，元胡10g，乌药10g，山萸肉15g，川楝子15g，三棱10g，莪术10g，甘草15g，枳壳12g，麦芽15g。

上药以水3杯，煮取1杯，晚10点温服，药渣再煮1杯，明早6点钟温服。

二诊：5月17日。上药连服3日，大便黑滞胶黏泻下两次，左胁疼止，可进饮食，脉来不若前甚，上方除三棱、莪术，缓缓调之。

三诊：5月21日。诸症将瘥，精神饮食均可，为巩固疗效，合此方与一贯煎，小制其剂调之。月余病瘥。

2. 肝郁

宫某某，女，38岁，1989年3月6日初诊。

初与亲戚不断口角，逐渐反目，肝气郁结于内，不得展化，胸郁苦闷，长叹太息，两胁有时作痛，脘痞，不欲纳谷，精神萎靡，形体消瘦，大便秘结，数日一行。脉弦滑，舌质红，苔薄腻。病来二月，懒于服药。

辨证治疗：肝郁不疏，脾乏健运，以致木郁土滞，故见胸闷，脘痞，胁痛。久则气胜血虚，而形体消瘦，精神萎靡，便秘不行，脉与舌象，均属肝郁之候，治当疏肝开郁，降气运脾，以泻郁热。

黄连10g，吴茱萸3g，乌药20g，白芍15g，川楝子15g，当归10g，甘草10g，山萸肉10g，郁金15g，瓜蒌15g。

上药以水3杯，煮取1杯，药渣再煮，取汁1杯，日分2次温服。

二诊：3月12日。连服上药5剂，胸闷显宽，脘痞显消。他症尚无起色。再以前方加重疏通之品，以助药力不逮。

黄连10g，吴茱萸3g，乌药20g，白芍20g，川楝子20g，当归10g，郁金20g，瓜蒌30g，山萸肉10g，甘草10g，炒枳壳20g，焦山楂15g，炒莱菔子20g。

上药以水3杯，煮取1杯，药渣再煮，取汁1杯，日分2次温服。

三诊~五诊：3月23日。上药继服9剂，中焦运化有权，上焦亦得展化，大腑通畅，疏泄得宜，胁痛、脘痞、胸闷、便结均瘥，脉转冲和，寝食渐渐安和，精神好转。再以疏肝理气，滋养脾阴之法调理。

黄连6g，吴茱萸2g，炒白芍10g，乌药10g，山萸肉10g，枸杞子10g，生地15g，川楝子10g，当归10g，麦芽10g，甘草10g。

上药水煮两遍，取汁一杯半，晚服1杯，晨服半杯。嘱怡情自遣，宽怀调养。

臌胀缓急汤方

柴胡15g，赤白芍各25g，茵陈20g，鳖甲30g，当归15g，丹参30g，桃仁10g，红花10g，木香10g，郁金15g，枳实15g，槟榔15g，云苓20g，陈皮10g，大黄炭10g，甘草10g。

上17味，以水5杯，煮取一杯半，药渣再煮，取汁一杯半，日分3次温服。忌食腥臭鱼肉之品。

功效：活血疏肝，化瘀消臌。

主治：肝硬化，脾脏肿大，或肝脾综合征。

方义：方用柴胡以疏肝开郁，宣通气机，赤芍有活血行滞之效，白芍有养血敛阴柔肝止痛之功，二药配与柴胡，以达舒肝郁，调肝血之效。况芍药配甘草又可缓肝之急，程国彭谓“止腹痛如神”。茵陈清利肝胆湿热下走膀胱。鳖甲味咸气平，能散结软坚，化瘕，益阴气，清血热，破痞积，为化消肝脾肿大之良品。肝为血脏，病则血病，方中以当归、丹参、桃仁、红花活血化瘀，以木香、郁金、枳实、槟榔、云苓、陈皮理气疏肝。肝与大肠相通，治肝必疏通大肠，故而以大黄炭导之，俾其瘀滞从大肠排出。若兼腹水肿胀者可加车前子30~60g，呕恶不食，食则难消者可加生姜、焦楂片。

臌胀一证，大都发病于七情内伤，或饮食不节，其病理机转，皆由脾气郁滞，转输不利，胃之和降失职，以致清浊相溷，气滞血瘀，肝气不达，脏腑经络壅塞而成，然而胀病不一定发展成为臌证，臌证甚于胀证。是以臌证无有不兼有胀证者，二者关系密切，轻重得以分焉。

气胀气臌，多因七情郁滞，气机壅结，升降不利，其主要症状为胸腹胀满，四肢倦怠乏力或消瘦．治宜升清降浊，调达气机。

血胀血臌，多因络痹血瘀，着于左为脾胀，着于右侧为肝胀。治宜行血活血，化瘀通络。

临床辨证之际，其中有在气，在血，为寒，为热，为虚，为实之分，当随证治之。然而臌证既已形成，治疗亦并非容易，诸多方法，权而衡之，破其气以散其壅，消其积以决其结实，祛其瘀以行其经脉，利其水以泄其痞满，通其府以驱其秽浊，治宜灵活，方宜细到，不尔，何克有成。《金匮要略》谓："见肝之病，知肝传脾，当先实脾。"已经指出了总的治疗法则。所谓实脾二字，又当会意以辨之，怎样实脾，脾怎样才能实？脾脏的正常功能为实，脾主运化水湿，脾主统血，脾主为胃行其津液，脾失却了这三则功能而壅滞则为虚，为病。加强运化，排除壅滞，脾自为实。临床应用这一方法，可以领悟到这个实字，实际上是个开字，开发脾气，加强运化，也就为实其脾了。这样一来，从用药方面就必然应用木香、枳壳、川朴、陈皮、槟榔、内金等一派行气导滞之品才可以达到运化的目的，也就是实其脾了。若读书不喻其旨，以实为补，白术、黄芪、党参、大枣一派壅滞之品服之，势必造成实实之戒而为腹满膨胀，绷急如鼓，上下之气关隔不通，而促其死矣。有用青蛙焙干，研末冲服者，有用土狗焙干，研末冲服者。青蛙一法，甚至有服后腹部绷急，小腹紧缩不可忍者，有服后以致鼻衄不止者。土狗一法有腹痛便血者，有泻不止，几致于危殆者。

1. 臌证

赵某某，女，50 岁，1991 年 7 月 21 日诊。

肝炎夙疾，历 20 余年，维持治疗，一直情况尚好。3 月前，由于劳累，再加精神怫郁不伸，初见面浮跗肿，心下痞胀不舒，肌肤逐渐色苍不华，继按肝炎治疗月余，病势转甚而来门诊。

目前，腹部膨胀，青筋横绊，扪之肝脏大如盘，肋下四指重按作疼，脾脏肋下三指，重按亦痛。B 超示：肝脾肿大。中脘不适，不欲饮食，甚则食入则哕，全身浮肿色黯黄，小便色黄，大便秘滞不畅，脉来弦数，舌质黯红，舌苔厚腻，色淡黄，根部苔厚罩灰。

肝病既久，湿热亦久羁不除，一旦肝脾疏泄与运化失司，水湿停聚，血络瘀滞，即形成臌胀，此危候也。若患者能食者，尚吉，既不能食，食之则哕，则更为危候。方拟缓急汤方加减，以疏肝运脾，活血化瘀，佐以行水之法调之。

处方：柴胡 20g，赤白芍各 20g，茵陈 20g，鳖甲 20g（先煮），当归 10g，丹参 30g，木香 6g，郁金 15g，桃仁 10g，红花 10g，云苓 20g，大黄炭 10g，焦山楂 30g，车前子 40g（布包）。

上药以水 4 大碗，煮取 1 大碗，药渣再煮，取汁 1 大碗，日分 3 次温服，忌食荤物。

二诊：7 月 26 日。上药连服 5 剂，每服药后，腹中辘辘有声，大便通畅，小便亦多，腹部膨胀显消，面浮跗肿亦轻，唯饮食尚少，哕虽止，呃逆又作。

呃逆作，显属胃气和降力差，仍宗上方重佐降胃之品，冀望机转。

处方：柴胡 10g，赤白芍各 20g，茵陈 15g，鳖甲 20g（先煮），丹参 30g，木香 10g，郁金 20g，桃仁 10g，红花 10g，云苓 20g，大黄炭 10g，焦山楂 30g，川楝子 15g，川朴 10g，生姜 20g（切），竹茹 10g，甘草 10g，车前子 30g（布包）。

上 19 味，照前煮法，取汁两碗，日分 4 次温服，仍忌食荤物。

三诊：8 月 2 日。迭服上药，呃逆减而未瘥，腹部膨胀，十去其七，面浮跗肿已消大半，少量饮食，胃脘已舒，按之肝脾，疼痛减轻，舌苔已转薄腻，综观病势，明显好转，守方再进，以冀克化。

处方：鳖甲 25g，茵陈 10g，白芍 20g，丹参 30g，木香 10g，桃仁 10g，红花 10g，云苓 30g，焦山楂 30g，竹茹 10g，当归 10g，枳壳 10g，甘草 10g，车前子 30g（布包），生姜 10g（切）。

上 15 味，水煮两遍，取汁 2 杯，日分 2 次温服，忌食荤物。

四诊：8 月 20 日。上方断续服药 15 剂又来就诊，面色已显红活，精神振作，有喜笑面容。询之，饮食逐渐增加，纳后舒适，二便均调，浮肿全消，腹部已转柔软，按之肝脏肋下一指半，脾脏按之不及，诊其脉弦长而软，舌苔已退。综观病性，已出险入夷，再嘱病人，当慎饮食起居，不可有恃无恐。又据《内经》所谓“大积大聚，衰其大半而止”之意，步上方法，减其量，缓缓调之。

处方：柴胡 6g，鳖甲 10g，白术 10g，陈皮 12g，云苓 15g，枳壳 10g，焦山楂 10g，当归 6g，半夏 10g，麦芽 10g，甘草 10g，生姜 3 片。

上药水煮两遍，取汁 2 杯，日分 2 次温服。隔日服药 1 剂。

2. 臌胀

王某某，58 岁，干部，1968 年 3 月 11 日初诊。腹胀大，形如抱瓮，病已二月余，虽经各方治疗，其症时好时坏，不得痊愈。询问之，有饮酒史，好食牛肉、羊肉、狗肉等。两月前，因账目混乱不清，恼怒不已，多食酒肉不消，腹部逐渐胀大。

肝大肋下三指，叩之其声如鼓，面色萎黄，精神委顿，胸闷憋气，食后则肿胀难消，下肢微肿，小便色黄，大便初头干燥，脉弦细，有结脉出现，舌质紫黯，少苔。

酒客之人，湿热久郁于内，逢大怒则郁而化火，湿热鸥张势不可遏而又遏之，以致脾主运化而不运，肝主疏泄而壅滞，气血紊乱，疏运无权，清浊相混，瘀阻于肝而形成臌胀之证。治以疏肝理气，活血化瘀，佐以健脾利水之法调治。方以缓急汤合逍遥散、调胃承气汤意，复方化裁。

处方：茵陈 24g，鳖甲 24g（先煮），丹参 30g，枳壳 18g，槟榔 24g，当归 9g，云苓 24g，白芍 30g，薄荷 6g，郁金 24g，大黄炭 19g，芒硝 6g，焦楂 30g，

甘草 9g，车前子 30g（布包）。

上 15 味，水煮两遍，取汁 2 杯，日分 2 次温服。

治疗经过：上药进 3 剂，二便通，大便泻下腥臭秽物，汗出而几至于脱。嘱停药 3 天后，腹部已松软大半，上方去芒硝、槟榔，大黄炭减为 6g 继服，淡食调护。半月后，诸症递减，食有馨味，脉来冲和，遂书方缓急汤合一贯煎方化裁，断续服之，2 月后，告之病愈。

理气化癥汤方

柴胡 15g，青皮 15g，醋香附 15g，草果 10g，牡蛎 10g，大黄炭 10g，三棱 10g，莪术 10g，桃仁 10g，红花 10g，丹参 30g，白芍 20g，鳖甲 20g，炒山甲 10g，白芥子 5g，皂刺 10g，生甘草 10g，川牛膝 10g。

上 18 味，以水 3 杯，文火煮取 1 杯，药渣再煮，取汁 1 杯，日分 2 次温服，忌食荤物，及酒酪之品。

加减法：偏热口干、舌红者加生地，倍白芍。

偏寒畏冷、舌淡者加干姜、焦白术。

脘胁疼甚者加延胡索、灵脂、川楝子。

中脘胀闷者加木香、枳壳、内金、槟榔。

功效：理气破结，消瘀化癥。

主治：疟母、积聚，胸胁痃癖，及少腹癥瘕，寒热无常，或肝肾囊肿，脾积胀大者。

方义：方以柴胡、青皮疏肝理气；香附、草果破气以消积滞；大黄炭、三棱、莪术、桃仁、红花、丹参以行血、破血、化瘀；更佐有二甲、牡蛎以化癥；白芥、皂刺以化老痰，破郁；佐牛膝下行，甘草调和诸药，固护胃气。合诸药力而达理气破结，消瘀化癥之效。

按：疟母、癥瘕等症，发病多由气郁，风寒，痰积，血瘀，食滞，大病瘥后，余邪留连，癖积不散，久久根深蒂固。该方药味之多，实由经验阅历既久，几经反复应用，筛选而定出此方治疗疟母等证。

癥瘕

曹某某，女，51 岁。

左胸胁作痛，数月不已，输液打针，病不解而转甚。目前，左胸胁作痛，胀闷，心中烦热，精神萎靡，面色黧黑，口干，舌质紫绛，无苔，寐劣多梦，食不甘味，有时大便黏，便下不畅，面浮跗肿，小便黄少，脉来弦滑，服清开灵之药无效，反而更加左胸烦热作痛，此必胸胁气血为瘀，遂与血府逐瘀汤法，效亦不显，只是大便略溏，无奈投理气化癥法调之。

处方：柴胡 20g，青皮 20g，炒香附 20g，草果 10g，大黄炭 10g，三棱 10g，莪术 10g，制桃仁 10g，红花 10g，白芍 30g，鳖甲 20g，炒山甲 6g，白芥子 6g，皂刺 20g，槟榔 10g，鸡内金 20g，甘草 10g。

上药以水 5 杯，文火煮取两遍，取汁 3 杯，日分 3 次斟酌服之。

服药 3 剂，大便泻下褐灰色浓汁，状如柏油，左胸胁痛减大半，烦热亦减，继与原方再进 3 剂服法同前。药服尽，热已平，精神振作，舌质紫绛不若前甚。继予上方，小其制，连服 6 剂，诸症若失，脉来尚弦，舌尚偏红，拟育阴清热之法与之，观其所以再商。

处方：柴胡 10g，白芍 20g，鳖甲 10g，生地 30g，元参 10g，甘草 10g，石斛 20g，寸冬 20g，云苓 20g，枳壳 10g。

上药水煮二遍，取汁 2 杯，日分 2 次温服。

小七气汤方

瓜蒌 30g，半夏 20g，炒枳实 20g，生甘草 10g。

上 4 味，以水 3 杯，文火煮取 1 杯，药渣再煮，取汁 1 杯，日分 2 次温服，忌食酒肉、黏滑、腥臭之品。

功效：利膈下气，化痰破结。

主治：胸腹痞满，气滞脘痛，气逆喘促，呕逆不食，或湿热内阻，大便不畅。脉弦涩，舌红苔黄腻。

七气者，喜怒忧思悲恐惊，七情之为病，亦只气之为病。气结则生痰，痰愈甚则气愈结，故调气为先，气调则痰结化，滞郁开也。

方义：方用瓜蒌，以润肺宽胸利膈，清热降气化痰。李时珍指出，本品润肺燥，涤痰结，止消渴，利大肠。汪昂谓，使痰气下降，荡涤胸中郁热垢腻。总之本品既能清上焦之郁热，涤浊痰之胶结，以通胸膈痹塞，又可润燥清胃滑肠，一药之三焦通利。半夏，性味辛温，主入脾胃，具和胃燥湿化痰止呕之效，前贤所谓“脾为生痰之源，胃为安谷之脏，痰湿恋脾，半夏能燥湿化痰，胃气不和，半夏能和胃降逆”。半夏与瓜蒌，既可清痰热之结，又可利气消痞，更佐枳实以破坚利膈，开胃宽肠。李时珍对于本品言之甚详，云枳实、枳壳气味功能俱同，上世亦无分别，魏晋以来，始分枳壳之用，洁古张氏，东垣李氏，又分治高治下之说，大抵其功皆能利气，气下则痰喘止，气行则痞胀消，气通则痛刺止，气利则后重除。以甘草调和诸药，固护胃气，以使诸药之力缓缓而下，以取通利三焦。三焦通利，七气之滞郁自然化为乌有矣。

加减方法：

脘腹刺痛者加木香。

两胁刺痛者加青皮、柴胡、牡蛎、川楝子。

少腹沉痛者加乌药、延胡索。

妇人少腹疼痛者加当归、川芎、乌药、小茴香。

少腹积聚刺痛者，加三棱、莪术、赤芍。

呃逆，呕哕者加旋覆花、竹茹、生姜。

体虚脉细微者，加白术、台参，去瓜蒌。

心中烦热，温温欲呕者，加炒莱菔子、竹茹、生姜汁。

肝气郁滞

董某某，女，38岁，1966年11月23日初诊。

精神抑郁，胸宇苦闷，心中躁烦，寒热不时，医与大小柴胡汤，病稍瘥。望其舌红，苔黄腻，脉弦滑，并胸闷噫气，脘腹胀满，两胁有时刺痛，小便短少，大便偏燥。

处方：瓜蒌30g，半夏18g，炒枳实18g，柴胡9g，川楝子9g，炒栀子6g，生甘草9g。

上7味，水煮两遍，取汁2碗，日分2次温服。

二诊：11月26日。上药连服3日。每服后1~2小时，腹鸣如雷，4~5小时后，大便稀溏，小便通畅。胸脘显宽，精神振作，寒热不作，胁痛止，噫气除。唯舌苔尚黄少津，舌质偏红。

处方：瓜蒌15g，半夏9g，白芍15g，生甘草10g，竹茹9g，生姜6片为引。

上6味，以水3杯，煮取1杯，药渣再煮取汁1杯，日分2次温服。

大牵正散方

白附子、僵蚕、全蝎、穿山甲（炮）、川芎、白芷、天麻各等份，共为细末，每服6g，温开水半杯与白酒6g合，趁热送下，1日3次。

功效：祛风化痰，活血通络。

主治：口眼㖞斜，或面部游风，肌肉挛动，三叉神经痛等。

方义：此与中风偏枯有别，风痰阻于头面经络，影响足阳明经络及足太阳经络。因足阳明之经脉挟口环唇，足太阳之经脉起于目之内眦，太阳阳明之经，感外来之风邪，风火痰瘀阻于头面，经络痹阻，筋脉失于濡养，故见面部肌肉抽动，口㖞眼斜，形成颜面痛风。治当祛风化痰，活血通络，方中白附子、僵蚕、全蝎为原方牵正散，今又加活血通络之品以辅之，穿山甲一药，专入肝胃之经，性善走窜，功能搜风通络，散血消肿，凡风痰痹阻经腧，筋骨拘挛之证，用之功效尤著。川芎其性辛窜，其主要功效为活血，搜风，行气止痛。张元素谓本品有上行头目，下行血海之功。白芷主入阳明之经，芳香通窍，为疗风止痛之药，以治头目、眉、齿诸疾，此方中用之，亦为引经报使，载药上行于头面。天麻辛平，主息风镇痉，主疗偏正头风，抽搐痉挛及小儿风痫等证。诸药合剂再加白酒为引，共达祛风化痰，活血通络之效。

1. 口眼㖞斜

冯某某，女，18岁，1984年初冬。

患口眼㖞斜已4天，左目不合，口角下垂，甚感为苦，脉细弦，舌淡苔略黄。询知受风引起。因恶药味，乃拟上方，装入胶囊，每日服3次，每次服4粒。服药5天，目能闭合，口㖞已轻，继按原法服药5天后，病痊。

2. 口眼㖞斜

周某某，男，55岁，1991年4月6日初诊。

患口眼㖞斜，半月不已，左目不合，口角下垂，流口水，麻木痹痛不已。在本地已用膏贴，针灸，刀割，病不已。转来门诊。脉弦滑，舌略红，少苔，精神倦怠，心烦，不欲饮食。虑其年长病久，拟以大牵正散方，变为汤剂与之。

白附子10g，僵蚕10g，全蝎8g，穿山甲8g，白芷6g，川芎6g，天麻10g，薄荷10g，蝉衣10g。

上药水煮两遍。日分2次温服。每服兑白酒2~3g。

二诊：服药6剂病略减轻。脉与舌象同前，仍予上方续进，观其进退，再议。

三诊：又服药6剂，目能合，合而不紧，口角几平，上药已显疗效，仍拟上方加鸡血藤60g。嘱：若病愈，可停药，观察一个星期。旬日告之病愈。

大瓜蒌汤方

大瓜蒌1枚30~60g（打，仁破），枳实10g，杏仁泥10g，炒香附10g，柴胡10g，半夏10g，云茯苓10g，甘草10g，生姜6片。

上9味，以水3杯，文火煮取1杯，药渣再煮，取汁1杯，日分2次温服。

功效：降气开郁，清热化痰。

主治：七情郁结，气机不畅之胸胁满闷，气滞作痛，或咽中如梅核气，或痰火恋肺之咳嗽。气管炎，咽炎，胃神经官能症属于气火郁结者。

方义：七情不畅，气机郁结，最易化热，化火，以致肺胃宣降失常，肝之疏泄不畅，痰火郁结，发病胸胁满闷，中焦痞滞，或痰火郁结咽喉，发为咽炎，梅核气等。本方与仲景半夏厚朴汤形成互为对峙之方，半夏厚朴汤主治痰气郁结偏于虚寒，而此方主治痰火郁结偏于实热者。适用于阴亏津少或阴虚火旺者，因而重用瓜蒌为君药，瓜蒌性味甘寒，既能润肺宽胸清上焦之郁热，又可化浊痰之胶结，而又能润燥通腑，所谓：“上能通胸膈之痹塞，下能导肠胃之积滞。”李时珍谓上燥则渴，下燥则结，本品润肺燥，涤痰结，止消渴，利大肠。汪昂谓：“仁能清上焦之火，使痰气下降，荡涤胸中郁热垢腻，生津止渴，清咽利膈。”枳实协瓜蒌以软坚利膈，杏仁协瓜蒌，以宣降肺气而化痰。香附与柴胡以疏肝解郁，半夏、云苓以和降胃气而利湿热，生姜和胃，甘草调和诸药，共达降气开郁，清热化痰之效。

肝郁犯肺

刘某，女，33岁，1984年6月20日初诊。

夫妇口角，忧郁寡欢，性情转躁，迩来夹感，其证转甚。目前，咳嗽，胸闷，咯吐黄稠黏痰，咽干肿痛，不欲食，嗳气，恶心，有时心悸，头痛，小便色黄，大便干燥，脉来弦滑，舌苔黄腻，质偏红。此肝气郁勃，久则化火乘肺，横逆犯胃之证，拟降气开郁，清热化痰，和降胃气。方守大瓜蒌汤化裁。

处方：大瓜蒌45g（连皮带仁打如泥），杏仁泥10g，炒香附10g，软柴胡10g，半夏10g，赤白芍各10g，元参10g，黄芩6g，荷梗10g，生姜8片为引。

上11味，以水3杯，文火煮取1杯，药渣再煮，取汁1杯，日分2次分温服之。

治疗经过：上药连服5剂，大腑通畅，咳痰减半，胸闷显宽，咽干肿痛已却七八，嗳气已除，恶心已平。再以原方化裁，连续服药16剂，诸症悉平，精神振作。拟以养阴小方调之，气阴来复则吉。

沙参10g，瓜蒌10g，麦冬10g，石斛10g，砂仁5g，生姜3片，甘草6g。

上药文火煮取一大杯，日分2~3次温服。忌食辛辣及黏滑之品。

大龙牙汤方

酸枣仁20g，柏子仁10g，云茯苓20g，青龙齿30g，珍珠母20g，细生地30g，杭白芍20g，麦门冬20g，淡竹叶10g，浮小麦20g，生甘草6g。

上11味，以水4杯，煮取1杯，药渣再煮，取汁1杯，日分2次温服。

功效：安神宁胆，清潜安眠。

主治：肝胆相火鸱张，虚烦不眠，或惊悸不安，魂魄无依及头目眩晕，目赤涩痛等症。

方义：本方以仲景酸枣仁汤、甘麦大枣汤及珍珠母丸三方化裁而成。方以酸枣仁，安靖甲乙，专补肝胆，以疗胆虚不眠，佐柏子仁以益血养心，入心通窍，而定志敛汗，云茯苓以渗淡见长，主“补五劳七伤”，更疗“忧患惊邪恐悸”。君龙齿，性味凉涩，善入肝胆二经，《神农本草经》主“大人惊痫，诸痉狂走，心下结气，不能喘息，小儿五痉十二痫”。甄权谓龙齿镇心，安魂魄又云逐邪气，安心神止夜梦鬼交，虚而多梦纷纭。与龙骨之别，龙骨以镇惊收涩见长，主治遗精，泄泻，崩中，带下；龙齿则以镇惊安神为优，主治惊痫，魂魄无依，惊悸，失眠等证。佐珍珠母以介类潜阳，该品尤善清解肝胆之积热，又主清热化痰，主疗眩晕，耳鸣，目生翳障，功同珍珠而无毒。生地、白芍、麦冬，滋补心、肝、脾、肾之阴血。浮小麦、甘草，式甘麦大枣汤意，以滋燥缓急，巧用竹叶一药，该药善解烦利水引热外出。

失眠

何某某，女，46岁，1983年6月1日初诊。

家事萦劳，思虑过度，患不寐一症，半年有余，甚则通宵达旦，辗转不得安寐，近来性情转躁，甚则不欲饮食，或食不甘味。精神不振，心中烦热，脉象弦滑，重按有力，舌质红，少津咽干。

《内经》指出：“阳气者，烦劳则张。”阴液暗耗于夙昔，神魂无丽于心肝。由是心中烦热，性情转躁而不得眠，治以清潜滋益，宁和心胆。

酸枣仁20g，柏子仁10g，茯苓20g，青龙牙30g，珍珠母20g，生地25g，白芍20g，麦冬20g，淡竹叶10g。

上9味，以水4杯，煮取1杯，药渣再煮，取汁1杯，日分2次温服。

3月后告之，服上药13剂病愈。

七核汤方

荔枝核20g，橘核20g，山楂核20g，桃核10g，川楝子10g，元胡10g，小茴香10g，甘草10g。

上药，以水4大碗，煮取1碗，药渣再煮，取汁1碗，日分2次温服。

功效：行气散结，活血，消肿，止痛。

主治：疝瘕肿痛，阴核坠胀。

方义：该方重用药核。荔枝核甘温而涩，入肝肾二经，以理气散寒为尤，又主入肝经血分，行血中之气，主治“疝气痛，及疝瘕肿痛”，《证治准绳》荔核散主治疝气阴核肿大，痛不可忍。《沈氏尊生书》亦主用荔枝核以治瘕疝。橘核味苦性温，有温化散结之功，专治小肠疝气及阴核肿痛，另有疏肝行气之用。山楂核酸甘微温，主入肝经，行气散瘀。《卫生易简方》用此药配小茴香，名疝气方，主治偏坠疝气方，虽简而效。桃核苦平兼甘，系肝经血分之药，以行血化瘀为其特长。川楝子一药，性偏苦寒，主入肝经，小肠经，膀胱经，利气止痛之功尤胜，李东垣、张石顽极赞其功。元胡辛苦而温，主入肝脾二经，主行气，活血，止痛。小茴香性味辛温，主入肝脾胃肾四经，尤为温中散寒，理气止痛之佳品，主治小肠疝气，腹部冷痛，胃逆呕吐，气胀痞满。《证治准绳》之暖肝煎用此药为主以治疝气腹痛，极赞其功矣。甘草以调和诸药，共达行气散结，养血行血，消肿止痛之效。

1. 疝气

裴某某，男，61 岁，1960 年 6 月 3 日初诊。劳力过度，兼感风寒，患疝气 3 月，多处求治，病不已。目前，疝气偏左，坠胀疼痛，形如茄状，小便频数，精神饮食均正常，脉来弦滑，舌质略红少苔。

处方：荔核 30g，橘核 25g，山楂核 30g，桃核 9g，川楝子 12g，玄胡 9g，小茴香 24g，甘草 9g，柴胡 6g，升麻 6g。

上药以水 4 杯，文火煮取 1 杯，药渣再煮，取汁 1 杯，日分 2 次温服。

二诊：上药连服 6 剂，疝气缩小一半，唯疼痛不止，脉象如前，继予上方加重元胡至 15g，加丝瓜络 9g，红花 6g 继进，观其所以，再商治法。

三诊：上方又连服 6 剂，疝气基本恢复，予荔核 30g，小茴香 15g，当归 18g，甘草 15g，以资巩固。

2. 睾丸肿痛

陈某某，男，34 岁，1971 年诊。

睾丸肿大，触之疼甚，色紫，痛苦不可名状，予以七核汤加赤芍 30g，丹皮 12g，连续服药 17 剂，病愈。

孙朝宗

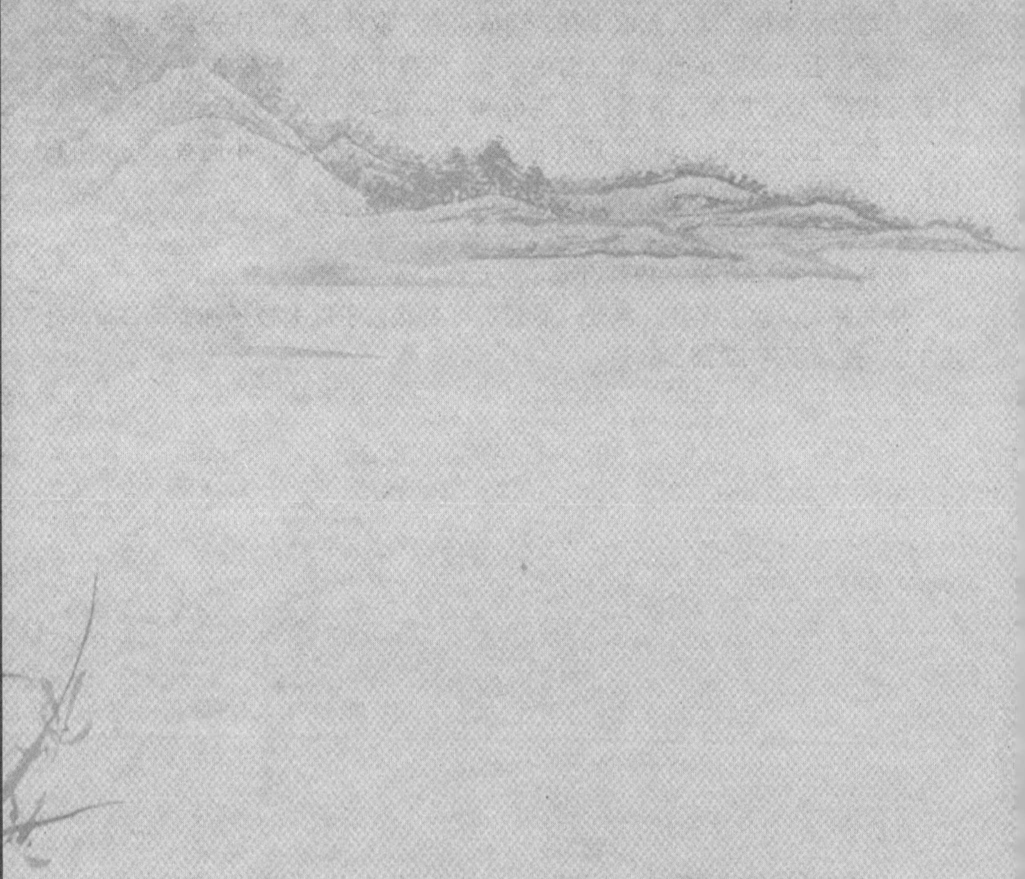

四、心脏病试效方

桂枝四逆汤方

桂枝3g，制熟附子3g，干姜3g，当归3g，甘草12g。

上5味，以水4杯，先煮附子，煮取2杯许，纳诸药同煮取汁1杯，药渣再煮，取汁1杯，日分2次温服，忌生冷黏滑之品。

功效：温暖心阳。

主治：心气虚弱之心中恶寒，畏冷，滞痛，脉弦细或脉沉涩，四肢畏冷，或面白少气，自觉心中空虚，怔忡不安者。

方义：该方即四逆汤加桂枝、当归组成。四逆汤乃大热回阳之方，此方用意，大大缩小四逆汤之量，乃大方小用，大火微用之法。主治阳气虚，怔忡不安者，或大病之后，心气虚弱致心动不安，或略感胸膺滞闷不爽者。此证临床见之不少，又每见医予大补之药蛮补生变而胸闷，舌燥，不欲食，脘腹痞满乏运者。所以采用这一小方，大火小用，乃一焖法而已，如焖坛肉之法。余治心气虚弱也是效仿这一焖法。这一焖法与内经"少火生气"的原则正好恰合。方用桂枝，即为君药，亦为使药，桂与附，主入少阴心肾，通达十二经腧，干姜助之俾阳达四末，当归为臣，以当归性味甘温而润，辛香善于行走，因此能与理气温阳之药合用以治气血凝滞疼痛之证。此方临证用之，甘草之量为前4味药量总计量，所为者何，这是因为甘草甘平主守之故。张隐庵说："甘草炙则助脾土而守中……生则和经脉而流通。"《名医别录》说："通经脉，利血气。"说明甘草一药能协和诸药，通经脉利血气，因其甘平，所以又有诸热药用之以缓其热，诸寒药用之以缓其寒，寒热相杂者用之以得其平之说，仲景伤寒论用甘草之秘，亦有此意，读者识之。

胸痹心痛

徐左，56岁，1984年1月20日初诊。

罹冠心病3年，曾两次急性发作住院治疗，后仍以西药维持治疗。今春天气寒冷，生活不规律，不时心前区作痛。目前，精神疲倦，面色苍白，心慌短气，但欲蜷卧，左胸滞痛，背沉畏冷，动则心中怔忡不安，出虚汗，口干不欲饮水，舌淡白，苔薄黄腻，后根罩灰，脉象细沉。余沉思之，若予大补气血之法温之补之，尤恐中焦滞满，若予温胆升降通达，又恐药燥劫阴。拟桂枝四逆方缓缓调之，冀望机转。

桂枝 3g，制附子 3g（先煮 30 分钟），淡干姜 3g，当归身 3g，生甘草 12g。水煮两遍，取汁 2 杯，日分 2 次温服。

上药连续服药 12 剂，精神好转，面色已转红活，胸部滞疼消失，后背已感温煦。食欲增加，患者又按方断续服药 15 剂，状若常人，气力增加，脉已趋于正常。为巩固疗效，与柏子养心丸常服。

参桂通脉汤方

丽参 10g，桂枝 10g，炮附子 6g，炙麻黄 8g，生甘草 10g，辽细辛 3g，麦门冬 15g，五味子 10g，黄酒 20g（兑冲）。

上 8 味，以水 3 杯，煮取 1 杯，药渣再煮，取汁 1 杯，日分 2 次温服，每服加黄酒 10g 兑冲。

功效：温经启痹，益气通脉。

主治：胸痹心悸，心中恶寒不足，气血亏虚，精神萎靡，脉象沉细，或脉结代。

方义：此方乃集桂枝甘草汤、麻黄附子细辛汤、生脉散三方复制而成。方中丽参一药禀气中和，性味甘平，所谓“大补元气”，乃指此药可补气益血，滋阴生津，与附子合用，即参附汤，功可回阳益气救脱，即所谓气旺血充，亦属阳生阴长之意，前贤所谓补阳中之阴亦补阴中之阳也。炙麻黄协桂枝扶心阳达腠理以益气通脉。细辛非但宣肺，亦可下入于肾，激肾气上达于心肺，宣发胸中阳气以通其痹，为方中之舟楫，甘草、麦冬、五味子助参桂以益气生津，补心中之阴血以益脉，唯借黄酒之辛甘以温经扶阳，又以黄酒之酸甘以敛津益脉。张景岳所谓：“善补阳者，必于阴中求阳，则阳得阴助而生化无穷。”

1. 胸痹（冠心病）

汪某某，男，45 岁，1975 年 7 月。

患者心悸胸中掣痛，在某医院诊断为冠心病，打针输液，病虽减而未愈，即来求治。目前心中怵惕不安，似有畏冷之感，手心潮热汗出，有时头目眩晕，气短心烦，夜寐多梦，周身疲倦，精神萎靡，遇冷则心中作痛，舌苔淡薄，脉象沉迟，三五不调。

素体阳虚，精气不足，以致心中怵惕不安，头目眩晕，精神萎靡，心阳虚弱而畏冷，小劳则周身疲倦，心阳虚，经气不相顺接则胸中作痛，虚阳浮越于外则手心汗出，夜寐多梦。脉与舌象，无不属心脏气血不足之征。予参桂通脉汤调之。

丽参10g，桂枝10g，炮附子6g，炙麻黄6g，生甘草10g，辽细辛3g，麦冬20g，五味子15g，生龙牡各20g，黄酒30g（分冲）。

上药以水3杯，煮取1杯，药渣再煮，取汁1杯，日分2次温服，每服兑黄酒15g冲服。

二诊：上方连服6剂，心中怵惕畏冷之感减轻大半，眩晕气短亦差。心烦，手心汗出依然，此乃虚阳尚不潜纳之形，去酒加浮小麦予之，冀望机转乃幸。

丽参10g，桂枝10g，附子5g，炙麻黄5g，生甘草15g，辽细辛3g，麦冬20g，五味子15g，生龙牡各20g，浮小麦20g。

三诊：继服上方12剂，心中怵惕已安，精神振作，寐意转酣，脉象基本平复。心烦尚未尽除。

丽参10g，桂枝10g，甘草20g，辽细辛3g，麦冬25g，五味子15g，生龙牡各20g，浮小麦20g，生地15g。

四诊：连服上方12剂，心烦除。予阴阳并调之方调之。

丽参10g，桂枝10g，麦冬20g，五味子15g，甘草10g。

上药以水3杯，煮取1杯，药渣再煮，取汁1杯，日分2次温服，隔日服药1剂。

患者以法服药15剂，脉息已调，他症逐渐平复。

2. 中风脱证

刘某某，男，51岁，1969年7月10日初诊。

劳心经营，不分昼夜，两月前突发中风，左半身不遂，经住院治疗，有所好转，在家休养。一日由家务萦劳烦扰，中风复发，大汗淋漓，几不可支，余以参附汤急治之而脱险。旬月之后，单发心悸，不时汗出，胸宇憋闷，四肢畏冷，精神疲倦，脉象沉细，三五不调，舌淡苔薄。

辨证治疗：患者身体丰腴，形盛于外而欠于内矣，前患中风，继之又由劳心汗发太过而发中风脱证，心阳至虚，心血不继，以致心悸，精神疲倦。阳气不伸，故而四肢畏冷，脉与舌象均为心阳虚，阴血不及之象。治宜温经散寒，益气通脉之法调之，方予参桂通脉汤方。

丽参19g，桂枝9g，熟附片6g，麻黄6g，细辛2g，麦冬24g，五味子15g，甘草12g，生龙牡各21g，黄酒30g（分冲）。

上药以水3大杯，文火煮取1杯，药渣再煮，取汁1杯，日分2次温服，每服兑冲黄酒15g，忌食辛辣、奶酪腥臭之品。

二诊：上方连服6剂，心悸不若前甚，汗出稍敛，他症尚无起色，脉象虽不若前甚，但仍有结脉、代脉出现。患者体虚病久，气血一时不复，病虽有小效，亦佳象也，循序渐进，冀望机转乃幸。

丽参12g，桂枝12g，熟附片9g，麻黄6g，细辛3g，麦冬24g，五味子15g，甘草12g，生龙牡各24g，生黄芪12g，黄酒30g（分冲）。

上药以水3杯，煮取1杯，药渣再煮，取汁1杯，日分2次温服，每服兑黄酒15g。

三诊：上方加黄芪以益气，脉来较前有力，代脉消失，汗出已收，心悸已安。精神好转，但体质仍属虚弱，仍需益气养血，缓缓图之。

丽参15g，桂枝15g，熟附片9g，细辛3g，五味子15g，麦冬24g，甘草15g，生枣仁14g，黄芪15g，黄酒30g（分冲）。

上药煮服方法同上。

四诊：继服上方6剂，心悸、憋气、汗出均愈，精神大振，四肢已温，结脉消失，一如平人，为巩固疗效，书一小方继续服之，防微杜渐。

丽参9g，桂枝12g，黄芪12g，麦冬24g，五味子12g，枣仁15g，柏仁12g，生甘草12g。

上药以水3杯，煮取1杯，药渣再煮，取汁1杯，日分2次温服，隔日服药1剂。

大补心脉汤方

桂枝10g（炒），白芍10g，当归身10g，炙黄芪15g，熟地炭30g，砂仁6g，甘草10g（水炙），生姜6片，大枣5枚（擘）。

功能：调和营卫，养血通脉。

主治：气虚血少，心悸怔忡，面色萎黄，精神衰惫，四肢倦怠，脉沉细，或脉结代。对冠心病、风湿性心脏病临证加减，均可应用。

方义：该方组成，由当归四逆汤、炙甘草汤等方之意。《素问》曰：“心者，君主之官，神明出焉。”人身十二官使，以心为主宰，此方以桂枝为君药，桂枝色赤如血，味辛入气以扶心阳，仲景以桂枝汤为调阴阳之法，和营卫之方，余加炙黄芪，达肺气而增强相傅之力，以调节周身之气分，当归、熟地佐白芍以调节周身之血分，变调和肌表之营卫而为调补内脏之营卫，甘草、姜、枣，各司其属。又桂枝之炒，芪草之炙，熟地之炭，这炒、炙、炭三字，皆从木化火，火化为苦，苦入心，微意如此而已。变通该方应用于临床，适当化裁，方可机圆法活。若当急救心衰，当加人参、龙眼、阿胶；不宁者，加柏仁；惊悸不寐者，加枣仁；思虑过度，或想入非非者加珍珠母、龙牡；心下痞满者加木香、枳壳；心中作痛者加桃仁；肢体作痛者加红花。

1. 心悸

冯某，44岁，女，1971年11月12日初诊。

3年以来，月经时潮时止，近2月，经血来时量多，遂病心悸，日甚一日。目前，心悸出虚汗，精神萎靡，头晕目花，胸宇苦满，时有掣痛，四肢不温，口淡乏味，脉象细涩。经心电图检查示：心肌缺血，冠状动脉供血不足。住某医院治疗，病情有所好转而未能痊愈，转来中医治疗。

处方：桂枝10g（炒），白芍10g，全当归10g，炙甘草15g，黄芪20g（炒），熟地炭20g，生姜6片，大枣6枚（擘）。

上药以水4杯，文火煮取1杯，药渣再煮，取汁1杯，日分2次温服，忌食生冷之品。

上药连服7剂，精神振作，汗出已敛，饮食增加，他症尚无起色，余审前方，再三揣摩，方法不悖，仍步上方加当归为20g，续服药12剂，诸症相继消失。为巩固疗效，予天王补心丹服之。

2. 心悸

蔡某，49岁，男，1978年4月13日初诊。

患冠心病年余，几经中西医治疗，其证时轻时重，殆无痊愈。近月以来，曾患感冒一次。目前，身体虚弱，心悸掣痛，心中恶寒，精神淡漠不欲食，动则汗出畏冷，手指冷，脉象沉细，有结代之脉，舌淡少苔。综合脉证分析，此属心脉气虚血少之象，拟大补心脉汤调之，冀望机转乃幸。处方：桂枝10g，白芍10g，全当归10g，炙黄芪15g，大熟地炭20g，炙甘草15g，制附子5g，生姜6片，大枣6枚（擘）。

上药以水4杯，煮取1杯，药渣再煮，取汁1杯，日分2次温服。

上药连服6剂，心悸及恶寒均消失，上方加减，又服12剂，脉律整，精神食欲已见好转，原方去附子加柏仁、枣仁、龙眼肉、太子参，断续服药2月余，诸症痊愈。

大补气血汤方

人参20g，黄芪20g，当归20g，熟地30g，龙眼肉30g，木香6g，云苓20g，甘草15g，阿胶15g，黄酒30g。

上8味，以水4杯，文火久煮，取汁1杯，药渣再煮，取汁1杯，2杯合，烊化阿胶，兑黄酒30g，日分2次温服。忌食辛辣、鱼虾腥臭之品。

主治：气血不足，元气亏虚所引起之心悸，怔忡，面色苍白，或萎黄。神经衰弱，头晕目眩，四肢疲倦，或妇人不月。舌淡苔薄白，脉细欲绝，或无脉，或脉虚大无力。

方义：此方取甘温益气养血之上品，冶于一炉，益气力雄，养血力厚，气味雄厚之品。恐以腻膈壅滞，加木香以调气，加云苓以淡渗，诸药性味，行诸经，温脏腑，调营卫，补虚损，气血双补，则诸虚之证可除。

1. 风湿性心脏病

郑某某，女，40 岁，1972 年 11 月 12 日初诊。

患风湿性心脏病 5 年，维持治疗，迄未得愈。目前，心悸头晕，气短，动辄气喘，面浮跗肿，四肢不温，精神萎靡，但欲蜷卧，自觉心中恶寒不足，饮食不香，口淡乏味，脉象沉细，重按若无，舌淡少苔。此气血不足，元气大亏之危候，若再迁延，恐元气告匮，危殆将至。予大补气血法急调之。

丽参 15g，黄芪 24g，当归 24g，熟地 24g，龙眼肉 24g，云茯苓 30g，阿胶 12g，附子 9g，甘草 12g，木香 6g，白术 18g，黄酒 30g。

上 10 味，以水 4 杯，文火煮取 1 杯，药渣再煮，取汁 1 杯，烊化阿胶，兑黄酒 30g，日分 2 次温服。

二诊：11 月 17 日。上药服 5 剂，心悸稍安，心中恶寒不足之感消失，气短稍平，脉虽无大变化，亦属气血始复之形，循序渐进，可望转机。

丽参 15g，黄芪 24g，当归 24g，桂枝 9g，龙眼肉 30g，云茯苓 24g，阿胶 12g，附子 6g，甘草 9g，白术 24g，木香 6g，黄酒 30g（兑服）。煮服方法同前。

三诊：11 月 27 日。每晚服药后，胸背温舒，微微汗出。断续服药 7 剂，气血来复，脉来不若前甚，精神振作，唯饮食尚少，心下略感痞满。再步上方出入，更防蛮补生变。

太子参 24g，黄芪 15g，当归 12g，桂枝 6g，云茯苓 24g，白术 18g，木香 9g，陈皮 12g，炒枳壳 9g，甘草 9g，麦芽 12g，枣仁 12g。

上 12 味，以水 5 杯，煮两遍，取汁 2 杯，日分 2 次温服。

12 月 5 日：来人取药并代述之，诸症将平，能做较轻家务。予上方，嘱隔日服药 1 剂。

1973 年 3 月 3 日：一切情况良好。

2. 产后血晕

于某某，女，23 岁，1973 年 2 月 21 日诊。

产后 3 天，失血太多，头晕，头痛，身热，汗出不止，面色苍白，心如悬，怔忡不安，精神疲惫，四肢微冷，无乳汁，脉细数（130 次每分），重按无脉。此血下脱，元气危殆之形，急予大补气血方意，急救之。

人参 20g，黄芪 30g，当归 20g，制首乌 30g，柏子仁 10g，阿胶 15g，黄酒 30g，炒白术 15g，杜仲炭 15g。

上9味，水煮7味，煮两遍取汁2杯，烊化阿胶，兑冲黄酒，今晚明晨分温服之。

二诊：2月22日。服药1剂，一觉酣睡达旦，身热退，汗出亦少，头痛头晕已减，心中怔忡稍安，脉仍细数。上方药症合拍，仍与上方续进。

人参20g，甘草20g，当归20g，制首乌20g，柏子仁10g，枣仁30g，甘草10g，王不留行10g，阿胶10g，炒白术10g，杜仲炭20g。煮服方法同上。

三诊：2月25日。血止，乳汁始下。精神振作，面色红润，头痛头晕止，四肢已温。血已固，元气来复。方予当归10g，制首乌20g，柏仁10g，党参10g，王不留行10g，甘草10g。并嘱“食养尽之”。

参麦宁志汤方

党参10g，麦冬10g，当归10g，枣仁15g，丹皮10g，白芍12g，白茯神15g，桔梗8g，甘草6g，柴胡8g，泽泻10g，灯心草10g。

上12味，以水3杯，煮取1杯，药渣再煮，取汁1杯，日分2次温服。

方义：此方取之于一手抄善本，不著姓名，然而论述中肯，余每每应用于临床而取效甚佳。书中云：“吐下后，虚烦不眠，参麦宁志汤主之。吐能倒胃，下能溃脾，脾胃为一身之主，为脏腑之母气，母气一伤，诸脏无主，而元气大虚，正气既虚，则邪火易动，消耗阴血一致烦而不眠。此证苦在不眠，故用安神益气生津之品以内宁其志耳。参麦宁志汤，当归、枣仁、茯神、灯心，皆心部之药以平君火；柴胡、丹皮、白芍，皆肝部之药以平调相火，桔梗以舒里气，甘草以缓亢急，灯心以启清窍，泽泻以分决渎，合则在分消之用，以调吐下之逆，虚烦之证，有不速瘳者乎。”

虚烦不眠

石某某，男，68岁，1981年8月10日初诊。

初由家事劳神，食欲不节，心中躁烦，医与龙胆泻肝丸连服一天半，腹痛泄泻不已，并呃逆脘痞，医见甚泻不已遂与人参健脾丸服之，服之后，上脘不适，不一时许，又大吐黏液及食物，周身冷汗出，被覆使温，缓缓而解。自此以后，心中感到空虚，睡眠失常，忽睡忽醒现象经常不断，有时感觉心悸头昏，口干不欲食，现来就诊。脉象弦细而数，舌质偏红，苔薄黄，询之尚有心烦口苦，腹部痞而不适，其他如同自述。思之良久，遂与参麦宁志汤清心火以平肝，和胃气以消痞。

太子参10g，麦冬15g，生枣仁30g，粉丹皮10g，白芍15g，云茯神15g，柴胡6g，泽泻15g，灯心草10g，黄连6g，炒枳壳10g，竹茹10g，生姜6片。

上药水煮两遍，取汁2杯，日分2次温服。

二诊：8月13日。晚上服1剂后，一觉酣睡达旦，继服3剂后，效果又差，只是脘部已感舒适。综观其证，遂加枣仁至50g，加柏仁10g，石斛20g。

三诊：8月19日。睡眠基本正常，虚烦心悸头昏止，脉来不若前甚，舌质偏红已减，饮食正常。为巩固疗效，予上方小其制剂，隔日服药1剂。

解毒清心饮方

牡丹皮15g，黄连10g，生地15g，麦冬15g，栀子10g，羚羊角粉1g或水牛角粉0.5g，甘草10g，淡竹叶6g。

上7味，以水3杯，煮取1杯，药渣再煮，取汁1杯，日分2次温服，每次冲服羚羊角粉0.5g。

功效：凉血解毒，清心益脉。

主治：病毒性心肌炎所引起之心悸，心中烦热，胸闷气短，卧寐不安，失眠，舌质红绛，咽喉肿疼，脉细数无力。

方义：病毒性心肌炎一证，多为外感引发，所谓："温邪上受，首先犯肺，逆传心包"。疫毒之邪犯肺，余热未清，病毒郁热，久久伏于血分，扰于心则心神失养，而现心中烦热，胸闷气短，卧寐不安，周身困乏，小便短赤，舌红少苔等症。方中丹皮，辛苦微寒入心、心包及肝肾，以凉血，散瘀，清热为主。《本草纲目》谓本品有"和血、生血、凉血，治血中伏火，除烦热之功。"邹澍论本品之功与桂枝并提，他说："丹皮入心，通血脉壅滞，与桂枝颇同。特桂枝气温，故所通者，血脉中寒滞；牡丹气寒，故所通者，血脉中结热。"生地甘寒，以滋阴清热，养血凉血为其特长。黄连苦寒，有清热、泻火、解毒之功，本品非但清心火，肝胆胃大肠之火均可清之，唯略苦燥，加入大量养阴药中用之，取其气亦无燥烈之性。麦冬养心阴，清心火。栀子苦寒，主入心肺，功能泻火清热，凉血解毒，其气轻清上行，泻肺中之火，色赤味苦，可解心经之客热，疗心中虚烦；淡竹叶，甘寒入心肺，轻清淡渗之品，利肺气，通小水，清心火，去烦热。生甘草泻火，调和诸药。水牛角与羚羊角，功相近，均入心肺肝之经，其味咸寒，以清热之功，可疗一切热毒之邪。诸药相合，可奏凉血解毒，清心益脉之功，对于疫毒所致之病毒性心肌炎，有一定之疗效。若营阴耗损特甚，加白薇、白芍、龙骨、牡蛎、元参；热灼咽喉为甚者，加马勃、银花、连翘、板蓝根、杏仁、桔梗；舌黯而见瘀者，加赤芍、丹参、红花、桃仁。

病毒性心肌炎

杨某，女，10岁，1993年10月11日诊。

两月前，患感冒住某某医院治疗，打针输液20余天，方才退热出院。出院后仍不断低热，又回医院检查，诊断为病毒性心肌炎，又住院7天未效出院。服一般消炎药维持。刻下低热时起时伏，心中烦热不蠲，尤其夜间为甚，躁扰不安不得卧，周身困乏，精神委顿，不欲食，舌质红。咽干红，脉细沉而数。中医辨证属疫毒犯心，即叶天士所谓，温邪上受，首先犯肺，逆传心包之证。治以凉血解毒，清心养阴之法调之。方与解毒清心饮。

丹皮8g，黄连6g，生地10g，麦冬10g，栀子8g，甘草8g，淡竹叶8g，羚羊角粉1.5g。

上药以水3杯煮取1杯，药渣再煮取汁1杯，日分3次温服，每次冲服羚羊角粉0.5g。

治疗经过：上方连服15剂，精神好转，心中烦热及低热起伏渐平。上方既已显效，仍步原方续服，1月后来诊，诸症基本平复，唯食欲尚差，原方减量加枳壳、焦三仙，隔日服药1剂。25天后，诸症痊愈，上学读书。

枣仁甘麦汤方

酸枣仁80g，远志15g，生甘草20g，云茯苓20g，小麦20g，龙齿20g，合欢皮20g。

上7味，以水3杯，煮取1杯，药渣再煮，取汁1杯，日分2次温服。

功效：养心安神，清热除烦，和中缓急。

主治：心烦不眠，心悸盗汗，头目眩晕。脏躁之情志忧郁，烦闷急躁，悲伤欲哭，言语不序，甚则惊痫，脉象弦细而数，舌红少苔。

方义：本方主治乃因心肝血虚，阴虚内热。心藏神，肝藏魂，心肝阴血不足，神魂无依，以致烦躁，眩晕，惊悸等证相继而发。治当滋养心阴以安神，清潜滋益，以敛魂魄，方中以酸枣仁养肝之阴血，宁心之神志，枣仁生用，以酸味为重，酸味主入肝胆，所谓以酸收之，以酸补之。前贤有云：酸枣仁味酸性收，故其主治多在心肝二经之症。盖心主血，血虚则不能养心，神无以守舍；肝藏血，血虚则不能涵木，魂难以安归。《内经》说，心苦缓，急食酸以收之，肝苦急，以酸泻之。酸枣仁味酸能养心益肝，故为治虚劳不眠之要药。远志一药，有安神化痰之功，主治心神恍惚，失志善忘，痰迷心窍，昏愦神呆。甄权谓其能“治健忘，安魂魄，令人不迷。又能通肾气上达于心”。合欢皮一药，其主要功效为宁神解郁。主治忧患不乐，健忘失眠。《神农本草经》所谓可安五脏，“令人欢乐无忧”。茯苓味甘淡，为补益渗利之佳品。《神农本草经》谓，主胸胁逆气，忧患惊邪恐悸，心下结痛，寒热烦满，咳逆口焦，舌干，利小便。龙齿药性味涩凉，《神农本草经》为疗“大人惊痫，诸痉”，谓龙齿镇心，安魂魄。小麦性味，甘咸微寒，功能养心宁志。陶弘景指出：

“除客热，止烦渴咽燥利小便，养肝气。”孙思邈指出：“养心气，心病宜食之。”《本草备要》亦谓“养心除烦”。《金匮要略》脏躁病，喜悲伤欲哭，如神灵所作，数欠伸，甘麦大枣汤主之。用小麦为主药，亦取养心宁志，除热止烦。亦《内经》“心病者，宜食麦”之意。甘草调和诸药以缓急。诸药合剂，共奏养心安神，清热除烦，和中缓急之效。

1. 郁证

于某某，女，48岁，1990年10月23日初诊。

家务萦劳，郁闷丛生，一日悲伤欲哭，家人劝之入睡，后旬日，伴发言语不序，心烦心悸，胆怯惊恐，恐人将逮之，头目眩晕，情志忧郁。在当地医与朱砂安神丸，服药10日，病稍减，又与黄连温胆汤、白金丸等，旬月余，其病减而不瘥。去某医院诊断为精神分裂症，多种西药杂投，病不减而反增。转来门诊：其脉弦细略数，舌红少苔。综合脉症分析，病属郁证，治以养心安神，清热除烦之法调之，方宗枣仁甘麦汤加减。

生枣仁40g，水菖蒲10g，远志肉10g，云茯神25g，生龙齿20g，麦冬20g，生赭石15g，小麦15g。

上药以水3杯，煮取1杯，药渣再煮取汁1杯，日分2次温服。

二诊：服药6剂，睡眠较好，食饮略增，他症尚无起色，仍守前方出入。

生枣仁40g，水菖蒲10g，远志肉10g，云茯神25g，生龙齿30g，麦冬20g，小麦15g，炒枳实10g，川黄连6g，瓜蒌20g，丝瓜络20g。

上药以水3杯，煮取1杯，药渣再煮，取汁1杯，日分2次温服。

三诊：续服清络通腑之品，燥矢落下数枚，精神较前振作，心中烦悸初定，略有喜笑之意，脉象不若前甚；舌质尚红。此方既见效机，仍守上方续进。

生枣仁40g，水菖蒲10g，远志肉10g，云茯神25g，生龙齿30g，麦冬30g，小麦10g，炒枳壳15g，丝瓜络20g，川黄连8g，瓜蒌皮30g。柏子仁6g。

上药煮两遍，取汁2杯，日分2次分温服之。

四诊：前方迭服14剂，精神振作，心烦已蠲，心悸已安，睡眠饮食均见好转，头目眩晕已定，唯夜半尚觉口干，舌质尚红，脉象已转平复略数。精气尚未尽复，仍宗上方继之。

生枣仁40g，水菖蒲10g，远志10g，云茯神25g，生龙齿30g，石斛20g，麦冬20g，炒枳壳15g，瓜蒌皮20g，川黄连6g，甘草10g。

上药水煮两遍，取汁2杯，日分2次温服。

五诊：精神饮食转佳，又可操持家务。予生甘草10g，生枣仁30g，小麦10g，继服6剂。嘱怡情自遣可也。

2. 脏躁证

杨某某，女，48岁，1967年10月6日初诊。

无故悲泣，不时发作，甚则四肢抽搐，虽经多方治疗，其病减而未愈，迄今近月，胸闷气短，心中烦躁不安，饮食减少，脉弦细而数，舌质偏红，无苔。辨证为思虑过度，心阴暗耗，神失所养。治宜清热除烦，养心安神。

生枣仁 80g（打），远志 10g，甘草 10g，云苓 10g，龙齿 20g（打细），合欢皮 15g，小麦 30g（先煮）。

先煮小麦 2 沸，勿令破化，滤取清汤 3 杯，纳诸药煮取 2 杯，日分 2 次温服。

上方连服 7 剂，其病十去八九，继服 5 剂而病愈。

按：小麦一物，其皮清凉，只需煮 1～2 沸，勿使破化，破化则成粥矣，大失仲景师法。金匮虽未明言小麦少煮，但其取用，必如是，余每次治此病，当用如此煮法，取效甚快。

远志丹参饮方

远志 15g，丹参 30g，龙齿 20g，黄连 6g，生地 30g，鸡血藤 30g，生枣仁 30g，朱珀散 2g（冲）。

上 7 味，以水 4 杯，文火煮取 1 杯，药渣再煮，取汁 1 杯，日分 2 次温服。每服药时冲吞朱珀散 1g。

功效：安神宁胆，清热养血。

主治：心胆火盛，灼伤心血所引起之心悸，烦躁不得眠，易惊易恐，怵惕不安，多梦汗出，或心中懊侬，胸热瞀闷，舌红少津，脉象细弦者。

方义：医云："心与胆通，心病，心悸怔忡，以温胆为主；胆病战栗癫狂，以补心为主。"心主君火，胆又为少阳相火，少阳之火生少阴心火，心火亢盛，岂有胆火不盛，前人制方，如朱砂安神丸、导赤散，皆为清导心火之方，所以不言清胆者，乃"实则泄其子"之谓也。正因心胆相关密切，发病又互为影响，治之之法，又何尝不可心胆同治而双兼其善。举凡心胆气滞，心悸善太息，医常与温胆汤，或正胆汤，即疏达其胆气，又安和于心气，彼则心胆气滞之病。此则心胆火胜之病。故方以远志、龙齿养其心气，丹参、生地、鸡血藤重养心血，黄连直折心火兼平胆火，又生枣仁宁和于胆，若胸中痰火郁滞者，可加全瓜蒌一枚，清火化痰，胃气上逆呕哕者，可加竹茹、生姜，以降和胃气。

1. 心悸失眠

张某某，男，28 岁，1967 年 4 月 20 日初诊。

乡事繁萦，思绪万千，初患头痛，再遇不顺，性情转躁，心神暗暗消铄，以致头痛头晕，心烦口渴，遇事易忘，深思则意乱，并心中悸惕不已，夜梦联翩，精神日见衰弱，气色显瘦，脉来弦细而数，舌红少津，无苔。询之，常服眠尔通以安眠，常服金匮肾气丸以健肾，病情日甚一日，始来求治。余综合分析病情，乃属心阴虚，心胆火盛之征。拟以滋阴降火，安神宁胆之法调之。

处方：远志 15g，丹参 24g，黄连 9g，龙齿 18g，生地黄 30g，生枣仁 30g，鸡血藤 30g，夜交藤 30g，朱珀散 2g。

上 8 味以水 4 杯煮取 1 杯，药渣再煮，取汁 1 杯，日分 2 次温服。每服药时，冲服朱珀散 1g。

治疗经过：上药连服 3 剂，心中悸惕十减七八，精神增加。继服 6 剂，头痛头晕，心中烦躁减轻大半，夜寐得酣。患者依此方加减服药近月，诸症均瘥。

2. 血虚心悸

孙某某，女，49 岁，1983 年 7 月 3 日初诊。

喜事操劳过度，伤及心血，一日由小事不顺而恼怒一时，数日后，心悸汗出，舌红口干，脉细数兼有结脉。饮食已差，心下痞胀，大便干燥。此阴虚火旺之候，拟远志丹参饮予之。

处方：远志 10g，丹参 20g，龙齿 20g，黄连 10g，生地 30g，枣仁 30g，瓜蒌 30g，枳壳 10g，焦楂 20g，甘草 10g。上药煮两遍，日分 2 次温服。

上药连服 6 剂，诸症基本痊愈，唯脉来尚有结脉出现，予生脉饮方加葛根、石斛、沙参，服药半月病愈。

发郁定志汤方

栀子 6g，川芎 3g，柴胡 12g，白芍 12g，枣仁 20g，香附 6g，苍术 6g，陈皮 6g，枳实 12g，云苓 10g，神曲 10g，荷梗 6g，苏梗 6g，薄荷 6g，知母 6g，龙齿 20g，甘草 6g。

上 17 味，水煮两遍，取汁 2 杯，日分 2 次温服。

功效：理气疏郁，安神定志。

主治：郁证。经久不已，肝气郁结，胁肋作痛，往来寒热，神疲食少，头痛乳胀，月经不调，脉弦或沉弦，舌苔腻滞，舌质胖淡者。

加减：心火亢盛，舌红少津，去苍术、二梗加黄连倍白芍，知母。噫气、呃逆加旋覆花、川朴、半夏、生姜。寐劣倍枣仁。

方义：本方以栀子为君，因栀子其形象心，性苦寒，入心肺达三焦，主泻火清热，凉血解毒，主治热病烦渴，头痛目赤，黄疸淋毒，疮疡热毒，以及吐血衄血等证。质地轻清上行，可清肺中之火，解心经客热，以疗虚烦。仲景栀子豉汤，用以疗无形之热气，如心中懊侬，酒黄疸等，此处用之以疗胸中烦闷、懊侬不得眠，五内邪气，胃中热气。少佐川芎以“搜肝风，补肝血，润肝燥，祛虚风”。有柴胡之疏肝解郁，又有白芍为清肝之用，有枣仁之养血敛肝，又有香附为之理气散结，有知母之清养肺阴，又有薄荷之宣发肺气，有枳、陈、苓、曲、荷、苏二梗诸品，冶于一炉，运脾胃，转中枢，外达诸郁。唯恐精气欲散，故有龙齿以为之守耳。

郁证

吴某某，女，31岁，1985年6月10日初诊。

与人口角，精神抑郁，遂发躁扰不安，寐劣多梦，有时喃喃自语，气短，头痛，不欲饮食，病来半月，口干，心烦，舌红少苔，脉沉弦而细。脉沉弦为郁而气滞证，细者血气不足之征也。法宜理气化滞以达其郁，养血安神以定其志。方用发郁定志汤。

栀子6g，川芎3g，柴胡10g，白芍12g，枣仁20g，香附6g，苍术6g，陈皮10g，枳实10g，云苓15g，神曲6g，薄荷6g，苏梗6g，细辛3g，知母6g，龙齿20g，甘草6g。

上药以水3杯，煮取1杯，药渣再煮，取汁1杯，日分2次温服。

二诊：6月19日。上方断续服药7剂，精神较为镇定，食欲增加，唯寐劣多梦未减，脉来不若前甚。上方既见效机，仍步上方加枣仁至30g，加夜交藤20g，合欢皮10g。

三诊：6月26日。上方连进6剂，诸症递减将瘥，与朱砂安神丸。并嘱宽怀调气，怡情自遣，以善其后。

孙朝宗

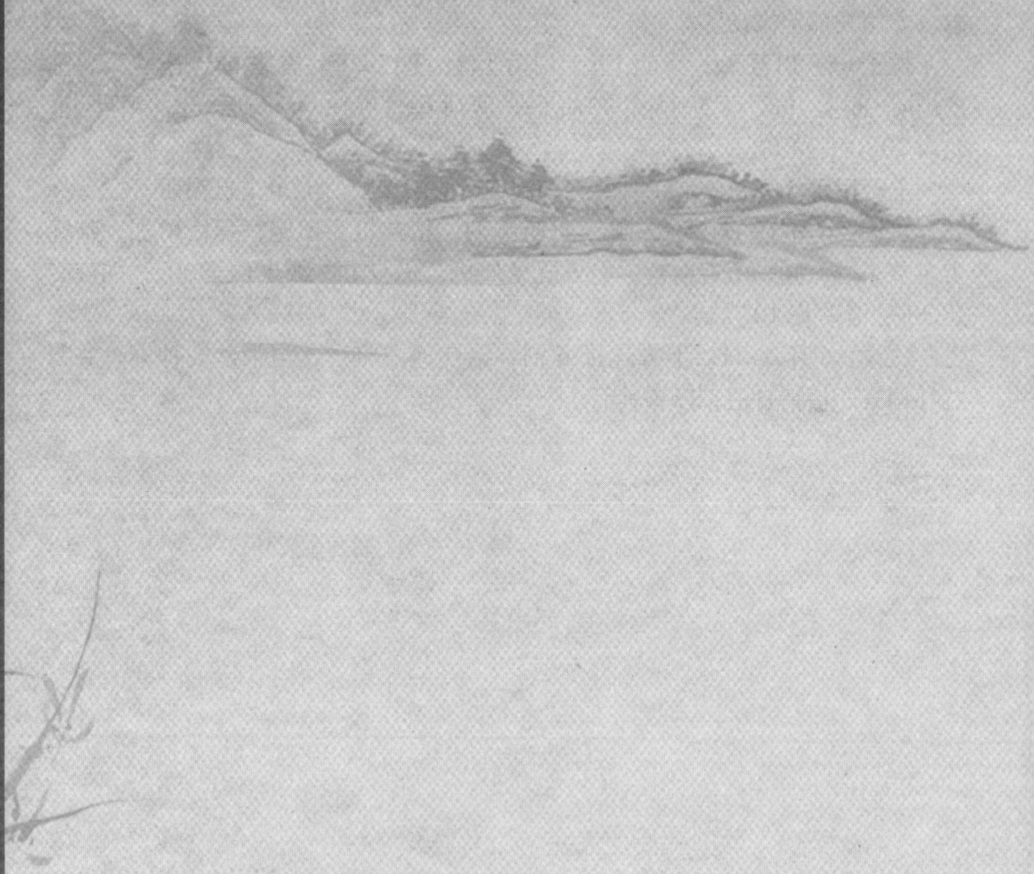

五、肺脏病试效方

温卫通窍汤方

辛夷10g，白芷3g，羌活6g，苍耳子15g，豆豉10g，防风6g，细辛3g，升麻6g，当归6g。

上9味，以水3杯，武火急煮，取汁2杯，日分2次温服，忌食生冷之品。

功效：辛温发散，宣肺利窍。

主治：外感数日，体虚不复，鼻塞经久不通，或流清涕不闻香臭者。

方义：辛夷、白芷，为肺胃经之药，性温，疏风散寒，温肺通窍，主治感冒头痛，鼻渊鼻塞，面肿疮疖；佐羌活、细辛、防风、苍耳子，上行以祛风止痛，主治鼻塞多涕，齿痛喉痹；当归补血，唯性主上窜，挟豆豉、防风以行卫阳；升麻引药上行，共达辛温发散宣肺通窍之功。

1. 风冷鼻塞

俊某，85岁，1969年10月初诊。

患鼻流清水，不知不觉。老先生以编簸箕为生，于街头不分寒暑，想必因感风寒引发，发病数月不已，甚则有时鼻寒。余予温卫通窍汤重用当归20g，连服12剂病愈。

2. 风冷鼻塞

章某某，男，16岁。1970年4月7日初诊。

去岁冬末患感冒已3月，经常鼻流清水，有时遇冷则鼻塞不通，曾服多种西药，时轻时重，病未根除，大人恐形成鼻炎来索方。余书温卫通窍汤方予之，并嘱药宜轻煮20分钟，临煮好时加葱白一截。每日服2次，半月后，鼻窍通达，着冷乃不通畅，仍与原方继服15剂，鼻窍通畅，遇冷也不塞滞。

清气通窍汤方

薄荷叶 10g，生石膏 30g，杏仁泥 10g，桑白皮 10g，辛夷 10g，白芷 3g，葛根 20g，黄芩 6g，甘草 10g。

上 9 味，以水 3 杯，武火急煮，取汁 2 杯，日分 2 次温服。

功效：辛凉发散，宣肺通窍。

主治：感冒风热，头痛头晕，鼻塞不通，或流黄涕，不闻香臭者。

方义：方以薄荷代麻黄，佐石膏、杏仁、甘草，乃变通之麻杏石甘汤意，旨在轻清气分风热之邪；葛根、黄芩、桑白皮，均属清肺之品；辛夷、白芷，只取其气而弃去其质，以宣肺通窍之用。

风热鼻塞

任某，女，9 岁。

感冒反复 3 次，虽经治疗，但余热未清，鼻流黄涕，旬日不清，有时感觉头昏，面赤，脉虚数，舌质红，苔黄。

处方：薄荷 8g，生石膏 30g，杏仁 6g，葛根 10g，黄芩 6g，辛夷 6g，白芷 3g，甘草 6g，桑白皮 6g，细生地 10g，杭菊 6g。

上药，以水 3 杯，武火煮取 2 杯，日分 2 次温服。

复诊 2 次，计服药 7 剂，鼻流黄涕，头昏面赤病愈。

清气举肺汤方

杏仁 6g，麻黄 6g，石膏 20g，甘草 6g，桔梗 6g，薄荷叶 6g，浮萍草 6g，细辛 2g。

上 8 味，以水 3 杯，煮取 1 杯，药渣轻煮，取汁 1 杯，日分 2 次温服。

功效：清宣肺气。

主治：外感风热，身热不解，咳嗽气短，胸中烦闷，口渴，舌质偏红，苔薄白或薄黄。或感冒日久不愈，风热郁闭于肺而喘者。或过用寒凉通下，气短脉浮数者。

方义：此方本于麻杏石甘汤，以辛凉宣泄，清肺平喘。方中加桔梗、薄荷、浮萍、细辛，旨在加强清宣肺气之力。桔梗一药，为开提肺经气分之要药，此方中，只借开提肺气以宣肺。薄荷芳香清凉，借其清轻凉散，芬芳开郁之力以散风热之邪，疏解气分之滞。浮萍，本水气所生，浮生于水之表皮，性味寒凉而轻浮，入肺经以达皮肤，宣肺清热以通肺气。细辛虽然性味辛温，但用量甚少，于大量寒凉药之中，取其气以弃其质，以本品非但宣肺，抑且引肾气上达于肺，肺气不举者，加此药，取效甚速。全方诸药，皆为轻宣之品以宣发肺气。所谓："治上焦如羽，非轻不举"。

风热鼻塞

陈某，女，45岁。1983年6月12日初诊。

初春患风寒感冒，至夏咳嗽，胸闷短气，所服药一派苦寒下之，一派填补肺气，与升陷汤治之旬余，其证非但不愈，反增气短益甚，胸脘满闷，咳必肩息而喘阵作。余观其舌苔薄黄，而舌质红赤，脉反浮数，又询之无有心疾，遂与清气举肺饮与服。3日后，患者感觉短气已瘥，咳喘已轻。其脉，尚觉浮数，舌苔略减，舌质尚红。余以清宣肺气之方，清轻举之而病感减轻。继以此方与之。服药6剂后，其病竟除。因肺藏宗气，气虚而陷者，补之，举之。气热而陷者，岂不可清之举之乎。

余数十年来凡遇小儿感冒咳嗽或体温增高者，辄用麻杏石甘汤加味治之。寒者偏重用麻黄，热者偏重用石膏。咳久不愈者，即用清气举肺汤原方，减细辛为1g或去而不用，每每收到良好的效果。

金水八味饮方

麻黄10g，杏仁10g，石膏30g，甘草10g，当归20g，熟地30g，五味子10g（打破），细辛3g。

上8味，以水3杯，煮取1杯，药渣再煮，取汁1杯，日分2次温服。

功效：滋养肺肾，清热化痰。

主治：肺肾不足，或年迈肺肾阴虚所导致痰热壅肺以至咳嗽喘息，胸痛胸闷，或夹外感，气火交并所导致之发热咳喘，咯吐浊痰者。

方义：景岳金水六君煎方药组成乃是二陈汤加当归、熟地，主治肺肾气虚，湿痰内盛之证。本方乃是麻杏甘石汤加当归、熟地、细辛、五味组成，主治肺肾阴虚，痰热内盛之证。二方比较，金水六君煎重在理脾肾，金水八味饮又重在理肺肾。方中以麻杏石甘汤之轻清，轻举肺气，所谓治上焦如羽，非轻不举，肺气得以宣发，自然水精四布，痰热得清，肺气清而咳喘自平，方中加细辛、五味，为方中之舟楫，五味子功能收纳肺气下归于肾，细辛功能启发肾气上达于肺，这一升一降，巧合于"肺主出气，肾主纳气"之机。当归、熟地养血滋阴，以为固本之计。

多年以来，鉴于临床所见，由于风寒束肺，速化热于肺腑者甚多，而由脾胃虚寒，痰湿内感者，则临床见之较少。由是作金水八味饮与金水六君煎成寒热虚实之方，以便医者临证易于应用。

1. 咳嗽

俞某某，男，44岁，1966年4月4日初诊。

前有肺痨病史，病愈后，身体一直虚弱，旬月前患伤风咳嗽，一再发汗，身热已解，但咳嗽不止，近来又咽喉作痛，咯吐痰黏稠，有时痰中带血，腰背酸痛，周身倦怠，精神萎靡，不欲饮食，心中烦热，小便黄赤，大便秘滞不畅，脉象弦细而数，舌质偏红，苔黄。

辨证治疗：身热虽解，余热羁留于肺络，未能肃清，肺火弥漫，久则及肾，肾虚阴液不能上济于肺，以致咽喉作痛，咯吐痰，腰背酸痛，精神萎靡。火气弥漫，心阴被劫，故出现心中烦热，小便黄赤等症。方以金水八味饮加味调之。

炙麻黄9g，杏仁12g，生石膏30g，生甘草9g，细辛2g，五味子6g，生熟地各24g，冬虫草9g，黄连6g，瓜蒌15g。

上药以水3杯，煮取1杯，药渣再煮，取汁1杯，日分2次温服。

二诊：4月10日。连服上方6剂，咯吐痰已减，仍咳嗽，心中烦热不若前甚，小便转清，精神好转，大腑通畅，此相火初见伏降，肺之清肃有权，仍步上方迭进。

三诊~四诊：迭服上方7剂，咳轻痰少，心烦得安，腰疼不若前甚，精神振作，食欲增加，脉来已转冲和。

炙麻黄9g，杏仁2g，石膏30g，甘草9g，熟地30g，冬虫草9g，细辛2g，五味子6g，麦冬12g，云茯苓12g。

上药水煮两遍，取汁一杯半，晚服1杯，明晨服半杯。

2. 咳嗽

胡某某，男，65岁，1969年3月6日初诊。

有咳喘病史，近来感受风寒，咳嗽上气，恶寒，身微热，咳甚胸痛，口干，舌偏红，舌苔白腻中黄，脉细数。

辨证治疗：素有咳喘病，今又感受风寒，咳甚胸痛，口干，显属外有风寒束表，内有郁热蕴结，内外互为影响，治宜清热解表之法调之。

麻黄10g，杏仁12g，石膏40g，细辛3g，甘草6g，薄荷10g，瓜蒌皮20g。

上药以水3杯，煮取1杯，药渣再煮，取汁1杯，日分2次温服。

二诊：3月9日。上药连服3剂，微汗出，身热除，咳甚胸痛略减，他症如故。询之，大便秘结，已5日未行，再步上方加减。

麻黄6g，杏仁12g，石膏40g，细辛2g，甘草6g，薄荷10g，瓜蒌30g，熟地20g，川贝10g。

上药以水3杯，文火煮取1杯，药渣再煮，取汁1杯半，日分3次温服。

三诊：3月14日。连服上药5剂，大腑通畅，小便增加，咳嗽胸亦不痛，口亦不干，苔少，脉来细数不若前甚，仍感气短，有上气不接下气之感，仍守原方平之。

麻黄6g，杏仁10g，石膏20g，甘草10g，细辛2g，当归10g，熟地20g，五味子6g。

上8味，以水3杯，煮取1杯，药渣再煮，取汁1杯，日分2次温服。

3. 咳嗽

赵某某，男，45岁，1984年10月11日初诊。

患痰热咳嗽已半月余，近因多食辛辣，咽喉肿痛，咳甚则痰中夹有血丝，心中烦热，寐劣不安，滑精二次，周身乏力，气短，脉虚大而数，舌质偏红，少苔。

辨证治疗：痰热咳嗽既久，郁热于肺，以致肃降失职，肾中之阴，不济于上，上则咳甚见红，咽喉肿痛，下则失精乏力气短。治宜滋益肺肾，清热化痰。宗金水八味饮意。

薄荷10g，杏仁12g，石膏40g，生甘草10g，双花20g，生地30g，五味子6g，丹皮10g，藕节30g，生牡蛎20g，马勃6g。

上药，以水3杯，文火煮取一杯半，药渣再煮，取汁一杯半，日分3次温服。

二诊~三诊：上药服3剂，咳痰略轻，血止，他症尚无起色。继服3剂后，咽喉肿痛显减，心中烦热亦差，寐意稍安，滑精未发。病已减轻，仍守上方出入。

杏仁12g，石膏30g，生甘草10g，生地20g，五味子6g，大寸冬15g。

上药以水3杯，文火煮取1杯，药渣再煮，取汁1杯，日分2次温服。

四诊~五诊：10月20日。上药继服3剂，咳嗽将平，喉痛消失，病入坦途，调补肺肾，以冀康复。

炙麻黄6g，杏仁10g，石膏20g，生甘草10g，细辛2g，五味子6g，当归6g，生熟地各20g，云苓15g，女贞子15g。

上药水煮两遍，取汁2杯，日分2次温服。

排脓雪肺汤方

瓜蒌50g，金银花30g，净连翘30g，苦桔梗10g，赤白芍各30g，冬瓜子20g（打），白及10g，藕节30g，苡米10g，怀山药20g，鲜苇茎100g（冬天用鲜苇根100g）。

上药以水5杯，煮取一杯半，药渣再煮，取汁一杯半，日分3次温服。忌食黏腻及鱼虾腥臭之品。

功效：清肺化痰，逐瘀排脓。

主治：肺痈。咳吐桃红色腥臭脓痰，胸中热痛，咳嗽，脉滑数，舌质红，苔黄腻。

方义：按肺痈一证，乃肺叶生疮，咳吐脓血。发病之因多由风热伤肺，肺络溃烂；或嗜辛辣，饮酒炙酪，燥热重灼肺络，蕴蓄成毒者。本方宗千金苇茎汤扩而充之，主用瓜蒌、苇茎量大功专，清热化痰以消痈肿疮毒为主药；佐银花、连翘、赤白芍、冬瓜子清热解毒，逐瘀排脓；苡米、山药，既可清热利湿，又可补脾益肺；桔梗一药为方中之舟楫，可引药留连于肺，亦可助其清肺排脓；此方可为肺痈之基础方。

1. 肺痈

付某，55 岁，1968 年 3 月 11 日诊。

咯吐脓痰，甚则咯吐褐色脓痰，胸痛，心中烦热，傍晚尤甚，辗转调治，未愈。余与杏仁、杷叶、生地、元参、川贝、沙参、瓜蒌、桔梗、丝瓜络，连服 7 日，显效甚微，后于方中加白芍、大贝、苏子、莱菔子，效更不显。后与排脓雪肺汤意：瓜蒌 30g，银花 20g，连翘 20g，桔梗 10g，白芍 10g，苡米 20g，山药 20g，鲜苇茎 50g，连服 10 剂，诸症有所减轻。唯脓痰仍现褐色，有泡沫。余亦感到棘手，再三度之，认为剂量尚小，其药无力排除病灶。止血化瘀药亦仍属不足，像白及、藕节之品，未能投入可为其失误，遂与排脓雪肺汤原方，煮药方法，禁忌方法，均应遵嘱原方只进 3 剂，而吐痰之色已变为黄而稠黏，不见脓褐之痰。继按原方续服至 11 剂，饮食增进，心中烦热及傍晚尤甚之状已除，续与养阴清肺，益气补脾之药调之而康复。

通过治疗，体会治此重证非量大功专之药不足以消痈肿疮毒，又非重用活络解毒之品不足以逐瘀排脓，又非重加利湿渗湿之品不足以补脾气而行其肺水。早期治疗，止血化瘀之白及、藕节不得不急于先用，以弥合破溃之肺络。

2. 肺痈

纪某某，男，46 岁，1987 年 6 月 21 日初诊。

患者有肺结核病史已 20 余年。月前患感冒，发冷发热，在当地输液打针，大汗出，感冒已，而咳喘不已。近来咯吐脓痰带血，转来门诊。刻下：咯吐粉红色脓痰，黏稠腥臭，右胸掣痛，心中烦热，不欲纳谷，面色苍老，精神萎靡，动则喘咳益甚，大便秘结，小便短赤，脉象虚数，舌质偏红，舌苔白腻中黄而燥。

辨证治疗：风热壅肺，化火伤阴，灼伤肺络，发为肺痈，胸痛烦热，痰血腥臭，是其征也，拟排脓雪肺汤以清肺化痰，逐瘀排脓。

瓜蒌 30g（打如泥），金银花 30g，青连翘 30g，桔梗 10g，白芍药 20g，冬瓜子 20g，生山药 15g，生苡米 15g，藕节 30 节，白及 10g，鲜苇茎 100g，甘草 10g。

上药以水 4 杯，煮取一杯半，药渣再煮，取汁一杯半，日分 3 次温服。

二诊：6 月 27 日。连服上药 6 剂，右胸掣痛，心中烦热，不若前甚，咳喘亦减，大便通畅，小便已转黄，精神好转。唯脓痰依然，腥臭不除，仍宗上方清肺化痰清瘀排脓，其证仍在重途，方药勿庸减轻。

全瓜蒌 30g（打如泥），金银花 30g，青连翘 30g，桔梗 10g，白芍药 20g，冬瓜子 20g，生山药 20g，生苡米 20g，藕节 30g，白及 15g，鲜苇茎 100g，生甘草 10g，杏仁泥 15g。

上药仍以水 4 大杯，煮取一杯半，药渣再煮，取汁一杯半，日分 3 次温服。

三诊：7 月 4 日。迭服上方 6 剂，胸痛消失，心中烦热蠲除，可以安寐，脓痰减轻仍有腥味，其色黄白相杂，无血色，纳谷已有馨味，舌苔薄白，唯舌质尚红。综观之，病已出险入夷，但肺之气阴，一时不复，仍不可有恃无恐。

瓜蒌皮 30g，金银花 20g，青连翘 25g，桔梗 10g，白芍 20g，生山药 20g，生苡米 20g，杏仁泥 12g，川贝母 10g，黄柏 10g，生甘草 10g，黛蛤散 15g（兑冲），鲜苇茎 60g，五味子 6g。

上药以水 3 杯，煮取 1 杯，药渣再煮，取汁 1 杯，日分 2 次温服。

四诊：4 月 10 日。上药断续服药 4 剂，脓痰消失，痰色白多黄少。肺气清肃有权，脉转冲和，再宗上方出入，以补气阴，更嘱淡食调养。

杏仁泥 10g，生山药 20g，苡米仁 5g，金银花 10g，净连翘 15g，川贝母 10g，北沙参 15g，五味子 6g，生甘草 10g，陈皮 10g，生白术 10g。

上药以水 3 杯，煮取 1 杯，药渣再煮，取汁 1 杯，日分 2 次温服。

爱莲饮子方

荷叶 60g，荷梗 30g，藕节 30g，莲子肉 30g。

上 4 味，以水 3 大碗，文火煮取 1 碗，药渣再煮，取汁 1 碗，日分 2~3 次温服。忌食荤物，酒、辛辣之品。

功效：清凉解毒，止血活血。

主治：咯血、吐血、衄血、淋血、下血、血痢，及肝阳上亢、肺热郁火之头目眩晕，烦躁咳逆等症。

加减：

咳、咯、吐衄、血不止者加茅根、三七、白及或白芍、阿胶或羚羊角、水牛角、柏叶炭。

血淋不止者加小蓟、茜草。

便血不止者加地榆炭、槐米炭、艾叶炭、百草霜、荆芥炭。

血痢不止者加白头翁、白芍、苦参子。

方义：荷叶，性平味苦，其气清香，鲜荷叶善清暑热之邪，干荷叶除清肺平肝止吐衄外，更俱“升发脾胃清阳”之功。张洁古之枳实丸（白术、枳实，以荷叶裹陈米煨饭为丸），用以健胃消食；《素问病机气宜保命集》之清震汤（荷叶、升麻、苍术），主治雷头风证，皆取荷叶清热利湿之功。荷梗，尤善宽胸利膈，和胃利气，凡肺气郁闭，胃气滞满痞塞者，皆可放胆用之。藕节，气味甘平无毒，生者甘寒，可凉血止血，尤善疗吐衄淋沥之血症，一般用干藕节，甚则可炒炭，其止血之功更为显著。莲子肉，性味甘平，主入心、脾、肾三经，其主要功能为养心健脾，固精止泻，主治脾虚泄泻，心悸失眠，遗精，带下，崩漏，久痢赤白，或肠风下血之证。

按：荷莲一药，亦具三才之德，荷叶出于水面，仰天而生，具清阳之德；藕居水底泥中，具真阴之德；荷梗，介乎藕叶之间，具中正之德。所以荷叶主清肺，荷藕主滋阴，荷梗主中枢以调脾胃，莲子为全株之精子，主入脾肾，运脾涩精为其特长。

藕居水底泥中，主升津以益脾阴；荷梗主中枢，能启脾津以益肺阴，所以肺火炽盛络破，咳、咯、吐衄之血，假荷莲之特性以清凉解毒，活血止血而收功。藕节甘涩，以敛阴为本，是故便血、血痢、血淋，医者亦多用之。

咯血

丁某，男，45岁。

岁在丙寅，秋燥方亢，患肺炎，在当地久久治疗，将瘥，余热未能退净，体质已虚，前天忽然咯血。目前，咯血点滴，舌红少津，脉象虚数，口干，咽痛，精神疲倦，小便黄短。

处方：鲜荷叶60g，鲜藕节60g，生地30g，三七粉4g。

上4味，水煮3味，取汁2杯，日分2次温服，每次冲服三七粉2g。

二诊：上方连服6剂，咯血已止，口干，咽疼亦减，再拟养阴清潜之药，以固其本。

鲜荷叶60g，鲜荷梗30g，鲜藕片100g，莲子肉20g，生地20g，麦冬20g，甘草15g，牡蛎20g。

上8味，以水3杯，煮取1杯，药渣再煮，取汁1杯，日分2次温服。忌烟酒、辛辣之品。

小枇杷饮子方

蜜炙枇杷叶20g，杏仁泥12g，淡竹茹10g，半夏15g，广陈皮15g，生姜5片。

上6味，以水3杯，文火煮取1杯，药渣再煮，取汁1杯，日分2次温服。

功效：清肺化痰，和胃降逆。

主治：肺热咳嗽，痰吐不利，呕吐哕逆，胸脘痞满，不欲饮食，脉滑，舌苔黄腻。

方义：肺主宣发与肃降，胃主和降，若肺胃气滞，痰浊不清，症必咳痰，甚则上气而喘，中脘痞滞，不欲饮食。治当宣肃肺气而化痰，和降胃气而化滞，方以炙枇杷叶为君，因枇杷叶有“清肺和胃而降气”之功，实则清肺而化痰浊，降胃逆而平呕哕。王孟英谈枇杷叶“毛多质韧，味苦气平，隆冬不凋，盛夏不萎，禀激浊扬清之性，抱忘炎耐冷之姿，静而能宣，如风温、温热、暑燥诸邪在肺者，皆可借以保柔金而肃治节，香而不燥，凡湿温疫疠秽浊之邪在胃者，皆可用以澄浊气而廓中州。”确为中肯之论也。杏仁为肺之专药，肺为清虚之脏而主气，痰浊内滞，非杏仁不足以降之，陈皮与竹茹乃橘皮竹茹汤，半夏与生姜乃小半夏汤，一以理气清肺，一以理饮和胃，佐以枇杷、杏仁之中，共达清肺化痰，和胃降逆之效。

1. 呕哕

丁某某，男，66岁，1967年9月13日初诊。

半月前患肠炎腹泻，住院治疗7日出院。出院后，不时呕哕，呃逆痰吐不利，胸脘痞闷，不欲饮食，脉虚数，舌偏红嫩、少津。

辨证治疗：前患腹泻，耗伤胃气，虽经治疗，胃气未复，故胸脘痞闷，不欲饮食，以致虚热上逆而呕哕。虚热弥漫于上中二焦，而痰吐不利。舌偏红少津，均为胃肺热气上逆之候。徐忠可谓：“此胃虚冲逆为哕，然非真元虚弱之比。谓上焦固受气于中焦，而中焦亦秉承于上焦，上焦既宣，则中焦自调也。”治以清肺化痰，和胃降逆之法调之，方守小枇杷饮子方。

蜜炙枇杷叶21g，炒杏仁泥12g，淡竹茹12g，清半夏15g，广陈皮15g，生姜3片。

上药以水3杯，煮取1杯，药渣再煮，取汁1杯，日分2次温服。

二诊：9月16日。连服上方3剂，胸脘痞闷显宽，呕哕平，呃逆不若前甚，吐痰亦少，而纳后运迟。仍步上方加味调之。

蜜炙枇杷叶24g，炒杏仁泥12g，淡竹茹12g，清半夏15g，广陈皮15g，生姜6片，云茯苓15g，炒枳壳9g，生甘草6g。

上药以水3杯，文火煮取1杯，药渣再煮，取汁1杯，日分2次温服。

2. 呃逆

柴某某，55岁，1984年10月7日初诊。

患胃溃疡，行胃大部切除术后，迄今2月余。近因饮食失节，又患呃逆，有时呕哕，腹胀，服木香顺气丸，病不已转来门诊。目前，呃逆频作，甚则呕哕酸苦，痰涎，不欲食，中脘痞满，按之稍痛，大便秘滞不畅，四肢倦懒，精神萎靡不振，脉弦数，舌红嫩，少津。

辨证治疗：胃大部切除后，须调养一年半载，方可无虞。近因饮食失节，损伤胃气，胃气虚逆而呃逆频作，甚则呕哕痰涎，胃气既损，故肢倦神疲。脉来弦数舌红，乃胃胆虚热所为。治当和胃降逆，化痰清热。

生枇杷叶 20g，杏仁 15g，青竹茹 10g，黄芩 10g，清半夏 20g，广陈皮 15g，生姜 6 片，甘草 10g。

上药以水 3 杯，煮取 1 杯，药渣再煮，取汁 1 杯，日分 2 次温服。

二诊：10 月 13 日。连服上药 6 剂，呃逆呕哕均平，饮食增加，他症亦不若前甚。唯四肢懒于动作，精神好转而多欲寐。病却大半而胃气尚虚，复充胃气，其病可愈。

生枇杷叶 15g，杏仁 10g，青竹茹 10g，清半夏 15g，广陈皮 15g，北沙参 15g，太子参 15g，生甘草 10g，生白术 10g，小枣 3 枚。

上药以水 3 杯，煮取 1 杯，药渣再煮，取汁 1 杯，日分 2 次温服。

金水甘露饮方

冬虫夏草 10g，西洋参 20g，金钗石斛 30g，秋菊花 10g，生甘草 10g。

上 5 味，以水 3 杯，煮取 1 杯，药渣再煮，取汁 1 杯，日分 2 次温服。

功效：补肺益肾，滋阴除热。

主治：阴虚内热，热咳，咯血。病后津枯烦渴，遗精，血虚腰痛，舌绛少津，脉象虚数等症。

方义：经言精气夺则虚，久则为损、为劳，均不外损气与精耳。《金匮要略》谓肺劳则损气，肾劳则损精。《难经》指出：损其肺者益其气，损其肾者益其精，为治劳损之法则。本方为肺肾阴虚之调补方法。方中冬虫夏草，功能保肺之阴以疗肺虚热咳，咯血之劳，益肾精以疗遗精，腰痛。《纲目拾遗》谓本品“能治诸虚百损”。而西洋参一药，主入肺经，味苦兼甘，性微寒，其主要功能为滋阴生津，清热泻火，对肺胃阴气不足之虚热咳嗽，阴虚血热，口干津枯者皆可用之，尤适用于虚而有火者。石斛一药，为清虚纯洁之品，亦清肺益胃之佳品。《本草备要》谓本品可除虚热，涩元气，益精强阴，平胃气，补虚劳，壮筋骨，疗风热，发热自汗。秋菊一药，凌霜露而不凋，饱得秋金之气，能益金水二脏，补水所以制火，益金所以平木，木平则风息，火降则热除。甘草生则泻火，并调中和诸药，共达补肺益肾，滋阴清热之效。若其证偏于肺阴虚者，可酌加元参、寸冬之类，若偏于肾阴虚者，亦可酌加龟甲、六味地黄之类。

1. 肺结核

钟某某，女，44岁，1969年5月20日初诊。

患肺结核病3年，经天津某某医院治疗4个月，结核病基本痊愈，嘱回家吃药疗养。近月以来，身体仍然消瘦，不时咳嗽，气短，吐痰，心中烦热，四肢疲倦，夜间经常盗汗，不欲饮食，稍微着凉即感冒，大便偏干。脉虚数，舌质红少苔。脉证互参，属肺火偏盛，肾阴不足，治当滋补肺肾，育阴清热，方与金水甘露饮加味调之。

冬虫夏草15g，西洋参15g，金钗石斛20g，菊花10g，生白芍15g，生地20g，生龙牡各20g。

上药以水4杯，煮取一杯半，药渣再煮，取汁一杯半，日分3次温服。

治疗经过：服药7剂后，气短，乏力，盗汗显著减轻，咳嗽，心中烦热，食少尚未好转，舌红苔少，脉仍虚数。上证既已显效，仍步上方加枳壳10g，炒莱菔子10g，杏仁10g，瓜蒌20g续服。又连续服药半月，诸症基本告已。为使其体力尽快恢复，仍予金水甘露饮原方服药，隔日服药1剂。3个月后，体重增加，精神振作。

2. 虚劳

张某某，男，30岁，1967年元月10日初诊。

经常遗精已二年，近来病进，下午潮热，咳嗽吐痰，痰色灰黏，心烦气短，动则气喘，有时盗汗，饮食减少，倦怠乏力，腰脊疼痛，步履肢软，脉象弦数，舌红嫩，少津。

辨证治疗：虚劳一证，多由迁延积久而成，病从遗精引发，发自于肾，上及脾肺，症见精气不固，倦怠，咳嗽，乃下虚及上者之变。治当补肺益肾，滋阴除热之法调之，方宗金水甘露饮方加减。

西洋参20g，金钗石斛20g，冬虫夏草10g，细生地30g，生龟甲20g，麦冬20g，甘草10g，生龙骨20g，生牡蛎20g。

上药，以水4杯，煮取1杯，药渣再煮，取汁1杯，日分2次温服。

二诊：3月16日。连服上药6剂，盗汗除，潮热不若前甚，他症尚无起色，仍守上方续进。

西洋参20g，金钗石斛30g，冬虫夏草20g，细生地30g，生龟甲20g，麦冬20g，炙枇杷叶20g，桑白皮12g，甘草10g，陈皮10g。

上药以水4杯，煮取1杯，药渣再煮，取汁1杯，日分2次温服。

三诊~四诊：3月22日。上药进3剂，潮热减却大半，咳嗽吐痰亦少，饮食有所增加，此佳象也。前贤有云：虚劳以能食为要着。再进3剂，潮热退，心烦得安，痰色由灰转白黏。气力不足，腰痛，下肢仍然痿弱不已。仍守上方加减。

西洋参15g，金钗石斛30g，冬虫夏草15g，细生地30g，生龟甲20g，麦冬20g，炙枇杷叶20g，桑白皮12g，陈皮10g，桑寄生20g，川续断20g，甘草10g，甘菊10g。

上药以水3杯，煮取1杯，药渣再煮，取汁1杯，日分2次温服。

五诊：3月28日。连服上方6剂，其中又遗精一次，但精神镇定。仍予上方续进。

六诊：4月4日。继服上方6剂，腰已不痛，步履腿软较前好转，再步上方出入。

太子参20g，金钗石斛30g，生熟地各20g，麦冬20g，甘菊10g，五味子6g，龟甲15g，冬虫夏草10g，陈皮10g，云苓15g，炙枇杷叶15g，桑寄生20g，怀牛膝15g，甘草10g。

上药以水3杯，文火煮取1杯，药渣再煮，取汁1杯，日分2次温服。

七诊：4月10日。上药与3剂，隔日服药1剂，脉来冲和，舌红润，步履稳健。与六味地黄丸6盒，每日服2次，每次1丸。

华池饮方

知母15g，金钗石斛20g，黄柏10g，栀子10g，石膏30g，葛根15g，生甘草10g。

上7味，以水3杯，煮取1杯，药渣再煮，取汁1杯，日分2次温服。

功效：清热生津，除烦止渴。

主治：热病口渴，口舌生疮，烦热，咳嗽，劳热骨蒸潮热，脉虚数，舌干红绛，或苔黄干燥者。

方义：方以知母为主药，此药可上清肺金，下泻肾火，朱丹溪治阴虚火旺，常配熟地黄、龟甲为大补阴丸；李东垣有“治有汗之骨蒸，止虚劳之热，滋化源之阴”之说，临床无论实证虚证之热，用之皆有卓效；有云盐水焙之，下行入肾，有润肾燥而滋肾阴之功，故历代医家治相火之证，多用为主药。《神农本草经》：主消渴热中，除邪气，肢体浮肿，下水，补不足，益气。甄权主“心烦躁闷，骨热劳往来，产后蓐劳，肾气劳，憎寒虚烦”。张元素：“凉心去热，治阳明火热，泻膀胱肾经火”。王好古：“泻肺火，滋肾水，治命门相火有余”。石斛甘平，专补胃阴见长，为养胃生津，滋阴除热之良品，属清虚纯洁之质，又可清肺养脾，素禀阴虚，舌光少津者，服之尤宜。《神农本草经》用之以“补五脏虚劳羸瘦强阴精”。《名医别录》用之以“补内绝不足，平胃气，长肌肉，逐皮肤邪热痹气”。《本草备要》用之以“除虚热，涩元气，益精强阴，平胃气，补虚劳，壮筋骨”。叶天士用之以养胃阴者非此不可。黄柏，为坚肾阴之佳品，既可泻火又不伤阴，故有：“黄柏专理下焦”之说，泻相火而滋阴。历代医家喜用之以清下焦湿与热。配苍术以“退热除蒸”，配知母、肉桂，以利小便，取其“即无阳则阴无以化”之意。张元素用之以“泻膀胱相火，补肾水不足，坚肾壮骨髓，疗下焦虚，诸痿瘫痪”。《本草备要》用之以“疗下焦虚，骨蒸劳热，消渴便闭”。栀子其性轻清上行，泻肺中之火，解心经客热，能疗虚烦，温热病，表里皆热，可用之，以其此药有双解表里双相调节之功，故仲景疗汗吐下后，虚烦而不得眠者常配豆豉用之。《名医别录》用之以疗“心中烦闷”，张元素用之以疗“心烦懊侬不得眠”。石膏辛甘而寒凉，为清解气分实热之良药，如壮热汗出，烦渴引饮，高热烦躁，躁扰不安，非石膏不足以清其燥热。张仲景之白虎汤，张景岳之玉女煎，余师愚之清瘟败毒饮，无不以石膏为主药。《神农本草经》用之以疗“口干舌焦不得息”。李东垣用之以“除胃热肺热”，《本草从新》用之以疗“阳明头痛，发热恶寒，日晡潮热，小便赤浊，大渴引饮，中暑自汗，舌焦牙痛，为发斑疹要药”。葛根为胃家要药，其特点为“升举清阳”，外可解阳明经热，解肌发散，生津止渴功不可没。《神农本草经》用之以“起阴气”，《大明本草》用之以“治胸膈烦热”，《本草纲目》用之以“散郁火”，《本草备要》用之以“止渴生津”。甘草一药，医多忽视，只视为生则泻火，熟则温中，调和诸药而已。实际此药甘平逊良，通十二经，其性缓急，又善协和诸药而解毒。仲景用甘草每加炙字，经考证，此炙字乃为烘烤之意，其用意只是使其干燥而已，世有“生则泻火，熟则温中”之说，追其本质仍为甘平之品，所谓“热药用之缓其热，寒药用之缓其寒，寒热相杂者，用之以得其平”的论点是正确的。

该方配伍之法，以知母清肺金而生水，配栀子以泻其肺火，石斛养脾胃之阴，配石膏以彻其火，黄柏坚肾阴而又泻热，泻热而又不伤肾阴。方中加葛根为方中之舟楫，取“升举清阳”之力以升腾气阴，邪火（相火）得清，津气升腾，舌下津液为有源之水，舌自润，渴自解，何燥热之有也，方名华池指舌下津液玉液而已。

至于该方在临证应用时的加减法，又应灵活为之，若见有骨蒸潮热者，可加龟鳖甲。若见有咳嗽者可加杏仁、枇杷叶。

1. 阴虚肺燥

高某，46 岁，1980 年 7 月 20 日诊。

体质丰腴，有遗精病史，虽经多处治疗，其病减而未瘥。7 日前，因饮酒醉卧于庭院，翌日早起方醒，患咳嗽气短，身热痛楚，服解热止痛药、咳必清，病不已，仍干咳无痰，甚则干咳见红，咽喉干燥，不欲饮食，心下按之筑筑然，重按则痛，傍晚有发热感，小便短少，大便偏燥，脉来数大无力，舌质偏红，苔黄。脉证合参，属阴虚肺燥胃气郁滞之证，治以清热滋肺，兼调胃气。方用华池饮加味。

知母 15g，金钗石斛 25g，黄柏 10g，栀子 10g，石膏 60g，葛根 20g，生甘草 10g，双花 30g，元参 20g，炙枇杷叶 30g，全瓜蒌 30g。

上 11 味，以水 3 杯，煮取 1 杯，药渣再煮，取汁 1 杯，日分 2 次温服。忌食辛辣、黏腻之品，禁吸烟饮酒。

二诊：7 月 28 日。上药连续服 7 剂，干咳减轻，用力咳之亦不见红，咽干减轻，饮食增加，傍晚发热已轻，津液渐有来复之机。唯小便尚少，大便仍属不畅，仍步上方出入，观其所以，再商治法。

处方：知母 20g，石斛 30g，石膏 60g，黄柏 10g，栀子 6g，生甘草 10g，瓜蒌 30g，双花 20g，连翘 20g，元参 20g，生地 20g，沙参 10g。

上 12 味，以水 5 杯，煮取一杯半，药渣再煮，取汁一杯半，日分 3 次温服。禁忌方法同上。

三诊：8 月 6 日。上方服 7 剂，干咳止，舌淡红无苔，中脘宽舒，二便调，拟滋阴小方调之善后。石斛 15g，知母 10g，黄柏 6g，甘草 10g。水煮一遍，晚睡前，顿服之。

2. 肺痨

唐某，40 岁，1968 年 4 月 13 日初诊。

罹肺结核 7 年，断续治疗，其病时轻时重，大肉已脱，骨瘦如柴，近来患感冒，经某某医院治疗，感冒已愈。3 天前又发晡时潮热，邀余诊。目前，干咳无痰，咽痒，胸闷少气，精神萎靡，面赤，手足欠温，晡时潮热，微汗出，心烦寐劣，舌红少津，脉弦数。急与华池饮方加减之。

处方：知母 15g，白薇 12g，龟甲、鳖甲各 24g，白芍 24g，甘草 9g。

上 6 味，以水 4 杯，文火久煮，取汁 1 杯，药渣再煮，取汁 1 杯，日分 2 次温服。

二诊：4 月 20 日。上药连服 7 剂，晡时潮热逐渐消失，他症亦随之递减，患者欲归里调养，变通上方与之。

知母 15g，金钗石斛 24g，北沙参 15g，白芍 30g，川黄柏 6g，生甘草 9g，龟甲、鳖甲各 24g，炙枇杷叶 24g，龙牡各 18g，西洋参 9g，煮服方法同上。

加味黛蛤散方

青黛 50g，蛤粉 50g，杏仁 50g，川贝母 50g。

上 4 味，研为细末，备用。成人每服 10g，每日冲服 2~3 次，小儿酌减。

功效：清肺化痰，散结解毒。

主治：肺火炽盛，痰热恋肺之咳喘，胸闷胸痛者。

方义：青黛主泻肝经郁火，凡肝火犯肺，咳逆多痰，肺脏郁热不得发越者，可配他药以清肺平肝，蛤粉一药，只可应用于肝火犯肺者，今加杏仁、川贝，其清肺化痰之力，功倍于黛蛤散多矣。

按：《本经逢原》指出："蚌与蛤皆水产，而蛤则生咸水，色白入肺，故有软坚积，化顽痰之功；蚌生淡水，色苍入肝故有清热行湿，治雀目，夜盲之力。"

咳嗽

患者患感冒咳嗽，夹肝气不伸，胸宇满闷，咯吐黏痰，数日不止，连服杏仁、瓜蒌、杷叶、双花、连翘、沙参、元参之药不瘥。余诊见脉弦滑，舌偏红，舌苔腻垢。予以制黛蛤散加杏仁、川贝、薄荷与黛蛤等量，每日冲服3~6次，每次6g。3日后咳痰减半，胸宇显宽。连服7日，病竟除而呼吸通畅。

孙朝宗

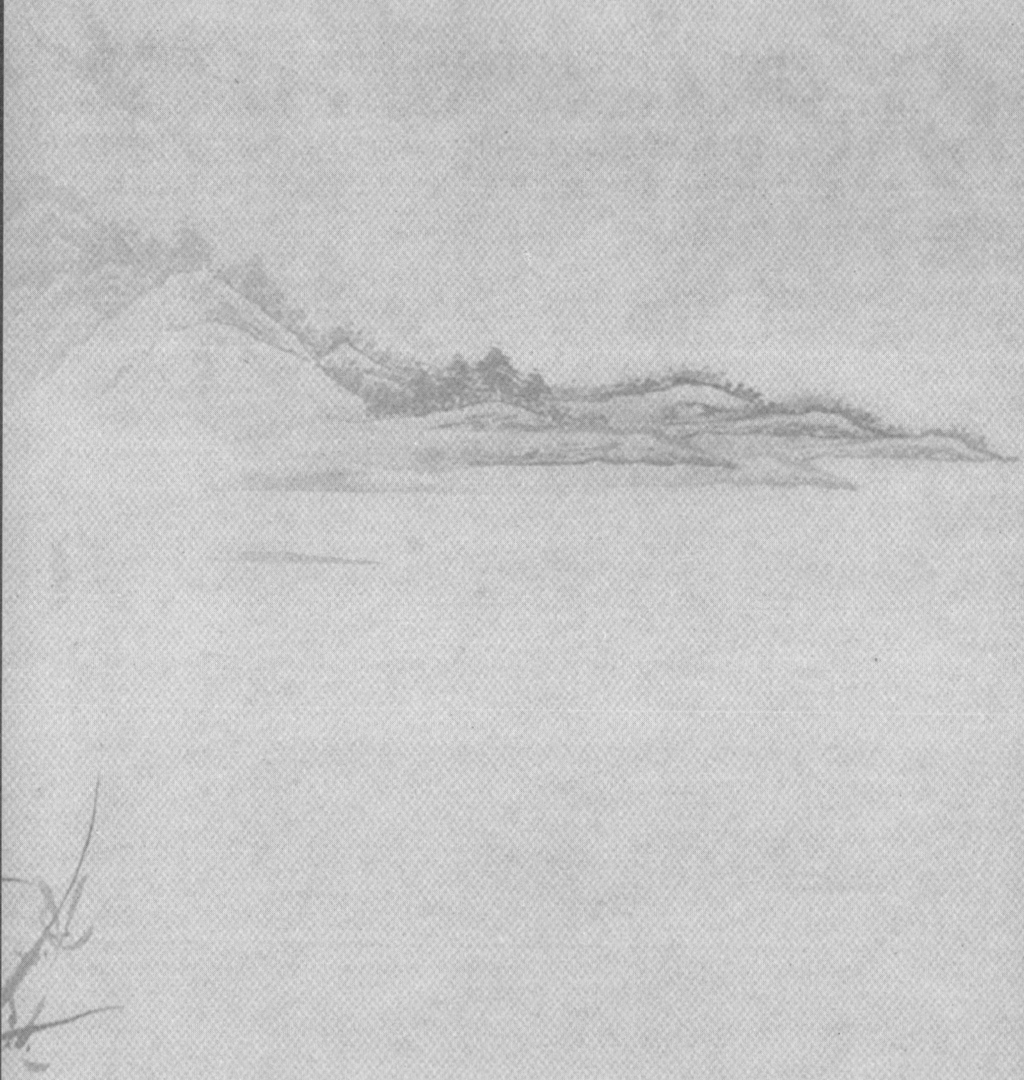

六、肾脏病试效方

疏瀹肾气汤方

熟地 30g，山萸肉 25g，炒山药 20g，泽泻 20g，云苓 25g，丹皮 10g，麻黄 10g，附子 10g，杏仁 10g，车前子 30g。

上 10 味，以水 4 杯，煮取 1 杯，药渣再煮，取汁 1 杯，日分 2 次温服。

功效：宣肺，温肾，利水。

主治：肺肾气虚，周身浮肿，小便不利，或腰重脚肿，或水泛咳喘，或因脾虚四肢肿痛，或因肾虚腰膝冷痛肿胀者，或肾炎出现上症者。

方义：《素问·经脉别论》指出：“饮入于胃，游溢精气，上输于脾，脾气散精，上归于肺，通调水道，下输膀胱，水精四布，五经并行，合于四时，五脏阴阳，揆度以为常也。”这充分说明水液进入胃，输精华于脾与肺，肺把水精一部分布化于经脉和五脏，另一部分经三焦下注于膀胱。尤其文中“水精四布，五经并行”更是说明肺的气化作用，既能布津于皮毛，又能输布水湿。肾又主利水，上中下三焦，决渎成矣。把整个人体的水液代谢括乎于其中，一旦某种因素引起某一个脏腑的功能失调，就会出现整个水液代谢功能紊乱，而发生病态。本方的组成，来之于大量的临床实践，着眼点即注重于肺脾肾三脏，方中熟地大补肾中精血、元气；云苓、山药以渗湿健脾；山萸肉、丹皮以调协肝脾；附子温阳暖肾；车前子养阴利尿；麻黄、杏仁乃肺家专药，肺主皮毛，水液外溢者有麻黄汗而发之，解肌以通腠理；其功为宣肺，温肾，利水，微乎其变，故名之为疏瀹肾气汤耳。

肾虚浮肿

耿某某，51 岁，1989 年 12 月 24 日初诊。

去年患肾炎浮肿，在当地辗转调治，病将愈。届秋以来，由于汗出受风，初见面浮，四肢疲倦，晚则跗肿脚胀，行走感觉沉重，迄今旬月，虽经治疗，时好时坏。目前，面浮肿，目窠亦肿如卧蚕，跗肿，按之凹而不起，周身有恶寒感，入夜脊背恶寒尤甚，小便不畅，精神衰减，饮食尚可，不时咳嗽。唯口淡乏味，脉沉细，舌淡苔薄白。予疏瀹肾气汤化裁。

处方：熟地30g，附子9g，炒山药15g，防风6g，当归6g。

上药水煮两遍，取汁2杯，日分2次温服。

上药连服3剂，身得小汗出，面浮显减，他症尚未起色，继按原方加麻黄12g，当归至9g，防风至9g，加蝉衣18g。服2剂，夜间周身汗出，小便通畅，翌日面目浮肿消失，下肢肿亦消大半，续服3剂，浮肿全消。余小制其方，嘱回家断续服之，以善其后。

灵枢饮方

生地30g，熟地30g，当归20g，川芎10g，白芍20g，生龟甲20g，川牛膝20g，生龙骨20g，生牡蛎20g，淫羊藿10g。

上10味，以水4杯，煮取1杯，药渣再煮，取汁1杯，日分2~3次温服。

功效：滋补肾阴，安神定志。

主治：阴虚阳亢，头目眩晕，心悸怔忡，或胸闷气短，神魂无依，精神萎靡等症。

方义：方以龟甲、二地填补真阴，以奠安足少阴肾，佐归、芎、白芍以滋养少阴心血，更佐龙牡以收摄精气，牛膝以活血通痹，唯仙灵脾一点真火，斡旋于少阴心肾之间，并煦冲任，以强心力，益精气，为方中灵动枢运之品，以达滋补心肾，安神定志之效。

足少阴肾与手少阴心，皆为少阴之经，介乎厥太之间，为阴经之枢纽。少阴以灵气为本，以神气为用，于是方以二地培其真阴，以龟甲灵动之品，安宅于肾中以为固本之用。神灵者，虽曰灵为阴，神为阳，实则分则为二，合则为一也。

又足少阴肾为水脏，手少阴心为火脏，阴阳水火，相济为用则吉，分则危殆不远矣，故于龟、地、归、芍之中佐灵脾游行交通于心肾之间，为交通阴阳、水火、神灵之用，心肾和谐，阴平阳秘，精神乃治，必也。

阴维之脉“起于诸阴之交”，隶属于足少阴肾，阴维之脉能引少阴精血上归于心，难经所谓“阴维为病苦心痛”。若肾之精血不足，阴维之脉不能导引精血以滋荣心脏，则易病心中大动，苦其心中疼痛，所以调补肾与阴维脉，亦是治疗心痛的又一法门。

冠心病

黄某某，男，59岁，1983年4月4日初诊。

患冠心病心绞痛已6年，断续发作，服硝酸甘油片维持治疗。刻下：胸痛憋气不时发作，痛时窜及肩臂，不时心烦，精神委顿，夜寐汗出，咽干，心悸乏力，头晕，舌质偏红，舌苔薄黄，脉象细数，重按无力。综合脉证分析，证属心肾阴虚，虚阳上僭，心血暗耗。治以滋补肾阴，潜纳浮阳，养血通络，安神定志。方以灵枢饮加味调之。

处方：生熟地各 30g，当归 10g，丹参 30g，川芎 10g，白芍 20g，龙牡各 20g，怀牛膝 20g，生龟甲 20g，仙灵脾 10g，甘草 10g。

上药以水 4 杯，煮取 1 杯，药渣再煮，取汁 1 杯，日分 2 次温服。

二诊：4 月 14 日。上方连服 9 剂，胸闷显宽，心绞痛大减，心烦、眩晕，盗汗均减大半，精神转佳，脉来不若前甚。上方即显效机，仍步上方续进。

三诊~六诊：5 月 21 日。心绞痛基本未发，他证亦随之递减将瘥，精神振作，仍步原方小其制剂予服，隔日服药 1 剂以巩固疗效。

小草汤方

小草 20g，酸枣仁 20g，麦门冬 15g，淡竹叶 10g，生甘草 10g。

上 5 味，以水 3 杯，文火煮取 1 杯，药渣再煮，取汁 1 杯，日分 2 次分温服之。

功效：滋阴补肾，补心安神，交通心肾。

主治：虚劳不足，失志善忘，痰迷心窍，烦躁不寐，目昏耳鸣，或心悸恍惚，心神无主，梦遗滑泄，脉虚数等症。

小便混浊加茯苓、山药、萆薢，头晕目眩加龙齿、双钩藤，咳逆多痰加杏仁、蛤粉、半夏等。

方义：本方以小草为主药，其小草乃远志之苗，性味苦辛微温，为足少阴气分之药，功能通肾气，上交于心，虽不如远志力厚，而轻薄行气之功，优于远志。张路玉谓："苗名小草，亦能利窍，兼散少阴风气之结也。"吴仪洛谓："益精补阴气，治虚损梦泄。"枣仁酸平，入心、肝、胆、脾四经，主治多在心肝，《内经》指出："心苦缓，急食酸以收之，肝苦急，以酸泻之。"《金匮要略》酸枣仁汤以此为主药，此处用之，助小草以疗惊悸健忘，心虚不足，助阴气止眩晕虚汗虚烦。麦冬甘苦微寒，心经主药，甘寒清润，以"滋燥泽枯"为用。竹叶甘淡，尤善入心肾，解烦利水。该方形似平淡，岂不知返璞归真，就寓于这平平淡淡之中矣。

1. 不寐

刘某某，男，44 岁，1966 年 8 月 22 日初诊。

去年患脑栓塞，半身不遂，余予鸡血藤汤、集灵熄风汤调理 3 月，病愈，恢复工作。又自恃体壮，酒色过度，患精神恍惚（阵发性），自服偏方后，吐泻交作，以致病进。目前，精神萎靡不振，失志善忘，头晕目眩，烦躁不安，夜寐梦多纷纭，食无甘味，下肢痿软，有时滑精。小便黄臭，脉来细数，舌质偏红，苔薄黄。

肾阴久亏于下，不知持满，以致肾气亏伤，心火亢盛不知慎摄，以致心阴不足，由是心肾不交，诸症续出。治以滋益清潜以补肾，凉润安神以益心，若能心肾交合，证必有望。

小草 24g，酸枣仁 24g，麦冬 24g，淡竹叶 15g，龙齿 18g，生地 24g，炒枳壳 12g，甘草 9g。

上 8 味，以水 3 杯，煮取 1 杯，药渣再煮，取汁 1 杯，日分 2 次温服。

二诊：8 月 30 日。上药连服 6 剂，精神好转，眩晕烦躁亦减轻，仍寐劣多梦，饮食转馨，他症尚无起色。心肾久虚，一时难复耳，仍步上方加茯苓 15g，不敢蛮补，以防滋生变故。

三诊~五诊：9 月 21 日。三诊夜寐转安，烦躁将平，头目眩晕十去其七，小便已清，原方去龙齿。四诊精神振作，步履轻松。五诊脉来不若前甚，舌苔淡薄，质红润。病已将瘥，再予小草汤原方继之，以平淡而收其效。

2. 早泄

于某某，男，22 岁，1993 年 10 月 2 日初诊。

结婚半年，患早泄已 3 月。曾服参茸大补丸、五子衍宗丸，及其他中西药物，均无效果。目前，精神委顿，头目眩晕，心悸，有时耳鸣，脉虚数，舌质红嫩，口干无苔。

辨证治疗：人身三宝精、气、神，精藏之于肾，而主宰于心，精生之于气，而役使之于神，神动之于心，而精泄之于下，久则精气不能敛收而泄，并神衰、心悸、眩晕、耳鸣，事之必然也。意益其精，必益其神，神藏于心，心不妄驰，而精可密藏。理虽如此，而治之非易也。拟以小草汤调之。

小草 20g，酸枣仁 20g，麦冬 20g，淡竹叶 15g，生甘草 10g。

上 5 味，以水 3 杯，文火煮取 1 杯，药渣再煮，取汁 1 杯，日分 2 次温服。忌食鱼虾腥臭之品。

二诊：10 月 13 日。上药连服 10 剂，精神委顿不若前甚，头目眩晕较前清爽，他症尚无起色。仍守上方，略佐敛神之品继进，冀望效机。

小草 20g，酸枣仁 20g，麦冬 30g，淡竹叶 15g，生甘草 10g，生龙骨 10g，生牡蛎 10g。服用方法及禁忌同上。

三诊：10 月 23 日。续服上方 9 剂，神气稍敛，精神较为振作，心悸不若前甚，耳鸣已止，早泄较前好转，脉仍虚数，舌红略轻，仍无苔，但口干较前有津。上方既显效机。仍守上方踵步，略佐益肾之品。

小草 20g，酸枣仁 20g，麦冬 30g，淡竹叶 15g，生甘草 10g，生龙骨 10g，生牡蛎 10g，生龟甲 12g（先煮），五味子 6g（杵）。

上9味，以水3杯，文火煮取1杯，药渣再煮，取汁1杯，日分2次温服，禁忌方法同上。

四诊：脉象细数，较前有神，心悸基本不再发作，精神食欲均已正常，遗泄已7日不作。肾气有固摄之力，心神有收敛之机。固之，摄之，仍须坚持。

小草15g，酸枣仁30g，麦冬30g，淡竹叶10g，生龙骨15g，生牡蛎15g，生龟甲15g（打细先煮），五味子6g，生甘草10g。

上9味，以水3杯，文火煮取1杯，药渣再煮，取汁1杯，日分2次温服。

五诊：11月3日。上药服后，脉来较为冲和，舌红浅淡，口亦不干，仍无苔，早泄病愈。仍予上方6剂，接服丸药，以资巩固。

处方：龟甲100g，山萸肉100g，丹皮30g，鳖甲60g，莲子心46g，麦冬50g，酸枣仁60g，柏子仁40g，生地100g，黄柏30g，小草30g，生龙骨60g，生牡蛎60g，五味子30g，女贞子60g，太子参60g，云茯苓40g，知母30g，黄柏30g，食盐3g。

上药，共为细末，炼蜜为丸，每丸10g，日服2次，每次1丸，白水送服。

建聪汤方

生地20g，熟地20g，天冬20g，麦冬20g，肉苁蓉20g，灵磁石10g，枸杞子20g，川芎6g。

上8味，以水4杯，文火煮取1杯，药渣再煮，取汁1杯，日分2次分温服之。

功效：滋补肝肾，潜阳纳气。

主治：老年肝肾虚弱，耳鸣，耳聋。

方义：《张氏医通》之固本丸，首取二地二冬加人参以疗精血枯槁。缪希雍之集灵膏，也首取二地、二冬加当归、杞子、牛膝以疗劳损。老年人精气衰弱，耳聋目糊，亦是常见之症，故取生地、熟地以为填精续髓之佳品，生地性偏甘寒，以滋养阴血为主，熟地性偏甘温，主补血益精，滋养肝肾，六味地黄丸中为主药以壮天一之本，四物汤亦君之以补乙癸之用。张景岳指出："阴虚而神散非熟地之守，不足以聚之，阴虚而火升者，非熟地之重，不足以降之，阴虚而躁动者，非熟地之静，不足以镇之，阴虚而刚急者，非熟地之甘，不足以缓之。"可知熟地之功，以味补之也。李时珍指出："熟地，填骨髓，长肌肉，生精血，补五脏，内伤不足，通血脉，利耳目。"天冬主清肺金，壮肾水，上焦用之，能降肺热兼清心火，下焦用之，能补肾阴，而润大肠，《张氏医通》有二冬汤，主清肺胃之热，滋肾助元，麦冬主滋阴生津。唯肉苁蓉人肾经，主益精补阳，证治准绳之肉苁蓉丸主用此药以治肾虚耳鸣；杨氏方之还少丹主用该药以治阴痿遗精。皆借肉苁蓉之益精益髓，大补壮阳之力。灵磁石，其味辛寒，入肝肾二经，主镇惊安神，潜阳纳气。主治肾亏耳鸣耳聋，头晕目暗，老年虚喘等。《本草纲目》主：明目，聪耳。盖肾气上达耳目，目昏耳聋，医多用之。枸杞子亦为补肾益精之品，巧用川芎辛香走散之力，入肝、心包，挟诸药上行搜风行气，活血止痛，与二地又可下行以调经补虚，所以张元素谓此品有“上行头目，下行血海”之功。总之该方集二地、二冬、杞子以补阴，肉苁蓉以壮阳，灵磁石以潜阳，川芎以辛散，形成补、壮、潜、散之式，调补肾肝，潜阳纳气，精气上上下下，灵动活泼，以达聪耳之目的，故名建聪汤。

1. 耳聋

段某某，男，60 岁，1990 年 4 月 16 日初诊。

患高血压多年，一直服降压药维持治疗，今春以来，经常两耳蝉鸣，昼重夜轻，时觉心烦意乱，不得静养，脉来弦大，重按无力，舌质偏红，少苔。综合脉证分析，为肝肾阴虚，虚阳上越之证，治以调补肝肾，益气潜阳为法。

处方：生熟地各 30g，天麦冬各 20g，枸杞子 20g，肉苁蓉 20g，川芎 10g，龙牡各 15g。

上药以水 4 杯，文火煮取 1 杯，药渣再煮，取汁 1 杯，日分 2 次温服。忌烟酒、辛辣之品。

治疗经过：上药服 10 剂，心烦意乱得平，耳鸣已减轻大半。仍守上方服药 20 剂，耳鸣得止，而血压亦随之降至于正常。

2. 头晕耳鸣

赵某某，男，60 岁，1993 年 3 月 3 日初诊。

去年患颈椎增生，经常头晕，有时耳鸣，经针灸按摩，其病愈，今因工作忿怒，饮酒过量，又发头晕耳鸣。目前，头晕（血压 120/85mmHg），有时目花，两耳蝉鸣不已，饮食睡眠尚可，脉弦滑，舌质偏红，少苔。

辨证治疗：患者肾阴早亏于下，近因忿怒，饮酒过量而肝火鸱张以致头晕耳鸣，不时目花目糊，况血压稳定，既无成中之虞，治当滋补肝肾之阴，更佐潜阳降气，方与建聪汤加减。

生地 30g，熟地 20g，天冬 20g，麦冬 20g，灵磁石 20g，枸杞子 15g，川芎 6g，龟甲 20g，桑叶 30g。

上 9 味，以水 3 杯，煮取 1 杯，药渣再煮，取汁 1 杯，日分 2 次温服。忌酒。

二诊：3 月 6 日。连服上药 3 剂，头晕耳鸣减轻，他症依然，仍步上方再进。

三诊：3月9日。续服上药3剂，头晕目花消失，耳鸣不时发作，不若前甚，仍步上方加减。

生地30g，熟地20g，天冬20g，麦冬20g，灵磁石30g，枸杞子15g，肉苁蓉20g，桑叶30g，生龙骨20g，生牡蛎20g，泽泻20g，山萸肉20g。

四诊：3月16日。上药连服6剂，耳鸣逐渐消失，脉来弦滑亦减。为巩固疗效，予六味地黄丸，嘱服1月。

3. 耳鸣

张某某，男，48岁，1984年3月20日初诊。

患者素来体质虚弱，逢冬则重裘保暖，还是不断感冒，经常服滋补药，总是效果不大。近来由于工作不顺，思虑过度，患耳鸣已旬月，服中西药无效。刻下：两耳蝉鸣，不得安寐，有时眩晕，心悸不安，脉细弱，舌红少苔。

辨证治疗：患者素弱，不耐风寒与思虑。《内经》云："髓海不足则脑转耳鸣"。耳又为肾之窍，手足少阳之经亦多会于耳处，故耳与肾、胆、三焦相关，实证多责之于胆与三焦，虚则多责之于肾。今因思虑过度而伤肾，肾阴不足而耳鸣明矣，更兼心悸，不寐亦当兼治，拟建聪汤加减调之。

生地25g，熟地25g，天冬20g，麦冬20g，肉苁蓉20g，灵磁石20g，枸杞子20g，酸枣仁30g，生龙骨20g，生牡蛎20g，桑螵蛸20g，龟甲20g，甘草10g。

上13味，以水3杯，煮取1杯，药渣再煮，取汁1杯，日分2次温服。

二诊：3月26日。连服上药6剂，耳鸣减轻大半，眩晕止，心悸好转，寐意不酣，脉象较前有力。上方既显效果，仍守上方再进。

生地25g，熟地25g，麦冬20g，肉苁蓉20g，灵磁石20g，酸枣仁30g，柏子仁10g，生龙牡各20g，龟甲20g，云茯神20g，生甘草10g。

上药水煮两遍，取汁2杯，日分2次温服。

三诊~四诊：4月4日。服3剂后，耳鸣基本消失，心悸平复，寐亦转酣。处方仍守上方合六味地黄汤化裁服之数日，如无他变，不复与诊。

涩精秘气汤方

熟地30g，龟甲20g，知母10g，黄柏8g，菟丝子30g，桑螵蛸30g，生龙骨15g，生牡蛎15g。

上8味，以水4杯，文火煮取1杯，药渣再煮，取汁1杯，日分2次温服。

功效：涩精秘气，益阴补肾。

主治：肝肾真阴不足，症见腰膝疼痛，筋骨痿软，遗精盗汗，口干咽燥，或骨蒸潮热，尿浊带下，舌红少津，脉象细数等。

方义：方以熟地、龟甲滋肝肾之真阴，潜纳浮阳。知母清肺养阴。黄柏苦寒，以坚肾阴。菟丝子、桑螵蛸有补肝肾益精气之功，主疗男子虚损，五脏气微，梦遗失精，又为调元上品。龙骨与牡蛎，有固精敛汗，益阴潜阳，收敛精气之功。诸药相合，以达调补肝肾，涩精秘气之功。

《景岳全书》指出："善补阳者，必于阴中求阳，则阳得阴助而生化无穷，善补阴者，必于阳中求阴，则阴得阳升，而源泉不竭。"从阴阳互根这一基本原则论述治疗方法是非常正确的。阳虚补阳，也要佐以阴药，阳药得阴药的润泽，不使阳药过于燥热，阴虚则补阴应佐以阳药，阴药得阳药的温通不使阴药过于凝滞，否则就难免出现死阴与孤阳的危候。余临床应用地、龟、知、柏，实际为大补阴丸法，往往引起不同的少腹作冷，作痛，或腰腹板滞不得转动，于是每用此方时，必加菟丝子、蒺藜、龙牡、金樱子等。使大队补阴之药，得温煦少佐之品，斯可免除上述不良反应，反而取得理想的效果。

肾精亏虚

陈某某，男，30岁，1964年11月7日初诊。

结婚3年，夫妇失和，经常遗精，精神萎靡，头晕目眩，体力逐渐衰弱，记忆能力减退，脉来细弱略数，舌苔薄黄且腻。

辨证治疗：肾精素被劫伤，生发之气不升，以致精神不振，头目眩晕，记力减退等症相继续出。此属肾精亏虚，阴阳两亏之遗精，法当固护肾精，阴阳双调。无奈病来已久，不可操之过急，冀望应手。

熟地30g，龟甲15g，知母6g，黄柏6g，菟丝子25g，桑螵蛸30g，生龙骨15g，生牡蛎15g，甘草6g。

上药以水4杯，煮取1杯，药渣再煮，取汁1杯，日分2次温服。忌食辛辣、酒类。

治疗经过：患者以此方连续服药15剂，遗精减轻大半，精神振作，唯记忆能力尚差。再步上方加云茯苓、枣仁，续服17剂，记忆能力增强，体力增加，遗精十去八九。余与上方加桑椹子，五味子增大其剂，轧为细末，蜜为丸，调治月余诸症得愈。

三味都气汤方

九蒸大熟地60g，细辛5g，五味子6g（打破）。

上3味，以水4杯，文火煮取1杯，药渣再煮，取汁1杯，2杯合再煎，浓缩为一杯半，日分2次早晚温服之。

功效：温肾，纳气平喘。

主治：老年哮喘。或大病瘥后，或产后，肺肾两虚，气息不续者。

方义：老年精气不足，肾气已衰，而患哮喘、支气管炎者多矣。总责之于肺肾衰弱。方中以大熟地为君，此药不但可以补血滋阴，而且可以填精益肾，以壮天一之本，张景岳极赞其功，后世云张熟地，有由然也。细辛非专主温肺散寒，且可达下焦以温肾，引肾气上达于肺。五味子除补元气之外，且可收耗散之气，收敛肺气，下达于肾更滋肾阴。二药一散一收与肺主出气，肾主纳气一开一合之机同，三药和由熟地守之，镇之，聚之，肺肾同气，开合自如，其喘不平者，未之有也。

1. 肾虚哮喘

张某某，男，70岁，1964年11月2日初诊。

患哮喘病已七八年之久，劳累、受凉均诱发宿恙发作。一日劳累后，翌日感上气不接下气，喘急则出虚汗，心中悸惕不安，迄今已6日，病不已，转来门诊，脉虚数无力，舌质淡红，舌苔薄白少津。

宿恙哮喘有年，肺气早虚于上，肾气早衰于下。所谓肺主出气，肾主纳气，肺肾两虚，出纳不相顺接，加之劳累损气，诱发哮喘复作，治当肺肾双补。拟三味都气汤调之，望其应手。

大熟地30g，五味子10g（打细），辽细辛3g。

上3味，以水3杯，文火煮取1杯，药渣再煮，取汁半杯，今晚明晨，分温服之。

二诊：11月5日。连服上方3剂，哮喘平复大半，心中悸惕亦平复大半，脉虚数不若前甚，上方既已显效，仍守上方续服，冀望哮喘平复乃幸。

大熟地30g，五味子10g（打细），辽细辛3g。

上3味，水煮两遍，取汁一杯半，日分2次温服。

三诊：11月10日。继服上方4剂，哮喘平复，心悸安，只觉胃口有点滞满，脉来冲和，拟小半夏汤予之。

半夏15g，陈皮15g，生姜10片。

上3味，水煮两遍，取汁1杯，日分2次温服。3剂。

2. 行经虚喘

杨某某，女，32岁，1967年4月11日初诊。

生第3子后，初感气短，未能及时治疗，迄今年半，近2月以来，每次经行辄发气短而喘，经后两三天，不治自愈。平素操劳甚，则心悸，腰痛，精神疲倦，四肢乏力，有时失眠，脉沉弦，舌淡少苔。

辨证治疗：连生3子，肾气早亏于下，气短年余不复，劳则心悸，腰痛而喘，仍属肾之元气不足之形，治以补肾益肺之法调之。

大熟地30g，五味子9g（打细），辽细辛3g。

上药以水3杯，煮取1杯，药渣再煮，取汁1杯，日分2次温服。

二诊：4月14日。连服上药3剂，心悸好转，他症并未见效。询之，月经尚未届期，仍予上方继服，待期观之，再商治法。

三诊：4月26日。患者一直服上方，月经来潮，竟未发喘，腰亦未痛。效既显，随嘱患者，下次月经将至，可按原方再服3剂。

四诊：5月27日。月经前服药5剂，此次行经亦未见发喘。诊其脉来冲和，不复与药。

冬葵排石汤方

冬葵子20g，石斛15g，石韦15g，滑石10g，瞿麦10g，金钱草30g，泽泻10g，牡蛎10g，白芍10g，甘草10g（生），熟地20g，山甲珠6g，云苓10g。

上13味，以水3大杯，煮取1杯，药渣再煮，取汁1杯，日分2次温服。

另：琥珀3g，海金沙2g，血余炭2g，共为细末，分作2包，每次随药汤冲服1包。

主治：肾结石，输尿管结石，膀胱结石。

按：结石一证，其特征为小便涩痛，欲便而尿不得出，或小腹满小便不下，甚则滴沥难出，属中医五淋中之石淋。究其因，内经为脾湿郁热，巢元方为肾虚膀胱生热，亦有为心移热于小肠，肾虚不能约制脂液。治疗方法，不胜枚举，有主通利者，有主清热者，有主化结者，有主滑利者，还有主固涩者，以及升阳者等。这种病，更有痛不可忍者，或溲如砂石而伴尿血者。此无论膀胱发热心移热于小肠，郁热伤脾等，其总因为肾虚积热，煎熬津液而形成结石。调补肾虚，清除积热又为治病之总法则。具体措施，又非大量冲荡之品不能为功，化石之力，不足言也。由是此方以葵、斛、苇、瞿、泽、苓、金钱等大队利水冲荡而排其石，肾虚已久，有不任其涤荡者，故佐熟地、白芍、甘草以固之。至于该方之化裁，腰痛甚者，加杜仲、寄生；茎溲痛不可忍者，加黄柏、肉桂少许以引火归原；腹部冷痛者加元胡、茴香、乌药等。排石将出而尿血者，加茜草、茅根炭。

1. 输尿管结石

朱某，男，25岁，1978年4月20日初诊。

患者近3月以来，经常腰痛，小便淋痛，轻则吃药，暂缓疼痛，重则打针输液，医生以肾盂肾炎为治。前3天旧病又发，小便涩痛，短赤。尿检：红细胞（+），白细胞（++），脓细胞（+），医仍按肾盂肾炎处方治疗。昨日上午，小腹剧痛，腰部疼楚难支，经X线摄片检查，输尿管上1/3处有结石阴影，直径4mm×3mm，密度不匀，拟诊为右侧输尿管结石。输液一昼夜，病不减，遂邀中医会诊，以中药排石。目前，患者精神急躁，少腹作痛，拒按，腰痛如折，小便黄赤灼热，尿道涩痛，脉弦数，舌质偏红，苔黄。拟清热利湿，凉血排石之法调之。

冬葵子 30g，石韦 20g，滑石 15g，萹蓄 20g，瞿麦 20g，海金沙 10g，云苓 20g，泽泻 20g，血余炭 10g，生地 20g，白芍 20g，甘草 10g，元胡 10g，茅根 30g。

上药以水 3 杯，煮取 1 杯，药渣再煮，取汁 1 杯，上午服药 1 杯，下午服药 1 杯，晚煮第 2 剂，今晚明晨分服。

二诊：服药后，患者尿道突然有物堵塞，用力排出血尿，痛稍减，遂发现排出蒺藜样结石一块，痛也渐渐减轻。此佳象也，西医即与消炎之药再次输液，继续消炎止痛。

三诊：疼痛缓解，精神好转，血尿变浅，排出通畅，脉来弦细仍数，舌质舌苔如前。拟清热凉血中药 3 剂，以善其后。

生地 15g，白芍 15g，丹皮 10g，白茅根 20g，藕节 20g，血余炭 6g，泽泻 15g，云茯苓 15g，冬葵子 15g，甘草 10g，山萸肉 20g，石斛 20g，生龙骨、生牡蛎各 10g。

上药以水 3 杯，煮取 1 杯，药渣再煮，取汁 1 杯，日分 2 次温服。

2. 输尿管结石

王某某，男，45 岁，1993 年 8 月 20 日初诊。

经常腰痛，中西药杂投，其症时好时坏，未能痊愈。上月在某医院检查尿液，发现蛋白（+），白细胞（+），上皮细胞（+），医院按肾炎治疗半月无效。目前，腰痛，少腹痛有时小便不畅，其色混浊，急送检验室检查，尿检同前。经 B 超检查，发现左输尿管上 1/3 处有 3mm×8mm 阴影，诊断为左输尿管结石。与冬葵排石汤治之。

冬葵子 30g，熟地 25g，炒山甲 6g，石韦 10g，萹蓄 10g，泽泻 20g，云茯苓 15g，金钱草 20g，杜仲 15g，川续断 20g，滑石 10g，琥珀 3g（冲），甘草 10g，白果 10g。

上药以水 3 杯，煮取 1 杯，药渣再煮，取汁 1 杯，日分 2 次温服。

二诊：8 月 24 日。连服上药 3 剂，腰痛减轻，小便混浊略清，溲时仍有堵塞不畅之感。再步上方继续服之，加大剂量，冀以增强排石之力。

冬葵子 40g，炒山甲 10g，熟地 30g，石韦 20g，石斛 25g，泽泻 30g，云茯苓 30g，金钱草 30g，滑石 20g，川断 20g，山萸肉 20g，琥珀 3g（冲），甘草 6g。

上药以水 5 杯，宽汤煮取一杯半，药渣再煮，取汁一杯半，日分 3 次频服。

三诊：8 月 28 日。上药服至第 3 剂，腰痛止，小便混浊虽清未净，今晨小溲时，发现茎中堵塞，努迫之尿出结石一块，堵塞畅通，尿液盈盆，盆中结石如黄豆粒大，褐色。顿觉精神畅快。诊其脉尚弦数，舌质偏红，再拟养阴清热之药以复其阴。

生地 20g，山萸肉 20g，冬葵子 15g，泽泻 15g，云苓 15g，石斛 20g，龟甲 20g，白芍药 15g，麦冬 15g，生甘草 10g。

上药以水 3 杯，煮取 1 杯，药渣再煮，取汁 1 杯，日分 2 次温服。隔日服药 1 剂。5 剂。

3. 肾结石

刘某，男，23 岁，1993 年 7 月 12 日初诊。

右肾结石 2 枚，大小均在 3mm×4mm 之间，经常腰痛，懒于动转，迄今已 3 月余，经多方治疗无效。目前腰痛乏力，精神委顿，面色苍老，食欲减退，少腹有时胀满，小便黄赤，脉来沉细数，舌质略红，少苔。由于操劳过度，饮食不节，肾失悭化，气阴不及以致此病之作。治以育阴益气，调补肾脏以利气化，清湿热于州都。

熟地 20g，山萸肉 20g，龟甲 20g，炒山甲 10g，冬葵子 30g，云茯苓 20g，泽泻 20g，牡蛎 20g，石斛 20g，瞿麦 15g，金钱草 20g，甘草 10g。

上药以水 3 杯，煮取 1 杯，药渣再煮，取汁 1 杯，日分 2 次温服。

二诊：7 月 18 日。上药连服 6 剂，腰痛好转，精神渐复，饮食较前增加，他症尚无起色。

熟地 20g，山萸肉 20g，龟甲 20g，杜仲 15g，桑寄生 20g，川续断 20g，菟丝子 15g，炒山甲 10g，冬葵子 30g，云茯苓 20g，泽泻 20g，金钱草 30g，甘草 10g。

上药以水 3 杯，煮取 1 杯，药渣再煮，取汁 1 杯，日分 2 次温服。

三诊：7 月 21 日。上药续服 3 剂，腰痛甚微，腹满亦减，医院检查肾结石移至输尿管中段。脉来不若前甚。肾气渐转充盈，再守上方踵步。

熟地 20g，山萸肉 20g，龟甲 20g，杜仲 15g，桑寄生 20g，冬葵子 30g，云茯苓 20g，泽泻 25g，炒山甲 10g，瞿麦 26g，滑石 15g，金钱草 30g，甘草 10g。

上药水煮两遍，取汁 2 杯，日分 2 次温服。

四诊：7 月 24 日。上药继服 3 剂，结石排出，脉来较为冲和，重按无力，大病已去，真气渐复，治当顺而调之。

熟地 15g，山萸肉 15g，龟甲 15g，山药 15g，丹皮 10g，泽泻 15g，云茯苓 15g，甘草 10g，茅根 20g。

上药以水 3 杯，煮取 1 杯，药渣再煮，取汁 1 杯，日分 2 次温服。7 剂，隔日服药 1 剂。

4. 肾结石

李某某，男，64岁，2001年3月20日初诊。

经某医院检查，发现左肾盂内有2枚结石，大小均在4mm×5mm之间，病已2月余，经常腰酸腰痛，曾服排石西药月余，结石仍在肾盂之内，转来门诊。脉来沉滑，舌质偏红，苔薄黄，腰痛不已，小便深黄，拟冬葵排石汤治之。

冬葵子30g，石斛20g，石韦15g，滑石10g，瞿麦10g，金钱草30g，泽泻20g，牡蛎20g，云茯苓20g，白芍15g，熟地20g，炒山甲6g。

上药以水3杯，煮取1杯，药渣再煮，取汁1杯，日分2次温服。

二诊：4月8日。上药断续服药10剂，腰痛减轻大半，小便清长，他症尚无起色，仍步上方继服。

冬葵子30g，山萸肉20g，石韦20g，滑石15g，瞿麦20g，金钱草30g，泽泻20g，云茯苓20g，白芍20g，熟地20g，炒山甲10g，车前子30g（包煮）。

三诊：4月20日。上药迭进10剂，腰痛已止，小便增多，复到医院检查，发现结石下至输尿管中段。患者又按原方取药10剂续服。

四诊：5月5日。服药后，一日发觉小便时有所涩痛、堵塞，继则通畅，视其尿盆中有2枚如豆粒大结石。余再与六味地黄汤6剂，嘱其隔日服药1剂，以养肾阴。不复来诊。

5. 输尿管结石

王某某，男，36岁，1995年9月1日初诊。

酒客，爱喝大酒，饮而无度，经常少腹作痛，小便混浊，医为膀胱湿热，予八正散等药服之，小便混浊减轻，近来小便深黄，有时夹有红色，有时淋涩不已。去某医院检查，发现输尿管有结石2枚，如豆粒大，服尿石通无效。目前右小腹经常作痛，小便溲赤，脉弦滑，舌红，苔厚腻。拟冬葵排石汤治之。

冬葵子40g，生地30g，石韦25g，滑石15g，瞿麦20g，萹蓄20g，泽泻20g，云茯苓20g，白芍25g，炒山甲10g，血余炭10g，甘草10g，车前子40g（包煮）。

上药以水4杯，煮取一杯半，药渣再煮，取汁一杯半，日分2次服之。忌酒。

治疗经过：患者来诊3次，服药18剂，少腹痛减，小便转淡黄。一日晚，小便急痛，自觉尿出有物，后下小便虽有涩痛而通畅，翌日去医院检查，未有发现输尿管结石。

益气醒脬汤方

大熟地25g，益智仁15g，菟丝子20g，覆盆子20g，桑螵蛸20g，台乌药

10g，牡蛎20g，黄芪10g，生鸡蛋黄1枚（搅冲）。

上9味，煮8味，以水3杯，文火煮取1杯，药渣再煮取汁1杯，2杯合煎为1杯，候温加鸡蛋黄1个，搅匀顿服之。

功效：补肾驱寒，气化州都。

主治：遗尿，小便失禁。

方义：此方以大熟地为君，以大熟地大补精血，补肾填精，为固本计。益智仁一药，气香味辛，温肾气而暖下焦，助膀胱之气化而收遗尿之效。陈藏器谓此药："利三焦，调诸气，夜多小便者，取24枚碎，入盐同煎服有奇效。"《本草备要》谓此药："能涩精固气以摄涎唾，缩小便。"《集效方》之缩泉丸，亦为方中之主药。菟丝子一药，主补肝肾不足，气虚不固，为调补元气之上品。尤其覆盆子一药，为滋养收涩上品，有益于下焦，具封藏之本，有缩尿之功。《本草备要》亦谓益肾脏，固精，缩小便。桑螵蛸一药，涩精秘气，有缩小便之功。以上诸药均以收之、固之、温补肾中元气见长。牡蛎，气平，以收敛精气而无郁滞之弊。唯乌药一味，下通肾与膀胱，可温顺下焦之气化，为方中温而不燥，补而不滞之品，此方用之，旨在调和诸药，作用于膀胱与肾间之气化耳。鸡蛋黄一药，取其缩小便之力微，取其调补胃肝之气以致于中和为奠安中气为大。肺与膀胱相通，肺又为肾之母，黄芪一药取其虚则补其母之意耳，正是阴阳互根之处，元气元阴之所，偏补其阳则阴消，偏补其阴则阳消，补其阳而不使阴消，补其阴而不损其阳，使阴阳平秘之巧，则难矣，峻补其阴，阳气易消，其病必殆，骤补其阳，阴气易消，燎原之势成，其病必危矣。是病也，大都偏于阳虚，肾气不足，切切不可以阳刚之药频进，《内经》所谓少火生气，壮火食气，所以此方此药，皆选其气味平和，性属温阳之品冶于一炉，使其徐徐升起，又趋于平和，其病得治，而又不致于偏颇，寻其巧处，又当于平淡之中求之可也。

按：遗尿多见于小儿，失禁多见于老人，此言其常也，临床诊治，二者又不可严格以年龄划分，亦有小儿失禁者，亦有老人遗尿者。从病情可以看出，二者属虚寒者多，属热者少，其病理变化，重点在于肾与膀胱，肾司二便，肾脏功能的强弱，直接影响二便的通调，膀胱主约束津液，《内经》所谓膀胱者，州都之官，气化则能出焉……膀胱不利为癃，不约为遗尿。如肾气不足，或膀胱虚寒而失却约束之功，都可以引起遗尿或小便失禁。然而临证又可细辨，庶可得知有睡中遗尿者，有气虚不摄失禁者，有脬虚昼而失禁者，有脬虚夜间遗尿者，有脾肺气虚而遗尿者，有肺气虚咳而遗尿者，有大病后元气不复遗尿者，有产后小便不禁或遗尿者，亦有湿热下注而遗尿者，临床虽见之甚少，亦不得不知，治之之法，气化州都为总法则，兼有肺虚者，当调补肺气，前贤所谓："治肾必先治肺"。

心气不足，心肾不交者，治必交通心肾；脾气不足者，治必补益中气；老人下元虚冷者，治必温补肾阳；脬气不足或虚损者，必补之固之；产后小便失禁或遗尿者，固之涩之又必大补气血；咳而遗尿者，必补肺气，否则不为功也。此治之大概。

1. 遗尿

余友其子19岁在天津上学，患遗尿证一年余，几经治疗未瘥，1982年春季寻来就诊。面色苍白，精神衰减，倦怠而不欲食，脉象六部细微，舌苔略腻，舌尖反而红嫩。为书此方略加肉桂，引火归原。

处方：大熟地25g，益智仁20g，菟丝子20g，覆盆子20g，桑螵蛸20g，台乌药20g，生牡蛎15g，黄芪10g，肉桂6g，生鸡子黄1枚（搅冲）。

上9味，以水4杯，文火煮取1杯，药渣再煮，取汁1杯，2杯合，纳鸡子黄1枚，搅冲，日分2次温服。忌食辛辣之品。

二诊：上药连服7剂，睡意酣畅，仅遗尿一次，脉来较前有力，舌红已减，精神饮食转增，上方既效，仍守原方踵步。

处方：大熟地30g，益智仁20g，菟丝子20g，桑螵蛸20g，台乌药10g，黄芪10g，太子参30g，川杜仲10g，生鸡子黄1枚（搅冲）。

煮服方法同上。

三诊：上药断续服药12剂，半月来，夜睡中有3次将要遗时辄醒，未曾遗尿。余书一丸方与之。

处方：大熟地60g，益智仁60g，桑螵蛸60g，鸡内金20g，太子参30g，生黄芪60g，破故纸20g，川杜仲30g，远志肉20g，生山药20g，生龙牡各20g，生甘草20g，覆盆子60g。

上14味，共研细末，炼蜜为丸，每丸9g，每晚睡前淡盐水送服2丸。

2. 小便失禁

唐某某，女，46岁，1968年11月6日初诊。

患小便失禁已半年，劳累时尤甚，惊恐时亦甚。目前，精神疲倦，面色苍老，小便不禁，一日发作2~4次，少腹寒冷，腰膝疼痛，有时心惊，夜寐不安，下肢浮肿。脉细软，舌淡不华。综合脉证分析，属肾阳虚气化不及州都。拟益智醒脬汤以温肾驱寒，气化州都。

处方：大熟地30g，益智仁24g，菟丝子30g，覆盆子30g，桑螵蛸30g，生黄芪20g，破故纸20g，熟附子6g，甘草12g，炒白术12g。

治疗经过：连服上方12剂，小便可以自禁，下肢浮肿尚未尽除，少腹冷及腰膝疼痛亦减。继与上方加黄芪至30g，加重白术为25g，防风6g。连服13剂，腰及小腹冷痛基本痊愈，予金匮肾气丸，以资巩固。

养源饮方

黄芪30g，元参20g，生山药20g，制苍术10g，石斛30g，白芍20g，大熟地30g，生龟甲20g（先煮），五味子10g（打细），金樱子20g。

上10味，先煮龟甲，取汁1杯，余9味，以水4杯，文火煮取1杯，药渣再煮，取汁1杯，3杯合微煎，日分3次温服。忌食甘腻及酒酪之品。

功效：养阴，清热，润燥。

主治：消渴，糖尿病。

方义：该方首取黄芪，黄芪主入手足太阴，主疗虚损羸瘦。元参入肺肾，养阴生津，清火解毒，伍黄芪相反相成，益气养阴。山药主入肺脾胃肾，其功主补其不足，清其虚热，与黄芪、元参伍，非但益其气，亦滋水之上源，三药为伍，上源得滋，津气布化有权。苍术主运脾气，白芍主通脾络，收阴气，并补血养阴，兼泻肝火，石斛主养脾胃之阴，生津，除热，三药为伍，气阴运化有权。熟地大补精血，治肾水干涸。阴血衰竭之症，熟地最为相宜。更有龟甲，大补肾阴，与熟地合，不但大补精髓，更有阴阳平补之功，五味、金樱，皆主收纳阴液于肾。由是观之，下焦封藏有权，上中下三焦，各司其属，津气一以贯之，何消渴燥热证之有也，方名养源，职是故也。

按：消渴一证，中医分三消，即上消，中消，下消。上消病主在肺，肺热伤津化燥，渴饮无度，经所谓心移热于肺，传名膈消，亦名消渴。中消病主在胃，胃热善饥，多食而瘦，经所谓瘅成为中消，亦名消谷。下消病主在肾，虚热耗阴，欲饮水以自救，尿浊如膏，经所谓肾消发病的原因，总不外情志不遂，思虑过度；贪食膏粱肥甘，只滋补厚味，饮酒过度，恣欲失慎等所引起。《脉经》曰："心脉微小为消瘅，可知症多阳虚。"至于治法，上消偏重润肺清胃，中消滋胃及肾，下消重在滋补其肾，又当兼补其肺。消渴一证今之糖尿病。糖尿病一证，除按滋阴之法治之之外，尚有火衰不能化气，气虚不能化液者，又当益火之源以治之，慎之。

又按：消渴，当责之肺脾肾三脏，肺为水之上源，脾为水谷精微之源，肾为精血气化之源，病之往往互为影响，治之又当互为兼顾，步调有序。

1. 消渴

郭某某，男，50岁，1987年7月19日初诊。

半年前出现口渴，身楚乏力，近月身体显瘦，经过医院检查，诊断为糖尿病，服降糖药维持治疗。目前，身体消瘦，口干，饮水仍多，甚至多食倍增仍不知饱，头目昏晕，心中烦热，急躁，多饮凉水则感暂时舒适，小便频，肢倦怠，脉数，重按无力，舌偏红，苔薄白。化验室检查，血糖9. 8mmol/L，尿糖

(++)。患者的燥热之证发自半年以前，气阴逐渐被消烁，肺脾肾三脏俱病，以致口渴食不知饱，头目昏晕等续出。治以养阴清热，润燥益气综合治疗。

处方：石斛 30g，白芍 30g，制苍术 10g，生山药 20g，元参 20g，黄芪 20g，大熟地 30g，五味子 10g（打碎），金樱子 20g，龟甲 20g（先煮），北沙参 15g。

上 11 味，先煮龟甲，余 10 味，宽水煮两遍，取汁 2 杯，日分 2 次温服。忌烟酒、甜食。

二诊：8 月 15 日。上药连服 12 剂，饮水减少，口干略轻，食不知饱显减，他症尚无起色。仍与上方出入续进，冀望机转乃幸。

处方：石斛 50g，黄芪 30g，白芍 30g，制苍术 20g，大熟地 30g，五味子 10g（打细），金樱子 20g，生山药 20g，元参 20g，天花粉 20g，栀子 10g，淡豆豉 10g，丹皮 10g。

上 13 味，水煮两遍，取汁两大杯，日分 2 次温服。

三诊：8 月 25 日。上方偏重养阴益气，加栀子、豆豉，以清上焦弥漫之热，天花粉以清中焦弥漫之热，丹皮以清下焦弥漫之热，连服 15 剂，饮水不若前甚，食已知饱，口干已瘥，精神振作。检查：血糖 7.3mmol/L，尿糖(+)。津气见复，仍步上方续进。

四诊：9 月 7 日。继服上方 12 剂，津气来复，渴止，饮食正常，体力增加，脉象冲和，精神旺盛。检查：血糖 5.8mmol/L，尿糖（±）。为了巩固疗效，原方加减。

处方：黄芪 15g，元参 10g，生山药 15g，苍术 6g，石斛 20g，大熟地 20g，生龟甲 15g，五味子 6g（打碎），北沙参 10g。

上 9 味，以水 4 杯，煮取 1 杯，药渣再煮，取汁 1 杯，日分 2 次温服，隔日服药 1 剂。

2. 消渴

马某，女，53 岁，1983 年 3 月 20 日初诊。

因家事萦劳，肝气久郁，年前患消渴，经某院诊断为糖尿病。由于控制饮食，形体逐渐消瘦，几不可支，转来门诊。目前，精神疲倦，形体瘦削，动则心悸气短，烦渴多饮，入夜尤甚，小便频，有时混浊，有时头晕头痛，食欲不佳，脉象细数。化验尿糖（++），血糖 7.1mmol/L。脉证分析，属气阴两虚之消渴证，方与养源饮加减。

处方：黄芪 30g，苍术 20g，炒山药 20g，元参 20g，石斛 20g，白芍药 20g，生地 20g，五味子 10g（打碎），炒枳壳 20g，砂仁 6g，北沙参 20g。

治疗经过：上药水煮两遍，日分 2 次温服。患者持方去女儿家治疗休养，半年回，特来报说："照方服药 7 剂，已显效，连续服药两个半月，经某某医院检查，血糖、尿糖均恢复正常。"

清海化浊汤方

萆薢30g，莲子肉20g，芡实米20g，云茯苓20g，白果20g，黄柏10g，海螵蛸20g，琥珀3g（分冲）。

上7味，以水3杯，煮取1杯，药渣再煮，取汁1杯，日分2次温服，并冲琥珀粉1.5g。

功效：清热利湿，化浊利窍。

主治：膏淋，白浊之小便频数涩痛，混浊不清，状如米泔。或乳糜尿，前列腺炎。或妇人湿热带下黄赤者。

加减：夹血涩痛，加茜草根、血余炭；气虚加白术、黄芪；虚寒去黄柏加菟丝子、益智仁、鹿角霜；腰脊疼痛加杜仲、狗脊、川续断、桑寄生。

方义：以萆薢、莲子肉、芡实为主药，三者都具有利水化浊之功，主治湿热下注引起之小便混浊，淋漓涩痛，赤白带下。莲子肉兼止泄固精；芡实更兼健脾祛湿，止白浊，带下。茯苓味甘淡，甘则能补，淡能渗泄，与补气药配合可健脾运湿，与利水之药配合则能淡渗利湿。白果专入肺，有平喘，止带浊之双相调节之功。张石顽指出："定喘，止白浊除痰。"唯黄柏一药，主入肾与膀胱，具清热，泻火，燥湿之功，故有黄柏主治下焦之说。海螵蛸性味咸温而涩，功专收涩，有止血，涩精，固带之功。琥珀甘平，有利水化瘀之特性，兼可安神镇惊，神效。琥珀散、定志丸、琥珀龙丸，皆以此药为主要药品。诸药合用对淋浊、赤白带下，尤有专效。

1. 白浊

潘某某，女，45岁，1990年10月6日初诊。

罹白浊一证已3月，经医院检查诊断为乳糜尿，曾用抗生素治疗两月，其症时轻时重，迄今未瘥。主诉：小便白浊如米泔样，有时夹有褐色，身体逐渐消瘦，头目昏眩，精神委顿，腰酸痛，白带偏多有腥臭味，并心中烦热，寐劣多梦，饮食减少，舌苔淡黄且腻，脉象沉弦略数。综合脉证分析，系湿热下注，肾失悭化。治宜清热利湿，化浊利窍之法调之，拟清海化浊汤方。服药20余日，病愈。

2. 黄带

王某，女，33岁，1989年3月5日初诊。

患带下病，数月不已。近来带下黄稠，腥臭难闻，有时小便热痛，腰膝乏力，并精神不振，心中虚烦，多梦纷纭，食无甘味，脉来弦滑。此脾肾湿滞，下注成带之证。宜清海化浊汤。

治疗经过：上方连服12剂，带下十去其七，继予原方续进16剂，诸症递减而愈。

加味金水六君煎方

陈皮20g，清半夏20g，云茯苓30g，生甘草10g，熟地20g，当归10g，细辛3g，五味子6g，生姜3片。

功效：理气化痰，益肺肾，平喘逆。

主治：喘逆多痰，痰带咸味，或老年痰湿内盛，咳嗽呕恶等症。

方义：本方乃金水六君汤加细辛、五味子组成。该方主治肺肾不足，痰湿内蕴，咳喘不已，以老年患者为多见或咸痰上逆者为特征。方中陈皮、半夏、云茯苓、甘草以理气化痰，熟地以滋肾，当归以温肺平喘不致伤阴，滋阴而不助湿，加细辛一药，以温肺化痰，然而细辛一药有入肾之能，能启发肾气上达于肺之功，仲景小青龙汤之用细辛，亦寓此意。五味子一药，为补肺益肾之药，能敛肺气下达于肾，故为平喘止咳之圣药。《神农本草经》所谓："主益气，咳逆上气。"李东垣谓："补元气不足，收耗散之气。"王昂所谓："性温，五味俱备酸咸为多，故专敛肺气而滋肾水，宁嗽定喘。"与细辛为伍，一升一降，互为其用，加入金水六君之中，无疑加强了肺主出气，肾主纳气的功能，尤适用于老年肺肾不足，咳喘痰多之症。余临证数十年，凡遇如此之症，辄专用此方而收效。

气虚痰喘

黄某某，男，71岁，1970年12月9日初诊。

患哮喘病已七八年之久，逢冬则喘甚。旬月以来，宿恙逢冬又发，咯吐白痰，动则喘甚，呼长而吸短，胸宇苦满，不欲饮食，精神疲倦，四肢疼软，日前，输液打针乏效，舌苔白腻，脉来弦滑无力。

肺为气之主，肾为气之根，肺肾同虚，外不御寒，感而即喘，内失温化，肾气将亏，内外上下之气不得顺接，是故病喘而少气。治当肺肾并调以平喘息。

云茯苓20g，清半夏20g，广陈皮20g，生甘草10g，大熟地20g，当归身10g，辽细辛3g，北五味子10g（打细）。

上8味，以水4杯，煮取1杯，药渣再煮，取汁半杯，晚服1杯，早服半杯。忌食生冷，避寒就温。

二诊：上方连服3剂，喘息十去其七，但仍感精力不足，背部常感畏冷。脉来滑而无力。仍守上方略式进补，观其所以。

云茯苓30g，清半夏20g，广陈皮20g，生甘草10g，大熟地20g，当归身10g，辽细辛3g，北五味子10g，制附子3g，补骨脂5g，党参10g。

上药水煮两遍，取汁2杯，日分2次温服。

三诊：上连服6剂，精神振作，脉来已转冲和，饮食好转，嘱停中药。每日早晚服金匮肾气丸半丸（4.5g），杏仁粉6g冲服。

澄源畅流方

方1：黄柏10g，知母10g，肉桂3g。

上3味，以水3杯，煮取1杯，药渣再煮，取汁1杯，日分2次温服，连服2~3剂。

方2：生地20g，白芍20g，丹皮10g，猪苓20g，云苓20g，泽泻20g，滑石10g，茅根30g，甘草10g，阿胶10g（烊化）。

上10味，水煮9味，以水3杯，煮取1杯，药渣再煮，取汁1杯，2杯合，烊化阿胶，日分2次温服。忌食辛辣黏腻及鱼虾腥臭之品。

功效：滋阴降火，利水通淋。

主治：湿热下注，热淋，石淋，血淋症见尿频涩痛，淋漓不畅，或心烦，口渴，不寐等。

方义：本法先服1方，1方乃通关丸方，功能清下焦湿热，助膀胱气化。方以黄柏、知母清下焦湿热，少佐肉桂，助气化以通尿闭，前贤有云：黄柏之苦以坚肾，则能治龙家之火，继以知母之清以凉肺，则能全破伤之金，肉桂一药，所谓助气化，亦引火归原之意，引真火而归源，则气化得宜，邪热必清。叶天士每用此搜阴中伏热，甚为有见。《素问》所谓：无阳则阴无以生，无阴则阳无以化。临床先服此方1~2剂后则邪热得清，此乃急则治标也。然而邪火得清，阴气又当急复，故急以第2方大队滋阴以畅其流，方用生地、白芍、丹皮、猪苓以养阴，云苓、泽泻、滑石、茅根以利尿，阿胶一药，用之以养阴血，生新血，并祛其瘀，赵羽皇指出："阿胶养阴生新去瘀，于肾中利水，即于肾中养阴。"又云："疏浊热而不留瘀壅，亦润真阴而不苦其枯燥，源清而流有不清乎。"诸药合，养阴、利尿，并润真阴而畅其流，余临床多年，常常应用此法而取效尤捷。

血尿证

杨某某，女，58岁，1983年11月12日初诊。

前有肾炎及腰痛病史，近来由于烦劳引起，小便频数，涩痛难忍，小便色红，化验室查尿常规，白细胞（++），红细胞（++），精神疲倦，脉细数，舌红，苔黄。脉证合参，此属湿热蕴结下焦，形成之血尿证。予方1：知母10g，黄柏10g，肉桂1g。水煮两遍，日分2次温服。

11月14日来诊，小便涩痛已除，尿频亦十去其七。复与方2：生地20g，白芍20g，丹皮10g，猪苓30g，云苓20g，滑石15g，泽泻20g，茅根30g，阿胶 10g（烊化），萹蓄 20g，茜草 15g。

11 月 20 日再诊：小便清长，尿检白细胞（+），红细胞（-）。再予养阴之药以善其后。生地 30g，白芍 20g，丹皮 10g，云苓 20g，猪苓 30g，阿胶 10g（烊化），泽泻 15g，甘草 10g。水煮两遍，日分 2 次温服。

利湿败毒饮方

土茯苓 20g，龙胆草 6g，白鲜皮 15g，白蔹 10g，银花 20g，连翘 30g，黄柏 10g，苡米 20g，甘草 10g。

上 9 味，以水 3 杯，煮取 1 杯，药渣再煮，取汁 1 杯，日分 2 次温服。忌鱼虾腥臭辛辣酒酪之品。

功效：清热利湿，凉血解毒。

主治：湿热毒淋，带浊涩痛。

方义：淋有五，多系肝肾伏火，内传膀胱，氤氲而成。至于梅疮之毒，皆因感染而成，肝肾脾肺均被邪火热毒所为，治之之法，若非清热祛湿，凉血解毒，何能克化。方中土茯苓，性甘淡，有清血排毒之功用。白鲜皮性苦寒，入脾胃、膀胱，其主要疗效为祛风化湿，清热解毒。《神农本草经》谓此品可疗女子阴中肿痛、湿痹死肌。白敛有清热解毒，生肌止痛，治女子阴中肿痛，带下赤白之功。更佐龙胆草利肝经之湿热，黄柏清化肾中之伏火，双花、连翘清热解毒，苡米理气化湿，甘草调和诸药以解毒，诸药共奏清热利湿，凉血解毒之效。

1. 湿热毒淋

魏某某，女，38 岁，1967 年 8 月初诊。

小便淋沥涩痛，频数混浊，并夹带下灰浊，腥臭异常，肛门灼热难忍，卧不安枕，数月不已，治疗月余，中药西药频投，其病迄今不瘥。脉弦滑，舌红，苔黄腻。

湿热毒气，久蕴下焦，肾与膀胱带脉均受其损，治之以清热解毒，利湿化瘀之药调之。

土茯苓 30g，龙胆草 9g，白鲜皮 15g，白蔹 10g，黄柏 9g，生苡米 30g，连翘 30g，泽泻 20g，樗皮 15g，海金沙 15g，甘草 10g。

上 11 味，以水 4 杯，煮取 1 杯，药渣再煮，取汁 1 杯，日分 2 次温服，忌食鱼虾腥臭酒酪食物。

治疗经过：上药连续服药 7 剂，带浊略显小效，又于方中加石韦、牡蛎、滑石加强利湿清热，治疗半月，病减大半，后期加白术、云苓、白果等以扶正，治疗 2 月，病愈。

2. 尿血

田某某，女，40 岁，1987 年 4 月 3 日初诊。

患者尿血月余，在当地西医院治疗 10 多日，病不瘥，转来门诊。目前，小便尿血，尿道灼热涩痛，有时小腹掣痛，并心中烦热，夜不安寐。脉细数，舌红少苔。

辨证治疗：综合脉证分析，为心移热于小肠，湿热甚而搏血，血失常道，与湿热相混，与小便俱下，形成尿血之候。治宜清热利湿，凉血解毒之法调之。

土茯苓 20g，小蓟炭 30g，龙胆草 6g，白蔹 15g，银花 15g，连翘 20g，黄柏炭 10g，白鲜皮 10g，苡米 15g，泽泻 20g，甘草 10g。

上药以水 3 杯，煮取 1 杯，药渣再煮，取汁 1 杯，日分 2 次温服。

二诊：3 月 9 日。连服上方 6 剂，尿中之血少，其色变为淡红，小腹痛止，尿道涩痛减轻大半，他症尚无起色。再与上方继进。

土茯苓 20g，小蓟炭 30g，龙胆草 6g，白蔹 15g，银花 30g（一半炒炭），连翘 20g，黄柏炭 10g，白鲜皮 10g，苡米 15g，泽泻 20g，茅根 30g，木通 6g，甘草 10g。

上药以水 3 杯，煮取 1 杯，药渣再煮，取汁 1 杯，日分 2 次温服。

三诊：3 月 15 日。再服上药 6 剂，小便转清，尿道热痛亦止，心烦止，夜寐安和，脉数不若前甚，病已出险入夷，再拟养阴之品予之。

生白芍 10g，细生地 10g，泽泻 10g，白茅根 20g，青连翘 20g，白蔹 10g，甘草 10g，生山药 10g，丹皮 10g，云茯苓 15g。

上药以水 3 杯，煮取 1 杯，药渣再煮，取汁 1 杯，日分 2 次温服。隔日服药 1 剂。

五子龟山饮方

北五味子 10g（打细），莲子 20g，生山药 20g，覆盆子 20g，菟丝子 30g，女贞子 20g，龟甲 20g（打细）。

上 7 味，以水 4 杯，文火煮取 1 杯，药渣再煮，取汁 1 杯，日分 2 次温服。

功效：滋补肝肾，涩精秘气。

主治：遗精早泄，阳痿，以及妇女湿热带证。

方义：此方以五味子为主药，因五味俱全，专补肺肾“补元气之不足，收耗散之气”，尤善补肾涩精，汪昂谓：“收肺气而滋肾水……强阴涩精”，为其特长。遗精无非肾虚而心火又必萌动，配莲子以清心火，该药又兼补脾，善交心肾之气于中州。更有山药补脾之气血，使心肾之气，斡旋于中州，更益于肺肾。覆盆子甘酸性温和，非但缩其小水，更有固肾涩精之功，李士材说其“强肾无燥热之偏，固肾精无凝涩之害”，为五子衍宗丸之主药。菟丝子一药，其味甘平而性兼辛，专补肝肾，益精髓，主治阳痿遗精，腰膝酸痛。《神农本草经》谓：“补不足，益气力。”《名医别录》谓：“坚筋骨，主治茎中寒，精自出。”甄权谓：“治男女虚冷，添精益髓。女贞子补肾精，补而不燥不腻，气平不寒不热，实为清补之品。肾精既夺，更当防入劳途，女贞子更俱治阴虚劳热之效。”龟甲乃奇经上品，补任冲督脉，益阴之力尤强。

按：《素问》指出：“肾者主蛰，封藏之本，精之处也。”可见遗精之证，主要原因是由于肾失封藏之职所引起，临床又可分其虚实以辨之。虚证多是因肾脏本虚或亏损，实证多是因心火妄动，扰动肾火失司，正如朱丹溪所谓：“心火动则相火亦动，动则精自走也。”朱氏又重点指出：“梦遗一证，专主乎热，得病之因有四，有用心过度，心不摄肾，以致失精者，有因思色欲不遂，精乃失位，输精而出者；有欲太过，滑泄不禁者，有壮年气盛，久无色欲，精气满泄者。”张景岳指出：“因梦而出精者，谓之梦遗，不因梦而精自出者，谓之滑精，有因情动而遗者，有因精动而遗者，情动者，当清其心，精动者当固其肾。滑精者，无非肾气不守而然。”由此看出，偏于心火当养阴清火，肾虚不固者，又当补肾以固精，虚实判若，治之固当，然而虚中夹实，实中夹虚，往往一时不得判定，此又存乎其人。不尔见虚则鹿茸、巴戟、灵脾，见实则地、柏、知丹。火得阳助，势必燎原，虚得阴滋势必滑脱。余治此证，执偏而废功者多矣，是故此证，治之者，万万不可贪功以求其速，正如欲速则不达，急则不固，当以缓缓调之以治其本，方为稳妥。余立此方之法，既不偏用燥烈之品以动其精液，亦不偏使苦寒之品以损其精气。旨在涩精秘气，调和少阴封藏之本，其方之机，不寒不热，甘温见长。临床治疗中，若见阳虚者，巴戟、灵脾，未尝不可稍加之，若见阴亏者，地、柏亦未尝不可稍加入，此所谓：“补偏救辟，机圆法活”耳。

1. 遗精

杜某某，男，25岁，未婚，1979年4月12日初诊。

两年前，男女同学一起于河中游泳，感情萌动，阴茎勃起，以后患手淫，尿道不时排泄黏液，3月后，其病转为梦遗，三五日发作一次，不得自禁，逐渐神经衰弱，记忆力减弱，并不时头痛，头晕，目花，周身疲倦，腰膝酸软，有时心烦懒言。脉细数，舌质偏红，苔薄黄。

肾脏生髓充脑，脑为髓之海，肾精损伤于往昔，久而不复，以致遗泄不固，脑海失充久不得续，是故神衰，头痛晕，目花等症相继而发。腰为肾府，肾虚，故腰膝酸软，周身疲倦。肾阴既亏，相火萌动，故而心烦懒言，脉细而数，舌红苔黄。脉证合参，证属肾阴亏虚之遗精证。治以滋补肾阴，涩精秘气之法调之，方以五子龟山饮加味。

处方：五味子10g，莲子20g，生山药20g，覆盆子20g，菟丝子20g，女贞子20g，龟甲20g，大生地30g，黄柏6g。

上9味，以水4杯，文火煮取1杯，药渣再煮，取汁1杯，日分2次温服。

二诊：5月23日。上方断续服药27剂，遗精次数减少，精神较前好转，头目疼晕显减，由于在校读书，煎药不便，与丸续之。

处方：五味子30g，莲子60g，生山药60g，菟丝子60g，女贞子30g，龟甲100g，黄柏20g，生龙牡各30g，远志肉30g，云茯神30g，生熟地各30g，山萸肉50g，大麦冬30g，生甘草15g，琥珀30g，朱砂10g。

上药，共为细末，炼蜜为丸，每丸9g，早晚各服1丸，白水送下。

三诊：7月15日。患者以上方共配丸药两料服之。头不痛，头晕偶尔发作，较前为轻，目已不花，精神基本正常，遗精已减大半，半月发作1~2次。欲服丸剂以求巩固。

处方：五味子30g，莲子50g，生山药50g，菟丝子50g，龟甲100g，女贞子50g，生地100g，熟地100g，甘草40g。

上9味，共为细末，炼蜜为丸，每丸12g。每晚睡前服药1丸。随访病愈。

2. 滑精

徐某某，男，37岁，1976年6月6日初诊。

患头痛，头晕，数年不已，早期恃其壮，未及时治疗，近年以来，浑身乏力，有时疲惫不堪，两目黑花纷飞，夜寐多梦，不时滑泄。刻下：精神不振，咽干，舌红嫩，脉虚数重按无力，似有弦象。

处方：北五味子9g（打细），莲子10g，生山药18g，覆盆子18g，菟丝子25g，女贞子18g，桑螵蛸30g，龟甲30g（打细）。

上8味，以水4杯，煮取1杯，药渣再煮，取汁1杯，日分2次温服。

二诊：6月20日。上药连服12剂，仅滑精一次，脉象不若前甚，头痛，头晕，目花，十去其七，精神振作，书一丸方以善其后。

处方：熟地50g，杜仲30g，菟丝子50g，紫河车50g，北五味20g，龟甲60g，女贞子30g，生山药30g，桑螵蛸60g，巴戟天20g，淫羊藿20g，莲子肉30g。

上12味，共为细末，炼蜜为丸，每丸9g，日服2丸，早晚白水送下。

3. 阳痿

陈某某，男，32岁，1986年10月7日初诊。

患阳痿半年，初服金匮肾气丸，显效，继服则效又不显，改服三鞭酒，初服亦显效，继服效又不显，反而性情转躁，不时头晕，头胀，目花，腰膝疼痛，寐劣多梦，小便色黄。脉弦数，舌质偏红，少津，少苔。综观脉证，此属真阴亏损，治以五子龟山饮意。

处方：北五味子 10g（打细），莲子肉 30g，生山药 20g，龟甲 20g，大熟地 30g，生龙骨 30g，生牡蛎 20g，酸枣仁 30g（打破），川杜仲 20g，菊花 10g。

上 11 味，以水 4 杯，文火煮取 1 杯，药渣再煮，取汁半杯，晚服 1 杯，翌晨温服半杯。忌烟酒辛热之品。

二诊：10 月 28 日。上方连服 16 剂，头晕，头胀，目花，十去其七，腰膝疼痛蠲除，夜寐得酣，阳痿好转，此佳象也，仍宗上方略式增减与之，望其病瘥。

三诊：11 月 25 日。近因工作劳累，效果进展不大，察其脉证如前，书一丸方，嘱其归里常服，病必愈，不复来诊。忌酒及辛辣之品。

处方：北五味子 30g，生山药 60g，大熟地 60g，龟甲 30g，川杜仲 30g，覆盆子 30g，女贞子 30g，莲子肉 30g，淫羊藿 10g，仙茅 20g，盐黄柏 10g，生龙骨 30g，生牡蛎 30g，桑螵蛸 30g，枸杞子 30g，生甘草 10g。

上药取 2 剂，共为细末，炼蜜为丸，每丸 9g，每日早晚各服 1 丸。

按：阳痿，大部分患者多由纵欲过度，引起肾气不足，精气虚损所致。张景岳谓："火衰者十居七八，火盛者仅有之耳。"临床细察，火衰精气虚损者有之，火衰真阴匮乏者有之，思虑伤脾者有之，惊恐胆虚者有之，湿热伤及肝肾者有之，心肾失交，滑泄致痿者有之，临证当细询之，辨之，方可有的放矢，切勿一味进火之品，劫其真气。《类证治裁》指出："纯用刚热燥涩之剂，恐有偏胜之害，其审而裁之可耳。"

毛姜汤方

骨碎补 30g，川断 20g，苏木 10g，乳香 6g，没药 10g。

上 5 味，以水 4 杯，煮取 1 杯，药渣再煮，取汁 1 杯，日分 3 次温服，每服兑黄酒 20g 为引。

功效：活血止痛，接骨续筋。

主治：跌打损伤，筋骨折伤及筋骨作痛，关节肿痛。

方义：此方乃治筋骨挫伤之方。方中骨碎补，归经于肝肾二经，大有补肾坚骨，活血散瘀之效，凡跌打损伤，筋骨疼痛，及关节诸疼均可放胆用之，又因本品苦温，尤能补肾涩精，可治肾虚久泄之疾。苏木味甘咸，主活血祛瘀，消肿止痛。川续断一药，主补益肝肾，通利血脉，主治筋骨折伤，关节不利，腰膝疼痛。乳香、没药皆取其活血祛瘀，消肿定痛之效。

1. 余某某，不慎左手腕骨骨折，红肿热痛已 3 天，打针输液，肿痛不消。余与毛姜汤加桑枝 50g，连翘 30g，忍冬藤 50g，水煮，取汁两杯，日分 3 次服之。3 日后，肿痛消失大半。续服 3 日，肿已消退，按之尚疼，又服 3 剂后，医院再次拍片观察，骨质愈合，余以上方化作丸剂送服，1 月平复。

2. 周某，66 岁。不慎跌仆，左踝关节扭伤半日，红肿作痛，医院拍片检查，左踝骨有裂纹。余予毛姜汤加大黄 10g，牛膝、木瓜各 30g。服药 10 剂，红肿消退，可下地轻步缓行，半月后，病愈。

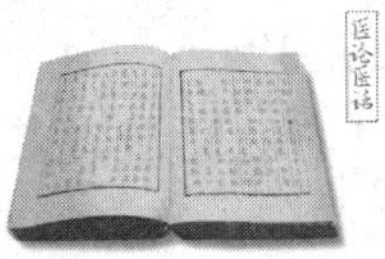

七、肠道病试效方

加味白头翁汤方

白头翁15g，黄柏10g，黄连6g，秦皮10g，当归15g，白芍20g，焦山楂30g，槟榔15g，双花炭30g，炒枳壳15g，大黄炭10g，车前子30g（包煎）。

上12味，水煮两遍，取汁2杯，日分2次温服。

另：用桂圆肉，或小麦面加香油和，包裹鸦胆子仁，如小小之汤圆丸样，每丸纳鸦胆子仁6~7粒，于每服药前20分钟，囫囵吞下。

功效：清热凉血，解毒化滞。

主治：湿热疫毒血痢，里急后重，泻下脓血，腹疼难忍，舌红苔黄腻，脉弦数。

方义：此方所治不是一般的湿热痢疾，为热毒蕴于血分之热毒疫痢，热之毒气灼伤胃肠之血气，化作脓血而泻下，腹痛难忍，热之毒血积于肠中，着而不通，由是里急后重，虚坐努责，脉与舌象，无不属热毒内结之象。治当清热凉血解毒化滞。方以白头翁汤为主，清热解毒，凉血治痢。加当归、白芍以和血止痛，血气得和，脓血可止；加焦山楂消积化滞，破气散瘀；加枳壳、槟榔以行气破滞，开胃宽肠，因势利导；双花炭以解血中之热毒，尤善治疗血痢；大黄炭以荡涤瘀热，所谓热淫所胜，以苦泻之；车前子一药，可引湿热从小便分消；再加鸦胆子解毒化腐之力，血热疫毒之痢可尽荡去无余矣。

1. 疫毒痢

孙某某，男，22岁，1978年9月11日初诊。

盛夏之时，瓜果梨桃，杂以入腹，患腹痛难忍，家长以为寒凉为之，以姜汤煮鸡蛋食之，腹痛不止。医与痢特灵片口服，腹痛略减而大便泻下艰涩，二三日后，病不减，去某医院检查治疗，诊断为阿米巴痢疾，劝其住院治疗，由于费用太高，转来求诊。腹痛难忍，呼号不已，大腹膨胀，拒按，大便艰涩，一日数十次，尽属黏腻血样便，小便赤黄，脉弦，舌质红绛，苔黄腻。此系中医之疫毒痢疾，治以清热解毒，凉血化滞之法下之。

白头翁 10g，黄柏 10g，黄连 5g，秦皮 5g，当归 10g，白芍 12g，焦山楂 20g，双花炭 15g，槟榔 10g，枳壳 12g，车前子 20g（布包）。

上 11 味，以水 4 杯，煮取 1 杯，药渣再煮，取汁 1 杯，日分 3 次温服。

另：鸦胆子仁，香油和面，包作小丸，每丸内纳鸦胆子仁 6 粒，每于服药前 20 分钟吞下。

治疗经过：依上方法，服药两天，腹痛减轻大半，大便甚多，艰涩不若前甚，继予上方 3 剂，每剂加重焦楂炭至 30g，当归、白芍至 24g。又下泻脓血减轻大半，腹部膨胀已减，续以上方再进，7 日后，诸症痊愈，嘱淡食调养。

2. 疫毒痢

田某某，男，18 岁，1968 年 8 月 18 日初诊。

患痢疾发热，送某医院治疗，经检查为阿米巴痢疾，治疗 4 日，热不退，痢下不已出院，邀余诊视。

症见：身热，扪之灼手，精神差，腹痛腹胀拒按，便下脓血，虚坐努责，日三四十次之多，小便短赤。脉弦数，舌红赤，苔垢腻。

辨证治疗：此中医之疫毒痢，由于火郁湿蒸，浊秽之气奔迫于肠胃以致艰涩难出，脓血相杂。更由于西医之固之、涩之、止之，以致腹胀发热不已，中医治痢，以通因通用，推陈致新为法。治以清热凉血，解毒化滞。

白头翁 15g，黄柏 9g，黄连 6g，秦皮 6g，当归 15g，白芍 20g，焦山楂 30g，槟榔 15g，金银花 20g，炒枳壳 15g，熟大黄 6g，车前子 30g（包煮）。

上药以水 4 杯，中午煮取 1 杯，温服下，药渣再煮，取汁 1 杯，晚服。

二诊：昨日午后 3 点，服药后腹痛辘辘，泻下秽浊之物盈盆，腥臭难闻，大汗出，几致于虚脱，患家急报，余嘱与白米汤一杯服之，勿惊。晚服二煎后，又泻下腥臭秽浊之物甚多，腹痛大减，身热亦减。今诊之脉尚盛，身热不若前甚，腹痛腹胀尚未尽解，按之尚痛，精神已清醒。其病得挫而未瘳，仍步上方出入。

白头翁 10g，秦皮 6g，黄芩 15g，当归 10g，白芍 15g，焦山楂 24g，双花 30g（一半炒炭），甘草 9g，车前子 30g（包煮），羚羊角粉 3g（分冲）。

上药水煮两遍，取汁 2 杯，日分 2 次温服，每服冲羚羊角粉 1.5g。

另：鸦胆子仁 30 粒，桂圆肉 6g。

用法：以桂圆肉捏为片状包裹鸦胆子仁，每包 10 粒，捏紧，每服药之前，先吞服。

三诊：8 月 22 日。上药服后，身热除，汗出亦敛，腹部柔软，按之尚感隐痛，脉来不若前甚，舌苔已转淡薄。大便送某医院复查，未有发现阿米巴原虫。唯腹部按之隐痛，为里之阴气未和之征，以芍药甘草汤加味调之。

白芍 15g，甘草 10g，淡子芩 6g，双花炭 6g，生姜 3 片为引。

上药以水3杯，文火煮取1杯，药渣再煮，取汁1杯，日分3次服。忌食鱼肉腥臭之品，糜粥自养，淡食以养胃气。

按：中医治痢无补法，重在分消，推陈致新，最忌兜涩过早。

承气导滞汤方

白芍药30g，当归30g，广木香10g，炒枳壳20g，炒山楂20g，槟榔10g，炒莱菔子20g，生甘草10g，车前子30g。

上9味，以水4杯，煮取1杯，药渣再煮，取汁1杯，日分2次温服，忌食生冷鱼虾腥臭之品。

功效：清热解毒，化滞止痢。

主治：湿热痢疾。症见里急后重，虚坐努责，腹痛便难，赤白相杂，肛门灼热作痛，小便短赤，脉弦滑，舌苔黄腻者。

方义：痢疾一证，其病多发于夏秋之季。林珮琴说："症由胃府湿蒸热壅，致气血凝结，夹糟粕积滞，进入大小肠，倾括脂液，化脓血下注，或痢白，痢红，痢瘀紫，痢五色，腹痛呕吐，口干溺涩，里急后重，气陷肛坠，因其闭滞不利，故亦名滞下也。"又说："伤气分则调气，伤血分则和血，易老所谓调气则后重除，和血则便血愈也"。病在胃腑滞而不畅，当畅不畅，畅则病昌，必承其气而导之为法。方以白芍、当归调和气血，木香、枳壳、槟榔以导滞调气，炒山楂、炒莱菔子逐其湿热之邪以下行，况且白芍与甘草，又善行脾胃之络以止痛，车前子一药养阴利尿，导湿热之邪从小便排出，尤其炒山楂与木香配合，既利其气又逐其瘀败之滞，瘀滞摒除，其症必愈。然而临床应用此方之时，又当用活，如白痢，下如鱼脑胶冻者，本方重用当归以偏重于温通。赤痢，下如脓血，紫黯者，又当倍用白芍以偏重于清化。若疫毒之痢，又当重加白头翁、秦皮或并用鸦胆子以急解热毒。至于权变之法，郁者清之，湿者渗之，寒者温之，宿食消之，寒痰化之，气陷举之，虚滑摄之，液涸者润之，久不愈者补之，病后调之等法，均可以此方为基础，化而裁之可矣。

湿热痢

尚某，男，40岁，1971年8月21日初诊。

饮食生冷，患腹痛下痢，里急后重，痢下色如鱼脑，昼夜20余次，曾服黄连素无效，肛门有灼热感，小便短少，脉象弦滑，舌苔黄腻。

白芍30g，当归30g，木香10g，炒枳壳20g，炒山楂30g，槟榔20g，炒莱菔子20g，生甘草10g，黄芩10g，车前子30g（布包）。

上药以水4杯，煮取1杯，药渣再煮，取汁1杯，日分3次温服。忌生冷、鱼肉、甜腻之物。药进1日，痢下通畅，小便亦多，再进2剂，病愈。

按：承气导滞汤一方，乃取之于《石室秘录》“痢下通治法”加木香、焦山楂而成。《石室秘录》云：“惟有因势利导之法可行于困顿之间，邪气一刻下不去，正气一刻不安，古人治痢无止法，信不诬也。方用白芍三两，当归三两，萝卜子一两，枳壳三钱，槟榔二钱，甘草三钱，车前子三钱，水煎服，一剂即止，二剂全安，可用饮食也，此方之奇而妙全在用白芍、当归。盖水泻最忌当归之滑，而痢疾最喜其滑也，芍药味酸入肝以平木，使木不敢再侵脾土，又有枳壳、槟榔，消逐其湿热之邪，又加车前分利其水湿，而又不耗真阴之水，所以功胜于茯苓也，尤奇者在用萝卜子一味，世多不解，盖萝卜子味辣而能逐邪去湿，且又能上下通达消食利气，使气行于血分之中，助归芍以生新血，而祛荡其败瘀也，少加甘草以和中，则无过烈之患，此奏功之奇，实有妙理耳。”今加木香一药，因木香为芳香理气之品，尤长于行滞，凡脾胃消化不良，肠胃郁滞不畅之腹部胀满作痛，痢疾后重，皆可用之，亦即塞者通之也。山楂一药，酸甘入脾胃肝，消积化滞，破气散瘀之功显著。张锡纯先生指出：山楂味至酸，微甘性平，皮赤肉红黄，故善入血分，为化瘀血之要药，能除痃癖癥瘕。为其味酸而微甘，能补助胃酸汁，故能消化饮食积聚，以治肉积尤效。余于方中加此一药尤可止泻痢而化郁滞。

复元润肠汤方

当归30g，熟地50g，白术20g，炒枳壳20g，杏仁泥12g，火麻仁20g，生赭石30g（轧细）。

上7味，以水4杯，煮取1杯，药渣再煮，取汁1杯，日分2次温服。

功效：养血，润肠，通便。

主治：虚秘。老年人精血虚少，大肠血短，产妇失血过多，以及汗下伤阴，元气一时不得来复者。或色欲过度，肾阴暗耗，气虚便难，便燥者。

方义：此方以当归、熟地为主药，当归辛苦兼温，有补血，活血，润燥，滑肠之功，辛香善于行走，尤为治血虚便秘之圣药。熟地性味，甘而微温，补血益精，滋肾养肝，与当归合，尤为大补精血之上品，张景岳极赞其功。白术与枳壳，为健运脾胃之佳品。白术为脾家之正药，能运化水湿，前行于小便，后润于大肠，又善统血，可疗肾虚腰间老痰及死血，与枳壳合，又偏于开胃宽肠。杏仁上开肺气，麻仁下润大肠，间加赭石一药以降其气，又尤为养血之品。

按：大肠者，传导之官，变化出焉，又必依赖于肾脏气血之奉养而行其传导之职。石寿棠先生云：“肾之阴虚，不能濡肠，而矢燥结，不能濡膀胱，而溺短数，肾之本气自病也。”甚有见地。所谓虚秘一证，势必秘而难下，非攻下之法可为。李东垣指出：“治病必究其源，不可一概以牵牛、巴豆之类以下之，损其泽液，燥结愈甚，复下复结，极则以致导引于下而不通，遂成不救。”尽管张洁古有虚秘、实秘、气秘、风秘、热秘之分，张景岳有阳结、阴结之要，无一不在为存津液，益精血以达通便之旨。

1. 老年便秘

韩某某，男，66岁，1980年7月21日初诊。

患中风数年，近3月来，经常大便艰难，少则六七日，多则十余日一行，每次大便必由老伴抠出燥矢数枚，始得缓缓排出。目前，神识尚清，左半身不遂，动转困难，下肢跗踝虚肿，扪之冰冷，脉象沉缓，右则尤甚，舌淡，苔白。

脉证互参，此乃老年精血亏虚，大肠血短，元气不足之象，脉沉缓，跗踝肿为其明征矣。治宜养血润肠，益气通便为法，方以复元润肠汤加味调之。

处方：当归30g，熟地50g，白术20g，炒枳壳20g，杏仁泥12g，火麻仁20g，生赭石30g（轧细），蜂蜜50g搅冲。

上8味，先煮7味，煮两遍，取汁2杯，日分2次温服，每服加蜂蜜50g搅匀服下。

治疗经过：上方连服3剂，大便仍感困难，努力排之，始得排出，继服3剂后，仍需努力始得排出，更方加熟地至100g，生赭石至50g。断续服之，大便一般不过3日排出一次，较为通畅，月余停药，又越一月，大便又感困难如初，再本上方加苁蓉30g，枸杞子30g，怀牛膝20g，桃仁10g，郁李仁20g，黑白芝麻各20g，连续服药半月，病愈。

2. 便秘

林某某，女，28岁，1989年12月12日初诊。

一年之内，流产3次，精气已夺，不时腰脊酸痛，畏冷，大便旬日一行，初头略燥，便不爽，便后小腹痛楚隐约不快，某医与番泻叶予服，服则便通，不服则下次大便更加艰难。目前，精神疲倦，面色苍老不华，脉象沉细，舌淡苔白薄。此虚秘之证。

当归30g，首乌30g，柏子仁10g，熟地30g，白术20g，杏仁泥12g，火麻仁15g，郁李仁15g，肉苁蓉30g，生赭石30g。

连服6剂，大便较爽，而便后仍感小腹微微隐痛。原方加小茴香10g，乌药10g，而便爽痛止。

3. 气虚便难

甄某某，女，26岁，1996年10月21日初诊。

新产一子，已2日，小便不通，予小剂量真武汤，一剂尿通。又9日，大便不畅，艰而难通，余诊之，脉虚数，汗出多，畏冷心悸，怵惕不安，一派气血虚弱体质。

当归30g，制首乌30g，柏子仁10g，熟地30g，火麻仁10g，黄芪20g，红参15g，阿胶15g，炒苏子9g，王不留行10g。

连服3剂，大便通畅，汗出已减轻大半，继服3剂，汗止身温，乳汁增多。

瓜蒌通结汤方

瓜蒌30g，杏仁10g，枳壳10g，熟大黄12g，芒硝6g，桃仁10g，炒莱菔子20g，火麻仁15g，郁李仁10g，炒苏子10g。

上10味，以水3杯，煮取1杯，药渣再煮，取汁1杯，日分2次温服。

功效：清热化痰，散结通便。

主治：大便秘结，肺热痰咳，脘腹胀满。尤适用于老年便秘，舌红苔黄腻，脉滑数。

方义：瓜蒌一药，性味甘寒，主入肺、胃、大肠三经，上能清上焦之积热，降肺气而化痰，通胸中之滞郁，中能清胃中之垢腻，化滞消痞，下能润燥通肠秘，用时，杵如泥状，效果尤佳。肺与大肠互为表里，若肺气郁闭壅塞，则大肠易于燥结，杏仁能开达肺气，苦降而能通肠之秘，配与瓜蒌，则脏通而腑通。枳壳有开胃宽肠之功，炒莱菔子配枳壳更能消食导积，下气通便。桃仁除行血破血之外，更能润肠通便，有时与杏仁同用，一走血分，一走气分，多与滋阴润燥之剂同用，尤适用于阴虚津枯肠燥便秘之症。大黄与芒硝同用，一走血分，一走气分，成无己云："热淫所胜，以苦泄之，大黄之苦以荡涤瘀热，下燥结而泄胃强。"芒硝配大黄，益得相须而为之功用，此二药冲荡之力强，宜适量而用，或由少而多，中病即止。火麻仁与郁李仁，皆养血益脾，润肠通秘之药，方中又佐苏子，以借辛温之气，下气开郁。全方合剂，对于阴虚津枯肠燥便秘之证，奏效尤为稳妥。

大便秘结

韩某，男，76岁，1985年9月4日初诊。

大便经常秘结，约七八年之久，经常服果导片缓解。近一月来，再服果导片，增大其量，效果尚可，几天后效果变差，以致腹满痞滞，牙龈肿痛，不欲饮食，现已多日不解大便，脉象弦滑，舌红苔黄腻。拟瓜蒌通结汤加减。

瓜蒌30g，苏子10g，熟大黄15g，芒硝6g，桃仁10g，炒莱菔30g，郁李仁10g，槐米20g。

上药以水3杯，煮取1杯，药渣再煮，取汁1杯，日分2次温服。

二诊：上药服2剂后，大便通畅数日，半月后，再次大便秘结，脘胀，不欲食，脉弦滑，舌红，苔淡黄，仍守上方出入。

瓜蒌 30g，杏仁 10g，枳壳 10g，熟大黄 10g，芒硝 5g，桃仁 10g，炒莱菔 20g，火麻仁 20g，郁李仁 20g，大熟地 30g，当归 10g，苏子 6g。

上药以水 4 杯，煮取 1 杯，药渣再煮，取汁 1 杯，日分 2 次温服。6 剂大便转畅。

孙朝宗

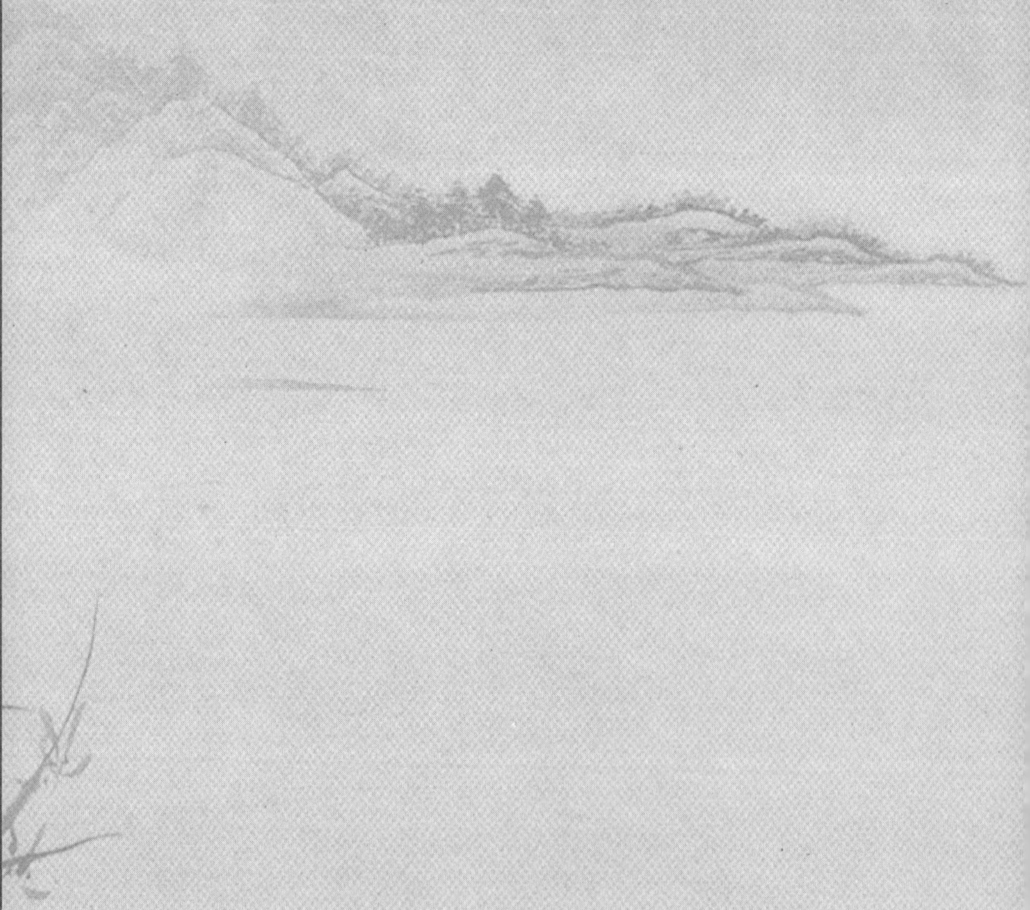

八、腰腿痛试效方

鸡血藤汤方

鸡血藤 30g，当归 20g，丹参 30g，桃仁 10g，红花 10g。

上药，以水 3 杯煮取 1 杯，药渣再煮，取汁 1 杯，日分 2 次温服。

主治：由于人体气血瘀滞所引起之身痛、腰疼以及四肢痹痛等证。

方义：方以鸡血藤为主药，其主要功能为补血活血，舒筋通络并壮筋骨见长；当归补血活血，以活血见长，性味甘温，辛香善于行走，气味俱厚而又行则有余，可为方中之气药；丹参以活血止痛见长，与当归合而缓当归之温，可治心腹痼疾，主疗心腹邪气；桃仁主入脏腑，红花主行经络，故仲景用红兰花酒以疗妇人。

痹证乃风寒湿合而为病，不过各有偏胜，更有热痹，临床亦不少见，均属经络为病，都以疏经活络为法则，应用该方时又须灵活加减化裁方为活法。上肢冷痛者，可加桂枝、姜黄、羌活；热痛者，可加连翘、双钩、桑枝、忍冬藤；若下肢冷痛者，可加独活、牛膝、附子；热痛者可加木瓜、木通；肿胀可加防己、苡米、防风、威灵仙；久痛不已，脊柱痛加川续断、狗脊；两侧痛，可加桑寄生、杜仲、菟丝子、巴戟天；胸痹心痛者，可加瓜蒌、薤白、檀香、柴胡；少腹冷痛者，可加乌药、元胡、灵脂、小茴香；妇人月经不调者，可加酒芍、醋制香附、阿胶、泽兰叶、生地、熟地、白术等。

中风半身不遂者，当活血化瘀，行经通络为总法则，肝阳偏亢者加双钩、天虫、全蝎、石决明、夏枯草、菟丝子、羚羊角、龙骨、赭石等。后期调护，十分必要，又当调补奇经，大熟地、炒杜仲、菟丝子、巴戟天、鹿角胶等，益其肝肾，壮其筋骨以为固本之法。

1. 寒湿痹痛证

杨某某，男，50 岁，1968 年 11 月 6 日初诊。

双下肢作痛，行走困难 3 月，由受风湿引起，曾在当地医院检查为风湿病，经多方医治，迄今病不得愈，特来求治。刻下：下肢痹痛，浮肿，寒冷，走路困难，每逢阴雨天气病重，重则麻木不仁全身不适，脉象沉缓，舌淡苔白。

辨证治疗：本例患者，系属血虚，寒湿阻滞经腧，营卫之气不得流通，筋脉失却荣养所形成之寒湿痹证。治当温阳启痹，活血通经之法调之，方拟鸡血藤汤加味。

鸡血藤60g，当归30g，丹参30g，桃仁10g，红花10g，苡米30g，豨莶草30g，威灵仙20g，牛膝20g，蜈蚣2条。

上药以水3杯，煮取1杯，药渣再煮，取汁1杯，日分2次温服。

另：生硫黄100g，研为细末，每服2g，日服3次（饭前服）。

二诊：上药连服3剂，下肢浮肿减轻，寒冷之感亦觉减轻，他症尚无起色，仍守上方出入续进。

鸡血藤60g，当归30g，丹参30g，红花10g，苡米30g，豨莶草40g，威灵仙20g，牛膝30g，防己20g，防风10g，蜈蚣2条，独活6g。

上药以水4杯，煮取一杯半，药渣再煮，取汁一杯半，日分3次温服。

生硫黄末，服法同上。

三诊：续服上药6剂，浮肿消失，下肢亦感温暖舒适，可下地缓行。唯麻木不仁不瘥，脉来较前有力，再守上方继进，望其应手为幸。

鸡血藤80g，当归30g，丹参30g，苡米30g，红花10g，蜈蚣2条，黄芪20g，鹿角霜20g，甘草10g，牛膝30g。

上药以水3杯，煮取1杯，药渣再煮，取汁1杯，日分2次温服。生硫黄末照服，依前法。

四诊：上方连服半月，下肢麻木不仁感消失，走路基本正常，为巩固疗效，拟以丸方调养。

鸡血藤150g，当归100g，丹参100g，苡米120g，蜈蚣10条，黄芪100g，鹿角胶50g，牛膝100g，寄生60g，杜仲60g，威灵仙60g。

上药共为细末，炼蜜为丸，每丸9g，日服3次，每次1丸，白开水兑黄酒各半冲服。

2. 骨痹（腰椎骨质增生）

李某某，男，41岁，1970年6月3日初诊。

疏浚河道受寒湿，腰腿痛已2年余，一年比一年疼痛加重，几乎不能劳动，上月在某医院拍片，诊断为腰椎骨质增生，治疗半月无效，转来医治。目前，左下肢疼痛如锥刺，行走困难，腰部反而痛轻，下肢疼甚时，有麻木抽筋之感，怕冷，得温稍缓，精神委顿，脉来沉缓无力，舌质淡白，少苔。

寒湿既久，浸渍肾之外府，以致骨质为之增生，阳气被阻，督脉之经气亦凝滞不通，治当温阳解凝，祛湿通络，活血止痛之法调之，拟鸡血藤汤加味调之。

鸡血藤 60g，当归 20g，丹参 30g，桃仁 10g，红花 10g，狗脊 20g，骨碎补 10g，川断 20g，土鳖虫 10g，鹿角胶 10g（烊化）。

上 9 味，以水 3 杯，煮取 1 杯，药渣再煮，取汁 1 杯，2 杯药汁合煎，烊化鹿角胶尽，分 2 次温服。

二诊：上药连服 5 剂，下肢疼痛减轻，麻木抽筋亦减轻，他症如故，再守上方继进。

鸡血藤 60g，当归 20g，丹参 30g，桃仁 10g，红花 10g，狗脊 20g，骨碎补 10g，川断 20g，土鳖虫 10g，白芥子 6g，鹿角胶 10g（烊化）。

上药，煮服方法同上，嘱注意腰腿不要着凉。

三诊：上方续服 9 剂，下肢畏冷消失，已显温和之象，疼如锥刺大减，可缓步行走，精神振作，脉来较前好转。上方已显效机，阳气有来复之渐，仍守上方序进。

鸡血藤 80g，当归 30g，丹参 30g，桃仁 10g，红花 10g，骨碎补 10g，川断 10g，土鳖虫 10g，白芥子 6g，鹿角胶 10g（烊化），川牛膝 15g，蜈蚣 2 条。

上药煮服及禁忌方法仍同上。

四诊：此方断续服药 15 剂，腰腿疼痛消失，活动自如，走路正常，精神饮食正常，可以参加劳动，逢阴天时，腰部只感到稍有下坠感，他无不适。为巩固疗效，与大活络丹 3 盒，每晚服 1 丸，由开水兑黄酒各半冲服。

1970 年 9 月 20 日随访，患者骨痹证未再发作。

温督解凝汤方

当归 30g，川芎 20g，狗脊 30g，鸡血藤 30g，红花 10g，熟地 30g，鹿角胶 20g（烊化）。

上 7 味，先煮 6 味，以水 4 杯，文火煮取 1 杯，药渣再煮，取汁 1 杯。药汁共 2 杯，烊化鹿角胶，日分 2 次温服。

功效：温阳通脉，活血化瘀。

主治：腰椎及颈椎骨质增生所引起之头痛头晕，上肢痹痛，腰痛及下肢窜痛，麻木不仁，以及风湿痹痛等证。

方义：方中当归、川芎甘温而润，活血、搜风、行气以止疼痛。狗脊温养肝肾，通督脉以强壮筋骨，并以坚脊，利俯仰，以强腰系。鸡血藤、红花以甘平养血通经，活络化瘀见长。大熟地滋肾养肝，补血益精，填骨髓，以壮筋骨，张景岳指出："阴虚而神散者，非熟地之守，不足以聚之，阴虚而火升者，非熟地之重，不足以降之，阴虚而躁动者，非熟地之静，不足以镇之，阴虚而刚急者，非熟地之甘，不足以缓之。”总之以大熟地“大补精血”故也，肾主骨，肝主筋，非熟地不足以作强。鹿性偏阳，能壮元阳，补精髓，通督脉，调冲任，强筋骨，壮腰膝，暖寒凝以疗腰肾虚冷（腰脊寒冷），此处用之以温督脉，化寒凝为主，主治腰脊劳损，骨质增生等。临床应用此方时，若腰痛及腰椎骨质增生者，可加川续断，或炒白术，因白术有“化腰间死血”之功，若颈椎骨质增生者可加葛根、桂枝、羌活。腰膝骨质增生而下肢痛甚者可加牛膝、木瓜、独活等，寒湿及血瘀久羁不却者，可适当加地龙、大蜈蚣、乌梢蛇等以搜剔经脉。

1. 骨痹（腰椎骨质增生）

李某，男，50岁，1970年秋诊。

患左腿痛，不能行走，余予当归、丹参、牛膝、木瓜、防已、鸡血藤等活血通经之药，罔效。后加豨莶草、独活、秦艽等温阳散风之品，略显小效。经腰椎拍片诊断为：腰椎骨质增生，遂改方当归30g，川芎20g，狗脊30g，鸡血藤50g，红花10g，熟地30g，鹿角胶20g（烊化），名温督解凝汤予服。药进6剂，腿疼减轻大半。继续服药6剂，疼痛基本消失，可在院散步走动，唯有沉重之感未蠲。余以上方之中加大蜈蚣2条，川牛膝20g，木瓜20g，断续服药20余剂，疼痛沉重之感全消，可下地劳动，迄今10年未发。

2. 腰腿痛（腰椎骨质增生）

高某某，女，45岁，1980年初冬诊。

突发右腿疼甚重，几不可支，邀余往诊。已近午夜，针刺环跳穴、风市穴、阳陵泉穴、足三里穴、绝骨穴等，留针观察，当时疼痛减轻，一小时拔针后，疼痛如前，寸效不显，余怀疑为腰椎骨质增生症，遂于腰椎处拔一火罐，以求暂安，翌日送医院拍片示：腰椎3~4均有唇样骨质增生。拟温督解凝汤服5剂后，疼痛显减，但仍不敢任地行走，腰部有板滞感觉，余于原方内加炒白术20g，桃仁10g，大蜈蚣3条，服药3剂，适值月经来潮，所下瘀血块甚多，月经过后，腰部及下肢疼痛竟然全消。月余下肢又觉胀疼，又按上方服药10余剂，又经X光拍片示：腰椎唇样骨质增生已明显萎缩。患者按原方服药一个半月方辍。迄今已多年，病未再发。

3. 腰脊冷痛

李某某，男，48岁，1970年5月21日初诊。

集体参加疏通河道，寝食于河旁，数日后患腰脊冷痛，完工回家后，睡于热炕上，冷痛显减，否则冷痛如故，曾经针灸拔罐，病稍减。服布洛芬药片，尚可暂时止痛，终未得愈。目前，腰脊冷痛，动转困难，下肢沉重，劳则疼楚乏力，腰椎拍片检查，腰椎骨质未见异常。脉沉，舌淡。

辨证治疗：寒湿袭入腰脊，凝聚不得疏散，经络湮淤，以致寒冷作痛，甚则湿气下注而两腿沉重乏力。治当温阳通脉以祛寒冷。

当归30g，川芎20g，狗脊30g，鸡血藤30g，红花10g，熟地15g，鹿角胶10g（烊化），羌活6g。

上药先煮7味，取汁2杯，以药汁烊化鹿角胶尽，日分2次温服。

二诊：5月27日。连服上药6剂，腰脊冷痛稍减，脉仍沉而无力。寒湿湮淤较深，一时难复，再以上方加重温阳之品，冀望机转。

当归30g，川芎20g，狗脊30g，鸡血藤50g，红花10g，熟地15g，羌活6g，桂枝10g，苡米20g，蜈蚣2条，鹿角胶15g（烊化）。

上药先煮10味，取汁2杯，以药汁烊化鹿角胶尽，日分2次温服。另：每次饭前吞服生硫黄粉1g。

三诊~五诊：6月8日。迭服上药10剂，腰脊始有温暖之感，下肢沉重亦觉轻松，劳动仍感乏力，脉沉不若前甚，仍守上方继进。

当归30g，川芎20g，狗脊30g，鸡血藤50g，红花10g，熟地15g，羌活10g，桂枝10g，苡米30g，蜈蚣2条，鹿角胶15g（烊化），熟附片10g（先煮），甘草10g。

上药，先煮附子半小时，后下10味，煮取1杯，药渣再煮取汁1杯，以药汁烊化鹿角胶尽，日分2次温服。仍每次饭前吞服生硫黄粉1g。

六诊：6月11日。上方加重温督行阳之品，更佐虫蚁搜剔之药，腰脊寒冷之感始好转。阳气既行，下肢沉重之感亦减大半。

当归20g，鸡血藤30g，红花10g，熟地25g，狗脊20g，白术15g，寄生20g，生杜仲20g，泽泻10g，牛膝10g，甘草10g。

上药以水3杯，文火煮取1杯，药渣再煮，取汁1杯，日分2次温服。

按：该患者，寒湿痹阻经脉尤重。应用温督解凝汤方，本属对证之方，因其寒湿尤笃，治者则重加附子与硫黄，温阳祛寒，因硫黄有治“腰肾久冷，除冷风顽痹寒热”之功，更佐虫蚁之药以通顽痹，桂枝以温督脉与太阳经之寒风，温热之药用之，病却大半，遂后以应用当归、熟地、鸡血藤、桑寄生、杜仲以补其肝肾，壮其筋骨而病得以痊愈。

腰痛如圣汤方

杜仲20g（轻炒），桑寄生20g，金毛狗脊20g，川续断20g。

上4味，以水4杯，文火煮取1杯，药渣再煮，取汁1杯，日分2次温服。

功效：补肝肾，壮筋骨，通血脉，祛风湿。

主治：肾虚腰痛，足膝软弱，脊背掣痛，产妇腰重及胎动不安，风湿痹痛等。

方义：腰痛一证，不论因风，因寒，因湿，因瘀，其总因为肾气本虚，肾又为冲任督带之要会处，故妇人奇经之病多统属之。该方中之杜仲与寄生，一甘温，一苦平，皆补肝肾而强筋骨，入肝而补肾，子能令其母实，养肝血补肾气并祛风湿，主止痛于腰之两侧。金毛狗脊与川续断，主"坚脊、利俯仰"，温补肝肾而又主调补督脉。督脉者，冲任带脉皆多系焉，故妇人经带胎产诸多疾病亦多赖此而调之，又主止痛于正中腰脊，临证化裁十分必要。若偏于肾阴亏虚可加生地、杞子、龟甲等，若偏于肾阳虚可加菟丝子、巴戟天、淫羊藿等，若偏风寒者，可加附子、干姜。血瘀者，可加桃仁、红花、丹参、鸡血藤等。若血虚者可加当归、川芎、首乌。脊柱久寒冷痛者，可加鹿角胶；若久热不蠲者，可加羚羊角粉，若兼腿疼转筋，上冲入腹者，可加牛膝、桂枝、木瓜；若兼疼痛有流火证候者，重加木通；若久瘀不除，可加大蜈蚣、土鳖虫等以搜之剔之。

1. 跌伤腰痛

曹某某，男，44岁，1967年10月7日诊。

在屋顶上晒粮不慎跌下，当时只觉腰部小疼，八九日后，腰疼转甚，服跌打丸5日，略显小效，近日来，几乎不得俯仰，夜间作疼尤甚，大便不畅，脉细涩，舌质略红，苔黄。脉证合参，显属瘀血腰痛，与如圣汤加味调之。

处方：杜仲20g，桑寄生30g，川续断20g，金毛狗脊20g，桃仁10g，红花20g，丹参60g。

上7味，以水4杯，煮取1杯，药渣再煮，取汁1杯，日分2次温服。

药进3剂，非但疼痛不减，反而更加痛甚，只是大便略稀。余度其方证不悖，为何病不减而反增，认为瘀血将通未通之际，疼甚亦并非不佳，继与前方加川牛膝30g，大黄10g，土鳖虫10g。该方进1剂，大便泻下3次，腰痛顿减大半，3剂服尽，腰痛基本消失，仍与跌打丸，缓缓服之以善其后。

2. 妊娠跌仆腰痛

杜某某，女，29岁，1984年6月6日诊。

妊娠3月，不慎跌仆，遂患腰痛，腹痛下坠，经某某医院妇科检查，诊为先兆流产，恐慌不已，求治于余。目前除腰痛，腹痛，下坠症状外，并心悸，有时恶心欲呕，胃中嘈杂不舒，脉滑数，舌偏红，苔略黄腻。

处方：杜仲（炒）20g，桑寄生20g，川续断20g，狗脊15g，竹茹10g，丝瓜络10g，黄芩10g，枣仁15g，甘草10g。

上药以水4杯，煮取1杯，药渣再煮，取汁1杯，日分2次温服。

上方连服3剂，腰痛减半，腹痛下坠除，心悸亦减，胃气和，恶心欲呕已平。续服原方之药，7日后，诸症均瘥。届时生一男孩。

3. 跌伤腰痛

徐某某，男，45岁，1961年8月6日初诊。

从跳板滑下河岸，当时无甚痛苦，两天后腰痛，肋痛，不得俯仰动转，夜睡不得翻身。去某某医院检查，腰肋部肌肉挫伤，用止痛药治疗。目前，腰肋部反而痛甚，仍不得动转，动则痛甚，来门诊治疗，脉象弦涩，舌淡苔略黄。

腰肋部挫伤，只是筋脉受损，经络血滞所为，拟养血活络，消肿止痛为治，冀望经通，腰肋可已。

杜仲30g，川续断30g，金毛狗脊30g，桑寄生30g，红花9g，赤芍9g，鸡血藤24g，生乳香6g，没药6g，丹参15g。

上10味，以水3杯，煮取一杯半，药渣再煮，取汁一杯半，日分3次温服。每服兑黄酒。

二诊：连服3剂，腰痛减轻近半，可以轻轻弯腰行走，药已取效，便又吃肉喝酒，堵塞胃口，而腹胀痞满，大便不通，所取之效，停滞不进。

酒肉充腹，壅塞于中，以致上下气机阻塞，络脉为之郁滞，而腰肋疼痛不解。仍步上方加重消积化滞，行气通腑，望其应手。

杜仲24g，川续断28g，金毛狗脊15g，桑寄生18g，鸡血藤30g，焦楂45g，枳壳30g，大黄18g，芒硝5g，全瓜蒌50g。

上药以水3杯，煮取1杯，药渣再煮，取汁1杯，日分2次温服。

三诊：药下2剂，大腑通畅，泻下腥臭秽浊之物盈盆，次日又泻下两次，腹胀全消，气力大减，疼痛略减。嘱停药2~3日，再进前方出入。

杜仲18g，川续断18g，金毛狗脊18g，桑寄生18g，鸡血藤18g，白术24g，甘草9g。

上药以水4杯，煮取一杯半，日分2次温服。

四诊~五诊：上药连服6剂，诸症基本消退，活动自如，为巩固疗效，书一小方予之，听其自愈可也。

当归6g，丹参12g，杜仲12g，川断9g，红花9g，鸡血藤15g，甘草10g，白术12g。

上8味，水煮两遍，取汁一杯半，日分2次温服。

4. 肾着腰痛

周某某，女，46岁，1982年11月5日初诊。

腰痛腰冷，身重倦怠，下肢行走感觉沉重，四肢无力，眼睑略浮肿，踝上略浮肿，饮食便溲均正常，脉象沉缓，舌淡苔白。综合脉证分析，属中医之肾着病，拟如圣汤合甘姜苓术汤意。

杜仲20g，寄生20g，川续断20g，干姜15g，茯苓30g，炒白术20g，甘草

10g，防风10g，苡米20g。

上药以水3杯，煮取1杯，药渣再煮，取汁1杯，日分2次温服。

治疗经过：上药连服6剂，面浮跗肿显消大半，腰痛身重，亦不若前甚。继服上药至15剂，腰痛身重基本消除，只是走路尚感乏力。继服上方加重杜仲、川断、白术，6剂，病愈。

申如汤方

鸡血藤30g，防己20g，威灵仙20g，牛膝20g，木瓜20g，炒穿山甲10g，山萸肉20g，熟地20g，鹿角胶10g（烊）。

上9味，以水3杯，煮取1杯，药渣再煮，取汁1杯，日分2次温服。

功效：通经活络，养血，散风，止痛。

主治：足跟疼痛。

方义：足跟作痛，不外有二，一者，感风寒风湿，瘀于足跟之部，经络不通而为痛，其痛为掣痛，步履维艰。二者，肾不荫踵也，年老者，其痛以酸楚疼痛为突出。方中以鸡血藤、防己、威灵仙，活血以祛风湿，以熟地、山萸肉、鹿角胶以养血滋肾，炒山甲、牛膝、木瓜，引药下行以通经止痛。威灵仙、防己，通膀胱及阳跻之主药，山萸肉、熟地补肾血，亦通补阴跻之药。

然其病之外，若踝跟之局部，湿热肿痛者，此当于此方去熟地、鹿角胶，加木通降火以利关节。

足跟痛

冯某某，女，38岁。1978年9月诊。

勤劳于棉田，不避朝露，患左足跟作痛。初下床时，足跟痛甚，行步艰难，再走10多步，痛则缓解，病来旬月，未加介意，今则疼痛尤甚，特来门诊。观其局部不肿，压则痛，别无他苦，脉与舌象正常。其病实由感受寒露引发。治当活络散寒，予申如汤加减调之。

鸡血藤30g，威灵仙30g，防己20g，炒穿甲10g，鹿角胶10g（烊化），川牛膝10g，木瓜10g，乳香6g，没药6g。

上药以水3杯煮取1杯，药渣再煮，取汁1杯，日分2次温服。另嘱患者，再以宽水煮药半盆，夜睡前，以此汤烫脚。

治疗经过：患者以此方治疗半月，其病已去其七，复查未发现其他病象，仍书上方与服。另开一烫脚方于后，一月病瘥。其烫脚方：当归20g，透骨草20g，独活20g，红花10g，防风20g。宽汤煮药，取多半盆，每睡前烫脚一次，翌日午后烫脚一次。

健步饮方

金钗石斛30g，麦冬20g，生地30g，元参20g，龙牡各20g，白芍20g，狗脊30g，鸡血藤30g，怀牛膝20g。

上10味，以水4杯，煮取1杯，药渣再煮，取汁1杯，日分2次温服。

功效：滋补肺胃，濡润筋骨。

主治：下肢痿软，步行困难，身热烦渴，咽干口燥，心烦不寐，便燥溲赤，脉象细数，舌红少津者。

方义：《素问》指出“肺热叶焦则生痿躄”。盖肺主华盖，为五脏之长，肺热则津气伤，津气伤不能治节于周身，筋脉松弛，而形成痿证。

方以石斛为君药，必取上好石斛或金钗石斛，以石斛养胃阴，斡旋于中州滋润水谷之海，濡宗筋以灌溉筋骨，生肺阴以洒陈五脏六腑，四肢百骸，经筋脉络。麦冬、生地、元参、白芍佐石斛，使五脏皆禀受于水谷精微。龙牡二药，收涩精气而利关节。鸡血藤、怀牛膝，皆为血药，可补血，生血，养血，活血，通经络而壮筋骨。唯狗脊一药，功能主补肝肾，通督脉，对于病后阴伤骨痿者，尤为上品。

下肢痿软

胡某，42岁，1968年4月11日初诊。

感冒后，但头汗出，已4月不瘥。目前，胸中有紧束感，下肢痿软酸楚，几不能行，心中懊侬不畅，食欲不香，寐劣多梦，口苦咽干，身痒，大便干燥，小便黄短，气短，脉细数，舌质偏红少津。综合脉证分析，感冒，数月不瘥，余热蕴于肺胃之中，久之津气被灼，宗筋失于濡养。治以清热养阴，降肺和胃，濡养筋骨之法，方用健步饮意。

金钗石斛30g，麦冬20g，生地20g，元参20g，白芍30g，知母15g，狗脊20g，鸡血藤30g，怀牛膝20g，生甘草10g。

上药以水3杯，煮取1杯，药渣再煮，取汁1杯，日分2次温服。忌酒肉。

二诊：4月16日。上药服5剂，口苦咽干除，大便通调，他症尚无起色，仍步原方继进。

三诊：4月22日。睡眠转安，饮食较馨，下肢痿软好转，唯胸中紧束之感不减。上方加桑寄生30g。

四诊：4月28日。上方加桑寄生后，胸中紧束之感消失，行走亦大有进步。上方既效，仍守上方续进，冀望病瘥。

五诊：5月7日。可骑自行车来诊。诊其脉证均趋正常。与六味地黄丸服之。

鹿跻汤方

大熟地30g，鹿角胶15（烊化），狗脊30g，怀牛膝20g，淫羊藿20g，杜仲20g，桑寄生20g。

上7味，以水5杯，先煮6味，煮取一杯半，药渣再煮，取汁1杯，药汁2杯半合，烊化鹿角胶，取2杯，日分2次温服。

功效：调补肝肾，温煦奇经。

主治：精气暗耗，四肢痿软，或肾阳亏虚，波及奇经而病痿楚，行走困难者。

方义：方中以熟地之甘温，大补精血，填骨髓以为滋补肝肾之上品。鹿角胶长于强筋骨，壮腰系，生精血，行太阳督脉大补奇经，有虚者补之，损者培之，绝者续之，怯者强之，寒者暖之之功。狗脊善行脊里，杜仲善行两侧，淫羊藿善补肾阳，怀牛膝善引血下行，四药相合补肝肾壮筋骨之力堪称上品。桑寄生一药，除补肝肾之功外亦益宗气，凡痿楚之症，大都胸中有紧束之感投于寄生一药无不取效。气虚肉削者加黄芪、白术，血虚面色苍白者加当归，兼湿热肢体疼楚或浮虚似肿胀者加苍术、黄柏、防己、苡仁。

按：痿证，感于肺热叶焦者固多，然而夙伤于肝肾者亦不少见。《类证治裁》指出："肝肾阴虚，足热枯痿者，填精髓，肾督阳虚，脊软腿疼者，壮筋骨，太阳督脉虚，行俯痿废者，理腰脊，衰年足软肌麻，跻维不用者，以温行流畅奇络。"临床观察，素常失于养慎，肾阴虚而致痿废者固然多见，而肝肾阳虚而致痿废者亦然不少，肝肾为之不固，元神不能守，而病痿废者亦此之谓也。

1. 痿证

李某某，男，34岁，1971年4月21日诊。

工作劳累精气暗耗，7日前初感下肢乏力，今则不能行走形成痿证。站立不得，两下肢麻木不仁，扪之下肢寒冷，大小便失禁，精神颓萎。脉沉细，舌淡苔薄白。

辨证治疗：肾气素亏之人，再加精气暗耗，肝肾阳气不得伸达，波及督脉，必由筋骨痿软而转化为痿之证。精神颓萎，下肢寒冷，二便失禁，显属肝肾阳虚之候。治以调补肝肾，温濡督脉之法治之。方宗鹿跻汤意。

处方：大熟地30g，鹿角胶15g（烊化），狗脊30g，怀牛膝24g，淫羊藿24g，杜仲24g，桑寄生24g，龙牡各24g，黄芪18g，附子10g。

上药以水5杯，煮取一杯半，药渣再煮，取汁一杯半，烊化鹿角胶，日分3次温服。

二诊：4月28日。上药连服7剂，下肢麻木寒冷减轻大半，已能下地站立，有人扶掖能缓迈步，大小便失禁已除，精神振作，饮食增加，病有转机，仍步上法出入。

处方：大熟地30g，鹿角胶15g（烊），狗脊24g，怀牛膝24g，淫羊藿18g，巴戟天18g，杜仲18g，桑寄生24g，黄芪18g，附子6g，当归9g，甘草9g。

上11味，水煮两遍，取汁3杯，烊化鹿角胶，日分3次温服。

三诊：5月9日。上药断续服药9剂，能单独在庭院散步，六七分钟后，即感酸楚乏力不欲支。来人索方，余仍按上方服药10剂后，若有他症，再商。

四诊~五诊：5月26日。上方迭服6剂，反不欲食，口干口黏，舌偏红，原方去附子、黄芪、巴戟天、淫羊藿，加竹茹12g，枳壳12g，丝瓜络12g。煮服方法同前。

六诊：6月3日。能骑自行车来诊，一切均属正常，不复与药。嘱怡情调养。

2. 痿证

赵某，男，51岁，1982年9月23日初诊。

平素喜饮酒，上月被雨淋湿，患下肢酸楚乏力，继则两下肢浮肿，服药酒2瓶，酸楚好转，下肢仍肿，步履维艰，继则精神倦怠，不欲饮食。扪之下肢欠温，脉来沉细，舌质淡红，苔白腻，偏黄。脉证合参，此湿热郁滞营卫，气血不得濡润筋骨，所致之湿热痿证。经云："湿热不攘，大筋緛短，小筋弛长，緛短为拘，弛长为痿"之证。脉来沉细，下肢浮肿，显属肝肾虚弱，脾湿不运之候。治以鹿跻汤加减调之。

处方：熟地30g，鹿角胶10g，狗脊20g，怀牛膝30g，杜仲20g，当归15g，制苍术12g，炒苡米仁30g，黄柏10g，防已15g，云苓20g，防风10g。

上11味，水煮两遍，取汁2杯，烊化鹿角胶，日分2次温服。

二诊：9月30日。上药断续服药5剂，饮食渐进，下肢浮肿显消，行走尚属困难，仍感痛楚。再步上方，重佐虫蚁搜剔之法，观其所以。

处方：熟地25g，鹿角胶10g（烊化），狗脊30g，杜仲30g，牛膝20g，苡米30g，云苓20g，防已、防风各10g，大蜈蚣2条，甘草6g，黄柏10g。

上11味，水煮两遍，烊化鹿角胶，取汁2杯，日分2次温服。

三诊：10月6日。下肢可任地行走，浮肿消失，仍有痛楚之感未蠲。

处方：当归20g，熟地20g，丹参30g，狗脊30g，杜仲20g，怀牛膝20g，苡米20g，鸡血藤30g，红花10g，大蜈蚣2条，甘草10g。

上11味，水煮两遍，取汁2杯，日分2次温服。

另：健步虎潜丸5瓶，日服2次，每次1丸。

冷络消毒饮方

忍冬藤 30g，细丹参 30g，细生地 30g，嫩桑枝 30g，净蝉蜕 10g，丝瓜络 20g，直僵蚕 10g，细木通 10g。

上 8 味，以水 3 杯，文火煮取 1 杯，药渣再煮，取汁 1 杯，日分 2 次温服。

功效：通经活络，搜风清热，驱瘀解毒。

主治：风热之邪留滞经络，肢体筋脉挛痛，流火游走不定。或中风半身不遂，热瘀脉络者，或瘀滞络脉，疹痛肿疡者，或热痹肢体疼痛者。

方义：临床见有肢体痛热，筋脉拘挛或流火走动不定等症者，追其发病之原，总之不外血虚，血燥。前贤论之颇多，若筋脉挛痛，伸缩不得，系血虚燥。肢节刺痛，停着不移者，系瘀血阻隧。肢节热痛者，系阴火灼筋。风气流行，痛无常处，如虫行遍体，日静夜剧者。系热痹热毒流注关节，有营热，营虚，卫虚，风热，瘀血，血痹，在经在络之说等。治之之法，采用养血益阴，宣通脉络，清热解毒之法。方以忍冬藤为君药，以忍冬藤性寒味甘平，气味略含芳香，可清风热之温，可解血中之毒，功同其花，更俱通络之效，可治由血燥所引起之筋络不利等症。更由丹参、生地凉血养阴，活血通络。桑为箕星之精，尤善清通脉络，蝉蚕以搜里络，兼达卫络，合而用之，络之里里外外，皆可清肃。更佐丝瓜络以清之，木通以泄之。其方以治络搜风于外，清热解毒于下，络脉自得清宁而诸症必自向愈。余临床常喜用之，并扩而充之，颇见效力之尤胜矣。

1. 流火

上官云某，女，49 岁，1977 年 8 月 10 日初诊。

七七之年，地道不通，半年以来，性情转躁，无故烦扰。夜寐不安，胸宇苦满少食，小溲短赤便燥。近旬下肢微肿，不时流火灼筋。诊其脉象虚数无力，望其舌红少苔。

辨证治疗：七七地道枯竭，血气虚而阴火流窜，扰于心则躁烦不休，扰于肝则性急不寐，扰于肾则溲便不利，扰于脾胃则运迟腹满，扰于络则流火灼筋。此证，若以龙牡介甲以潜之，阴火内伏，必有转为脏躁之虞，若以归地胶芍以补之，又必转为腹满痞滞。拟从清通脉络，轻清宣散，缓缓调之。

处方：忍冬藤 30g，细生地 30g，细丹参 20g，嫩桑枝 30g，净蝉衣 10g，丝瓜络 10g，直僵蚕 10g，细木通 10g，粉丹皮 10g，炒枳实 10g，瓜蒌皮 20g。

上 11 味，以水 3 杯，煮取 1 杯，药渣再煮，取汁 1 杯，日分 2 次温服。

二诊：8 月 15 日。上方连服 5 剂，二便通调，胸宇显宽，饮食转增，下肢流火十去其七，他症减不足言。病机得转，说明药证合拍，续予上方加减。

处方：忍冬藤 50g，细生地 20g，细丹参 20g，净蝉衣 10g，直僵蚕 10g，细木通 10g，酸枣仁 25g，炒枳壳 10g，丝瓜络 10g。

上 9 味，水煮两遍，取汁 2 杯，日分 2 次温服。

三诊：8 月 25 日。上方断续服药 7 剂，饮食如常，寐意已酣，下肢流火之感全消，脉虚不若前甚，略式养血益络之品以善其后。

处方：细生地 10g，赤芍 10g，细当归 10g，丝瓜络 10g，南红花 6g，生甘草 10g。

上 6 味，文火煮两遍，取汁 2 杯，日分 2 次温服。

2. 流火

石某，男，56 岁，1974 年秋初诊。

去年患中风，左半身不遂，余以集灵熄风汤合鸡血藤汤调治两月病愈。今岁届秋以来，左腿感到沉重，某医与小续命汤加减，服药 7 剂，左腿沉重略减，唯膝下踝之间，流火不时发作，甚则筋灼作痛，入夜更甚，行走亦觉不便。目前，脉象细数，舌红少苔，并心烦，口干，不欲食，小便偏黄，大便不爽。

辨证治疗：中风瘥后，下肢倘重，只须养血疏筋便可，医与大队祛风之品，耗散筋津，筋脉枯燥，血行瘀滞不畅，因作灼痛之候，予冷络消毒饮以清热养血，通经活络，冀望机转。

处方：忍冬藤 30g，鸡血藤 30g，紫丹参 30g，生地 30g，直僵蚕 10g，细木通 10g，怀牛膝 10g，木瓜 10g，丝瓜络 10g。

上 9 味，以水 4 杯，煮取 1 杯，药渣再煮，取汁 1 杯，日分 2 次温服。

治疗经过：上药连服 6 剂，流火之感消失，再服 6 剂，效不显，再步上方加地龙 10g，大蜈蚣 3 条，服 3 剂而诸症均瘥。

大桑枝煎方

嫩桑枝 60g（四季可取，取之削为碎片，阴干，不可暴晒，最好用鲜者），鸡血藤 30g，忍冬藤 20g，细木通 6g。

以水 6 杯，久煮，取汁 1 杯，药渣再煮，取汁 1 杯，日分 2~3 次温服。

功效：祛风通络，活血止痛。

主治：风湿热痹，经络不通，四肢拘挛或手臂指麻，关节不利，痹热痛肿，痹痛肢体有流火感者，用之其效亦良。

方义：桑枝性味苦平，功能祛风通络，主疗风湿痹痛，经络不利，四肢拘挛，属于血热气热之热痹效果尤良。鸡血藤的主要功能为补血行血，通经活络，筋骨麻木，关节不利，气血劳伤者用之尤胜。桑枝主行气分，血藤主行血络，二物配伍，气血并行，气行血行。忍冬藤，性味苦寒，主通经络，凡筋骨不利，血虚热者宜之。木通苦寒，心、肺、小肠、膀胱四经虚热者均可用之。其主治口舌生疮，心烦不眠，水气脚肿，或乳汁不通者均可用之。《神农本草经》谓：通利九窍血脉关节。《本草纲目》谓：上能通心清肺，治头痛，利九窍，下能泻湿热利小便，通大肠，治遍身拘痛。临床常用方导赤散、木通散皆以此药为主。此药与忍冬藤合，凡周身四肢有流火者，用之辄效。

1. 鹤膝风

陈某某，女，39岁，1985年8月1日初诊。

左膝关节肿大，红肿热痛，近之炽手，医为风湿性关节炎，青霉素、链霉素注射10余天，肿势不减而反增，适来门诊。目前，左膝关节肿大，热痛难忍，不得屈伸，扪之炽手，稍按则疼痛难忍，有时精神昏沉，不欲饮食，脉来弦滑，舌红少苔。

辨证治疗：证属风湿之邪，乘虚袭入脉络，滞于关节久则化热，不得消散，形成鹤膝风证。由于热甚而神昏，不欲饮食。脉与舌象，均属热甚络阻，治当清热祛湿，活络止痛之法调之。

嫩桑枝100g，忍冬藤100g，鸡血藤60g，细木通10g，川牛膝30g，细生地100g。

上药以水4杯，煮取一杯半，药渣再煮，取汁一杯半，日分3次温服，忌食辛辣之品。

外用：黄柏500g，粉如细末，加入冰片1g，合匀，麻油调和如泥，外敷膝部，每日换药2次。

二诊：8月4日。患者频服上药，加外敷黄柏末，肿痛炽热，显消近半，精神好转，饮食可进。上方既显效机，仍守原意扩充，冀望应手。

嫩桑枝100g，忍冬藤100g，鸡血藤60g，细木通12g，川牛膝30g，细生地100g，青连翘30g，生石膏60g，生甘草10g，苡米30g。

上药以水4杯，煮取一杯半，药渣再煮，取汁一杯半，日分3~4次温服。

外敷黄柏末，依上方，不可间断。

三诊：8月8日。上药续服3剂，膝关节炽热疼痛十去其七，可下地站立，仍不敢走步，可缓缓伸屈，唯大便次数较多，周身感觉乏力，脉亦不若前甚。综观证候，仍当攻邪为主。

嫩桑枝100g，忍冬藤100g，鸡血藤50g，细木通10g，川牛膝30g，细生地50g，青连翘40g，生石膏50g，白茅根30g，生甘草10g，车前草50g，苡米30g。

上药水煮两遍，取汁3杯，日分3次温服。黄柏末之外敷药，仍按上法进行，不可中断。

四诊：8 月 13 日。上药续服，仍敷黄柏末调之，关节炽热疼痛消失，可能步行，但痿软乏力，去外敷药。变通上方予服。

嫩桑枝 50g，忍冬藤 50g，鸡血藤 50g，川牛膝 30g，细生地 30g，桑寄生 30g，青连翘 30g，生甘草 10g，苡米 30g。

上药以水 3 杯，煮取 1 杯，药渣再煮，取汁 1 杯，日分 2 次温服。

五诊：8 月 20 日。上药隔日煮服 1 剂，今已能下地走路，但仍感到痿软乏力。谅其湿热之邪尽蠲，便可逐渐进补壮筋骨之品。

桑寄生 30g，鸡血藤 30g，川牛膝 30g，川续断 30g，当归 15g，红花 10g，生熟地各 20g，炒白术 10g，陈皮 10g，云苓 15g，甘草 10g，苡米 30g。

上药以水 3 杯，煮取 1 杯，药渣再煮，取汁 1 杯，日分 2 次温服，隔日服药 1 剂。

2. 肘关节肿大

李某某，男，18 岁，1988 年 10 月 12 日初诊。

晚秋下湾捕鱼，起初周身疼痛，未加介意，日甚一日，疼痛不已，医与祛风湿燥药，连服一周，病不减而左肘逐渐肿痛疼楚，在当地输液打针，身痛减轻大半，而左肘红肿疼痛加重，天天以热敷治之，肿痛不已而反增，昼夜不得安寐，始来门诊。目前，右肘红肿粗大，炽热不可近，性情急躁，欲在冷水中浸泡，方感舒适。脉弦滑，舌红少苔。

辨证治疗：患者初感风湿，迁延日久，而又一再误治，风湿化热，滞留肘间，经脉郁阻，失于流畅，形成左肘红肿疼痛。治当清热通络，养阴止痛为治，方宗大桑枝煎方加减调之。

嫩桑枝 60g，忍冬藤 60g，细木通 10g，青连翘 30g，生地 30g，赤白芍各 20g，甘草 10g，石膏 60g，知母 10g。

上药以水 4 杯，煮取一杯半，药渣再煮，取汁 1 杯，日分 3 次温服。

外用：黄柏 500g，粉如细末，加入冰片 1g，合匀，麻油调和如泥，外敷肘部，一昼夜换药 3 次。

二诊：10 月 5 日。患者以法治疗 3 日，左肘红肿疼痛减轻大半，按之痛缓，精神安定，脉象不若前甚，继守上方加减续进。

嫩桑枝 50g，忍冬藤 50g，细木通 6g，青连翘 30g，细生地 30g，赤白芍各 15g，石膏 50g，知母 10g，鸡血藤 20g，甘草 10g。

外敷黄柏细末，依上法，不可间断。

三诊：10 月 12 日。上法治疗 6 日，肘关节肿大基本消失，可以屈伸，但滞痛不已，扪之炽热消失，脉亦平和，精神饮食均佳。再以舒筋活络之品调之。

嫩桑枝 30g，忍冬藤 30g，赤白芍各 15g，细生地 20g，青连翘 20g，鸡血藤 20g，当归 10g，丹参 20g，红花 6g，甘草 6g。

上药以水 3 杯，煮取 1 杯，药渣再煮，取汁 1 杯，日分 2 次温服。

四诊：10 月 20 日。上药连服 6 剂，肘关节活动灵活，亦无任何滞痛之感，遂嘱停药。

九、妇科病试效方

泽兰妊子汤方

泽兰叶30g，丹参30g，当归10g，赤芍10g，乌药10g，桃仁6g，红花6g。

上药以水3杯，煮取1杯，顿服之（不妊者，每逢月经来潮之日晚服，连服3剂）。若月经错后，属血虚腹冷者，加小茴香6~10g。

功能：养妊调经，化瘀止痛。

主治：妇人久不妊子者，或月经不调，经行腹痛者。

方义：妊养为女子之本，《内经》所说："冲为血海，任主胞胎。"女子冲脉与任脉相互资生，故能有子，与肾阴的濡养，肝气的调达，胃气的敷布有很重要的关系。失其度则为不妊之因，不论是肾虚失养，肝气郁滞，胃气失和，皆可导致冲任不调，血瘀气滞而发为不妊之病。治之之法，总以养血调经，化瘀止痛为基本法则。方以泽兰为君药，泽兰有行经祛瘀之功，对于经闭、痛经均有良好的治疗作用，其药又以补而不滞，行而不峻见长。丹参、赤芍以活血止疼见长，当归又以补血活血见长。桃仁活血化瘀于内脏，红花活血化瘀于经脉，唯乌药一药，投入诸血药之中，入下焦既可理气止痛，也可开郁散结，为方中之舟楫。余数十年来应用此方以疗月经失调、经闭不孕等证，实多爽手，尤其是治疗女子经久不妊之病，更喜用之，显效十之八九，求子心切者亦多取索之。应当特别嘱咐患者，当在月经来时服之，旨在经行之时，俾其通经，活血，顺气，化瘀而已。

1. 不孕症

李某，28岁，1972年9月3日初诊。

结婚6年余不妊，夫妇急躁不已，询之男子精液正常。其妇月经错后，经常腹痛，腹冷，白带如注，腰膂酸楚，下肢无力，每次行经则腹疼难忍，腰疼如折，经血少而多瘀块，多处求治，方药杂投，而寸效不显。曾到某医院妇科检查，亦无发现异常。目前，经行痛苦如前，有时出虚汗，工作劳累些则面红炽热，脉大无力，舌质偏红，苔薄白，根部罩灰，舌底脉络曲张。与泽兰妊子汤。

泽兰叶30g，丹参50g，当归10g，赤芍20g，乌药20g，桃仁10g，红花10g，炒杜仲15g，甘草10g。

上药以水3杯，煮取1杯，顿服（嘱每经行时连服3剂，每日1剂）。

随访，服药3个月后，月经已转正常，后妊子生养。

2. 不孕症

班某，34岁，1982年12月15日初诊。

仲秋收割，遇雨趟水数次，初觉下肢疼痛沉重，继则月经不调，每每延期5~10天，经行腹痛腰痛，月经过后，痛则缓缓而止，经血中多有血块。脉沉弦，舌淡苔薄白。治以养血调经，化瘀止痛，方用泽兰妊子汤化裁。

泽兰叶20g，丹参50g，当归20g，赤芍15g，桃仁10g，乌药20g，小茴香10g，杜仲10g，炒白术10g，醋炙元胡10g，肉桂6g。

上药以水4杯，煮取1杯，药渣再煮，取汁1杯，日分2次温服。上方断续服药两个月，诸症消失，经血正常。

第2年妊养生子。

清宫逐瘀汤方

当归15g，川芎10g，赤芍15g，桃仁10g，红花10g，丹参20g，牛膝10g，茯苓20g，生蒲黄10g，五灵脂10g（炒），元胡10g，干姜8g，肉桂5g，小茴香10g。

上14味，以水3杯，煮取1杯，药渣再煮，取汁1杯，日分2次温服。

功效：活血化瘀，温经止痛，调补冲脉。

主治：子宫肌瘤，瘀块腹痛，瘀血痛经等。

方义：该方是有桂枝茯苓丸与少腹逐瘀汤加减成方。方中以当归、川芎、赤芍、桃仁、红花、丹参、牛膝，调其冲任气血，重点在逐瘀，茯苓大有入肾调冲之功，生蒲黄、五灵脂活血祛瘀，散结止痛，用此药时，注意蒲黄要生用，重在祛瘀，灵脂要炒用以不损胃气，元胡、干姜、肉桂、小茴香以温经散寒，调冲化瘀。一般说来，气血遇虚冷则易凝泣，得温热之药则易流通，然而也有因血热有瘀而滞塞者，其方中温热之药又当摒去加丹皮、丹参为宜。《医林改错》云：少腹逐瘀汤"此方治少腹积块疼痛，或有积块不疼痛，或疼痛而无积块，或少腹胀满，或经血见时先腰酸少腹胀，或经血一月见三五次，接连不断而又来，其色或紫，或黑，或块，或崩漏，兼少腹疼痛，或粉红兼血带，皆能治之，效不可尽述。更有奇者，此方种子如神，每经初见之日吃起，一连吃五副，不过四月必成胎。"余在临证多年之中，亦经常宗王氏之说，扩而充之应用于治疗妇科常见疾病，这一方法尤其对于妇人冲任虚寒，瘀血阻滞的痛经及盆腔炎，子宫肌瘤，都有一定的疗效。有时也常配合泽兰汤化裁治疗气血瘀滞的不孕症，发现也有相当疗效。

子宫肌瘤

曹某，34岁，1986年冬初诊。

患者述，经常下腹寒冷作痛，腰酸，月经时来时断，血色黯，白带不已，近在某某医院妇科检查，发现子宫腔内有肌瘤两个如小枣大，一个如花生米大，要求服中药治疗。余诊其脉弦涩无力，舌质略黯，苔薄白，体质比较壮实。即书清宫逐瘀汤予服，连服30剂中药后，又到某医院作B超检查，结果未发现有肌瘤，嘱停药。第二年竟生一女婴，母女安好。

一味丹参饮方

紫丹参60~100g。选药用外皮紫赤色，内部紫黑色者良。

以水3杯，煮取1杯，药渣再煮，取汁半杯，日分2次温服。

功效：活血通经。

主治：月经不调，闭经，或月经延期。

方义：《妇人明理论》指出："一味丹参，功同四物，能补血活血。"《大明本草》谓本品："可调妇人经脉不匀，血邪心烦，破瘀血，生新血。"《本经逢原》谓本品："苦平微温无毒调经脉之神品。"总而言之，丹参一药为苦寒之品，可用之以凉血行血，所谓："血热而滞者宜之，有参之名，无参之用。"其主要功能为活血通经，所谓功同四物者鲜矣。

余于临证观察数十年，发现丹参一品，为比较平和之品，一般只是配和其他舒筋活血之药用之。月经延期不至者，多半症状偏热，而用大剂之一味丹参60g至100g，即无任何副作用，而取效又为之应手，可放胆用之。一般年龄在14~20岁月经不调，或闭经有热痛者用60g，20~40余岁者，可用100g，或更多一些，长期观察，并没有发现不良反应。如经闭腹痛者可加元胡、灵脂，行经不畅者可加生山楂30g。

1. 月经不调

董某，女，17岁，1999年8月21日初诊。

月经2月一至，或3月一至，其色紫黯而少，性情急躁，经潮之时，略感小腹作痛，平时心中常感烦躁，夜寐不安，舌红少苔，脉滑数。

室女血热有瘀，又学习紧张，少阴心火独炽，冲脉奉养不及，由是月经迁延不至，此乃常事，不必忧虑，拟凉血调经之方予之。

紫丹参40g。

上药水煮两遍，取汁1杯，顿服。

二诊：上方连服12剂，经血来潮，其色鲜红，亦无血块，心情有所亦好，寐已转酣，舌质略红，脉来平和。

丹参30g，生地20g。

煎服方法同上，嘱连服10剂，以凉血养阴，病愈。

2. 月经不调

张某，女，28岁，1982年10月21日初诊。

结婚4年不孕，月经或前或后，无腹痛腰痛之象，唯舌质略红，脉亦正常，似有滑数之形，拟一味丹参饮予之。

紫丹参100g。

水煮，取汁1杯，顿服。

治疗经过：患者以法服药6剂，正值月经来潮，嘱再连续服药6剂，停药。一月后，其夫告之有孕，至期生一男孩。

大寄生汤方

桑寄生25g，炒杜仲20g，炒白术20g，党参20g，升麻6g，柴胡6g，生甘草6g。

上7味，以水4杯，文火煮取1杯，药渣再煮，取汁1杯，日分2次温服。

功效：调补冲任，益气安胎。

主治：脾肾亏虚，冲任不调引起之滑胎，胎动不安，腰痛，腹痛，脉象沉细，或虚滑无力，舌淡苔白。气虚汗出者加黄芪、浮小麦。元气亏虚精神萎靡者加大熟地、丽参。心中烦热者加生地、麦冬、黄芩。心悸虚怯，易惊恐者加酸枣仁、柏子仁。

方义：胎产乃人生大事，妊娠不慎，将息失养，最易引起滑胎，甚至胎漏下血。本方以桑寄生为主药，取桑寄生为寓木类之小灌木，寄生于老树上，假吸取枝汁生长，寄生于桑枝上者为优，但很少得，寄生于杨、柳、榆者较多，所以名称亦较多，如产于华北者称北寄生，产于华南者称广寄生，南寄生，产于华东者称杜寄生，亦有称为榆寄生者，其临床效果本相同。本品苦平略温，入肝肾二经，主养血补肾，润筋补肝，主腰疼足痿，胎动不安以及风湿痹痛等症。《神农本草经》主疗腰痛，安胎。杜仲，取树之干皮，性味甘温，为调补肾肝，强壮筋骨之佳品，主疗腰膝疼痛筋骨痿软，孕妇腰重，胎动不安，或将滑胎，胎漏等证。《证治准绳》之杜仲丸（杜仲、续断、枣肉为丸）主疗胎动腰痛。《备急千金要方》之保孕丸（杜仲、续断、山药）亦主疗胎动不安。白术为补脾之正品，益气化湿为其特长，更可安胎并疗腰痛，腰重。党参性味甘平，主入脾肺，以补中益气为其特长。以上四味，一补肝肾，续筋骨为长；一补脾肺，益气安胎为优，所佐升柴者，以柴胡左迁，升麻右迁，助以上四味益其气而不失胎坠也。甘草以调中气，益血脉，和合诸药，共达调补冲任，益气安胎之效。

习惯性流产

冯某某，女，30岁，1965年10月7日初诊。

流产2次，均在2~3个月间。今又怀妊两月余。目前，脉象细滑重按几无，面色苍白，言语低怯，精神不振，不时腹痛，有时腰痛，心悸，虚汗出，症状同前两次滑胎。综合脉证分析，属脾肾两虚，冲任失养，治宜调补脾肾，益气安胎。

桑寄生18g，白术18g，丽参9g，黄芪15g，杜仲18g，升麻6g，柴胡6g，甘草9g，枣仁15g。

上9味，水煮两遍，取汁2杯，日分2次温服。

上方连服6剂，精神转旺，面色已透红润，腰痛，腹痛均止大半，心悸汗出减而未已，脉来不若前甚。更方去升柴，加大熟地25g。断续服药月余，诸症均除。届期生一男孩。

化脂启宫汤方

白术20g，云茯苓30g，陈皮15g，半夏15g，香附20g，乌药20g，沉香6g，苡米20g，神曲10g，川芎10g，泽兰15g，甘草10g。

上药以水4杯，煮取1杯，药渣再煮，取汁1杯，日分2次温服。忌食生冷黏滑腥臭之品。

功效：祛痰行滞，调畅冲任。

主治：妇人体胖，子宫脂满壅塞不孕者。

方义：此方乃依启宫丸加味成方。《医方集解》指出："启宫丸治子宫脂满，不能孕育，妇人肥盛不孕者，以子宫脂满壅塞，故不能受胎也。此足太阴厥阴之药也，橘、半、白术、燥湿以除其痰，香附、神曲，理气以消其滞，川芎散瘀以活其血，则壅者通，塞者启也。茯苓甘草，亦以去湿和中，助其生气也。肥而不孕，多由痰盛，故以二陈为君，而加气血药也。"此方余以应用有年，加苡米以助二陈化湿利水，健脾通络。沉香有降气归肾之功，既能清阳明之浊，又可解太阴之湿，《本草备要》所谓此品能下气坠痰涎也。乌药通达少阴肾经，又可理中焦脾胃之气，为下焦肾与冲任理气之要药。泽兰叶一药，不但可调经行瘀，又尤善治大腹水气壅滞。李时珍谓，泽兰走血分，故能治水肿。久不孕者用之尤良。方中云茯苓一药，可加大量用之，此药非但可去湿和中，尤能引诸药，以调冲任二脉之虚。方中川芎一药用之甚巧，因本品性味辛窜，有上行头目，下达血海之功，《本经逢原》所谓："入肝经，行冲脉，血中理气药也。"人身气血，并行不悖，气之行，血之活，气血活活泼泼，痰之消，脂之化，冲之畅，任之调，其宫自启，而不孕者何哉。

1. 痰湿不孕症

徐某某，女，34岁。1988年3月7日初诊。

结婚4年，迄未孕育，体质丰腴，月经数月一行，甚则年余一行，又因盼子心切，多方求医，服药无数，未能有效。刻下脉象沉缓，舌质淡白质厚，少苔，腰膂沉重。上二月，月经来潮一次，血量甚少，一天则净，饮食睡眠均可，别无所苦。

辨证治疗：时将屈之五七，尚未孕育，此当责之月经失调。月经所以失调，又当责之体质丰腴，体质丰腴又当责之痰湿过盛，痰湿过盛又当责之子宫脂满壅塞，故不能受胎也。冲任二脉壅滞不畅，故腰膂沉重，月事不下，下亦不畅。治以行滞祛痰，调其冲任。

白术20g，云茯苓30g，陈皮15g，半夏15g，香附20g，乌药20g，沉香6g，苡米30g，神曲10g，川芎9g，泽兰叶20g，老荷梗12g，甘草6g。

上药以水3杯，煮取1杯，药渣再煮，取汁1杯，日分2次温服。忌食生冷黏滑腥臭之品，隔日服药1剂。

二诊：5月9日。服药30余剂，体重减。昨日经血来潮，至今日血量尚多，夹有瘀块。急于上方加当归30g，益母草30g，桃仁9g，红花9g，趁月经之行，急服5剂停药，嘱一月后再诊。

三诊：7月6日。患者已经怀孕。

2. 不孕症

纪某某，女，29岁，1976年1月3日初诊。

患不孕症已6年。结婚后，月经一直不得按期而潮，或提前而来，腹痛腰痛，血下夹瘀，或错后而来，腹痛腰坠，带下黄白，缠绵不已，体胖。脉来弦细，舌苔淡白。余与少府逐瘀汤加减调治。

二诊：4月9日。与少府逐瘀出入调治3个月，月经开始正常，但仍未受孕。谅其体胖，必也痰湿过盛，子宫脂满，滞而不通。拟化脂启宫汤意。

炒白术15g，云茯苓15g，陈皮15g，半夏10g，苡米15g，沉香9g，泽兰叶20g，益母草20g，川芎6g，甘草10g。

上药以水3杯，煮取1杯，药渣再煮，取汁1杯，日分2次温服。

三诊：4月15日。连服上药5剂，服药后，早晨只觉恶心，心中嘈杂，别无他苦。脉弦细，舌苔中黄。详审上方，药性偏燥，虽有恶心嘈杂，但片刻即已，不可更方，于上方略加和胃止呕品。

白术15g，云茯苓15g，陈皮15g，半夏15g，苡米15g，沉香9g，泽兰叶20g，益母草20g，竹茹10g，生姜6g（切），甘草10g。

上药以水3杯，文火煮取1杯，药渣再煮，取汁1杯。日分2次温服。

四诊：4月20日。上方连服5剂，胃中调和，恶心嘈杂止。仍守上方继进。

五诊：4月23日。连服3剂，舌苔中黄已退，别无他苦，仍与化脂启宫汤续服。

白术10g，云苓15g，陈皮10g，半夏10g，苡米15g，泽兰叶10g，益母草10g，当归6g，川芎6g，熟地10g，甘草6g，生姜6g（切）。

上药以水3杯，文火煮取1杯，药渣再煮，取汁半杯，睡前服药1杯，晨起服药半杯，隔日服药1剂，忌食肥甘之品。

7月3日：依上方共进30余剂，经医院检查已妊娠。

紫苏安胎汤方

紫苏15g，陈皮15g，白术10g，砂仁壳10g，大腹皮15g，生姜6g（切）。

上6味，以水3杯，药渣再煮，取汁1杯，日分2次温服。忌食荤腥及寒凉之品。

功效：温经理气，和中安胎。

主治：妊娠恶阻，呕吐胸闷，脘腹痛胀，畏寒肢冷，不欲饮食，头重目眩，懒动嗜卧，脉弦滑，舌淡苔白薄者。

方义：张景岳云："妊娠胎气不安者，证本非一，治亦不同，盖胎气不安，心有所因，或虚，或实，或寒，或热，皆能为病。去其所病，便是安胎之法。故安胎之方，不可执，亦不可泥，但当随证随经，因其病而治之，乃为至善，若谓白术、黄芩，乃安胎之圣药，执而用之，鲜不误矣。"林珮琴云："受孕二三月间，冲任上壅，气不下行，呕吐痰水，头重目眩，懒动嗜卧，恶食喜酸，或偏嗜一物，间作寒热，为阻病。千金用半夏茯苓汤及茯苓丸。胃虚多痰者橘皮汤，饮食停滞者香砂汤加神曲、谷芽，胀满不安者小和中饮或香壳散。"临证所见恶阻一证，确属热者多，虚者寒者少，所以医者多以产前宜凉，产后宜温，论治中最讲辨证论治，若只泥守古法守成不变，何不偾事矣，本方仅适用偏于虚寒者。虚寒性之恶阻，大多由体质素虚或偏嗜寒凉过多所引发，脾胃即虚，肌腠失于卫固，因而又似兼以外感之形，治之之法，和胃温中，又必稍用和卫之品，方属对的之法。方中以紫苏一药为君，因紫苏一药，有微微发汗，调和卫气之功，而且又可理气宽中，解郁止呕，开胃下食，陈皮理气和胃，化滞下痰，白术又能补脾益气，化湿利水。黄宫绣云："白术既能实脾燥湿，复能暖脾生津，且其性最温，服之能以健食消谷，为脾脏补气第一要药。"脾健则运化正常，何呕吐之有。砂仁壳，气淡味清，功效较砂仁为弱，一般只用之于胸脘痞满，取其宽中和胃以止呕逆。大腹皮，质轻味辛，尤善行气化滞，宽中除满，佐以苏、术之中以行气为用。生姜为和胃止呕佳品，诸药合剂，共奏温经理气，和中安胎之效。余遇体虚胃冷或呕吐痰水之恶阻者，用此方调之，其效显然。

1. 妊娠呕吐

姜某，女，28 岁，1967 年 3 月 1 日初诊。

妊娠 60 余天，恶心呕吐，头痛，鼻塞，咳嗽，脘痞不欲食，所吐之物味酸，夹有食渣。病来 7 日，服香砂六君丸，病减不瘥。脉细弱，舌淡苔白。

辨证治疗：综合脉证分析，此属妊娠恶阻兼夹外感之候。治以温经散寒，和中安冲之法调之。

紫苏叶 15g，杏仁 10g，辛夷 10g，白术 10g，砂仁壳 10g，陈皮 15g，大腹皮 10g，生姜 6 片（切），豆豉 15g。

上药以水 3 杯，煮取一杯半，药渣再煮，取汁一杯半，日分 3 次温服。

上药连服 3 剂，恶心呕吐止，头痛止，鼻塞通，咳嗽已轻，唯脘腹痞满尚滞，仍宗上方，重点和中化滞。

紫苏梗 15g，白术 10g，砂仁 6g，陈皮 10g，生姜 6 片为引。

上药水煮两遍，取汁一杯半，日分 2 次温服。

2. 妊娠呕吐

冯某某，女，29 岁，1991 年 10 月 6 日初诊。

患者于 2 月份，不慎流产一次，今又怀孕 3 月，呕吐清水，不欲饮食，胸闷腹胀，周身经常畏冷，心中恶寒不足，四肢疼懒乏力，脉象沉细，舌淡苔薄白。

辨证治疗：患者体质素弱，流产后接着受孕，气血以养胎为主，脾胃虚弱，阳气不得伸展，冲气上逆而呕吐清涎，胸闷而腹部痞胀，阳气不达四肢而疼懒乏力，心阳不得温煦，故心中恶寒不足，甚则周身畏冷。脉与舌象，均属脾胃虚弱，冲气上逆之形。治当健脾和胃，温经理气，佐以安冲之法调理。

紫苏 15g，陈皮 15g，炒白术 15g，砂仁壳 10g，大腹皮 15g，生姜 6g。

上 6 味，以水 3 杯，文火煮取 1 杯，药渣再煮，取汁 1 杯，日分 2 次温服。忌食生冷油腻之品。

二诊：10 月 9 日。连服上药 3 剂，胸闷呕吐清涎减轻大半，周身畏冷，心中恶寒不足亦不若前甚，上方既效，率由旧章。

三诊：10月12日。继进3剂，呕吐止，腹胀减，饮食增加，周身已感温煦，四肢尚感乏力，脉来尚弱，再步上方加减，益气安胎。

老苏梗15g，炒白术15g，陈皮10g，砂仁壳6g，党参10g，枣仁15g，生姜6g（切）。

上药以水3杯，煮取1杯，药渣再煮，取汁一杯半，晚睡前服药1杯，早起后温服半杯。忌食生冷瓜果及腥臭油腻之品。

3. 妊娠呕吐

蒋某某，女，24岁，1989年8月23日初诊。

妊娠70天，呕吐酸水，一日数发，脘腹胀满，不欲饮食，有时胃痛，痛则便稀，精神萎靡，但欲卧，舌淡苔白滑，脉细缓。

辨证治疗：业商数年，饥饱劳碌，胃气早虚，妊娠之后，中焦气血生化之源不及。血气以养胎为主，胃气不得和降而冲逆于上，胃与脾为表里，脾气虚，肝气乘之，故脘腹胀满，肝实脾虚，故而又发痛泻，此恶阻而兼肝气之候也。治当温经理气，和胃安冲。

苏梗15g，炒白术15g，陈皮15g，防风10g，炒白芍10g，砂仁壳6g，生姜片6片，炮姜3g，枣仁30g。

上9味，以水3杯，文火煮取1杯，药渣再煮，取汁1杯，日分2次温服。忌食生冷黏滑腥臭之品。

二诊：8月26日。连服上药3剂，呕吐减半，腹胀腹痛不若前甚，大便调。仍不欲食，脉尚细弱，仍守上方调之。

老苏梗10g，炒白术15g，陈皮10g，砂仁壳6g，枣仁20g，甘草10g，党参10g。

上药水煮两遍，取汁1杯半，晚睡前温服1杯，明晨温服半杯，禁忌方法同上。

三诊：9月1日。上药断续服药4剂，呕吐止，食欲增加，精神振作，脉来较前有力。拟一养胎粥方。

高丽参60g，炒白术50g，生山药60g，研为细末。

先以生姜6片，煮沸20分钟捞出，加上药末30g煮粥，加白糖适量，每晚服1杯。

三圣温海汤方

当归身30g，制何首乌30g，柏子仁10g。

上3味，以水3杯，文火煮取1杯，药渣再煮，取汁1杯，今晚明晨，分温服之，忌生冷食物。

功效：补血，温血，生血，调血。

主治：产后血虚发热，头痛汗出多，或劳倦内伤，血虚气弱所致之肌热面赤，脉大而芤，重按无力者。

方义：方以当归为君，其性味辛甘苦温而润，辛香又兼行气，有“治一切风，一切气，一切劳之功”，主入下焦，温冲脉血海，暖带脉虚冷，凡妇人月经不调，血虚经闭，胎产诸虚，都用为主药。制首乌主补肝肾，益精血，补血而不腻滞，补肝肾而不偏燥。李时珍说：“此物气温，味苦涩，苦补肾，温补肝，能收敛精气，所以能养血益肝，固精益肾，健筋骨，乌须发，为滋补良药，不寒不燥，功在地黄天门冬之上。”柏子仁性味甘平，入心脾益血养心，敛血止汗，入心养神，入肾定志。心神虚怯，惊悸怔忡，心血亏损，盗汗失眠，津少便秘者，均可治之。三药配合，补血生血而不腻滞，温血调血而不温燥，尤善用于产后血虚发热之症。

产后发热一证，以血虚为本，所谓：“冲为血海，任主胞胎。”产后发热，一为失血过多，一为调护失宜，血海空虚，血虚阳浮，阴阳不相维系而发病。治之之法，最忌蛮补，所以组方既不用参芪术草之温燥以碍于饮食，又不用阿胶熟地之黏腻以碍于温运，只取当归、首乌、柏仁温补灵动之品，以收纳阳浮之热归于血海，以达阴平阳秘之效。至于运用之变，更当慎重，若头痛头晕者，可加川芎 2~3g，钩藤 6~9g，若舌苔厚腻不欲食者，可加陈皮 3~6g，胸中满闷者，可加丝瓜络 6~9g，若胃中嘈杂呃逆者，可加竹茹 6~9g，生姜片 3~6 片，少腹作痛者，加炮姜 3~6g，乳少者，可加王不留行 6~9g。总之，加减之法只可轻而灵动。

崩冲

李某某，女，35 岁，1983 年 9 月 26 日初诊。

登墙摘枣，不慎跌下，遂患崩下流血不止，去某诊所打止血针 3 日，寸效不显。来诊时，血流 4 日，面色苍白，精神萎靡，少气懒言，四肢逆冷，腰痛，不敢转动，舌白滑，少苔，脉沉细无力。此气血两虚之崩冲危证，急当调补气血，安冲止崩。

当归 30g（一半炒炭存性），制何首乌 30g，柏子仁 20g，阿胶珠 20g，炒枣仁 30g，东北人参 10g。

上药以水 3 杯，文火煮取 1 杯，药渣再煮，取汁 1 杯，日分 2 次温服。

治疗经过：上药连服 3 剂，血止大半，继服 3 剂，血流又少许多，四肢逆冷不若前甚，腰痛减轻。三诊加炒白术 20g，加重枣仁至 60g，精神振作，唯脉来尚细而无力，仍宗上方加陈皮 10g。四诊四肢显温，腰痛未瘥，仍守上方加川续断、菟丝子各 25g。连服 8 剂，诸症均愈。为巩固疗效，嘱服人参归脾丸 1 个月，1 个月后，活动一切正常。

安妊饮方

桑叶 30g，竹茹 20g，丝瓜络 20g，酸枣仁 15g，生姜 6g。

上 5 味，以水 3 杯，煮取 1 杯，药渣再煮，取汁 1 杯，日分 2 次温服。忌食荤腥及燥热之品。

功效：和中降逆，安和胎妊。

主治：恶阻（妊娠反应，呕吐酸苦，头晕目眩）以及胎动不安者。

妊娠恶阻一证，傅青主述之尤详，他说："妇人怀娠之后，恶心呕吐，思酸解渴，见食憎恶，困倦欲卧，人皆曰妊娠恶阻也，谁知肝血太燥乎，肝急则火动而逆也，肝气既逆是以呕吐恶心之证生焉，故于平肝补血之中，加以健脾开胃之品，以生阳气，则气能生血，尤益胎气耳。"对于肝气逆而恶心呕吐，傅青主又重点指出："且逆是因虚而逆，非因邪而逆也。"该证治之方，首 3 味，桑竹瓜络，乃取王孟英安胎之方。王孟英云："黄芩但宜于血热之体，若血虚有火者，余以竹茹、桑叶、丝瓜络为君，随证辅以他药，极有效，盖三物皆养血清热而息内风，物之坚莫如竹皮……实为诸血证之要药，桑叶蚕食之以成丝，丝瓜络质韧子坚，具包络维系之形，且皆色青入肝，肝虚而胎系不牢者，胜于四物阿胶多矣，惜未有发明之者。"然则恶阻一证，所谓火动而逆，恶心呕吐，心烦头晕者，究之实乃胆之虚火上逆而为病也。胆主枢，枢机不利治之之法又必调转枢机而胆气安和。能使胆气安和者，又何患虚火上逆而不降之。方中桑叶、竹茹性皆清凉，得秋金之气，行肺气而转胆枢，丝瓜络亦清凉降火之品，唯酸枣仁一药，为肝胆家之正品，安和胆枢之要药，且补中益肝气，坚筋骨助阴气又可敛肝胆之气血归入平和，入脾胃而和降之，肝胆脾疏降一气贯之，皆枣仁之功也，生姜专主畅胃口而开痰下食亦为呕家之圣药。余以此五味合为一方，非但降胆中之虚火，抑且润肝胆之阴血也，临证用之，无不随手奏效。

若属胃气虚弱，食欲不振，或胃气不降，逆气上冲，乃中阳不振，浊气不降，清气不升。周身乏力，精神萎靡，舌淡苔白，或垢腻，或兼黄腻，脉细缓而无力乃胃气虚，冲脉上逆之象，因胃与冲脉关系密切之故。可以上方加党参、白术、砂仁等。

若兼有素有脾肺气虚，水湿停蓄于中焦，呕吐痰浊，胃气呆滞，心中悸惕不安，夜寐不安，或胸闷气短，乃痰湿阻滞之候，可加茯苓、陈皮等。

恶阻

井某某，女，25 岁，1978 年 4 月 20 日初诊。

怀孕3月，呕吐反酸，甚则呕吐苦水，胸闷胀满，纳谷减少，精神疲倦，脉来弦滑，舌质偏红，苔黄腻。

辨证治疗：妊娠3月，胃失和降，胆气上逆，上冲呕吐。治当和胃降逆宁胆平火之法调之。

嫩桑叶30g，青竹茹20g，丝瓜络20g，酸枣仁30g，淡子芩10g，生甘草10g。

上药以水3杯，煮取1杯，药渣再煮，取汁1杯，日分2次温服。

二诊：连服3剂，呕吐酸苦辄止，胸闷显宽，纳谷显增，精神亦觉好转。唯脉来仍属弦滑，舌质偏红，舌苔黄腻仍未减退。仍步上方续服，冀望胆宁胃和。

嫩桑叶30g，青竹茹20g，丝瓜络20g，生枣仁30g，淡子芩15g，生甘草10g，胡黄连6g。

上药以水3杯，文火煮取1杯，药渣再煮，取汁1杯，日分2次温服。

三诊：上方继服两剂，脉来较为冲和，舌红已减，苔黄腻显减大半，饮食尚差，精神已振，再以上方出入，偏重调养，和胃益津。

桑叶25g，青竹茹15g，丝瓜络15g，生枣仁25g，淡子芩10g，生甘草10g，炒白术15g，麦冬15g，生姜片6片。

上9味，以水3杯，文火煮取1杯，药渣再煮，取汁1杯，日分2次温服。

生姜鲫鱼汤方

鲫鱼250g（大小不拘，去鳞肚），生姜20g，大枣8枚（擘）。

上方以水1 000ml，煮鱼肉烂如泥为度，取汁2大杯（或2大碗），加少许味精，香菜，或少量胡椒粉均可，早晚分2次温热服之。

功效：健脾利水，调和营卫，安胎。

主治：妊娠水肿，下肢逆冷，小便不利，脉象虚弱者。

方义：《本草从新》谓："鲫鱼甘温，诸鱼属火独鲫属土，土能制水，故有和胃，实肠行水之功。"余非但治妊娠水肿喜用此方，如肾炎水肿、肝硬化腹水亦喜用此方，每每取效甚佳。该方余配生姜、大枣，以及味精、香菜，以矫其鱼之腥味也。况生姜味辛而温，功能发表散寒，和胃止呕，大枣甘温，补脾和胃，二味和合，不特能调表之营卫，抑且能调胃中之营卫也。

1. 妊娠浮肿

蔡某，女，28岁，1990年12月21日初诊。

妊娠1个半月，下肢发现浮肿，未甚介意，今已两月余浮肿由轻转重，在当地曾服中药10余剂，当时病减而未愈，停药后，浮肿又重。目前，下肢浮肿将至膝部，扪之寒凉，按之凹而不起，小便短少，傍晚小腹亦觉寒冷，不欲食，呕恶欲吐，精神萎靡不振，脉象弦细，舌淡苔白。余处方生姜鲫鱼汤，嘱遵法服之，7日后复诊，下肢浮肿减却大半，嘱仍以上法服之，又7日后，浮肿将已。

2. 妊娠浮肿

梁某，女，31岁，1971年3月6日诊。

怀孕2月，下肢两踝浮肿，步履迟缓，胃脘痞满，有时呕哕清水，并中脘不时作痛，用暖水袋温之则可缓解。诊其脉来细缓，余嘱服生姜鲫鱼汤，方中略加胡椒粉1~2g。旬日后，下肢浮肿消失，胃脘已觉温舒，呕哕均止。

公英甲珠汤方

蒲公英30g，炒山甲珠5g，全瓜蒌30~50g，银花15g，净连翘20g，皂角刺6g，丝瓜络20g，苦桔梗10g，赤芍药10g，当归6g，浙贝母10g。

上11味，以水4杯，煮取1杯，药渣再煮，取汁1杯，日分2次温服。忌鱼虾腥臭之品。

功效：清热解毒，消肿散结。

主治：乳痈初起，红肿痛热。乳腺结核、增生等症。

方义：方以蒲公英为主药，其药清热解毒，消肿散结之力尤胜，主治乳痈肿痛，瘰疬结核以及疔毒恶疮。瓜蒌乃甘寒之品，既能清上焦之积热，又可化浊痰之胶结，而且能润燥滑肠，所以上能通胸膈之痹塞，下能导肠胃之积滞，与公英合，为治乳痈之圣药。银花、连翘以清热解毒。桔梗、贝母以消痰结。当归、赤芍以活血通络，化瘀止痛。炒山甲与皂刺，皆性善走窜，二药合，既可辛散，搜风通络，又可散血消肿，攻坚排脓，痈肿初起，可引之以消而散之，痈而溃者，能引之以破坚排脓。丝瓜络一药，络药也，引药也，引之以行诸络。诸药和合，共奏清热解毒，消肿散结之效。若乳房结核，肿痛色赤，可疏肝兼清其胃火，用此方，可加香附、郁金、牛蒡子、黄连等。结核久不散者，用此方可重用连翘、炒山甲、青皮、桃仁等。乳腺增生，掣痛不已，用此方加减，更可加黄芩、柴胡、牛蒡子、乳香、没药等。至于乳癌，此证大都有肝郁气结，气血悖乱，或气滞痰结为核，久久郁结而成，非大寒、大热之药可疗，否则大伤元气，溃烂而不可救。治之宜乎扶正祛邪，以延寿命。

1. 乳肿

王某某，女，25岁，1966年11月5日初诊。

产后半月，左乳房红肿作痛，身发寒热，汗出，不欲食，身倦乏力，口渴，不欲饮，脉虚数，舌偏红，苔薄黄。此乳肿，不治将为乳痈。

蒲公英30g，大瓜蒌30g，银花24g，连翘24g，炒山甲3g，苦桔梗10g，丝瓜络10g，浙贝母10g，地丁草10g，赤芍10g，甘草10g。

上11味，以水4杯，水煮1杯，药渣再煮，取汁1杯，日分3次温服。

另用，仙人掌1片，捣为泥，敷左乳，每日换2次。

二诊：11月10日。连服上药5剂，每日敷仙人掌2次。目前，乳红肿消退将已，略感疼痛，汗出少，寒热不作，饮食增加，脉来不若前甚，舌质仍偏红，苔黄退。证已显退，方药不悖，仍守上方，略式减损予之，可望病愈。

处方：蒲公英30g，大瓜蒌24g，银花15g，连翘24g，炒山甲3g，浙贝母10g，地丁草10g，丝瓜络10g，赤芍10g，甘草10g。

上10味，水煮两遍，取汁2杯，日分3次温服。去仙人掌敷法。

患者续服上药3剂，病愈。

2. 乳痈

吴某某，女，28岁，1976年9月3日初诊。

产后月余，左乳红肿疼痛难忍，并心烦心悸，午后身热，入夜稍安，乡医连续注射青霉素7日，其病不退，反不欲食，大便干燥。脉弦数，苔黄薄偏燥。左乳扪之灼手，不可重按，肿块如掌，自觉乳房内有刺痛之感。脉证合参，乳痈将成。急予清热解毒，消肿散结之法调之，方以公英甲珠汤加减。

处方：蒲公英30g，炒甲珠3g，全瓜蒌1枚（重60g），银花30g，连翘30g，赤白芍各24g，桔梗10g，当归10g，川贝母10g，天花粉20g，丝瓜络10g，紫花地丁30g（鲜）。

上药以水4杯，文火煮取1杯，药渣再煮，取汁1杯，日分3次温服。忌食辛辣之物。

治疗经过：上药进1剂，大便泻下2次，3剂尽，肿消大半，乳房内刺痛之感消失。再进3剂，瓜蒌改为30g，去炒山甲，连服9剂，病愈。

3. 乳痈

董某某，女，1973年5月5日诊。

刻下：右乳红肿已半月，当地注射青霉素、链霉素已无效，肿势甚剧，扪之炽手，乳头内隐，乳头内侧已现白腐，按之濡软，此脓已成矣。即切开，排脓。脉细数，舌红苔薄黄。

公英30g，瓜蒌25g，炒甲珠3g，皂角刺10g，银花15g，连翘30g，浙贝母10g，当归15g，生黄芪15g，生甘草15g，丝瓜络10g。

上11味，以水3杯，文火煮取1杯，药渣再煮，取汁1杯，合匀，日分2次温服。1月后复诊，乳痈痊愈，唯感气力不足。余略书小剂量八珍汤意，嘱归里服之，如无不适，不复与药。

4. 乳腺增生

张某某，女，40 岁，1980 年 3 月 11 日初诊。

左乳房外侧，发现一肿物如算盘子大两个，有时牵引左腋下掣痛。某医院诊断为乳腺增生，可疑乳核。询知，初由肝气郁勃引起，脉弦滑，舌淡红，苔黄。

余处方以公英甲珠汤合逍遥散方，复方调之：蒲公英 30g，炒甲珠 5g，银花 15g，连翘 20g，皂刺 10g，当归 10g，赤芍 10g，柴胡 15g，薄荷梗 10g，云茯苓 15g，苍白术各 10g，半夏 10g，丝瓜络 10g，乳香 5g，没药 5g，瓜蒌皮 20g，生甘草 10g，木通 10g，生姜 7 片为引。

上药水煮两遍，取汁 2 杯，日分 2 次温服。忌食辛辣之品。嘱：每日服药 1 剂，半月后改为隔日服药 1 剂。

1980 年 5 月 15 日：随访，服药两个月，肿块消，病愈。

孙朝宗

十、皮肤病试效方

桑络饮方

桑叶 25g，丝瓜络 20g，防风 6g，当归 6g，红花 6g，生地 20g，鸡血藤 20g，赤芍 10g，黄芪 10g，白术 10g，生甘草 6g。

上 11 味，以水 3 杯，煮取 1 杯，药渣再煮，取汁 1 杯，日分 2 次温服。

功效：活络祛风，清热透疹。

主治：荨麻疹，一切风疹、皮肤瘙痒等症。

方义：该方桑叶、丝瓜络、防风、红花为主药，侧重于轻清宣络，透疹于肌表，亦“病在皮者，汗而发之”之意。当归、生地、赤芍、血藤、黄芪、白术，益其气血，可助宣络透疹之药效，持久发挥功效，况黄芪、白术、防风三药又为名方玉屏风散，佐之于方中既助宣络透疹，又在充实于皮毛，所谓“文武之道，一张一弛”。

按：荨麻疹一证，俗名“鬼泛疙瘩”，大多由感受风寒，风邪郁闭于肌表引发。皮肤瘙痒，搔之益甚，其疹时隐时现，经久不愈，为其特点。其症虽不为之大病，欲求彻底治愈，亦并非容易。究之该病则络病也，凡风寒湿热之邪，郁闭于肌腠经久不已者，必发为此等证候。既是络病，治之之法，药宜轻巧灵动，大忌峻猛，医之不使络闭壅滞者，则为上工。

1. 荨麻疹

李某某，1985 年 7 月 16 日诊。

患荨麻疹一证已 8 年，断续发作，其证屡治屡减，屡减不瘥，无奈求治于余。书方：桑叶 30g，丝瓜络 20g，当归 10g，红花 10g，鸡血藤 20g，生地 30g，赤芍 20g，双花 15g，连翘 20g，首乌 20g，防风 6g，黄芪 10g，白术 10g。

上药以水 3 杯，文火煮取 1 杯，药渣再煮，取汁 1 杯，日分 2 次温服。

服药 3 剂之后，瘾疹透出，遍及全身，瘙痒特甚，询之答曰：此佳象也，隐者现，现者必除，望继服上方，不可中辍。患者遵之，连服 8 剂，疹亦逐渐消失，全身轻松，后数月，报之以喜。

2. 荨麻疹

某女，11 岁，患荨麻疹。方与桑叶 15g，丝瓜络 10g，当归 6g，红花 6g，赤芍 10g，防风 6g，黄芪 6g，蝉衣 6g，紫草 10g。

上药水煮两遍，取汁 2 杯，日分 2 次温服。

初服一剂，夜半时周身发热，瘾疹出，合家惊惶失措，叩门质之，余曰：此为佳象，当慎护理，继服二三剂，当疹透尽，病必愈。服药第 2 剂，身热退，进第 3 剂，疹显退，连服 5 剂病愈。

紫草败毒饮方

紫草 25g，桑叶 20g，薄荷叶 10g，蝉蜕 10g，赤芍药 10g，红花 10g，荆芥 6g，防风 6g，浮萍草 10g，羚羊角粉 2g（分冲）。

上 9 味，水煮两遍，取汁 2 杯，日分 2 次温服，每服冲下羚羊角粉 1g。忌食荤物及生冷之品。

功效：凉血解毒，活络清疹。

主治：丹毒风疹，或温疫发斑，或温病后期，余毒未尽，发为丹毒点点，或荨麻疹，疹片发紫色者。

方义：方以紫草为主药，紫草甘咸气寒，色紫，专入血分，质滑，凉血解毒，润肠通便，凡血热毒盛，而发丹毒，斑疹，清内透外，皆可用之。桑叶、薄荷、蝉蜕、浮萍草佐之以解表败毒，红花、赤芍更助以凉血通络，反佐芥穗、防风辛温达表之品，鼓荡血络以行气，则疹毒易欲外散。羚羊角专清心肝肺之热毒，百倍于草木之药。

按：紫草一药，性寒无毒，临证可放胆用之，余曾重用紫草 100g，以疗火丹，大便干燥者。《本草纲目》谓："治斑疹痘毒活血凉血，利大肠。"《本草备要》谓："泻血热滑肠，治痘疮血热毒盛，二便闭塞者。"皆不虚言。余临证 50 余年以来，凡遇丹毒、风疹等，每喜用之以取良效。

1. 丹毒

韩某某，女，34 岁。1998 年 4 月 15 日初诊。

患丹毒已月余，多方求治，其效不应，转来门诊。目前两膝下紫红，丹毒散在如云片，扪之干热，略有肿胀，痒不甚，脉弦数，舌质红，苔薄黄。

辨证治疗：经云："诸痛痒疮，皆属于心。"心主血脉，心火流注于下肢，氤氲而发丹毒。治当凉血解毒，活络清疹。

紫草 25g，桑叶 20g，薄荷叶 10g，蝉蜕 10g，赤芍 10g，红花 6g，荆芥 6g，防风 6g，浮萍草 10g，羚羊角粉 2g（分冲）。

上药，水煮两遍，取汁2杯，日分2次温服，每服冲羚羊角粉1g，忌食鱼虾荤物。

二诊：上药连服3剂，丹毒疹片增多，特来询之，观其下肢热退大半，浮肿亦消。余特慰之，勿惊，继服上方，其丹毒疹片必渐渐消失，不可杂以他方。

紫草25g，桑叶20g，薄荷10g，蝉蜕10g，赤芍10g，红花6g，细生地15g，浮萍草10g，净连翘20g，丝瓜络15g，细木通6g，羚羊角粉2g（分冲）。

上药水煮两遍，取汁2杯，日分2次温服，每服冲服羚羊角粉1g。禁忌同上。

三诊：继服上药3剂，丹毒疹片消失大半，热退，痒止。脉息冲和，舌红润，苔显少。

紫草20g，桑叶20g，薄荷叶6g，蝉蜕6g，赤芍10g，红花6g，细生地10g，净连翘15g，丝瓜络10g，生甘草6g。

上药水煮两遍，取汁一杯半，日分2次温服。

2. 丹毒

郝某某，男，9岁。1989年10月11日初诊。

月前患感冒，迄今半月未瘥，3天前，发现丹毒散在于腹部及大腿内侧，前来门诊。刻下见丹毒散在点点鲜红，不痒，咳嗽，头痛，不发热，不汗出，脉细数，舌红嫩，少苔。

辨证治疗：感冒旬余，未得清化，故咳嗽，头痛，热入气营故发丹毒，治宜清气凉血解毒。

桑叶25g，薄荷10g，红花6g，丝瓜络10g，生甘草6g。

上药以水两杯，煮取1杯，药渣再煮，取汁1杯，日分2次温服。

二诊：连服上药3剂，头痛，咳嗽不若前甚，丹毒消失近半，仍步上方予之。

三诊：上药连服4剂，丹毒十去其七，病将已，仍需清解。

紫草15g，桑叶20g，赤芍10g，红花6g，生地10g，丝瓜络10g，甘草6g。

上药以水两杯，煮取1杯，药渣再煮，取汁1杯，日分2次温服。

化痒汤方

生地20g，生首乌20g，当归10g，红花10g，石楠叶20g，僵蚕10g，桑叶20g，丝瓜络10g。

上8味，以水3杯，煮取1杯，药渣再煮，取汁1杯，日分2次温服。

功效：养血润燥，活络止痒。

主治：瘙痒。

方义：方中生地、首乌以养血润燥见长，当归、红花以活血通络为长，石楠叶、僵蚕、桑叶、丝瓜络以活络散风见长，诸药合以养血，益阴气，活络，止痒。

按：痒证，如风寒束于肌表皮肤，宜以桂枝麻黄各半汤意散风寒以实卫阳。如风热之邪，羁温于脉络，宜四物消风散法加紫草、桑叶以祛风热，通透脉络，如血虚，肌肤燥痒，宜滋燥养荣汤之类以养血润燥，活络止痒。如湿胜之浸淫疮宜升麻消毒饮以祛湿，凉血，清络。如癣疮，瘙痒难忍，宜别论。如感染药毒之痒证，宜生甘草一味，煮服。

1. 痒证

付某，女，54 岁，1991 年 10 月 3 日初诊。

两上臂外侧瘙痒，年余不瘥，自述内服药片，外涂药水非但不已，反而更增痒甚，尤其夜间痒甚，心中烦热，不得安寐，脉象细数，舌质偏红。

处方：生地 30g，生首乌 30g，当归 6g，红花 6g，石楠叶 20g，天虫 10g，桑叶 30g，丝瓜络 10g，紫草 10g。

上药水煮两遍，取汁 1 碗半，晚服 1 碗，早起服半碗，忌食鱼、虾、腥臭之品。

上药连服 7 剂，痒去大半，嘱以上方续服 6 剂，痒平，夜得安寐。

2. 痒证

郭某，50 岁，仓库管理员，1987 年诊。

患者长期在仓库中工作，化学药品、油料、农药，庞杂不堪，不日，周身瘙痒难忍，搔破多处，心烦热不堪，卧寐不安，住院 10 多天，病不减。余嘱予生甘草一药，一天 60g，水煮 3 杯，日服 3 次，每次 1 杯。7 日后，余复诊时，病已痊愈。

青囊豆方

大猪胆（新鲜含汁）1 枚，青豆翘 100~150g。

将新鲜大猪胆管切开，把青豆翘装入胆囊内，扎紧胆管口，悬于通风处 7 日至 15 日，待胆汁全部渗入青豆内，切开，将青豆置于通风处阴干后，即可应用。每服 30~50 粒，每日服 3 次，白水送下。

功能：清热泻火，解毒除烦。

主治：心胆火盛之口干，心烦不寐，及由心火引起之皮肤痒疹，丹毒等。

方义：《本经逢原》指出：“用胆者，取其泻肝胆之火，故仲景白通汤用为向导，盖寒能胜热，滑能润燥，苦能入心。伤寒热邪燥结，有猪胆导法，又胆汁和香油等份，亦治霉疮结毒。”青豆翘，甘凉解毒，解附子砒石诸石之毒。

1. 痒疹

同窗韩某，1964年春季，发病周身痒疹，瘙痒难忍，心烦意乱，无所适从，辗转多处治疗，其病时轻时重。余与青囊豆方，服药月余，诸疮尽退心安。

2. 丹毒

杨某，40岁。打鱼为生。1968年患丹毒，以下半身为甚，打针输液半月，其病不除。余与青囊豆方，服药7日，丹毒消失，继服半月，告愈。

3. 口咽生疮

朱某，男，33岁。嗜酒过度，1971年7月，患目赤咽烂，口舌生疮，心中烦热，服黄连上清片，无效。余与青囊豆方，每服6g，每日3次。忌烟酒。药进5日，其病退大半，续服2旬，诸症痊愈。

4. 头顶疮

胡某，46岁。1984年秋，患头顶疮疡，据述，此病断断续续连年未愈。余与青囊豆方服药一个半月方愈。1986年7月来诊胃炎，告之头疮迄今未发。

释燥玉肤汤方

桑椹子60g，石斛30g，生地30g，首乌20g，麦冬20g，元参15g，葛根30g，白芷5g，黄芪6g。

上9味，水煮两遍，取汁2杯，日分2次温服。

功效：活血养阴，润肤释燥。

主治：干燥症。

方义：余在执医的50年中，治疗该病十数例，采用活血，养阴，散风，润燥之药，效果较为满意。释燥玉肤汤一方，方中以桑椹子之甘酸气凉，养血祛风为主药，佐以石斛、生地、首乌、麦冬、元参大队养血益阴之品以养气阴，益血脉。葛根性升属阳，主轻浮，能鼓舞胃中清阳之气上行以散其风，润其燥。白芷辛香醒脾，行手足阳明之经，以疗头面皮肤风痹燥痒。黄芪用之以固护卫气以实皮毛。诸药和合，共奏活血养阴，润肤释燥之效。

1. 干燥症

张某某，男，55岁，1991年4月22日初诊。

前额、鼻四傍，每逢春季则干涩，赤痒，病已3年。服多种维生素均无效，不敢用香皂洗脸，洗则涩痛难忍，甚则各种面脂涂之，亦觉涩痒，入夏后，其病自行消退。目前，发病如前，脉象弦涩，舌淡苔黄，拟释燥玉肤汤加味调之。

桑椹子 60g，石斛 25g，生地 30g，何首乌 20g，麦门冬 20g，润元参 20g，葛根 30g，白芷 5g，黄芪 6g，红花 6g。

上药以水 4 杯，煮取 1 杯，药渣再煮，取汁 1 杯，晚服 1 杯，早服半杯。

二诊：4 月 28 日。上方服 3 剂，症状减轻，昨日夹感，咳嗽，头痛，原方加杏仁 10g，薄荷 10g，菊花 10g。

三诊：5 月 2 日。上方连服 3 剂，感冒将瘥，仍步原方继进。

继进上方 13 剂，干涩，赤痒消失。

2. 干燥症

孙某某，男，60 岁，1996 年 3 月 11 日初诊。

前额及鼻周部分干涩瘙痒，因干燥瘙痒，不敢用香皂洗脸，面脂有刺激性者不可用，用则涩痛，另用麻油涂之暂缓干涩，但是病不得愈。脉象，舌象，均属正常。治以养血，润燥，散风止痛之法调之。

桑叶 20g，桑椹子 50g，生地 30g，麦门冬 20g，润元参 15g，葛根 20g，白芷 5g，红花 5g，升麻 5g，苍耳子 10g，蝉蜕 5g。

上药以水 4 杯，煮取 1 杯，药渣再煮取汁 1 杯，日分 2 次温服。

上方连服 7 剂，诸症相续而愈。

治脱发方

制首乌 500g，大熟地 500g，桑椹子 300g，枸杞子 300g，柏子仁 500g，全当归 300g，大台参 300g，旱莲草 300g。

上药以水 5kg，煮取 2.5kg，绞药渣取汁，煎药汁浓缩如稀粥样，加蜂蜜 1kg，红糖 0.5kg，煮沸收膏，备用。

每日服 3 次，每次一汤匙，兑开水半杯冲服。

功效：养血生发。

主治：血虚发落者（糖尿病患者禁用）。

方义：发为血之余，与肾关系甚密切。肾之气血亏虚，易发枯脱落。一般来讲，脱发者，多属血虚，如伤寒大病之后，亦多是气血亏损所致。如俗称“鬼剃头”者，为油风症，头发成片脱落，多为血虚受风得之，可于本方内再加天麻、桑叶、羌活、天虫等。该方以制首乌为君，性味甘苦而温，主入肝肾二经，补肝肾，益精血。《开宝本草》：“主益血气，黑发，悦颜色，久服长筋骨，益精髓，延年不老。”李时珍谓此品，气温味苦涩，苦补肾，温补肝，能收敛精气，所以能养血益肝，固精益肾，健筋骨，乌须发为滋补良药。熟地甘温，主补血益精气，养心益肝，填骨髓，生精血，补五脏，益血脉，黑须发。桑椹子入肝肾二经，其主要功效为补肾益阴，平肝明目，与首乌配伍能养血敛精祛风。黄宫绣指出：桑椹一药，能除热养阴，乌须黑发。枸杞子亦补肾益阴之上品，当归、人参补血益气。旱莲草一药，又名墨旱莲，其根鲜者色白，搓则其汁变黑，不但善凉血止血，尤为黑发。李时珍指出："乌髭发益肾阴"。《本草备要》谓本品可"乌发黑髭"。由此可知，旱莲草色黑入肾，有黑发乌髭固齿之效。柏仁亦补心肾之药，尤具润大肠，悦颜色之功用。

1. 脱发

张某，女，23岁。1980年头发黑白参半，发枯不荣，突然头发脱落，不旬日完全脱光，精神紧张。予上方连续服药2剂，头发渐渐长出，数月后发长，全部是黑亮之发。

2. 脱发

金某之妇张氏，患脱发数年，久治不已，天天戴着卫生帽。余诊时头部光亮，无发，脉细弱。予上方连续服药2剂，其发亦逐渐长出，都是黑发。

孙朝宗

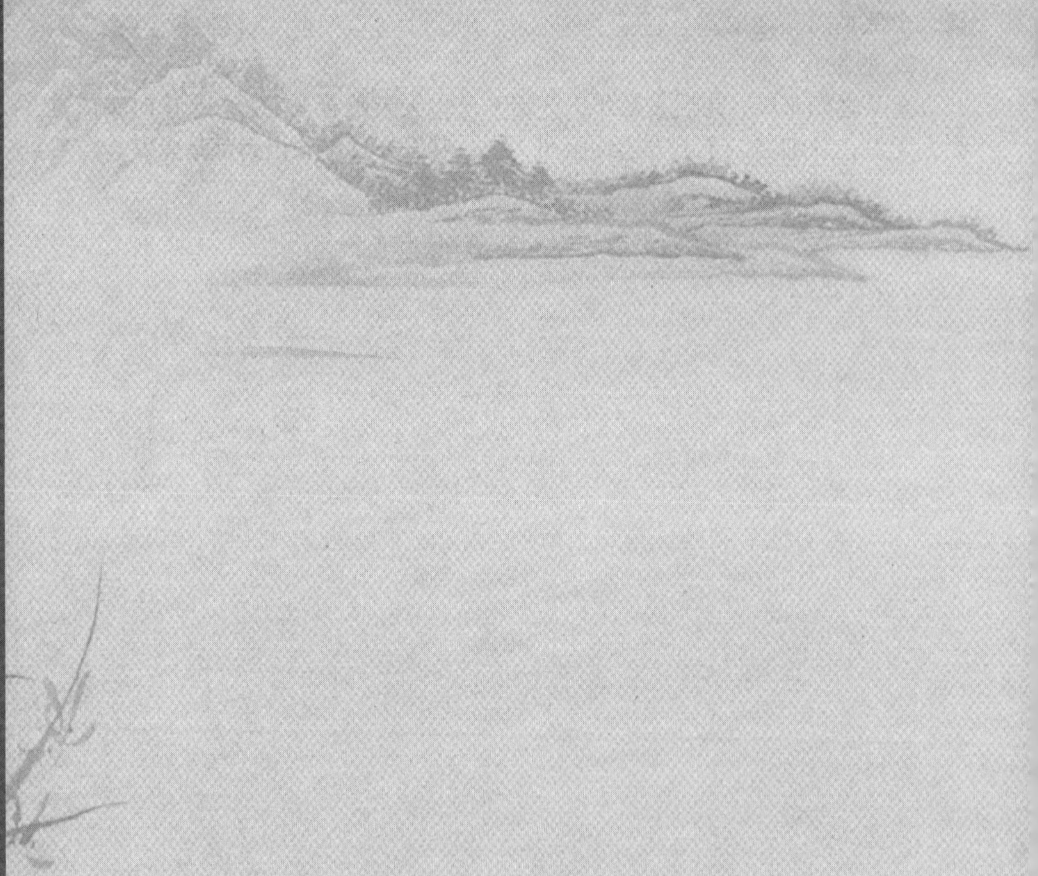

十一、咽喉病试效方

清咽解毒饮方

牛蒡子15g，山豆根15g，苦桔梗10g，薄荷叶10g，细生地20g，木通6g，赤芍药10g，南红花10g，生甘草10g。

上9味，以水3杯，文火煮取1杯，药渣再煮，取汁1杯，日分2次温服，忌食一切辛辣燥烈之品。

功效：清咽喉，消毒肿。

主治：急慢性咽炎，口腔炎，口糜口臭。

方义：咽炎一证，古为喉风，云紧喉风，慢喉风，缠喉风者乃从属其类。此证之发，多为膏粱厚味，肺胃积热，或兼风热之邪，相互搏结，邪热之邪，上壅于咽喉而为之肿疼，或充血，或溃烂。调治之法，有主养阴清热者，有主苦燥息风者，养阴者生地、元参、麦冬、枸杞子，苦燥者，芩、连、大黄、朴硝。余临床50余年，治疗此证，亦多不爽手，后度其病之形态，疼痛由于红肿，红肿由于热毒，养阴只可治疗实热，苦燥劫阴实不可投，偶尔用之，不过为权宜之计。余之组方，以牛蒡子、山豆根为主，外可透解其毒，内可清泄其热。配薄荷叶清轻凉散，以芳芬开郁，上清头目，下疏肝气。桔梗能开宣肺气而又善于排脓，生地养阴，木通降火，赤芍、红花，实乃借以活血之力。人身凡红肿之处，必血气瘀滞，若非活血，红肿必不消散，而瘀亦必不消除，余所以加赤芍、红花，而别于他方，用之爽手，其效亦速。

咽炎

孟某，44岁，1989年3月11日初诊。

罹慢性咽炎，3月不瘥。目前，咽干作痛，饮水不济，视其咽喉，肿如桃核，颜色红紫，散见脓点，其疼痛，朝轻夜重，舌质红无苔少津，脉滑数。治以养阴清热，解毒消肿。

处方：牛蒡子20g，山豆根20g，细生地30g，赤白芍药各20g，生甘草10g，桔梗10g，薄荷6g，木通6g，天花粉20g，红花10g，元参10g。

上药以水4杯，煮取1杯，药渣再煮，取汁1杯，日分2次温服。忌食生葱辣蒜等。

上方连服6剂，诸症显减大半，后按上方加减出入服药月余，诸症消失。

加味会厌逐瘀汤方

麻黄5g，细辛2g，山豆根6g，牛蒡子6g，桃仁10g，红花10g，甘草10g，桔梗10g，生地15g，当归6g，元参6g，柴胡5g，枳壳5g，赤芍15g。

上药以水3杯，煮取1杯，药渣再煮，取汁1杯，日分3次温服。忌食辛辣及腥臭之品。

功效：活血化瘀，消肿止痛。

主治：咽喉肿痛，经久不愈者。

方义：咽喉肿疼，喉痹，喉痧，喉风，一般以清热解毒，养阴即可治之，尤其是年积月累经久不愈者，或长期服用清热解毒而不愈者，辄以此方试之而愈。此方之巧，旨在活血化瘀，方中桃仁、红花、当归、赤芍以活血，柴胡、枳壳以行气，生地、元参、桔梗、甘草以滋阴。加麻黄、细辛旨在宣发肺气，唯细辛一药，又能激发肾之气阴以达咽喉，山豆根协诸药以消毒肿，牛蒡子尤善治咽喉部之风邪，全方共奏活血化瘀，消肿止痛之效。如有脓点者可加败酱草以清热排脓，毒肿甚将有化脓之时，亦可加皂刺以破瘀脓。

1. 咽喉肿痛

刘某某，女，40岁。1979年10月11日诊。

罹咽喉肿痛已8个月余，连续治疗未见大效。目前，咽喉肿痛益甚，转来中医科求治。余观之病人前服药方，尽属生地、元参、双花、连翘、麦冬、公英之类，唯有一方有红花、赤芍。望患者咽喉红肿，呈紫红色，两颈部有三四个硬结，小者如花生米大，大者如小枣，捏之硬，不太痛，舌质淡红，少苔，脉沉弦。余左思右想，若与清热养阴之品，势必落入前之窠臼。因其前方中有赤芍、红花，使我想起了《医林改错》书中有会厌逐瘀汤一方，遂手录之又加麻黄、细辛等治之。

桃仁10g，红花10g，赤芍15g，当归尾6g，柴胡6g，枳实9g，桔梗9g，生地9g，元参9g，麻黄6g，细辛3g，山豆根6g，牛蒡子6g，甘草6g。

二诊：患者服药10剂，咽喉肿痛减轻。余观之病仍不减多少，只是病人精神好转。仍宗上方加猫爪草6g，公英10g，去麻黄、细辛。

三诊：患者继服药10剂，咽喉肿痛减轻三分之一，颈旁硬结亦显著缩小。上方既已显效，原方续服。

四诊~六诊：断续服药30余剂，咽喉肿痛，颈部硬结竟然平复。前后两月余，共服药40剂，病愈。

2. 咽喉肿痛

曹某，女，39岁。1998年11月29日初诊。

患咽喉肿痛迁延至今3月余，天天含化金嗓子喉片、喉症丸等，其病减而未除。视其咽部红肿，项下有硬结两块，均如桐子大，按之稍有痛感，痛痒甚则咳嗽，夜晚咽部干痛尤甚。脉来弦滑，舌红少苔。

肝气郁火结于咽喉之部，病已数月不瘥，此乃朱丹溪所谓："咽喉生疮痛，是虚热虚火，多属虚火游行无制，客于咽喉也。"又云："喉痛必用荆芥，阴虚火上炎必用元参。"今宗之，加于会厌逐瘀汤之中，合方调理。

麻黄5g，细辛2g，山豆根6g，牛蒡子6g，桃仁6g，红花6g，桔梗6g，生地10g，荆芥6g，元参9g，当归6g，柴胡6g，赤芍10g，甘草10g。

上药水煮两遍，取汁两大杯，日分3次温服，忌食辛辣之品。

二诊：上药连服6剂，咽喉肿痛减轻，项下硬结消失，咽部痛痒已轻，上方既见效机，仍步上方出入，以降血中之火。

麻黄6g，细辛2g，山豆根6g，牛蒡子6g，桔梗6g，生地10g，荆芥6g，元参9g，红花6g，甘草10g，石斛10g，薄荷6g。

上药水煮两遍，取汁2杯，服法同前。

三诊~四诊：上方连服12剂，诸症基本平复，书一小方以善其后。

生地10g，元参10g，桔梗6g，甘草6g，赤芍10g，石斛10g，薄荷6g。

煎服方法同前。

按：通过多年经验，认为对于该病的治疗，一是用清热凉血之法；一是又必加活血化瘀一法；一是病在上焦，药宜轻清上浮，即治上焦如羽，若用大量苦寒之品荡下，药势下趋，而虚火欲炙于上，难以得效，治者慎之可也。

孙朝宗

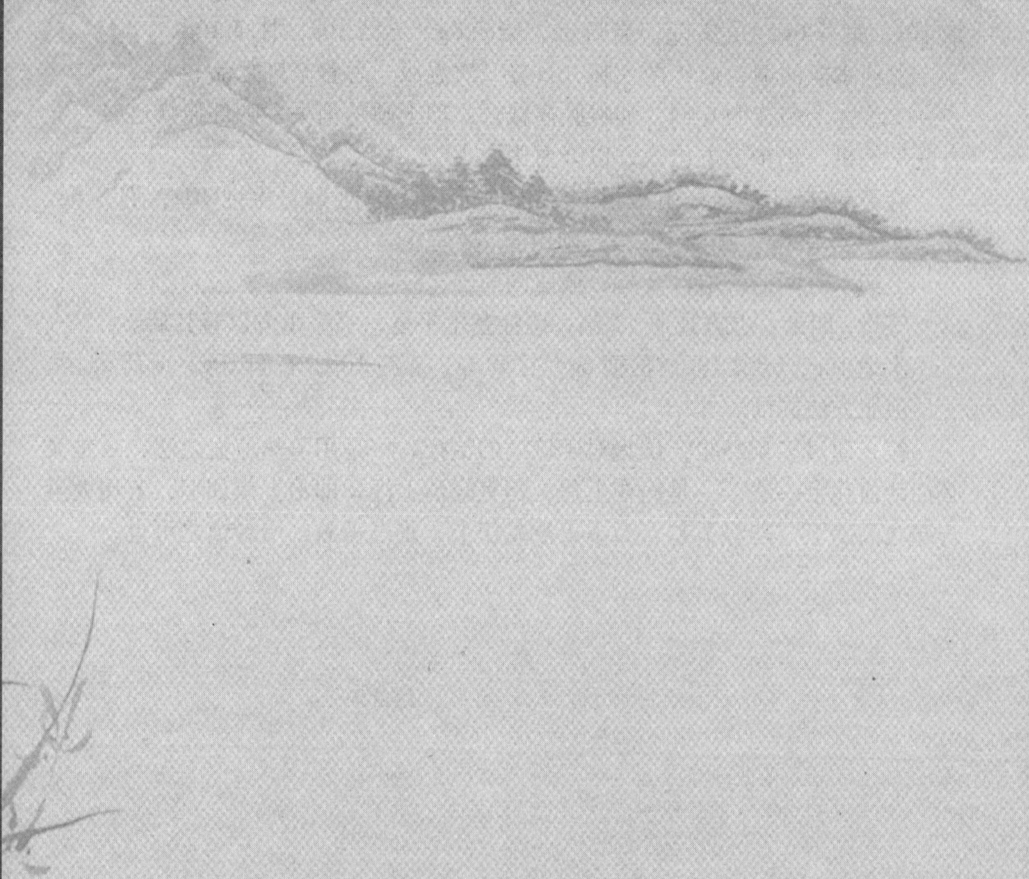

十二、瘿瘤病试效方

平瘿汤方

夏枯草30g，炒山甲10g，海藻20g，象贝母10g，皂刺20g，牡蛎20g，连翘15g，半夏10g，牛蒡子10g，银花15g，海螵蛸15g，桔梗10g，赤芍10g，红花10g，川芎6g，柴胡15g，青皮10g，香附15g，猫爪草15g。

上药水煮两遍，取汁2杯，日分2次温服。

功效：清热散结，攻坚消肿。

主治：气瘿、气瘤、肉瘿、肉瘤、脂肪瘤等。

方义：其发病之因有二：一为外感六淫不正之气，一为内伤七情，忧患怒气，痰瘀壅滞而成。方中以夏枯草、炒山甲、海藻、猫爪草、皂刺为主药。夏枯草苦寒，主入肝胆，主散郁结。《神农本草经》主“散瘿结气”。朱丹溪谓：“本品肝药，有补养厥阴血脉之功”。薛己谓“此物生血，乃治瘰疬之圣药。”炒山甲性善走窜，搜风通络，攻坚消肿，海藻咸寒，为清热，软坚，散结之药，主治项下结核，瘰疬痰核，结块坚硬，性锐力利，攻走血脉。他如象贝母、牡蛎、连翘、桔梗、半夏、牛蒡子、双花、海螵蛸均属清热，化痰，软坚之品。唯柴胡、青皮、香附、川芎为疏肝达郁之品。桃仁、红花佐于方中以活血通络，全方合剂，共达清热散结，攻坚消肿之效。

1. 瘿瘤

郭某某，女，61岁，1980年7月21日初诊。

颈部左侧发现如鸡卵大一肿物，迄今已年余，未加介意，有时肿痛作痒，有时局部有热感。曾去京津地检查，某医院检查出癌细胞，服药月余寸效不显。适余诊，按瘿瘤治之，拟平瘿汤加减调之。

夏枯草30g，炒山甲10g，海藻15g，昆布15g，浙贝母15g，皂刺10g，银花20g，连翘30g，牛蒡子20g，柴胡15g，青皮10g，炒香附15g，郁金15g，赤芍10g，红花6g，炙鳖甲20g，丝瓜络20g。

上药以水4杯，煮取1杯，药渣再煮，取汁1杯，日分2次温服。

二诊：8月20日。连服上药23剂，瘿瘤消退三分之一，局部热感消失，痛痒不若前甚，病已显效，仍守上方加减治之。

夏枯草30g，猫爪草10g，炒穿山甲10g，海藻10g，昆布10g，浙贝母10g，皂刺15g，郁金20g，赤芍15g，牛蒡子15g，桔梗10g，柴胡10g，丝瓜络10g，鳖甲20g，连翘30g，生牡蛎30g。

上药水煮两遍，取汁2杯，日分2次温服。

三诊：9月30日。连进上药24剂，瘿瘤消退三分之二，局部痛痒消失，仍守上方继进。

四诊：10月15日。上方继服，瘿瘤已消之乌有，身体情况一直良好。嘱仍按上方再进6剂，如无他变则愈。

2002年追访，其病未发，身体健康状况良好。

2. 瘿瘤

贾某某，女，42岁，1976年11月13日初诊。

左颈颊车穴下，发现肿物两块，如枣大，病已3个多月，未找到癌细胞，在当地服多种抗生素无效，转中医治疗。目前，颊车穴下肿物如枣大，按之略硬，重压则痛，脉弦，舌红。此属颊瘿，拟平肝清肺，削瘿止痛之法调之。

夏枯草30g，炒穿山甲10g，川贝母20g，皂刺10g，海藻10g，生牡蛎20g，牛蒡子15g，柴胡10g，青皮10g，香附15g，桔梗10g，银花20g，杏仁10g，猫爪草10g。

上药以水3杯，煮取1杯，药渣再煮，取汁1杯，日分2次温服。

二诊：11月26日。患者取药6剂，带方回乡继服6剂，瘿核消退近半，捏之不痛，仍守上方继服。

夏枯草30g，炒穿山甲6g，猫爪草10g，象贝母20g，皂刺10g，牛蒡子15g，柴胡10g，杏仁20g，桔梗10g，香附15g，赤芍10g，红花6g，甘草10g。

上药以水3杯，煮取1杯，药渣再煮，取汁1杯，日分2次温服。

三诊：12月6日。上方连服9剂，瘿核基本消失，拟以上方出入，隔日服药一剂，其病必瘥。

夏枯草15g，海藻10g，昆布6g，象贝母10g，猫爪草9g，牛蒡子10g，柴胡10g，香附10g，青皮10g，丝瓜络10g，连翘20g。

上药水煮两遍，取汁一杯半，日分2次温服。

十三、头痛病试效方

藁本汤方

藁本10g，苍耳子10g，麻黄10g，细辛3g，川芎10g，当归10g，干蝎6g。

上7味，以水3杯，煮取1杯，药渣再煮，取汁1杯，日分2次温服。

功效：温阳散风，活络止痛。

主治：脑风头痛，顶项痛不可忍。颈椎增生性疼痛，颈背怯寒作痛，脑户寒冷等。

方义：风邪上干，着于头脑者为头痛，深入则为脑风。其病之来，多因当风取冷，风寒之邪从风府风池入脑。其症为顶痛重，或头皮麻痹，眉棱紧掣，项背怯寒，脑户畏冷等。临证又当细辨，亦多有属郁热者，气郁者，血瘀者，血虚者。今言风寒者，故方中多采用辛甘温药为剂，藁本一药，辛苦温无毒，性升属阳为足太阳经寒郁经中，头项巅顶疼及大寒犯脑，连齿颊痛之专药，又可入督脉以疗脊强而厥。苍耳子一药，主治头风脑痛，风湿痹痛，四肢拘挛，此药气味善通顶门连脑，能走督脉也。麻黄、细辛皆辛温上浮之药，麻黄上行发汗以破寒实，细辛入督脉可疗脊强而厥，亦入少阴经，可引发肾气上达以疗头疼咳喘。川芎、当归，虽云辛窜上行，实以养血，温血为特效，佐以风药之中以资散风而不伤血。干蝎佐之以镇痛通络而已。前贤有云："风邪上受，头痛不已，如鸟巢高巅宜射而去之"，此之谓也。

风寒头痛

王某某，男，41岁，1967年3月15日初诊。

因开拖拉机远处运货，中途遇大风雪受寒，引发头痛，病来年余，曾服药数十剂无效，始服去痛片临时止痛，后服去痛片亦无效，头痛愈来愈重，遇冷则痛甚欲劈。脉沉弦，舌淡苔白薄。此证已属风寒头风，拟以藁本汤并加头风熏蒸法调之。

藁本15g，苍耳子15g，麻黄9g，川芎9g，当归10g，干蝎6g，细辛3g。

上药以水3杯，煮取1杯，药渣再煮，取汁1杯，日分2次温服。

熏蒸法：川芎12g，防风15g，白芷5g，荆芥穗20g，当归12g，天虫15g，菊花20g。

将上药装入铁壶内，加水三四大杯，将盖压紧，不可透气，壶嘴上装一皮管，约一米多长，将壶置火炉上煮开，热药气只可从管内冒出，用热药气以熏蒸患处。每日熏1~2次，每次20~30分钟。

连服上药3剂加熏蒸法，头痛不若前甚，唯项部略有沉痛感不减，再守以上方法。

藁本20g，苍耳子15g，川芎12g，当归12g，干蝎10g，葛根30g，桂枝12g，甘草10g，细辛3g。

上药以水3杯，煮取1杯，药渣再煮，取汁1杯，早晚温服。熏蒸方法同上，继续进行。

三诊：3月23日。中药内服及熏蒸之法，连续5日后，头痛解除，但头尚有沉重感，停熏蒸法，变通中药汤剂以善其后。

苍耳子12g，川芎12g，当归12g，天麻15g，葛根15g，白芍15g，萸肉20g。

上药以水3杯，文火煮取1杯，药渣再煮，取汁1杯，日分2次温服，隔日服药1剂。

天竹龙脑散方

朱砂1g，琥珀15g，天竹黄2g，冰片1g，薄荷冰0.1g（或薄荷油0.1g）。

上5味，共为细末，研极细，分作3包，日分3次，白水冲服。忌食鱼虾腥臭之品，尤忌烟酒。小儿用量酌减。

功效：醒脑清神，疏风辟秽，解痉止痛。

主治：由心肝火气上冲清窍所引起之神经性头痛；或风热秽浊之气所引起之惊厥，头痛头昏，或中风神昏，或血热癫狂等。

方义：方中朱砂，以安神定惊为主药，为“清镇少阴君火之要药”。叶天士指出：“丹砂色赤质重，可以镇心火。”甄权所谓：“治心经邪热，镇心定惊，辟邪清肝，明目祛风定癫狂。”琥珀甘平，为镇惊安神，利水通窍，活血散瘀之要药，与朱砂共为细末为朱珀散，治疗心神不宁，寐劣多梦，思绪纷纭，不时惊恐之良剂，此药亦入膀胱，主通五淋。天竹黄一药，其性甘寒，以清热豁痰，凉心定惊，较之竹沥，其性和缓，而无寒滑之患也。冰片一名龙脑，以通窍，散火，明目，止痛为其优点，辛香走窜，善散郁火，与天竹黄，尤善清涤热痰壅滞，神昏颠仆用之皆有其通利宣达之功。薄荷冰，取之于薄荷其味辛凉，功能疏风散热，辟秽，解毒，对于外感风热，头痛目赤，咽喉肿痛，食滞气胀，口疮，牙痛，疮疥瘾疹等证，疗效甚佳。历代医家，每喜用之，如李杲用之“主清利头目”。《本草逢原》用之“治一切伤寒头痛，霍乱吐泻”。又云：“上清头目诸风，止头痛眩晕，发热，祛风痰，治伤风咳嗽，脑漏鼻流臭涕，退虚劳发热。”皆取其性锐而轻清，善引于头面而疗诸风。此药尤善于解忧郁，逍遥散中之薄荷，即寓此意。此方中之用薄荷之冰，乃取其质扬气轻，为方中之舟楫，引药上行巅顶，以疗诸风头痛，神识昏迷等症。

1. 头痛

郭某，男，45岁，1968年5月10日初诊。

患神经性头痛，多年不已。目前头痛如锥刺，甚则颈项板直不得转动，烦躁不安，不欲食，甚则呕吐苦水，脉象弦而有力，舌质红，苔薄黄。余书方为清热疏风之桑菊，葛柴之品予之，患者视之曰，“此等中药服过百剂，时轻时重，不能痊愈，现已闻药则哕”，拒之。余再三思之，与天竹龙脑散，嘱以方服之。服药3天，头痛竟止，又服药半月病愈。

2. 头痛（轻度脑震荡）

邵某，18岁，1969年11月16日初诊。

一月前，从车上摔下，头痛不已，某医院诊为轻度脑震荡，治疗旬日，头痛减而未愈，服天竹龙脑散，10日后，病愈。

头风熏蒸方

川芎10~20g，防风10~20g，白芷5g，荆芥穗10~20g，当归10~20g，僵蚕10g，菊花10g。

上药，装入铁壶中，加水3大碗，将壶盖压紧，不可透气，铁壶嘴上装一皮管，约一米长。将壶置火炉上煮开，热药气只需从管中冒出，以熏蒸患处。每次熏蒸30分钟，日熏2~3次。每日换药1剂。熏后避风寒。

功效：散风通络，活血止痛。

主治：伏风头痛，蓄血性头痛，神经性头痛，以及风湿性腰膝关节疼痛等。

1. 偏头风痛

张某某，46岁，1961年1月初诊。

患偏头痛，半年不愈。余诊之，无其他兼症，遂书川芎15g，防风15g，白芷9g，芥穗15g，当归24g，僵蚕9g，菊花9g，蜈蚣1条。嘱遵熏蒸方法治疗。3日后，其子特相告，病已见效，又以上方3剂予之，嘱以法坚持。后云其病共熏蒸15天，每熏后，特感舒服，有时引起全身微汗出，至今其病未发。

2. 偏头风痛

李某某，据云患偏头痛已 8 年，某医院诊为神经性头痛。脉来沉细而缓。余书调补肝肾之方，并熏蒸之方予之。服 6 剂中药，效果微乎其微，用了熏蒸法，一个星期，偏头痛竟然不痛了。

十四、眼目病试效方

菊花决明饮方

菊花 20g，决明子 15g，生地 20g，赤芍 10g，红花 6g，黄芩 10g，蝉衣 10g，蒺藜 20g，升麻 6g。

上 9 味，以水 3 杯，急煮取汁 1 杯，药渣再煮，取汁 1 杯，日分 2 次温服。

功效：清热疏风，凉血散瘀。

主治：感冒风热，头痛目赤，或肝受风毒，眼目赤肿，目昏，涩痛，多泪，或白睛溢血，血瘀丹红者。

方义：方以菊花为主药，以菊花之气味辛凉，对于头目风热之疾，尤有殊效，李时珍谓：菊能清金水二脏，补水所以制火，益金所以制木，木平则风熄，火降则热除。王世雄谓：清利头目，养血息风，消疔肿。决明子甘寒，主散风清热，平肝火而滋肾水，同菊花，一偏清上，一偏清内。生地、赤芍、红花主清血热而化瘀通络，黄芩主清上焦之火而平肝，蝉衣、蒺藜主清头目而利水，唯升麻一药，为方中之舟楫，引药上行而散。诸药和合，共达清热疏风，凉血散瘀，明目解毒之效。

1. 白睛溢血

朱某某，男，60 岁。1981 年 8 月 20 日初诊。

患左目白睛溢血，大如蝇翅，有时涩痛，其病迄今两月不瘥，近来又伴有左部偏头胀痛。脉左弦略数，舌红少苔。

肝开窍于目，肝风胆火，上僭动络而为目赤，上循少阳之经继为偏头胀痛，治以平肝以熄胆火，辛凉散风以疗目赤。

菊花 20g，决明子 15g，生地 20g，白芍 20g，黄芩 10g，蝉衣 10g，蒺藜 15g，石斛 20g，元参 10g。

上药以水 3 杯，煮取 1 杯，药渣再煮，取汁 1 杯，日分 3 次温服。

二诊：上方连服 6 剂，效果甚微，再三思索，遂于原方再加红花、升麻等以观之。

菊花 15g，桑叶 30g，决明子 15g，生地 20g，赤芍 15g，黄芩 10g，蝉衣 10g，蒺藜 15g，石斛 15g，元参 15g，红花 6g，升麻 6g。

上药水煮两遍，取汁一杯半，日分 2 次温服。

三诊：上方继服 6 剂，头痛头胀减轻大半，而目之溢血基本消失。病已却退，继予上方减轻剂量再服。如无他，不必复诊。

2. 风火头痛目赤

赵某某，男，44 岁。1989 年 10 月 5 日初诊。

头痛头昏，两目红赤，素好饮酒吸烟，医与牛黄上清丸，服之不效，近几天来，其病转甚，胸闷心烦，不欲饮食，两目痛痒益甚。脉弦数，舌红苔黄腻。

患者为一酒客，肝胆火气内炽，兼感风热，风火相煽，内扰脾胃，外干经腧，以致阴虚阳僭而胸闷心烦，不欲饮食。两目红赤痛痒，亦风火动络之象，治以清热散风，凉血散瘀，兼通大腑之法。

菊花 20g，决明子 15g，生地 25g，赤芍 20g，黄芩 15g，蝉衣 10g，蒺藜 15g，瓜蒌 30g，红花 6g，木贼草 10g，升麻 6g，桑叶 20g。

上药以水 3 杯，煮取 1 杯，药渣再煮，取汁 1 杯，日分 2 次服下。

二诊：上方连服 5 剂，大腑通畅，两目红赤痛痒减轻大半，头痛头昏亦减轻大半，饮食略进，上方既显效机，仍步上方出入。

菊花 20g，决明子 20g，生地 20g，赤芍 20g，黄芩 10g，石斛 30g，麦冬 20g，石膏 30g，升麻 5g，桑叶 20g，蝉衣 10g。

上药水煮两遍，取汁 2 杯，日分 2 次服下，忌白酒及吸烟。

上方又连服 5 剂，诸症均瘥。

按：中医之辨证论治，一是要抓主证，分清轻重缓急，二是要找到突破口，使药到病除，那么，引经之药便会显示出它的疗效。以上两案，都应用了升麻这味药，引药上达病所，所谓辨证应当细到，处方力求精巧。

秋水饮方

鲜秋菊 20g，嫩桑叶 20g，戴露荷叶 20g，鲜忍冬藤 20g，鲜薄荷 10g，车前草 20g，鲜竹叶 10g。

上 7 味，以井华水 3 杯，煮取 1 杯，药渣再以井华水，煮取 1 杯，日分 2 次温服。

功效：辛凉散风，解毒明目。

主治：暴发火眼。

方义：此方乃根据民间治疗暴发火眼方收辑而成。试观诸药大多禀秋金之气而生，甚至临霜不凋。桑菊、薄荷、荷叶皆辛凉散风之品，车前、竹叶、忍冬皆辛凉解毒之品，一主外，一主内，综之为清肺，凉肝，利水，消肿，散热，解毒，用于临床，收效甚速。

1. 暴发火眼

贺某某，男，44岁。1969年10月2日初诊。

患暴发火眼。取鲜菊花一握，鲜桑叶一握，鲜薄荷一握，鲜荷叶一角，加生石膏30g，以井华水煮取3大碗，日分3次服下，3日内，暴发火眼消失大半，6日痊愈。

2. 暴发火眼

许某某，女，55岁。

1972年秋，患暴发火眼，肿不启目，并头痛，头昏。取秋菊花24g，水煮取汁2杯，日分2次温服，药渣加大水量，煮取半盆，温水洗眼。依此法治疗5日，诸症迅速痊愈。

3. 暴发火眼

董某某，男，22岁。

1970年秋，患暴发火眼，两目红赤，肿胀，目眵如脓，痛痒难忍，脉弦数，舌偏红，少苔。

风火交加，疫毒感染，是一种急性传染性眼病，来势甚重，治以凉血，清热，解毒，散风之法调之。

鲜菊花20g，嫩桑叶30g，鲜荷叶边30g，双花25g，薄荷叶10g，淡竹叶10g，车前草30g，青连翘20g，丹皮6g，赤芍10g，生石膏30g。

上药以水3杯，煮取1杯，药渣再煮，取汁1杯，日分3次温服。

二诊：上方服3剂，见效甚微，脉亦如前，无奈毒气方盛，药不胜病，加重清热解毒，观其所以。

鲜菊花20g，嫩桑叶20g，鲜荷叶边30g，双花30g，薄荷叶10g，青连翘30g，赤芍20g，石膏60g，黄芩10g，木通6g，大黄6g，升麻5g。

上药水煮两遍，取汁3杯，日分3次服之。

另：用鲜蒲公英120g，水煮3大碗，趁温熏洗两目，每日3次。

三诊：连续服药3剂，并加蒲公英熏洗，目赤眵脓稍退，痛痒稍减，其病稍退，药不宜轻，仍守上方，继续频服。

四诊：上方连续服药6剂，并蒲公英熏洗，病却大半，仍守前法以清余毒。

五诊：继服3剂，目赤方退，目眵亦少，书一小方再进，以防余火复燃。

鲜菊花10g，鲜薄荷叶6g，生石膏30g，鲜荷叶边10g，蝉衣10g，鲜蒲公英 10g，桑叶 10g，竹叶 6g，忍冬藤 10g。

按：暴发火眼，亦名天行赤眼病，为四时流行之风热疫毒，互为传染，无分老幼，得之急速，赤肿涩痛，甚则眼胞肿甚，眵多羞明。治之之法，急以清热散风，凉血解毒，不尔延及肺肝。案 1 及案 2，其病虽来之急速而病浅，均以轻清凉润之品而取效，案 3，其病较之为甚，故五诊方愈。可见目疾不可轻视，尤其是疫毒之发，必加解毒之品，频频服之，方可取效。此方之设，皆辛凉散风，活血解毒之品。服之如秋水之凉润，亦如秋水之明亮矣，故其名为秋水饮也。

十五、肛肠病试效方

槐实解毒汤方

槐实（醋炒）20g，地榆 20g，黄连 10g，黄柏 10g，白芍 20g，金银花 10g，连翘 10g，当归 10g，甘草 10g，血余炭 10g，防风 10g，地丁 10g，柏叶炭 10g，生地 10g，禹余粮 10g。另生大黄、芒硝等量，轧为细末，装入大胶囊内备用。

上 15 味，水煮两遍，取汁 300ml，日分 2 次温服。每服药 3 小时后，加服硝黄胶囊 4~6 粒。

功能：清肠解毒，凉血止血。

主治：痔疮红肿，灼痛难忍，或肠风便血，血色鲜红，或湿热壅遏大肠，形成脏毒者。

方义：槐实即槐豆，秋季后期采之，晒干，醋炒留用。方中重用槐实，槐实功能虽与槐米、槐花同，但槐实主下行，亦即“诸子皆降”之理，尤对肠风痔瘘有其特效，次对妇人崩漏下血证属血分有热，也可用之。《大明本草》谓其功能为治五痔、心痛、眼赤、杀腹中虫，及皮肤风热，肠风泻血，赤白痢。《本草纲目》谓：“疗吐血衄，崩中漏下。”凡属大肠火盛，或湿热瘀结于下焦之痔瘘，肠风，脏毒，皆可以此药为君，大胆用之。地榆亦属下焦血分之药，功能止血清热解毒。方中大队苦寒之品以破结解毒，加当归、生地、白芍、甘草、防风以固护胃气，药虽峻而无虞也，更有黄柏以坚肾阴，禹余粮同防风，健脾涩肠，协诸苦寒下行之药，由急变缓，保持诸多解毒凉血之药，持久在肠中发挥效力。汤药服后须 3~4 小时服硝黄胶囊 4~6 粒，意使凉血解毒诸药尽量释效于肠胃，待其药力微薄之际，服下硝黄胶囊，斩关夺门，排毒气于体外，不尔若硝黄与汤剂一齐服下，药物功效不得持久，或者药效发挥未半，即已排出，直接影响药物的功能发挥，所以便采取了这一服药方法，实践证明了这一方法的正确性。

1. 脏毒

侯某某，男，44岁，1986年4月11日初诊。

患脏毒证，实由烟酒无度引发，辗转两月，多方求治，未愈转甚。目前，肛门灼热作痛，昼夜呼号不止，大便夹血，某某医院肛检，否定痔疮。并心中烦热，躁扰不安，头目昏胀，不思纳谷，甚则整夜坐于便盆之上，任其便溲，痛苦不可名状，度日如年。脉象弦急，舌质赤红，苔黄腻。予槐实解毒汤治之，冀望应手。

处方：醋炙槐实20g，地榆20g，黄连10g，黄柏10g，白芍30g，金银花20g，连翘30g，当归10g，血余炭10g，侧柏炭10g，大黄炭10g，甘草20g。

上药以水5碗，水煮取汁1碗，药渣再煮，取汁1碗，日分3次温服，忌烟酒荤腻之品。

二诊：连续服药7剂，其症十去其三，心中烦热稍安，肛内灼热疼痛尚可忍耐，便下夹血始少，精神稍安，纳谷增加，脉乃弦大，舌红稍差，苔尚黄腻。病机虽稍转机，仍守上方踵步。

处方：槐实20g，地榆20g，黄连6g，黄柏6g，白芍30g，金银花20g，连翘20g，当归10g，血余炭10g，柏叶炭10g，地丁10g，防风10g，甘草10g，生地15g。

上药以水5杯，煮取1杯，药渣再煮，取汁1杯，日分3次温服。禁忌同前法。

三诊：断续服药7剂，大病得挫，其症十去其七。目前，肛内灼痛可忍，便中亦不夹血，头目得清，纳谷再增，精神已定，夜已可寐6~8小时，脉来不若前甚，黄腻舌苔变薄。病已出险入夷，再守上方增损递进。

处方：槐实20g，地榆15g，白芍20g，金银花20g，连翘20g，当归10g，甘草10g，地丁10g，生地20g，防风10g，枳壳10g，大黄炭10g。

上药以水4杯，煮取1杯，药渣再煮，取汁1杯，日分2次温服，禁忌方法同前。

四诊~五诊：药力如此峻猛，其证疗效尚迟，无奈壮年气盛。目前，肛热灼痛始平，脉象尚弦，再步上法，续加扶正之品。

处方：槐实10g，地榆10g，白芍20g，当归20g，防风10g，生地30g，甘草10g，丹皮6g，泽泻10g，云茯苓20g，赤小豆10g，白扁豆10g。

上药水煮两遍，取汁2杯，日分2次温服之。

2. 痔疮

陈某某，男，44岁，1996年4月25日初诊。

患痔疮3年，未曾在意，近由肝气郁勃，饮酒失度，痔疮大发，红肿难忍甚则下红，并心中烦热，不欲饮食，脉弦滑，舌质偏红，苔黄厚腻。

处方：槐实 20g，地榆 20g，黄连 10g，黄柏 10g，白芍 20g，金银花 20g，血余炭 10g，柏叶炭 10g，禹余粮 10g，地丁 20g，防风 10g，红花 10g，生地 20g，甘草 10g，枳壳 10g。

上药以水 5 杯，煮取 1 杯，药渣再煮，取汁 1 杯，日分 2 次温服。忌食辛辣腥臭等物。服药 3 小时后，服硝黄胶囊 6 粒。

二诊：4 月 28 日。服药 3 剂，痔核消减近半，下血已止，心中烦热减轻，饮食尚少，脉来不若前甚，已显效果，乃守上方增损续进。

处方：槐实 15g，地榆 20g，白芍 20g，金银花 20g，禹余粮 10g，甘草 10g。硝黄胶囊 12 粒，分 2 次冲服。

煮药方法，服药方法同上。

三诊：5 月 7 日。上方断续服药 6 剂，痔核平复，心安，食欲增加，黄腻舌苔转薄。

处方：槐实 10g，白芍 10g，金银花 10g，连翘 10g，生地 20g，地丁 10g，防风 10g，当归 10g，生龟甲 10g，甘草 10g。

上药以水 3 杯，煮取 1 杯，药渣再煮，取汁半杯，日分 2 次温服。隔日服药 1 剂。

孙朝宗

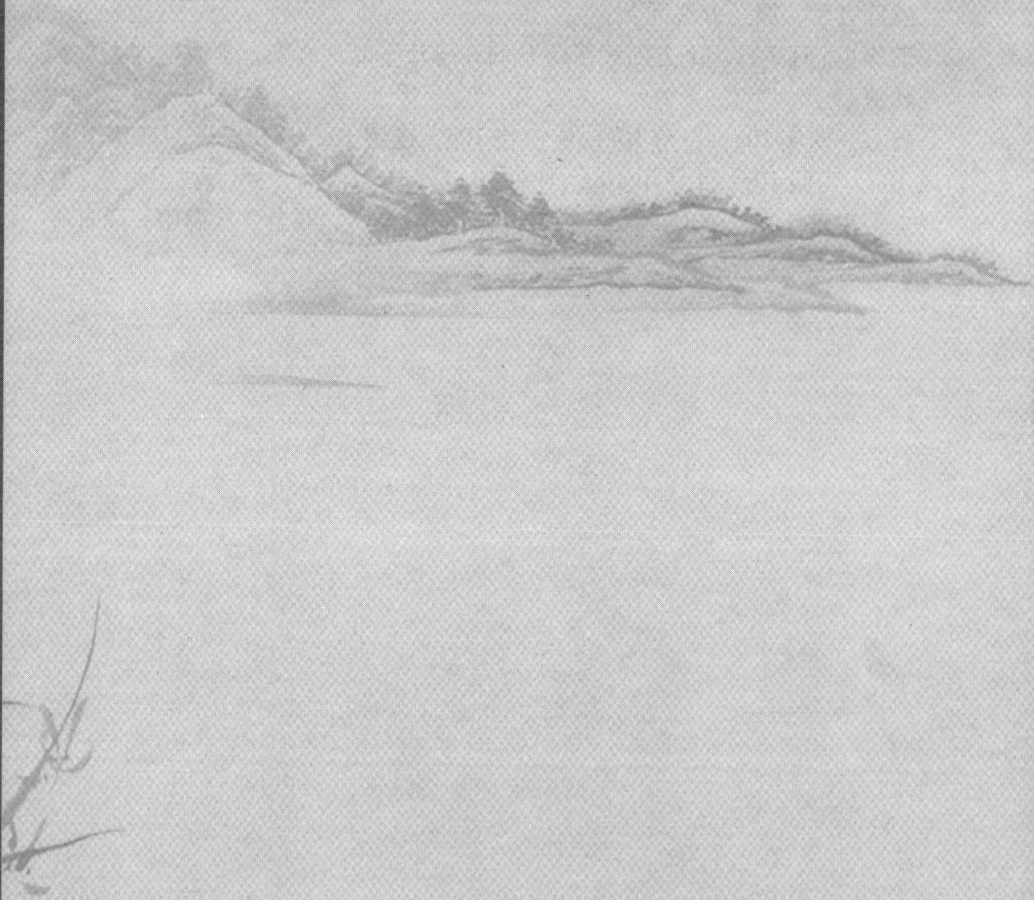

十六、小儿病试效方

牛郎丸方

牵牛子30g，槟榔30g，三棱10g，莪术10g，神曲30g，炒麦芽30g，焦山楂30g，炒香附20g，高良姜10g，炒五灵脂15g，瓦楞子30g，炒元胡15g，炒枳壳20g，鸡内金20g，甘草10g。

上药共为细末，醋糊打为小丸，如麻豆大。大人每服10g，日3服，小儿酌减。孕妇忌服。

功效：消积化滞，行气消痞。

主治：食积停滞，油腻肉积，胸腹胀闷，小儿疳积等。

方义：《丹溪心法》指出：“痞块在中为痰饮，在右为食积，在左为血块，气不能作块成聚，块乃有形之物也，痰与食积死血而成也。”又说：“凡积病不可用下药，徒伤真气，病亦不去。当用消积药使之融化则根除也。”方中牵牛子尤善消食积痰结。甄权谓此药善治痃癖气块。《本草纲目》谓此药有逐痰消饮，通大肠气秘，杀虫之功。神曲主消菜积，山楂主消肉积，麦芽主消面积，内金主消食磨积，三棱、莪术主消血积，香附与良姜主理气温散，槟榔理气杀虫，元胡、灵脂尤为止痛理气之良药，瓦楞子一药能消血块，次消痰积。余近年来又常用此方治疗陈年胃病，如萎缩性胃炎等，疗效满意。

痞积

近来治一小儿10岁心下痞积患者，痞滞不已，吃饱饭后，上腹膨胀尤甚，消化后方感舒适，脉弦滑，舌苔白腻。拟以牛郎丸化为汤剂，连续服药30剂病愈。

孙朝宗

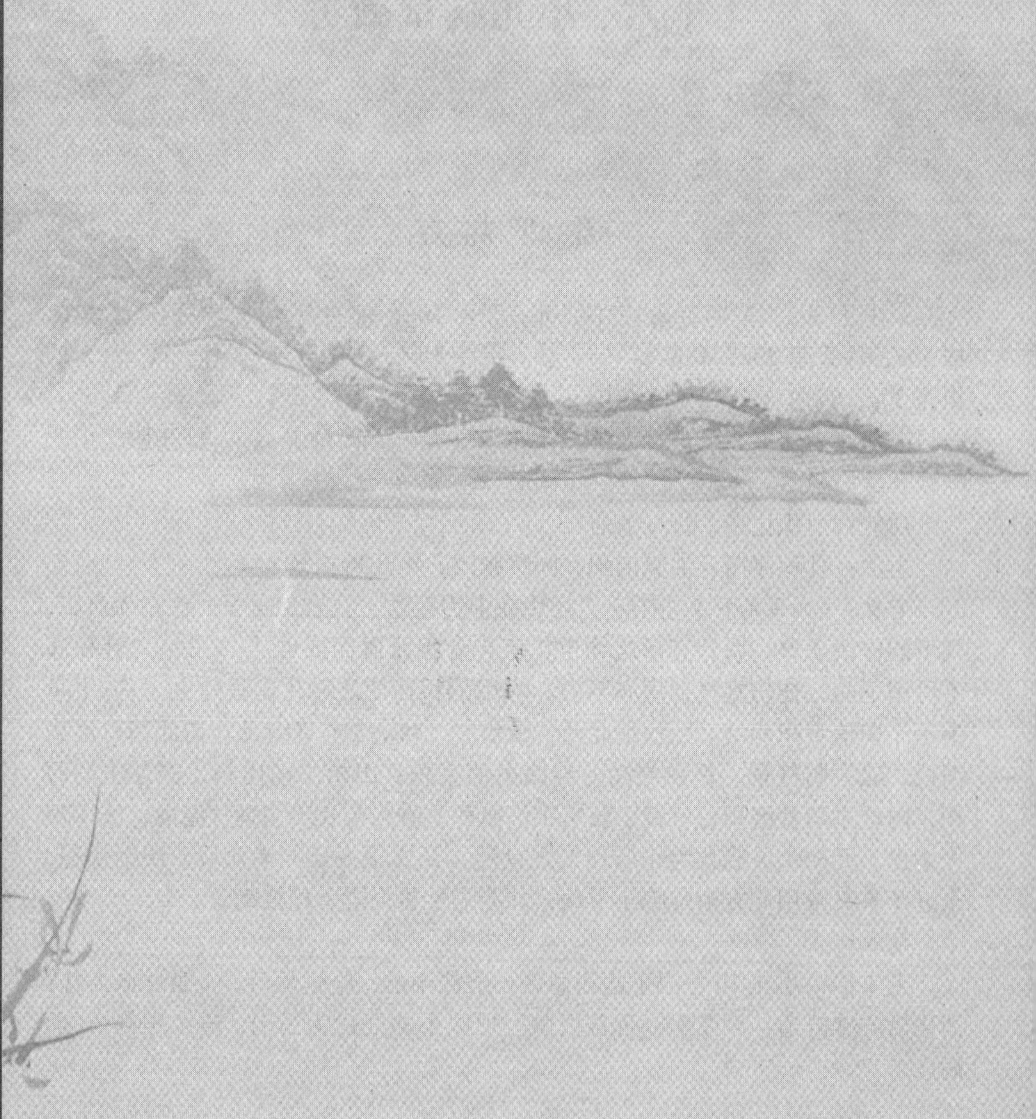

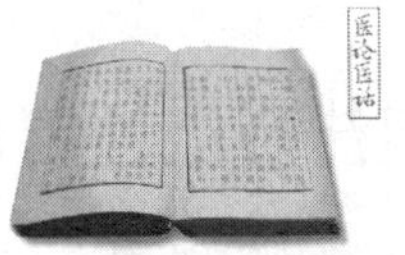

十七、简便方拾穗

治小儿口疮方

组方：霜后茄子把，去皮存骨，瓦上焙干略黄焦，加冰片少许。

研末抹于小儿口中，每日 2 次。

功效：清热解毒。

主治：小儿口疮。1~2 日即愈。

治小儿胎毒方

组方：铜绿、黄香、轻粉、樟丹、冰片各 1~2g。研为细末，香油调成糊状，薄薄敷于患处。

功效：清热败毒。

主治：小儿胎毒。

治小儿遗尿方

组方：桑螵蛸 30g，金樱子 10g。

水煮取汁 1 杯，晚睡前顿服。

功效：益肾缩尿。

主治：小儿遗尿。大人遗尿，药量加倍，每晚睡前加服金匮肾气丸 1 丸。

治小儿癫疾方

组方：制首乌 20g，钩藤 30g，天虫 10g，甘草 10g。水煮两遍，取汁 1 杯，日分 2 次温服。

功效：镇痉，息风，安神。

主治：小儿癫痫。

治胆汁反流性胃炎方

组方：胡黄连10g，吴茱萸6g，青黛6g，枳壳10g，赭石20g，枣仁20g，黄芩10g，陈皮10g，瓦楞子20g，生姜6g。

水煮两遍，取汁一杯半，日分2次温服。

功效：清热利胆，和胃降逆。

主治：胆汁反流性胃炎。

治胆囊炎方

组方：胡黄连8g，吴茱萸3g，炙乳香3g，炙没药3g，黄芩10g，川楝子10g，甘草10g，元胡10g，炒五灵脂6g。

水煮两遍，取汁2杯，日分3次温服。

功效：清热利胆，止痛。

主治：胆囊炎。

治胆结石方

组方：胡黄连10g，吴茱萸6g，醋制香附20g，醋制郁金20g，醋制元胡15g，醋制柴胡15g，金钱草30g，醋炙鳖甲20g，白芍20g，川楝子15g，甘草10g。

水煮两遍，取汁2杯，日分2次温服。

功效：疏肝利胆，软坚散结。

主治：胆结石、肝内胆管结石、胆囊炎。

治肝硬化腹水方

组方：鲫鱼数尾，去鳞及肠肚，蘸面糊油炸后，清炖，再加胡椒粉，盐少许，吃鱼喝汤。每日1~2次，每次1~2条。

功效：软肝，益脾，利水。

主治：肝硬化腹水或妊娠水肿。

治头痛头晕方

组方：朱砂 6g，琥珀 20g，天竺黄 20g，冰片 1g（或薄荷冰 1g）。

共研细末，装入胶囊，备用，每日 3 次，每次 3 粒。

功效：醒神清脑，止痛，止晕。

主治：头痛，头晕。

治 牙 痛 方

组方：生石膏 50g，细辛 3g，知母 15g。

上药水煮两遍，取汁 500g，日分 2 次温服。

功效：清热散火，辛凉止痛。

主治：风火牙痛。

若大便干燥者加瓜蒌 30~40g。若牙龈肿痛甚者加双花、连翘各 30g。

治口腔炎方

方药：朱砂 5g（研极细末）。

用筷子点舌上津水，再蘸朱砂点于疮面上，一日点 3~5 次。

功效：清心肺火毒，消疮痂息肉。

主治：口腔炎、口腔溃疡。

治 烫 伤 方

方药：生净石灰块，凉水泡开，搅匀，澄清后，把水倒去，取石灰泥状者，渣不用，加入少许冰片，再用香油调成糊状，厚抹于烫伤处，每日换药 1 次，或 2 次。

功效：消炎，生肌。

主治：烫伤。

治鹅掌风方（1）

方药：鲜豆浆 1 000ml。

趁热烫洗，每次 15~20 分钟，每日 3 次，凉了再热再烫洗，连续应用 1

个月。

主治：鹅掌风。

治鹅掌风方（2）

方法：每日用力搓手，以掌热烫为度。每日搓三四次，久则见功。

治蛇头疔方

方药：生鸡蛋打一小孔，把手指插入鸡蛋内，包扎好，每日换 1 次，7 日愈。

功效：清热解毒。

主治：蛇头疔毒。

治带状疱疹方

组方：青黛 30g，冰片 0.5g。

用香油调青黛及冰片成糊状，涂患处，每日涂 2~3 次。

功效：清热解毒。

主治：带状疱疹。

治酒渣鼻方

组方：大枫子 9g，防风 6g，樟脑 6g，核桃肉 15g，冰片 1g，水银 1g。

上药杵成膏状，用丝纱布包一小团，每日洗脸后，将药团反复擦揉鼻患处，每日 3 次。

功效：清热，散风，解毒。

主治：酒渣鼻。

治身痒方

组方：石楠叶 20~30g，制首乌 20~30g，生甘草 10g，天虫 10g。

上药水煮两遍，取汁 2 杯，日分 2 次温服。

功效：养血，散风，止痒。

主治：身痒（老人血虚身痒，大病瘥后，气血虚弱所引起之身痒等）。

治癣疮方

针法：将耳向前拉起，以针刺耳根部上中下三针出血。双耳均如此针法，隔日针 1 次。

主治：癣疮。

治乳糜尿方

组方：萆薢 30~50g，白术 15g，云苓 30g，泽泻 30g，琥珀 10g。

上药水煮两遍，取汁 2 杯，日分 2 次温服。

功效：利湿，化浊，分清。

主治：乳糜尿。

治泌尿系结石方

组方：冬葵子 30g，石韦 20g，云茯苓 30g，滑石 15g，瞿麦 20g，泽泻 20g，琥珀 10g，茅根 20g，木通 6g。

上药以水 3 杯，煮取 1 杯，药渣再煮，取汁 1 杯，日分 2 次温服。

功效：清热，利尿，排石。

主治：肾结石、输尿管结石、膀胱结石。

治甲亢方

组方：夏枯草 500g，山慈菇 100g，甘草 50g。

以水 2 000~3 000g，大锅煮一个半小时，取汁 500g，加蜂蜜 300g，再煎成膏状，装于罐头瓶内，每日早晚各冲服一汤匙。

功效：化痰，散结。

主治：甲状腺功能亢进。

治泄泻方

组方：赤石脂 20g，滑石 20g。

水煮 20 分钟，沉淀后，取清汁 1 杯，日分 2 次温服。

功效：清热利尿。

主治：腹痛泄泻。

治阿米巴痢疾方

组方：鸭胆子仁 30 粒，桂圆肉 10g。
将鸭胆子仁分 3 份，各用桂圆肉包紧，每次吞服 1 包，日 2 服。
功效：杀虫、止痢。
主治：阿米巴痢疾。

治五更泻方

组方：诃子肉 30g，肉豆蔻 30g，净硫黄 30g。
共为细末，装入胶囊，每日服 3 次，每次 5 粒。
功效：温脾肾，止泄泻。
主治：五更泻。

治肠风便血方

组方：椿根白皮 10g，汉三七 6g。
水煮两遍，取汁 1 杯，日分 2 次温服。
功效：清热解毒，止血。
主治：肠风便血。

治 遗 精 方

组成：炒桑螵蛸 60g，菟丝子 30g。
水煮两遍，取汁 1 杯，晚睡前顿服。
功效：补肾止遗。
主治：遗精。

治寒湿腿痛方

方药：生硫黄 100g，研为细末，装入胶囊。
每日服 3 次，每次 2 粒，白开水冲服，或用黄酒冲服。
功效：温寒止痛。

主治：风寒性腰腿痛。

治乳腺炎方

组方：仙人掌 100g，冰片少许。

将仙人掌捣成泥状，少加冰片，敷患处，每日换药 2 次。

功效：消肿止痛。

主治：乳腺炎。

治关节红肿热痛方

组方：黄柏 200~300g，冰片 1g。

将黄柏轧为细末，香油调和如糊状，加冰片和匀，厚厚抹于患处。每日换 1 次。

功效：清热败毒，消肿止痛。

主治：关节红肿热痛难忍。

治 褥 疮 方

方药：鸡蛋 5 枚。

将鸡蛋煮熟，取出蛋黄搓碎，放大铁勺内，火烤，即有蛋油出，倒入杯中冷却后备用。用时将疮面消毒拭干，将蛋油抹于疮面上，以棉纱布敷好，每日换 1 次。

功效：生肌敛疮。

主治：褥疮。

治高血压方

组方：牛膝 20g，石决明 30g，瓜蒌 20g，龟甲 20g（打细），夏枯草 20g，生地 30g，白芍 20g。

上药水煮两遍，取汁 2 杯，日分 2 次温服。

功效：滋补肝肾，育阴潜阳。

主治：肾阴虚，肝阳上亢之高血压。

注：服上药，待到高血压降至正常范围内时，于上方中再加玳瑁 20g（打细，先煮 1 小时取汁 50g，兑于上药汤汁中），以起稳定血压作用。连服 3~5

剂即可，玳瑁用量不可过大，不尔容易引起恶心，切切注意。

治心肌炎方

组方：丹皮10g，黄连8g，麦冬20g，生地20g，栀子10g，淡竹叶10g，生甘草10g。

上药以水3杯，煮取1杯，药渣再煮，取汁1杯，日分2次温服。

功效：清滋心阴，解毒益脉。

主治：心肌炎。

治乙肝方

组方：鸡骨草30g，八月札20g，虎杖20g，郁金30g，茵陈20g，五味子6g，生甘草15g，黄芪10g。

上药水煮两遍，取汁2杯，日分2次温服。

功效：养阴益气，清肝解毒。

主治：乙型肝炎。

诸子明目丸方

组方：决明子30g，茺蔚子30g，枸杞子30g，青葙子30g，五味子20g，沙苑子30g，车前子30g，蒺藜子30g，净蝉衣20g。

上药共轧细末，炼蜜为丸，每丸9g，日服2次，每次1丸，白水冲服。

功效：益阴明目。

主治：眼目昏花，视力不足，连服30天，效果良好。

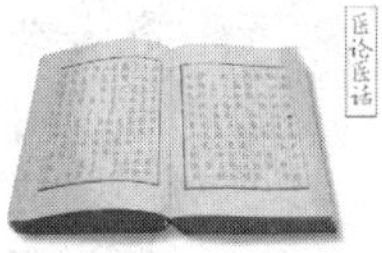

方剂索引

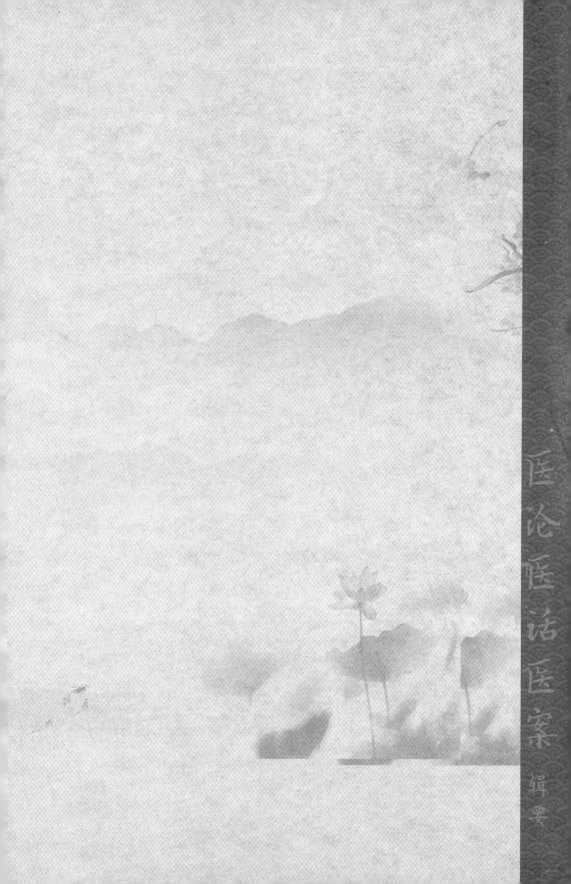

孙朝宗临证方药心得

孙朝宗 著
孙松生 刘 政 孙梅生 孙 震
阎俊霞 段 怡 宋清英 李晓光 整理

前言

我师孙朝宗，为孙氏中医世家第四代传人。执业50余载，学验俱丰，著书亦多，今又有《孙朝宗临证方药心得》面世，系老师多年来的学术研究与独特的经验之集。

书中主要内容有：开篇即有“对饮上池水的研究”。对于《史记·扁鹊仓公列传》中“上池之水”，现行高等医药院校教材一般注释为“未沾及地面的水，如草木上的露水等。”考《中医大辞典》也有“未至地之水，如雨露之留于竹木内者是，俗称半天河水”之说，等等，如此注释，使人难以置信，以至千古疑窦，不得其解，故做此篇以申其说：道家默念功诀，内视玄关，反照下丹田，口中津液自生，其味甘甜，用力吞津下咽，意循任脉送入下丹田，汩汩有声，其义为调动五脏能量，使其心肾相交以达到性命双修的奥妙。这“吞津液”三字即为“饮上池水”。如此释破此迷，往后定无大惑不解者。

对“桂枝汤的方与法”进行了剀切的阐述，堪称卓识，可使读者进一步认识桂枝汤“三元定律”的理论基础。接着提出了桂枝“去皮”乃属衍误；甘草之“炙”乃属烘干；“㕮咀”乃属品尝药物性味以辨真伪等新的论点。这对于进一步研究经方，有一定启发作用。

诊法篇收集了九峰老人“八脉该28字脉象”之说，文中括乎诸脉于其中，文字简洁，撷精采华，堪称后学准绳。进而又阐述了《难经》“尺寸者，脉之大要会也”，把“大要会”三字释为“信息”可谓发挥古义了。篇中尤其把“胸腹诊法”提高到一个更为主要的位置，并附有图案。指出了胸腹之诊的重要性。

经络与针灸篇重点论述了十五络脉的临床意义，并对脾胃之大络大包与虚里进行了理论上的发挥。对脏腑俞穴与募穴的互为应用以及八会穴的针灸方法均做了重要介绍。并对刺期门穴法，及“针刺风池、风府，却与桂枝汤”，分别介绍了临床应用技巧。这对于临床行针刺法者，也有一定的临床意义。

经方应用篇重点列举了经方七首以及加减法的临床意义，提示了应用经方时，要特别注意方剂的灵活化裁方法，如果原方照抄，死搬硬套，定不会取得良好效果的。并援引应用经方的经验七首、类方应用七首加以申述，以加强其对经方的扩大应用。

以上五篇的论述大多侧重于理论研究。以下数篇则着重介绍医论与医疗经验。该书内容广泛，既有理论性的专题论述，又有医话形式的趣味专谈，每每联系实际，切合实用。文笔简洁，独具见解，通俗易懂，可帮助读者开阔思路，可谓对中医临床证治大有裨益之书，不可不读。

由于我们水平有限，在整理书稿工作中难免有不足之处，望读者予以指正。

刘　政

医论医话

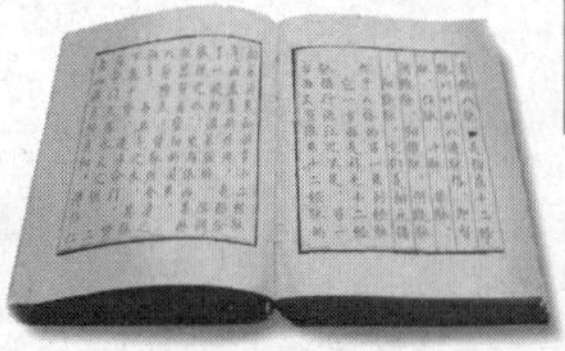

目　录

孙朝宗

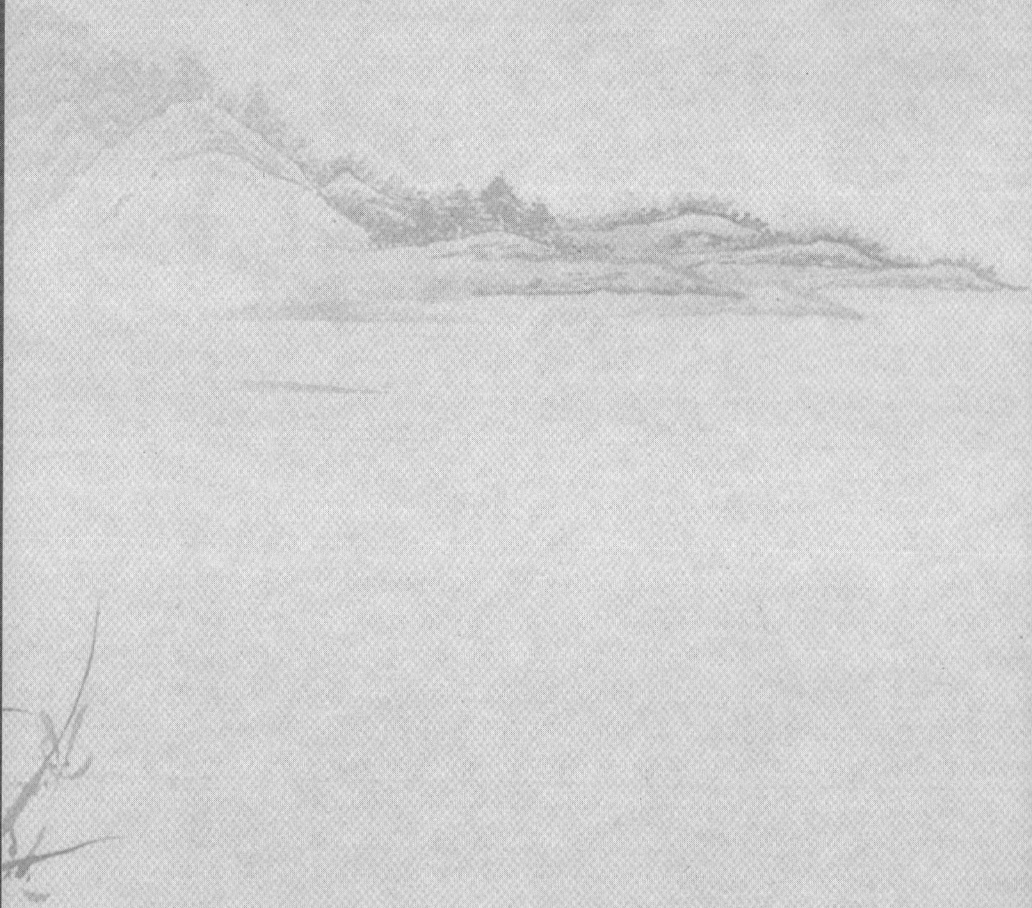

一、开篇

对“饮上池水”的研究

《史记·扁鹊仓公列传》（见《高等医药院校教材》）一文载“饮是以上池之水”，注释为“未沾及地面的水，如草木上的露水等”。考《中医大辞典》所谓“未至地之水，如雨露之留于竹木内者是，俗称半天河水”，又云：“半天河水，竹篱头及空树穴中所存之雨水也，微寒无毒，治诸风疾、鬼之狂邪，蛊毒，时疫，恍惚妄语；疗恶疮、风瘙、疥痒等。”如此注释，难以使人置信，现仅就我们的认识，考证如下。

炼元极功时，默念功诀，内视玄关，反照下丹田，口中津液自生，其味甘甜，用力吞津下咽，意循任脉送入下丹田，汩汩有声，其意义为调动五脏能量，使其心肾相交，调和神志，清除杂念，以达到“性命双修”的奥妙。这“吞津液”三字，岂不为之“饮上池水”。李时珍《本草纲目·卷五二》指出：“人舌下有四窍，两窍通心气，两窍通肾液，心气流入舌下为神水，肾液流入舌下为灵液。”这神水与灵液，实际上是指舌下之金津玉液。舌下存津液之处，我们认为为“上池”。晋《黄庭经·口为章》说：“口为玉池太和宫，漱咽灵液灾不干，体生光华气香兰，却灭百部王炼颜。”言口为玉池，又岂不为之“上池”？漱咽灵液又岂不为“饮是以上池水乎？”元·邱处机《颐身集》及清·潘霨《内功图说》曰：“舌搅华池抵上腭，候津生时，漱而咽之，唃唃有声”又曰：“人一身之水皆咸，惟舌下华池之水甘淡……咽之唃唃响，百脉自调匀。”在其“导引歌诀”篇曰：“久行之，则五脏之邪火不炎，四肢之气血流畅，诸疾不生，永除后患，老而不衰。”又重复指出：“赤龙搅水津，鼓漱三十六，神水满口匀，一口分三咽，龙行虎自奔。”其小注更加详细的解释：“赤龙即舌，以舌顶上腭，又搅满口内上下两旁，使水津津自生，鼓漱于口中三十六次，神水即津液，分作三次，要汩汩有声吞下，心暗想，目暗看，所吞津液，直送至脐下丹田，龙即津，虎即气，津下去，气自随之。”总而言之，所谓“玉池”也好，“华池”也好，不过是“上池”之别名而已；所谓

“神水”“灵液”“吞津”“咽液”无一不指舌下金津玉液，亦即“上池之水”而已，此种学说，大都载于道家之书，属于道家学说。

李时珍《奇经八脉考》指出：“仙不知此，难安炉鼎……以为学仙医者筌谛之用云……仙而知乎八脉，则虎龙升降，玄牝幽微之窍妙得矣。”程国彭《医学心悟》指出：“天一生水，命曰真阴……必形取华池之水，频频吞咽，以静治于无形……此所谓以真水补真阴，同气相求必然之理也。”复于服“人参果”条下，引纯阳吕祖师说法，即“专治五劳七伤，诸虚百损，并能御外邪，消饮食，轻身不老，却病延年，真神丹妙药也。”所谓“饮上池水”实属道家之“吞津液”无疑也。

《古今图书集成医部全录·卷五百四》云：“按瑯环记仓公梦游蓬莱山，见宫室崔嵬，金壁璀璨，光晖射目，忽一童子以杯水进，仓公饮毕，五内寒徹，仰首见殿旁曰：上池仙馆，始知所饮乃上池水也，由是神于诊脉。”

又《湖广通志》云：“松阳道人，不知何许人，万历初，云游至桂阳州，与樵牧杂处……众异而问云……能疗疾乎？曰：吾疗人疾，即取药于脏腑，非金石草木之比也。今有吐血者，延之往视，道人命以舌舔红纸，视之曰：脾未绝，可疗也，扶起坐。以已华池水日饮之，病者起，神气渐复……”

论桂枝汤的方与法

1. 缘起

方剂的雏形始于周秦以前，成熟于汉晋，发展于唐宋。

仲景所著《伤寒杂病论》乃是总结汉及汉朝以前的一个漫长阶段的医疗成果，加之已身一生的医疗实践，这一伟大的成果实属内经之后医疗发展史上的第二个大成果。追溯在这以前的方剂雏形，首先是内经八方，别从《易牙遗意》这部烹饪专书中便可看出它是方剂形成的源泉。例如桂枝汤，就是来源于烹饪汤液的，举凡木樨汤有木樨花半斤，甘草四两，檀香炒面。枣汤有干枣一斤，生姜半斤，甘草、陈皮各一两，炒盐，等等。后来演变成桂枝汤，便为医药所用了。

2. 桂枝汤方

桂枝三两（去皮），芍药三两，甘草二两（炙），生姜三两（切），大枣十二枚（擘）。

上五味㕮咀三味，以水七升，微火煮取三升，去滓，适寒温，服一升，服已须臾，啜热稀粥一升余，以助药力，温覆令一时许，遍身漐漐微似有汗者益佳，不可令如水流漓，病必不除，若一服汗出病瘥，停后服，不必尽剂，若不汗，更服依前法。又不汗，服后小促其间，半日许令三服尽，若病重者，一日一夜服，周时观之，服一剂尽，病证犹在者，更作服。若不汗出，乃服之二三剂，禁生冷、黏滑、肉面、五辛、酒酪、臭恶等物。

3. 桂枝汤的主要指征

太阳之为病，脉浮，头项强痛而恶寒。（1条）

太阳病，发热汗出，恶风，脉缓者，名为中风。（2条）

太阳中风，阳浮而阴弱，阳浮者热自发，阴弱者汗自出，啬啬恶寒，淅淅恶风，翕翕发热，鼻鸣干呕者，宜桂枝汤。（12条）

4. 桂枝汤的四大见证与四大特点

脉浮，发热汗出（气）。头项强痛（经）。恶寒（质）。——太阳病表虚证。

无汗能发。有汗能止。行阳行阴。开合咸宜。

徐灵胎指出：“自汗与发汗迥别，自汗为营卫相离，发汗使营卫相和，自汗伤正，发汗驱邪，复发者，因其自汗而更发之则营卫和而自汗反止矣。”

5. 组方法度

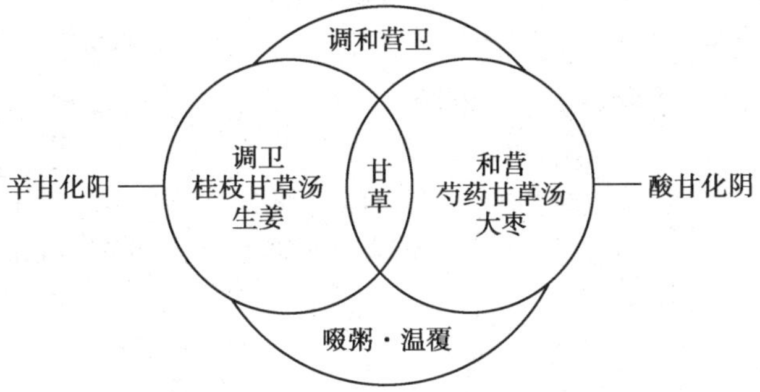

6. 桂枝汤的类方变治法

（1）桂枝加桂汤——平冲降逆法。

（2）桂枝加芍药汤——缓解里急法。

（3）桂枝加葛根汤——清解经俞法。

（4）桂枝加厚朴杏子汤——降逆平喘法。

（5）桂枝加芍药生姜各一两，人参三两新加汤——养营温经法。

（6）桂枝去芍加附子汤——温经扶阳法。

（7）桂枝加附子汤——温经固卫法。

（8）桂枝去桂加茯苓白术汤——温脾利水法。

（9）桂枝附子汤——扶阳散风祛湿法。

（10）桂枝去芍加蜀漆龙牡汤——安神镇惊法。

（11）桂枝甘草龙牡汤——潜镇浮阳法。

另外《金匮要略》之瓜蒌桂枝汤主治刚痉，旨在调和营卫，属滋阴解痉法，黄芪桂枝五物汤以疗血痹为温阳通痹法，小建中汤变解肌而为建中，变亲表而为亲里，为调中营卫法，仅举上例，以供参考。

桂枝汤值得探讨的几个问题

1. 桂枝“去皮”乃属衍误

历代方书，凡用“桂”多指肉桂，方书中又曾提到官桂，对此李时珍指出:“此误图经，曰官桂者，乃上等供官之桂也”，又说：“仲景发汗用桂枝，乃桂条，非身干也，取其轻薄，能发散，又有一种柳桂，及桂之嫩小枝条，尤宜入上焦入药。”仲景也曾提到“取枝上皮也”。所谓枝上之皮，实指桂梢而言，由此可知，仲景用桂枝，并不去皮。对此《医宗金鉴》断言：“桂枝汤方，桂枝下有‘去皮’二字，夫桂枝气味辛甘，全在于皮，若去皮是枯木也，如何有解肌发汗之功？宜删此二字，后仿此。”张山雷先生指出：“其效在皮，而仲景书反去其皮，可悟传抄之误。”考《五十二病方》一书，云桂者，凡十一方，无一方言去皮。近年对云南、贵州、广西做了实地考察，当地从来不言桂枝去皮。又考唐《备急千金要方》《千金翼方》《外台秘要》用桂之方，皆书桂心二字，由此可以看出，桂枝去皮误在于晋，晋之所以误，误在肉桂之去老皮，这是衍误的第一点；另外古之梓版极难，用字极简，书“桂”字，注去皮，由是又传抄桂枝去皮，此又为谬误之第二点，以至千古疑窦，不得其解，故作此论而申其说。

2. 甘草之“炙”字，乃属烘干之意

《伤寒论》与《金匮要略》二书中，在用甘草一药时，注明炙用者为数最多，有100多处，不注炙者只有甘草汤、桔梗汤、《金匮要略》则为数稍多。近阅《五十二病方》甘草凡四见，皆未炙字，由此看来，远古时期甘草为生用，有通行十二经命，缓急止痛之功，而又善于调和诸药，故“热药用之缓其热，寒药用之以缓其寒，寒热互杂，入甘草一药而得其平。”由此得知，甘草以味为治矣，至于甘草一药，是生用与炙用，应炙与否，必须从仲景组方法度方面加以分析探讨，才会得出正确的结论。发汗解表的方剂如桂枝汤类，发散风湿的方剂如麻杏苡甘汤类，甘草皆注炙用。清热泻火的方剂，如白虎汤类，甘草亦注炙用。温中散寒，降逆止痛之附子粳米汤，安神补心之甘麦大枣汤，温补冲任之温经汤等，甘草亦注炙用，若据“甘草生则泻火，熟则温中”的道理去分析经方，生熟其功效则大相径庭。解表用炙，清热用炙，温中用炙，散风用炙，养阴用炙，统观经方，可见仲景用甘草时似乎生炙均可，没有什么区分了。自汉以下，《备急千金要方》《外台秘要》《济生方》《普济本事方》《三因极一病证方论》《和剂局方》，几乎无不用炙，后来竟发展到甘草炒黄，再加蜂蜜炙之，由此可想而知，甘草一药，也不得不随着这些不同的、复杂的炮制方法，而改变其本来的性质了，所谓古人用炙甘草统治百病的说法，已经不成定论。那么后人为什么还是沿袭这些说法呢？以愚之见，甘草一药，其主要产区为内蒙古、东北地区、甘肃、宁夏，春秋二月八月为采集季节，整个华北地区，二月尚未开冻，八月已下霜雪，这两个季节挖出之甘草，不易在短期内晒干，况且甘草多含粉质及糖分，如不及早使其干燥，则易霉烂、虫蛀，古人为尽快使其干燥，大多于炕上烘干，再贮存于通风处，古人不言烘则言炙，不言烘甘草，而言炙甘草，实际上还是烘干了的生甘草，其性味仍甘平冲和，故而古人有“热药用之以缓其热，寒药用之以缓其寒”之说。

3. “㕮咀”并非以口咬细，而是品尝药物性味之意

桂枝汤，方后对桂枝、芍药、甘草注有“㕮咀”一词，对此，历代医家持论不一。李杲曰：“㕮咀，古制也，古无刀，以口咬细，令如麻豆煎之”，如果按李氏之言，那么为什么在同一个桂枝汤中，生姜要注一“切”字，既言切必用刀，生姜质地比桂、芍、甘松软得多，用刀切之，桂、芍、甘质地坚硬，反而用口咬，其不怪哉！考桂枝加附子汤、真武汤、四逆汤等，附子不论生熟，均注“破八片”，不注“㕮咀”，既不㕮咀，又不用刀，附子何以破八片，因此说，若谓古无刀，非也。再追溯桂枝汤，其方非秦汉之作，还可能更早，仲景为汉朝末期之人，为什么仍用㕮咀这一词句？想必㕮咀一词在当时已经是品尝药物性味，以鉴别药物的真伪之法了，或者说，只是沿用了古时的一个术语而已。

4. 关于“啜热稀粥”

桂枝汤方后注：“……服已，须臾，啜热稀粥一升余，以助药力，温覆令一时许，遍身漐漐微似有汗者益佳。”桂枝加黄芪汤方后注：“……温服一升，须臾进饮热稀粥一升余，以助药力”。瓜蒌桂枝汤后注：“……分温三服，取微汗，汗不出，食顷，啜热粥发之。”大建中汤方后注：“分温再服，如一炊顷，可饮粥二升，后更服，当一日食糜，温覆之。”理中汤方后注：“服汤后如食顷，饮热粥一升余，微自温，勿发揭衣被。”

以上五方，虽然啜热粥的时间与用量不同，但起的作用均是以助药力发挥效能。所不同的是建中二方，饮粥之意只是温养中焦之气，所以仲景告之曰：“理中者，理中焦。”总之啜粥的方法虽然不同，但都是用以调和营卫，理中二方旨在调里表（胃）中之营卫，其他三方，乃调外表皮中之营卫而已。

5. 关于服桂枝汤的禁忌方法

桂枝汤方后注：“禁生冷、黏滑、肉面、五辛、酒酪、臭恶等物。”本方前云啜热稀粥，为的是使谷气内充鼓舞胃气为发汗之源，温覆不仅是为了取

汗，重要的是助药力以调营卫，因而生冷之物，不可入于胃；黏滑凝滞之物碍营卫之气的通达；酒，慓悍走窜，祛邪无能，助火有弊；五辛蒜、小蒜、韭、芸苔、胡荽皆有碍于药物的发挥，所以都在禁忌之列，鱼、虾、蟹、鳖，一一不可入胃。当遵经旨。

二、诊法

节录九峰老人“八脉该28字脉象” 诗

浮　　脉

浮为表脉病为阳，轻手扪来指下彰，
芤似着葱知血脱，革如按鼓知阴亡，
从浮辨散形缭乱，定散非浮气败伤，
除却沉中牢伏象，请君向外更参详。
浮不沉也，沉中诸脉，俱不能兼。

沉　　脉

沉为里脉病为阴，浅按如无按要深，
伏则幽潜推骨认，牢为尽直着筋寻，
须知诸伏新邪闭，可悟诸牢内实寻，
除却浮中芤革散，许多活法巧从心。
沉不浮也，浮中诸脉，不能兼见。

迟　　脉

迟为在脏亦为寒，一息未及四至弹，
结以偶停无定数，代因不返即更端，
共传代主元阳绝，还识结成郁气干，
除却数中促紧动，诸形互见细心观。
迟不数也，数中诸脉，不能兼见。

数　　脉

数为腑脉热居多，一息脉来五六科，
紧似转绳寒甫闭，动如摇豆气违和，
数中时止名为促，促里阳偏即是魔，
除却迟中兼结代，旁形侧出细婆娑。
数不迟也，迟中诸脉，不能兼见。

虚　　脉

虚来三候按如绵，无气难支岂偶然，
弱在沉中阴已竭，濡居浮分气之愆，
痨成脉隐微难见，病剧精干涩遂传，
冷气蛛丝成细象，短为形缩郁堪怜。

实　　脉

实来有力象悠悠，邪正全凭指下求，
流利滑呈阴素足，迢遥长见病当瘳，
洪如湧浪邪传热，弦似张弓木作仇，
毫发分途须默领，非人浑不说缘由。

大　　脉

大脉如洪不是洪，洪兼形阔不雷同，
绝无斜柳随风態，却似移兵赴敌雄，
新病邪强知正怯，夙疴外实必中空，
内经病进真堪佩，总为阳明气不充。
邪气胜则胃气衰，故脉大而不缓也。

缓　　脉

缓脉从容不迫时，诊来四至却非迟。
胃阳恰似祥光布，谷气原如甘露滋，
不问阴阳欣得此，任他久暂总相宜，
若还怠缓须当辨，湿中脾经步履疲。

胃气伏则邪气退，故脉缓而不大，缓者主脉之气象，从容不迫而言，非指往来之迟缓也，迟字对数字言，迟则不数，数则不迟也，缓字此包者广，迟中有缓，数中亦有缓，非浅人所可领会，故内经与大字对言，不与数字对言，其旨深哉。

按：九峰老人著《临证简诀》一书，书始有谢序，序云：“……有清九峰老人，著临证简诀一书，由博返约，繁简适中，撷精受华，尽得肯綮，以之作诊断之正鹄，实堪为临证之准绳，使后学有法可师，有规矩可循，其嘉惠来兹，实非浅鲜，而国学之昌明，尤为利赖……”（中华民国二十四年二月，武进谢观利恒识）

秦序：“……九峰老人辑临证简诀，不务繁博以乱心意，但求简要以树基础，殆别有苦心在也……九龙山人，不详其姓氏，此书转辗而入慈竹居士之手，字迹工整秀媚，知为饱学士……”（中华民国二十四年二月二十日上海秦伯未）

此书目录以分望色、危候、闻声、问证、切脉、五脏平脉、男女异脉、无病经脉、脉分四时六气、七怪脉歌、八脉该二十八字脉象、节录病机赋、脉有宜忌、妇人脉法、小儿脉法、舌苔总论、望舌歌、辨舌六要。

谈十二经动脉与“独取寸口”

《难经》第一难云：“十二经皆有动脉，独取寸口，以决五脏、六腑死生吉凶之法，何为也？然：寸口者，脉之大会，手太阴之脉动也……”

1. 十二经之动脉

手太阴肺经：中府、云门、天府、侠白、太渊。

手阳明大肠经：合谷、阳溪。

手少阴心经：极泉、神门。

手太阳小肠经：天窗。

手厥阴心包经：劳宫。

手少阳三焦经：和髎。

足太阴脾经：箕门、冲门。

足阳明胃经：大迎、人迎、气街、冲阳。

足少阴肾经：太溪、阴谷。

足太阳膀胱经：眉冲。

足厥阴肝经：太冲、五里、阴廉。

足少阳胆经：听会、颔厌。

2. 独取寸口

《素问·经脉别论》指出：脉气流经，经气归于肺，肺朝百脉，因为肺主气，又主宗气，其他五脏六腑都依靠肺气的推动，其他脏腑气血的运行失常，都会影响到肺经气的变化，反应到寸口来。《难经》第二难又接着说：“脉有尺寸（寸口）何谓也？然尺寸者，脉之大要会也。”关于这方面的问题，历代解释多也。用现在的一句话说，这就是信息。

六纲脉归类表

- 浮
  - 浮而极有力，如按鼓皮曰革
  - 浮而极无力，如帛在水曰濡
- 浮沉均有力，应指愊愊然曰实
- 浮沉均无力，隐指豁豁然曰虚
- 浮沉大，中空外实，如慈葱曰芤
- 沉
  - 沉而极有力，按之着骨始得曰伏
  - 沉而有力，位于浮沉之间曰牢
  - 沉而极无力，细按之乃得曰弱
- 迟
  - 一息四至曰缓
  - 缓而时止曰结
- 迟数不时，止有常数曰代
- 至数不齐，按之浮乱曰散
- 数
  - 数脉在关，无头尾曰动
  - 来去数，时一止复来曰促
  - 七至八至曰疾
- 滑
  - 如按琴弦曰弦
  - 来往如转索曰紧
  - 不小不大如长竿曰长
  - 来盛去衰，来大去长曰洪
- 涩
  - 如豆之形应指而回曰短
  - 极细而软按之欲绝曰微
  - 如微而细曰细

寸关尺别论

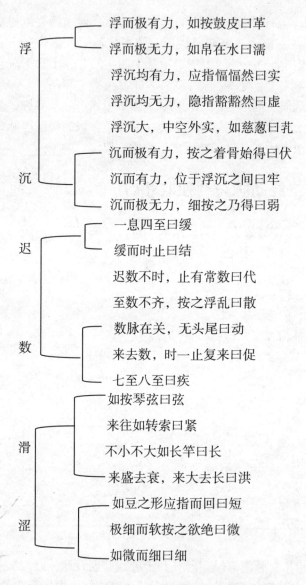

《古今图书集成医部全录·卷五百二十》杂录篇载：《云麓漫抄》：“医书论人脉有寸关尺三部，手掌后高骨下为寸、寸下为关，关下为尺，骨下至切寸脉指尽处，得寸为寸，则自切尺脉指尽处，上至中指尖，岂非尺乎？古人以身

为度，故寓于脉以言之，今医家但屈中指，以两纹尽处为寸，或侧身论夫长短，虽不相远，至问尺寸何以名脉，则不能答。”

按：《脉经分别三关境界脉候所主第三》云：“从鱼际至高骨却行一寸，其中名曰寸口，从寸至尺，名曰尺泽，故曰尺寸，寸后尺前名曰关，阳出阴入，以关为界。阳出三分，阴入三分，故曰三阴三阳，阳生于尺动于寸，阴生于寸动于尺。寸主射上焦，出头及皮毛竟手；关主射中焦腹及腰，尺主射下焦少腹至足。”

人们大都知道从高骨至鱼际为寸脉。从高骨至尺津为尺脉，关脉界乎二者之间，至于从高骨处至中指尖为尺，而知之甚少。细量，二者之说都近是，按同身寸，取之中指屈之二纹头为一寸，以为量身之尺寸，事实上二者之说均相近似而略有别。有的尺骨略有短长，有的手掌及中指略有长短，但知有其一说焉。

中医应重视腹诊

腹诊，属于中医切诊的一个重要诊法，早在上古《黄帝内经》及《伤寒杂病论》中，也就看出中医的腹诊了，如心下痞硬、心下硬满、胸胁满、少腹积聚及癥瘕、伏梁等病名中得其启事，可见上古之人是重视腹诊的。封建社会在中国的延续，给中医在腹诊方面，带来了相当大的麻烦，尤其是妇女，十分严重，除了脸和手可以显露，全身无不束之紧秘，达官贵族之家女尤为严重，什么凤冠霞帔、富丽堂皇，男子则长袍马褂，医生要对他们进行腹诊，便是一件很难的事，自从唐朝，衣服便代表了人品，即所谓文明。时至清朝末期，要想剪掉一条辫子，他便会大哭一场，更别说放小脚等，想来想去，这点实际上是中国人在封建社会的一大丑陋。孙中山下令剪辫子，放小脚就用了十几年的时间，可见在中国实行一项改革是何等的艰难。

1. 胸诊

（1）诊膻中：膻中为太阳部位，以凉润为宜。热则病，尤以小儿为显，无论风寒风热，以凉润，或温凉为宜，热则为病。治法当以发散为主。

（2）诊乳房：医者可用四指背面，从乳上往下抚按，可以知道乳内有无包块。如乳腺炎症、结核症、乳腺增生或乳腺癌。并可用手抚按腋下，有无结节，如淋巴结核等，是否与乳腺有关，顺手也可再抚按颈项部。

2. 腹诊

（1）诊心下痞硬：使患者仰卧床上、下肢伸开，精神放松，医生以手按抚胸腹之界，徐徐向下按抚至脐。腹部若觉胀闷，按之无物者为痞。按之上腹部若感硬满，或在心下上脘部，其硬如盘者为硬。见图1、图2。

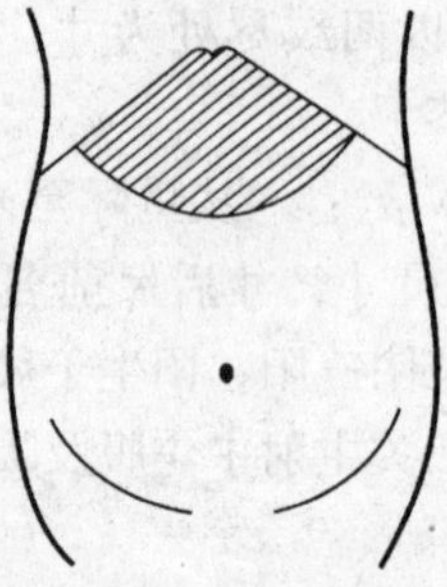

图 1　心下痞满

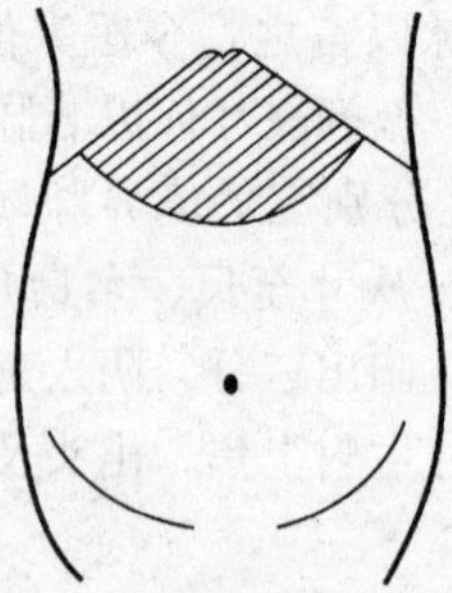

图 2　心下硬满

（2）诊胁下硬满：患者平卧，医生从胁下端逐渐向内按抚，按之无物，患者只感痞满者为胁下痞满，见图 3。若按抚有硬物抵手者，为胁下痞硬，重按作痛，右侧为肝脏肿大，见图 4，左侧脾肿大，见图 5，若右侧只觉有一包块，按之痛者，为胆腑炎症如胆囊炎、胆结石，见图 6。

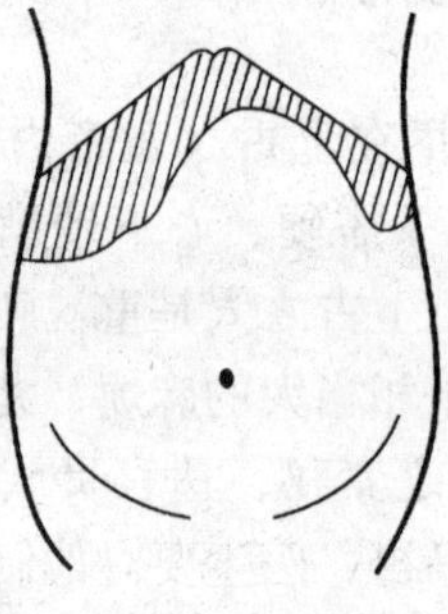

图 3　胁下痞满（胃窦炎）

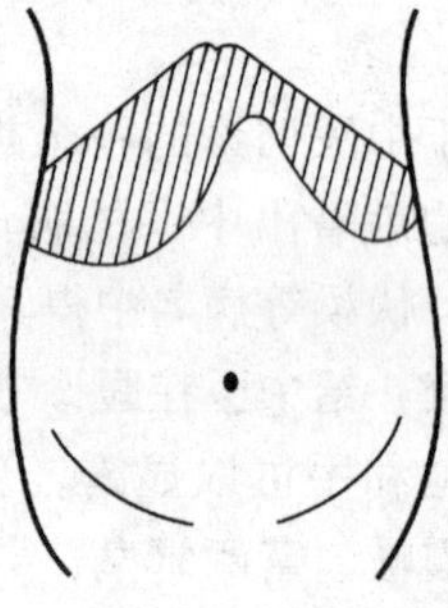

图 4　肝脏肿大（脂肪肝者）

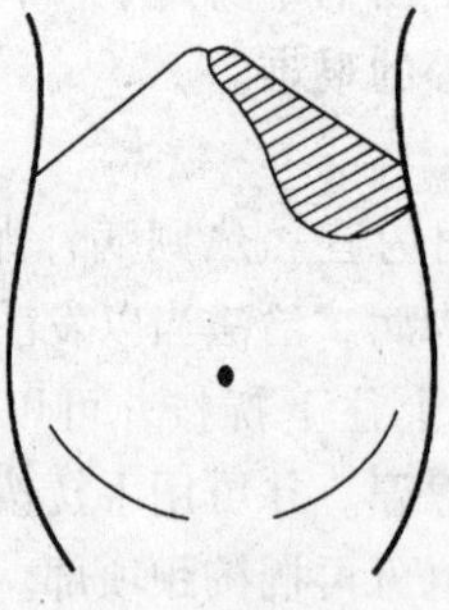

图 5　脾脏肿大

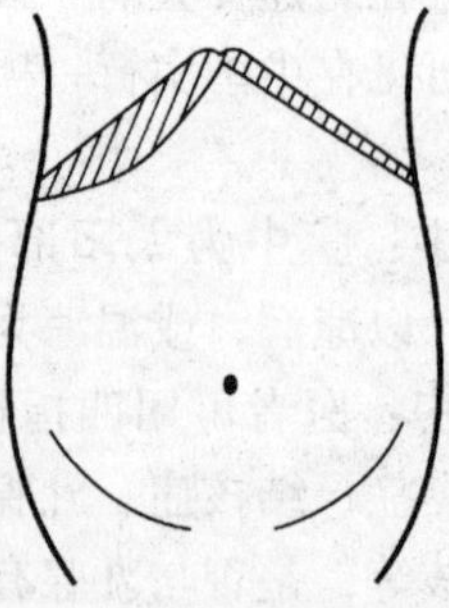

图 6　胆肿症（如胆囊炎或结石）

（3）诊结胸症：凡心下部硬满，按之疼痛者，是为结胸症。见图 7。

（4）诊胸痞症：凡心下膨胀，按之无疼痛者，是为胸痞症。见图 8。

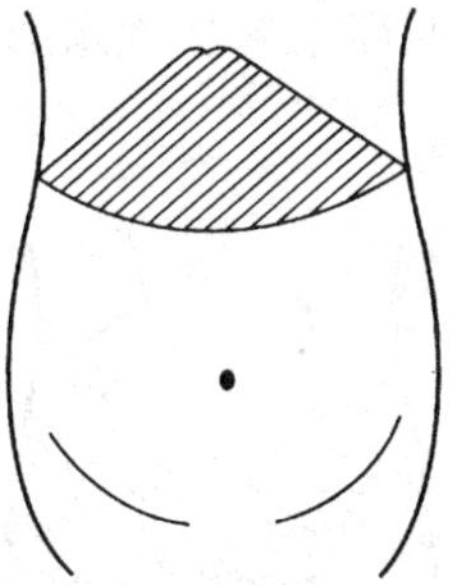

图 7　结胸症

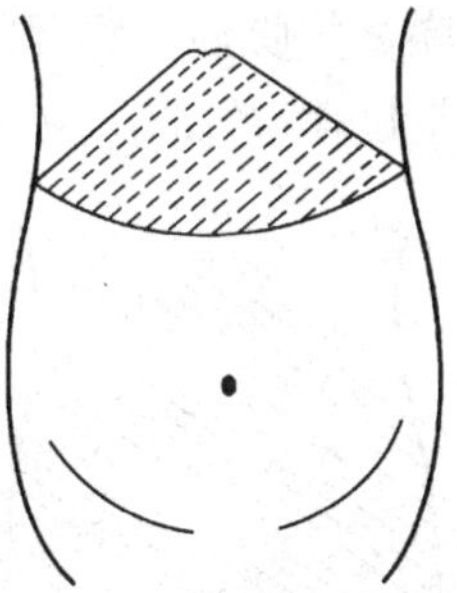

图 8　胸痞症

（5）诊腹满症：腹部胀满，按之充实，重按痛，叩之声重浊者为实满。见图 9；腹部胀满，按之柔软，重按不痛，叩如空鼓者为虚满，气满。见图 10。

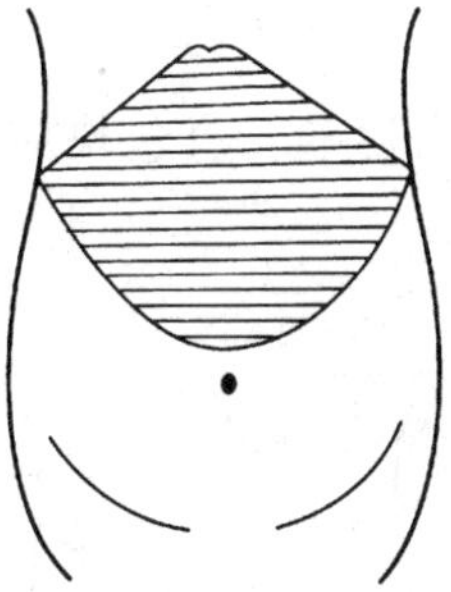

图 9　腹满按之痛实满

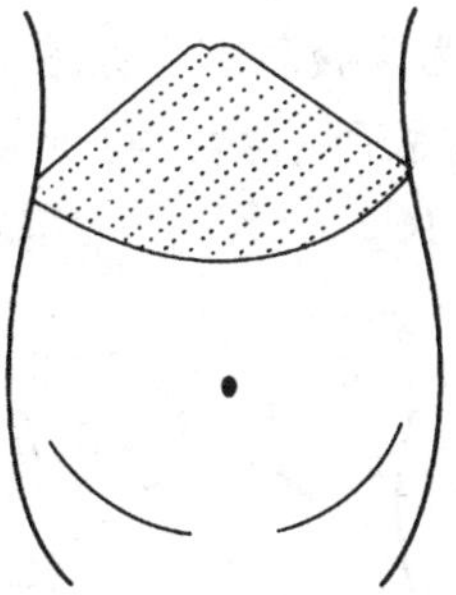

图 10　腹满按之软转气满气涨

（6）诊心下支满症：心下至腹，肌肉紧张，如挛急状者，仅在腹上部拘急，脐下柔软。见图 11。

（7）诊里急症：腹部整个肌肉挛急，按之痛，或膨满者为里急症即皮起，出现有头足，上下痛，不可触近者。见图 12。

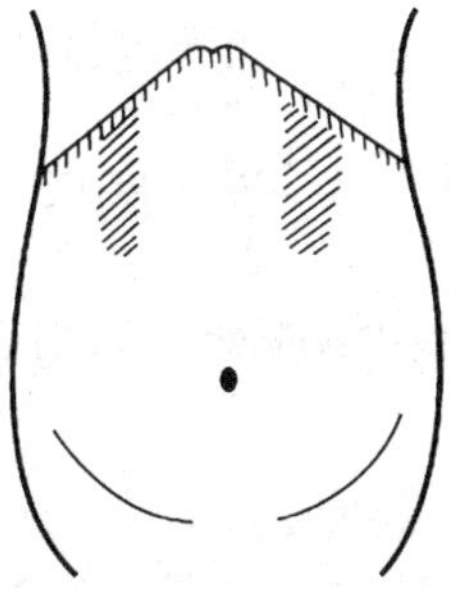

图 11　心下支满

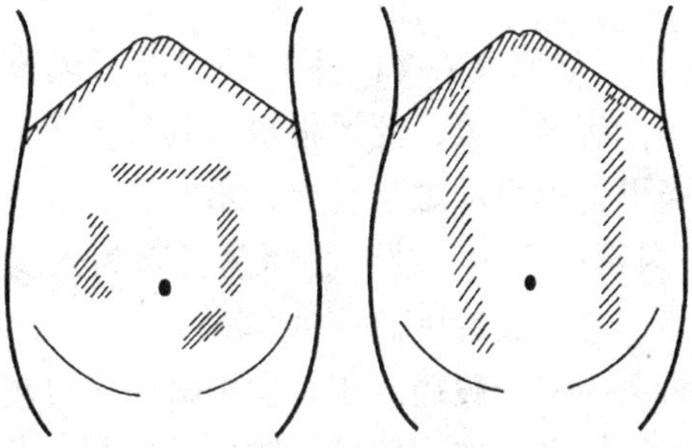

图 12　里急

（8）诊水臌、气臌症：腹部膨胀，按之凹而不起者为水臌。见图 13；腹部膨胀，按之即起者为气臌。见图 14。

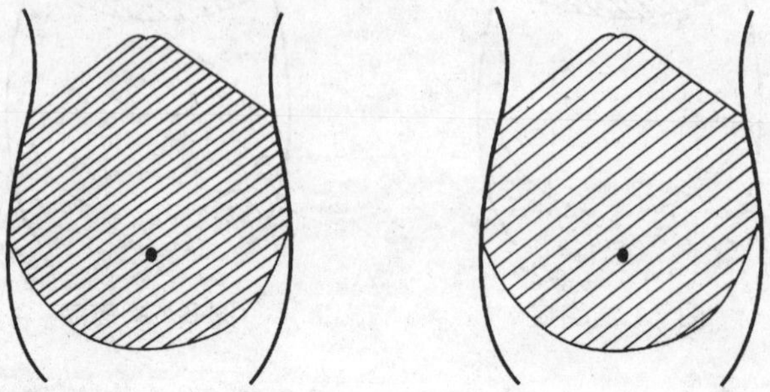

图 13　水臌　　图 14　气臌

（9）诊少腹急结症：左侧近髂窝处，按之如索状，用力按之有急迫性疼痛，甚则痛剧为少腹急结。见图 15。

（10）诊少腹肿痞症：右少腹作痛，按之疼痛，有包块应手为少腹肿痞（肠痈），见图 16。

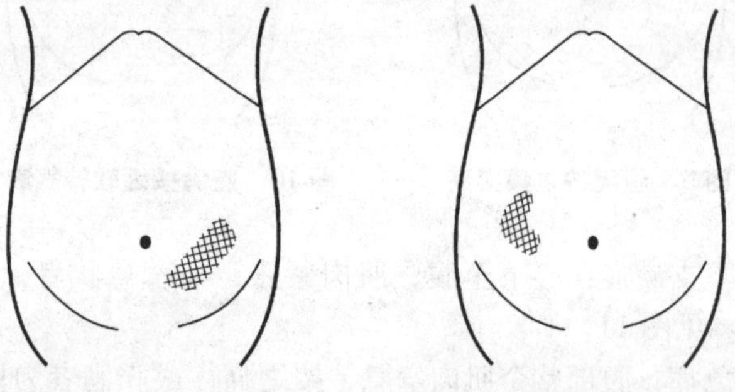

图 15　少腹急结　　图 16　小腹肿痞（肠痈）

（11）诊脐痛：《医述》补遗篇云风根，人有身体，髀、股、骱皆肿，环脐而痛，病名伏梁，此风根也。其气溢于大肠而著于肓。肓之更在脐下，故环脐而痛也，不可动之，动之为水溺涩之病。（《素问》）

"风毒根于中，故环脐而痛。脐为人身之枢，枢病则不能斡旋阴阳之气，故身体、髀、股皆肿。"（吴鹤皋）

附案：一子腹痛 3 年，发则喊叫不可耐，遇风则寒热呕吐，脉弦，余诊之曰：此风根也，方用桂枝、防风、柴胡、黄芪、白术、陈皮、半夏、白芍、甘草、生姜，4 剂愈。（许宣治）

诊肌肤四肢

肌肤诊与四肢诊更是四诊之重要一环，中医不可不顾及。

1. 身热，多属外感热病；身寒又多属阳虚及风寒痹证。

2. 头额热，多为外感热病包括温病。

3. 手心热，多属里之虚热证，或内伤。

4. 手背热，多属外感热证。

5. 足心热，多属里热证。

6. 足胫冷痛，多属寒证、寒湿证。

7. 四肢冷及四肢不温，多属阳虚、脾阳虚或阳气郁闭于内。

8. 肌肤光润，津气尚可。浮肿光润为皮水证。

9. 肌肤甲错，津气、气血均不足，或属蓄血证。

10. 肌肤色黄，黄如橘皮属阳黄，灰暗属阴黄。

11. 肌肤受风，斑疹成团瘙痒者为荨麻疹毒。

12. 四肢内如流火而热者，为经络血热有毒火。

13. 双下肢出现斑点，有瘙痒热者为丹毒。

14. 四肢及额脸鼻旁干涩而瘙痒者，为干燥症。

15. 四肢爪甲干瘪者，为肝脾血虚。

16. 手掌如腿子称胼胝，薄而起皮者为鹅掌风属血虚津亏。

17. 头发如干柴草，而不润泽者，为肾血虚。

18. 鼻四旁红而瘙痒者，为酒皶鼻，为肺津不足。

19. 背部如掌一块冰冷者，为痰饮证。

20. 口唇干燥或干裂者，为胃火，脾阴不足。疮疡、疔疽、瘿瘤、痘、瘊、痣、痔，应求助于外科，不赘。

诊小儿指纹

小儿由满月至 3 岁，不可独取寸口，因小儿每怯生人，初见时多啼叫恐惧，致使呼吸紊乱，则脉的迟、数、大、小也就失去了本来的现象。因此，应以观察指纹和切脉与面色、病候等相印证，这就是望切相兼的方法。

1. **指纹部位**　以小儿食指之三节横纹为界，定为三关。近掌横纹为风关（轻证）。中节横纹为气关（重证）。指尖横纹为命关（危证）。

2. **取横纹法**　医生以拇指侧面推着患儿的食指三关。但必须从命关推上风关，不可从风关推向命关，更不要反复推寻，否则纹愈推愈出，而失去了诊断的准确性。

3. 指纹主病　红黄相兼，隐隐不见为正常。

艳红，多属寒证。紫红多属热证，红淡多属虚寒，纹青多为惊风现象，或伤食停痰。

黄白多属伤脾、疳积。

青黑：三关俱见射甲者，多属危证（风热邪气深重，闭郁血络）。

4. 纹形主病　纹向内弯（中指侧）主外感风寒。

纹向外弯（大指侧）主内伤痰食。

纹入掌中，多主腹痛。纹如水形，多属脾肺阴伤。

纹浮，为外感之象。纹沉，为里证。

纹淡，淡淡无所见，多为禀赋不足，脾胃本虚之象。

纹滞，涩滞不伸，多为邪遏于里，食郁中焦之象。

三、经络与针灸

脾之大络——大包

《灵枢·经脉第十》曰：“脾之大络名曰大包。出渊腋下三寸，布胸胁。实则身尽痛，虚则百节尽皆纵，此脉若罗络之血者，皆取之脾之大络脉也。凡此十五络者，实则必见，虚则必下，视之不见，求之上下，人经不同，络脉异所别也。”

陆瘦燕指出：“由于本络包罗全身诸络的血液，所以邪气有余，发生实证时，则全身诸络之气壅塞不通，就会一身都疼痛；正气不足而成虚证时，则全身诸络之气皆陷下不举，常可发生四肢百节纵缓不收。此脉好像网络般绕络全身，统诸络脉，故如瘀血凝滞，皆当取脾之大络施治。”

十五络：

手太阴经之络穴是列缺。手少阴经之络穴是通里。

手厥阴经之络穴是内关。手太阳经之络穴是支正。

手阳明经之络穴是偏历。手少阳经之络穴是外关。

足太阳经之络穴是飞扬。足少阳经之络穴是光明。

足阳明经之络穴是丰隆。足太阴经之络穴是公孙。

足少阴经之络穴是大钟。足厥阴经之络穴是蠡沟。

任脉经之络穴是鸠尾。督脉经之络穴是长强。

加脾之大络大包，共称十五络。十四络统属大包。

大包穴为脾经之穴，在腋下三寸处，接绪它的经脉穴位是手少阴心经的极泉穴。再者，脾主统血，心主血脉，经主气，络主血。“此脉若罗络之血者”说明脾与统血（心）的关系是密切的，所以说血络之病“皆取之脾之大络脉也”。

胃之大络——虚里

《素问·平人气象论》曰：“胃之大络，名曰虚里，贯膈络肺，出于左乳下，其动应手，脉宗气也，盛喘数绝者，则病在中，结而横有积矣；绝不至曰死，乳之下，其动应衣宗气泄也。”

脾之大络在大包，胃之大络虚里“在左乳下乳根穴处，为心尖搏动之处”，脾之大络大包统身之诸络，主统血；胃之大络虚里在乳根处，胃经之穴，胃经为多气多血之腑，与脾为一主血一主气，一阴一阳，与少阴心互为感召，推动着气血的运行，贯膈络肺，这种气血的运行与肺气相并后又称之为宗气。

杨上善曰：“虚里，城邑居处也，此胃大络乃是五脏、六腑所禀居处，故称虚里。”

关于宗气，是指水谷精微之气与天之大气合而积于胸中，为脉之所宗，故称之为宗气。王冰曰：“宗，尊也、主也，胃十二经络之尊主也。”

余以为虚里，心也，空也，不空则无用。五脏皆有所藏，肝藏血，肺藏气，脾统血，肾藏精，惟心主血脉无所藏，空也，虚，亦空。里，处也。为空虚之处，所以名之为虚里。今称之为心室、心房、房室空间之谓，所以物之流动，出入都在这一空虚之中，但入不出，实也，但出不入，空也，这实实空空，空空实实，便体现了空虚的作用。我想以此再去理解：“盛喘数绝者，则病在中，结而横有积矣。绝不至曰死，乳之下，其动应衣，宗气泄也。”也就弄懂了这虚里的道理了。欲加深究之，请参阅《医林改错》“心无血说”自明。

谈十五络脉穴

1. 列缺（手太阴肺经）

手太阴肺经的主要别络，从手腕上侧分肉之间发起，直入掌中，脉气传注手阳明经。本络气有余，在掌后高骨和掌部发生热感；不足则虚冷。《灵枢》云：“其病实则手掌热、虚则欠，小便遗数。”

高式国先生云：“古称雷电之神为列缺，雷气在大气中有通上彻下之能，人或巅顶有阴沉郁痛之疾，则头重目眩，刺本穴可使清爽，犹霹雳行空阴霾消散而天朗气清矣……”

2. 通里（手少阴心经）

在手腕后一寸半别出上行入于心中，上连舌本，目系，本经通胸膈，胸膈郁滞不畅，言语不利，可刺本穴以行阴气上而济之。《灵枢·经脉》云：“其实则支膈，虚则不能言，取之掌后一寸。”

高式国云：本穴为手少阴之络，可由本穴横通手太阳经，其所治症为目痛、汗闭、喉痹、心热、悸动、胀满、崩漏等，凡此诸症，其由涩滞抑郁所生者，本穴通能治之。综而观之，是本穴以通为治也，故名“通里”。即通而理之也，又功通于理也。

3. 内关（手厥阴心包经）

手厥阴经的主要别络，穴位在腕上二寸处，上行出两筋之间，刺本穴可使气行于心之包络。可治胸宇属于心系实邪之症如心痛、胸痛、烦躁不安等。

《灵枢·经脉》云：“心系实则心痛，虚则为烦，取之两筋间也。”本穴为内关，犹通内脏腑之关隘，亦犹关于内脏之事，如胸中郁闷，痹塞不通，可以刺本穴以泻其内之疾病。

4. 支正（手太阳小肠经）

本穴在腕上五寸处，为手太阳经之别络，注入手少阴心经，另一支络，上肘部，络于肩前。如本经邪气实，关节弛缓，转动不利或痹痛、麻木；气血不足则易发生疣疾痂疥。《灵枢·经脉》云：“实则节弛肘废，虚则生肬，小者如指痂疥，取之所别也。”

高式国指出：“手太阳经气行至前膊，偏走外侧，本穴无明显标示。取穴以手托颐，指尖于本侧向上旁，本经转成当前直线，穴适当腕肘折中处，因名‘支正’。盖以取穴姿势而得名也。得穴之后，仍须垂臂，小指向后，乃刺之，治手挛、颈痛、癫狂、目眩、循经取治也。”

5. 偏历（手阳明大肠经）

本穴在腕后三寸处，别行于手太阴经，为手阳明经之络，另一支上行至肩髃，曲颊，系于齿龈。又一支入耳中，会合耳部诸经，本络邪气盛，常见耳鸣、耳聋、齿痛。正气不足，牙齿冷痛。由于本经络于肺，下入大肠，大便不畅等症均可刺之。《灵枢·经脉》云：“实则龋聋，虚则齿寒痹膈，取之所别也。”

本穴偏历乃偏传之意，经气由此通传，其络与手太阴经相通，本经气实则手心灼热，不足则指端清冷，另外由于支络关系，又可治口齿、耳目多种疾病。

6. 外关（手少阳三焦经）

本穴部位在腕后二寸，与内关相对，循行于臂部，后注入于胸中，与手厥阴心包经相连接。本经邪气偏盛，常见肘关节挛痛；正气不足时，可见臂肘缓纵无力，或酸麻不仁。《灵枢·经脉》云：“病实则肘挛，虚则不收，取之所别也。”络邪气郁则肘关节挛痹作痛；虚则肘臂弛缓无力。

高式国《针灸穴名解》指出：“本穴与内关相对，因名‘外关’。又本穴为手少阳之络，得手厥阴过经来会之气，盎益于无名指之端，是为‘关冲’。关冲治症，名与本穴略同，治肘臂不得屈伸，五指不能握及耳聋等症，以经络之所过也。”

7. 飞扬（足太阳膀胱经）

本穴在外踝上七寸，别循于足少阴肾经，为足太阳经之主络。本络邪气盛则易病，鼻流清涕，或鼻塞不通，因本经循行背部、头部，头痛、背痛、鼻衄均可刺之。《灵枢·经脉》云：“实则鼽窒，头背痛，虚则鼽衄，取之所别也。”

《针灸穴名解》指出：“扬，举也。飞，超翔也。本经之气，由承山横过腿外侧，亦由阴分转阳分也。按本经之气，由委阳而下，所过委中穴位，深至渊涧，合阳、承筋，如由巅至麓，承山则山下之夹谷也。委中、承山俱为阴象，迨至本穴则犹出潜飞跃之势，故名‘飞扬’。”又人当提步急行时，或跳跃蹲踞时，则此穴处绷起肉棱，以备发动弹力，亦飞扬之意也。

本穴为足太阳之络，与足少阴经沟通，其所治症除腿之疾患外，又治目疾、气逆，以及神不守舍，亦神志之飞扬也。目肿气逆，亦阳气之上越也，均有意于飞扬。

8. 光明（足少阳胆经）

本穴在外踝上五寸处，又别循足厥阴肝经，下行散在于足背部。如果邪气盛实，厥气不已，就会出现足脚冷痛；如果少阳之气不足，足软不劲，而重则发生痿躄，不能站立与行走，更会引起肝主筋的功能失调，使病情更加危重。《灵枢·经脉》云：“实则厥，虚则痿躄，取之所别也。”

高式国《针灸穴名解》指出：“本穴功在于目，能治目痛、夜盲、故名‘光明’，目者人神之汇也。《道藏》：‘左目神，字英明，右目神字玄光。’合二目之神，则名之为‘光明’。光明为本经之络穴，与厥阴之蠡沟相应。光明喻珠光之放，蠡沟犹蚌壳之收，两穴相契，母子攸关，故肝胆二经，俱关于目也。肝开窍于目，本经起于瞳子髎，又接近足之阳明，阳明为两阳合明之经，故本穴治目赤，目痒。又以其位置在腿，故兼治胫胻足膝之疾，兼能通郁解热，综此诸意，穴称光明，有余义矣。”

9. 丰隆（足阳明胃经）

丰隆穴，在足外踝上八寸处，循太阴脾经，另一支络循胫骨外侧上达于头项，在缺盆穴会合其他经的经脉之气，而至咽喉部。本经脉气厥逆，实则咽喉不利，瘁喑。脉气实易发癫症、狂证，虚则足弛无力，肌肉萎缩。《灵枢·经脉》云：“其病气逆则喉痹、瘁喑。实则狂癫、虚则不收，胫枯，取之所别也。”

高式国《针灸穴名解》指出：“丰隆，雷神名也，屈原诗：‘召丰隆使先导兮’，‘吾令丰隆乘云兮’。《淮南子》：‘季春三月丰隆乃出。’……《广雅》释天：云师为之丰隆。”又说：“观本穴所治，为胸膈痰滞，沉昏头痛，一切头脑不清，有如云雾蒙蔽之状，均属天阳失律，阴气弥漫之症，藉此下阳上达，而消在高在上之阴翳也……”

10. 公孙（足太阴脾经）

本穴在足大趾内侧后一寸处，是足太阴经的别络，别行于足阳明胃经，另一支又入络于胃中。其发病，络气厥逆则为上吐下泄或霍乱，或气滞不畅而胃肠作痛，或气不足，中气不运，而发生臌胀等。《灵枢·经脉》云：“厥气上逆则霍乱，实则肠中切痛，虚则臌胀，取之所别也。”

《针灸大成》云：“公孙，足大趾本节后一寸，内踝前，足太阴络脉，别走阳明胃经。主寒疟，不嗜食、痫气、好太息，多寒热汗出，病至则喜呕吐已乃衰。头面肿起，烦心狂言、多饮、胆虚、厥气上逆则霍乱，实则肠中切痛泻之，虚则臌胀补之。”

11. 大钟（足少阴肾经）

本穴在太溪穴下1.5寸稍后，跟腱内缘处，别走足太阳膀胱经，又有一支和本经正脉相并上行，走至心包络，再向外贯穿腰脊中。其络病，络脉之气上冲至心包，可引发心中烦乱，胸宇苦闷，若邪气盛则扰于膀胱常见小便不利，或发癃闭，正气不足亦可引起腰痛，辗转不利等。

《针灸大成》云：“呕吐，腹胀喘息，腹满便难，腰脊痛，少气，淋沥洒淅，腰脊强，嗜卧，口中热，多寒，欲闭户而处，少气不足，舌干咽中，食噎不得下，善惊恐不乐，喉中鸣，咳唾气逆，烦闷，实则闭癃泄之，虚则腰痛补之。”

高式国《针灸穴名解》指出：“天之所赋曰钟。肾主先天，即人之全体精英之聚也，故名大钟……本穴为足少阴之络，与足太阳沟通，得阴阳之合，乃动养人身全体也，其所治症，于诸虚不足为特效，善悲不乐，腰脊如解，喘息等症，盖有兴阳振奋之力也。”

12. 蠡沟（足厥阴肝经）

本穴在足内踝上五寸，一名“交仪”，足厥阴肝经之络穴。别走足少阳胆经，又一支经胫骨上至睾丸，结于阴茎。本经发病，络脉之气上逆，多见睾丸肿胀作痛，或疝气作痛，邪气有余则阴茎挺长，勃起不倒。虚则阴部作痒难忍。《灵枢·经脉》云：“其病气逆则睾肿卒疝，实则挺长，虚则暴痒，取之所别也。”《针灸大成》：“主疝气，小腹胀痛，暴痛如癃闭……恐悸，少气不足，郁郁不乐，咽中闷，如有息肉，背拘急不可俯仰，小便不利，脐下积气如石，足胫寒酸，屈伸难，女子赤白带下，月水不调，气逆则睾丸卒痛，实则挺长，泻之；虚则暴痒，补之。”

高式国指出：“蠡，水族之阴类也。沟凹渠之阴象也。本穴在胫骨与腨肠肌之间，为足厥阴经之络，与足少阳之络光明相应，喻光明犹明珠，腨肠肌覆伏如蠡（蚌壳）故名为蠡沟，光蠡二穴，谊犹母子，用于治疗，取宜和协。”

13. 鸠尾（任脉之别）

本穴在胸骨剑突下，任脉之络穴。其络散于腹中。其病则腹部皮肤作痛，或腹皮瘙痒。《灵枢·经脉》云："实则腹皮痛，虚则痒搔，取之所别也。"《针灸大成》一名尾翳穴，主息贲，热病，偏头痛引目外眦，喉鸣，胸满咳呕，喉痹咽肿，水浆不下，癫痫狂走，不择言语，心中气闷，不喜闻人语，咳唾血，心惊悸，精神耗散，少年房劳，短气少气。又《灵枢》云："膏之原，出于鸠尾。"

14. 长强（督脉之络穴）

本穴在脊骶骨端计三分，伏地取之，足少阴，少阳之会，督脉之络穴，别走任脉。又挟脊膂上行到项部，散于头部，下行到肩胛左右，别走足太阳经，入内贯穿脊柱两旁肌内间，《灵枢·经脉》云："实则脊强，虚则头重，高摇之，挟脊之，有过者，取之所别也。"其发病"如脊柱强直，俯仰不利，虚则头沉痛，难以支持或动而摇之。"《针灸大成》主："肠风下血，久痔瘘，腰脊痛狂病，大小便难，头重，洞泻，五淋，疳蚀下部，小儿囟陷，惊闲瘛疭，吐血，惊恐失精，瞻视不正，慎冷食房劳。"

15. 大包（参"脾之大络——大包"篇）。

谈《难经》所谓荣与卫

《难经·三十难》所谓："其清者为荣，浊者为卫，荣行脉中，卫行脉外……"

《难经译释》认为："其清者为荣，浊者为卫"，这清浊二字，并不是指荣卫的质而言，主要是讲的功能，以清浊二字来区别其在功能上的不同，所以浊者为卫，是意味着卫气的作用是比较雄厚，而荣气的作用是比较柔和，故称之谓清。

陈璧琉指出："所谓清者为营，浊者为卫，清浊二字就是指柔和刚的性能，并不是指质的澄清或混浊来说的，清是含有柔和的意思，浊里含有刚悍的意思，也就是营气和卫气具有阴柔和阳刚的不同特性，分别担负起营养人体和卫御疾病的作用，为维持正常生命活动的重要物质。而营卫之气的分布，所谓：营行脉中，卫行脉外同样可以从阴主内，阳主外的属性去区别。"

张景岳指出："卫主气而在外，然亦何尝无血，荣主血而在内，然亦何尝无气，故荣中未必无卫，卫中未必无荣，但行于内者，便谓之荣，行于外者，便谓之卫，此人身阴阳交感之道，分之则二，合之则一而已。"

气街——胃脉四道

气街所谓“胃脉四道”即该穴处有四条经脉在此集合通过，即足阳明胃经、足少阳胆经、足太阴脾经、足厥阴肝经。

《灵枢·海论》曰：“胃者水谷之海，其输上在气街，下至三里。”

《灵枢·经脉》曰：“足阳明之脉，起于鼻之交中……其直者，从缺盆下乳内廉，下挟脐，入气街中，其支者，起于胃口，下循腹里，下至气街中而合。”

《针灸大成》曰：“气冲（一名气街）归来下一寸，去中行各二寸，动脉应手宛宛中，冲脉所起……主腹满不得正卧，疝、大肠中热、身热腹痛、大气石水、阴痿茎痛、两丸骞痛、小腹奔豚、腹有逆气上攻心、腹胀满、上抢心、痛不得息、腰痛不得俯仰、淫泺、伤寒胃中热、妇人无子、小肠痛、月水不利、妊娠子上冲心，生难、胞衣不出。”

东垣曰：“脾胃虚弱，感湿成痿，汗大泄、妨食、三里、气街以三棱针出血。”又曰：“吐血多不愈，以三棱针于气街出血立愈。”《针灸聚英》与此说基本相同。

承淡安指出：取穴，仰卧从耻骨缝际上边缘外开二寸取之。主男女生殖器疾患与腰痛。

高式国先生指出：“人当呼气时，腹气由归来下降，吸气时腹气由本穴内部上冲，与归来成橐龠作用。归来居本穴之上，其作用镇坠下降。本穴居归来之下，其作用为擎举上冲，故名为‘气冲’……”

刺风池、风府，却与桂枝汤

《伤寒论》第24条云：“太阳病，初服桂枝汤，反烦不解者，先刺风池、风府，却与桂枝汤则愈。”

陈修园指出：“宜先刺风池、风府，以泻经中之热，却与留而未服之桂枝汤二升，照法服之则愈。”

徐灵胎指出：因风邪凝结于太阳之要路，则药力不能流通，故刺之以解其结，盖风邪太甚，不仅在卫而在经，刺之以泄经气。

魏念庭指出：但添一烦，知其非传里之烦，而仍为表未解之烦也。

按以上陈、徐、魏三家无可非议乃伤寒大家之论，从字面上看来，无论病因、病机都能说得通，然而却在方法上，未能一语点破。我认为仲景这一条文乃针药并行之法，关键在“却与”二字，“却与”二字，应该是“即与”二字，即“立即”也。针刺风池、风府以解其经腧凝结之气，应立即再服桂枝汤则可愈也。若刺之再隔一二时，经气因风邪又复结闭，再与桂枝汤，仍无效也。反烦不解，已是明征。

关于这一条的反烦不解：其主要原因，则外有烦闷之形气，而内无烦躁之根蒂也。魏氏所谓：“表未解之烦也。”

关于这一条的先刺风池、风府：因为风池一穴为手足三阳、阳跻、阳维之会穴，位于项侧发际之陷中，针之有祛邪散风之功，可以疗风寒，汗不得出，偏正头痛，颈项强直之证。风府穴，为督脉经穴，位于枕骨之下缘。督脉又为手足三阳经经气所会，主统摄诸阳经之经气，也是通达脏腑功能的枢纽，该穴主治风寒头痛，颈项强直之症，这是因为风府一穴能通其督脉以行太阳之气的缘故。

记得1965年春，朋友孟某患感冒伤寒，余与桂枝汤服药一剂，第二天来复诊，其病如故，病不减，反而更加反烦不解，头昏沉，颈项紧缩感益甚。复与桂枝汤方二剂。当日黄昏之际，余在庭院中复习《伤寒论》，几乎看不清字迹了，忽然把“却与桂枝汤”看成了“即与桂枝汤”打开灯再看，仍然是“却与桂枝汤”，这时我反复地想，到底是“却与”还是“即与”，这个“却与”与“即与”，“即与”与“却与”在我脑海里翻来覆去，最后我决意把“却与”当作“即与”，拿了针包跑到孟处，说明来意，先刺风池、风府、丝竹空、百会，行针半小时，这时药已煮好，半小时的针术后头项痛苦暂时已基本解除，即令服汤药休息。第二天孟君赶来一说，这次针法真好，服了药头身均得小汗出，今天，这不是好好的吗。

从那以后，我就把这“却与”当成了“即与”了，以后的年代，不论是课堂授课，与语弟子，就把这一病历介绍给他们。

四总穴说

四总穴歌：头项寻列缺，面口合谷收，肚腹三里留，腰背委中求。

1. 说列缺

列缺，肺经穴。手太阴肺经的经筋循行部位，起于大指之上，沿指上行，结聚于鱼际之后的列缺。络于手阳明经的阳溪穴。列缺为手太阴肺经的络穴，还别走于阳明经偏历。手太阴与阳明互为表里，经络连属，阳明之经筋其另一支，经过肩胛，到脊项两侧。其直行上项，结聚于頄；又一直行出于太阳经筋前到左额角，络于头部。所以说头项部之病，当寻求列缺。

主治：除头项疾病外，又治偏风口面㖞斜，半身不遂，口噤不开，面目及四肢肿，肩痹，项背寒栗，胸背热痛等。

《素问》曰："实则手锐掌热，泻之。虚则欠欬，则便遗数，补之，直行者为之经，旁出者谓之络，自列缺至阳溪脉见者，俗为之反关脉，此经脉虚而络脉满。"

2. 说合谷

合谷穴，手阳明大肠经穴，穴在手大指次指歧骨间陷中，手阳明经所过，上至阳溪、偏历，为手阳明之络穴部，而走于太阴经。手阳明之经筋又从肩髃上颈分二支，一支上颊部循之于頄；直行上行出太阳经筋之前，至额角，络于头部，交贯至对侧，下行到颔部。

主治：下齿作痛，偏正头风、偏风、风疹、口噤不开，喑不能言，鼻衄，目视不明，面肿，喉痹，唇吻不收，耳聋，耳鸣，眯目䀮䀮，咽干。

按：合谷穴，以治疗面口部疾病为主，此穴刺之上接阳溪、偏历，功效益大，阳明经经由此盛大矣，偏历亦云为手阳明之络，与手太阴络沟通。若阳气不足则指端清冷，若阴经之气衰，而阳经气胜，则手心灼热，主治口齿目耳之病，所谓"面口合谷收"也。

3. 说足三里

足三里穴，足阳明经穴，穴在膝下三寸，胻骨外廉大筋内宛宛中，两筋肉分间，足阳明胃脉所入为合土。足阳明之经筋，起于足次趾，结聚于膝外侧，直行上伏兔结于髀关穴，会合足三阴之筋，聚于阴器，上行而散布在腹部。

主治：胃中寒，心腹胀满，肠鸣，真气不足，腹痛，食不下，大便不通，心中痞闷，腹有逆气上攻。

按：泰承祖云："诸病皆治。"《千金翼方》云："主腹中寒胀满，肠中雷鸣，胸腹中瘀血，小腹坚满，久利，足萎，霍乱"。东垣云："饮食失节。谷气、荣气、清气、胃气、元气不得上升，当于三里穴，推而扬之，以伸元气。"此穴大都主治肚腹之病，故言"肚腹三里留"也。

4. 说委中穴

委中穴，足太阳膀胱经穴，穴在腘横纹中央，足太阳之经筋起小趾外侧，上行足外踝，上沿足跟，结于膝腘是为委中穴。太阳经所入为合穴。

主治：膝痛，腰肌沉痛，腰重不举，风痹，脊背挛痛。伤寒四肢热，热病汗不出，刺出血立解，此穴为血郄，眉落可刺出血，所谓腰背委中求也。

谈募穴与俞穴的关系

《难经·六十七难》云："五脏募皆在阴，而俞在阳者。"

募穴：均分布在胸腹部，是五脏经气聚集的穴位。如肝募在期门穴；心募在巨阙穴；脾募在章门穴，肺募在中府穴；肾募在京门穴，再加心包络的募穴在膻中穴。

俞穴：均分布在背部，是脏腑经气转枢的穴位，也可以称之为枢纽。如肝脏其俞在肝俞穴，心脏其俞在心俞穴，脾脏其俞在脾俞穴，肺脏其俞在肺俞穴，肾脏其俞在肾俞穴。还有心包其俞在厥阴俞。

陈璧琉先生指出："俞穴和募穴的所在，即是脏腑经络之气转输或聚会的枢纽，也是内脏和体表的病气出入之处。据此，阴经和阳经的病症，可分别针刺阳分的俞穴或阴分的募穴，以调整经气而引邪外出。五脏阴经的病，如肺经的病变，出现咳嗽、吐痰、胸闷等症状时，可以针刺背部的肺俞穴；六腑阳经的病如胃经的病，可以针刺胃经募穴中脘穴，这种取穴法，不仅适用于脏腑本身的病症，还适用于与脏腑有关的器官，如肝开窍于目，刺肝俞可以治目疾。肾开窍于耳，刺肾俞可治耳聋等等。"

近几年以来，我市的一些医院针灸科均开设了一些特殊门诊，如治咳喘病，医生采用白芥子或黄芥子，打成细末，用麻油和清水调成糊状，贴在背部的肺俞穴上，因为糊中有油，药物可以长期在穴部发挥作用，取得的效果是肯定的。还有胃病，如慢性胃炎、胃溃疡、十二指肠炎症等，医生在胃俞穴处，予以羊肠线埋藏，也可取得良好效果。

六腑也同样有募穴和俞穴存在，如胃的俞穴在背部的胃俞穴。膀胱的俞穴在背部的膀胱俞。胆的俞穴在脊背的胆俞穴。三焦的俞穴在背部的三焦俞穴。小肠的俞穴在背部的小肠俞穴。大肠的俞穴在背部的大肠俞穴。而胃经的募穴在腹部的中脘穴。膀胱的募穴在腹部的中极穴。胆经的募穴在腹部的日月穴。三焦经的募穴在腹部的石门穴。小肠经的募穴在腹部的关元穴。大肠经的募穴在腹部的天枢穴。

附：俞穴募穴对照表。

俞穴募穴对照表

脏腑	肝	心	脾	肺	肾	心包	小肠	大肠	三焦	胆	胃	膀胱
俞穴	肝俞	心俞	脾俞	肺俞	肾俞	厥阴俞	小肠俞	大肠俞	三焦俞	胆俞	胃俞	膀胱俞
募穴	期门	巨阙	章门	中府	京门	膻中	关元	天枢	石门	日月	中脘	中极

徐灵胎云："六腑募亦在阴，俞亦在阳，不特五脏为然。"

滑伯仁云："募与俞，五脏空穴之总名也，在腹为阴，则为之募，在背为阳，则为之俞。募，犹募结之募，言经气之聚于此也。俞，犹委输之输，然经气由此而输于彼也。"

谈针刺期门穴

期门穴，为肝经末了的一个穴位。《伤寒论》及《金匮要略》指伤寒过程中，所出现的三种症状，一是肝气乘脾的“纵”；一是肝气乘肺的“横”；一是血证中的热入血室。

纵：肝气胜又乘其所胜，顺次相克，克其脾胃，症见腹满，谵语，脉浮而紧者。

横：肝气胜，乘其所不胜为横，逆次反克，肺经受戕。症见大热、大渴或寒热往来，胸腹满而恶寒。

纵与横，是五行生克乘侮规律的解释机转过程。二者虽然所表现的症状有别，但他们的病理变化都是由于肝气盛实，在治疗过程中，都必须对肝进行清泄。

热入血室：指冲脉、任脉及胞宫。妇人病伤寒，经水适来，邪气乘其血室空虚而伏入之，血脉受其瘀滞而又壅之于肝，出现一些肝气盛实的胸胁支满，状如结胸症，而发热恶寒，神志昏迷。还有一些阳明病，与冲脉、任脉关系密切，热不去，影响了血室而下血，寒热往来，亦为热入血室，所以不同的是不见腹满便硬，不是承气汤症，所以又忌用下法。可以利用针刺期门穴予以缓解。

期门穴的位置，在乳头直下二寸，其主要功能是疏泄肝气，调理脾胃，理气活血，主治热入血室，呕吐，胸胁胀满或胁痛不支。

期门为肝经募穴，募与膜相通达，是肝经经气在胸腹部聚集之处。

以上所说的“纵”“横”“热入血室”，《伤寒杂病论》都是采用针刺肝经的期门穴，以泻其肝经的盛实实热。肝经的这种实热，得以清除后，则肺气自然得以肃降，脾气自然得以安舒，血室也必然得以自和而无虞也。

针刺期门穴的操作方法，要严格细致，针入采用斜刺，缓缓进针，得气便施以泄法而使患者“周身濈然汗出”而起针。汗出后若有胸闷气短时，应立即针刺足三里穴以缓解之。

余在师侧，亲见其操作，而效果井然矣。我师（苏兆仪）为鲁北针灸大师，每天车辆迎门，熙熙攘攘而求诊者众也。

谈热病在内，针泻其会

《难经·四十五难》云：“经言八会者何也？然腑会太仓，脏会季胁，筋会阳陵泉，髓会绝骨，血会膈俞，骨会大杼，脉会太渊，气会三焦外一筋直两乳内也，热病在内者，取其会之气穴也。”

此说明人身脏、腑、筋、骨、血、脉、气、髓及八穴的特殊关系以及在治疗上的特殊效果，今分析如下。

1. 腑会太仓——中脘穴

太仓指胃，太仓穴即中脘穴，此穴居心蔽骨与脐之正中，胃之募穴，腑病治此，《铜人》针八分留七呼，泻五吸疾出针，灸二七壮……《素问》针一寸二分，灸七壮。

主治膈气，喘息不止，腹暴胀，中恶，脾疼，饮食不进，翻胃，赤白痢，寒癖，气心疼，伏梁，心下如复杯，心膨胀，面色萎黄，天行伤寒热不已，温疟先腹痛，先泻，霍乱，泻出不知，饮食不化，心痛，身寒，不可俯仰，气发噎。

李东垣曰：“气在于肠胃者，取之足太阴阳明，下取三里、章门、中脘。又曰，胃虚而致太阴无所禀者，于足阳明募穴中引导之。”

此穴会手太阳、少阳、足阳明经，热病在内，取泻法。

2. 脏会季胁——章门穴

章门穴，一名胁髎，一名长平，是五脏之气聚会的穴位，此穴在季胁肋端，当脐上二寸，旁开六寸，侧卧，屈上足，伸下足，举臂取之。脾之募穴，足少阳，厥阴之会。《素问》针八分灸三壮，留三呼。

主治：肠鸣，饮食不化，胁痛难忍，热病口干，胸胁支满疼痛，喘息不利，或心痛呕哕，腰痛不得转侧及腰脊冷热作痛，白浊，胁下积聚，腹胀大，伤食，四肢疲倦等。

3. 筋会阳陵泉

阳陵泉，为足少阳胆经之穴，膝下一寸，胻外廉陷中。《铜人》针六分留十呼，得气即泻。又宜灸，留针，日灸七壮……

主治：足膝屈伸不利，髀枢冷痹作痛，或麻木不仁或中风半身不遂，风寒湿痹，热痹，或足膝挛急。

4. 髓会绝骨

绝骨穴，又名悬钟穴，是少阳胆经穴，穴在足外踝上三寸动脉中，寻摸骨尖尽头是穴，是三阳之大络，《难经》髓病治此，斜入针二寸许，灸七壮，足之能以健步，以髓会于绝骨穴也。

主治：心腹胀满，胃热不欲食，膝胻酸痛及筋骨挛急不得屈伸，中风手足不遂，喉痹，颈项强直，二便秘涩等。

5. 血会膈俞

膈俞，膀胱经之腧穴，其穴在第七椎下两旁相去脊一寸五分，正坐取之，《难经》云血会膈俞，言血病治此，盖上则心俞，心生血，下则为肝俞，肝脏为藏血之器，二者之间为膈俞，故为血之会穴，又谓，足太阳多血，血乃水之象也，针三分灸三壮。

主治心中痛，反胃吐食，周痹四肢疲倦，咳逆，吐呕，食后心中痛，胁腹满，热病汗不得出，或自汗盗汗等。

高式国先生云：“本穴内应横膈膜而为之俞，故名膈俞，凡膈肌有病……均可取之。”

6. 骨会大杼

大杼穴，足太阳膀胱经穴，穴在项后第一椎下，两旁相去脊各一寸五分，正坐取之，此穴为督脉别络，手足太阳、少阳之会。《难经》云骨会大杼，而骨病治此，言肩能负重，恃骨会大杼穴也，针五分，灸七壮，留七呼。

主治：两膝作痛不可屈伸，伤寒汗不得出，胸中郁郁不乐，热甚不已，头风头痛，项强不可俯仰，晕眩，筋挛，癫疾，烦满里急。

7. 脉会太渊

太渊穴，手太阴肺经穴，一名太泉，避唐祖讳，穴在掌后内侧横纹头，动脉中。难经之脉会太渊，言脉病治此，故曰，寸口者，脉之大要会矣，手太阴经之动脉处。

主治：胸痹，呕哕饮食，咳嗽气喘，肺气膨胀，臂内作痛，缺盆中引痛，掌中热，咯血呕血，咽干。

高式国先生云：“本穴为脉之大会，通达十二经络，犹水流之交汇也，故名太渊。”《道经》云：“太渊玉浆，甘如饴”“太清之渊”，简称太渊。

8. 气会膻中

膻中，任脉穴，一名元见，又称上气海。两乳间陷中，仰而取之，足太阴、少阴、手太阳、少阳、任脉之会。灸五至七壮。

主治：气短，咳逆，喉鸣喘咳，心胸痛，胸如堵塞食不下，肺痈咳脓痰，呕吐涎沫，妇人乳汁少，噎膈等。禁针。

谈先师苏兆仪公针灸方法特色

我师兆仪公，鲁之名医也，鲁北人们称之为鲁北第一针灸大师，医德高尚，针技精良，每天求诊者均在百余人，受到人们的爱戴及政府领导的好评与爱护。其针灸特色略述之后。

1. 速刺法。老师左手拇指及食指指甲尤长，为的取穴准确，什么骨里骨外，筋左筋右，全凭指定，取穴既准，稍加压之，病人只感到指的压力这时随指甲间刺入穴位，针扎下去了患者尚不知道。

2. 艾炷灸。由远及近，每灸一壮，用指按一下，给病人以温暖舒适之感，乐意接受。

3. 补泻法。针刺时便采用了迎随补泻法，一般多配合呼吸补泻法。留针30~60分钟不等。

4. 太乙神灸。对寒痹着于筋骨内者多采用之，如坐骨神经痛、肩周炎等，一般灸2~3次即愈。

5. 对于比较顽固的疾病，配合子午流注法及灵龟八法等。

6. 对于中风瘫痪的患者，也经常采用缪刺法从阴引阳，从阳引阴。上有病下取之，下有病上取之，方法十分机动灵活。

历史上的医家大都是针灸家

历史上的医学家，大都娴熟于针灸，今简述于下。

1. 张仲景

（1）《伤寒论》指出："太阳病，初服桂枝汤，反烦不解者，先刺风池、风府，却与桂枝汤则愈。"

（2）《伤寒论》111条指出："伤寒腹满谵语，寸口脉浮而紧，此肝乘脾也，名曰纵，刺期门。"112条"……肝乘肺，名曰横，刺期门。"

（3）《伤寒论》176条指出："太阳少阳并病，心下鞕，颈项强而目眩者，当刺大椎、肺俞、肝俞，慎勿下之。"（147条略）

（4）《伤寒论》指出："太阳病，头痛至七日以上自愈者，以行其经尽故也。若欲再作经者，针足阳明，使经不传则愈。"

（5）《伤寒论》指出："少阴病，吐利，手足不逆冷，反发热者不死，脉不至者，灸少阴七壮。"（304条略，308条略）

（6）《伤寒论》指出："伤寒六七日，脉微，手足厥冷，烦躁，灸厥阴，厥不还者死。""伤寒脉促，手足厥逆，可灸之。""下利手足厥冷，无脉者，灸之。"

（7）《金匮要略》指出："病趺蹶，其人但能前不能却，刺腨入二寸，此太阳经伤也。"

2. 华佗

魏武帝患头风，发即心乱目眩，华佗针脑空立愈。

又：昔魏武帝患伤风项急，华佗治此穴得效（风府）。

3. 淳于意

汉济北王阿母病患热厥，足热，淳于意刺足心，立愈（涌泉）。

4. 李东垣

（1）五脏气乱，在于头，取之天柱、大杼。

（2）刺太阳、阳明出血，则目愈明（睛明、攒竹）。

（3）女子漏下，恶血，月经不调……灸太阴脾经七壮。

（4）气在于臂、足取之，先去血脉，后深取足阳明荥俞，内庭、陷谷。

（5）脾胃虚弱，湿痿……三里，气街出血。不愈，上廉出血。

5. 甄权

唐刺史成君绰，忽颔肿，大如升，喉中闭塞，水粒不下三日，甄权以三棱针刺之，微血出，立愈。泻脏热也。

6. 徐文伯

宋太子出苑，逢妊妇，诊曰："女。"徐文伯曰："一男一女。"太子性急欲视，文伯泻三阴交，补合谷，胎应针而下，果如文伯所诊。

按：中国历史上还有一些伟大的针灸家，如扁鹊、孙思邈、长桑君、马丹阳、医缓、皇甫谧、秦鸣鹤、高武、徐风、杨继洲等。由于篇幅所阻，上文除仲景外其他大部分选自《针灸大成》，略而述之。

孙朝宗

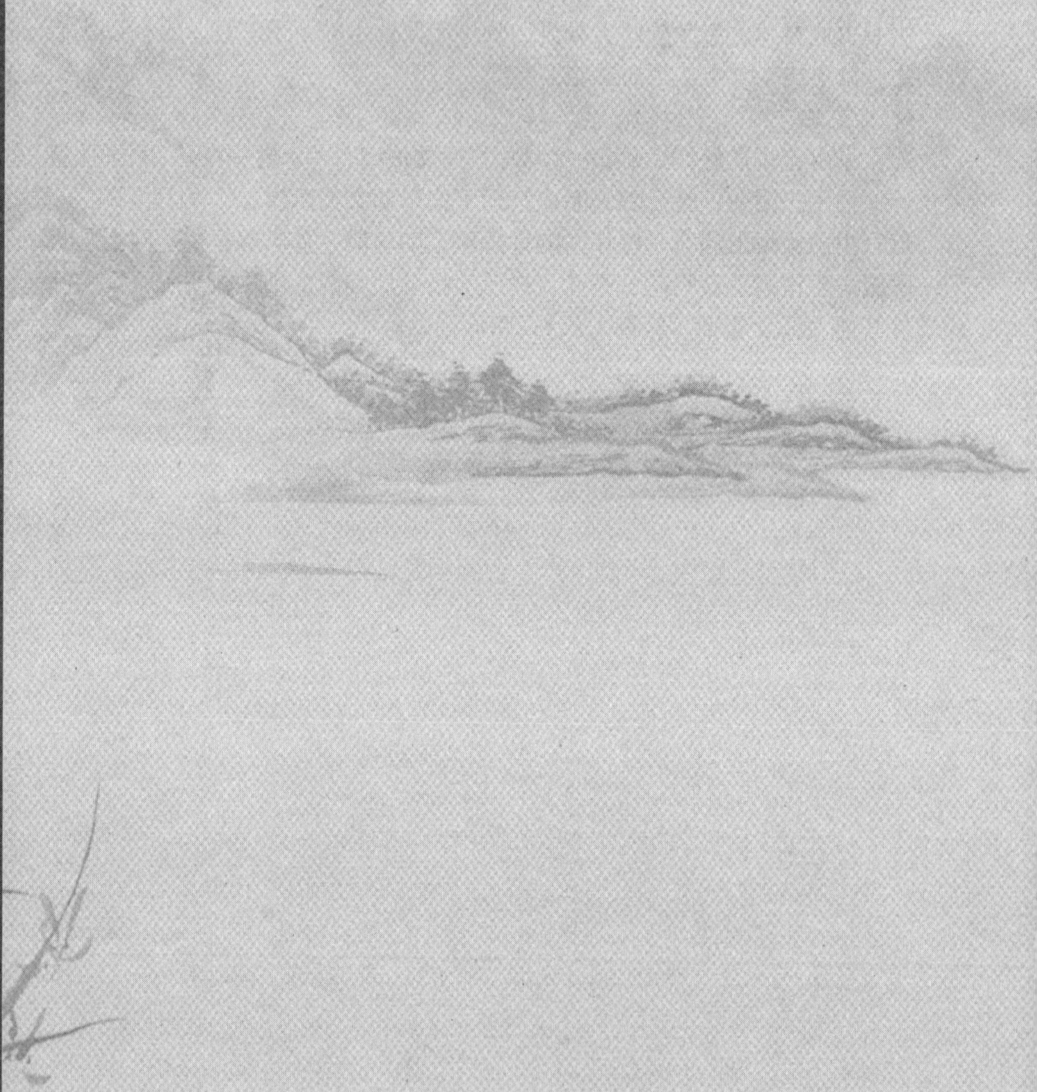

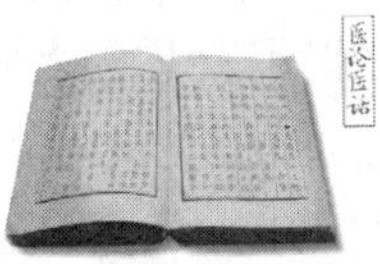

四、经方应用

桂枝汤乃源于烹饪之汤饮

相传商代的宰相伊尹是发明烹调、调治汤液的一位能手。《汤液经》是他的杰作。他姓伊，名挚，号阿衡，今山东曹县北莘塚集人。相传他就是烹饪的祖师。考《易牙遗意》之诸汤类，载有“青脆梅汤”，料用青消梅、甘草、炒盐、生姜、青椒、红椒。“黄梅汤”料用肥大黄、梅炒盐、干姜、水姜末、甘草末、花椒、茴香末。“桔汤”料用桔、甘草、生姜。“杏汤”料用杏仁（煮、去皮尖）、姜汁、酥、蜜；又杏仁、生姜、盐、甘草末。“木樨汤”料用木樨花、甘草、檀香炒面。考察木樨花乃菌桂之花。“枣汤”料用干枣（去核）、生姜、甘草、陈皮。“桂仙汤”料用木樨花、炒盐、甘草末（滚汤一茶盅泡）。“紫云汤”料用甘草、良姜、桂皮、砂仁、干姜、甘松、檀香（以水浓煎，去渣，和盐，调和其味得所）。他如汤饼类、诸茶类、蔬菜类、脯鲊类等，其用料则更加广泛，如花椒、姜末、杏仁、砂仁、桂、笋、酱、醋、糖、葱白、人参、白术、茴香、薄荷、绿豆粉等。这些汤的形成，经过悠久的历史，人们便发现哪些汤饮之优美，哪些汤饮之可以发汗，哪些汤饮之可以清热，哪些汤饮之可以止痛，哪些汤饮之可以排泄，日久天长了，自然的便扩充到治疗疾病上来，形成治疗方法。桂枝汤就是一剂发散风寒调和营卫的汤，由此可以断定桂枝汤乃源于烹饪之汤饮。

太阳病说略

《伤寒论》第 1 条云：“太阳之为病，脉浮，头项强痛而恶寒。”

按：对于这一条的认识，历代各家多有专论，有主张风邪之说，有主张经络之说，有主张营卫之说，请看以下诸论。

《医宗金鉴》曰：“太阳主表，表通营卫，风邪中卫，寒邪伤营，均为表病也。脉浮，表病脉也，头项强病，恶寒，表病证也，太阳经脉上额交巅，入络脑，还出别下项，连风府，故邪客其经，又令头项强痛也，恶寒者，因风寒故恶之也，首揭此条，为太阳之提纲，凡称太阳病者，皆指此脉证而言也。”

程郊倩曰：“不问何气之交，而但见此脉此证，均可作太阳病处理，亦必兼此脉此证，方可作太阳病处治，虽病已多日，不问其过经已末，而尚见此脉此证，仍可作太阳病处治。”

柯韵伯曰：“仲景作论大法，各立病机一条，提揭一经纲领，必择本经至当之脉证，而表彰之……六经虽各恶寒，而太阳应寒水之化，故恶寒特甚。”

除灵胎曰：“脉浮、头项强痛、恶寒八字，为太阳一经受病之纲领，无论风寒湿热，疫疠杂病，皆当仿此，以分经定证也。”

吴人驹曰：“头为三阳之通位，项为太阳之专位，有所障碍，不得如常之柔和，是为强痛。”

按：《医宗金鉴》主寒伤营卫。程徐主以寒伤脉证立论。吴人驹主以经腧立论。柯氏综合立论，惟“太阳应寒水之化”为著。诸多之论几十种，余认为惟包识生先生为最，其云：“此太阳寒水之经为病……有气、有经、有质三者之别，脉浮即气病也，头项强痛即经病也，恶寒即质病也。”这气、经、质三字，便把太阳病说得何等准确，即所谓一石击破水中天矣，读者以为奚若。

小柴胡汤用参草姜枣之寓意

少阳病，是指少阳居太阳、阳明之间，为经气内外透达上下通调之枢纽，仲景据此道理，立枢转和解之法，小柴胡汤即是启动这枢机以达邪外出的一首主方，邪气偏于太阳与少阳之间，启动此方借太阳之经以祛邪外出，若邪气偏于里者，又必借道以阳明而下之。小柴胡汤，方以柴胡、黄芩和解少阳，半夏以降逆止呕。而人参、甘草、生姜、大枣助正气以通达营卫，使邪气不得深入于内，而必驱邪于外散，实乃安内攘外之势。

根据前贤的论述及个人临床经验，它是一首组方精当，不偏不倚的方剂。若配以解表之药则和解祛邪以达表外出；若配伍清里之药，仍不失和解而又可兼以下泻；若配伍补益之药而又可和解而补其虚；若配以理气之药，又可以理气以调和肝脾之气机；若配以理血之药，又可调和气血以调经；若配伍滋阴之药，又可退其骨蒸劳热之病等。

该方与大柴胡汤之别，只是人参、甘草，换上枳实、白芍、大黄。一变而为和解少阳，清泻阳明之法。

小柴胡汤证，是表重而里轻，故以安内攘外。

大柴胡汤证，是表轻而里重，故以扶外而清内。

《伤寒论》诸多方剂，惟柴胡汤类方，采用去滓再煎，一言一蔽之曰：融洽药液而已。

谈理中丸（汤）的十三个加减法

理中汤，为温中祛寒，健脾益气之方剂，主治脾阳虚寒，呕吐腹痛，自利不渴，四肢不温，或霍乱，或胸痹心下痞满，或阳虚失血，或小儿慢惊病后流涎沫，由中焦虚寒不温者。

理中丸（汤）方：人参、干姜、甘草、白术各三两。

1. 蜜和为丸，如鸡子黄许大。

相当于今之三钱（9g）。

2. 日三四、夜二服，腹中未热，益之三四丸。

日三四服，夜继服二次，若腹中仍然未有温热的感觉，则证明药轻病重，再加三四丸服之，以腹中温暖为度。

3. 丸不及汤。

汤者荡也，它的作用比丸剂的效果大，其效果也比丸剂为速，这个病吐利腹作痛，病势也比较严重，故用汤剂急温其中，散其寒气，故云“丸不及汤”也。

4. 若脐上筑者，肾气动也，去术加桂四两。

脐上筑筑而动冲者，是指肾气有虚寒之气及水气上凌之征象，所以去掉白术之壅，而加桂枝以温通阳气，降逆安冲，并使水气下趋而散。

5. 吐多者，去术加生姜三两。

白术有补脾升阳的作用，升之太过而呕吐不已，故去之。加生姜者，生姜味辛微温，功能散寒发表，止吐祛痰，适用于伤寒头痛呕吐，胃寒腹痛，形寒咳嗽诸症，用量四五片为宜。

6. 下多者，还用术。

其证若过于下利，则为脾气之卑下之征，因而还须要用白术，以升发脾之阳气，脾阳振作，卑监升平，故下多者必愈也。

7. 悸者加茯苓二两。

这种心中悸动，是为水气凌心的证候。茯苓味甘而淡，甘则能补，淡则能渗，既能益脾养心，又可利水渗湿，故为补益渗利之品。

8. 渴欲得水者，加术足前成四两半。

此处之渴候，是水气停蓄的缘故，这个证候与津伤的渴是决然不同的，故加重白术，温运脾阳，运化水湿，脾阳振而散津，津散而渴必止矣。

9. 腹中痛者，加人参，足前成四两半。

虚寒之腹中作痛，其气必虚，又必喜温喜按，所以加人参乃温补中焦之气血也，若加芍药则悖也。

10. 寒者加干姜，足前成四两半。

中气虚寒太甚，故加温中散寒的干姜，干姜味辛温，温中散寒尤佳，可疗厥阴亡阳，便溏泄泻，腰肾间寒痛。张元素云："其用有四，通心助阳一也，去脏腑沉寒痼冷二也，发诸经之寒气三也，治感寒腹痛四也。"

11. 腹满者去术加附子一枚。

中焦阳气不振，腹满则寒气壅滞，故去白术之壅，而加附子助阳气以祛寒。

12. 服汤后如食顷，食热粥一升许。

饮热粥助药力，以温运中气，作用于内。而桂枝汤之热粥以行营卫，作用于外也。

13. 微自温，勿揭发衣被。

服药以后，患者感到周身温暖，说明寒邪得以温散，阳气得以来复，勿揭发衣被者，乃固护未复之阳气，阳气振作，病必愈也。

谈千金三黄汤的六个加减法

千金三黄汤一方，功能补虚息风，清热化湿，主治中风，手足拘急，百节疼痛，烦热心乱，恶寒，经日不欲饮者。

《三因极一病证方论》云："三黄汤兼治贼风、偏风、猥退风、半身不遂、失音不语。"

千金三黄汤方：麻黄五分，独活四分，细辛二分，黄芪二分，黄芩三分。

1. 心热加大黄二分。

此处之心热，指热结小肠、大肠，必借大黄以泻热通便。

2. 腹满加枳实一枚。

以三黄汤的组方来看，该方重点在祛外风，略加黄芩以清内热，如此之方下咽，热气必壅滞于胃肠，故加枳实酸苦之品以破坚利膈，开胃宽肠。

3. 气逆加人参三分。

此病若无烦热，确系内虚空乏，尚可加人参以补虚塞空，否则人参断不可用，用之则悖也。

4. 悸者加牡蛎三分。

牡蛎味咸性寒，咸能软坚，寒能清热，具镇惊固涩之力为益阴潜阳之品，亦为敛汗之品。若"胁下坚满"而致心悸，方可用之，否则慎之。

5. 渴加瓜蒌根三分。

此证"烦热、心乱"为津液不足之征，可加瓜蒌根（天花粉）以生津止渴。

6. 先有寒加附子一枚。

此病者若素有寒，必无烦热心乱之征。附子一派火神，未尝不可应用。魏念庭指出："先有寒即素有寒也，素有寒则无热可知，纵有热亦内真寒外假热而已。云加附子，则方中之黄芩，亦应斟酌也，此仅为虚而有寒者言治也。"读者于此当三致意焉。

谈真武汤的四个加减法

真武汤一方，其主要功能为温阳、化气利水，主治肾阳式微，水气泛溢，症见心下悸动不安，周身肌肉动，头晕，肢体浮肿，下肢痿软，振振欲擗地者，四肢沉重，酸楚，腹痛下利，或脐下悸，欲作奔豚，脉象沉细，舌苔白滑者。

真武汤方：茯苓三两，白芍三两，白术二两，生姜二两（切），附子一枚（炮、去皮、破八片）。

1. 咳者，加五味子、细辛、干姜。

咳者，为水寒射肺，肺气不得下降，加入五味子，收敛肺气之上逆，细辛、干姜以辛温见长，用之以散寒水。又五味子降肺气而下归于肾，细辛启肾气上达于肺，为开合之枢纽，干姜温寒水而醒脾，肺、脾、肾一气贯之，共同发挥止咳之功用。

2. 小便利者，去茯苓。

小便利者，说明水停不在下焦，茯苓一药性甘平、主入心、肺、脾、肾、胃，其主要功能为益脾养心，利水渗湿，小便利，因而不用茯苓之渗淡也。

3. 下利者，去芍药加干姜。

患者下利者，为脾气之虚或寒饮之作祟，故去掉芍药之苦寒下夺之品，而加干姜温煦脾阳而止利。

4. 呕者，去附子加生姜足前成半斤。

呕者为水饮停蓄于胃脘，郁滞不化，而不得和降，气不降而上逆为呕，水结于中焦，故不须附子温其肾气。水气既停于胃脘，只须加大生姜之用量，以降逆止呕。

谈防己黄芪汤的四个加减法

防己黄芪汤一方，功能益气除湿，健脾利水。主治风湿病表虚，四肢疼痛，身重麻木，汗出恶风。或风水四肢浮肿，或腰以下肿甚，小便不利，苔白腻，脉浮虚者。

防己黄芪汤方：防己一两，甘草半两，白术七钱半，黄芪一两（去芦），生姜四片，大枣一枚。

1. 喘者加麻黄半两。

风湿之病，首先伤及皮肤卫分，肺主皮毛，肺气不得宣发而作喘，所以加麻黄，以麻黄辛温，宣肺而平喘。

2. 胃中不和者加芍药三分。

芍药味苦酸微寒，入脾、肝、肺，其主要作用为敛阴平肝，通脾络以和血止痛，历代医家对此药，注者颇多，云："治邪气腹痛""能行血中之气""通顺血脉、缓中、散恶血""阳维病苦寒热，带脉病苦腹痛"等。

3. 气上冲者加桂枝三分。

风湿之病，所伤多在卫阳，卫阳不足，而阴寒之气又上冲，有欲作奔豚之征者，一以桂枝固护卫阳，二以桂枝降逆而平冲。

4. 下有陈寒者加细辛三分。

下焦有沉寒冷积者，可加细辛以温煦之。《本经逢原》主"风湿痹痛"。《名医别录》主"温中下气，破痰、安五脏、益肝胆、通精气"。黄元御认为，"细辛味辛气温，入手太阴肺、足少阴肾，降冲逆而止咳，驱寒湿而荡浊"。

附：服后当如虫行皮中，该方行气通络，服后皮肤有虫行走蚁之感，乃药至病所，乃病有向愈的预兆。

从腰以下如冰，后坐被上，又有以一被绕腰以下，温令微汗，瘥，此指风湿在下焦，故云腰下如冰，绕坐被中，温令微汗，使药效至下焦病处以发挥作用。

谈白术散的五个加减法

白术散方是一首健脾除湿，温中安胎的方剂。主治妊娠，寒湿中阻，心腹时痛，胎动不安，呕恶吐涎，不欲饮食，四肢倦怠，脉虚弱无力，舌淡苔白者。

白术散方：白术、川芎、蜀椒（去汗）、牡蛎三分。

1. 但苦痛加芍药。

但苦痛，又作"苦腹痛"实属肝气横逆，气机不畅之征。加芍药以疏肝活络，理气止痛。

2. 心下毒痛倍川芎。

肝之气血瘀结而痛甚，所谓毒痛，似虎蛇咬之之甚也，当倍加川芎以止疼痛。

3. 心烦吐痛，不能饮食，加细辛一两，半夏大者二十枚，服之后更以醋浆水服之。

包识生指出："心烦吐痛，是水凌中焦也，故加细辛、半夏以泄水降逆，观所加减，是太阴、少阴、厥阴三经之证也，后人以半夏碍胎忌之，吾人亦当慎之。"醋浆水，其味酸收，仲景采用以平肝气而止呕逆，故又复云其但呕者"以醋浆水服之"。

4. 复不解者，小麦汁服之。

小麦属火而皮寒，主入少阴心经，苏恭曰："小麦作汤不许皮坼……消热止心烦也，故仲景不云小麦粥汁而云小麦汁也。"

5. 已后渴者，大麦粥汁服之。

《黄帝内经》指出："麦属火，心之谷也。"大麦性略咸，微寒无毒，黏而滑，益气调中，兼除热下气，大麦粥以生津液而止渴，服大麦粥病已，服之无置，以调中而补脾也，所以然者，大麦粥汁另有养胎气之功，又服之无置，嘱患者可以连续服之数日。

谈四逆散的五个加减法

四逆散乃透解郁热，疏肝理脾之剂。主治热厥证手足逆冷，胸胁胀痛，或腹中作痛，泄利下重，脉弦细，舌苔黄腻者。

四逆散方：甘草、枳实（破、水渍、炙干）、柴胡、白芍。

1. 咳者加五味子、干姜，并主下利。

肺与大肠为表里，肺气虚寒，五味子、干姜相合，煦肺气而收逆气，温煦脾气而止下利，故云"并主下利"。

2. 悸者加桂枝五分。

心悸者，为饮邪上凌侮心，加桂枝一药，一为温通心之阳气，以安心神，一为温通饮邪，不使侮心。

3. 小便不利者，加茯苓五分。

小便不利，为水气不化，加茯苓以甘淡渗湿。

4. 腹中痛者，加附子一枚，炮令坼。

里虚腹痛，湿邪滞而不作，里络不通，加附子以温里补虚。

5. 泄利下重者……煮薤白三升。

该证之下利，为气滞不畅，加薤白以利气化滞，滞除则下重除。

附："白饮和服方寸匕"——白饮，即白米汤，或糯米汤，味甘，或甘平，有助胃气之功用，《伤寒论浅注》指出"白饮和服，亦即挂枝汤啜粥之义也。"四逆散"白饮和服方寸匕，日三服"，用之以宣郁外达，通经散结。《伤寒来苏集》指出："用白饮和服，中气和而四肢阴阳自接，三焦之热自平矣。"

谈通脉四逆汤的五个加减法

通脉四逆汤是一首回阳通脉的方剂。主治少阴病，阴寒内盛，格阳于上，也称阳浮外越。腹内作痛，下利完谷，四肢厥冷，脉细如绝，身微发热，面色赤红，不恶寒或兼呕吐，咽喉作痛。或利止脉不出，舌淡苔薄白者。

通脉四逆汤：甘草二两，附子大者一枚（生用去皮、破八片），干姜三两（强人可四两）。

1. 面赤色者，加葱九茎。

面赤色娇嫩，游移不定，这是阴寒特甚，逼迫虚阳向上浮越的征象。本方加葱白，借其辛温通阳使阳气弥漫周身，四肢厥回，腹痛止，脉复，阴寒之气自散而愈。

2. 腹中痛者，去葱加芍药二两。

脾主大腹，腹中痛者，为血气凝滞不散，加芍药于其方中以通脾络，脾络疏通而痛必止。

3. 呕者加生姜二两。

呕者为胃气失和浊气上逆，加生姜以和胃，降逆止呕。

4. 咽痛者，去芍药加桔梗一两。

咽痛为虚阳上浮，结而为痛，加桔梗以升达肺之气阴，结散而痛止。

5. 利止脉不出者，去桔梗加人参二两。

服通脉四逆汤以后，下利已止，而脉仍不出者，为气血内虚之象，加人参，以大补元气，形成参附汤之势，元气振作，气血得以伸展，其脉自出而无虞也。

附：病皆与方相应者，乃服之，医者应用通脉四逆汤时，方药与病证相符者，方可用之，此处为仲景提示后人，在应用此方时应加以注意，慎重，当须识此。关于去葱、去芍药、去桔梗八字，为玉函经所注，正确，可从之。

谈小青龙汤的五个加减法

小青龙汤是治疗外感风寒，内停水饮的良好方剂。主治太阳病、外有风寒表证，内有寒饮，发热无汗，恶寒咳喘，不得卧，舌苔白腻，脉象浮紧。《金匮要略》主治溢饮，偏于寒性者。

小青龙汤：麻黄、芍药、细辛、干姜、甘草、桂枝各三两，五味子半斤，半夏半斤（洗）。

半夏洗——半夏有毒，采收以后，药家多用白矾浸泡二三十天，去其毒性，再用姜汁浸制，这样就会除掉半夏刺激咽喉的副作用。

1. 若渴去半夏加瓜蒌根三两。

渴，乃肺之津不足的一种证候，瓜蒌根即天花粉，有生津止渴的功能，但不可多加，因为内有寒饮。渴是全症的一个标症。半夏辛燥，所以去之。

2. 若微利去麻黄加荛花如一鸡子，熬令赤色。

大便见利虽微，说明里寒甚，去麻黄"远表而就里也"。荛花利尿有毒气，《医宗金鉴》主张用"云苓"。

3. 若噎者，去麻黄加附子一枚（炮）。

噎乃呃逆，内寒甚，加附子以温散寒水为重，去麻黄亦远表就里之谓也。

4. 若小便不利，小腹满者，去麻黄加茯苓四两。

小便不利少腹满，水积在里，加茯苓以通州都，行决渎，增强淡渗行水；去麻黄又恐汗多以虚其卫阳之气。此亦远表就里之谓也。

5. 若喘去麻黄加杏仁半升，去皮尖。

杏仁一药，主降肃肺气，所以患者喘，乃是内之寒饮尤胜，上迫肺气而不得肃降的缘故，降其肺气，则喘自平。麻黄一药，发汗解表为胜，因里饮较之为重，故以采用远表就里的方法，张隐庵指出："此皆水饮内迫，故并去麻黄"。

谈小柴胡汤的七个加减法及功效方义

《伤寒论》小柴胡汤，由柴胡、黄芩、人参、半夏、甘草、生姜、大枣组成。上七味以水四杯，煮取一杯，药再煮，取汁一杯，二杯合，再煎，日分三次温服。

1. 加减法

（1）若胸中烦而不呕者，去半夏、人参加瓜蒌实一枚。

热邪聚集于胸膈，并没有见上逆之征，故去人参之甘补、半夏之辛降，而加瓜蒌实以清热，荡涤实热，并宽胸膈以除其烦。

（2）若渴去半夏加人参，和前成四两半，瓜蒌根四两。

热邪之气波及阳明之经，气燥伤津而渴，故去半夏之辛燥而倍人参，加瓜蒌根（天花粉）以滋阴益液，生津止渴。

（3）若腹中痛者，去黄芩加芍药二两。

腹中痛乃肝气太盛，克伐脾气（木克土），故去黄芩苦燥之品以防伤及脾阳，加芍药以止腹痛，所以加芍药者，以"芍药以通脾络也"。

（4）若胁下痞硬去大枣加牡蛎四两。

热邪波及肝木，肝木之邪气，郁而不得伸，滞于本经则胁痛，故去大枣之甘满，而加牡蛎之“咸平软坚”。

（5）若心下悸，小便不利者，去黄芩加茯苓四两。

肾气凌心，三焦气化不行，行而不畅，而决渎失司，故去黄芩之苦寒而加茯苓以淡渗利水，以扶心阳。

（6）若不渴外有微热去人参加桂枝三两，温覆取微似汗。

口不渴外有微热，说明太阳之邪气未予尽解，故去人参之甘温补益之品，加桂枝以辛温解表。

（7）若咳者，去人参、大枣、生姜，加五味子半升、干姜二两。

肺受邪气之壅滞，咳嗽而不爽，故去人参、大枣、生姜之甘壅腻膈之品，加五味子以收敛肺气，干姜以温肺寒，所以用干姜而不用生姜者，乃“恶生姜之走表，不如用干姜纯于温也”。

2. 小柴胡汤的功效与主治

和解少阳，扶正祛邪，主疗口苦，咽干，目眩，往来寒热，胸胁苦满，嘿嘿不欲饮食，心中烦热呕吐，舌苔薄白，脉弦数；亦可治疗妇人伤寒之往来寒热，热入血室；疟疾、黄疸、妇人产后郁冒等杂症而见有少阳之症者。

3. 小柴胡汤方义

小柴胡汤是拨动枢机以达邪外出的一首主方，邪气偏于表者，必借太阳之经以外达；若邪气偏于里者，又必加减借阳明之里以达邪下夺，方以柴胡、黄芩以和解少阳之邪热，佐以半夏以止呕，参草姜枣助正气调营卫，使邪气不得深入而向外发散。《黄帝内经》云：“太阳主开，阳明主阖，少阳主枢。”所谓少阳主枢，是说少阳居太阳经、阳明经之间，为经气内外透达，上下通调的一个枢纽，张仲景先师就是根据《黄帝内经》的论断，而立了这一枢转和解之法的。《金匮要略》黄疸病之腹满而吐、呕吐哕病之呕而发热、产后病之郁冒等，都主以小柴胡汤，组方精当，不偏不倚，若配伍解表药则和解之邪以从表而解；若配伍清里之药，仍不失和解而又兼以泻下，若配伍补益药则和解以补虚，若配伍滋阴药可退其骨蒸劳热。学习了仲景这一方法，可在临床上活学活用。但牢记这七个加减法又尤为重要。

谈栀子豉汤不是吐剂

《伤寒论》栀子豉汤方，由栀子 14 个（擘），香豉 4 合（绵裹）。上二味，以水三杯，煮取汁一杯半，后下豆豉，煮取一杯，去滓，日分二次温服（原方脚注云：得吐者止后服）。

此方之功效，以宣透解郁，清热除烦见长，主治：伤寒吐下后，身热，烦闷，懊侬，起卧不安，胸脘痞满窒塞，按之濡，不痛，似饥不饥，舌质红，舌苔薄黄，脉虚数等症。

栀子一药，性味苦寒，主入心、肺、三焦。主治：热病烦渴，胸心大小肠大热，心中烦闷。其气轻清上浮，泻肺中之火，解心经客热，疗心烦懊侬不得眠。豆豉一药，性味苦寒，归经肺、胃，以解肌发表，退热除烦见长，主治感冒发热，头痛烦闷，胸脘不舒，斑疹麻疹，懊侬不眠，发汗而不伤阴。《本经逢原》指出："主伤寒头痛，寒热烦闷，瘟毒发瘢、瘴气恶毒，并治虚劳喘息，大病后胸中虚烦之圣药，合栀子治心下懊侬。"

《伤寒论》栀子豉汤的主要指征为：发汗吐下后，心烦不得眠，若剧者必反复颠倒，心中懊侬。烦热胸中窒者，身热心中结痛，饮不能食，按之心下濡等。

按：栀子豉汤主治余热留连胸膈，所谓余热，实乃虚热弥漫胸膈的一种无形之邪气，用栀豉汤宣透解郁，化浊为清，胸膈得以清旷而心烦懊侬之邪热自除。

原方脚注云："得吐者，止后服。"对此，历代注家，莫衷一是，众说纷纭，认为栀子豉汤是吐剂的理由是：方后脚注有"得吐者，止后服。"并引瓜蒂散香豉为据。认为不是吐剂的理由为：经多次临证实验，病人每每不吐，历代本草亦无栀子能吐，豆豉致吐的记载。有人把栀子豉汤与陷胸汤及瓜蒂散做鉴别：

栀子豉汤——治余热留扰而无形，虚烦不眠。——清气热而止烦。

陷胸汤——心下硬满，有形质，实烦。——荡实逐水而止烦。

瓜蒂散——痰食结于胸中，心下满而烦。——吐胸中痰食之结聚而止烦。

通过以上诸条，可以看出，有形质之物者可以用下法治疗，或可用吐法进行治疗。栀子豉汤症是无形质的一种弥漫性热气，所以用清宣散热的方法进行治疗。

总之，从栀子豉汤的病因病机，以及处方立法来看，主证突出了一个"烦"字，用法上突出了一个"吐"字，方机上又突出了一个"除"字，所谓除，就是清除，只有通过清除这一方法，才能摒去主证所突出的"烦"字，这虚烦得以清除则心中才可了了，心中了了，岂有心中懊侬不得眠之理哉。所谓："得吐者"又从何谈起，若云其："烦除者，止后服"，则方与法则若和附节也。

大柴胡汤是否加大黄

关于大柴胡汤中加大黄一事，历代医家，各抒己见，认识未能统一。例如，包识生先生云："柴胡之有大小，因表里汗下治法之不同者也，按少阳属阳枢，外转出太阳之表，邪从皮肤汗出而解，内转入阳明之里，邪从肠胃便通而解也……小柴胡表重里轻，服之可使半表里之邪从外而解，大柴胡汤里重表轻，服之可使半表里之邪从内而解……一说大柴胡当用大黄，无黄不成大柴，愚谓柴主汗下，每方七味，只参草枳芍之互更，若大柴胡当用大黄，则小柴胡当用麻矣，亦将谓不用麻不成小柴乎？……且大柴胡万不可加大黄，以失其和解之意……"

周禹载曰："大柴胡总以少阳为治，而复有里者也，外邪未解，即不可治内，而里证已俱，复不可专外，故于和之之中，加下药微利之，用枳实大黄苦寒以泻阳明之热也……"

《医宗金鉴》曰："柴胡证在，又复有里，故立少阳两解之法也，以小柴胡汤加枳实、芍药者，乃解其外以和其里也。去参草者以里不虚也。少加大黄以泻结热也，倍生姜者，因呕不止也。斯方也，柴胡汤生姜之倍，解半表之功捷，枳芍得大黄之少，攻半里之效徐，虽方下之，亦下中之和也。"

许叔微曰："大柴胡汤一方无大黄，一方有大黄，此方用大黄者，以大黄有荡涤蕴热之功，为伤寒中要药。"

按：大柴胡汤一方，是治少阳阳明合并证之方。太阳为皮肤卫外之表，而阳明为内腑运化之里表，少阳为二阳开合之中枢，若病居少阳阳明之区域，方用柴胡、黄芩以和解少阳，大黄、枳实以泻下热结，半夏、生姜以和胃降逆，芍药、大枣以调和营气，缓急止痛，诸药和合，共奏和解少阳兼泻阳明里表之效。关于大柴胡汤有无大黄，历代医家见仁见智，而仲景原文明言"与大柴胡汤下之则愈"。少阳阳明之病，偏于里急外轻，又必借阳明里表之路而下之。若不云"下之则愈"其热邪如又何得以排下，虽说是排泄下之，而又与承气汤有别，承气汤乃追逐荡下之剂，此乃和中寓下之法，承气汤用大黄竟至四两，佐以枳朴芒硝推波助澜，急下以存阴。此方用大黄二两，况且又是在柴胡汤内，又复以去滓再煎，其泻下之力缓而且微。《伤寒论释义》云："至于本证下利而仍用大柴胡汤，其临床辨证的根据有以下几点：①腹部硬满、拒按、脐下有热者。②屎积急焦黄而热臭，或稀薄水中杂有小结块，或下利清水色纯青。③小便赤涩不利，而结合脉搏、舌苔及其他症状，诊断其肠中已有燥屎，才能应用本方。"此言颇有见地。再者可见此证先与柴胡汤不加大黄，病若愈则不加，而确有热结者，或病不愈者，亦可少加大黄，试而用之为宜。

谈枳术汤与枳术汤辈

《金匮要略·水气病》曰："心下坚，大如盘，边如旋盘，水饮所作，枳术汤主之。”李文指出：“枳实消胀，苦以泄之也，白术去湿，苦以燥之也。”古愚指出：“言水饮所以别于气也，气无形以辛甘散之，水有形以苦泄之，方中取白术之温以健运，枳实之寒以消导意深哉。”黄宫绣指出：“白术缘何专补脾气，盖以脾苦湿，急食苦以燥之，脾须缓，急食甘以缓之，白术味苦而甘，既能燥湿实脾，复能缓脾生津，且其性最温，服之能以健脾消谷，为脾脏补气第一要药也。”

按：枳术汤一方，乃补脾消痞之良方，水饮结聚于心下，脾胃当之，以致脘腹发生坚块，高大如碗，边如圆盘，兼以疼痛之症。方以枳实、白术药简气锐之剂以消补之，此方与桂甘姜枣麻辛附子汤相比，彼则属寒凝表里，故用辛甘药繁而兼散之之法治之，以散无形之寒邪。此为水饮有形之邪，故以苦温运之泄之，用此方时，当以枳实为主，用量要大于白术，余临床治之多例患者，而多获良效。再观张元素易此汤为丸而治脾胃虚弱，白术用量又倍于枳实以治饮食停滞，食阻气机，不思饮食，脘腹胀闷。李东垣又把他老师的这一方法，转载于他的《脾胃论》一书中，极力崇而推之，并根据这一方法的配伍机制，化裁出了枳术类方。如枳术丸：枳实一两，白术二两，以“治痞，消食强胃”。橘皮枳术丸：橘皮、枳实各一两，白术二两，以治“老幼元气虚弱，饮食不消，脏腑不调，心下痞闷”。半夏枳术丸：半夏、枳实、白术各二两，以治“因冷食内伤”。木香干姜枳术丸：木香三钱，干姜五钱，枳实一两，白术一两五钱，以“破除寒滞气、消寒饮食”。木香人参生姜枳术丸：生姜二钱五分，木香三钱，人参三钱五分，陈皮四钱，枳实一两，白术一两五钱，以“开胃健食”。和中丸：木香二钱五分，枳实、炙甘草各三钱半，槟榔四钱五分，陈皮八钱，半夏、厚朴各一两，白术一两二钱，以治“病久虚弱，厌厌不能食，而大便或秘或溏，此胃气虚弱也。常服则和中理气，消痰去湿，厚肠胃进饮食。”

后世以枳术名方者日多，如枳桔柴胡汤、枳连导滞汤、枳术散、枳壳汤、枳壳疏肝散、枳术丸、枳实平胃散、枳实理中丸等辈。

《侣山堂类辩》对于枳术汤有一篇论述，今附之：“枳术汤治水饮所作，心下坚如盘，盖胃为阳，脾为阴，阳常有余而阴常不足。胃强脾弱，则阳与阴绝也。脾不能为胃行其津液，则水饮作也。故用术以补脾，用枳以抑胃，后人不知胃强脾弱，用合理之法，成为一补一消之方……能明乎。先圣古方大义，后人之方不足法也。”关于枳实一药的考据，《侣山堂类辩》亦有详细的记载云：“橘逾淮而北为枳，盖橘得江南温热之气，故气味辛温，能达中上之气，通灌于四旁，枳乘江北寒凉之气，性味苦寒，能去寒热之邪下泄，是一物而性不同，因天地之气也。《本经》主大风在皮肤中，如麻痘苦痒者，能启寒水之发，以对待其阳邪（枳叶经冬不凋，得寒水之气），夫橘至成熟而后采摘，天气充满，故能横遍于四体，枳乃初生之小者，其气收敛，故专主下泄，若夫枳壳之苦咸，其性又能横充，所以《本经》止云实而无壳，至宋时，始有壳实之分，如病胸腹实而当下者，应用实，而以壳代之，乃识浅而无力量处。”

黄龙及黄龙汤考

《聿修堂医书》云：“黄龙汤。仲景之方，配四兽，曰白虎、曰青龙、曰玄武、曰朱雀（十枣汤一名朱雀汤）。先友山田宗俊正诊著伤寒考，详论之，而丹铅总录云，余尝疑天有五行，星有五纬，地有五岳，人有五事，而二十八宿，何独无中央之宿乎，后观石氏星经云，中宫黄帝，其精黄龙，为轩辕，又按张衡灵宪，轩辕黄龙于中，则是轩辕一是，与苍龙、白虎、朱雀、玄武四兽为五矣。余于是谓方已取名于四兽则必有配中宫一星者，后读《千金方·劳复篇》小柴胡汤名黄龙汤乃并四方，以应五兽欤，此当补伤寒考。”

按：丹波氏仅此一说，并引小柴胡汤为黄龙汤。然后考经书，方书及历代医家史说，均还没有一个可靠的说法，只是明白地说出五脏，但只有四脏之配，东方甲乙青龙配肝、南方丙丁配心、西方庚辛配肺、北方壬癸配肾。只留了一个脾未有匹配的。近考《元极功法》便把中央的这一匹配为金凤加以说明，我们认为这一说法是正确的。中国历史上，凡言中央皆主中土，中土为黄色，历代的帝王都喻为真龙天子，穿着都是正黄色，惟皇（黄）后的衣着，除了用黄色之外，她那头上戴的惟一醒目的便是凤冠，除了她以外，谁也不能戴之，皇后主内正像五脏主内一样，真龙天子主外，为龙。皇后为凤，这也可以说是龙凤呈祥了。

中医与道家本属一根，后来这一根便发生了两枝，一枝是中医，一枝是道家，追至老祖宗处还是一家呢。

说小柴胡汤是黄龙汤，证据十分不足，小柴胡汤是少阳经之主方，主转枢机，与中央黄龙似乎无涉。少阴出于肾，与少阴心，主生生之气，与中央黄龙似乎也无涉。所以说小柴胡汤为黄龙汤不被历史证明。

然而明朝陶华（字尚文，号节庵），在他的《伤寒六书》中却写出了黄龙汤（讳其皇字），皇帝在中国历史上是神圣不可侵犯的，谁还敢写皇帝汤，就是那个真武汤，在历史上为了避讳帝王的名号，也曾改动了好几次。皇后也是如此，也是神圣须避讳的。

陶华的黄龙汤，药用：大黄、芒硝、枳实、厚朴、甘草、当归、人参、桔梗、生姜、大枣。

功效：扶正攻下。

主治：里热实证而气血虚弱者，症见自利清水，色纯青，腹痛拒按，谵语，口舌干燥，口渴，身热，神倦少气，或便秘，腹胀满硬痛，甚则循衣撮空，神昏肢厥，舌苔燥黄或焦黑，脉虚。

有人说：方中以大承气汤泻热通便，荡涤肠胃积滞急下之，人参、当归双补气血，扶正以利于祛邪，使下不伤正为方中主要部分，辅以桔梗开肺气而通肠胃，生姜、大枣、甘草扶胃气并调和诸药，共成攻下扶正之剂。

这个说法，比较中肯，脾的主要功能除了统血之外就是运化，以降为主。这个方剂的功效与主治也足以说明一些问题了。是也，否也，明哲正之。

越婢汤还是越脾汤

越婢汤，见于《伤寒论》1 条，见于《金匮要略》2 条，历代医家各抒己见，议论纷纭，今采之于后，以备贤达鉴之。

“太阳病，发热恶寒，热多寒少，脉微弱者，此无阳也，不可复发其汗，宜桂枝二越婢一汤。”

“千金方越婢加术汤，治肉极热则身体津脱，腠理开，汗大泄厉风气，下焦脚弱。麻黄六两、石膏半斤、生姜三两、甘草二两、白术四两，大枣十五枚。”

“风水恶风，一身悉肿，脉浮不渴，续自汗出无大热，越婢汤主之（剂量同上去术）。”

1. 争论

张路玉曰：“无阳乃无津液之通称，盖津为阳，血为阴也，无阳为脾胃衰，故不可更汗，然非汗则风寒终不解，惟取桂枝之二以治风邪，越脾之一以治郁热，越脾者，石膏之辛凉以化胃之郁热，则热化津生，而脾气发越，得以行其胃液也，世本作“越婢”，言脾为小姑，比之女婢，若此则越字何所取义？二字便不贯矣，今从外台方正之。”

柯韵伯曰：“本论无越婢证，亦无越婢汤，后人取《金匮》方补之，窃为仲景言不可发汗，则必不用麻黄，言无阳是无胃脘之阳，亦不必用石膏……宜用柴胡、桂枝为恰当。”

喻嘉言曰：“越婢者，石膏之辛凉也，以此兼解其室，柔缓之性，比女婢为过之。夫辛凉之品，岂治寒之剂？而金石之坚重，岂能柔缓如女婢哉。”

《外台秘要》：“越婢汤易此一字，便合《内经》脾气不濡，不能为胃行其津液之义。此起太阴之津，以滋阳明之液而发汗，如成氏所云发越脾气者是也。然必兼见烦渴之证，脉不微弱者宜之。”

2. 各论

（1）桂二越婢一汤

徐灵胎曰："此无阳与亡阳不同，并与他处之阳虚亦别。盖其人本非壮盛，而邪气亦轻，故身有寒热而脉微弱者，若发其汗，必至有叉手冒心，脐下悸等证，故以此汤，清疏营卫，令得似汗而解，况热多寒少，热在气分，尤与石膏为宜，古圣用药之审如此。"

（2）越婢加术汤

徐忠可曰："此治风极变热之方也……《内经》云：厉者有荣气热腑，今风入荣为热，即是厉风气也……故以麻黄通痹气，石膏清气分之热，姜枣以和荣卫，甘草白术以理脾家之正气，汗多而用麻黄，赖白术之扶正，石膏之养阴以制之，故曰越婢加术汤。"

（3）越婢汤（治风水内挟热）

徐忠可曰："上节身肿则湿多，此一身悉肿则风多，风多气多热亦多，且属急风，故欲以猛剂以铲之。"

《金匮要略译释》：本节是风水内挟热邪之证，故以麻黄通阳气而散表，石膏治被水所挟持的热，甘草姜枣以和营卫，如果恶风是阳弱卫虚，则应加附子。《古今录验》加术是加强其驱湿的作用。

谈应用经方之一

徐灵胎《慎疾刍言》指出："古时权量甚轻，古一两，今二钱零，古一升，今二合，古一剂，今之三服。又古之医者，皆自采鲜药，如生地、半夏之类，其重比干者数倍。故古方虽重，其实无过今之一两左右者，惟《千金》《外台》间有重剂，此乃治强实大证，亦不轻用也。若宋元以来，每总制一剂，方下必注云：每服或三钱，或五钱，亦无过一两外者，此煎剂之法也。"

按：以桂枝汤为例，三两合今之 9g，桂枝、白芍、甘草、生姜各三两，合今之 36g，加大枣，约合今之 9g，煮取三杯，日分三次服，已能达到调和营卫，或发汗解表之效。而宋元以后"每总制一剂，每服或三五钱"，想必剂量甚小了，药之效力也必微乎其微。仲景桂枝汤，煮取三升，日三服，也绝不是把一个桂枝汤的饮片，分作三份，一份一煮一服的。时至今日，人们又畏而不敢应用经方，其主要原因，是对剂量的折算不懂，而今人折算的剂量，甚有不协调者，如：桂枝用三钱、白芍三钱、甘草三钱、而大枣只用四个、五个、七个者，生姜竟列为三片为引者，药物的剂量可以用古今折算法，大枣为什么只用四五个，难道两千年前的大枣比今时的大枣小了吗，非也，生姜为馔用之品今人作为药引，只用到三五片，此与仲景法，又岂不大悖矣。所以今人所用仲景方而达不到仲景所指定的效果，是故也。现在人们提倡改革，古为今用，例：炒一盘菜，需要 3g 盐，你只用了 1g，这菜是平淡无味的很，倘若你用 9g

盐这盘菜岂不齁死人也。改革是改已经错了的，如果把正确的也改了样，也就谈不上什么改革了。古人有“大道简而不繁”，读者当三致意矣。

谈应用经方之二——炙甘草汤

应用经方，第一要注意经方的配伍机制，第二要注意他的煮药及服药的方法，第三要注意方剂的加减方法。例如炙甘草汤方，方药：甘草四两（炙），生姜三两（切），人参二两，生地黄一斤，桂枝三两（去皮），阿胶二两，麦门冬半斤（去心），麻仁半斤，大枣三十枚（擘）上九味，以清酒七升，水八升，先煮八味，取三升，去滓，内胶烊消尽，温服一升，日三服，一名复脉汤。

按：这一方剂，也是今人喜欢用的一个方剂，但运用的方式各有不同，所以取得的效果也就有了相当大的距离。怎样才算正确，还须要从以下几个方面进行研究。

第一，是炙甘草的“炙”字，这个问题，还得考证一下经方，发汗解表的有桂枝汤、麻黄汤、大青龙汤；发散风湿的有麻杏苡甘汤、防己黄芪汤，甘草皆炙用。清热泻火的有白虎汤、黄芩汤、栀子柏皮汤等。甘草亦用“炙”。温中散寒，降逆止痛的有附子粳米汤，甘润补中的甘麦大枣汤，调补冲任的温经汤等，甘草皆用炙。若据甘草生则泻火，热则温中去分析经方，生熟的功能则大相径庭了。解表用炙、清热用炙、温中用炙、祛风湿用炙，可见仲景用甘草时对生与炙似乎没有严格的区分了，古人用甘草统治百病的说法，又似乎不成定论。以余之见，甘草的主要产区是我国的北部，二八月霜雪未尽，挖出来的甘草，如不及早使其干燥，则易霉烂、虫蛀，古人便用火烘，或于炕上烘干。然后置于通风处，古人不言烘而言炙，不言烘甘草而言炙甘草，所谓炙，实际上是指经过烘烤使其干燥的生甘草，其性味甘平冲和，有通行十二经俞，缓急止痛，解诸药之毒之功，甘平之味为治也。故前人有“热药用之以缓其热，寒药用之以缓其寒”。所以说所谓的甘草（炙），实际上就是生甘草是无疑问的了。

第二，是桂枝“去皮”。桂枝去了皮，实际上是枯木了，还有什么疗效呢。《本草纲目》指出：“仲景发汗用桂枝，乃枝条，非身干也，取其轻薄，能发汗，又有一种柳桂，乃桂之嫩小枝条，尤宜入上焦药用。”李东垣指出：“桂辛热有毒，阳中之阳也，气之薄者桂枝也，气之厚者肉桂也，薄则发泄，桂枝上行而发表，气厚则发热，肉桂下行而补肾，此天地之亲上亲下之道也。”仲景又指出：“桂枝者，取桂上皮也。”所谓桂上之皮，实指桂梢而言，由此得之，仲景用桂枝并不去皮。对此《医宗金鉴》断言：“桂枝汤方，桂枝下有去皮二字，夫桂枝气味辛甘，全在于皮，若去皮是枯木也，如何有解肌发汗之功，宜删此二字后仿此。”又考《备急千金要方》《外台秘要》用桂之方，皆书“桂心”二字，由此可以看出，桂枝去皮，误在于晋，晋之所以误，误在肉桂之去老皮，这是衍误的第一点。古之梓版极难，用字极简，书“桂”注去皮，由是又传抄桂枝去皮，此又误之第二点。以致千古疑窦，不得其解，余曾写“桂枝所谓去皮”于《经方方法论》中而申其说焉，读者可以参考。

第三，是指“清酒”。酒乃熟谷之液，性味多醇正，逊良。芳香适口，尤为舒筋通络，活血益气之佳品。关于清酒，仲景亦称“美清酒”。或“无灰酒”。考之即今之米酒，俗云黄酒。炙甘草汤，“以清酒七升，水八升，先煮八味，取三升，去滓，内胶烊消尽，温服一升，日三服，一名复脉汤”，以裨通阳复脉，滋阴补血。考经方中，引用酒的方剂甚多，如胶艾汤“以水五升，清酒三升合煮”。当归散“酒饮服方寸匕”。下瘀血汤“酒一升”。土瓜根散“酒服方寸匕”。麻黄醇酒汤“以美清酒五升”。当归四逆加吴茱萸生姜汤“以水六升，清酒六升合煮”等。由此可以看出，古人以酒煮药的历史已很久远，除疏通经络，益气活血外，本品尚能升能发散，具有宣行药势，矫正臭味的功能。后人引而伸之，临床应用更加广泛，大凡养血活络，益气通经之方，每每效仿于此。

第四，是指剂量。炙甘草汤的生姜是三两，和桂枝相等，生地黄是一斤，相当于现在的200g，如果按上古称金帛之物的量来折算，也不小于100g，大枣是30枚，30枚大枣，也几乎相等于生地黄100g多了。然而现在的《方剂学》生地黄是30g，生姜10g，大枣10枚，其他药味剂量亦偏小，也有竟把生姜、大枣列入引药的位置，生姜3~7片，大枣5~7枚。一些报刊只用水煎服三字了之，舍弃了“清酒”。你说这还算是炙甘草汤吗？清酒与水同煮该药，使药气捷行于脉以畅其流，大补气血以资化源，源流滔滔，结代何存，是以悸可宁，脉可复也。今人简而用之，大悖经旨甚也。

谈应用经方之三——今将忘却的续命汤方

《金匮要略·中风历节病脉证并治第五》，在“附方”列有“古今录验续命汤，治中风痱，身体不能自收，口不能言，冒昧不知痛处，或拘急不得转侧。”

麻黄、桂枝、当归、人参、石膏、干姜、甘草各三两，川芎一两，杏仁四十枚。也有人说，此方出《外台秘要》第风痱门。而《范汪方》云：“是仲景方，本欠二味。”而《金匮要略》失载，故林亿等取附篇末。后人著于书中，均言《备急千金要方》，今阅《备急千金要方》有大小两个续命汤。今附之以供参考。

小续命汤（载诸风第二）治中风欲死，身体缓急，咀不正，舌强不能语，奄奄忽忽，神情闷乱，诸风服之皆验，不令人虚方。

麻黄、防己、人参、黄芩、桂心、甘草、芍药、川芎、杏仁各一两，附子一枚，防风一两半，生姜五两。

上十二味，㕮咀，以水一斗二升，先煮麻黄三沸去沫，纳诸药，煮取三升，分三服甚良。……恍惚者加茯神远志，如骨节烦痛热者，去附子倍芍药。

大续命汤：治肝厉风，卒然喑哑，依古法用大小续命二汤，通治五脏偏枯贼风方。

麻黄八两，石膏四两，桂心、干姜、川芎各三两，当归、黄芩各一两，杏仁七十枚，荆沥一升。

上九味㕮咀，以水一升，先煮麻黄两沸，掠去沫，下诸药，煮取四升，去滓，又下荆沥煮数沸，分四服，能言未瘥，后服小续命汤，旧无荆沥，今增之效如神。更有西州续命汤，治中风痱，一作入脏，身体不知自收，口不能言语，冒昧不识人，拘急背痛，不得转侧方。

麻黄六两，石膏四两，桂心二两，甘草、川芎、干姜、黄芩、当归各一两，杏仁三十枚。

大小续命汤，又续出之，一方有白术二两，一方有独活、葛根、细辛不等。续命汤后，又载有续命散、排风汤、大八风汤、八风散，小八风散等，尽可参考。

按：孙思邈是中医公认的大医学家，他所撰写的《备急千金要方》及《千金翼方》可以说是仲景以后一部承前启后的巨著。内容极为丰富，而近代以来，中医受西方医学的冲击，而现于一种流俗状况，国内真正研究孙思邈的人，亦屈指可数了，就连这大小续命汤，也随着这种流俗而埋没已久了，综观国家出版的《方剂学》及各家出版的方剂学中，都找不到这续命汤之名了。

中医学对于中风病，早已分出了真中风与类中风，真中风以受风寒而病瘫痪，是外因；类中风是内脏功能失调而病瘫痪，是内因。临床观察，真中风证比较少见，而类中风（内因）是比较多见的。西医把中风病，全归于脑，当然是正确的，而作为中医，亦大多倾向于西医的说法，不去研究中医的说法，有朝一日，万一碰到一个真中风的病人，你用治类中风的方剂去治，似乎合乎现代医学的逻辑，而实则悖也，尽管可以加些散风通络的中药，可就是追忆不到《备急千金要方》还曾有个续命汤呢。用一句委屈人的话说，你已经是个数典忘祖的人了，对于这种人，最好的办法，就是在他的背后猛击一掌，惊回首，问题就会解决。我国古人对于中风一病早已研究过了，可以参考的书有

《中风斠诠》《中风辑要》，这还不够全，另一侧面，就是奇经八脉，在跻脉病篇里，从经络的循行及所发之病，都有详细的理论基础，余著《奇经八脉证治方论》在阳跻少阳中风条下，有其一说，可以参考。关于真中风而用续命汤而痊者可举1例。1966年，余师苏兆仪公，曾治一大兴王姓患者，因遭大风突袭，身不御寒，而患左半身瘫痪，不得动转，口目㖞斜，言语不利。西医按脑病治之，愈治病愈重，不远千里，驱车来德州求余师治疗，余师名为鲁北针灸大师，一面针灸治疗，一面每日必服小续命汤，连续服小续命汤五十余剂，加以针刺，三月能起、能立，半载康复。王某病愈后，常逛百货大楼，逮小偷，有时比小偷跑的还要快呢。朱丹溪云："西北气寒为风所中，诚有之矣。"刘宗厚在凉州亲见大风起自西北，路死者数人，可谓中风暴死之据。缪希雍云："中风有真假内外，西北地高风烈，虚人卒为所中，中脏死，中腑成废人，中经络可治，必先解散风邪，再次补养气血，此治真中法，以小续命汤……"余今申而出之，以惊人们将已忘却了的这一小续命汤耳。

谈应用经方之四——猪肤汤

猪肤汤方乃一滋阴清热，清利咽喉而又止利之方，其方为：猪肤一斤，左一味以水一斗，煮取五升，去滓，加白蜜一升、白粉五合，熬香，和令相得，温分六服。

主治：少阴病，下利，咽痛，心烦，或咽喉不红不肿，但觉干痛，脉虚数，无寒热者。

方义：少阴病，邪从热化，邪热下趋而下利伤阴，虚火上炎，产生心中烦，胸中懊侬而满，咽喉干痛，少阴之经，上循咽喉，其支络胸而烦满，此乃属虚证，采用猪肤汤滋阴润燥，培土除烦。

关于猪肤的说法，历史上存有一些疑点，议论纷纷，见仁见智。如方有执、吴绶、汪机、主张用燖（音欠、刮也）猪时刮下之黑肤。王海藏又主张用鲜肉皮。张路玉又主张用猪皮上之白膏，喻嘉言又主张用去内层肥白的外皮。唐容川又主张用猪项之皮。

分析：猪时刮下之黑肤为污垢之物，熬之则臭味难闻，非仲景之意。后者主张用鲜肉皮、肥肉皮、项下肉皮，均非是。惟钱潢主张为是，其曰："以意度之，必是毛根深入之皮，尚可称肤。"余以为猪外皮下之毛根处之肌肤为是，以水煎之则易化为胶汁，自然会出现一种清香之味，再加入蜂蜜，蜂蜜酿百花之英，其味更加清香鲜美，再加白粉煎之，便成为膏糊之状，其味馨香适口，患者乐意服之。我认为这才是仲景的真正用意。

谈应用经方之五——猪膏发煎

《金匮要略》指出："诸黄，猪膏发煎主之"。其方法谓："猪膏半斤，乱发如鸡子大三枚。右二味和膏中煎之，发消药成，分温再服，病从小便出。"

方义：本方是一首偏方，或称验方，其主要作用为润燥消瘀，适用于大便干燥者，并没有治疗黄疸病的普遍意义。

分析：猪膏，即猪腹内之板油，其质细腻，可以滋补肾阴。发消药成是用猪膏之油煎头发至焦黑为炭，这即是血余炭，发亦肾之余气，入肾可以利小水，故曰："病从小便出"。《医宗金鉴》曰："诸黄谓一切黄也，皆主猪膏发煎，恐未必尽然，医者审之，此必有脱简也。"

按：《金匮要略》所谓"诸黄，猪膏发煎主之"。这很可能是经文有所脱简所造成的，综观仲景原文，如前条言之甚简，而后必有一条又详细言之，如果上条言之极为详细，而后则又简而出之，只是言其变化，如该篇之酒疸云："夫病酒黄疸，必小便不利，其候心中热，足下热，是其证也。"后又云："酒疸心中热，欲吐者，吐之愈。"惟有这"诸黄猪膏发煎主之"，以上没有详细的条文，以下又无有简单的续字，这必然是脱简了，后来的一些医家，众说纷纭。有人主张，这个方子只可以治疗气血不足有瘀血而大便干燥的萎黄证，我认为这是正确的，根本治不了现在的黄疸病。又云："病从小便出，经云：肝热病者，小便先黄"，而肝与大肠相通，治肝病不疏通大肠，又非其治也。《外台秘要》《太平圣惠方》云："燥屎得下而病愈。"是指此黄必从二便出也。

谈应用经方之六——百合洗方

《金匮要略》指出："右以百合一升，以水一斗，渍之一宿以洗身，洗已，食煮饼，勿以盐豉也。"

方义：这是一首内外兼治之法，主治百合病，经月不解，而口渴心烦者。百合一药，性味甘平，有养阴清热，润肺止嗽之功，《名医别录》主"除浮肿腹胀，痞满寒热，通身疼痛及乳胀、喉痹，止涕泪"。《本草备要》主"润肺止嗽、宁心清热"。方中云："渍一宿，以洗身"句，似有脱简，以洗身句上，当有温字为妥。所谓"煮饼"即今之面条，古人称之为煮饼。"勿以盐豉"即豆制成食物，有咸、淡两种，淡豆豉可以入药，咸豆豉即今之小菜，制作方法：黑豆煮熟，发酵后装入瓮中，泥封暴晒，久而即成。勿以盐豉，是指不加盐的豆豉。

按：百合洗方，主治虚热弥漫周身，经月不解而口渴者。此方若以甘凉之百合，渍之一宿以洗身，病何以得解，恐非仲景原意。以甘凉之汁洗身而皮毛玄府得以开放而又透其邪热者，是不可能的。历代方书之注疏者，对于此均未点破，后人无论怎样也不敢用。余曾用过一次，李姓，春末劳动后大汗出，又以水冲之，从此后皮肤经常发热、发痒，试体温不高，患者恶服中药，余书方百合 1 000g 渍一宿，第二天，以水 10 斤煮之 30 分钟，取汁一大盆，温之以洗身，洗后身感舒适，洗了 3 天，洗后又饮暖水，周身微微汗出，从此皮肤燥热及发痒均以解除。从此认识到，若以凉汁洗之是不对的，必以温汁洗之也。

谈应用经方之七——侯氏黑散

《金匮要略·中风历节病脉证治第五》，载有侯氏黑散一方，治大风四肢烦重，心中恶寒不足者。

菊花四十分，白术十分，细辛三分，茯苓三分，牡蛎三分，桔梗八分，防风十分，人参三分，矾石三分，黄芩五分，当归三分，干姜三分，川芎三分，桂枝三分。

上十四味，杵为散，酒服方寸匕，日一服，初服二十日，温酒调服，禁一切鱼肉大蒜。常宜冷食，自能助药力在腹中不下也，热食即下矣，冷食自能助药力。

按：《金匮要略》所论的中风为杂病，与痹证、历节病并而论之，不同于伤寒论中营卫不和的中风病，本篇所论述的病因、脉象、证候，是由于人体正气不足而外风侵入，由表层的经络而逐渐侵犯了脏腑。简而言之，是痹证不已而传化为脏腑的中风。宋代以后的医学家，始分出了真中风与类中风，治疗也愈加明了。真中风是本篇所论述的重点。类中风显然次之，这侯氏黑散所治之证又显然属于前者真中风的先期阶段，或称之为小中风。

这种小中风即“或但臂不遂者，此为痹”。风中于肌肤经络，亦或半身麻木，腰腿痹痛不已者。亦或痹甚而兼内府湿热蕴结者，亦或热痹风热窜入经络者等，均可在这一时期，应用侯氏黑散予以治之。历史上对于这一病证论之不少，而对方剂的论述，惟曹颖甫先生之论最为中肯，附之于下。

曹颖甫曰：侯氏黑散，以桂枝为中风主药，防风以祛风，菊花能清血分之热，黄芩能清肺热，白术、茯苓以祛湿，湿胜必生痰，故用桔梗以开肺，细辛、干姜、牡蛎以运化湿痰，但湿痰之生，由于气血两虚，故用人参以补气，当归、川芎以和血，此药味之可知者也，惟矾石一味不甚了然，近人张锡纯始发明为皂矾，按皂矾色黑能染黑布，主通燥粪而清内脏蕴湿。张三丰伐木丸用之以治黄疸，俾内脏蕴湿以大便而解者正为此也；然则方之所以名黑者，实皂矾色黑名之，如黑虎丹、黑锡丹之例。要知病属气血两虚，风寒湿痹于表里，方知实主疏通而不主固涩，女劳痹腹胀治以硝石散亦此意也。

《经方研究》对于侯氏黑散方剂的解释，亦比较简明其说：“方中当归、川芎养血活血，白术、茯苓、人参、干姜补脾益气，防风、菊花、细辛、桂枝祛风散寒，矾石、桔梗化痰降逆，黄芩、牡蛎清热敛阴，合之有扶正祛邪之效，适应于中风证属气血虚弱，风痰内伏者。”

附案：痿痹 1 例。

林某某，男 55 岁，铁路工人。

2 年前，患脑血栓，连续服药 3 个月余，基本康复。近半年以来，自恃体壮，又饮酒吃肉不辍，身体肥胖比两年之前尤甚，初觉下肢酸软少力，左上肢酸楚作痛，不得高举，续则下肢弛缓，步履趑趄不可远行。血压 140/105mmHg，面色灰暗，精神萎弱，舌苔黄腻，脉象缓细。

辨证治疗：中风病愈之后，将息失宜，忘却医嘱，酒肉充腹，放荡无所忌讳，以致身体丰腴。所谓痰湿阻络也。治当养血化痰，祛风除湿之法调之，方以侯氏黑散方化而裁之。

杭菊花 20g，牡蛎 30g，防风 10g，黄芩 10g，桔梗 10g，皂矾 6g，云苓 20g，葛根 30g，地龙 10g，苍术 10g，细辛 3g，桂枝 10g，桑枝 30g，天虫 15g，丝瓜络 10g，杏仁 10g，白芥子 6g，当归 6g，瓜蒌 30g。

上药以水 3 杯，煮取 1 杯半，加黄酒 10g，搅匀，日分 2 次温服。忌白酒、鱼肉、黏腻糖膏之类。

二诊：上药连服 18 剂，脉来不若前甚，舌苔黄腻减却大半，精神好转。上方既显效机，仍守上方续服。

菊花 15g，牡蛎 30g，防风 10g，黄芩 10g，桑枝 50g，天虫 20g，皂矾 6g，云苓 20g，葛根 30g，地龙 10g，苍术 15g，杏仁 10g，丝瓜络 20g，瓜蒌 25g，鸡血藤 30g，白芥子 6g，豨莶草 30g。

上药以水 4 杯，煮取 1 杯半，药滓再煮，取汁 1 杯半，日分 3 次服。

三诊：自初诊至今已 2 个月，诸症相继而愈，共计服药 40 剂，由于其妻严遵医嘱，患者体重减却 11kg，可骑自行车来诊，不复与药。

伤寒水气证类方应用

小青龙汤证{外感风寒
内停水饮}治疗{解表散寒
温肺化饮}

五苓散证{外有表证
水湿内停}治疗{温阳化气
利水渗湿}

苓桂术甘汤证{中焦阳虚
气不化水}治疗{健脾祛湿
温化痰饮}

茯苓甘草汤证	水滞胃脘 留而不化	治疗	温胃化滞 益气行水
苓桂甘枣汤证	心阳不足 肾水上逆	治疗	温阳益气 培土制水
桂去桂加苓术汤证	水停心下 通利失调	治疗	益气和中 温化留饮
真武汤证	肾阳衰微 水气内滞	治疗	温煦肾阳 通调利水
旋覆代赭汤证	胃虚痰阻 气逆不降	治疗	降逆化痰 益气和胃
文蛤散证	外寒遏表 水气不散	治疗	软坚利水 解表除烦
十枣汤证	外中风寒 内有悬饮	治疗	甘温益气 峻逐饮邪

按语：

1. 小青龙汤 《伤寒论》40条云："伤寒表不解，心下有水气，干呕发热而咳、或渴、或利、或噎、或小便不利、少腹满、或喘者，小青龙汤主之。"方药：麻黄、芍药、细辛、干姜、甘草、桂枝、半夏、五味子。小青龙汤证是外有表寒，里有水饮，发热、恶寒、无汗、头痛、项强、体痛，为伤寒表证；干呕、咳喘乃心下水气停滞，水寒射肺。其主证为发热、干呕、咳喘。或渴、利、噎、小便不利、少腹满为水气引起之兼证。方以麻黄、桂枝、芍药调和营卫而散表邪，半夏、干姜、细辛行水气而止咳止呕，五味子酸敛肺气之逆，甘草调和诸药。《内经》云："以辛散之，以甘缓之，以酸收之。"又：细辛启发肾气上达于肺，五味收敛肺气下入于肾，形成呼吸开合之机。

2. 五苓散 《伤寒论》云："太阳病……若脉浮，小便不利，微热消渴者，五苓散主之。"方药：猪苓、泽泻、白术、茯苓、桂枝。白饮和服，多饮暖水，汗出愈。如果发汗后，脉仍见浮，微热不已，表证不解，小便不利已成太阳蓄水证，膀胱气化不行，津液不能上承而消渴，水气不能通利下焦，决渎不成，小便不利，必用此方以解表，化气行水。本方二苓、泽泻引水下行以利小便，白术健脾渗湿，桂枝化气行水而解表。

3. 苓桂术甘汤 《伤寒论》云："伤寒，若吐、若下后，心下逆满，气上冲胸，起则头眩，脉沉紧，发汗则动经，身为振振摇者，苓桂术甘汤主之。"方药茯苓、桂枝、白术、甘草。伤寒误吐误下之后，重伤其胃中元气，阳气伤则水气不化，而心下为之逆满，水气上逆，则气上冲胸，起则头眩，如果再发汗，阳气益虚而见身为振振摇。治当温其胃阳，蠲化饮邪，故用桂枝一药以辛温温其心阳、胃阳。加白术以健脾助运，云苓通其决渎而行其水。

4. 茯苓甘草汤　药以茯苓、桂枝、甘草、生姜组成。茯苓甘草汤与五苓散的应用，只是辨别有口渴、无口渴。五苓散的口渴，为水气互结为甚，茯苓甘草汤无口渴，为水气之结轻。水停胃脘，只须茯苓甘草汤以温化行水则已。方中以茯苓淡渗利水，以甘草调其中气以和其里，桂枝与生姜辛味以行阳气，温中化水的作用更加明显。历代医家认为本条，应有不渴不烦，小便不利或心悸之证者。询属有理。

5. 苓桂甘枣汤　《伤寒论》云："发汗后，其人脐下悸者，欲作奔豚，茯苓桂枝甘草大枣汤主之。"本条指出了汗后脐下悸的治法。脐下悸，欲作奔豚病在脐下，是由于发汗后阳气虚而肾水上逆，这也可能是病人早有水寒素疾的缘故。再加汗后心阳虚，肾中水气偏盛，形成水气凌心之征。奔豚形成后有"气从少腹上冲至心"，此乃欲作末作之征，所以只须采用苓桂甘枣汤以温阳益气，培土制水之法。方以桂枝甘草汤，再加茯苓、大枣以培土制水也。

6. 桂去桂加苓术汤　芍药、甘草、生姜、白术、茯苓、大枣。《伤寒论》云："服桂枝汤或下之仍头项强痛，翕翕发热，无汗，心下满，微痛小便不利者，桂枝去桂加茯苓白术汤主之。"本条既有表证，更有里证，是里证重，外证轻，治其里则外自和。苓芍生姜，既利水亦散寒，甘枣白术，既培土又制水。以利小便为主兼通阳达表。唐容川指出："此方是太阳之水不下行，故去桂枝重加苓术，以行太阳之水，水下行则气自外达，而头痛发热等证，自然解散，无汗者必微汗而愈也。然则五苓散重桂枝以发汗即所以利水也。此方重在苓术以利水，利水即所以发汗也。"

7. 真武汤　《伤寒论》云："太阳病发汗，汗出不解，其人仍发热，心下悸，头眩，身瞤动，振振欲擗地者，真武汤主之。"316 条云："少阴病，二三日不已至四五日，腹痛小便不利，四肢沉重疼痛，自下利者，此为有水气，其人或咳，或小便利，或不利，或呕者，真武汤主之。"以上 2 条，均指出了汗过亡阳，肾阳虚而水气上泛，或少阴虚寒，水气内停，治以真武汤温煦肾阳，通调水道。伤寒参考资料有详细解释，今录之于下。其病理机制：

（1）汗出不解——发汗汗出，病仍不解，非表不解。

（2）仍发热——过汗亡阳，虚阳外越。

（3）心下悸——胃阳虚而水饮停蓄。

（4）头眩——阳气不升。《灵枢·卫气》："上虚则眩"。

（5）身瞤动，振振欲擗地者——卫外亡阳，因过汗而亡，致周身经脉无主。

方义：

真武汤{苓术——甘淡培土制水
白芍、生姜——酸辛除湿利水
附子——辛温温经散寒}温经散水

按：尤在泾先生对于本文解释甚详，其文曰“少阴中寒，二三日不已，至四五日，邪气递深，而脏受其病矣。脏寒则腹痛，寒胜而阳不行，故小便不利，于是寒水相搏浸淫内外，为四肢沉重疼痛，为自下利，皆水气乘寒气而动之故也。其人或咳，或小便利，或下利，或呕者，水寒之气或聚或散。”

8. 旋覆代赭汤 《伤寒论》云：“伤寒发汗，若吐，若下，解后，心下痞硬，噫气不除者，旋覆代赭汤主之。”药用旋覆花、代赭石、半夏、生姜、人参、甘草、大枣组成。本方是治胃虚气逆，痰浊不化的心下痞证的良方。由于汗、吐、下，中气虚弱，所致痰浊不化形成之痞。痰浊郁滞于心下，中气虚无能所化，气逆而上，而为之噫气频作，治当和胃降逆，益气化浊。方中以旋覆花、代赭石降气镇逆，半夏、生姜和胃气而降浊气，人参、甘草、大枣补虚和中，以升清气，则痞噫可除也。

9. 文蛤散 《伤寒论》云：“病在阳，应以汗解之，反以冷水潠之，若灌之，其热被劫不得去，弥更益烦，肉上粟起，意欲饮水，反不渴者，服文蛤散。若不差者，与五苓散。”药用文蛤一味，文蛤即五倍子（川文蛤）。病在表阳，当以汗解之，反用冷水激之以退热，肌肤起粟粒，阳邪更不得去，水气结于皮肤，内热益甚，治用文蛤散利水、解表、除烦。柯韵伯、陆渊雷认为可用文蛤汤为宜。

10. 十枣汤 《伤寒论》云：“太阳中风，下利呕逆，表解者乃可攻之，其人汗出，发作有时，头痛，心下痞硬满，引胁下痛，干呕短气，汗出不恶寒者，此表解里未和也，十枣汤主之。”方药：芫花、甘遂、大戟、大枣。水渍胸膈，故心下痞硬，水气犯胃，胃气上逆故呕逆；水气迫肺而短气；水气外溢肌表而汗出，上干清阳而头痛；水走肠间而下利。总之，这是外感风邪，引动水饮的症状。治以甘温益气，峻逐饮邪。芫花、大戟、甘遂乃逐水猛药，故用大枣顾其胃气，缓解峻毒。此方甚毒，非诊断确切不可轻用。

结胸脏结类方应用

大结胸证
- 成因——病发于阳下之，热与水结，属阳属实证（重）。
- 症状——膈内拒痛，心下痛，心下至少腹硬满，脉沉紧。
- 治疗——荡实逐水，宜大陷胸汤。峻药缓下，宜大陷胸丸。

小结胸证
- 成因——误下传经之热与痰互结（轻）。
- 症状——正在心下，按之则痛，不按不痛。属实。脉浮滑。
- 治疗——清热消痰开结，宜小陷胸汤。

寒实结胸 { 成因——邪与痰水互结，属实，寒而无热。
症状——与结胸证略同。脉沉紧。
治疗——三物白散。化寒水、破结实。 }

脏结 { 成因——属寒属实，无阳证。实结深入，里阳不振。
症状——状如结胸，饮食如故，时下利，舌苔白滑。
治疗——难治，宜理中，四逆急救之。 }

按：结胸证：《伤寒论》131 条云：“病发于阳而反下之，热入因作结胸，病发于阴，而反下之，因作痞也。所以成结胸者，以下之太早故也。”误下之邪，内陷胸中，与胸中之阳气结合则邪正交争结聚于胸中，而成结胸，这种病的形成与人体脏气的虚实寒热为首要因素，李彦师云：“结胸者，邪结胸中，心下满，硬而痛也……”

脏结证：《伤寒论》129 条云：“何谓脏结，答曰：如结胸状，饮食如故，时时下利，寸脉浮，关脉小细沉紧，名曰脏结，舌上白苔滑者，难治。”130 条云：“脏结无阳证，不往来寒热，其人反静，舌上苔滑者，不可攻也。”167 条云：“病胁下素有痞，连在脐旁，痛引少腹，入阴筋者，此名脏结死。”是说误下之后，邪气与人体的阴气凝结，邪正交争结于某脏之部位，则为脏结，邪结于五脏之外部，五脏外部，如脐上心之部，脐下肾之部，脐左肝之部，脐右肺之部，脐中脾之部，李彦师所说，脐之上下左右，甚至胸中心肺之处，无有不可为脏结之地。

结胸与脏结不同，邪与胸中阳气结为结胸。邪与胸中阴气结则为脏结。历代医家的论点：“风伤卫而邪陷入为结胸”。“结胸以阳邪结于阳，脏结以阴邪结于阴”。“结胸者病发于阳而结于胸也，脏结者，病发阴而结于脏也”。“水邪热邪结而不散，故多曰结胸。结在无形之气分，五脏不通，故曰脏结。”这是历代一些医家的论点，可以参考。

然而现代的一些医家，大多倾向李彦师的看法较为正确。其言：“结胸者，邪结胸中，心下满，硬而痛也。脏结者，邪结五脏之外部，而痞硬也。五脏外部，如脐上心之部，脐下肾之部，脐左肝之部，脐右肺之部，脐中脾之部，是也。”

治疗：

大陷胸汤：药用甘遂、大黄、芒硝。方中甘遂逐水去饮功著，诊疗时，若非确属大陷胸证，不可轻用。后世有用瓜蒌、枳实代之者，有用牵牛子、葶苈子代之者。大黄荡涤实邪，号为将军，芒硝软坚，三药合有清热荡实逐水之功。本方妙在大黄先煮，先煮后成熟大黄，泻下之力缓，使药留恋于上中二焦，即《黄帝内经》所谓“治上制以缓”的精神。大承气汤大黄宜后下，此乃先煮，行迟行速之别也。

小陷胸汤：药用黄连、半夏、瓜蒌实三味，方中黄连，苦寒以清热开结，半夏辛温，化痰开结，蠲饮下气，瓜蒌寒凉而滋润，大有降气涤痰之功。小结胸，其病重点在心下胃脘部，按之则痛，不按则不痛，只感痞塞不快，不同于大结胸，从心下至少腹硬满而手不可近也。余曾治一小结胸患者，20余岁，因大汗出入池中洗澡，患上腹痞满，医与下之，不已，遂上腹痞塞胀痛，按之痛甚并感胸闷憋气，不时呃逆，面目浮肿，四肢酸楚乏力，脉弦滑，舌淡苔腻垢，证属小结胸证兼湿阻卫阳，治以开胸散结，佐以祛湿透表，方以小陷胸汤加味调之。方用黄连9g，半夏15g，瓜蒌24g（捣如泥），淡豆豉24g（包），枳实12g，藿香9g，生姜10片为引，晚服药后，约时许脘腹辘辘作响，夜半后身有小汗出，3剂药后，其病渐次向愈。

三物白散：治寒实结胸无热证，性质本属寒实的阴证，故用温下以去寒实，原文冠以三物小陷胸汤，当去小陷胸三字为妥，方中以巴豆辛温可祛寒实而逐水饮，佐贝母开肺郁而消结满，桔梗为舟楫，载巴豆专搜胸中之邪气，巴豆等为散，取其散者散也，助其散邪为用，用热粥助巴豆以为利，进冷粥则止，因巴豆得热则利速，得寒则止也。

脏结一证，是阴浊凝结，阳气衰败之形状，故云难治，而难治之病，不等于不能治。本原文有云：病胁下素有痞，连在脐旁，痛引少腹，入阴筋（囊缩）说明其病已久结深结也，部位之广泛，邪气久羁，复感寒邪，阳气已极，故云难治。柯琴谓"然痛止便苏者，金匮所云入脏则死，入府则愈也，治之以茴香、吴萸等味而痊者，亦可名脏结之治法矣。"由此可知，如能于此脏结之证投以理中、附子理中、四逆等辈，或可谓挽救之法也。

四逆辈类方应用

四逆汤证 $\begin{Bmatrix} 寒中少阴 \\ 阳气式微 \end{Bmatrix}$ 治法——回阳救逆

四逆加人参汤证 $\begin{Bmatrix} 四逆恶寒 \\ 脉微下利 \end{Bmatrix}$ 治法——回阳复阴

通脉四逆汤证 $\begin{Bmatrix} 内寒外热 \\ 下利清谷 \end{Bmatrix}$ 治法——回阳通脉

当归四逆汤证 $\begin{Bmatrix} 厥阴伤寒 \\ 厥逆脉细 \end{Bmatrix}$ 治法 $\begin{Bmatrix} 温经散寒 \\ 养血通脉 \end{Bmatrix}$

真武汤证 $\begin{Bmatrix} 肾阳衰微 \\ 水气内停 \end{Bmatrix}$ 治法——温阳利水

白通加猪胆汗汤证 $\begin{Bmatrix} 真阳衰微 \\ 阳欲上脱 \end{Bmatrix}$ 治法 $\begin{Bmatrix} 辛温通阳 \\ 引阳入阴 \end{Bmatrix}$

白通汤证 $\begin{cases}肾阳不足 \\ 水聚而寒\end{cases}$ 治法 $\begin{cases}回阳 \\ 止寒利\end{cases}$

附子汤证 $\begin{cases}阳气虚弱 \\ 寒湿外盛\end{cases}$ 治法 $\begin{cases}温肾助阳 \\ 化湿祛寒\end{cases}$

干姜附子汤证 $\begin{cases}无表证脉沉微 \\ 昼日躁，夜安静\end{cases}$ 治法——温阳逐寒

苓桂术甘汤证 $\begin{cases}中焦阳虚 \\ 气不化水\end{cases}$ 治法 $\begin{cases}健脾渗湿 \\ 温化水饮\end{cases}$

麻黄附子甘草汤证 $\begin{cases}少阴脉沉 \\ 小便不利\end{cases}$ 治法——温阳行水

麻黄附子细辛汤证 $\begin{cases}阳气虚寒 \\ 反而发热\end{cases}$ 治法——助阳解表

按：

1. 四逆汤 《伤寒论》云："少阴病，脉沉者，急温之，宜四逆汤。"方中姜附辛热助阳以胜寒，甘草甘温以温阳气，共奏逐寒回阳，温运脾肾。

2. 四逆加人参汤 《伤寒论》云："恶寒脉微而复利，利止亡血也，四逆加人参汤主之。"所谓亡血，是利无可利而止，用四逆回阳固脱，加人参以养血生津。此乃既救阳亦救阴之法也。

3. 通脉四逆汤 主治少阴病阴盛格阳，内真寒，外假热，以四逆汤倍干姜加葱白以通内外之阳气。

4. 白通加猪胆汁汤 "少阴病，下利……厥逆无脉，干呕而烦者。"本文即白通汤加人尿、猪胆汁，引阳药达于至阴之地，调和二气之格拒，通达上下之阳气。白通汤以干姜附子回元阳，佐葱白以通阳祛寒，《伤寒论》云："少阴病，下利，白通汤主之。"此乃扶阳散寒止利之法。

5. 真武汤 主治肾阳衰微，水气停蓄下焦，附子温经散寒，白术健脾燥湿，茯苓淡渗利水，芍药益阴和血，生姜温胃散寒，共奏温阳利水之效。

6. 附子汤 主治少阴感寒，背恶寒者，方以附子温肾督之寒，人参大补元气，白术、茯苓健脾运湿，芍药和血气，共奏温肾助阳、化湿祛寒之效。

7. 干姜附子汤 主治汗下后，昼日烦躁不得眠，脉沉微，属阴寒偏盛，阳气大虚，方用干姜、附子，附子生用回阳力大，共奏回阳逐寒之效。

8. 苓桂术甘汤 主治伤寒证吐下后，致中阳虚，水气聚而上逆，心下逆满，蒙蔽清阳，以致起则头眩，身为振振摇者。本方用茯苓散水饮于中焦，渗淡水饮，桂枝助心之阳气，白术补脾除湿，甘草以和中，共奏温中阳以制水。《伤寒论释义》云："邪在太阳当汗，若误施吐下，损伤脾胃之阳，致中虚水气上逆，而心下逆满，水气内停，蒙蔽清阳，故起则头眩。脉沉主里，紧主

寒，此是寒在里，只宜苓桂术甘汤温化水气，若误用发汗，不但水饮不去，而且阳气益虚，使经脉失于濡养，则身体振摇不能自持。”

9. 麻黄附子细辛汤　主治少阴病，又感外寒，始得之，反发热，脉沉者。方以麻黄发汗解表，附子温经，细辛佐之以祛里寒，共奏助阳解表之功。

10. 麻黄附子甘草汤　主治少阴寒盛后的微微发汗的方法，此方乃麻黄附子细辛汤去细辛加甘草之甘缓。

11. 当归四逆汤　《伤寒论》云：“手足厥寒，脉细欲绝者，当归四逆汤主之。若其人内有久寒者，宜当归四逆汤加吴茱萸生姜汤。”厥阴血虚又受外寒，气血运行不畅，以当归四逆汤温经散寒，温通血脉。

若内有久寒，加吴茱萸、生姜，再加清酒煮服以降逆温中，散寒解饮，阴阳调和，阳气外达，手足自温。

在经方的指导下，后世效仿，亦有众多温阳祛寒的方子，可以互相参考补充。如《妇人大全良方》有参附汤，《魏氏家藏方》有芪附汤，《医宗金鉴》有术附汤，《伤寒六书》有回阳救逆汤。

少阴咽痛证类方应用

咽痛	甘草汤 桔梗汤	症因：	咽痛红肿。乃少阴之客热。
		治疗：	解毒开结。
	苦酒汤	症因：	咽喉生疮，声音嘶哑。乃水亏火旺，虚火上炎。
		治疗：	清热散结，敛疮通声。
	半夏散及汤	症因：	咽中痛，服寒冷之药增剧者，乃阴寒外束，阳热壅集于咽。
		治疗：	辛温从治。

咽痛之因甚多，伤寒少阴篇，只云三种。一者少阴客热咽痛，邪气客于少阴之标，与内脏关系不大，采用甘草汤或桔梗汤清火解毒。一种是咽中伤生疮，少阴虚火上炎，郁结于咽喉部。一种是少阴客寒咽痛，属风寒外束，邪结咽中，不属阴虚火炎证。宜辛甘散寒，所谓：“服寒冷药增剧者。”

1. 甘草汤及桔梗汤　《伤寒论》云：“少阴病，二三日，咽痛者，可与甘草汤，不差与桔梗汤。”本条指出了，少阴客热咽痛的证治。此处用之甘草（不言炙），生则泻火之意，乃治少阴客热于标。徐忠可指出：“甘草一味单行，最能和阴而清冲任之热，每见生痈者，骤煎四两顿服则愈。则其能清少阴客热可知，所以为咽痛专方也”。不瘥与桔梗汤，桔梗汤方，桔梗一两、甘草二两，用甘草清火解毒，桔梗可疗咽喉肿痛，此二方为治咽痛之祖方，后人在本方的基础上根据不同的症状，变化出不少方剂，又桔梗还有排脓除痰之功。

《金匮要略》治咳而胸满，振寒，脉数，咽干不渴，时出浊唾腥臭，久吐脓如米粥之肺痈，桔梗汤主之（即本方）。

2. 苦酒汤方　《伤寒论》云：“少阴病，咽中伤，生疮，不能语言，声不出者，苦酒汤主之”。本条指出水亏火炎于上，咽中生疮的证治，咽中伤、生疮，乃邪客少阴，虚火上炎之征，如喉蛾、咽喉痈等。此条咽中伤生疮，较上条为甚，由水亏于下，虚火随少阴经络而郁结于咽喉，红肿腐溃。用苦酒汤清热利窍，苦酒即今之食醋，能消肿敛疮，半夏涤痰开结，蛋清清润利窍，即敛疮而无伤津之虞。“用法半夏14枚、鸡蛋清1枚，半夏内苦酒中，蛋壳置刀环中，安火上令三沸去滓，少少含咽之，不差更作3剂。”这一方法，值得怀疑，一个鸡子去了黄，装上几克苦酒，再放上14枚半夏，每个半夏如枣核大，这个鸡蛋能有多大？如果把蛋黄取出，再装上14枚半夏，还能容得下几滴苦酒？历代注释者泛泛引注，随文附义，请问实地用过没有，是怎么用的，回答实在是太窘困了。余曾治几个患者，用苦酒一杯煮半夏十数沸，去滓，取汁半杯，稍冷加蛋清一枚，搅匀少少含咽之，一般七日可愈。余可冒昧断言，伤寒这一段文字，必是后人羼入，非仲景之法也。

3. 半夏散及汤方　《伤寒论》云：“少阴病，咽中痛，半夏散及汤主之”。此指少阴客寒咽痛之治法。方中半夏、桂枝、甘草三味，为散剂。不尔做汤服。

按：医治咽喉肿痛，多用寒凉解毒之药，少用燥药。如果咽喉之痛，确系风寒外袭者，非辛温药不效也。又：不论是内因，还是外因，凡见咽喉红肿者，又必佐以活血通络之药，方为妥切，如赤芍、红花等。

承气汤类方应用

承气汤类方：
- 大承气汤：治腑实重证，腹满作痛，大便秘结，潮热谵语，昏懵直视，目中不了了，属于大热大实，痞满燥实坚证。
- 小承气汤：治腑实轻证，腹大满，潮热谵语，便秘结，腹以痞满为甚。
- 调胃承气汤：治腑实轻证，腹略满，心烦谵语，便秘燥热。
- 桃核承气汤：热结下焦，其人如狂，但少腹急结者。

按：《伤寒论》202条云：“太阳病，本自汗出，医更重发汗，病已差，尚微烦不了了者，此必大便硬故也。以亡津液，胃中干燥，故令大便硬。当问其小便日几行，若本小便日三四行，今日再行，故知大便不久出。今为小便数少，以津液当还入胃中，故知不久必大便也。”

便硬的原因：

本自汗出——阳明蒸热，本自汗出
医更重发汗——一再耗伤津液 } 伤津所致燥结。

小便利否与燥结 { 小便利大便硬——阳明燥实内结。
小便不利、燥实内结——阳明热炽津竭。

1. 大承气汤方　大黄、芒硝、枳实、厚朴。功用：开塞通闭，攻坚泻实。本方乃小承气与调胃承气之合方，是三承气汤最为峻下的一方，适用于阳明病之痞、满、燥、实、坚诸症俱备者，乃可应用，厚朴消痞满而降逆，枳实破坚利膈，开胃宽肠，中焦之滞气可下，芒硝味咸，软坚润燥，大黄又主入血分，气味苦寒，力猛性速，攻其滞而顺其气，则热可去，邪可下，实可通也。其方势猛力峻，效力宏伟，用之得当，每有立竿见影之效，非俱有痞、满、燥、实、坚者，不可应用，当慎之再慎。

2. 小承气汤方　大黄、厚朴、枳实组成。《伤寒论》250条云：“太阳病，若吐、若下、若发汗后，微烦，小便数，大便因硬者，小承气汤和之则愈。”其主证为：微有潮热，汗多，微烦，或见烦躁，腹胀满，大便硬，小便数，脉沉而滑疾。大黄倍厚朴，是气药为臣，味少气缓欲微和胃气，故名为小承气，大黄通其地道，枳实厚朴除其痞满。徐忠可云：“此大承气单去芒硝耳，和而缓也无硝则势缓矣，谓稍有末硬，且微通其气，略解其热，缓以待之也，故亦曰微和胃气，非调胃之义也。”

3. 调胃承气汤方　《伤寒论》248条云：“太阳病三日，发汗不解，蒸蒸发热者，属胃也，调胃承气汤主之。”主证为：脉不浮而实大，蒸蒸发热，心烦，谵语，腹微胀满，小便赤数，大便秘结或溏。

方义：大黄：苦寒泻下，荡涤实热。芒硝：咸寒润燥，通便软坚。甘草：味甘缓中，协和黄硝。

4. 桃核承气汤方　《伤寒论》106条云：“太阳病不解，热结膀胱，其人如狂血自下，下者愈……外已解，但少腹急结者……宜桃核承气汤。”主证为：其人如狂，少腹急结。可分三种情况予以处理：

太阳病，其人如狂，少腹急结 { 血自下：下者愈。
表证未解：先解表。
表已解：桃核承气汤。

泻心汤类方应用

大黄黄连泻心汤——热邪壅滞，心下虚痞——清热泄痞。

附子泻心汤——心下痞满，恶寒汗出——扶阳泄痞。

半夏泻心汤——邪热郁结，痞满呕逆——开结泄痞。

生姜泻心汤——胃虚食滞，水气不化——和胃化痞。

甘草泻心汤——胃气重虚，干呕心烦——补胃泄痞。

旋覆代赭汤——汗吐下后，胃虚气逆——和胃降逆。

按：造成痞证的主要成因，一是多因误下而成，形成了无形的邪热内陷；一是由于胃气的素虚，邪热乘虚而入。所表现出来的证候为心下痞塞，或痞满不畅，但按之而濡，很少有疼痛的表现，在治疗方面，表证解除，乃可攻下，这是基本的治疗原则。

1. 大黄黄连泻心汤　《伤寒论》151条云："脉浮而紧，而复下之，紧反入里，则作痞，按之自濡，但气痞耳。"154条云："心下痞，按之濡，其脉关上浮者，大黄黄连泻心汤主之。"以上是邪热入胃壅滞成痞的证治。用大黄黄连泻心汤以泻热开结消痞。本方以大黄、黄连二味药物组成，《备急千金要方》主张加黄芩，也有一定的道理，与大黄黄连合用，消除痞热的效果，肯定要大得多，大黄泄热下气开结，黄连、黄芩共奏清热除痞。此方之妙，不用煮剂，而用麻沸汤渍之，以取其轻扬清淡，取其气味之薄，所谓"薄则通"。以清泄心下之邪热，非取其攻下荡实也。

2. 附子泻心汤　155条云："心下痞，而后恶寒汗出者，附子泻心汤主之。"此乃指痞热不除而又兼有表阳虚的治法。该方有温经回阳（回卫阳）、泄热除痞的功效。本方以大黄、黄连、黄芩、附子组成，是一首寒热互用，邪正兼治之法，若单治痞不治正，则阳气更加虚弱，恶寒汗出的症状会更加严重，若单补阳气而不祛邪热，而痞满会更严重，用三黄清热消痞，又用附子温经回阳。妙在三黄以麻沸汤渍浸取汁，另煮附子取汁，二汁合和服之，而各奏其功。尤在泾指出："寒热异其气，生熟异其性，药虽同行而功则各奏。"这是仲景寒热互用，而不相悖的妙用之处。

3. 半夏泻心汤　149条云："……若心下满硬痛者，此为结胸大陷胸汤主之。但满而不痛者，此为痞，柴胡不中与之也，宜半夏泻心汤。"本方：半夏、黄芩、干姜、人参、甘草、黄连、大枣。小煮取汁3杯，再煎取汁一杯半，日三服。半夏泻心汤即小柴胡汤去柴胡加黄连、干姜而成。邪气内陷，痞满不实，既不可汗泄而解，亦不可下夺而解，本证无寒热往来之形证，故不可用柴胡，寒热之结，必借干姜、半夏之辛开以散其结，黄芩、黄连之苦以泄其满，满结去而中气必虚，故又佐参、草、大枣以补之。

《金匮要略》呕而肠鸣心下痞，亦用半夏泻心汤主之。《备急千金要方》以本方治老小下利，水谷不消，肠中雷鸣，心下痞满，干呕不安。

4. 生姜泻心汤　157条云："伤寒汗出解之后，胃中不和，心下痞硬，干噫食臭，胁下有水气，腹中雷鸣下利者，生姜泻心汤主之。"指出胃虚，饮食淤滞而痞满并挟有水气的治疗方法。表邪已解，但胃气不振，余热乘之，水气停滞。所以饮食不易运化，积聚发酵，心下痞满，干噫食臭，腐气上逆。水停胁下，腹中雷鸣，胃气不复而下利，治之方法以和胃散水消痞。本方以生姜、甘草、人参、干姜、半夏、大枣、黄芩、黄连。以生姜为君合半夏以和胃散水，芩连涤热泄痞，人参、甘草、大枣以补脾胃之虚，干姜温中化水以治利，共奏和胃散水泻痞之功。

5. 甘草泻心汤　158 条云："伤寒中风，医反下之，其人下利日数十行，谷不化，腹中雷鸣，心下痞硬而满，干呕，心烦不得安，医见心下痞谓病不尽，复下之，其痞益甚，此为结热，但以胃中虚，客气上逆，故使硬也，甘草泻心汤主之。"本条为胃气虚而又虚的痞证。误下后的病情：①下利日数十行，水谷不化，乃中气下陷，脾阳不振，不能腐熟与运化。②腹中雷鸣，水谷不化，滞留腹中，冲荡为之作响。③心下痞满而硬，干呕，心烦不安，为脾胃虚弱，运化无权，清气不升，浊气不降，阻于中焦，气逆而上，再用攻下，胃气重虚，邪气益窒，运化更加不畅，病情更加严重。所以采用甘草泻心汤以补胃泄痞。甘草泻心汤为生姜泻心汤去生姜、人参，增甘草、干姜分量，与大枣补中和胃，干姜助胃阳以止利，半夏、黄芩、黄连降逆清热泄痞。

6. 旋覆代赭汤　161 条云："伤寒发汗，若吐，若下，解后，心下痞硬，噫气不除者，旋覆代赭汤主之。"本条是指胃虚气逆痰浊不化的痞证及治疗。汗、吐、下后，中气不足，痰浊壅滞于心下，噫气不除以旋覆代赭汤，和胃降逆，益气化浊。

旋覆花、代赭石——降气镇逆
半夏、生姜——和胃化浊
} 降浊气
人参、甘草、大枣——补虚和中 } 升清气
} 痞噫自除

楼全善指出："病解后，心下痞硬，噫气，若不下利者，此条旋覆代赭汤也，若下利者，前条生姜泻心汤也。"

汪苓友指出："此噫气，比前生姜泻心汤之干噫不同，虽是噫而不至食臭，故知其为中气虚也。"

栀豉汤类方应用

栀子豉汤——热扰胸膈，虚烦不寐——宣郁化浊，清热除烦。

栀子甘草豉汤——热伤中气，气息不足——补益中气。

栀子生姜豉汤——热与水结，气逆而呕——化水降逆。

栀子厚朴汤——邪热郁结，卧起不安——行气除满。

栀子干姜汤——上焦热浮，中焦虚寒（上热下寒）——上清热，中以温中。

栀子柏皮汤——阳明发黄，湿热郁蒸——清泄湿热。

栀子大黄汤——酒疸郁热，心中懊憹——清热于上，除实于中。

按：

1. **栀子豉汤**　此方主治汗吐下后，余热未能清除而留扰胸膈，症见虚烦不得眠，严重者就会翻来覆去，心中闷乱不宁，难以形容，即所谓“必反复颠倒”。这种余热，实际是一种虚热，弥漫胸膈的无形质之邪。巢元方指出：“脏腑俱虚而热气不散。”已经把这个病因阐述得一清二楚了，此方用栀子，苦寒泄热，热得泄而胸膈自宽，豆豉轻浮上行，宣透解郁，化浊为清，胸膈自得清旷，而心烦懊憹自除而无虞也。

2. **栀子甘草豉汤**　是栀子豉汤加甘草一味，虚热弥漫既久，中气不支，加甘草以补益中气，因为甘草一药，其性味甘平冲和，有通行十二经腧，缓急止痛之功，而又善于调和诸药，故有“热药用之以缓其热，寒药用之以缓其寒，寒热相杂，入甘草一药而得其平”之说，总之甘草一药以调中益气为之本也。

3. **栀子生姜豉汤**　栀豉汤证之余热扰动胸膈，又与水气互为郁滞，胃气不得安和而上逆为呕，所以加生姜化水气而降逆止呕。生姜一药，味辛微温，功能散寒发表，止呕祛痰，和胃气。水气与热气搏击者，借生姜之辛以开之也。

4. **栀子厚朴汤**　《伤寒论译释》对此方解释甚为中肯，今录之：“本方栀子除心烦，厚朴枳实泄腹满，热得清则烦自除，气得行则满自解，栀子厚朴汤可以说是栀子豉汤与小承气汤两方加减的合方，因为较栀子豉汤仅少豆豉一味，较小承汤仅少大黄一味，如果没有烦而单纯腹满，即为小承气汤证。单心烦而无腹满，则为栀子豉汤证。本证虽然腹满，但尚未至阳明腑实的阶段，故不用大黄泻下，然邪热毕竟已经入里及腹，故不用豆豉的宣透，而取厚朴枳实之利气除满。”张隐庵曰：“栀子之苦寒，能泄心下之烦热，厚朴之苦温，能消脾家之腹满，枳实之苦寒，能解胃中之结热。”

5. **栀子干姜汤**　伤寒医以丸药大下之，身热不去，微烦者，栀子干姜汤主之。本条是指大下之后，损及脾胃，促使成了中焦虚寒，上焦浮热的上热下寒之形状，从病理上测知，本条还可能有腹胀满或腹中作痛的症状，既然出现了这种上热下寒的病象，故用栀子以清上焦之虚热，用干姜以温中止痛。

陈蔚曰：“栀子性寒，干姜性热，二者相反，何以同用之？而不知心病而烦，非栀子不能清心，脾病生寒，非干姜不能温之，有是病则用是药，有何不可，且豆豉合栀子，坎离交媾之义也，干姜合栀子火土相生之义也。”

6. **栀子柏皮汤**　《伤寒论》指出：“伤寒身黄发热，栀子柏皮汤主之。”261条之条文，言之甚简，以方测证，乃属湿热郁蒸所引发，既没有腹满之症，又无有恶寒的表证，所以采用了栀子柏皮汤予以清泄湿热之郁。然而该病还应当注意有汗没汗、有没有小便两个特征，既没有汗出，又没有小便，湿热之邪也就没有了出路，所以采用了栀子之苦寒以泄三焦之火，通利小便，黄柏苦寒，善于清热除湿，甘草调和胃气以益脾，而又缓和二药之苦寒之性，三药合和，迫使湿热之邪，从小便而去，湿去热净，其黄必也退去而愈。

7. 栀子大黄汤 《金匮要略》指出："酒黄疸，心中懊侬，或热痛，栀子大黄汤主之。"本条云酒黄疸乃指酒客之黄疸病，这种黄疸病，是酒客积郁成热，不得发泄而形成。他所表现的症状是身黄、心中烦热不安、热痛、腹中满、重在心下等。栀子大黄汤是栀子、大黄、枳实、豆豉四味，其主要作用是解除实热，茵陈蒿汤腹满显著，病的重点在腹部，栀子大黄汤是心中懊侬较明显，病的重点在心下。栀子豆豉撤热于上焦，枳实大黄除实于中焦，方机乃上下分消。

《备急千金要方》：枳实大黄汤（即本方）治伤寒饮酒，食少饮多痰结发黄，酒疸心中懊侬，而不甚热或干呕。

《肘后方》：酒疸者，心中懊侬，足胫满，小便黄，饮酒发赤斑黄黑，由大醉当风入水所致，治之方即本方。

《医醇賸义》：栀子大黄汤治黄疸。热甚脉实者。

谈柴胡加龙骨牡蛎汤的应用

柴胡加龙牡汤方：柴胡、龙骨、牡蛎、黄芩、生姜、铅丹、人参、桂枝、茯苓、半夏、大黄、大枣。

该方以小柴胡汤一半剂量，去甘草加龙骨、牡蛎、桂枝、大黄、铅丹组成，以和解少阳，镇惊止烦。

盖少阳之邪，因误下而传府，相火弥漫，枢折而不能转侧，诸症之作，如此条所云也。方以柴胡、桂枝和解出表，以缓身痛，伍大黄和解泻里以止谵语，配铅丹龙牡镇魂魄而平烦惊，茯苓渗利而通决渎，姜、枣、人参扶正祛邪以益气津，胆复中正，枢转有权，则"表里虚实，泛应曲当，而错杂之邪，庶几尽解也"。大黄后下，法尤允当，此乃煎煮方法之着眼点，至于铅丹内服，尤当慎重，余常用代赭石、姜半夏以代之。

铅丹，即黄丹，为黑铅制作而成的铅化合物，用铅与硝、硫黄制成为黄赤色的粉末，故又名黄丹，其味辛，性寒有毒，入心脾肝三经。外用拔毒生肌，内服坠痰截疟，内服一次量不超过 5 分，以防中毒，仲景在此用之"取其入胆以祛痰积也"。

1. 心悸失眠

夏某，女，40 岁。心中怵惕不安，胆怯易惊，寐劣多梦，夜间心中烦热汗出，胸胁苦闷，中脘痞滞不宽，周身乏力，口苦咽干，头目昏沉，舌质偏红，舌苔黄腻。病来7个月。

辨证治疗：心胆气滞，枢转失调，痰湿泛溢，胃失和降。治以柴胡加龙牡汤化裁。

柴胡12g，黄芩12g，茯苓20g，半夏20g，牡蛎20g，龙骨20g，远志10g，水菖蒲10g，炒枳壳20g，陈皮20g，青黛10g。

上药以水3杯，煮取1杯，药滓再煮，取汁1杯，日分2次温服。

二诊：上药连服6剂，心中烦热减轻，中脘显宽，精神渐振，脉来不若前甚，上方续进。

柴胡12g，黄芩15g，茯苓25g，半夏20g，枳壳20g，水菖蒲12g，远志10g，酸枣仁30g，青黛10g，龙牡各20g，瓜蒌30g。

上药水煮2遍，取汁2杯，日分2次温服。

三诊：枢转有权，痰湿渐化，三进上药，大腑宣通，夜得安寐6h，心中烦热、汗出已少，口苦咽干，头目昏沉渐渐好转，食欲已有馨味，仍守上方续服。

柴胡10g，黄芩10g，茯苓20g，枳壳20g，半夏20g，远志10g，水菖蒲10g，酸枣仁30g，龙牡各20g。

上药水煮2遍，取汁2杯，日分2次温服。

2. 头昏头痛

赵某，女，50岁。患头昏头痛，数年不愈，西药维持治疗，时好时歹，医院神经科诊断为神经性头痛。服西药已无效。目前：头昏头痛加重，甚则泛恶，呕吐苦水，绿如菜汁，心烦易怒，夜寐不安，饮食渐减，精神委顿，周身疲倦，脉来弦细数，舌红苔薄黄。证属肝胆气滞，枢转不利，胃失和降，痰湿泛溢，治以疏肝理气，调其枢机，清宣上窍，和胃化滞。处方：柴胡10g，黄芩20g，半夏20g，茯苓20g，枳壳20g，瓜蒌30g，青黛10g，龙骨15g，牡蛎15g，钩藤40g，天虫10g，桑叶30g，酸枣仁30g。上药水煮2遍，取汁2杯，日分2次温服。

上药加减连服21剂病瘳。

3. 惊厥

马某某，男，50岁，农民。夜行落于坑中，之后经常头痛，头晕，心悸，甚则惊厥，口吐白沫，家人掐人中以缓解，迄今1年半，其病不断发作，多方治疗，未能根除。脉弦滑，舌质偏红，苔黄腻。拟镇惊豁痰法。

柴胡10g，黄芩15g，半夏20g，胆南星10g，龙骨20g，牡蛎20g，天虫12g，瓜蒌30g，生代赭石20g，双钩藤30g，珍珠母30g。上药以水3杯，煮取1杯，药滓再煮，取汁1杯，日分2次温服。

二诊：上药连服6剂，头痛、头晕减轻，心悸不若前甚，仍守原方续服。

三诊：连服上药31剂，其间只发作1次，但神志尚清，脉来不若前甚，变通上方继服。隔日服药1剂。

柴胡10g，黄芩10g，半夏20g，胆南星10g，龙牡各20g，双钩藤30g，珍珠母20g，生代赭石20g，酸枣仁30g，柏子仁10g，生姜3g。白金丸2袋。

上药水煮2遍，取汁2杯，日分2次温服。每服兑冲白金丸1袋（每袋6g）。

四诊：继服上方，2个月来惊厥未发，脉来细弱，舌质舌苔正常，有时身感疲倦。与柏子养心丸，日2次，每次1丸，白水冲服。

按：柴胡加龙牡汤是一首和解清热、豁痰镇惊、扶正祛邪的名方，余经常喜用此方治疗惊悸、癫痫、郁证、精神分裂症、神经官能症及更年期综合征等，临床加减每取良效。

4. 阴维热证

王某某，女，70岁，2004年1月3日初诊。

恼怒后，遂发心悸，头晕，两胁下阵阵烘热汗出，一日10余次，昼夜不得安寐，中脘嘈杂不适，神魂无依，两腿畏冷，脉弦细而数，舌红，苔薄黄。

辨证治疗：阴维之脉起于诸阴之交，其脉发起于少阴经之筑宾穴，为阴维之郄，上循股内廉，上行入小腹会足太阴、厥阴、少阴、阳明于府舍穴、大横穴、腹哀穴、期门穴、天突穴、廉泉穴。至于为病，而“三阴热厥作痛，似未备矣”。凡属于热痛者，有“兼少阴及任脉者……兼厥阴者……兼太阴者……兼任冲手厥阴者。”少阴为阴经之枢，少阳为阳经之枢，所谓“阳枢动，阴枢随”，这动与随，一旦失去平衡，便形成了枢折不能转侧的证候，启动这二枢转动以疗诸症则十分重要。方以柴胡加龙牡汤。

柴胡10g，条芩10g，台参10g，桂枝10g，茯苓15g，半夏15g，大黄10g，生姜6g，大枣6枚，代赭石20g，龙骨20g，牡蛎20g，上药水煮2遍，日分2次温服。

治疗经过：上药服1剂，两胁下烘热，减去一半，继服3剂后，烘热消失，其他诸症亦随之减却大半。惟患者素有冠心病史，后予上方加减，继服6剂，心悸、汗出均愈。1个月后追询，一切正常。

谈黄连阿胶汤的应用

黄连阿胶汤方：黄连10g，黄芩10g，白芍10g，阿胶10g（烊化），鸡子黄2枚（搅冲）。

上药先煮3味，取汁2杯，再烊化阿胶，药适温加鸡子黄1枚搅匀服之，日2服。

此方是治少阴病热化证之良方，邪热深入少阴，肾之阴津不足，不能上济于心火，以致心火亢盛，而现心中烦不得卧之病，此方苦咸互用，苦寒以疗心火之炎。咸寒以滋肾水之阴，俾心肾相交，水火互济，亦泻南补北之法。黄连、黄芩清心火以除烦，阿胶、鸡子黄、白芍调补肾阴以补血。黄连伍阿胶，滋而补之。芩连伍阿胶、鸡子黄清热而滋润。后世《备急千金要方》之驻车丸，王海藏之阿胶汤，李东垣之朱砂安神丸，朱丹溪之大补阴丸，吴鞠通之连梅汤，均宗此方套出。

1. 心烦不寐

周某某，女，71岁。家事萦劳，患不寐已3个月余，服甲丙氨酯等药无效。目前：心中烦热，有时头晕，卧寐不安，甚则寐劣多梦，躁扰不安，脘中滞闷，不欲饮食，小便短赤，大便干燥，舌质红绛，少苔，脉弦滑。治以黄连阿胶汤加味。

黄连10g，黄芩10g，白芍15g，炒枳壳10g，陈皮10g，阿胶8g，鸡子黄2枚，龙牡各20g。

上药先煮5味，取汁2杯，烊化阿胶，日分2次温服，每服加鸡子黄1枚搅冲。

二诊：上药连服6剂，心中烦热、头晕、便燥均减大半，脉来不若前甚，上方既已显效，仍步上法予之。

黄连10g，黄芩10g，白芍15g，炒枳壳10g，龙牡各20g，鸡子黄2枚。

上药以水3杯，煮取1杯，药滓再煮，取汁1杯，日分2次温服，每服加鸡子黄1枚搅冲。

三诊：上药迭进12剂，诸症得已，惟睡意未酣。

黄连8g，白芍10g，知母10g，生酸枣仁30g，甘草10g。

上药文火煮取1杯，夜睡前顿服。

2. 咯血

裴某某，男，44岁。月前患伤风发热，输液打针身热退，咳嗽不已，近来竟咳痰带血，傍晚感心中烦热，身微汗出，目前伴口渴、便秘、小便深黄，脉来弦滑，舌质偏红，少苔。急以滋阴降火，清肺止血，不使病入肺痨则无虞也。

黄连12g，黄芩12g，白芍20g，生地黄30g，白及10g，阿胶珠10g，丹皮10g，枇杷叶20g，杏仁10g，连翘20g，甘草10g，鸡子黄2枚。

上药以水3杯，煮取1杯，药滓再煮，取汁1杯，日分2次温服，服前加鸡子黄1枚搅匀服下。

二诊：上药迭进6剂，咯血止，身热汗出已减大半，心中尚有烦热之感。脉来不若前甚。病将出险入夷，继以上方，加减续服。

黄连8g，黄芩10g，白芍15g，瓜蒌皮20g，杏仁10g，枇杷叶10g，金银花15g，生地黄15g，牡丹皮8g，鱼腥草20g，生甘草10g，鸡子黄2枚。

上11味水煮两遍，取汁2杯，日分2次温服，每服加鸡子黄1枚搅冲。

谈真武汤的应用

真武汤方：茯苓20g，白芍15g，白术10g，附子10g，生姜6g。方以附子温煦肾阳以祛寒邪，茯苓、白术健脾利水，生姜辛温以温散水气，巧用白芍以缓姜附之燥，敛阴合阳，和营止痛，可谓刚柔相济之法。主治：肾阳式微，小便不利，身肿，心悸，头目眩晕，腹痛，下利，四肢沉着等症。其病变虽言在少阴心肾，但重点在肾，肾又重在肾阳虚，水气泛溢。如水气泛溢于胃，则恶心呕吐或口淡泛溢清水；水气泛溢，上射于肺，则形寒畏冷，咳嗽，甚则哮喘；水气泛溢于肌表则面浮肤肿，水气凌于心则心中悸惕不安，心中恶寒不足；水气上蒙清阳之窍，则头目眩晕，精神昏昏然而动转身摇。水气泛溢于四肢，而四肢疼痛，久则变为溢饮，水气下走谷道，则下利，或腹痛。水气的变化颇多，如急性肾炎、慢性肾炎、支气管炎、肺气肿、慢性肠炎、梅尼埃病的脾湿眩晕等都与这水气病变密切相关。仲景《伤寒论》在运用这一方法时亦十分重视方剂的加减变化。如：咳者加五味子、干姜、细辛，这是因为水寒射肺，气逆不得下降，加此三味的辛温敛气以散寒水。小便利者去茯苓，说明水气重点在中上二焦，不在下焦。故不用渗淡利湿。下利者去芍药加干姜，这是因为脾胃虚，去芍药之苦寒下利，而加干姜在于温中止利。呕者，去附子加生姜，呕者为水气停留于胃，气逆于上，不必温煦肾阳，故去附子加生姜以降逆止呕。提示后人，临床治疗，亦不必固执成方。夏应堂先生说："有板方，无板病"。破弧为环可也。今举数例治疗医案于后可作参考。

1. 痰饮眩晕（梅尼埃病）

苗某某，男，45岁，农民，罹头晕3年不瘥，服药无数，时好时歹，终未根除。目前：发病3天。症见：头目眩晕，如立舟车之上，视物旋转，卧则亦然，闭目待之稍缓，两耳蝉鸣，右耳尤甚，头如裹，昏昏然，不时心悸，神志无依，胃脘痞滞，不思纳谷，有时口吐清水，甚则食入则恶心，又必吐出为快，精神萎靡不振，周身疲倦不堪，周身畏冷，四肢不温，小便清长，大便有时溏薄。脉来缓细，舌淡苔白滑，根部罩灰。

辨证治疗：脾虚生痰，肾虚生饮，痰饮泛溢，上蒙清阳之窍，致发痰饮眩晕，所谓“无痰不作眩”也。治以真武汤法温肾化饮，健脾祛痰。

制附子6g（先煮30min），白术15g，生姜6g，茯苓20g，防风10g，炒酸枣仁30g，陈皮20g。

上药水煮2遍，取汁2杯，日分2次温服，忌食水果寒凉之品。

二诊：上药连服6剂，眩晕减轻大半，心悸不若前甚，胃脘显宽，纳谷略有馨味，他症减不足言。其证略有转机，此亦吉兆也，仍宗原方扩充。

制附子10g（先煮），炒白术20g，生姜6g，茯苓30g，防风10g，炒酸枣仁30g，陈皮20g，白蔻仁6g，砂仁6g，甘草10g。

上药水煮2遍，取汁2杯，日分2次温服。

三诊：上方迭服6剂，胃苏思纳，精神振作，四肢渐渐而温，周身均感温煦，大便已调，小便清长，脉来较前充实，眩晕停，惟觉耳鸣尚作。补中气，以中气为上下三枢也，方守四君理中法。

党参15g，干姜6g，云茯苓20g，白术20g，甘草6g。

上药文火煮取2杯，日分2次温服。

上方连服6剂，诸症均瘥。

2. 脐下悸动

杨某某，男，26岁，公安干部，患感冒发热，住院输液打针5天，感冒发热瘥。惟觉脐下悸动不安，西医再度输液，脐下悸动不愈，反增，昼夜不得安寐，特转中医治疗。目前，脐下悸动，以手按之亦觉有跳动感，患者精神不振，周身畏冷，脉沉弦，舌淡苔白。

辨证治疗：《金匮要略·奔豚气病脉证治第八》指出：“发汗后，脐下悸者，欲作奔豚，茯苓桂枝甘草大枣汤主之。”按患者下焦本有寒气，又过多输液，下焦水气偏胜，大有上凌心阳之势，本病只脐下悸动，只是欲作奔豚之兆。只因患者有“周身畏冷”之感，故不用苓桂甘枣汤而以真武汤温阳下焦以缓悸动。

附子10g，云苓30g，白术20g，干姜6g。

上药先煮附子半小时，后下诸药，煮取1杯，药滓再煮，取汁1杯，日分2次温服。

二诊：患者以上法服药3剂，脐下悸动减轻十分之七，周身亦感温暖，精神振作，脉来较前充实，再与原方续进。患者继服原方3剂，病愈出院。

3. 哮喘

井某某，女，50岁，患哮喘10余年，长年服药不辍，逢冬则甚，适温则舒，今冬尤甚，一日傍晚，哮喘发作甚剧，症见哮喘气急，大汗出而身冷，面目青紫，精神大衰，痰鸣，声粗，脉来迟细若无。

辨证治疗：哮喘夙疾久病及肾，肾气虚极，其证为深，大有立即告匮之势也。速治其源以助真气，急与黑锡丹一丸化服。又急煎真武汤继服。

熟附子 15g，生姜 6g，白术 15g，云苓 15g，白芍 9g。

上药以水 4 杯，煮取半杯，药滓再煮，取汁半杯。

晚 1 次顿服。一夜安睡，汗收，身温，翌日晨，哮喘得以平息，精神振作。

4. 高血压

刘某某，男，66 岁。身体丰腴，行动迟缓，患高血压年余，服中西药物维持治疗，迄未得痊。目前，眩晕，心中悸惕不安，精神衰减，头摇，四肢不时震颤，甚则肢冷酸楚，腰痛，夜尿频数，色清，血压 170/100mmHg，脉象沉缓，舌质淡白，少苔。综合脉证分析，属肾阳虚，脾湿不运，治以真武汤意，以补肾之阳，以燠脾气。

炮附子 20g，炒白术 20g，云茯苓 30g，白芍药 15g，生姜 10g。

上药以水 4 杯，煮取 1 杯，药滓再煮，取汁 1 杯，日分 2 次温服。

治疗经过：上方连服 5 剂，精神振作，眩晕震颤十去其七，仍步上方，断续加淫羊藿、桑寄生、杜仲等，服药 21 剂，血压 126/90mmHg，行动正常。

潦水正误

近来在一些书刊小报上报道有关于潦水的论述，莫衷一是，使一些常服中药的人和一般中医都疑惑不解，有必要再申述一下，以纠其误。

有云："潦水，天空中之水落下，人们接到的水，即是潦水。"

有云："半天河之水，即上池之水。"

有云："此竹篱头之水，或空树穴中之水。"

后两种说法，曾与饮上池水混然一谈，已经是上千年的事了，至今还有医生不能理解，实际上是道家饮颌下之金津玉液之水，咽之使下，这津玉之液便是上池之水。余已报之于前不赘。现在只说潦水，潦，水大貌，水积曰潦，即大雨所积之水也，李时珍指出：降注雨水谓之潦。又淫雨为潦，气味甘平无毒。其主要作用"调脾胃去湿热"。

成无已说："仲景治伤寒，瘀热在里，身发黄，麻黄连轺赤小豆汤，煎用潦水者，取其味薄，而不助湿气，而利热也。"

虞抟把这一问题说得更清楚，云："潦水者，又名无根水，山谷中无人去处，新土窠凹中之水也，取其性不动摇，而有土气内存，故可以煎熬，调脾进食，亦补益中气之剂也。"

李时珍、成无已、虞抟三氏之论基本相同，其疗效又均与"内清湿热"看法是一致的。

按：天雨下降，其性寒凉，下与土气甘淡之合，即寒凉甘淡之水，取之澄清后，即可煎煮中药，惟脾胃湿热之病可用之。若云竹篱头水，能有几合，若云树洞之积水，有毒。《医学大辞典》云：此水有毒，可以洗疮。万万不可用，万万不可信也。

孙朝宗

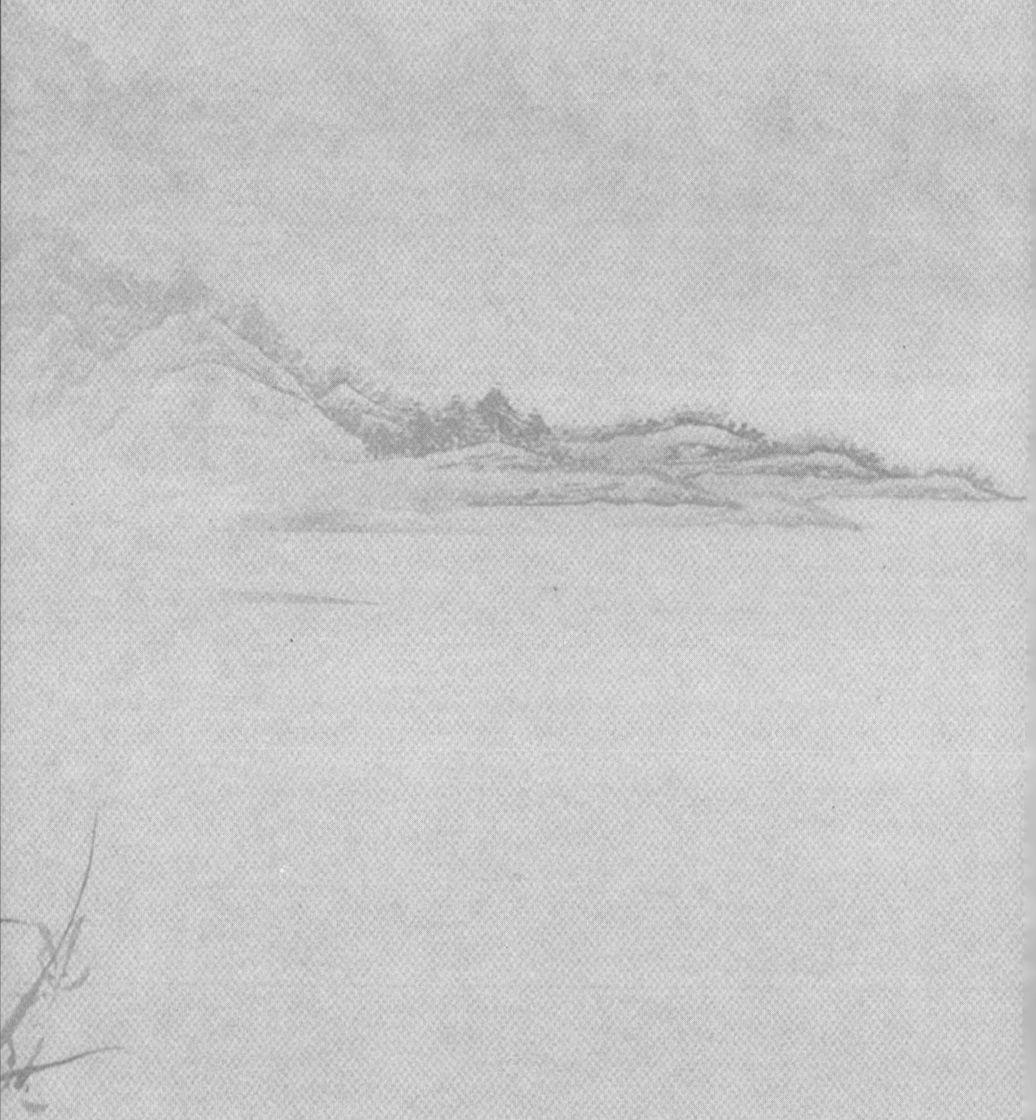

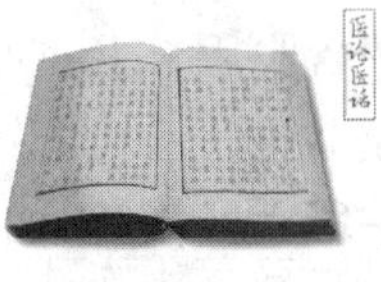

五、医论与治疗

谈《包氏医宗》 六经欲解时

《包氏医宗》乃上海包识生先生之大作，一共三集，阐发仲圣言外之旨，注释颇有卓见，堪为后学津梁，为医者，欲求真学不可不读是书。今选六经欲解时之章节，以示弟子。

1. 问曰：太阳病欲解时何以在巳午未三时？

答曰：太阳者，大阳也，日中之阳为太阳，太阳病之虚者，得天地太阳之助力，正旺而邪衰，故病解也。

2. 问曰：阳明病欲解时，从申至戌上？

答曰：阳虚得阳则病愈。此言阳明虚从治之法也，按三阳主时，少阳最早，太阳居中，阳明最迟，为申酉戌三时，此三时属日晡之候，阳明之虚证，故得此时而愈；而阳明之实证又逢此时而剧也，故曰日晡所发潮热者，属阳明也，宜承气下之，先师虽未明言实反，然在太阳以详论其理，读者宜三反也。

3. 问曰：少阳病欲解时，何以从寅至辰上？

答曰：少阳者，小阳也，寅卯辰日出未高，阳犹小也，同气相求，虚证得助而愈也。此言虚证从治法也，按少阳属木，木主寅卯，正木气当旺之时也，春日亦为阳气渐旺之时，亦主木气发生之候，寅卯辰实与正二三月义同也。

4. 问曰：太阴病，欲解时，何以从亥至丑上？

答曰：亥为阴之终，子为阳之始，太阴属土，有阴阳消长之权，故虚者不能行其职权时，得天机之助，故愈也。此言太阴虚证从治法也，夫太阴之主时，起于亥接近阳明之后，过子终于丑，连贯三阴，故为三阴之母也。

5. 问曰：少阴病欲解时，何以从子至寅上？

答曰：肾水正北坎方也，一阳初动，得时而兴，子时应运故也。按少阴以阳生为佳兆，半夜人气列尾闾，为真阳发生之候，故少阴病得时而愈也。但虚者得旺时而愈。

6. 问曰：厥阴病欲解时，何以从丑至卯上？

答曰：厥阴为纯阴之地，中含少阳，丑寅卯夜将尽而日将始，又为少阳主气之时候，故内有二时与少阳相共也。

包识生先生于太阳篇还有一段六经欲解时的综论，请看下文。

“按一日十二时，三阳居九，三阴居五，寅时为日出天晓之时，阳气初出，仍是小阳，小阳者，少阳也，故寅卯辰三时为少阳所主，少阳虽主三时，尚含厥阴母气二时在内，如哺乳小儿在母怀中时候更多也。小阳渐大日渐高，至巳午未三时，日居天中则小阳变为大阳矣，大阳者太阳也，故巳午未三时为太阳所主，阳气由小而大，大而必旺，旺则极明，故曰阳明，日已斜西，阳气衰老，阳明者，纯是一个老阳也，故申酉戌三时为阳明所主。阳已衰老，日落西山则太阴出现，故亥子丑三时为太阴所主，太阴之后，子时阳气渐多，阴气渐少，少者少也，故子丑寅三时为少阴所主。两阴交尽曰厥阴，厥阴者，老阴也，阴老必衰，则阳气渐旺，而且中含少阳，故丑寅卯三时为厥阴所主也。夫病之虚者，得旺时而愈，实者得旺时而剧……先师下一从字，甚有深意即虚从之谓也。”

按：六经欲解时，历代注解家，大多随文附意，艰涩难懂，而包氏深奥而浅出的解释，可为振聋发聩之作也，读者当叩首而谢之也。

谈《医理真传》

《医理真传》四卷，乃清朝郑寿全著。郑寿全，字钦安，四川省邛州（今邛崃县）东路白马庙人，清同治年间蜀地蓉城名医，出身于儒门世家，其祖父郑守重为前清贡生。钦安幼承庭训，早年求师于省城成都名医刘芷塘先生，深潜斯道20余载，于《内经》《周易太极》《仲景伤寒》垂方法，深得其义，深明医理，医术精湛。另著《伤寒恒论》《医法圆通》计三种行世。

《医理真传》一书，乃郑钦安阅读陈修园医书一十三种之后，对书中的分阴、分阳，用药机关，略而不详的一次补充。全书之立论，条理清晰，诗解图文并茂。其主要有：乾坤化育，人身性命立极，与夫气机盈亏，内因外因，阳虚、阴虚，病情实据，用方用法，活泼圆通之妙，详言数十条，强调阴阳气血，熟谙六经辨证，论深而浅出，言简意赅，用药善用桂、附，被后世称为“火神派”的代表人物。

《医理真传》卷一之首，重点为易医相通，五行、内伤外感、四诊及伤寒六经提纲病情。卷二重点设阳虚证问答三十余条。卷三重点设阴虚证问答，近三十条，二三卷之阴虚及阳虚之诸症，诸条论述剀切，理论深邃而又浅出，为医者，不可不读。卷四设杂问十四条，疾病三十四条都为必读之例。今选录乾坤大旨及易医相通之真龙约言，以供观赏。

“乾坤大旨”：

☰乾为天，属金，纯阳也，称为老父、老阳、老子，又名曰“龙”。

☷坤为地，属土，纯阴也，称为老母、老阴。乾坤交媾，化生六子。乾之初爻，乘于坤之初爻，而生长男，震也。乾之二爻，乘于坤之二爻，而生中男、坎也。乾之三爻，乘于坤之三爻，而生少男，艮也，故曰乾道成男（初爻、二爻、三爻、喻乾金、真精、真气发泄之次序也）。坤之初爻，乘于乾之初爻，而生长女、巽也。坤之二爻乘于乾之二爻，而生中女，离也。坤之三爻，乘于乾之三爻，而生少女，兑也。故曰坤道成女（初爻、二爻、三爻、喻坤上，真阴流露之度数也）乾坤六子长少皆得乾坤性情之偏，惟中男、中女，独得乾坤性情之正，人禀天地之正气而生，此坎离所以为人生立命之根也。

“真龙约言”：

夫真龙者，乾为天是也（乾体属金，浑然一团，无一毫渣滓尘垢，古人以龙喻之，言其有变化莫测之妙）。乾分一气落于坤宫，化而为水，阴阳互根，变出后天坎离二卦，人身赖焉，二气往来，化生中土，万物生焉，二气亦赖焉。如坎宫之龙（坎中一爻，乾体所化）初生之龙也，养于坤土之中。故曰，见龙在田，虽无飞腾之志，而有化育之功。是水也，无土而不停蓄，龙也，无土而不潜藏，土覆水上，水在地中，水中有龙，而水不至寒极，地得龙潜，而地即能冲和水土合德，世界大成矣。窃思天开于子（子时一阳发动故也），而龙降焉。龙降于子，至巳而龙体浑全，飞腾已极（故五、六月，雨水多，龙亦出，皆是龙体浑全），极则生一阴，一阴始于午，至亥而龙体化为纯阴已极，极则生一阳，故曰复一、一也者，真气也，天之体也，气虽在下，实无时而不发于上也。若离中真阴，地体也，虽居于上，实无时而不降于下也。故《易》曰：本乎天者亲上，本乎地者亲下，此阴阳升降之要，万古不易之至理也。业医者，果能细心研究，即从真龙上领悟阴阳，便得全身一付全龙也。

谈《傅青主女科》 生化汤

生化汤方：当归 24g，川芎 9g，桃仁 6g，炙甘草 1.5g，炮姜 1.5g，水煎后加入黄酒 15g，童便 30g，顿服。

该方重用当归以补血、活血为主药，配成川芎以行气活血止痛，配桃仁祛瘀血以止痛，炮姜性味辛温以温经并祛寒气。方中又加甘草以和中止痛，调和诸药，黄酒一药用之特巧，以助诸药发挥效力，童便非但滋阴，且可除其虚热，全方共达，活血化瘀，温调冲任以止痛之功效。这一方子配伍甚巧，其疗效也特别显著，为后世之医喜用之方，在全国亦流传甚广，以至后来的药铺都备下此药，以疗产后腹痛者。因其疗效好以至家喻户晓。如唐容川先生在他的《血证论》一书中，亦极赞其功云："既产之后身痛腰痛，恶血不尽阻滞其气，故作痛也。盖离经之血，必须下行不留，斯气无阻滞，自不作痛，又能生长新血。若瘀血不去，则新血不生，且多痛楚，宜归芎失效散及生化汤治之。"陆九芝在他的《世补斋医书》中亦极赞其功效，并申其说云："天曰大生亦曰大化，生化汤之所由名也。生化汤之用莫神于傅征君青主，凡产前产后，彻始彻终，总以佛手散，芎归二物为妇科要药，生化汤亦佛手加味耳。方中炮姜只用四分，不过借以为行气之用，助芎归桃仁以逐瘀生新，而甘草补之，寒固可消，热亦可去……"

余几十年以来，对于产后之病，亦多采用傅氏这一方法。实践证明这一方法最具有普遍性，我体会：使用这一方法时最重要的是剂量问题，一般来讲，是不可改动的，就是改动亦不可喧宾夺主。至于增减使用，切记不可芜杂。

1974年，街坊于某，产后5天，恶漏点滴，小腹作痛，按之痛甚，并乳汁不通。两乳房胀痛，不欲饮食，脉象沉弦，方予生化汤：当归24g，川芎9g，桃仁6g，炮姜1.5g，甘草2g，王不留行9g，黄酒兑冲30g。服药1剂，恶漏增加，下腹痛略减，3剂后恶漏渐尽，腹痛止，乳汁亦通，嘱食饮调护，勿使感寒。

1985年，余治工人新村朱妇，小产后，下腹一直隐约作痛，约近1个月不已，以热物暖其小腹则痛减，但减而不瘥。精神饮食均可，脉略细弦，舌有紫暗点满布，予生化汤3剂，下紫黑色瘀血多许。连服6剂后小腹痛止，按之柔软，告愈。又治一王姓妇，产后5天，恶漏甚多，并心悸，身汗出，脉浮虚无力，予生化汤去桃仁加人参10g，制何首乌10g，柏子仁9g。连服4剂，恶漏尽止，心悸汗出并愈。

谈《止园医话》 三大要方

罗止园（1879—1953），名文杰，字亦才，别号止园，山东省德州市进步街人（原大营街又名状元府街）。出身书香门第，清光绪二十四年秀才。1935年任北平美术学院教授，1938年任华北国医学院教授。中华人民共和国成立后与赵树屏组织北京中医学会。著作有《止园医话正续集》《新伤寒证治庸言》《肺痨病自疗法》《恫瘝集》《实验药物学》《罗氏家规》《经史子集要略》《止园山水画集》等。

1. 水肿病基本方　白术、茯苓、山药、人参、黄芪、麻黄、防己、杏仁、泽泻。

书中云："虚证之肿，率多久病，其症象皆系渐渐而来，其原因中医书谓脾、肺、肾三脏虚弱，不能化气，其证候率尿少、食少、无汗、无津液，渐渐四肢浮肿，日久延及全身尽肿，症自内发，皆不足之象，医为之阴水，脉象多细弱，然亦有反见洪大无力之脉者，皮肤肿处，以手按之，多不能起复，如按湿面，皮肤苍白，中医有效治法，以补脾补气。补阳附子、肉桂、干姜，补肾补骨脂等法最为切实。对于虚肿之症，尤宜于相当方剂之中，加以淡渗利尿之品，茯苓皮必重用，且宜兼固胃气，稍加砂仁。重者数十剂，轻者十余剂，无不收功。"

2. 肺痨病主方　白芍 18～30g，茯苓 15～30g，山药 12～24g，生地黄 9～24g，熟地黄 12～24g，芡实 12g，薏苡仁 12g，贝母 6～15g，沙苑 12g，杏仁 12～18g，橘红 3g，梨 1 枚为引。吐血加藕节 24g，汉三七末 3g。虚汗加生牡蛎 30g，鳖甲 30g。咳甚加紫菀 12g，米壳 9g，桑白皮 9g。痰多而稀重用茯苓，加远志 9g。咽干咽痛加玄参 9g，竹叶 9g，去茯苓。

书中重点指出："肺痨病治法总论，余既认定虚弱为肺痨原因，结核为肺痨结果，故余治此证，专注重于脾胃及肾之清补，使病者脾胃强壮饮食增加，自然气血渐旺，肾阴潜和自然虚阳归纳……盖热之正常生理，本应涵蓄于吾人气血之中。气血若无此热之温煦，则不能生长，此热若无气血之含吸，则亦失其附丽，此证气血与热，因身体太弱愈离愈远，则愈虚愈热，愈热愈汗，愈汗愈虚，阴阳脱钮，日久难愈，势必消耗灼烁，使人体之内，无丝毫自救能力而后已。"又云："余以为正常之热（平温）在人体内乃最宝贵之物，惟肺痨病者，阴血不足，不能含濡者热，使其潜净融合，以发挥其温暖人体之正常作用，反而浮游灼烁，不得其所，酿成亢旱干枯之病态，医者应设法令其归纳、中和、汲收自然热退。"又云："余主张治肺痨之热，可以使热收缩，不可使热放散。"论及方中主药白芍时，又云："例如白芍，此药不但养阴，且能敛汗，又能敛肺止咳。为治肺痨病不可多得之品……白芍用量须在一两以上。"

3. 大补气血方　大台参 24g，炙黄芪 24g，当归身 30g，柏子仁 12g，炒酸枣仁 12g，龙眼肉 12g，炙甘草 12g。煎妥冲入黄酒少许，此药煎 1 大杯，日分 3 次分服，或不用黄酒亦可。

按：书中论及证治，甚有见地，其谓："怔忡指久病无热之心脏重症而言……此证原因，不外心脏衰弱，所最习见者为老年人，衰弱者，及大失血之后，大热性病之后，日久惊恐，及手淫，均为本病原因之一，其次则嗜酒者，身体虽不甚衰弱，亦能渐罹此证，治不得法，多取死亡之转归。"论及证候表现时又云："感觉心脏部跳动不宁，有轻证之患者，偶然心动多不注意，若再病势加重，则每隔数分钟，或暂停止呼吸时，则觉心脏突突擂动，若连珠水泡之激发，稍停又来，忐忑不宁，渐见失眠，喘促，面目浮肿，一有思虑及谈话，即感心乱，即或一人独处，亦觉心内扰乱悲惨，有口不能言之心内悲苦……”又云：“西医对此证惟一治法为强心剂……一时有效，药一间断则病仍发作……中药之大补气血法，则极简单平和数味，此数味不知几经实验若干年，而始得之，不可忽视也，其药力之大，起死回生，真有研究之价值，真可定为本证之标准方矣。”

以上选取罗氏三大要方，简述之，于其言语之中，可见罗氏之卓识，余数十年之中亦每每选用之、实践之、总结之，方敢定罗氏之三大要方云。

谈《慎斋遗书》

周慎斋，名之干，安徽太平县人，生于明代正德年间，《中国医学三字经》云：“中年病腹部中满，医治无效，一日晚间赏月，忽见月被云蔽，顷间胸闷，倏忽来云散，胸闷即畅，因而悟及：云为阴，风为阳，阳气通，阴翳消之理，遂制和中丸，服一月而安，于是致力于医学，用药以六味、八味、补中益气变通化裁，著有《慎斋遗书》十卷。”

《慎斋遗书·卷一·论阴阳脏腑》。重点叙述天人相应，偏重人之阳气，如云：“阳能生阴，故一分阳气不到，此处便有病。”“火在丹田之下者，是为少火，少火则生气，离丹田而上者，是为壮火，壮火则食气，食气之火，是为邪火，生气之火，是为真火。”尤重胃气，其云：“胃中阳气贯于五脏之内，假令胃中阳气不到于肺，是肺中胃气虚也，余可类推。”其中亦论及三阴三阳之枢机。更详论其生克制化云：“五行不克则不生，在五脏亦然，人徒知克我者为贼邪，而不知克我者为夫也，盖女无夫则不生，五脏无克亦不生，如水生木，木不生于江湖河海而生于厚土，土克水而生也，相生之道，人皆知之，相克之义，举世没知，经云：承乃制，制则生化，有志岐黄者，宜详味焉。”

《慎斋遗书·卷二·望色切脉·辨证施治》。其论脉，出神入化，云：“脉者，非血非气，乃人之神也，神者精气血三者之流行也。”扩乎哉大而详矣，辨证施方，广而约之，云：“诸病不愈，必寻到脾胃之中，方无一失……诸病有吐泄之证，莫忘脾胃，虽有杂证，以末治之。”

《慎斋遗书·卷三·二十六字元机》。为理、固、润、涩、通、塞、清、扬、逆、从、求、责、缓、峻、探、兼、候、夺、寒、热、补、泻、提、越、应、验。述其病有千变万化，其治不出十六字元机也，略举一二，以供观摩。

理。“资生万物位坤宫，忌湿宜温益理中，血气源头从此化，先天化育赖为宗。土为万物之母，在人身则属脾胃，喜温恶湿，地黄湿滞之物，非其所宜，惟与参苓芪术甘姜豆蔻陈皮山药之类相投，深有补益，先天后天所生气血，由此而化，凡治百病，先观胃气之有无，次察生死之变化，所至重者，惟中气耳，可不谨乎。”

固。“一点真阳寄坎中，固根须要药灵通，甘温有益寒无补，我笑丹溪错认功。水中之火，乃先天真一之气，藏于坎中，其气自下而上，与后天胃气相接而生，乃人身之至宝，劳伤过度，损竭真阴，以致精不能生气，气不能安神，使相火妄动飞腾，而现有余之证，非真有余，是因下元不足之故也……”

《慎斋遗书·卷四·用药权衡、炮制心法》。阐述用药之巧妙，进退各有法度，药物之炮制均且守规守矩。

《慎斋遗书·卷五·古经解、古方解》。对《内经》《伤寒论》之要冲部分，均做了扼要深入的独特见解。

卷六以下论述治疗大法，及对杂证均做出了重要阐述。曹炳章评云：“其阐发病源病理，言简意赅，能独出心裁，不拾前人牙慧，可谓真发明家，真著作家，业是道者，苟能将此书殚精致力，必大有裨益也。”

谈《意庵医案》

《意庵医案》是明代安徽省祁门县王意庵先生所著，原书是手抄本，经河南省中医研究所张金鼎、曹鸿云二位先生整理问世，使意庵先生这一中医学术得以发扬，厥功伟矣。全书记载医案八十四则，其病种：内科疾病 54 例，外科疾病 11 例，妇科疾病 5 例，儿科疾病 11 例，眼科疾病 3 例。其治法：用汗法治疗者 7 例，吐法 6 例，下法 30 例，和法 3 例，温法 3 例，补法 21 例，清法 4 例，消法 2 例，精神治疗 4 例，未治疗者 1 例，记别人治疗者 3 例。每例病案，皆属短小精湛，实属一部前朝难得的中医善本，值得学习。今附本书医案三则以飨读者。

1. 肾虚无子

元相西樵方公，年踰五十未有子。状元东峰一先生，请予视之，面部火色五出，晕更赤，六脉洪滑，两寸上溢，烦躁善怒。予曰：五内之火妄动，若是，毋乃温补下元之过欤？求子之道，当责肾水，真阴不足，而反用温补则火愈炽而阴愈消也。公叹曰：予阅人多矣，始闻至论。乃以麦门冬六十两，生甘草一两，熬膏与之服。

门下之士曰：未闻寒凉之药，能令生子？公曰：否，予深信王子矣，服之七日后，火退而烦躁除，不二年，生二子。盖麦门冬寒泻肺中伏火，强阴益精。夫肾虚补肺，补其母也，寒凉能令生子，抑其过也。故曰，致中和，天地位焉，万物育焉。

按：肾虚无子，医着手即与菟丝子、巴戟天、仙茅、淫羊藿等一派补阳之品，补之，塞之；而用寒凉之剂，调补肾虚无子者鲜也，此可补临床中医之偏颇，认识之不足，医者当三致意也。

2. 无妄之疾

姪孙兴祥之子，年二周，因忤其意，哭声不转，手足瘛疭，目反，女医掐其印堂、承浆及手足指，愈剧。审之，此儿性急，忤其意则触其怒。肝主怒，瘛疭，反目，皆肝之变也，如掐之愈忤而愈激其怒也。易曰：无妄之疾，勿药有喜。予令摒去旁人，禁止喧哗，闭其窗牖，令其母抱卧，净养一二时而止。

3. 郁热发狂

吴仕昂之妻，年50发狂，言语颠倒，骂詈善饮，人以为邪祟，乃治以巫。

予视之，乃上焦有热也。夫热气熏心，神乱妄言，热气蒸肺渴而善饮。巫乃鞭以桃条，反激其怒，而散其魂，震以法尺，反惊其心，而乱其神，喷其法水，反凝其腠理，而郁其热，愈治愈乱，愈乱愈治，其势必死而后已。

予以病脉之故，证其非邪，谕其家人，撤去法坛，并去桃条，妇人尚能知感，告我以鞭挞之苦，予以善言安之。以白虎汤撤去上焦之热，加人参、麦门冬，安魂定神，一服渴止，二服乃安。若以风痰发狂吐之，则徒损上焦之气，若以阳明发狂，实热下之，则诛伐无过之地也。不可不审。

又按，李时珍的《本草纲目》迟迟不能刻印，就是没钱。陆九芝的《世补斋医书》也是由于没钱，付不起昂贵的印刷费观望了16年，他的儿子（陆润庠）中了状元以后才得以梓版问世。民间无钱的老医多矣，就是由于没钱而淹没的善本医书亦多而又多也，张曹二君整理出版了这《意庵医案》，其功不可没也。

节录《医彻》“应机”之治

《医彻》一书，乃清嘉庆年间名医怀抱奇著。本书首论伤寒、三阴、三阳，表里寒热，及舌论，次论杂证、女科、心肝脾肺肾五大病。书末在“医箴”篇，详论“应机”一节，文字简炼，书以“从缓”“从急”“从权”“从经”“从本”“从标”六个方面，给读者临证时以灵机，实可启医者心悟矣。今录之以飨读者。

应机：

“凡病可以意料也，而不可以意逆，料则任彼之情形，逆则执己之臆见，有如素实者，而有一时之虚，则暂理其虚，素虚者，而有一时之实，则微解其实，此机之从缓者也。实证而攻之过甚，宜峻补以挽之。虚证而补之太骤，宜平剂而调之，此机之从急者也。热者清之，及半即止，继以益阴，寒者热之，大半即安，继以调和，此机之从权者也。实证久而似虚，其中有实，不任受补。虚证发而似实，其原本虚，不任受尅，此机之从经者也。病在上下取之，阳根于阴；病在下上取之，阴从于阳，此机之从本者也。表证见，本质虽虚，犹解其表。元气纵弱，犹攻其里，此机之从标者也。况乎病之来也无方，而我之应之也亦无方，千变而出之以万虚，有能遁其情者无之。”

谈《止园医话》治疝痛方

罗止园先生于《止园医话》初集末，载有一篇治疝痛病的方剂及论述，凡读过此医话而应用此方者，无不认为是一首良好的方法。20 世纪 80 年代初，北京岳美中先生在《岳美中医话集》中，亦极赞其功效，并加以研究，并修订药物和剂量，应用于临床以取良效。今节录《止园医话》论述疝症及方剂于后，以飨读者。

书中云：“中医书谓任脉为病，男子内结七疝，又方疝病不离乎肝，故认定疝属肝病……且此症除肾子睾丸肿痛，牵引少腹作痛，人皆知为疝病外，其内疝数种，中医书虽皆说明，然浅学之医，临证多不能认识，故不得不特别表明之。”

证候：此症除肾囊肾子肿痛牵引少腹，或肾子不痛只肿大，人皆曰为疝气，无庸详述外，其内疝症状之不易认识，而又恒见之，则为患者腹内时觉聚有有形之物，或横或竖，或一或二，病发作时，直向上冲，或绕脐腹作痛（向上冲痛者居多），且令人呕逆闷厥，上冲胃脘，吐酸胀痛苦万状，然勿而消灭，立时诸症皆去，归于无形，一如平人，腹内上冲之时，状类黄瓜，一直冲犯胃脘，头眩眼黑，呕逆气厥者极多，如此反复者极多，如此反复发作，长年累月，致患者全体衰弱，脉多弦实有利，体温多不高，但发作时，亦有寒热往来，及有四肢厥逆者，寒热虚实，务宜细辨，皆内疝也。

中医治疝之药，率用川楝子、小茴香、青木香、橘核、荔枝核、山楂核、炒延胡索等，轻症疝气，相当有效，甚则用附子其效卓著。然以余之经验，最效之方，则为附子与大黄合剂，此种用药系含大热大寒，同时并用，纵有古方，未免骇俗。然余实已经过数十年之临床实验，以附子、大黄，加入普通治疝气之中药，迅收特效，不可思议，此治外疝之经验谈也。故特定为治此症之标准方也。

熟附片 6g（二钱），川楝子 12g（四钱），荔枝核 6g（二钱），山楂核 3g（一钱），小青皮 6g（二钱），熟大黄 6g（二钱），小茴香 6g（二钱），橘核 3g（一钱），炒延胡索 3g（一钱），姜引煎服。

方后嘱云：“……极剧烈之疝气，无不立奏奇效，然减去附子与大黄则不效，其他各味，不过辅佐药品，然亦不可妄为加减，惟附子与大黄之分量，不必一律，医者当斟酌患者之强弱及病势之轻重，寒多或热多，与其脉象，临时酌定，大约自一钱至三四钱不等，如病者脉沉细，现寒象，则附子可用一钱五，大黄可用一钱，以此类推，神而明之，存乎其人，但附子大黄必须并用，缺一不可，则为一定不易之理，万勿犹予，致减本方效力也。”

录“范文虎医案一则”

某君年40余，患寒热缠绵年余，遍服中西抗疟退热药无效。先师至，见病者严闭窗户，盛夏犹着棉衣，旋奉先生以香茗饮之，觉有异香。至诊病时，先师询问病情甚详，并问及香茗何来？病人言：“此茶系自制，每年当荷花开时，以上好茶叶实荷瓣中，晚置晨收，使经露十余宿，然后阴干，密藏。我嗜此数载，每饮非此不甘也。”先师曰：“此物诚佳，我亦爱之，如能惠我若干，我当以秘制灵丹相报。”随处方蜀漆散与之。翌日，即以上好葵子数斤，专足送至病家，且曰：“以此佐药，一日可细嚼数杯，灵丹后再奉。”半月后，其人自来门诊，谓先师曰：“君真神人，服君药后，经年宿疾，一旦霍然，不复需灵丹矣。”先师笑曰：“君已服灵丹而不自知也，君病实由露茶作祟，因荷露清凉阴寒，哪堪久服，葵花向阳而开，其子得太阳之精气，以阳攻阴，病宁有不愈者乎？”病者叹服，相与大笑，于此可见先师善于问而敏于思矣。——吴涵秋等录自《先师范文虎先生临床经验简介》

附：范文虎简历

范赓治，字文甫（1870—1936），先世居襄阳，宋宣和迁于鄞，先人精岐黄，家学渊源，文甫亦先儒而后医，自少超悟，弱冠成县学贡生，初善疡科，继精内科，主古方，好用峻剂，自奉甚俭，能急人所急。尝自书春联云：“但愿人皆健，何妨我独贪。”行医数十年，家无余资，不拘小节，不畏权势，玩世不恭，咸称之为范大糊，自亦乐之，不以为忤，因自号古狂生。晚年得汉·虎印一方，因易字，文虎。遗著《澄清堂医存》已佚。

郑寿全“五行说”摘要

五行说：“……夫人身与天地无异，天地以五行之气塞满乾坤，人身以五行之气塞满周身，何也？骨本属肾，而周身无处非骨。筋本属肝，而周身无处非筋。血本属心，而周身无处非血。肌肉本属脾，而周身无处非肌肉。皮毛本属肺，而周身无处非皮毛。以此推之，五行原是一块，并非专一左肝、右肺、心表、肾里、脾中为主。盖以左肝、右肺、心表、肾里、脾中者，是就五行立极之处言之也。若执五行以求五行，而五行之义便失，以五行作一块论五行，而五行之义即彰。……而五行之要在中土，火无土不潜藏，木无土不植立，金无土不化生，水无土不停蓄，故曰：土为万物之母……故经云：无先天而后天不立，无后天而先天亦不生。后来专重脾胃，人日饮食，水谷入脾胃，化生精血，长养神气，以助先天之二气，二气旺，脾胃运行之机即旺。二气衰，脾胃运行之机即衰。然脾胃旺，二气始能旺，脾胃衰，二气亦立衰。先后互赖，有分之无可分，合之不胜合者也。至于用药机关，即在这后天脾土上。仲景故立建中、理中二法。因外邪闭其营卫，伤及中气者，建中汤为最。因内寒湿气伤及中气者，理中汤如神。内外两法，真千古治病金针，医家准则。惜人之不解耳。况一切甘温苦寒之品，下喉一刻即入中宫，甘温从阳者也，赖之以行，苦寒从阴者，赖之以运。故曰，中也者，上下之枢机也。后贤李东垣立补中汤以治劳役伤脾，是套建中汤之法也，亦可遵从……”

五行“不克不生”

20 世纪 70 年代初，余赴曲阜开了一次全国性的中医学术研讨会，休会期间，瞻仰了孔府、孔庙、孔林。走进孔府的后院是一个大花园。这里的一位老师傅花师，正在把剪下来的夹竹桃枝，一支支地装到盛水的酒瓶内，加以封固。当时，我感到很纳闷，便问了下这位花师。

“师傅，把这些夹竹桃枝插到瓶内干什么用?”

答说：“先用这瓶的水，加了多种维生素养着。”

“师傅，在这里头能养多久，能长大么?”

答说：“养出虚根来，再种到地里，就会长大了。”

“师傅，如果把这桃枝，放到一个大瓮罐里，能否长大?”

答说：“那是不可能的。”

“师傅，既然也是放在水里，为什么不可能长大呢?”

答说：“水的营养成分很少，不如土地的营养成分多。你看这些花木不都是长在地里吗?”

“师傅，如果把大量营养如多种维生素加到你的瓶子里，不就长大了吗?”

答说：“不可！不可！你没听说过，土生万物这个道理吗?”

“多谢师傅，谢谢！谢谢！”

我们几个人仍在这个大花园里漫步，有人说我太啰嗦。有人说到我们农村，每到春暖花开之季，小姑娘们都折几支含苞待放的梨枝与桃枝，到家插在水瓶里，几天花开了，红的白的很好看。

我问：“继续养着，花开就要结果，能长出梨和桃子吗?”

答说：“不能，花开完了，枝条也就枯萎了，根本长不出果实。”

又问：“这是为什么?”

答说：“不是土生万物吗，因为没有土呗。”

大家都哈哈笑了起来。

下午，大家一齐到书店看书、买书，晚上都各自看自己买回来的新书，室内安静得很。就是上午说我啰嗦的这位小大夫，突然大叫了起来：“找到答案了！我念给你听：‘水者所以生木也，水冷则木浮，必得土克水而后能生木，木者所以生火也，木盛则自焚，必得金克木而后能生火，火生土，火炎则土燥，必得水克火而后能生土。土生金，土重则金埋，必得木克土而后能生金。金生水，金寒则水冷，必得火克，金而后能生水，此生克制化之道也’。‘五行不克则不生，在五脏亦然，人徒知克我者为贼也，而不知克我者为夫也，盖女无夫则不生，五脏无克亦不生’……”

他还没念完，我走过去，合上书本一看，原来是一本《慎斋遗书》！

谈“补阳还五汤”

生黄芪120g（四两），归尾6g（二钱），赤芍4.5g（一钱半），地龙3g（一钱），川芎3g（一钱），桃仁3g（一钱），红花3g（一钱）。水煎服。

功能：补气，活血，通络。

主治：中风后遗症之半身不遂，下肢痿软，步履不利，口角流涎，口眼㖞斜，语謇不利，小便失禁或频数，苔白薄，脉缓细，一派气虚症状者。

补阳还五汤一方，组方巧妙，由补气药为主，配合活血化瘀药组成，这一方法也是王清任临床治疗法则的一个重要部分。本方治疗主证为正气亏虚，瘀血阻络，治以补气活血通络。方中重用黄芪至四两以补气，促使气旺血行，血行瘀化，佐以归尾、川芎、赤芍、桃仁、红花、地龙以活血通络，共奏补气活血，逐瘀通络之效。

王清任在《医林改错》论述“半身不遂本源”中所说：“半身不遂，亏损元气，是其本源……夫元气藏于气管之内，分布周身，左右各得其半……若十分元气，亏二成剩八成，每半身仍有四成则无病，若亏五成剩五成，每半身只剩二成半，此时虽未病半身不遂，已有气亏之症，因不痛不痒，人自不觉。若元气一亏，经络自然空虚，有空虚之隙，难免其气向一边归并，如右半身二成半，归并于左，则右半身无气；左半身二成半，归并于右，则左半身无气，无气则不能动，不能动，名曰半身不遂，不遂者，不遂人所用也……”

《灵枢·刺节真邪》指出：“虚邪偏客于身半，其入深者，内居荣卫，荣卫稍衰则真气去，邪气独留，发为偏枯。”王清任先生可能就是根据这一论断，而论其半身五分元气的偏并盛衰而立其论述的，加之他一生经验阅历而自然形成了补阳还五之说，非偶然也。

近人应用本方治疗半身不遂、颈椎病、腰椎病等，大都获得满意的效果，我们应用此方认为：

治疗中风后遗症：可加豨莶草、蜈蚣。

若神志不太清楚，答非所问：加石菖蒲、胆南星。

若腰膝痿软：可加川断、桑寄生、狗脊、鸡血藤。

若跗踝浮肿者：可加薏苡仁、防己、牛膝。

若下肢有流火感觉者：去川芎，加木通、牛膝、木瓜。

若下肢冰冷者：可加菟丝子、淫羊藿。

若身汗如油滑而冷者：可加附子、人参、甘草。

若上肢挛急者：可加天虫、全蝎。有热者加忍冬藤。

若胸脘满闷者：可加陈皮、半夏、厚朴、枳壳。

若头目有眩晕感觉者：可加天麻、钩藤、桑叶、菊花。

若唇缓流涎者：可加白术、炮姜、云苓、扁豆。

若心中烦热、失眠者：可加栀子、酸枣仁、远志。

若肌肉痿者：可加鹿角胶、熟地黄、鸡血藤。

至于该方的剂量问题，众说纷纭，见仁见智，余以为，王清任先生组方之意即以益气为主，略配活血化瘀之品，临床应用时，应根据患者体质，病情而定，万万不可刻舟，上海夏应堂先生早云："有板方，无板病"，至言也。

谈《梦溪笔谈》说药

《梦溪笔谈》宋·沈括著。是我国极其宝贵的文化遗产之一。沈括是一位伟大的学者，对于文学、艺术、科学、技术、历史、考古、医药都有深刻的研究。

《梦溪笔谈》在卷26以及他卷共谈了药物40余种，大部在"药议"条中。如：丁香、金樱子、紫草、陈皮、鹿茸、枸杞子、竹叶、细辛、甘草、大麻、脂麻、天麻、豨莶草、乳香、青蒿、山豆根、漏芦、鬼见愁、天竺黄、零凌香、芦根、杜若、高良姜、紫荆、枳实、枳壳、萝藦、菖蒲等。

按：叙述每药，上至《本经》《尔雅》，下至诸家之说及里人之说，均做了比较细致的考究。

关于《苏沈良方》，后人也做了一些考查。《梦溪笔谈》卷九，清·程永培刻《苏沈良方》跋：苏沈良方，后人益以苏氏之说，遂名之曰苏沈良方，非当时合著之书也，余藏旧本刻本，书十卷，不列存中氏原序，而载有林灵素一叙，亦只论沈未及苏。

明·俞弁

续医说："《苏沈良方》十卷，前有永嘉道士林灵素序，余家有宋刻本，窃意灵素在二公文集中，或笔谈，钞出成一编，附记二公之盛名，以行其方耳。"李东垣谓："《苏沈良方》犹唐宋类诗，何也？盖言不能诗者之集诗，犹不知方者之集方也，一诗之不善，止不过费纸而已，不致误人，一方之不善，则其祸有不可胜言者矣。后之集方书者，尚慎之哉。"（见《石门刘桂医论》）

胡道静按云："李东垣，刘桂皆谬说也，《苏沈良方》虽有后人附益苏轼之说，然良方自是沈括自集之书，括既有自叙，述其证验医理之心得，而笔谈复云《予集良方》。不可谓为'不知方者之集方。'也。"

宋·沈括《苏沈良方》，卷第四"服茯苓赋引"。

予少而多病，夏则脾不胜食，秋则肺不胜寒，治肺则病脾，治脾则病肺，平居服药，殆不复能愈。年三十二官于宛丘，或憐而授之以道士服气法，行之期年良愈，盖自是有意养生之说。故道静按："此沈括精岐黄术，缘少日多病而勤求之，亦'久病成良医'之理也。"

附：《梦溪笔谈》枳实、枳壳辨：

"六朝以前医方，惟有枳实，无枳壳，故本草亦只有枳实，后人用枳之小嫩者为枳实，大者为枳壳，主疗各有所宜，遂别出枳壳一条，以附枳实之后……"枳实、枳壳一物也，小者其性酷而速，大则其性详而缓，故张仲景治伤寒仓卒之病，承气汤中用枳实，此其意也，皆取其疏通，决泄，破结实之义。他方但导败风壅之气，可常服者，故用枳壳，其意如此。

枳实本经中品，橘踰淮而为枳，或云江南亦别有枳，盖即橘之酸酢者，以别枸橘耳，补《梦溪笔谈》辨别枳实、枳壳极晰。又"日本，朝鲜产之枳实及枳壳，同由果实制成，其中枳实，系将成熟之果实切片干燥而成，枳壳为已成熟果实之皮。"

谈王孟英养胎方

《沈氏女科辑要笺正》引王孟英曰："条芩但宜于血热之体，若血虚有火者，余以竹茹、桑叶、丝瓜络为君，随证辅以他药，极有效。盖三物皆养血清热而息内风，物之坚莫如竹皮，礼云如竹箭之有筠是也，皮肉紧贴，亦莫如竹，故竹虽徙而皮肉不相离，实为诸血证之要药，观塞舟不漏可知也。桑叶蚕食之以成丝，丝瓜络质柔子坚，具包罗维系之形，且皆色青入肝，肝虚而胎系不牢者，胜于四物阿胶多矣，惜未有发明之者。"

张寿颐《沈氏女科辑要笺正》曰："此是虚火，亦非黄芩、白术可以笼统疗治，孟英所谓养血清热，独举竹茹、桑叶、丝瓜络三者，以为安胎妙用，批郄导窾（空），确非前人所能知，虽自谓未有发明，然经此一番剖别，其发明不已多耶。"

按：余常引用王氏之安胎药，竹茹、桑叶、丝瓜络三药为主，别加酸枣仁、生姜，名之为安妊饮，以疗妊娠恶阻。恶阻一证，又多由火动而逆，究之实乃胆之虚火上逆而为病，其症：呕吐酸苦、头晕、头痛、脘胀、面苍、神倦、大便秘结、小便黄短、舌红、苔黄、脉来滑数无力等。胆主枢机，枢机不利，必须调枢机而安和胆气，方中桑叶、竹茹秉秋金之气，不特利肺，亦降胆气，丝瓜络亦清热降火之品。酸枣仁一药，为肝胆家之正药，安和胆枢之要药也，且又调和脾胃，肝胆脾胃疏降一气贯之，生姜又为呕家之圣药，诸药合和，非但降胆中之虚火，而且润肝胆之阴血也，余多年以来，临证用之，实火略加条芩，无不随手奏效，实佳方也。

谈会厌逐瘀汤

王清任《医林改错》之会厌逐瘀汤。药用：桃仁五钱（炒）、红花五钱、甘草三钱、桔梗三钱、生地四钱、当归二钱、玄参一钱、柴胡一钱、枳壳二钱、赤芍二钱，水煎服。

此方列于"治痘篇"，作者指出："此方治痘五六天后，饮水即呛，若痘后抽风，兼饮水即呛者，乃气虚不能使会厌盖严气管，照抽风方治之。"

按：王清任此方，原为儿科痘疹而设，余数年恒用此方加减治疗急慢性咽炎，往往取得良好效果。咽炎一证，古云缠喉风。喉风，其发病之原因，一因外感风热，或疫疠之邪，病从上受而诱发；一因酒酪厚味，肺胃郁热，上壅咽喉而发生。无论内因、外因，其症为咽喉红肿疼痛，口干咽燥，甚则久久不愈，出现脓点，溃烂不已。以往治法，多守清热解毒之剂，或苦寒燥药，又有碍伤阴太过。余细度之，咽喉局部既然红肿，血丝满布，甚则溃烂，方书只知一派寒凉清热解毒。又何尝不加点活血之药于其中。既而又想到《医林改错》有会厌逐瘀汤一方，为何不可参考。从此凡遇这种病者，辄于清热解毒药中加二三味赤芍、红花、桃仁等。往往会取得意想不到的效果，时间长了，应用此方多了，余就把它拟成一个成方，广泛应用于病者，其方为牛蒡子、山豆根、苦桔梗、薄荷叶、细生地、木通、赤芍药、南红花、生甘草。水煎，日服2~3次。这个方子在临证观察中，亦有迟迟不得全痊者。对于这种迟迟不得全痊者，又不得不引起余之注意。久之，发现此病非但实证，亦有虚证，所谓虚证，即虚火上炎证，对此，又恒于方中加1~2g肉桂以引火归元，用之亦较为爽手。仅举治验二例，别不多赘。

例1：顾某，男，余之同学，机床厂油漆工人。性喜饮酒吸烟，1978年3月12日感咽喉肿痛，从不在意，每日仍烟酒不断，至4月中旬，咽喉肿痛特甚。夜不得寐，始来就诊，视其咽喉局部，红赤如桃，已溃疡有白脓点如豆大数片，方拟牛蒡子15g，射干10g，山豆根20g，赤芍15g，红花15g，桃仁10g，木通10g，生地黄20g，桔梗15g，玄参20g，双花10g，连翘20g，葛根30g。水煎，日服3次，嘱忌烟酒，否则溃烂不治。还好，他真的戒了烟酒，服药半月，病去大半，续服10余剂，病愈。

例2：杜某，女，50岁，故城县人，1987年7月20日来诊，患咽炎年余不已，曾服中药、西药，时好时歹，至今不得其瘳，视见咽喉，只是红嫩不燥，亦无化脓现象，脉搏细数，舌淡苔白，有时汗出畏冷，精神萎靡不振，周身乏力。综合诸症分析，此少阴病也，仲景之苦酒汤半夏散及汤则主治“少阴病，咽中伤，生疮”。此类方一主散痰结而消毒肿；一主温散寒邪，利咽止痛。今又当仿此，况该患者实属少阴虚阳上越，故轻轻采用上方之三分之一量加肉桂2g，连续服药6剂病愈。

谈血府逐瘀汤

众所周知，王清任先生是一位极重视实践的医生。他所提倡的活血化瘀法，至今仍广泛的应用于临床，其方为：

当归三钱，生地三钱，桃仁四钱，红花三钱，枳壳二钱，赤芍二钱，柴胡一钱，甘草二钱，桔梗一钱，川芎一钱半，牛膝三钱。水煎服。书中所列治血瘀证有：头痛、胸痛、胸不任物、胸任重物、天亮出汗；食自胸后下、心里热（名曰灯笼病）、瞀闷、急躁、夜睡梦多、呃逆（俗名打咯忒）、饮水即呛、不眠、小儿夜啼、心跳心忙、夜不安、俗言肝气病、干呕、晚发一阵热凡十九种。方剂教科书分析本方证认为：主治为胸中瘀血，阻碍气机，兼见肝郁气滞之瘀血证。由于瘀血阻滞胸中，阻碍气机，故胸痛日久不愈；肝郁不舒，故急躁善怒；瘀血化热，则入暮渐热，内热烦闷；瘀热上扰心神，故见心悸失眠；瘀血阻滞，清阳不升，则为头痛；瘀热上冲，引动胃气上逆，故见呃逆；其痛有定处而如针刺，以及表现于面、唇、舌、脉等症，皆为瘀血征象，治疗当以活血化瘀为主，兼以行气。本方系由桃红四物汤（以生地黄易熟地黄，赤芍易白芍）加柴胡、桔梗、枳壳、牛膝、甘草组成。方中当归、川芎、赤芍、桃仁、红花活血祛瘀，牛膝祛瘀血，通血脉，并引瘀血下行；生地黄凉血清热，配当归又能养血润燥，使祛瘀而不伤阴血；甘草调和诸药，为方中次要组成部分。本方不仅行血分瘀滞，又能解气分之郁结，活血而不耗血，祛瘀又能生新，合而用之，使瘀去气行，则诸症可愈。

余临证治疗，亦喜用此方多年，每每收到意想不到的效果。回忆几十年间，曾治疗2例特大癥瘕病，介绍以下：

话说1963年春，适余出诊于建设派出所徐某家，偶遇军运站长孙某家眷。据述，多年郁积小腹肿块如三岁儿头之大，上月去济南检查为卵巢囊肿，必须切除，收入住院。患者大惧，夜半跳墙出院奔回德州，问余有何良方。余亦初见如此大证，踌躇良久，书血府逐瘀汤加重牛膝，再加三棱、莪术少许，嘱患者长期服用。半年后，患者患胃痛特来门诊治疗，并特报告，小腹特大肿块连续服用本方70余剂，肿块消之乌有。余不信实，扪其腹软，又细询之，确属本方治愈。

又话说，1985年秋，市郊张庄患者霍某来院门诊。见少腹膨大如七月之孕，病来数年，特请妇科主任李教授会诊，断为特大卵巢囊肿，必须切除。患家付不起上千元治疗费，索方于余，余书血府逐瘀汤加三棱、莪术、乌药与之。并嘱服药有效则长期服之，不必改方，无效另求高明。患者依方服药80余剂，块消失，后在曙光浴池门口内卖浴巾、肥皂等。1988年3月初，适余去曙光浴池沐浴，刚入门一妇抓我不放，感激不已，云其服药3个半月，计80余付，腹内肿块消失，在此做小买卖已1年多，病未复发。细审之，乃霍氏也。

《冷庐医话》 论孕妇禁忌

《冷庐医话·卷四·胎产》云：孕妇服药凡寻常所用如牡丹皮、赤芍、牛膝、薏苡仁、贝母、半夏、南星、通草、车前子、泽泻、滑石、槐角、麦芽、神曲、伏龙肝、归尾、鳖甲、龟甲等，皆忌之，大抵行血利气通经渗湿之品，均在禁例。故王孟英谓，胎前无湿，虽茯苓亦须避之，火酒椒蒜等皆不可食，以其助火铄阴也。固胎之物，南瓜蒂煎汤服最良，胜于诸药……

按：《冷庐医话》言孕妇禁忌之药大多为是，惟麦芽、神曲、伏龙肝，诸书多不列为孕妇之禁，尤其伏龙肝一药即灶心赤土，《备急千金要方》名釜月下土，久经火炼而成，主入脾胃二经，主治呕逆反胃，腹痛冷痢，女人崩漏带下之证，《金匮要略》有黄土汤一方，主治下血，余多年以来，每遇月经不调，流血过多，或崩漏不止，或妊妇动胎流血，即以伏龙肝一药为主，其疗效实优于其他止血之药。

又按：条文中所谓“王孟英言胎前无湿，虽茯苓亦须避之”。此引或有舛错，王孟英乃清代一大医学家，能言胎前无湿乎，妇女怀孕后，面浮跗肿者多矣，甚则下肢肿甚亦不少见，历代医家设鲤鱼治妊妇水肿，鲫鱼治妊妇水肿之方多矣，怎能云胎前无湿。所谓“虽茯苓亦须避之”，《金匮要略》有桂枝茯苓丸方用桂枝、茯苓、牡丹皮、桃仁、芍药，仲景用茯苓之意，亦并非苓能利水健脾，而茯苓更重要的一层道理，是能引桂、丹、桃、芎入任脉冲脉以下其癥。王孟英并非不知，而是未能言及罢了。

六、治疗经验

谈一贯煎的运用

一贯煎是一首滋补肾肝，疏肝理气的名方，临床运用比较广泛。原方主治，肝肾阴虚，肝气郁滞，胸脘痞胀，两胁作痛，口苦吞酸，疝气瘕聚，热伤肝络，脉弦虚，舌红少津，咽喉干燥等。该方重用生地黄，滋阴养血，调补阴津，以益肝肾，佐沙参、麦冬、枸杞子、当归养阴血而柔肝，更加川楝子一药，疏肝理气，为血中之气药，诸药合用，肝肾得养，肝气条达，而诸症可疗也。

1. 胁痛（胆囊炎）

左某，患胆气郁滞，右胁下苦痛，甚则不得安寐，心中烦热，口干，口苦，中脘痞满，大便干燥，小便黄短，脉弦，舌红少苔。处方：生地黄 20g，沙参 15g，麦冬 10g，当归 10g，柴胡 10g，枳实 15g，吴萸 3g，鸡内金 10g，川楝子 20g。水煮 2 遍，取汁 2 杯，日分 2 次温服。

上方连服 6 剂，大腑通畅，胁下作痛渐渐减轻，心中烦热乃安，口苦口干亦减，中脘略显宽舒，再方加薄荷 6g，青皮 15g，酸枣仁 20g，连服 6 剂，诸症十去其七，继以上方加减，服药共 21 剂，病瘥。

2. 黄疸（黄疸性肝炎）

许右，周身黄染，两目为甚，胸胁支满，中脘不时作痛，口苦咽干，恶心不欲食，小便色黄，大便干燥，舌红少津，脉弦数。处方：干地黄 15g，熟大黄 15g，白芍 15g，当归 10g，沙参 15g，麦冬 15g，柴胡 10g，茵陈 20g，枸杞子 15g，川楝子 15g，炒枳实 10g，瓜蒌仁 15g。水煮 2 遍，取汁 2 杯，日分 2 次温服。

上药连服 6 剂，中脘痛止，口苦咽干好转，周身黄疸减却大半，目黄已显浅淡，两胁显宽，大腑通而欠畅，饮食有所增加。脉已不若前甚，病机已有好转，仍步上方重在疏通。干生地 15g，大黄 15g，白芍 10g，当归 10g，沙参 10g，麦冬 10g，柴胡 10g，茵陈 20g，枸杞子 10g，炒枳壳 15g，川楝子 15g，瓜蒌20g。上药水煮2遍，取汁2杯，日分2次温服。上方继服6剂，周身及两目黄疸基本消失，脘胁宽舒，按之柔软、不痛，饮食好转，大腑通调，再守上法，服药5剂，诸症均显平复。予一贯煎原方，减量服之，月余恢复健康。

3. 癥瘕（肝散在性硬化）

郭某，5年前患肝硬化水肿，经中西医治疗病愈。近半年来，两胁下经常闷胀，自服逍遥丸维持治疗，其证时轻时歹，终无根除，近来去医院B超检查，发现肝有散在性硬化多处，大小不等。目前：脉虚弦，舌质紫暗、瘦小，边有瘀血斑痕，少津，唇干不润，两胁下闷胀，肝肋下一指，按之作痛，心中烦热，不欲食，寐劣多梦，大便经常干燥，小便色黄，精神疲倦，下肢痿软。诊毕，再三斟酌，与一贯煎加减调之。处方：沙参15g，麦冬20g，生地黄30g，当归10g，枸杞子15g，川楝子20g，柴胡8g，桃仁8g，红花6g，鳖甲15g，青蒿10g，郁金10g，甘草10g。上药水煮2遍，取汁2杯，日分2次温服。上药连服6剂，胁下闷胀显宽，心中烦热不若前甚，大腑通调，寐劣多梦好转，饮食有所增加，度其诸症好转，继与上方续进。断续服药23剂，继与一贯煎方略加鳖甲15g，赤芍15g，桃仁8g，红花8g，甘草8g。共计服药53剂，历时2个半月。诸症均愈，去医院B超检查，前肝脏散在性硬化，均已消失。

4. 下肢酸楚（不安腿综合征）

黄左，时届耳顺，双下肢经常酸楚，甚则转筋痉痛，迄今年余，针灸按摩略显小效，发作与时令相关，遇冷痛甚，适温痛缓，有时头晕目眩，心中烦热，倦怠嗜卧，脉细数，舌质偏红少津。辨证为：肝肾阴虚，血不养筋，治以柔肝养筋，滋补肾阴，方宗一贯煎加味调之。处方：生地黄20g，麦冬20g，沙参20g，当归15g，枸杞子20g，川楝子10g，山萸肉20g，牛膝15g，鸡血藤30g，木瓜15g。上药水煮2遍，取汁2杯，日分2次温服。上药连服6剂，下肢酸楚疼痛不若前甚，心中烦热减轻，仍感疲倦乏力，再守上方续服。处方：生地黄30g，麦冬20g，沙参20g，当归15g，枸杞子20g，川楝子10g，山萸肉30g，鸡血藤50g，牛膝20g，木瓜20g。上方续服5剂，其效不前，再三斟酌，方药不悖，仍宗一贯煎合张锡纯先生曲直汤合剂加减调之。生地黄20g，熟地黄20g，麦冬20g，沙参20g，当归25g，枸杞子30g，山萸肉30g，知母10g，黄芪20g，牛膝20g。上药文火煮取1杯，药滓再煮，取汁1杯，日分2次温服。继服6剂，下肢酸楚十去其七，脉来不若前甚，夜可安寐，下肢疲倦已除。仍按原方嘱患者续服，匝月病瘥。

5. 经断虚热（更年期综合征）

刘某，51岁，经断1年半，经常面部潮热，身热汗出，手心烦热，并伴有头痛，头晕，口干唇燥，胃纳欠佳，腰脊酸楚，小便少，大便初头干燥，或心悸不眠，舌质偏红，少苔，脉弦细而数。辨证认为：此证的发生，主要在冲任亏虚，而阴虚阳浮，虽然出现诸多脏腑证候，但冲任亏虚，肾阴虚，血虚，肝阳上浮，是发病的根源。治疗诸症，以滋阴潜阳，促使虚火和降而归于肾阴，亦即“壮水之主，以制阳光”为法度，方宗一贯煎加味，乃俾阴阳平秘，而取功效。生地黄 20g，沙参 20g，麦冬 20g，当归 15g，枸杞子 20g，川楝子 15g，白芍 20g，丹皮 10g，生龙牡各 20g，女贞子 15g，甘草 10g。上药以水 3 大杯，文火煮取 1 杯，药滓再煮，取汁 1 杯，日分 2 次温服。

治疗经过：上方连服 6 剂，面部潮热，身热汗出，不若前甚，他症亦随之稍减，上方续服加大生地为 30g，白芍 30g，女贞子 20g，生龙牡各 30g，加桑叶 25g，服 3 剂，大便通畅，潮热、汗出、头痛头晕减轻大半，夜寐稍安，而心悸不平，再与上方加酸枣仁 30g，连续服至 21 剂，诸症相继而安。为巩固疗效，嘱服六味地黄丸 1 个月。

6. 经后腹痛

张某，33 岁。月经赶前错后不定，近 5 个月以来，每次行经之后，辄发小腹作痛，六七天渐渐而止，症见头晕，目涩，心中烦热，夜寐不安，口干，胃纳不香，甚则腰脊亦感酸楚，脉弦数无力，小便色黄，大便干燥。综合诸症辨证。此属肾阴不足，冲任空旷之候。冲任之脉与肾脏关系甚为密切，肾主五液，主藏精，冲为血海，任主胞胎，月经后辄发少腹疼痛，乃肾、冲、任血虚之明征，冲脉又伏行脊里，腰脊酸楚此理亦固然。治以滋补肾阴，养血于冲任二脉，方宗一贯煎方加味调之。处方：生地黄 20g，沙参 20g，麦冬 20g，当归 20g，枸杞子 20g，川楝子 6g，制何首乌 30g，川芎 6g，白芍 15g，甘草 10g，狗脊 20g。上药以水 3 杯，煮取 1 杯，药滓再煮，取汁 1 杯，日分早晚 2 次温服。

按上药连服 3 剂，诸症减却大半，再服 3 剂而病愈。第 2 个月，月经过后，却与原方连服 5 剂。迄今已年余，其病未发。

按：一贯煎一方，乃魏之琇之方。魏之琇，字玉璜，号柳州。清代浙江钱塘人，生于康熙六十一年（1722），卒于乾隆三十七年（1772），享年 51 岁。著有《续名医类案》六十卷。

对于一贯煎的评价，张山雷云：“柳州此方，原为肝肾阴虚，津液枯燥，血燥气滞，变生诸证者设法……柳州此方，虽从固本丸、集灵膏二方脱化而来，独加一味川楝子以调肝木之横逆，能顺其条达之性，是为涵养肝阴无上良方，其余皆柔润以训其刚悍之气，苟无停痰积饮，此方最有奇功……”

谈泌尿系结石的治疗经验

泌尿系结石一证，乃中医五淋中之石淋证，其发病特征为腰痛、小腹痛、小便涩痛或滴沥难出。中医古籍中对于这种病的说法很多，《黄帝内经》谓："脾湿郁热。"历代名医亦众说纷纭，有主"肾虚膀胱生热者"，有主"心移热于小肠者"，有主"膀胱湿热者"。秦伯未先生一语道破云："膀胱热则失其气化之职，小便数而为石淋，犹汤瓶久在火中，底结白碱也……脐腹隐痛，小便难，轻则下沙，甚则下石，或黄赤，或混浊，色泽不定。"至于治法，有主清热化湿者，有主清利排石者，还有主张疏肝理气、活血化瘀以排石者。总之，这种病的形成，大多为肾虚积热，煎熬津液而成结石，治疗方法，以调补肾虚，清除积热为治此病之总法则，具体措施，又非大量冲荡之品不能为其功效。余常治疗此证，久则形成一方，冬葵子排石汤，临床辨证治疗，每获良效。其方为：冬葵子 20~50g，石斛 20g，石韦 20g，滑石 20g，金钱草 30g，泽泻 20g，牡蛎 20g，穿山甲 10g，瞿麦 20g，琥珀 10g（冲），海金沙 30~60g 等。肾虚加熟地黄、山萸肉、杜仲，尿血加血余炭、小蓟。若结石结聚，多而难下者，冬葵子可加至 50g，金钱草可加至 60g，先煮二药，另煎他药，最后药汁合和，再煮片刻，以加大滑利排石之功效。若茎溲热痛不可忍耐者，可加黄柏、肉桂引火归元。

谈澄源畅流法的临床应用

这组澄源畅流法。一组采用李东垣之通关丸，另一组为加减六味丸意。

用法，先服通关丸：知母 10g，黄柏 10g，肉桂 3g。上 3 味，以水 3 杯，煮取 1 杯，药滓再煮，取汁 1 杯，日分 2 次温服，连服 3 剂。接服六味丸法。方为：生地黄 20g，白芍 20g，丹皮 10g，猪苓 20g，泽泻 20g，滑石 10g，白茅根 20g，云苓 20g，阿胶 10g（烊化）。上药以水 3 杯，煮取 1 杯，药滓再煮，取汁 1 杯，2 杯合和，烊化阿胶，日分 2 次温服。忌食辛辣、黏腻及鱼虾腥臭之品。

功效：滋阴降火，利水通淋。主治：湿热下注、热淋、血淋、尿频、尿急、淋漓涩痛或心烦不寐者。

按：湿热下注所引起热淋，当然也就包括膀胱炎、肾盂肾炎等病。通关丸方的组方历代医家亦多加赞赏，有云："黄柏苦以坚肾，则能降龙家之火，继以知母之清以凉肺，则能全破伤之金。"肉桂助肾之气化以引火归元，则气化得宜，邪热必清。叶天士每用此搜阴中伏火，甚为有见。《素问》所谓："无阳则阴无以生，无阴则阳无以化。"临床先服第一方一二剂，则邪热得化，此乃急则治标也，然而邪火得化，阴气又当急复，其病始可无虞。接次服第二方，方中以生地黄、白芍、丹皮、猪苓以养阴，苓、泽、滑石、白茅根以利水，阿胶养真阴而生血。赵羽皇指出："阿胶于肾中利水即于肾中养阴，疏浊热而不留瘀壅，亦润真阴而不苦其枯燥，源清而流有不清乎。”由通关丸方以澄其源，继服第二方以畅其流，临床每喜用之而取良效。

谈痛风证治经验

痛风证，在中医的典籍《金匮要略》一书中称为“白虎历节风”亦属于风痹或热痹范畴。这种病的病因主要是湿热内蕴经腧，兼受风邪外袭所致，湿热郁久化生为痰，流注经络着于四肢关节，红肿热痛，甚则关节不得屈伸，心中烦热不宁，久则伤及肝肾筋骨，形成硬结，或僵硬变形，治之尤难。余治此等病证红肿热痛期，多用大桑枝煎方，外敷柏冰散。后期关节疼痛期，多采用自制申如汤法。举例如下。

例1：李某某，女，40岁，干部。兼酒店经理。

右膝关节肿大焮热，行走困难，心中烦热，夜寐不安，某医院治疗月余，输液、打针、内服止痛西药，病不减反增，无奈请中医治疗。目前：除上述外，膝关节肿大如茄，扪之炙手，重按痛甚。此湿热内盛，痰火流注所致，治以大桑枝煎法，外敷柏冰散。

①柏冰散：黄柏二斤，轧为细末，掺合冰片2g。每次用300g，麻油调成糊状，敷以关节处，厚度为2mm许，再外敷以纱布，或塑料布扎紧，不使药糊外溢，每日换1次。

②药方：鲜桑枝100g，鸡血藤60g，忍冬藤100g，南细木通15g，川牛膝30g，生石膏100g，薏苡仁30g。

上药以水6杯，煮取1杯半，药滓再煮，取汁1杯半，日分2次温服。忌食鱼肉、酒等。

二诊：内服外敷，以法行之，3天后，膝关节红肿热痛消失近半，扪之热而不炙，心中烦热得清，夜间可以安寐大半，重按尚疼痛，脉洪大不若前甚，上方效，率由旧章化裁调之。

鲜桑枝100g，鸡血藤60g，忍冬藤100g，南木通10g，川牛膝30g，生石膏100g，知母20g，红花6g，薏苡仁30g，淡乳香3g，明没药5g，甘草6g，车前子30g（布包）。

上药以水6杯，煮取1杯半，药滓再煮，取汁1杯半，日分3次温服及禁忌。柏冰散依上法，不可间断。

三诊：上方继进5剂，红肿消退，热痛已蠲，屈伸基本自如，为巩固疗效，拟以养血活络之品善其后。

鸡血藤50g，怀牛膝30g，木瓜30g，红花10g，桑寄生30g，生薏苡仁30g，汉防己20g，丹参20g，细当归10g，生甘草10g。

上药以水3杯，煮取1杯，药滓再煮，取汁1杯，日分2次温服，嘱忌食酒酪、腥臭、黏滑之品15~20天。

例2：胥某某，男，35岁，农民。

麦收之季，忙于收割，天气炎热特甚，汗流浃背，午饮吃肉喝酒，闷热不解，遂即入湾中洗澡，以解其热，下午即感四肢酸楚，未予介意，3天后，左肘关节作痛，7天后，热肿痛甚，屈伸不利，在当地服消炎药维持，病不减，而疼肿尤甚，输液打针又维持治疗7天，病仍不减，转来治疗。刻下，左肘肿热灼痛，昼夜不得安寐，脉洪大，舌红苔黄，不欲饮食。患者欲在冷水中浸泡以缓解其热痛，这样终究不是办法，转来中医门诊治疗。脉证合参此亦痛风热痹之证，治以清热通络，消肿止痛之法。

①黄柏二斤轧为细末，冰片2g调合于黄柏药末中，麻油调为粗糊状，外敷患处，外用塑料布扎紧不使外流，一日换药1次。

②方药：鲜桑枝100g，忍冬藤80g，生石膏100g，肥知母20g，南木通10g，细生地20g，赤白芍各20g，鸡血藤50g，青连翘50g，生甘草10g，防风8g。

上药以水6杯，煮取1杯半，药滓再煮，取汁1杯半，日分3次温服，忌食鱼虾腥臭之品。

二诊：上方连续外敷内服5天，左肘肿热灼痛，消减大半，夜寐得安，食饮馨香，精神振作，周身亦感轻松，脉来不若前甚。病已减，仍步上方。

鲜桑枝100g，忍冬藤80g，生石膏80g，知母15g，青连翘30g，细生地30g，赤白芍各15g，玄参15g，丝瓜络20g，南红花5g。

上药以水6杯，煮取1杯半，药滓再煮，取汁1杯半，日3次温服。柏冰散外敷，不可间断。

三诊：继以上法，3天后，左肘肿热疼痛全消，活动屈伸自如，病已出险入夷，拟以小方以善其后。

鸡血藤30g，桑枝30g，细生地20g，赤芍10g，白芍10g，红花6g，丝瓜络20g，生甘草10g。

上药以水3杯，煮取1杯，药滓再煮，取汁1杯，日分3次温服，忌酒，淡食调养。

旬余，胥某特骑自行车，来致谢意云云。

例3：刘某某，男，51岁，农民。

患两膝关节痛已七八年之久，今秋地气潮湿，膝关节疼痛加重，尤以右膝关节肿大，酸楚疼痛尤甚，行走不利，服布洛芬药片月余，时好时歹，病仍不得全痊。目前，两膝疼痛，右膝肿大，尤以酸楚为甚。脉象细缓。

辨证治疗：湿邪久羁经腧，渐次凝结为痰，痰湿下趋，流注下肢关节，经络淤阻，气血不得通畅，而形成关节肿大作痛，治以养血活络，通经止痛为法。

鸡血藤50g，威灵仙20g，汉防己20g，川牛膝30g，薏苡仁30g，熟地黄20g，鹿角片20g（先煮），炒穿山甲6g，制苍术10g，桑寄生30g，白芥子5g。

上药水煮2遍，取汁2杯，日分2次温服。

二诊：上药连服7剂，左膝关节痛减轻，右膝关节肿痛减不足言，行走依然困难，斟酌上方，亦属合拍，遂予上方加豨莶草30g。

三诊：继服上方15剂，右膝关节肿痛显消近半，度其患家经济不及，书以丸方续进。

豨莶草100g，威灵仙80g，鸡血藤100g，川牛膝50g，木瓜50g，薏苡仁80g，汉防己50g，制苍术30g，炒穿山甲30g，鹿角片50g，山萸肉50g，白芥子20g，车前子60g（包煎），大蜈蚣10条，生乳没各20g。

上药共为细末炼蜜为丸，每丸9g。早服1丸白水送服，晚服2丸黄酒冲服。

谈胆囊炎证治经验

胆囊炎属中医之胁痛。经云："春脉不及，则令人胸痛引背，下则两胁胀痛……胆足少阳也，是动则病口苦，善太息，心胁痛不能转侧。"（《素问》）

"邪在胆则两胁中痛……苦膈中，且胁下痛，肝偏顷则胁下痛"。（《灵枢》）

《证治汇补》云："右胁下有块作痛，饱闷者食积也……暴发痛甚者，火郁也。"景岳云："胁痛病属肝胆二经，以二经之脉皆循胁肋故也，然心肺脾胃肾与膀胱，亦皆有胁痛之病，以邪在诸经，气逆不解，传及少阳，厥阴及致胁肋疼痛耳……饮食劳倦而致胁痛者，此脾胃所传也……传至本经，则无非肝胆之病也……属有形，无非由气之滞，但得气行则何聚不散，凡治此者，无论是痰、是血，必兼治气为主。"林珮琴云："肝脉布胁，胆脉循胁，故胁痛皆肝胆为病，而胆附于肝，凡气血食痰风寒之滞于肝（胆）者皆足致痛……初痛在经，久痛在络，有郁热胀痛者，宜苦辛泄降……有因怒劳，致气血皆伤肝（胆）络瘀痹者，宜辛温通络。有云痰除而积聚消，胁痛，岂有不愈者哉。"

余治此证，喜用柴胡左金汤方加减，每著良效（自拟方），方以柴胡20g，黄芩15g，白芍20g，枳实20g，青皮20g，炒大黄10g，半夏20g，胡黄连10~15g，吴茱萸5g。上9味水煮2遍，日分2次温服。其功效以清泄胆火，疏郁止痛为法。主治：胆囊炎、胆系感染、胁痛、郁热心烦及心下痞闷作痛、胰腺炎、肠梗阻、慢性胃炎等。该方采用大柴胡汤去大枣，复以左金丸方，左金丸中之黄连改用胡黄连，以胡黄连主入肝胆二经。以大柴胡汤和解少阳，转枢机，内泄热结。左金丸一寒一热，一升一降，成辛开苦降之势，相反相成，与大柴胡汤合剂，共奏疏肝理气，清泄胆火及和胃降逆以消积聚之效。

1. 胁痛（胆囊炎）

滕某，男，44 岁。旬月前患右胁下作痛。其痛日甚一日，医院检查，示为胆囊炎，服药不效，转请中医治疗：刻下，右胁下作痛，拒按，心下亦觉痞满，口苦，有时呕吐苦水，绿如菜汁，不时心烦，低热起伏，寐意欠佳，大便稠黏，小便黄，脉象弦滑，舌质红，苔略黄腻。

辨证治疗：胆火内炽，疏泄失调，以致口苦，呕如菜汁，味苦，心烦心热，寐意失调，中脘脾气壅滞而痞满，二便失调。结合脉象舌象，此胆囊炎症，为胆气郁勃，脾胃失和之形，治当疏泄胆火，行气止痛，化滞以行脾，降胃以消痞积，方法可否，以观所以再商。

柴胡 20g，黄芩 15g，白芍 15g，青皮 15g，枳壳 15g，胡黄连 10g，吴茱萸 5g，半夏 15g，陈皮 15g，竹茹 10g，酸枣仁 20g，甘草 10g，大黄 10g，瓜蒌 20g。

上药以水 4 杯，煮取 1 杯，药滓再煮，取汁 1 杯，日分 2 次温服。

二诊：上药连服 3 剂，大腑通畅，小便增多，中脘痞满消除大半，呕吐止，右胁下痛亦大减，重按尚痛，寐安，饮食略增，脉来不若前甚。病机好转，但仍不可有恃无恐，嘱病家要淡食调养，切忌烟酒、鱼虾腥臭之品。

柴胡 15g，黄芩 15g，白芍 15g，青皮 15g，枳壳 10g，胡黄连 6g，吴茱萸 3g，竹茹 10g，大黄炭 10g，甘草 10g，生酸枣仁 20g。

上药以水 4 杯，水煮 2 遍，取汁 2 杯，日分 2 次服之。

三诊：上方连服 6 剂，饮食、寐意、精神均趋正常，惟右胁下按之尚痛，再步上方，略佐活络之品续进。

柴胡 15g，赤芍 15g，胡黄连 6g，吴茱萸 3g，大黄炭 6g，牡蛎 15g，桃仁 6g，红花 6g，香附 12g，郁金 12g，酸枣仁 20g，甘草 10g。

上药以水 3 杯，煮取 1 杯，药滓再煮，取汁 1 杯，日分 3 次服之。

连续服药 4 剂，右胁下作痛消失，嘱食饮尽之。

2. 胆囊炎

焦某，女，32 岁，乐陵，干部。

大怒气逆，两胁作痛，服逍遥丸、四消丸，腹泻数次，两胁作痛稍减，某医与柴胡疏肝散方加味香附、木香、当归、川芎，病亦减，辗转旬日，左胁疼止，惟右胁下仍然疼痛不止，并心中烦热，夜寐不宁，大便干燥，脉弦滑，舌红少苔。B 超检查诊断为胆囊炎。

柴胡 20g，黄芩 20g，白芍 20g，枳实 20g，青皮 20g，大黄 10g，胡黄连

10g，吴茱萸3g，川楝子30g，延胡索20g，瓜蒌30g，甘草10g，赤芍20g，红花6g，胆南星6g。

上药以水3杯，煮取1杯，药滓再煮，取汁1杯，日分2次温服。

二诊：上方连服5剂，右胁宽舒，疼痛已止，大腑通畅，心中烦热已清，夜寐得酣，惟脉来尚弦滑，书以小方予之善后。

胡黄连6g，吴茱萸2g，酸枣仁20g，白芍15g，甘草10g。

上药水煮2遍，取汁2杯，日分2次温服。

我对中风病的几点看法

1. 对中经、中络、中腑、中脏的看法

《金匮要略·中风历节病脉证并治》谓："邪在于络，肌肤不仁，邪在于经，即中不胜，邪入于腑，即不识人，邪入于脏舌即难言，口吐涎。"后世这中络、中经、中腑、中脏的分类法即源于此。乍从字面上看，像是论述中风病，单是因为外风初中，由浅入深的几个发病过程。若从"肌肤不仁""即重不胜""即不识人""即不能言，口吐涎"的病理去分析，是指的外中风、真中风，当然这种现象是有的，不过不多，可以承认外界气候方面的刺激也并不是无有关系。内因与外因互为因果，内因是变化的根据，外因通过内因而起作用，决不可孤立的去看待问题，因而对中络、中经、中腑、中脏的看法只能看作是中风病轻重不同的几个类型，不能看作是中风病由浅入深的传递过程。

2. 对治分左血右气的看法

《丹溪心法》指出："半身不遂，大率多痰，在左属死血瘀血，在右属痰有热并气虚，左以四物汤加桃仁、红花、竹沥、姜汁，右以二陈、四君子等汤加竹沥、姜汁。"然而气之与血，是相互依存的，气既能生血，血又能养气，故云："气为血帅，血为气母"。人身气血本不相离，五脏六腑、四肢百骸皆依靠气血的煦养，才能够维持其正常的生理功能，怎么能分左血、右气呢？张景岳指出："若为左必血病，右必痰气，则未免非痰治痰，非血治血，而诛伐无过，鲜不误也。"临床证明，左血右气之论并无实用价值。治者当舍朱氏之说，以从张氏之论，且不可机械从事，贻误患者。

3. 对通经活络，活血化瘀的看法

中风病的整个发展过程，集中的反映了精气与气血的功能失调，因而调补精气，舒经活络这一治疗法则，应该由始至终运用于中风病的整个疗程中去，不论是脑出血或脑瘀血，均可根据"瘀血不化，新血不生"之说予以应用，通过疏通经络，活血化瘀而达到"引血归经"通行气血的目的。至于药物的选择问题，又必须在调畅精血，活血通络的基础上，随症予以加减，如开闭药中可加羚羊角粉、钩藤、石菖蒲、丝瓜络等；潜镇药中可加地龙、全蝎、玳瑁。祛痰药中可加天虫、半夏、白芥子、陈皮。滋补药中可加鸡血藤、桑寄生、杜仲。降火药中可加白芍、连翘、忍冬藤等。总而言之，无论开闭、潜镇、祛痰、滋补、降火等，均勿忘疏通经络，只有这样，才能够最大限度地减少中风病的后遗症。

4. 对应用风药的看法

中风病脱险之后，半身偏废之侧，往往遗留有沉重、麻木、手足浮肿迁延难愈，当此之时，于养血活血通络之药中，佐以风药从中鼓动，借以达到经络宣通之目的。《明医杂著》指出："用血药而无行痰，开经络，达肌表之药以佐之，血药属阴性，颇凝滞，焉能流通经络，驱逐病邪以成功也。"北京赵锡武指出："风药有调节发汗中枢，改善末梢血循环及感觉末梢神经功能。"此亦赵老经验之谈。但风药亦不可过多应用，薛己所谓："若概用风药，耗其阳气而绝阴血之源，适足以成其风，益其病也。"治者更须知此，不得有误矣。

5. 对补肝肾，壮筋骨的看法

中风病后期，肝风已平，正气尚差，肝与肾的功能往往虚弱下来，常常会出现筋骨痿软，腰膝乏力，肢冷不温，行动不遂的一些症状，此时补肝肾，壮筋骨以强腰系，便为治疗中风病必不可少的重要一环。张山雷指出："性在潜降，摄纳之后，气火既平，庶乎木本水源滋填培植，而肝阳可无再动之虑，是以此证善后之要着。"又说："且当肝阳恣扰之时，多挟痰浊以肆虐，必不能早投补肾厚腻之药，反多流弊。"治者知道了这层道理，在临床治疗时，就可绰有裕如了。

中风病类证治疗经验

我治中风病，仍按中医分型进行治疗。该文分闭证治法、脱证治法、闭证与脱证相互转化治法。

1. 闭证治法

（1）肝肾阴虚，肝阳上亢

肾主水而藏精，肝主风而藏血，精血互为资生，故云"精血同源"。然而肝为风木之脏，内寄胆火，体阴而用阳，赖肾水以为滋养，倘若精血虚损，肝肾阴亏，肝风胆火鸱张，跻维失濡，则最易上冲头目，蒙闭清窍，发为中风偏废。此即《内经》所谓："诸风掉眩，皆属于肝"及"血之与气，并走于上，则为大厥……"之症。症见头目眩晕，口祸眼斜，面目红赤，肢体麻痹，甚则暴仆，神志昏迷，不省人事，半身偏废，脉弦有力等。叶天士指出："内风乃身中阳气之变动，肝为风脏，因精血衰耗，水不涵木，木少滋荣，故肝阳偏亢内风时起。"近一步阐明了病因病机乃是精血衰耗，肝阳上亢。张山雷指出："盖肾水之虚，耗于平时，为病之本，肝木之旺，肆于俄顷，为病之标。"

这样就为我们治疗肝肾阴虚，肝阳上亢型之中风病时，先以平肝息风，滋阴潜阳，后以滋补肝肾以壮筋骨奠定了理论基础。

病案举例：

赵某某，男，57岁，1966年6月10日初诊。

患高血压眩晕3年余，经常手颤，说话有时嘴笨，近因忿怒，肝气郁闭，致神志昏迷，不能言语，口眼㖞斜，面目红赤，左半身不遂，血压220/160mmHg，瞳孔等大，对光反射迟钝。医院诊断为脑血栓形成。中医辨证为肝肾阴虚，肝阳上亢，治以平肝息风，滋阴潜阳，方以羚羊钩藤汤加减。

钩藤60g，桑叶30g，生地黄30g，白芍30g，牛膝30g，石决明30g，生龙牡各30g，真珠母25g，龟甲20g（打细），羚羊角粉6g（分冲）。

上药以水3杯，煮取1杯，药滓再煮，取汁1杯，日分2次温服。每服兑冲羚羊角粉3g。

治疗经过：患者在家，连续服药3剂，神志转清，言语尚可，继服上方3剂，上下肢活动能力增强。继服上方加减至11剂，血压降至160/100mmHg，有人扶掖已能慢慢走步，惟感腿软难以自支。续服滋补肝肾壮筋骨以听其愈。药用：生熟地黄、怀牛膝、川续断、桑寄生、杜仲、鸡血藤、狗脊、当归、丹参、龙骨、牡蛎，调治月余，基本康复。

（2）肝阳化风，痰火附扰

肝风鸱张，煎熬津液，化而为痰，风痰上僭，冲激入脑，蒙闭清窍，发为中风偏废，是为风痰闭证。林珮琴指出："风阳上升，痰火阻窍，神识不清。"缪希雍指出："凡言中风者……往往多热多痰，真阴即亏，内热弥甚，煎熬津液，凝结为痰，壅塞气道，不得通利，热甚生风，亦致卒然僵仆。"二者之论，皆属肝阳化风，痰火附扰之闭证，根据个人临床所得，50岁以上的患者，多患此证。

病案举例：

王某某，男，61岁，工人，1970年8月25日初诊。

七月，炎暑不迭，一日赴宴，饮酒失度，突然如醉，扶之室内，即神昏不语，牙关紧闭，面目红赤，如妩媚之鲜艳，鼻鼾气粗，口泛涎沫，喉中痰鸣辘辘，状若曳锯，小便失禁，家人惶惶，邀余诊视，脉来弦滑有力，血压230/130mmHg，瞳孔等大，对光反射存在，左半身不遂。即针刺人中、承浆、风池、风府、太冲、十二井穴点刺出血，顷刻，神志稍清，牙关已松，冲服安宫牛黄丸1粒。书方：

双钩藤60g，石决明24g，胆南星9g，石菖蒲9g，远志9g，全瓜蒌45g，僵蚕9g，夏枯草24g，川贝母9g，葛根30g，鲜荷叶一角，紫雪散2g（分冲）。

上药以水3杯，煮取1杯，药滓再煮，取汁1杯，日分2次温服，每次冲服紫雪散1g。

治疗经过：上药服1剂，大腑通畅，3天后，神志转清，继服上方加减，10天后，病却大半，惟言语尚感謇涩，上肢举动比下肢活动较差，舌质尚红，舌苔黄腻，拟方如下：

双钩藤60g，夏枯草24g，胆南星6g，石菖蒲12g，远志12g，石决明30g，僵蚕9g，川贝母9g，嫩桑枝60g，鲜荷叶一角，竹沥汁60g（兑服）。

上药以水3杯，煮取1杯，药滓再煮，取汁1杯，日分2次温服，每服兑服竹沥汁30g。

上方连服6剂，患者可以下床走动，上肢活动不若前甚，脉转冲和，舌淡苔薄稍黄，血压150/95mmHg，再步上方加减，重佐丹参、鸡血藤、豨莶草、川续断、桑寄生、赤芍、红花等，并配合针刺疗法，又调治半月，起居如常，恢复劳作。

（3）风火相煽，中风抽搐

风为肝之本气，火为心之本气，若阴血衰少，风火无所附丽，必致风火相煽，发病中风抽搐，《素问·至真要大论》所谓："诸暴强直皆属于风，诸热瞀瘛皆属于火"。以及《左传》所谓："风淫末疾"者，皆指此证。盖心主血脉，肝主筋膜，阴血既虚，不能濡养筋脉，其证多从燥化，而病中风抽搐。

病案举例：

卞某某，女，59岁，市民，1972年5月5日初诊。

经常头痛、头晕，未加介意，近因家事萦劳，加以肝气郁勃，遂病中风手足阵阵抽搐，日发一二次，行动不便，入某诊所诊断，血压210/120mmHg，左身麻木抽动，初步诊断为高血压、脑血管痉挛。与降压药，服3天，效果不明显。转来门诊；经诊察辨证为风火相煽，中风抽搐之闭证。《黄帝内经》所谓："阳气者，烦劳则张"即指此，治以镇肝息风滋阴降火，方用镇肝熄风汤加减，望其应手。

怀牛膝24g，代赭石24g，生龙骨24g，生牡蛎24g，双钩藤60g，全蝎10g，生地黄30g，白芍24g，麦冬24g，玄参18g，川楝子10g，羚羊角粉3g（分冲）。

上药以水3杯，煮取1杯，药滓再煮，取汁1杯，日分2次温服，冲服羚羊角粉1.5g。

治疗经过：上方连服3剂，抽搐渐平，继进先醒斋之集灵膏方（化为汤剂）养阴润燥，以资巩固。

（4）肝风犯胃，呕吐食瘀

胃之受纳，赖肝之疏泄而主乎通降，中风类病，肝阳暴动，横肆犯胃，胃气上逆，有升无降，轻则呕吐食渣痰涎，重则夹杂黑褐瘀血，其色如败酱者，证候最为危笃。《证治要诀》指出："诸中，或已苏，或未苏，或初病，或久病，忽吐出紫红色者死。"余根据临证所见，此类患者，多数发病急骤，轻者极亟治疗，尚可挽回，重者确乎难疗，可见戴思恭之说，此证之险，亦属经验之谈。

病案举例：

唐某某，女，69岁，市民，1977年5月13日初诊。

暴仆成中，神志昏迷，鼻鼾气粗，呃逆频仍，呕吐败腐食物2次，血压185/110mmHg，体温37.5℃，脑脊液带有血色，中西医会诊为脑出血。西药治疗略。中医辨证为：肝风犯胃，呕吐食瘀。治宜凉肝血以熄内风，降逆气以养胃阴。

紫雪丹1.5g（先冲服），生地黄24g，杭白芍24g，玳瑁9g，川牛膝24g，代赭石24g，生龙骨24g，生牡蛎24g，竹茹12g，麦冬24g。

上药先煮玳瑁40分钟，后入诸药，取汁1杯，药滓再煮，取汁1杯，日分2次温服。

治疗经过：服药3剂，呃逆呕吐悉平，神志已转清醒，再以上方加减，调治月余，下肢始能下地走动，惟上肢拘急屈伸困难，又过1年，终因复中而死。

（5）形盛气虚，痰湿化风

体质肥胖之人，多主痰湿，形盛而气虚。气虚不能胜形，更欲饮酒，好食甘肥厚味之品以助之。朱丹溪指出："肥人中者，以其气盛于外而歉于内也。"肥者令人内热，甘者使人中满，致痰湿内蕴，郁而化热，热极生风，蒙闭清窍，终会发生形盛气虚，痰湿化风之中风闭证。《素问·通评虚实论》指出："仆击偏枯……肥贵人，则膏粱之疾也。"通过多年临床观察，老年肥胖之人，确实气虚多痰，其发中风病者，比较多些。

病案举例：

黄某某，男，64岁，市民，1966年古历8月20日初诊。

中秋之夜，饮酒，饱食肥甘入睡，翌日偏废不起，急送医院治疗，检查：体温37℃，血压140/100mmHg，初步诊断为脑血栓形成，治疗3天，效果不理想，转我中医诊疗，体质丰腴，左半身不遂，动转困难，精神有时痴呆，口角流涎，舌体胖大，苔淡而厚腻，脉沉弦。中医辨证为形盛气虚，痰湿化风之候。治以理气化痰，息风通络之法调之。

予猴枣1粒，约0.3g，用粗瓷碗底加水磨之，色黄褐。每日服3次，每次1汤匙。

方用瓜蒌30g，川贝母12g，石菖蒲12g，胆南星9g，陈皮15g，半夏15g，云苓15g，丝瓜络15g，竹茹12g，钩藤30g，桑寄生30g。上药以水3杯，煮取1杯，药滓再煮，取汁1杯，日分2次温服。

治疗经过：上药服2剂，大腑通畅，精神已振，言语稍迟，口角已不流涎。继以上方加鸡血藤、杜仲、丹参、红花。左半身活动增强，舌苔由淡腻而转黄薄。此气虚转旺之象，脉由沉弦而转弦数，此阳气有流行之机，痰湿有克化之望矣，继以鸡血藤汤加味以益气通络，调治月余，基本康复。

（6）肝风内扰，外邪激发

《医学正传》指出："夫中风之证，盖因先伤于因，而后感于外之候也，但有标本轻重不同耳。"《医学衷中参西录》指出："多先有中风基础，伏藏于内，后因外感而激发……然非激发于外感之风，实激发于外感之因风生热，内外两热相并，遂致内风暴动。"由此看来，该病与季节气候的关系甚为密切。

病案举例：

王某某，男，53岁，工人，1970年3月11日初诊。

经常头痛、头晕，血压时高时低，自视体壮，未加介意，昨晚冒风雨外出，返则感头痛身楚入睡，第二天即感头胀手麻，说话嘴笨，午后身热，口眼㖞斜，说话更加不清，右半身活动困难，脉洪数，舌红，苔略黄腻，体温38.9℃，血压190/120mmHg，会诊为中风，属肝风内动，外感激发，治以清热，息风表里双解。

生石膏45g，知母15g，桑叶30g，菊花15g，薄荷12g，杏仁12g，瓜蒌30g，双钩藤45g，连翘30g，蝉蜕12g，夏枯草24g，赤芍12g，牛膝24g。

上药以水3杯，煮取1杯半，药滓再煮，取汁1杯半，日分2次温服。

治疗经过：上方连服3剂，外感身热解除，大腑已通调，言语恢复正常，可下地走步，继服3剂，半身活动基本正常，为巩固疗效，书方于下，回家疗养。

鸡血藤60g，双钩藤45g，丹参30g，牛膝30g，夏枯草30g，茺蔚子25g，生龙骨25g，生牡蛎25g，龟甲30g，桑寄生30g，甘草10g。

上药以水3杯，煮取1杯，药滓再煮，取汁1杯，日分2次温服。

（7）精气空虚，中风不语

《素问·脉解》指出："内夺而厥，则为喑痱。"此是对肾虚而言，盖肾虚，是指肾脉之精气不能从肾上挟阴跻之脉入肺，循咽喉，抵舌本，故舌机不掉而言语不出。《仁斋直指方》指出："肺为声言之门，肾为声音之根。"更进一步的说明了中风不语一症，与肺肾的关系密切。

病案举例：

范某某，男，60岁，职工，1969年8月25日初诊。

患脑血栓形成，医院治疗7天，血压下降，发热除，嘱出院疗养。目前：左半身不遂，行走困难，上肢不能高举，言语不利，只会发出"得得"之声，舌本强硬，少津，咽干，脉象弦细。辨证为精气虚衰，中风不语之候，治以滋补肾阴，清肺活络。方以六味地黄汤加味，缓缓图治。

生熟地黄各30g，山萸肉30g，丹皮9g，生山药24g，泽泻15g，云苓15g，薄荷梗9g，细辛3g，白芍15g，钩藤60g，麦冬25g，玄参15g，嫩桑枝60g，牛膝30g。

上药以水3杯，煮取1杯，药滓再煮，取汁1杯，日分2次温服。

上药连服9剂，津液有来复之机，咽干好转，舌络得荣，言语较前进步，可以发出“不吃”“吃水”之声，仍以上方加减，服药21剂，言语基本恢复正常，右半身不遂亦逐渐进步，可以自行百米，但仍感软弱不支，继与鸡血藤汤加牛膝、桑寄生、菟丝子、杜仲等调治月余康复。

（8）气虚血瘀，脉络阻塞

有手足渐觉麻木不仁而转化为口眼㖞斜，半身不遂者，此为气虚血瘀，阻塞脉络之形者。张景岳指出：“夫血非气不行，气非血不化，凡血中无气则病为缓纵废弛。”临床屡见如此患者，须大剂益气养血，疏通经脉以通其瘀闭，方可渐次向愈。否则血瘀不化，气滞不行，往往出现患侧手足肿胀，此时处治，虽加风药鼓动，虫蚁搜剔，亦难恢复全痊。

病案举例：

白某某，女，77岁，市民，1972年6月3日初诊。

周身痹痛，四肢酸楚，曾断续治疗4年，时好时歹未能全痊。近半年来，左手足经常麻木不仁，血压不高，有时感到目花，昨天发生右半身不遂，言语有时迟钝，精神清楚，血压140/80mmHg，大小便均正常，舌淡少苔，脉沉缓。证属气虚血瘀，脉络阻塞之候，治以益气活血，化瘀通络之法调之。

黄芪60g，当归24g，川芎15g，赤芍15g，桃仁9g，红花9g，地龙15g，丹参30g，鸡血藤30g，豨莶草30g，牛膝30g，桑寄生30g，杜仲24g，甘草6g。

上药以水3碗，煮取1碗半，药滓再煮，取汁1碗半，日分2次温服。

上方连服6剂，右半身活动能力增强，上肢有攻胀之感，乃于上方加蜈蚣2条、天虫15g，姜黄6g，连翘24g，桑枝60g，羌活6g。连服3剂，攻胀消失，仍按原方加减继服，调治1个月，可持杖走动。

2. 脱证治法

（1）元阳上脱

脱者，虚脱之谓，属元气告匮之危候。《景岳全书》指出：“凡病此者，多以素不能慎，或七情内伤，或酒色过度，先伤五脏之真阴，此致病之本也，或再内外劳伤，复有所触以损一时之元气，或以年力衰迈，气血浮离，则积损为颓，此发病之因也。盖其阴亏于前，而阳损于后，阴陷下而阳泛于上，以致阴阳相失，精气不交，所以忽然昏愦，卒然仆倒，此非阳气暴脱之候乎。”喻嘉言指出：“真阳上脱汗多肢冷，气喘痰鸣……黑锡、三建、引阳回宅，水土重封，虞渊浴曰……”二者均详细的阐明了元阳上脱的危险性以及治疗方法，临床见此证而有一蹶不振之势者，治者不可因循，当用大剂回阳恋阴之法，急剂频服。

王某某，男，60岁，厨师，1970年2月2日初诊。

复中呈半昏迷，口开目合，气息迫粗，面色红润，额汗如珠，四肢逆冷，脉浮按之无力，此乃元阳上脱之候，急以回阳救逆。

丽参30g，附子15g，干姜9g，当归18g，熟地黄30g，甘草18g，葱白7寸引。

上药急煮，取汁1杯，频服，药滓再煮，隔时再服。1剂尽，阳回汗收，四肢温，喘息平，精神振。后与补阳还五汤，连续服药15剂，病已。

（2）肾气下脱

张景岳指出：“非风遗尿者，由肾气虚脱也，最为危候，宜参芪归术之类补之是也，然必命门火衰所以不收摄，其有甚者，非加桂附，终无济也。”林珮琴指出：“遗尿属肾气虚极，用参芪术附益智五味以保元阳之脱。”盖肾气下脱，小便失禁者，临床尤多，治者重在补益肾气，然而若使用桂附收摄肾气，阳回即止，又不可过多过久以防变故。

例：李某某，男，52岁，饭店职工，1967年7月26日诊。

血压素高，经常眩晕，近由房帷伤肾，今午突然昏仆，左半身不遂，小便失禁，汗出身冷，面色苍白，呼吸低微，言语不清，脉象沉缓，舌淡白。脉证合参，此属肾气下脱之候，急以暖肾回阳益气固脱之法调之。

人参30g，附子24g，白术24g，五味子18g，当归18g，黄芪45g，鹿角胶18g（烊化），甘草24g，熟地黄30g，肉桂6g，益智仁15g。

上药以水3碗，急煎1碗，频服，药滓再煮，取汁1碗续服。

治疗经过：傍晚，肾气下脱得固，精神稍振，可以低声对答，脉来不若前甚，翌日精神振作，继以补肾固精之法调之。

人参15g，附子12g，白术15g，五味子9g，当归12g，黄芪30g，熟地黄24g，枸杞子30g，淫羊藿9g，怀牛膝24g，天冬24g，龟甲30g，甘草12g。

上药以水3碗，煮取1碗，药滓再煮，取汁1碗，日分2次温服。

依上方加减出入，调治1个月康复。

（3）阳虚外脱

中风病误与发汗卫气不固，腠理开，汗大泄，津液外散而脱，治疗当急以回阳固卫，《类证治裁》指出：“津脱者实卫”，属有得之言。

王某某，男，54岁，干部，1969年9月30日初诊。

患中风病7天，医与麻桂羌防等药，服3剂，致汗漏不止，心悸不安，面色苍白，四肢不温，气息微弱，殆将不继，脉细微，舌淡苔薄。脉证互参，此属阳虚外脱之候，治以回阳固卫，方用芪附汤合收汗丹方之意。

黄芪 60g，大丽参 24g，熟附子 15g，甘草 18g，五味子 12g，生龙牡各 24g。

上药以水4杯，煮取1杯，药滓再煮，取汁1杯半，日分2次温服。

继续服药2剂，汗收大半，精神稍稳，继服2剂，汗止卫固四肢渐温，脉来不若前甚。续服补阳还五汤，加鸡血藤、桑寄生、杜仲、牛膝、菟丝子、淫羊藿、豨莶草等，继治其右半身偏废。

（4）阴阳两脱

《辨证录》指出："有人一时卒倒，痰涎壅塞，汗出如雨，手足懈驰不收，口不能言，囊缩，小便自遗，人以为中风急证，谁知乎是阴阳两脱乎。"《类证治裁》指出："上下俱脱者，类中眩仆，鼻鸣鼾，绝汗出，遗尿失禁，即阴阳俱脱也。"又说："阴阳脱离，精气不足，须参附大剂，峻补其阳，继以地黄丸加杞子、当归或十补丸，填补真阴。"二者均详细的阐明了阴阳两脱的发病原因、病理以及治疗方法。

例：张某某，男，58岁，工人，1968年9月5日初诊。

患中风半月，神志时清时昧，右半身不遂，方药杂投，致汗出不敛，四肢逆冷，面青不荣，口角流涎，呼吸气弱，小便失遗，躁扰不安，脉来沉细欲绝。脉证互参，证属阴阳两脱之候，有生机将败，真气告匮之虞，治以固护元阳，摄纳真阴，处方：

红参 30g，黄芪 60g，附子 12g，甘草 12g，干姜 6g，山萸肉 30g，五味子 12g，大熟地 30g，生龙骨 30g，生牡蛎 30g。

上药以水4杯，煮取1杯，药滓再煮，取汁1杯，日分2次温服。

服药2剂，精神好转，他症尚无大起色，复加黄芪至120g，他症有所好转，后黄芪竟加至240g，汗出则敛，四肢渐温，小便方知，始得机转向愈。又过2个月，终因复脱而亡。

3. 闭证与脱证的相互转化

闭证失治或误治，阴气外越，可能转化为脱证，脱证补太过，亦可能转化为闭证。

（1）闭证转脱证

例：林某某，63岁，电工，1973年3月19日初诊。

患脑栓死形成已7天，医药杂投，连续服药6剂。一日突然汗出肢冷，言语不序，口唇颤动，小便失禁，脉象虚浮，按之若无，舌胖大少苔。请余诊之，予黄芪 45g，党参 30g，附子 12g，五味子 9g，生龙牡各 24g，甘草 12g。

水煮2遍，日分2次温服，调治3天，脱证悉除。

(2) 脱证转闭证

例：赵某某，男，65岁，中药药工，1969年3月9日初诊。

体质丰腴，眩晕有年，今因劳动不慎跌仆，神志时清时昧，面色苍白，言语不利，口角流涎，汗出淋漓，小便失禁，左半身不遂。中医会诊，为中风脱证，议与益气、回阳、固脱。药用白干参30g，制附子18g，黄芪30g，当归18g，白术18g，熟地黄30g，甘草12g。服药6剂，神志转清，汗已收，小便已知。而血压突然升高，头目眩晕，脉转弦急，会诊认为，此由脱转闭之形。遂与镇肝熄风汤调之，半月全痊。

4. 中风先兆与预防

《素问·调经论》指出："肌肉蠕动，名曰微风。"刘河间指出："凡人如觉大拇指及次指麻木不仁，或手足不用，或肌肉蠕动者，三年内必有大风之至。"《医学正传》谓："凡人手足渐觉不随，或臂膊及髀股支节麻木不仁，或口眼㖞斜，言语謇涩……虽未至于倒仆，其为中风晕厥之候，司指日可定矣。"近代张锡纯先生有中风朕兆五条，可以相参考。还有人把这些证征称之为"微风"说法也就更加明显了。

预防很重要：①节制饮食，勿食太饱，少食膏粱厚味之品，烟酒适度勿过。②调肝气，有云："善养肝者，切忌暴怒"，勿动肝火，使肝气条达。③藏精气，远色欲，节制精气耗散。④控制血压，勿使太高。⑤加强体育锻炼，增强体质。

谈"食㑊"与"解㑊"

1. 食㑊

《素问·气厥论》指出："大肠移热于胃，善食而瘦，又为之食；胃移热于胆，亦曰食㑊。"

食㑊，乃病名，亦为怠惰，虽然善于饮食，但身体反而消瘦倦怠无有气力，胃移热于胆，胆胃俱热，尤善消谷而瘦。亦为食㑊。

《圣济总录》指出："胃为水谷之海，胃冲和，则饮食有节，气血盛而肤革充盈。若乃胃受邪热，销铄谷气，不能化为精血，故善食而人瘦也，病名食㑊。言虽能食若饥也。胃移热于胆亦曰食㑊，以胆为阳木，热气乘之，则铄土而消谷也。"

2. 解㑊

《素问·平人气象论》曰："尺脉缓涩，谓之解㑊。"

《素问·刺疟论》曰："足少阳之疟，令人身体解㑊寒不甚，热不甚，恶见人，见人心惕惕然，热多，汗出甚，刺足少阳。”

尺脉缓涩，乃气血亏虚，多倦怠无力；足少阳疟，身倦怠，冷热不甚见人恐惧，发热长，汗出亦多，刺足少阳经。

沈金鳌曰：“解㑊一证，由肝肾二经之虚，盖肝主筋，肾主骨，肝虚则筋软而无力以束，周身肌肉皆涣散而若解（懈），肾虚则骨痿而不能自强，遍身骨节皆松懈而多㑊，故恹恹郁郁（悒）若有不可以为人，并不自知所以为人者，则肝、肾二经之虚，为已极矣。”

注解：“解”作“懈”，作怠困——阴虚气弱，举动无力之谓也。

附案1：食㑊。

左某某，女，41岁，市民，1969年2月10日诊。

月前由操劳过甚，汗出受风，服解热药片，汗出多，反而感冒不除，近7天来，身感疲倦，而饮食增加，吃多少亦觉不饱，烦热不寐，心如空悬，身觉削瘦，舌红嫩，脉细数。再三思索，此食㑊证也。拟石斛饮方以清热生津。更佐栀子豉汤以清气热。

处方：石斛30g，生地黄30g，麦冬20g，玄参20g，砂仁10g，黄连6g，炒酸枣仁30g，栀子6g，豆豉15g。

上9味，以水3杯，煮取1杯，药滓再煮，取汁1杯，日分2次温服，忌食荤物、葱、蒜。

二诊：2月17日。上方连服6剂，烦热减轻大半，寐亦好转，心气已安，饮食尚多，而已有饱意，汗出已少，感冒似觉全痊。脉仍细数，舌红略减。病有向愈之机，方药仍守旧章，只与原方加生甘草10g，煮药及禁忌同上。

患者连续服药16剂，诸症相继而愈，体力增加如昔。

按：此食㑊一证，初由感冒缠绵，烦劳内炽引发，余以石斛饮并栀豉汤加味，法在滋阴清热，而栀豉汤又能清脏间之热气，加酸枣仁，因酸枣仁有“得木之气而兼土化。故其实酸平，仁则兼甘，气味匀齐，其性无毒”，又“专补肝胆，亦复醒脾，从其类也”。酸枣仁炒香以醒脾。加黄连，因黄连归经于心、肝、胆、胃、大肠，助上药以清热泻火。《名医别录》云：“主五脏冷热……调胃厚肠，益胆。”李士材指出：“利水道而厚肠胃。”该方所以加黄连者，就在这一“厚”字上。

附案2：解㑊。

陈某某，男，39岁。1965年5月2日诊，德州航运。

患遗精二三年，入春以来，发作尤频，医多以神经衰弱治疗，中药西药杂投无效。迩来病进，身不支，形如瘫状，言腰背酸楚，四肢倦息，动则气息微弱，颈软头倾，目亦不欲见人，不欲饮食，舌尖红赤，舌中裂，脉细涩无力。大便数日一行。

遗精夙疾，首发心肾，迁延数年，五脏俱虚，证入解㑊，治之非易。

天冬15g，山萸肉15g，生熟地黄各15g，制何首乌12g，龟甲12g（先煮），石斛15g，生龙牡各18g，肉苁蓉15g，生黄芪9g，生甘草9g。

上11味，以水4杯，煮取1杯，药滓再煮，取汁1杯，日2服。

二诊：上药连服15剂，遗精2次，精神略感好转，他症同上，原方续进。剂量再调。

天冬18g，山萸肉18g，生熟地黄各15g，制何首乌18g，龟甲18g，石斛18g，生龙牡各18g，生黄芪12g，肉苁蓉18g，甘草9g。

煮服方法同上。

三诊：上方迭进16剂，脉来细涩减轻，精神亦有好转，惟舌苔白腻，食欲不佳。三审之，认为药以腻之，再步上方加味，佐醒脾之药调之。

天冬18g，山萸肉18g，制何首乌18g，龟甲15g，石斛18g，生龙牡各18g，生黄芪9g，肉苁蓉18g，砂仁6g，荷梗12g，陈皮12g。

煮服方法同上。

四诊、五诊：服上药5剂，舌苔白腻消退大半，于原方加菟丝子12g继服。

六诊：6月12日，前药断续服药10剂，患者可下床缓步，精神好转，两尺脉不若前甚，10多天遗精未发，病将出险入夷，治疗调护，不可懈怠。

天冬18g，山萸肉18g，制何首乌18g，龟甲18g，石斛18g，生龙牡各18g，生黄芪9g，肉苁蓉18g，砂仁9g，陈皮12g，荷梗12g，菟丝子12g。

上药以水4杯，煮取1杯，药滓再煮，取汁1杯，日分2次温服。

七诊：6月22日。服药7剂，饮食如常，精神好转，但乃感乏力头眩，脉亦较前进步，拟以丸方养之。

大熟地80g，太子参50g，生黄芪40g，山萸肉40g，怀山药40g，龟甲40g，女贞子40g，净龙骨40g，净牡蛎40g，金石斛40g，云茯苓30g，天冬40g，麦冬40g，菟丝子30g，肉苁蓉30g，胡桃肉80g，黄柏20g，五味子20g，远志20g，制何首乌60g，蒺藜子50g，甘草20g，陈皮30g。

上药共为细末，炼蜜为丸，每丸9g，日服2次，每次1丸。

8月15日，患者骑自行车，前来致谢云云。

按：食㑊一证，病在胃、肠、胆，为腑之为病，治之较易；而解㑊一证，病在脏，主要又在肝肾，治之非易矣，读者识之。

谈生生子说“鼻渊”

生生子曰：“按书云：鼻流清涕为鼻鼽，流浊涕者为鼻渊。”《内经·气厥论》曰："胆移热于脑，则辛鼻渊。鼻渊者，浊涕下不止也，传为衄衊瞑目，故得之气厥也。"启玄子注曰："厥者，逆也，脑液下渗，则为浊涕，涕下不止，如彼水泉，故曰鼻渊也。"足太阳脉，起于鼻交中，傍约太阳之脉。今脑热，则足太阳逆与阳明之脉俱盛，薄于中，故鼻辛也。辛，谓酸痛。予尝以防风通圣散，除硝、黄、滑石，石膏减半，倍加辛夷花，先服三五帖，再用此为丸，每服七十丸，早晚白汤吞服，半月则瘳也。

按：防风通圣丸，其功效解表通里，泄热解毒，主治风邪壅盛，内热怫郁，表里俱实，憎寒壮热，头目昏花，目赤睛痛，口苦口干，咽喉不利，胸膈痞闷，咳喘，便秘尿赤，丹斑，瘾疹等。药用：防风、荆芥、连翘、麻黄、薄荷、当归、川芎、炒白芍、黑山栀、酒蒸大黄、芒硝各15g，石膏、黄芩、桔梗各30g，滑石90g，甘草60g。其研细面，水泛为丸，如绿豆大，每服6~9g，每日1~2次。

方义：方用防风、麻黄、薄荷、荆芥散风以解表邪，大黄、芒硝荡涤下热，山栀子、滑石泻火热之邪而利湿，桔梗、石膏、黄芩、连翘清解肺胃之热，上下分消。当归、白芍、川芎活血散风止痛，白术、甘草以健脾，共达解表通里，清热解毒之效。

病案举例：马某某，男，45岁，1976年12月11日诊。

患鼻炎已4年，未得治愈。目前：鼻炎加重，与冬天气候寒冷有关，曾去省城寻诊，因怕手术谢绝，特来服中药治疗。两鼻孔经常堵塞，遇热则塞轻，甚则鼻梁骨内辛酸难忍，并连前额沉痛，精神昏昏然，脉象细滑，舌质淡白，苔白薄。拟防风通圣散合苍耳子散化裁。

防风10g，荆芥10g，连翘15g，麻黄6g，薄荷6g，苍耳子10g，辛夷12g，白芷3g，桔梗10g，杏仁10g，黄芩10g，石膏20g，当归6g，川芎6g，天虫10g，老葱根3棵为引。

上药以水3杯，轻煮20分钟，取汁1杯半，药滓再煮，取汁1杯半，日分3次温服。

二诊：上药服17剂，鼻梁骨内之辛酸减轻，前额沉痛亦减，精神较前好转，脉来不若前甚。病机好转，再步上方出入。

防风10g，菊花15g，荆芥10g，麻黄6g，薄荷10g，辛夷12g，半夏10g，白芷2g，杏仁10g，黄芩10g，石膏20g，当归6g，川芎6g，桔梗6g，甘草10g，升麻10g，天虫10g，老葱根3棵，生姜6片为引。

煮服方法同上。

三诊：续服上药20剂，鼻梁骨内辛酸之感减却大半，左鼻孔呼吸较为通畅，浊涕减少，前额沉痛消失，病入坦途。继予上药连服。

四诊：患者又渐续服药15剂，症状基本消失，继与上方加减。嘱归里

（河北衡水），隔日服药1剂，以听其瘳。

血　箭

马某某，男，60岁，陵县，土桥乡人。1994年11月22日诊。

患者患感冒、头痛、身热、恶寒，去当地卫生室，诊断为外感发热，体温39.8℃。给了几片去痛片，患者为了尽快见效，晚上一次服了2片，合衣而眠，夜半后，通身发汗不止，至夜间5点，汗渐渐消退，只是觉得左腋下，仍汗出不止，解开棉衣以手摸之如油状，伸手一看，全是血，呼儿子来看时，衬衣及棉袄内侧，都是黏腻的血痂，儿子用热毛巾把老人的胸胁擦干，也未发现有出血点，急乘车来诊。目前：衬衣都是血痂，棉衣几乎渗透，全是血。身不热，无痛苦，只是有点咳嗽，脉象略数。余认定此为血箭，开了几味清肺的药服之，病愈，1周后经询问，一切良好。

按：实习生问其原委。我说："此乃血箭之症，其病因病机乃为心肺火盛，逼血妄行出于毛孔之窍，此为肌衄。血从针尖大小之孔喷出，渗溢不止，一般无有疼痛的感觉，数十年前曾见一妇，血箭从乳头侧喷出，用盐水棉球加压之方止，方用清热地黄汤，服药二剂，愈而未发。"

附：《血证论》于"血箭"条云："血箭，从毛孔中流出一条血来，有似箭之射出，故名血箭，由心肺火盛，逼血从毛孔中出，治宜清心火以除出血之源，凉血地黄汤加蒲黄。又宜泻肺火以敛皮毛之气，使毛孔不渗泻则血自止，泻白散，加生地、蝉蜕、百合、五倍子、黄芩、蒲黄、杏仁、白及。心肺兼治，宜用生黄散。

出血过多，昏愦不省人事者，与吐衄血脱气散无异，宜独参汤加附片、蒲黄，当归补血汤、十全大补汤，皆可择用。

外治法：水调桃花散，敷血孔，则血止，或用凉墨磨醋搽。或用石灰散、干糁，花蕊石散、糁，均效。"

《医宗金鉴·外科心法要诀·血箭》条云："血箭毛孔射出血，心火炽迫血乱行，桃花散用凉水敷，再涂金墨即能停。此证一名肌衄，由心肺火盛，逼血从毛孔中射出如箭。宜服凉血地黄汤，外用桃花散以凉水调敷；或用金墨研末，醋调凉涂，其血自止。凉血地黄汤，生地三钱，黄连、当归各一钱五分，甘草、栀子（生研）、元参各一钱、黄芩二钱。水二盅，煎八分，量病上下服。桃花散：白石灰半升，用水泼成末，与大黄片一两五钱同炒，以灰变红色为度，去大黄，将石灰筛细，用凉水调敷。"

《外科正宗》云："血箭出于心经火盛，逼血从毛孔出也。"

再按：《血证论》提到出血过多，昏愦不省人事者，采用独参汤、当归补血汤及十全大补汤等。余在临床未曾遇见，仅举之以备参考。

谈五谷、 五果、 五畜、 五菜

《素问·藏气法时论》指出：“五谷为养，五果为助，五畜为益，五菜为充，气味合而服之，以补益精气。”

五谷：指粳米、小豆、小麦、大豆、黄黍。

五果：指桃子、李子、杏子、栗子、大枣。

五畜：指牛肉、羊肉、猪肉、犬肉、鸡肉。

五菜：指葵、藿、薤、大葱、韭菜类。

葵——又兔葵、楚葵、乌葵。楚葵一指芹菜类。

薤——叶似韭而中空，蔬菜类，如薤叶，薤白（亦入药）。

藿——豆叶之类的蔬菜。

五谷为养，是说五谷是人体营养的主要来源。五果为助是说桃、李、杏等可以帮助五谷运化，补充相应的营养物质。五畜五种肉类，这些肉类可以补益人体的精气不足，假若人体精气不虚而丰满，也就无有以五畜为益的必要，益而再益，身体丰腴，就会形成“形盛于外而歉于内”的形象，既而还有引发一些消化不良，腹胀、肝胀、胃气滞郁等不良病证。尤其当今盛世，物产丰富，人们的饮食要求也随之升高，一些发了财的达官贵族、大腕老板，天天花天酒地，山珍海味，无饱的填塞以致以妄为常，吃喝嫖赌，竟逐荣华，勾心斗角，损躯以平素，发病于顷刻，《内经》所谓：“半百而衰也。”可不慎乎。五菜，即是指蔬菜类，像芹菜、大葱、小葱、韭菜或菠菜、豆芽、白菜、萝卜、茴香、黄瓜、茄子、辣椒、藕、南瓜、蒲瓜等，以达到所谓的“充”。

《藏气法时论》对于五脏宜食，也有一段较为详细的记载。

云：“肝色青，宜食甘、粳米、牛肉、枣、葵皆甘。

心色赤，宜食酸，小豆、犬肉、李、韭皆酸。

肺色白，宜食苦，小麦、羊肉、杏、薤皆苦。

脾色黄，宜食咸，大豆、猪肉、栗子、藿皆咸。

肾色黑，宜食辛，黄黍、鸡肉、桃子、葱皆辛。”

辛散、酸收、甘缓、苦坚、咸软，毒药攻邪。一切食物凡味辛的有发散的功能，味酸的有收敛功能，味甘的具有缓解缓和功能，味苦的有坚燥功能，味咸的有软坚功能。饮食养生，应当予以选择。至于医生临床治疗又当切记《素问·脏气法时论》的另一段云：

“肝苦急，急食甘以缓之……心苦缓，急食酸以收之……脾苦湿，急食苦以燥之……肺苦气上逆，急食甘以泻之……肾苦燥，急食辛以润之，开腠理，致津液通气也……肝欲散，急食辛以散之，用辛补之，酸泻之……心欲软，急食咸以软之，用咸补之，甘泻之……脾欲缓，急食甘以缓之，用苦泻之，以甘补之……肺欲收，急食酸以收之，用酸补之，辛泻之……肾欲坚，急食苦以坚之，用苦补之，咸泻之。”

按：这五脏的所苦所欲，即是喜与恶的意思，也就是五脏的本性。按着五脏的喜恶，一是可以用来调节饮食，一是应用药物，调节脏气的功能，使其达到阴阳平衡，而不使其有所偏胜与偏衰而收补偏救弊的效果。

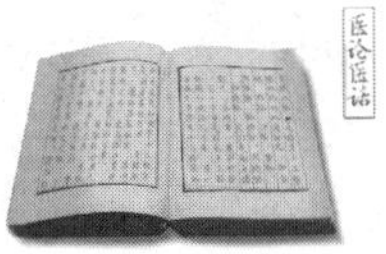

七、谈方说药

汤剂之命名

西晋皇甫谧记述中药“汤液始于伊尹”（见《针灸甲乙经·序》）。伊尹不仅熟悉药物的功用，而且很明了养生之道。《吕氏春秋》记载（商）汤向伊尹取天下之道，伊尹答曰：“用其新，弃其陈，腠理遂通，精气日新，邪气尽去，及其天年。”其实他讲的都是治疗疾病的道理。还因为他是有莘氏厨司的养子，很懂得烹饪汤液的方法。这一时期，伊尹就是著名的人物。《易牙遗意》记载的诸汤类就有：青脆梅汤、黄梅汤、凤池汤、荔枝汤、桔汤、杏汤、茴香汤、梅苏汤、缩砂汤、枣汤、瑞香汤、紫云汤、木樨汤等。随之而发的就是中药的汤液治病，发展到汉代医圣张仲景作《伤寒杂病论》，他总结了汉代以前的一个漫长的时期到汉朝一个大的概括，这就是《伤寒杂病论》的200余首方剂。当时由于受黄老之学的影响，方剂的名目也逐渐繁多起来，并体现出中国文化的博大精深，使这一方剂之名也更加优美起来。例如《伤寒论》一书就有主方、单方、偶方、复方、合方、加减方、六经方、六淫方、阴阳表里寒热虚实方等。具体每个方剂的命名都有一定的来头，仲景借助于星象学，就立了4个方剂，大小青龙汤、十枣汤、白虎汤、真武汤，以应四十八宿（音秀），如青龙汤以应东方甲乙木，东方七星是角、元、氐、房、心、尾、箕——东方看护神，在四时主春，在人身主肝，主生发之合，万物皆出于甲，故肝以应木，以发散荣卫之邪，大青龙汤的主治原文“太阳中风，发热恶寒，身疼痛，不汗出而烦躁者，大青龙汤主之。”病邪在太阳卫分，发汗以祛邪外出也。柯琴曰：“能化胸中之热气而为汗故名大青龙，能化心下之水气而为汗，故名小青龙。”意思为大青龙能行云布雨，小青龙无大青龙之力而只能行心下之水而为之要也。南方丙丁火以朱雀代之；西方庚辛金以白虎代之；北方任癸水以真武代之，四方各有七星，四七二十八宿。惟中央戊己土，医书不载星宿之名，道家书名之为“金凤”代表五脏之脾，医生知之不多。后之医家亦效仿之，名目繁多而优美，有借药物之名而命名者，有借药物之功能而命名者，有借地方之名而命名者，有借脏腑之功能而命名者等，如天黄丸、补天丸、天王补心丹、孔圣枕中丹、四君汤、养心汤、补肺汤、羊肉汤、十神汤、黄连汤、黄芩汤、三生饮、四神丸、感应丸……名目繁多，不胜枚举。大体上看来，医生经过大量的临床实践，创制出来的方剂即是经验的结晶，给每一个结晶定上一个命名，可以体现出命名人的中医水平，也可以体现医生的多学科的广泛水平。简举近代名医张锡纯先生之《医学衷中参西录》一书，开首一方剂，即命名“资生汤”，解释为“至哉坤元，万物资生”即可以看出张锡纯先生博大精深的“易医相通”了。

谈七方十剂

《素问·至真要大论》：“病有盛衰，治有缓急，方有大小……君一臣二，奇之制也；君二臣四，偶之制也；君二臣三，奇之制也；君二臣六，偶之制也。”

《伤寒明理论》：金·成无已著，遵从《内经》，制七方以实用，其为大、小、缓、急、奇、偶、复。

十剂之说，始于北齐。徐之才的《药对》，其为宣、通、补、泻、轻、重、滑、涩、燥、湿十种。

1. 七方

（1）大方：一是药味多，一是剂量重，病多兼挟，非众药力不可取效者。病重单一，顽不可破者，必用重剂量之药攻之伐之者不为功也。如大青龙汤、薯蓣丸、炙甘草汤、大承气汤等。

（2）小方：指药味小，质轻气扬者，主治病邪轻浅，其方如桔梗汤、苦酒汤、栀子豉汤、小柴胡汤、小半夏汤，而或桑菊饮、银翘散等。

（3）缓方：药性和缓，作用于一些慢性病，或大病瘥后，需缓慢调养者，如六味地黄丸、薯蓣丸、四君子汤、八珍汤等。

（4）急方：唐容川指出：“病势急，则力求速效，如仲景急下宜大承气汤，急救宜四逆汤之类，盖发表欲急，则用汤散，攻下欲急，则用猛峻，审定病情，合宜而用。”

（5）奇方：指单味药或用一、三、五、七、九之数组成的方子，这类的方子很多，如独参汤、三妙丸、五苓散、七气汤、三仙饮、九味羌活汤，以奇数名方者均是，更如三枚、五枚、七枚等。前人所谓“药无牵制，意取单锐”。

（6）偶方：是用二味药，或二、四、六、八等味组成的方子，称为偶方，如二至丸、二陈汤、二妙散、八珍汤、金匮肾气丸，唐容川云：“……如桂枝汤，单用桂枝，而必用生姜以助之，是仍存偶之意也，肾气丸桂附同用，大建中椒姜同用，大承气硝黄同用，皆是此意。”

（7）复方：唐容川指出：“复方重复之义，两证并见，则两方合用，数证相杂，则化合数方而为一方也，如桂枝二越婢一汤，是两方相合，五积散是数方相合……病之繁重者，药亦繁重也，岐伯言奇之不去，则偶之，是复方，乃大剂，期于去病也，又云偶之不去，则反佐以取之，所谓寒热温凉，反从其病也……若大寒热，则必能与异气相格，是以反佐以同其气，复令寒热参合，使其始同终异，是七方之外，有反佐之法。”现代名医，裘沛然先生提出“大方复制”之法，即是复方之意也。

2. 十剂

（1）宣剂：《证类本草》谓“宣可去壅”，壅郁之症如鼻塞、头蒙、目糊、胸宇苦闷等，均可用宣通之法调之，如川芎茶调散、苍耳子散、辛荑散等。

（2）通剂：“通可去滞”，滞留、滞塞不通之病，如胃气郁滞，痞胀不已。肺气郁滞，咳喘不利。肝气郁滞，两胁作痛。膀胱不利，小便涓滴不畅等，都可采取通疏之法调之。方如木香顺气丸、二陈汤、杏苏散、逍遥散、五苓散、萆薢分清饮等。

（3）补剂：“补可扶弱”，弱证多矣，均可应用补剂以调之，如肾阴虚，可用六味地黄汤，肾阳虚可用肾气汤，胃脾虚可用补中益气汤，肝虚可用一贯煎，心阳虚可用桂枝甘草汤，心阴虚可用麦门冬汤，气虚可用四君子汤，血虚可用四物汤，气血两虚可用八珍汤等。

（4）泄剂：“泄可去闭”，闭即闭塞不通之义，可以采用启闭开泻之法以调之。如唐容川云：“邪盛则闭塞，必以泄剂，从大便夺之，备急丸泄寒实，承气汤泻热实，葶苈泻肺汤是泄其气，桃核承气汤是泻其血，十枣汤泻水……”

（5）轻剂：“轻可去实”。人身感寒，肌腠经络闭实，可用质轻气扬之品以发之，通之，如桑菊饮、麻杏石甘汤、防风汤等。

（6）重剂：“重可镇怯”。怯指气浮、气乱之症，如心虚怯、惊气乱者，必用重剂以镇之，如镇肝熄风汤、生铁落饮、安神丸、安宫牛黄丸等。

（7）滑剂：“滑可去著”。著而不去之证，如肾结石、膀胱结石、尿不畅等，可用滑石、冬葵子等以去其著。

（8）涩剂：“涩可固脱”。如自汗、盗汗、滑精、便溏，可用黄芪汤、固精丸、金樱子散、桃花散等。

（9）燥剂：“燥可去湿”。唐容川云：“外感之湿，宜神术汤汗之，湿冷为痰，宜二陈汤降之，湿停不溺，宜五苓散利之，胃湿宜平胃散，脾湿宜肾着汤……”

（10）湿剂：“湿可去枯”。枯即枯燥，治必以滋润之品治之，如肺燥而痿，宜白虎加人参汤，肠燥便秘宜麻仁丸，胃燥宜石斛饮，肤燥宜释燥玉肤汤等。

仲景用药重视时令

翻开《伤寒论》与《金匮要略》可以看出，仲景不论在用药上，还是在服药上，都是很讲究的。服药时，有平旦服、夜服、日三服、日三、夜二服不等，先食服、少少含咽服、饮粥、酒煮、白饮等。用药对于时令亦很谨严。如白虎汤下，另有注脚云“此方立夏后立秋前乃可服，立秋后不可服，正月、二月、三月尚凛冷，亦不可服之。”（疑非仲景法）。“千金麻黄醇酒汤”注脚有云：“以美清酒五升，煮取二升半顿服之，冬月用酒，春月用水煮之。”退五脏虚热四时加减柴胡饮子，其法：冬三月加柴胡八分、白术八分、陈皮五分、大腹槟榔四枚，生姜五分、桔梗七分。春三月加枳实，减白术；夏三月加生姜三分、枳实五分、甘草三分；秋三月加陈皮三分”（疑非仲景法）。

按以上 3 个方剂的用药，尽管有所怀疑非仲景法，仅从注脚上可以看出，对于时令是非常重视的。白虎汤一方，经方中还多处用之，其他方虽未有明确的注解，但也不应该不引起对于时令用药的重视，白虎汤四时皆可用，所谓有是证，必用其药，其权变之法，又存乎其人也。平常讲冬季感冒可用麻黄，夏季感冒由于天气热，一般不用麻黄，可用薄荷或淡豆豉代之。麻黄醇酒汤，春日用水煮，因其时令温和，用此方即可借时令便可发腠理以透解湿热，冬月则用酒，借酒气以通达营卫。陈灵石指出：“麻黄轻清走表，乃气分之药，主无汗表实证。黄疸病不离温热之邪，用麻黄醇酒汤者，以黄在肌表营卫之间，非麻黄不能走肌表，非美酒不能通荣卫，故用酒煮，以助麻黄发汗，汗出则荣卫通，而内蕴之邪悉从外解耳。”沈明宗亦云：“湿热在表，郁盦成黄，用此一味酒煮，使其彻上彻下，行阳开腠而祛卫分之邪，则黄从表解也。”

退五脏虚热，四时加减柴胡饮子方。《金匮译释》解之清晰，今录之可以参考：“五脏受邪致病虚热，用柴胡饮子，随四季时令宜补宜泄，加减其药味以为治疗。方中柴胡为表里阴阳和解之剂，白术扶脾养正，桔梗、陈皮通利上中二焦之气，槟榔畅达腹中之气，生姜佐柴胡向外宣达，佐槟榔从内消导。冬三月稍加柴胡以助生生之气。春三月增枳实以转动其发陈之机；又恐白术燥脾影响脾气的条达，则减而不用。夏令热盛则气伤，湿盛则气滞，故加甘草佐白术以助气胜湿，又加生姜枳实使其宣通。时至秋令，气候容平，只稍加陈皮温中快脾。以上是随季节性而为调治的方法。”又：此方意在行气宣通上中下三焦，退其肌热，颇为有效。

又：明代吴又可著《瘟疫论》中所载之达原饮，可能亦从此方中化出。

又按经云："人与天地相参，与日月相应"，是说明人体与天地气候是有其密切的关系。《八正神明论》指出："四时者，所以分春、秋、冬、夏之气所在，此时调之也，八正之虚邪，而避之勿犯也。"人体必须适应这种变化而变化。《六元正纪大论》指出："用寒远寒，用凉远凉，用温远温，用热远热。"这又说明治疗用药当慎的缘故。有人解释谓："根据寒热的轻重，适当的以气味来调和它，运与气同热的，应多以清凉之品调之；运与气同清的应多以火热之品味调和，应用凉应避免清凉的天气，应用热应避免火热的天气，应用寒应避免寒冷的天气，应用温应避免暖温的天气，不论饮食和药物同，若天气反常，则不必拘此规定，可以灵活应用，这是适应自然的法则……"《顺气一日分为四时》篇，又把昼夜十二时辰，与脏腑的关系联系了起来。如子胆丑肝寅至肺，卯大辰胃巳在脾，午心未小申膀胱，酉肾戌包亥焦地。《内经》谓人与天地相参，与日月相应是何等的确切。

谈麻黄、葛根先煮去沫

《伤寒论》麻黄汤：麻黄2两（去皮），桂枝2两（去皮），甘草1两（炙），杏仁70个（去皮尖）。

上4味，以水9升，先煮麻黄减2升，去上沫，内诸药煮取2升半，去滓，温服八合。

葛根汤：葛根4两，麻黄3两（去节），桂枝3两（去皮），生姜3两（切），甘草2两（炙），芍药2两，大枣12枚（擘）。

上7味，以水1斗，先煮麻黄、葛根，减2升去白沫。

按麻黄二两，所谓去皮，有的在麻黄一药下，又加了去节，麻黄怎样去皮，必是后人羼入之过。而云麻黄去节，尚可说得过去，可药房所用的麻黄没有一家是去节的，有的书中在麻黄后加了一个"杵"字，是比较正确些的。

麻黄入煮以后，所谓去沫是正确的，有的书注不去沫，则"吐人"二字。我在临床50余年中，确实发现麻黄如不去沫，可引起病人呕吐，或咳嗽。

葛根一药，入煮后，亦须去沫，葛根有2种：一种为粉葛根，多含有大量淀粉，入煮后，必须去其白沫，否则，容易引起脘腹痞满，恶心。一种为丝葛根，也称北葛根，筋络密集，切断后如麻绳切断一样，这种葛根，北方大夫最喜用之，一般不大出白沫。

北葛根纤维密集，其性辛甘，质轻气扬，功主升散，所谓先煮去沫，再煮，实则取其筋络之气以通行于人身之经腧与筋络而已。

猪肤汤方取、煮、熬法辨

猪肤汤方：猪肤一斤。

上一味，以水一斗，煮取五升，去滓，加白蜜一升，白粉五合，熬香，和合相得，温分六服。

功效：清热润燥，利咽止痛。

主治：少阴病，下利，咽痛，腹满心烦，脉虚数，无寒热，或但感咽干者。

辨：关于猪肤的取法，熬煮方法。

吴绶：燖（音欠）猪时，刮下之黑肤也。

方有执：即谓肤，当以燖猪时，所起之皮外毛根之薄肤为是。

王好古：以为猪皮。

张路玉：主张用皮上白膏。

唐容川：主张用猪项皮。

尚论云："若以为燖猪皮外毛根之薄肤，则签劣无力，且以熬香之说不符，但以外皮去其内层之肥白为是，若果以燖猪时毛根薄肤，则薄过于纸，且与垢腻同下，熬之有何香味，以意度之，必是毛根深处之皮，尚可称肤，试观刮去毛根薄肤，毛断处，毛根尚存皮内，所谓皮之去内层，极为允当，盖以猪为北方之水畜，肤近毛根，取其色黑而走肾滋肾。"

按：后人主用肥肉，非是，因肉煎之为油，有人主张猪肤干煎，干煎而焦臭非是，喻氏主张用之外皮与水久煮则化为胶汁，其味清香。再加白蜜、白粉煮之，其味更加清香适口，患者自然乐意饮也。

"引药" 为汤剂中向导

《万病回春》有关脏腑之引经药，即引经报使之药。

肺经报使引经药——白芷、升麻、葱白。

大肠报使引经药——葛根、升麻、白芷（上行）、石膏（下行）。

胃经报使引经药——葛根、升麻、白芷（上行）、石膏（下行）。

脾经报使引经药——升麻、酒浸白芍药。

心经报使引经药——独活、细辛。

小肠报使引经药——藁本、羌活（上行）、黄柏（下行）。

膀胱报使引经药——藁本、羌活（上行）、黄柏（下行）。

肾经报使引经药——独活、肉桂、盐、酒。

心包络报使引经药——柴胡、川芎（上行）、青皮（行下）。

三焦经报使引经药——柴胡、川芎（上行）、青皮（行下）。

胆经报使引经药——柴胡、川芎（上行）、青皮（行下）。

肝经报使引经药——柴胡、川芎（上行）、青皮（行下）。

《医学传心录》引经药："手足太阳经，藁本羌活行，少阳厥阴地，总用柴胡去，手足阳明经，白芷升（麻）葛根，肺（白）芷升（麻）葱（白）用，脾升（麻）白芍应，心经黄连使，肾独加桂灵，分经用此药，愈病即通神。"

按：初视这些引药，似乎有些道理，经过10~20年的临床观察，你会发现所谓的这些引药，已经不成定律。然而引药在方剂中的向导作用，更是不可非议的。《内经》云："主病之为君，佐君之为臣，应臣之为使"使即为引，引经报使也。引药入于剂之中，使药物可速达病所，提高疗效，另外还有矫正药物的气味，调和诸药以降低药物的毒性。

自《神农本草经》迄李时珍的《本草纲目》，直到今天的各家本草，及中药学，对于每味药物的归经，也可以说是一个重要的引药。更重要的是药物的升、降、浮、沉。李杲指出："气味薄者轻清成象，本乎天者亲上也，气味厚者重浊成形，本乎地者亲下也。"李时珍指出："酸咸无生，辛甘无降，寒无浮，热无沉。"如药物的花叶质轻，大都主升浮，如薄荷、辛夷、菊花、升麻等。如药物的质重，大部主沉降，如枳实、川楝子、苏子、炒莱菔子、龙骨、牡蛎等。所谓这升、降、浮、沉在一定条件下，又可相互变化，而不是一成不变的。李时珍又指出："升者引之以咸寒则沉而直达下焦，沉者引之以酒，则浮而上至巅顶，此非窥天地之奥而达造化之权者不能至此，一物之中有根升梢降，生升熟降，是升降在物，亦在人也。"《伤寒杂病论》之瓜蒌薤白白酒汤的宣痹通阳，涤痰散结，白酒即为引药。炙甘草汤，以清酒7升、水8升，以通阳复脉，清酒即为引药。麻黄醇酒汤，以美清酒5升，以宣郁透表，发散黄疸，美清酒即为引药，黄芪桂枝芍药苦酒汤以和营扶表，祛逐水湿，苦酒即为引药，由此看来，仲景应用白酒、清酒、苦酒、白饮、白粉、白蜜、烊胶纳饴，无一不属引药，又若甘澜水、潦水、井华水、泉水、浆水、地浆水等，亦无一不属引药也。《赵文魁医案选》把引药扩充的更加广泛，如诊慈禧皇太后脉案，内热新感鼻衄案，引用鸡内金3钱。感寒化热案，引用陈皮3钱。蓄滞下痢案，引用猪苓3钱。肝热胃饮呕吐案，引用一检金1钱分冲服。宣统皇上案：风热在中焦案，引用生青果5枚。中州蓄饮，外受暑邪案，引用益元散3钱（包），三仙炭各3钱。瑞康皇贵妃案，肝胃有热，略感风邪，牙龈肿痛案，引用酒军3钱。肝胃结热，稍感风凉案，引用郁李仁4钱（研），橘红3钱。肝经有热，扰动神明，头晕心烦案，引用橘红3钱，冬桑叶1两，熬汤煎药。宣统十四年，谢妃脉案：肝热诸痛案，引用炒阿胶 6 分。肝热上冲鼻衄案，引用茜草 2 钱，木香 3 分。宣统六年老太太脉案，肝热留饮案，引用枇杷叶 4 钱（炙）。宣统十四年，春格脉案，伤风咳嗽案，引用酒芩 3 钱。宣统十四年平格脉案：肺经有热，外受浮风案，引用当归 3 钱。案二引用牡丹皮 2 钱。从以上御医赵文魁医案看，所谓引药已不成定律。更要紧的是，要对药物的升降浮沉以及归经方面搞得娴熟，方可用好引药。五六年前，我的学生治疗 1 例，白睛溢血，所用之药，皆一派清凉，服药 3 剂，寸效不显，复诊时，我教于方中加红花 6g，赤芍 10g，引用升麻 6g，复诊时，病减大半，再进 3 剂而病愈。又一病人，咽喉肿痛，学生用生地黄、玄参、射干、牛蒡子、山豆根等，连服 6 剂，病不减，再请我诊视，与原方加引药赤芍、红花，连服 6 剂病愈。学生问之答曰："赤芍、红花活血化瘀，清火消肿而已。"所以说，引药为汤剂中之向导，是升降在物，亦在人也。

说　土

有关土的说法《本草纲目》载有五六十种之多，以黄土为正土，云："三尺以上曰粪，三尺以下曰土，凡用当去上恶物，勿令入客水。甘平无毒，主治泄痢，冷热赤白，腹内热毒绞结痛，下血，取干土，煮三五沸，绞去滓，缓服一二升，又解诸药毒……"

时珍曰："钱乙传云：元丰中，皇子仪国公病瘛疭，国医未能治，长公主举乙入进黄土汤愈，神宗召见问黄土愈疾之状，乙对曰，以土胜水，水得其平则风自退耳，上悦，推太医丞。"

至于各种土的治疗效能，本草之述备也，今只谈下土能疗水土不和病。我中土之人，不论出发去大江之南，或去黑水之北，东海之滨，西土之阳，临出行时，家人便于行李之中夹一块如手掌大的干燥土坯，到了异地之时，便擘下土坯如枣大一块，开水冲开，澄清后，一饮而尽，再食异地饮食，便无水土不和之患，如腹痛、呕吐、泻泄等。今人将忘却，故述而备焉。

灶　心　土

灶心土，又名伏龙肝，灶心赤土，《备急千金要方》名釜月下土。即灶底中心黄土，久经火炼而成之外赤中黄之土块，主入脾胃二经，其主要功效为温中止呕，和胃止血。主治呕逆反胃，腹痛冷痢，肠风下血，虚寒泄泻，及妇人崩漏带下之证。

《本经逢原》指出：伏龙肝乃灶中赤土，本经云，味辛微温，主妇人崩中吐血，千金名釜月下土，言正对釜脐处也，然必日用炊饮者良……盖以失血过多，中气必损，故取微温调和血脉也。消痈肿毒气者，辛散软坚也。日华子主催生者，取温中而镇重下坠也，其胎漏不止，产后下利，并宜煮水澄清去滓代水煎药，取温土脏和营血也……《名医别录》：主妇人崩中吐血，止咳逆血，醋调涂痈肿毒气。

《金匮要略》：黄土汤（伏龙肝、甘草、白术、附子、干地黄、阿胶、黄芩）治下血。

《类证治裁》之比和丹（人参、白术、云苓、甘草、陈皮、砂仁、藿香、神曲、陈米、伏龙肝、姜、枣）治胃虚呕吐。

按：灶中土，得草木化火之精，重点为温中暖脾之药，大凡草木经火化而生土，即所谓，火生土之意，今之医，大多应用于崩漏下血不止，疗效颇为显著。至于腹痛下痢、肠风下血、呕逆反胃以及疮痈肿毒，亦很少应用于此。余经常应用此品治疗崩漏下血及妊娠下血，较应用其他温中止血之品为优。举近来一妇，妊娠血漏不止，西医治疗束手，余与川断、寄生、白术、酸枣仁、台参、黄芪等。其效果亦不甚理想，后嘱患者每取灶中黄土 100g，开水冲搅，澄清后以水煮药，患者连服 3 剂，血即止，又连进 3 剂，一切康复。看来这一不起眼之物，疗效如此确切，实可证古人及仲景用黄土汤以疗下血的正确性。

说 钩 藤

钩藤一药，书方每用钩藤钩、净双钩、嫩双钩名之。其药性味，甘苦微寒，采集之季节，均在霜降、小雪之间，其性饱受霜雪秋降之气。主入肝与心包二经，足厥阴主风，手厥阴主火，风火相煽之病，非此不疗。功能：平肝清热，息风定惊。主治：头目眩晕，小儿惊痫，抽搐痉挛，风温，麻疹，高热神昏。

《名医别录》：主小儿寒热，二十惊痫。

《本草纲目》：主大人头旋目眩，平肝风，除心热，小儿内钩腹痛，发斑疹。

《本草备要》：主治风热，定惊。

《本经逢原》：一名钩藤，甘微苦寒无毒，取钩用良。

《本草从新》：谓“祛肝风而不燥，庶几和中，故小儿科诊之，但性稍寒，无火者勿服，有刺类钓钩，故名。藤细多钩者良。去梗，纯用嫩钩，其功十倍。久煎则无力。俟他药煎就，方入钩藤，一二沸即起，颇得力也。圣惠方：治卒得痫疾，钩藤，炙甘草各二钱，水煎服效。”

按：钩藤的治疗效能，主要在藤之钩。古人之述备也。十数年前，我们把有钩之藤与无钩之藤送药检定性，其结果证明，有钩之藤有治疗效能，无钩之藤无治疗效能。可见古人所谓“取钩用良”信不诬也。

唾液

唾液中含有多种营养物质，如蛋白质、氨基酸、酶、钙、钾等，这些物质有利于人的消化，益胃气，养精神等。

我国古代的道家，在练功之前，均以闭目养神，内视玄关，然后吞唾液，慢慢咽下，对于这种唾液，古称金液、玉液、金水、津液、神浆……参《史记·扁鹊列传》载有“饮上池水者”即指此法，中医学认为，这种唾液，有益于和胃降逆，以消痞满，滋润肺气，以平咳喘，调节神志，以安眠益脑，实为人身一宝。

醋

醋是酸味的调味品，也是一味中药，在用药与调味中有酸甘化阴之功用，烹饪也是一味良好的调味品。

人类对于醋酸味的性味与功用，早有记载。

唐代著名医学家，孙思邈在《备急千金要方·食治·谷米》中讲得很好，称酢，味酸，温，涩，无毒，消痈肿，散水气杀邪毒、血运。扁鹊云：“多食酢，损人骨，能理诸药消毒。”

明代李时珍《本草纲目》记载尤详，如：米醋，仓米所造，有多种类，如糯米醋、小麦酸、大麦酸、粟米醋、饧醋及糟糠醋等。仲景《伤寒论》中每每应用苦酒，实际上即是醋。

到了清代，这种造醋的方法更趋完善，对于醋的认识也更加提高了，各家著的本草中，也都提到醋的医药用法，如清代，张璐纂述的《本经逢原》就有如此的论述：“醋即酢，一名苦酒，酸寒无毒，凡制肝药，用为引导。专取米酿成者，味带酸苦。宗奭曰，米醋比诸醋最严，入药用之，谷气全也。仲景少阴病，咽中伤生疮，不能语言，声不出者，苦酒汤主之，内有半夏之辛，以发声音，鸡子之甘，以缓咽痛，苦酒之酸，以敛咽疮也，调敷药则消痈肿，制药味则敛毒性，诸恶狂妄，及产后血晕，烧炭淬醋，以辟恶气也，北人感冒风寒，用醋汤胡椒鸡面热食，汗之则愈……”

考醋，周朝有醯字及酢字，可能是古代的醋字，《广韵》为酢、浆也、醋也。《晏子春秋》有“醯醢盐梅，以烹鱼肉”，实际也是指的醋。有人报道，真正以粮食酿造的醋，最早的可靠记载是北魏时的《齐民要术》书中的“秫米酢法”“粟米曲作酢法”等。诸书还说：“酢今醋也。”

《中国烹饪文化》一书中还记载了二则有关醋的趣文。

例1：相传制作米醋最早是晋代的刘伶妻子，刘伶饮酒很出名，他的妻子吴氏怕他嗜酒败事，欲其节饮，于是每在酿酒的时候，以醋味合在酒内，使酒味酸，后人仿效以作醋，此虽传说，但米醋出现是在魏晋时，是有可能的。

例2：醋在北方地区有的省，还叫“忌讳”，因为吃醋二字与有些女子善妒也称吃醋关联，故以“忌讳”二字替代。至于吃醋的故事，唐·张鷟的《朝野佥载》有记，大意是：房玄龄妇甚妒，唐太宗将赐美女与玄龄，妇人执意不允，帝召玄龄妇人令曰：“若宁不妒而生，宁妒而死?”指若要嫉妒所赐美女就让其死，让她选择“并酌酖（毒酒）可饮”。妇人取过酖当即一饮而尽，以示宁死也妒。其实所酌之酖乃苦酒，即醋也。吃醋之典出于此。

硫　黄

硫黄，性味酸温，有小毒，入肾经、心包经，内服之制法，放锅内同豆腐煮，豆腐成黑色，去豆腐，将锅内之硫黄倒入另一盆，中隔一筛，成细小之颗粒，名为鱼子黄，可堪入药。但亦有少量服生硫黄者，竟未见其有毒反应。

其主要作用为补火壮阳，杀虫利肠，主治寒湿冷痛等。

李时珍云：硫黄秉纯阳之精，赋大热之性，能补命门真火不足，且其性虽热，疏利大肠，又与燥涩者不同，盖亦救危妙药也。

《名医别录》云：“疗心腹积聚邪气，冷痛在胁，咳逆上气，脚冷疼弱无力下部湿疮……”

甄权云：“下气，治腰肾久冷，除冷风顽痹寒热。”

张璐云：“硫黄禀纯阳之精，助命门之火……但热邪亢盛者禁用，湿热痿痹者，亦非所宜……”

按硫黄，性主流通，主补肾中元阳之火，凡阴寒内盛者、阳痿滑泄者方可用之。如局方黑锡丹，用之以治脾肾虚冷，上盛下虚，气喘痰鸣。局方半硫丸以治虚寒便秘。景岳硫黄散用之以治湿癣痒痛。余几十年以来，凡遇阴寒腰痛、腿痛，经久不治者，恒用硫黄一味治之，其疗效出乎想象。例如，杨某，农民，冬天二九天气，水已结冰，其牛窜入湾中，怎样也赶不上来，无法，只得亲自下去，把牛牵了上来，后得两腿寒冷已成顽痹，多处治疗，寸效不显，余令其服食硫黄，每次服生硫黄1g，日3服。后来患者一次竟服3g，或4~5g，亦未见不良反应，就这样连服2个多月，多年之寒痹竟除。后来又治愈了2例，饮食即吐，腰冷如冰等，均得痊愈，这样一味良药，医多不敢用，其埋没硫黄之功甚深矣。

淫 羊 藿

淫羊藿，又名仙灵脾、放杖草、千两金、鸡筋草，其性甘辛而温，主入肝肾心经，主要作用为补肾壮阳，强筋健骨，主治阳痿阴痿，腰膝无力，神疲健忘，风湿筋疼。大明，主丈夫阳绝无子，女子绝阴无子，老人昏耄，中年健忘，一切冷风劳气，筋骨挛急，四肢不仁，补腰膝，强心力。《本草纲目》，主能益精气，乃手足阳明三焦命门药也，真阳不足者宜之。余临床经常用之，体会本药的主要功能为：①益肾阳壮筋骨。②强心力，温血脉。

1. 益肾阳，壮筋骨

本经引弘景曰："服之使人好为阴阳，四川北部有淫羊一日百遍合，盖食此藿所致，故名淫羊藿。"古人鉴之于此，故本品归经于肾经为主，现在人们常把此品视为"补肾抗衰老的首选药物"。人们治疗肾虚阳痿，神疲乏力之经常运用，张景岳之赞育丹方，其药为：熟地黄、当归、白术、枸杞子、杜仲、仙茅、巴戟天、山萸肉、淫羊藿、肉苁蓉、韭子、蛇床子、附子、肉桂。近人也经常用二仙汤取淫羊藿、仙茅、巴戟天、当归、黄柏、知母，调治妇人经血冲任不调，更年期综合征以取良效。另有人运用，毛姜及淫羊藿配为丸散以治骨折，促进骨质生长，功效也颇为良好。

2. 强心力，温血脉

近来有人报道，淫羊藿成分中含量较高的是淫羊藿多糖和淫羊藿总黄酮，二者都具有较强的免疫刺激和抗衰老作用。且淫羊藿总黄酮又具有良好的促进心脑血管活性作用。

余在长期的治疗中，经常发现一些心脏病患者，其病与肾的关系甚为密切，又与奇经八脉中的阴维脉关系也十分密切。对于这类患者，中医又称之为肾心病，余自拟灵枢饮一方用生地黄、熟地黄、当归、川芎、白芍、生龟甲、牛膝、生龙骨、生牡蛎、淫羊藿以滋补肾阴，安神定志，达到治愈心脏病的目的。其方以龟甲二地，滋补肾阴以奠安足少阴肾，佐芎归芍以滋养少阴心血，更佐龙骨、牡蛎摄精气，牛膝活血通痹，惟用淫羊藿一点真火，斡旋于少阴心肾之间，并煦冲任，以强心力，益精气，为方中灵动枢运之品，以达调补心肾安神定志之效。

又阴维之脉，起于诸阴之交，隶属于足少阴，阴维之脉能引少阴精血上归于心。《难经》所谓："阴维为病苦心痛"，若肾之精血不足，阴维之脉不能导引精血以滋荣心脏，则易病"心中憺憺大动"，苦其心中疼痛，所以调补肾与阴维之脉亦是治疗心痛病的又一法门。

谈“人参果”

《医学心悟》有“人参果”一篇云：“昔者纯阳吕祖师，出卖人参果，一纹一枚，专治五劳七伤，诸虚百损。并能御外邪，消饮食，轻身不老，却病延年，真神丹妙药也。”复又于“治阴虚无上妙方”篇云：“天一生水，命曰真阴，真阴亏，则不能治火，以致心火炎上而克肺金，于是发热咳嗽，吐痰诸症生焉……必须取华池之水，频频吞咽，以静治于无形……此所谓以真水补真阴，同气相求必然之理也。”

按：这人参果究之何物，复言华池之水，所以又重复言之：“华池之水，人身之金液也，敷布五脏，洒陈六腑，然后注之于肾而为精，肾中阴亏，则真水上泛而为痰，并将华池之水，一拥俱出，痰愈多而肌愈瘦，病成可畏。今立一法，二六时中，常以舌抵上腭，令华池之水充满口中，乃正体舒气，以意目力送至丹田，口复一口，数十乃止，此所谓真水补真阴，同气相求必然之理也。”所谓吞津液，即扁鹊列传所谓，饮上池水也。亦即国彭所谓人参果，别无二义。至于吞津液之方法，又须细研邱处机之颐身集，又必明集中十二段锦总诀。其诀谓：

闭目冥心坐，握固净思神，
叩齿三十六，两手抢昆仑，
左右鸣天鼓，二十四度闻，
微摆撼天柱，赤龙搅水津，
鼓漱三十六，神水满口匀，
一口分三咽，龙行虎自奔，
闭气搓手热，背摩后精门，
尽此一口气，想火烧脐轮，
左右辘轳转，两脚放舒伸，
叉手双虚托，低头攀足频，
以侯神水致，再漱再吞津，
如此三度毕，神水九次吞，
咽下汩汩响，百脉自调匀，
河车搬运毕，想发火烧身，
旧名八段锦，子后午前行，
勤行无间断，万病化为尘。

以上系通身合总行之，要依次序，不可缺，不可乱。这吞津之法，亦心悟之人参果法也。

谈甘麦大枣汤

20 世纪 60 年代，一次在德州市城南二十里铺公社医院和刘元浩老先生聊天，他说某年有一次去临清一带出诊看病，发现有这么一回事，话说这个妇女患癔症，某医给开了一张甘麦大枣汤，患家交给我看了，方法是，甘草 1 两、小麦一升、大枣 12 个，大锅煮药，药煮好了却不能服。我问这是为什么，患家说一升小麦二斤，煮成了一锅腊八粥，无奈第二天便喂了鸡。我看过患妇，认为甘麦大枣汤亦为对症之方，便说，前医开的这个方子，确实对证，只是剂量不对，经书写的小麦确是二升，不过汉朝的升与当今之升不同，那时一升不过相当今之 30g，我看就用 60g 小麦吧，其他药不改。该妇按法服药 15 天病就好了。可见对于经方的剂量问题，必须进行考究，我用了 60g 小麦也不一定就对，但病确实是治好了。

酸 枣 仁

酸枣仁，其实酸平，仁甘平酸，无毒，本经主心腹寒热，邪结气聚，四肢酸疼痛湿痹，久服安五脏。

《本草逢原》指出：酸枣仁味甘而润，熟则收敛津液，故疗胆虚不眠，烦渴虚汗之症，生则导虚热，故疗胆热好眠，神昏倦怠之症，足厥阴少阳本药，兼入足太阴脾经，按酸枣仁本酸而性收，其仁则甘润而性温，能疗肝胆二经之滞，故本经治心腹寒热，邪气结聚，酸痛血痹等症皆生用，以疏利肝胆之血脉也，盖肝虚则阴伤而烦心，不能藏魂，故不得眠也，伤寒虚烦汗多，及虚人盗汗，皆炒熟用之，总取收敛肝脾之津液也……但用煮粥，除烦益胆气，胆气宁而魂梦安矣，今人专以为心家药，殊昧此理。

又：《本经逢原》云：“酸枣仁得木之气而兼土化，故其实酸平仁则兼甘，气味匀齐，其性无毒……专补肝胆以复醒脾，从其类也。”因其味酸，酸入肝胆，为肝胆家之正药。余几十年以来，一直本经方酸枣仁汤之意竟用酸枣仁即生枣仁二三两之多，有时竟用至五六两，以疗胆气郁滞、心悸、少气、烦冤不已等，均未发现其不良反应。《本经逢原》所谓生熟之别，昧其理也。

几十年之前，余每每发现夜半子时，发病尤怪，初以小柴胡汤治之，不大理想，后来又用正胆汤治之，效果优于小柴胡汤，二方相比，只是多了酸枣仁、代赭石，继之单取酸枣仁、甘草于发病前服之，取得了良好的效果，后见是证，均以酸枣仁、甘草治之，每收卓效，后集于余之试效方中，可供参考。

谈焦三仙之仙

德州城建局局长贾先生，博雅君子也，1973 年其女建华，先在青岛，因暴食韭菜猪肉水饺，旋即吐出，以后每食此物即吐，遍请名医调治，未见效果，来德后，市里的几位老医继续予以治疗，仍然不见效果，会诊后，嘱患家，仍包几个韭菜猪肉水饺，在火上炙为炭存性，让患者服下，以作脱敏之用，用之后，效果不显，从此再也不敢食此水饺。余有事适贾府，贾先生述及此事，求书一方，余诊其脉来弦滑，舌正常，只说每食水饺后心中嘈杂不安，不多时便吐出，吐出后，方感舒适。余度其情，随手书焦三仙各 10g。连服 3 天再商，贾先生取回药来，随即投入高阁之上，心想，钱没花两角，何用之有。不久余过其门，询及此事，伪说没服，余再三叮咛必服。他家便怀着试试看的意思，晚服 1 次，早服 1 次，中午让其女食韭菜猪肉水饺 3~4 个，傍晚老伴二人在门口等女儿下班，见了女儿便问：吐了没有。其女答说“没吐”。第 2 天中午让女儿食同样水饺一碗，晚下班时二老仍在门口等待女儿的消息，其结果仍答说“没吐”。全家俱以为奇，第 3 天、第 4 天中午仍让其食水饺一大碗，其结果再也没吐。数年后余追访此事，一直宿疾未发。古人称这神曲、麦芽、焦楂为焦三仙，通过这一实践，可真的看出了这几味小药的仙性了。

服硫黄愈顽疾

昔，1960 年某月日，隋先生（联合医院牙科大夫）向我等谈论服硫黄经过，无不感到惊讶！先生云：“四十八岁，患胃病，环区拜请名医医治，历时二年债台高筑，几乎倾家荡产，但病不已，肉脱骨立，憔悴枯槁，胃痛不可忍切，生不如死，众医皆嘱家人云其病入膏肓不久于人世，合家十分垂丧，余亦感到世之淡漠，人尝云，硫黄巴豆信，吃了就出殡，一日余到药铺买了一两硫黄，晚间趁家人都已睡去，便一次服下，躺在床上等死，以免活着受罪，可是服了大约一小时间，内里发烧，口渴已极，余忍之，渴欲甚，自觉昏迷了一小觉。睁开眼，未死了，但口渴欲烈，余想，可能药没发挥作用，便偷偷地下床，喝了一大瓢凉水，回到床上等死，又睡了一觉，睁开大眼看看，左顾，右顾，又未死了，但仍渴得要命，便又下床喝了两大瓢凉水，又回到床上，只望这次可能药会起作用了，不料一觉睡到大天亮，睁开眼睛看看家人都在各自干活，可当时胃竟不痛了，我当时不敢把这事告诉家人，自己也纳闷得很，心想，我可能气数未尽，不该死，从那天开始，我每天服如花生豆大一块硫黄，月余精神好转，身上也长肉长劲了，便一天天好了起来，一家人也喜欢多了，余把服硫黄一事的经过告诉了家人，他们无不喜悲交加，从那时起到今天不又是多活了近20年吗，古人云，硫黄服了即出殡，实为荒诞。”大家听了这一番话后，都感到惊奇，接着便又议论张锡纯服硫黄法来了。

朱砂可治口腔炎

方法：取上好朱砂，不计多少，研为极细粉末，用筷子一只让患者张口，用筷子蘸口中，或舌下津水，再蘸朱砂少许，随即点于口腔炎疮之上，一日反复3~5次。3~7天即愈。若炎症特甚者，余再予知柏导赤散方，服之良。

生葱不能共蜜食吗

1961年，全国自然灾害严重，各级单位派人下乡搞生产自救，我被派到菜园劳动，负责种植各种蔬菜，说来走运，种的蔬菜想不到长得特别好，茄子2斤一个、南瓜40斤一个、大葱1米多高一棵，我们三个人住在那里，吃在那里，其中韩成康老大夫负责后勤，他家养了几箱蜜蜂，每天拿一小罐蜂蜜，大伙就拔生葱蘸蜜吃，一连数月，也都没有发病的迹象，反而吃得越加香甜，一日忽然想起《金匮要略》有一篇“果实菜谷禁忌并治”记载某某与某某不可共食，第二天取书查看，其中有“生葱不可共蜜食之，杀人”条，余通读了这一篇，发现了不少问题，如：“果子生食生疮”“梨子不可多食，令人寒中，金疮，产妇，亦不宜食”“樱桃、杏多食伤筋骨”“胡桃不可多食，令人动痰饮。”“正月勿食生葱，令人面生游风”“五月勿食韭，令人乏气力”“八月九月勿食姜，伤人神”“十月勿食椒，损人心，伤心脉”“黄瓜食之，发热病”，更有“妊妇食姜，令子余指”等。这些说法是否正确，以余看来，仲圣之书，恐怕没有这篇之述，可能是后人羼入之作，通观仲景书，不论某一章节，皆不于空处落笔。再者这些普通常食之品，根本就没有什么毒性，就是有，也微乎其微，不信细察，您看到有大葱与蜜共食有中毒的吗？果子生吃有生疮的吗？吃胡桃有动痰的吗？妊妇吃点姜就生余指的孩子吗？所以我认为，这绝不是仲景之作，但是这些论点，有志之士，有时间的话，还要加以研究，弄个水落石出才是。

谈　粥

《说文解字》云：“黄帝初教作糜，释名糜，煮米使糜烂也。”金东辰著《中国医史三字经》云：“炎帝神农氏（约公元前2859~前2691）……始教天下种五谷而食之，以省杀生，尝味百草，宣药疗疾，救夭伤亡命。”黄帝有熊氏（约公元前2721~前2591）……《帝王世纪》载：“帝使岐伯尝味草木，典主医药、经方、本草、素问之书咸出焉。”足以说明祖国在夏朝，至今有五千年之历史炎黄帝便教民做糜（糜即粥）。迨至春秋时期，烹饪技术得到了广泛的发展，酝造类之酒、醋、酱及脯鲊类、蔬菜类、笼造类、炉造类、糕饵类、汤饼类、斋食类、果实类、诸汤类、诸茶类及食药类等，洋洋大观，不可胜计。

汉朝张仲景把这一粥法应用于临床，有热粥法、冷粥法、大麦粥法、小麦粥及糜粥自养法等。今分述之。

仲景用于热粥法：桂枝汤方后注：“……服已须臾，啜热稀粥一升余以助药力，温覆令一时许，遍身微似有汗者益佳。”桂枝加黄芪汤方后注：“……温服一升，须臾进饮热粥一升余，以助药力，若不汗，更服。”瓜蒌桂枝汤方后注：“……不汗出，食顷，啜热粥发之。”大建中汤方后注：“……如一炊顷，可饮粥二升，后更服，当一日食糜，温覆之。”理中汤方后注：“……服汤后，如食顷，饮热粥一升余，自温之，勿发揭衣被。”以上五方，虽然啜热粥的时间与用量不同，但起的作用均是助药力发挥效能，所以不同的是理中、建中二方，饮粥之意只是温养中焦之气，所以仲景告之“理中者理中焦”，其他三方，啜热稀粥，取其微似有汗以发散表邪，同一饮粥而稍有不同。

冷粥与热粥法：《金匮要略》三物小白散方后注：“……若下多不止，饮冷水一杯则定。”《伤寒论》将桔梗白散用于寒实结胸，其方后注“右三味为散，内巴豆于臼中杵之，以白饮和服，强人半钱匕，羸者减之，病在膈上必吐，在膈下必利，下利进热粥一杯，利过不止，进冷粥一杯。”以上二方，方药同而名异，实为一方，所不同是进热粥以助巴豆之力，进冷粥乃缓解巴豆峻猛之性。

小麦汁与大麦粥法：《金匮要略》白术散方后注：“服汤后，更以醋浆水服之，复不解者，小麦汁服之，已后渴者，大麦粥服之，病虽愈，服之勿置。”是以小麦汁除腹痛而止心烦，大麦粥以生津液而止渴，服大麦粥病愈，服之勿置以调中而补脾，另有甘麦大枣汤是以小麦善养心气。枳实芍药散方，以麦粥（大麦）之下，是以大麦粥佐枳实以下气，佐白芍以补血。硝石矾石散，以大麦粥汁和服以宽和胃气而益脾。厚朴麻黄汤治咳嗽脉浮用小麦一升者，以其小麦甘平无毒。至于十枣汤方后注：“糜粥自养”又非小麦与大麦粥法，即谷米粥也，当以别之。

2003年10月27日，《中国中医药报》第8版，费振中先生报道一篇“话说宋朝的粥”十分有趣，文中记录了费衮《梁溪温志》记云：“张文潜粥记，赠潘老云，张安道每晨起，食粥一大碗，空腹胃虚，谷气便作，所补不细，又极柔腻，与肠腑相得，最为饮食之良妙，斋和尚说山中僧每将旦，一粥甚系利害，如或不食，则终日觉脏腑燥渴。盖能畅胃气生津液也，今劝人每日食粥，以为养生之要，必大笑。大抵养性命，求安乐，亦无深远难知之事，正在寝食之间耳。或者读之，果笑文潜之说，然予观《史记》阳虚侯相赵章病，太仓公诊其脉曰，法五日死，后十日乃死，所以过期者，其人嗜粥，故中脏实，中脏实，故过期。师言曰，安谷者过期，不安谷者，不及期。由是观之，则文潜之言，又似有证。后又见东坡帖云，夜坐饥甚，吴子野劝食白粥，云能推陈至新，利膈养胃，僧家五更食粥，良有以也。粥既快美，粥后一觉，尤不可说。”……又陆游《老学庵笔记》亦记道：“护圣养老说，被当今正方，则或坐或睡，更不须觅枕头，此言大是。又云，平旦粥后就枕，粥在腹中，暖而宜睡，天下第一乐也。予虽未之试，然觉其言之有味，后读李端诗云，粥后复就枕，梦中还在家。则固有知之者矣。”

作者费振钟接着说“……宋元丰年间陈直的《寿亲养老新书》……宗旨在于老人，但检视书中所列粥方，却十分详尽精当，如马齿实拌葱豉粥方、乌鸡肝粥方、苍耳子粥方、栀子粥方、鸡头实粥方、蔓菁粥方、莲实粥方、竹叶粥方、鲫鱼粥方、薤白粥方、黍米粥方等……明清两代的《粥谱》一类的专著，其粥方无论怎样品类繁多，花样翻新，但立方的标准和实用价值大抵不出《寿老养亲新书》之左……”

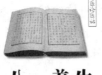

八、养生

谈 养 生

《素问·异法方宜》指出："中央者，其地平以湿天地所以生万物也众，其民食杂而不劳，故其病多痿厥寒热，其治宜导引按跻。故导引按跻者，亦从中央出也。故圣人杂合以治，各得其所宜，故治所以异，而病皆愈者，得病之情，知治之大体也。"按上一个中央指中央盛产之地，物资丰富，人们往往不劳而杂食。下一个中央是指杂食入腹，好逸恶劳，由胃腑发达于四肢痿厥，人们便采取了一种导引按摩的方法作为治病的重要措施。《吕氏春秋·古乐》又云："昔陶唐氏之始，阴多滞伏而湛积，水道壅塞，不行其原，民气阏而滞著，筋骨瑟缩不达，故作舞以宜导之。"上古之人，利用3种简单的运动来疏通血脉，通达关节，调节内腑郁滞等，这种导引方法，发展成了现代的体操、按摩术等。至于养生的方法，古人积累了大量的经验。如老子所说的"人法地、地法天、天法道、道法自然。"即是说人身的生理与自然界的变化是息息相关的，人们必须适应自然的规律才能够健康长寿，亦即"顺天者昌，逆天者亡。"《素问·四气调神大论》指出："春三月，此为发陈，天地俱生，万物以荣，夜卧早起，广步于庭，被发缓形，以使志生，生而勿杀，予而勿夺，赏而勿罚，此春气之应，养生之道也。逆之则伤肝，夏为寒变，奉长者少。夏三月，此为蕃秀，天地气交，万物华实，夜卧早起，勿厌于日，使志勿怒，使华英成秀，使气勿泄，若所爱在外，此夏气之应，养长之道也。逆之则伤心，秋为痎疟，奉收者少，冬至重病。秋三月，此为容平，天气以急，地气以明，早卧早起，与鸡俱兴，使志安宁，以缓秋刑，收敛神气，使秋气平，无外其志，使肺气清，此秋气之应，养收之道也。逆之则伤肺，冬为飧泄，奉藏者少。冬三月，此为闭藏，水冰地坼，无扰乎阳，早卧晚起，必待日光，使志若伏若匿，若有私意，若已有得，去寒就温，无泄皮肤，使气极夺，此冬气之应，养藏之道也，逆之则伤肾，春为痿厥，奉生者少。"以上四节经文，是人们养生的基本方法，本文强调了人体内在环境和外在环境的春生、夏长、秋收、冬藏的气候变化规律必须相适应，才能保持人体的健康，如果不论在哪一个时季违背了这些养生的方法，都会影响身体的健康，甚至发生疾病，这一篇经文，更重要的是，它含有预防疾病，却病延年的思想。

著名道家邱处机著有《颐身集》，详述了春夏秋冬的摄养方法。继之又有明·冷谦著《修龄要旨》、清·汪昂著《勿药元诠》，江晸著《寿人经》、方开著《延龄九转法》、潘霨著《内功图说》，对于导引吐纳之法可谓“详而且尽”。为医者以及养生者，对于此等方法，当三致意焉。

丘处机的养生观

丘处机，字通密，号长春子，山东登州栖霞县滨都宫人。生于金，享年81岁，对祖国医学研究颇深，对于阴阳五行、脏腑经络、辨证施治都很精通，尤其对《黄帝内经》的养生之道，造诣更加深邃。公元1192年，元太祖西征，奉召从莱州经阴山，喜马拉雅山，行程万里，路经之地为人民治病，深爱群众称颂。于撒罕朝见成吉思汗，问长生久视之道，则告以清心寡欲之要。著有摄生消息论，见后人所集之《颐身集》中，重点介绍了调情志，养精神，节饮食，慎起居，锻炼身体，预防外邪。在该书中他把人身各脏腑组织的生理病理变化、疾病的发生，认为无不受自然环境的影响。在生活方式、思想活动、锻炼身体方面，都必须与外界环境的变化相适应，相协调，才能维护人体的健康长寿。下集四时摄生消息，以供观摩。

1. 春季摄生消息

当春之时，食味宜减酸益甘以养脾气。其病若稍觉发动不可便行疏利之药，恐伤脏腑，别生余疾。惟用消风，和气，凉膈化痰之疾，或选食治方中情稍凉，利饮食，调停以治，自然通畅。若无疾状，不必服药。春日融和，当眺园林亭阁，虚敞之处，用摅滞怀以畅生气，不可几坐以生抑郁，饮食不可过多，米面团饼，不可多食致伤脾胃，难以消化。老人切不可以饥腹多食……天气寒暄不一，不可顿去棉衣。

2. 夏季摄生消息

夏三月……当夏饮食之味，宜减苦增辛以养肺，夏至后半夜一阴生，宜食热物，兼服补肾汤药，夏季心旺肾衰，虽大热不宜吃冷淘冰雪、密冷冰、凉粉、冷粥。饱腹受寒，必起霍乱。少食瓜茄生菜，原腹中方受阴气，食此凝滞之物，多结块。老人尤当慎护，平居檐下、过廊弄堂、破窗，皆不可纳凉。此等所在寒凉，贼风中人最暴，惟宜虚堂、净室、水亭、木阴洁静空敞之处，自然清凉。每日宜进温补平顺丸散，饮食温暖，不令太饱，宜桂汤豆蔻熟水。其于肥腻当戒。

3. 秋季摄生消息

秋三月……饮食之味宜减辛增酸以养肝气。立秋之后，稍以和平将摄。又若患积劳、五痔、消渴等病，不宜吃干饭，炙，并自死牛肉、生鲙鸡猪、浊酒陈臭、咸醋黏滑难消之物，及生菜、瓜果、鲊酱之类。凡风气冷病，痃癖之人，亦不宜食……秋气燥，宜食麻以润其燥，禁寒饮并穿寒湿内衣。

4. 冬季摄生消息

冬三月……宜服酒浸药，或山药酒一二杯以迎阳气，寒极方加棉衣，以渐加厚，不得一顿多加，饮食之味，宜减酸增苦以养心气。

另外，该论中还涉及相肝脏病法、相心脏病法、相肺脏病法、相肾脏病法，其论述亦多精良。为医者尤当重视，庶可得其真谛。

医疗、食疗与神疗

医疗不如食疗，食疗不如神疗。先贤亦有“药补不如食补，食补不如神补”的说法。所以然者，人之病成而后求假医药，或发表宣发风寒之邪从肌肤而解；或疏通积滞于脏腑而下之，或疏通经腧于血脉之内，或调补脏腑之亏虚不足，或……不得已而为之也。病初见而调其饮食，勿使壅滞于内。身则无积郁之患，腑气通畅，脏气固秘，五内安和而疾不得成矣。以上二者，总不如平素注意神气清爽，四肢百骸五脏六腑，十二经腧，各得其治。故经云：“阴平阳秘，精神乃治”。关于神疗的记载，还推之为《内经》，现摘其要者述之于后，可见一斑矣。

“上古之人，其知道者，法于阴阳，和以术数，饮食有节，起居有常，不妄作劳，故能形与神俱，而尽终其天年，度百岁乃去。”“夫上古圣人之教下也，皆谓之虚邪贼风，避之有时，恬淡虚无，真气从之，精神内守，病安从来。”篇中有真人、至人、圣人、贤人的养神方法，篇末云“将从上古合同于道亦可使益寿而有极时。”于第2篇复云其四气调神大论，详述一年四季的调养方法，篇末告诫：“从阴阳则生，逆之则死，从之则治，逆之则乱……是故圣人不治已病治未病，不治已乱治未乱，此之谓也。夫病已成而后药之，乱已成而后治之，譬犹渴而穿井，斗而铸锥，不亦晚乎。”深刻的说明了养神、神疗的重要性。

再谈食疗

中医经典《素问·上古天真论》中就讲得十分剀切。云：“饮食有节，起居有常，不妄作劳，故能形与神俱，而尽终其天年，度百岁乃去。”其意是指饮食要有节制，起居要有规律，这样才能身体健壮精神充足，就能享受到应有的天年，甚至百岁有余的寿命。经典这段经文，就是饮食与保健的基本基础。

最早提出食疗的是唐代孙思邈的《备急千金要方》，专列“食治篇”云：“安身之本必资饮食，救疾之速，必凭于药，不知食宜者，不足以存生也。”又说：“夫为医者，必须动晓病源知其所犯，以食治之，食疗不愈，然后命药。”说明惟有饮食有节，才是健康的保证。医生一是要以食疗为主，注意节制，否则才可以药疗之。

元朝忽思慧是元文帝的太医，撰写过《饮膳正要》。书中再次提到孙思邈：谓其医者，先晓病源，知其所犯，先以食疗不瘥，然后命药十去其九，故善养生者，谨先行之摄生之法岂不为有裕矣。取其性味补益者，集成一书名曰《饮膳正要》。该书中还谈到：“先饥而食，食勿过饱。先渴而饮，饮勿令过，食欲数而少，不欲顿而多，夜不可多食……酒味苦甘辛，大热，大毒……少饮尤佳，多饮伤神、损寿。”更谈到了食物中毒的现象，是一部食疗养生的好书。明代李时珍于万历六年，写成了药学巨著《本草纲目》，书中包括了食疗本草、食物疗法，还谈到“甘属土，肾痨勿多食甘。咳嗽、水肿、消渴，盐为大忌。”他的这些论点，当时已居世界领先了。

孔子“食不厌精”说

春秋战国时期，诸子蜂起，百家争鸣，各种学说及各个学派的饮食观点，也都发展到一个很高的水平，就饮食来讲，影响最为突出的就算孔子的儒家学派了。

孔子对于饮食方面的观点，在《论语·乡党》主张“食不厌精，脍不厌细”对于饮食方面提出了更加详细的要求，使饮食文化发展到了一个更高的层次。详见以下各节。

食而，鱼馁而肉败不食——本意是指粮食坏了变成臭味了，鱼和肉也都腐败烂臭了，都不可吃。

色恶不食，臭恶不食——食物已变得不是好色了不食，变得气臭难闻的不食。

失饪不食——烹调坏了的不食。

不时不食——就是说不到该吃的时候，不符合时令的也都不食。

割不正不食——是说不按一定方法割解的肉。如生病的肉不食。

不得其酱不食——不按规矩，调以酱醋味的食物也都不吃。

肉虽多，不使胜食气——肉鱼一类的东西做的过多，但也不能超过所吃的主食。

惟酒无量，不及乱——饮酒虽然无量的阻止，但也不能喝醉，引起神志不清，语无伦次。

沽酒市脯不食——到集乱市上买来的酒和肉菜，很不卫生，恐怕吃出病来，也就不能食。

不撤姜食，不多食——也就是说吃完饭后，不撤姜，也不能过多食用，因姜有调和胃气的功能，吃点便可。

食不语，寝不言——吃饭的时候，不可大叫大嚷，胡乱说话。既然睡觉了，不要胡思乱想，好好休息不说话。

虽疏食菜羹，必祭，必齐如也——就是说虽然是糙米饭、淡菜汤，也一定要先祭一下，恭恭敬敬的如同斋戒一样。要爱惜食物，当思来之不易。

席不正不坐——也就是坐席，席不端正，不坐。

乡人饮酒，杖者出，斯出矣——也就是同地方上的老人在一块吃饭，吃完了要等老人或拄拐杖的人都出去了，自己才能出去，这样就会体现出儒家“礼”的思想，谦让的礼貌。

孔子的这种饮食观念，历来都被认为是圣人的言行，应当遵行，同时也反映了孔子时代，中国已具备了相当高的烹调技艺和饮食礼节。后来欲加发展。如黄庭坚的《士大夫时食五观》，明·周履靖的《易牙遗意》，明·高谦的《饮馔服食笺》，清·朱彝的《食宪鸿秘》，清《养小录》，清·袁子才的《随园食单·序》，清·曾懿之《中馈录·序》等都阐述独特，各有特色。进一步发展了孔子“食不厌精”的饮食文化。

孙朝宗

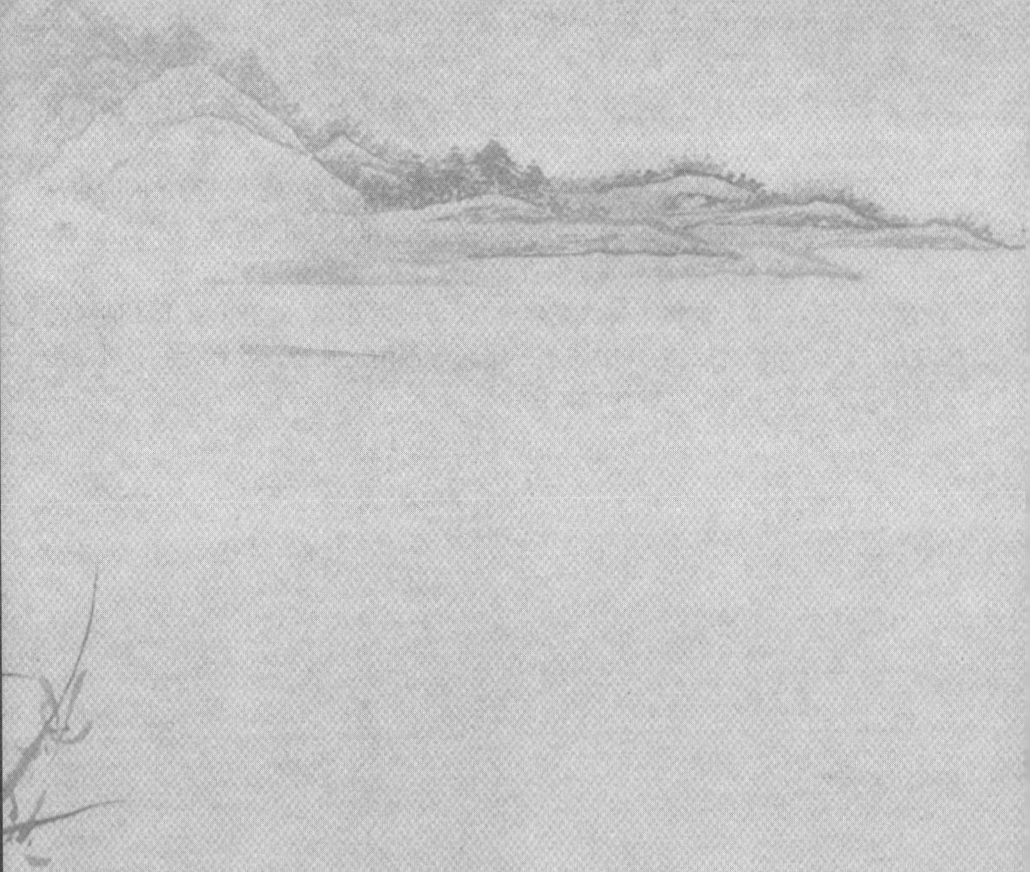

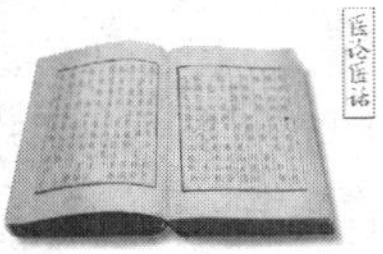

九、杂谈

中医要研究点社会学

一日与友闲谈，友云：“今病难治，譬如胃病，以前用几味白术枳壳、神曲麦芽则已，而今大量用之则不效，难也哉。”余云：“要从历史看问题，又必须研究点社会学。如金元时期，战乱频仍，民不聊生，民有饥色，野有饿莩，李东垣著《脾胃论》，其中一个名方补中益气汤，把这个方剂的量加起来只二钱八分。迨至明清，或者至20世纪70年代，人们也只是粗粮淡汤，过个节或过个年，或多或少吃点肉食，人们的脾胃非常薄弱，就是有点食滞气结，也只与白术、枳壳、神曲、麦芽，病即得愈。当今盛世日隆，人们生活大部好转，尤其是达官贵族，大腕老板，日日酒肉充腹，以妄为常，耗失精气，而病胃者广矣。举例：胃好比是个罐子，单若是盛米面瓜菜，就是罐子脏了，用点水一涮，就会干干净净；今天这个罐子盛的都是鱼虾腥臭，酒酪火热之物，用点水是涮不干净的，必须加上大量的碱面、沙子，用力的冲撞才能干净。”友人听了哈哈笑了起来。余又云：“饮食入胃竟是鱼虾酒肉之腐气，上转于脾肺，下输于膀胱肾，而酒气又先入肝胆，五脏六腑皆处在这臭腐雾气之中，人身经络、四肢百骸，皆受其害，人有不病者何，怪不得现今之病难治，如萎缩性胃炎、乙型肝炎、丙型肝炎、肝癌、肾病、尿毒症、性病、等等，不胜枚举。就说这几种病，但靠一般药是治不好的，例如以上所说的萎缩性胃炎，白术、枳壳、神曲、麦芽已不济于事，临床经验证明，必须采用大方复制法，组方法度，必须行气、温中、化滞、降火、活血化瘀、化痰、止痰、宣透、运脾、止血、止酸、化腐排脓、解毒、驱虫、等等，又各有偏重，冶于一炉，方可治之，否则徒劳无益。治乙型肝炎、肝癌，治肾炎、尿毒症，均非柴胡舒肝，六味地黄可疗，亦须采用大方复制方，方可显效，不一而足。”其病与社会的关系是密切的，所以我主张中医要研究一下社会学。清·徐灵胎在《医学源流论》有一篇“病承国运论”很是值得一阅。其文曰：“天地之气运，数百年以更易，而国家之气运亦应之，上古无论，即以近代言，如宋之末造，中原失陷，主弱臣驰，张洁古、李东垣辈立方，皆以补中宫，健脾胃，用刚燥扶阳之药为主，局方亦然。至于明朝，主暗臣专，膏泽不下于民，故丹溪以下诸医，皆以补阴益下为主，至我本朝，运当极隆之会……大权独揽……惠泽旁流，此阳盛于上之明徵也，又冠饰朱缨，口燔烟草，五行惟火独旺，故其为病，皆属盛阳上越之症。数十年前，云间老医知此义者，往往专以芩、连、知、柏挽回误投温补之人，应手奇效，此实与运气相符。近人不知此理，非惟不能随症施治，并执宁过湿热，毋过寒冷之说……至于讬言祖述东垣，用苍术等燥药者，举国皆然，此等恶习，皆由不知天时国运之理，误引旧说以害人也。故古人云：'不知天地人者，不可以为医。'"

中医书写处方必须规范

作为一位良好的中医师，除四诊望、闻、问、切，全面细致，辨证论治，熟思准确之外，书写处方必须规范。余在临床治疗时，经常遇到有的患者携带一些服用过有效的、无效的药方，发现有些处方很不规范。

一是潦草从事，字迹混乱，毫无章法，根本辨别不出主次，君臣佐使若说成一塌糊涂，亦不过分。

二是乱用错别字，如黄芪写成黄七，半夏写成半下，枣仁写成早人，紫菀写成子元，石斛写成十户、炒莱菔子写成卜子，鳖甲写成别甲，龟版写成归板等。

三是利用药物的功能代替药名，如把甘草写成国老、和中；把当归写成养血；把黄芪写成补气。就有这么一张单子上写有补气 20g，养血 15g，国老 15g，真令人哭笑不得。

四是对于剂量的概念不准确，如某某药一勺，某某药一把，某某药几段、几寸、几尺、少许、少量。尤其对于古今剂量的折算不准确，甚至有的人就不懂。有一次会诊，大家都认为这位患者应当用炙甘草汤。请某某大夫写这张处方，方子写成了，大家一看都目瞪口呆了。"生地"竟写成"一斤"，问之答曰，经方明明写的是一斤嘛。会诊后，我深思了一下，应用经方，而不懂折算的人恐怕还很多呢。

以上诸多原因，无外乎有的医生，在医德医风问题上，太不审慎，马马虎虎，潦草从事，也可能是为了处方外流影响个人的收入。无论怎么讲，一个医生，开方遣药，人命系之，焉能不慎，我认为纠正这些错误的作法，惟一的方法是加强医德修养，端正服务态度。根本用不着开化名药，玩弄文字机巧，打灯谜。说来说去，怎样才算是一个正规的处方呢，请看医圣张仲景的第一张处方桂枝汤，药物用常用药名，煮药方法写明"以水七升，微火煮取三升，适寒温，服一升……若不汗……半日许令三服尽。”禁忌方法：“禁生冷、黏滑、肉面五辛、酒酪、臭恶等物。”现在的大部分医生，在方剂下面只是写个“水煎服”。另嘱患者一切注意事项，这也算是未尝不可。但处方的格式必须规范。

字迹要工整，药名要通俗，用法要明确，只有这样习以为常，处方才能规范化。

简谈合病与并病

打开《伤寒论》一看，就会发现其中的条文，有云“合病”者，有云“并病”者。

所谓“合病”即言二经或三经的症状，同时出现的就叫“合病”。所谓“并病”即言一经的症状还没有痊愈，又添见到另一经的症状出现，就叫“并病”。

1. 合病

“太阳与阳明合病者，必自下利，葛根汤主之。”（32条）

“太阳与阳明合病，不下利，但呕者，葛根加半夏汤主之。”（33条）

“太阳与阳明合病，喘而胸满者，不可下，宜麻黄汤。”（36条）

“太阳与少阳合病，自下利者，与黄芩汤，若呕者，黄芩加半夏生姜汤主之。”（172条）

“阳明少阳合病，必自下利……有宿食也，当下之，宜大承气汤。”（256条）

“三阳合病，脉浮大，上关上，但欲眠睡，目合则汗。”（268条）

2. 并病

“二阳并病，太阳初得病时，发其汗，汗先出不彻，因转属阳明……。”（48条）

“二阳并病，太阳证罢，但发潮热……大便难而谵语者。”（220条）

“太阳与少阳并病，头项强痛，或眩冒，时如结胸，心下痞鞕者……。”（142条）

按：以上“合病”“并病”都是阳经病。而阴经未曾言及“合病”“并病”四字，这是因为三阴病，都属里虚寒证，太阴为脾胃虚寒证；少阴为全身虚寒；厥阴为寒热胜复的上热下寒。例如桂枝加大黄汤、麻黄附子细辛汤，亦就含有合并症的意义了。

话五脏之父与子

一日与同科室几位老大夫闲谈，我发问了一个问题：肺为肾之母，肾为肺之子，其父是谁？众皆话塞，鸦雀无声，都在思索着，一时答不上来。要说这是个很简单的问题，为什么一时都答不上来，还得经过深思吗，突然有个学生说，肾之父是不是大肠！几位老大夫这才恍然大悟。

这也无怪乎，医书上的五行生克，都是讲的母子相生与相克，从来也没有讲到父与子的关系，李东垣的书里面，出现过一次“子行父令”一词。看书的人也未必没有看过，可就是在这问题上没有留神而已。这话要说到底，可就不是个小问题了，既知母子生克之道还远远不够，还要再加上一个父子生克，这对于我们的临床治疗手段及方法就必然的又开阔了另一大半天地。他如淋痛之病，大都是膀胱湿热太甚，治疗时的滋阴清热不能说不对，但这一方法，又可以说是治肺，肺为肾之母，母性慈爱，溺爱其子是不能教训儿子的，这个儿子太捣蛋，必须让他父亲痛打他一顿，方可解决问题，那就得用大黄一类的药去解毒，木通一类的药去利水，才可解决。脏腑之间，都有这样一层关系，不知你研究了吗？没有，那最好还是研究一下才好。

《医衡》论“乾坤二水义”

《医衡》“三消从火断”后短文附有“乾坤二水义”论之可观。具文曰：“坎☵乾水也，气也，即小而井，大而海也，兑☱坤水也，形也，即微而露大而雨也，一阳下陷于二阴为坎，坎以气潜行于万物之中，为受命之根本，故润万物者莫润乎水，一阴上彻于二阳为兑，兑以形普施于万物之上，为资生之利泽，故说万物者莫说乎泽，明此二水，而后可治三消，三焦为无形之火，内热烁而津液枯，以五行有形之水制之者，兑泽也，权可也，吾身自有上池之真水，亦气也，亦无形也，天一之所生也，以无形之水，沃无形之火，又常而可久者，是为真水火既济而渴自止也。”

按：《医衡》以三焦从火断，论及乾坤二水义，及饮上池水。有关“饮上池水”之说，垂近二千年，众说纷纭，人云亦云，莫中于事，有云“树林之树凹处之水，可以疗疮”，然而既可疗疮，必所有毒，可饮否，非也；有云“竹篱笆或竹头上之露水”，然而此水，能几何，非也。也有人说“扁鹊饮了长桑君送的上池水”就更属无稽之谈了。今引《颐身集》一段话以破之。

水潮除后患：

平明睡起时，即起坐定，精神息虚，舌舐上腭，闭口调息，津液自生，渐至满口，分作三次，以意送下。久行之，则五脏之邪火不炎，四肢之气血流畅，诸疾不生，久除后患，老而不衰。

诀曰：津液频生在舌端，寻常救咽下丹田，于中畅美无凝滞，百日功灵可驻颜。

中医的地理学说

中医学说之“天人相应”是万古不易之言，意思是说人与自然的关系是息息相关的，由于地理环境的不同，其发病也不一样，作为中医大夫，必须明白这其中的道理，才能因地制宜，因人制宜，处治四面八方的疾病。《素问·异法方宜论》重点阐述了这一问题，其云：“医之治病也，一病而治各不同，皆愈，何也。”岐伯对曰：“地势使然也。”接着说：“东方之域，天地之始生也，鱼盐之地，海滨傍水，其民食鱼而嗜咸……鱼者使人热中，盐者胜血，故其民皆黑色疏理，其皆为痈疡……”。鱼性属火，食之热气积淤于中，盐多吃了，又会伤害人的血气，这个地区的人们，多会发生肿痈痒疡的疾病。“西方者，金玉之域，砂石之处……其民陵居而多风，水土刚强，其民不衣而褐荐，其民华食而脂肥，故邪不能伤其形体，其病生于内”，意思是这个地区的人们，陵居而裘服，吃的多是酒肉酪酥，酒肉充腹，多发生内脏疾病，亦所谓“饮食自倍，胃气乃伤”。“中央者其地平以湿……其民食杂而不劳，故其病多痿厥寒热。”意指此地之人，多处潮湿之地，食杂而恶劳，筋骨虚弱，其病多是寒热、痿痹之类。“南方阳气所盛处也，其地下，水土弱，雾露之所聚也，其民食酸而食胕，其病挛痹”，意思是这一区域的人们多食腐烂的东西，并加气候的雾露，最易发生湿热郁结的病，如筋脉麻木不仁等。“北方者……其地高陵居，风寒冰冽，其民乐野处而乳食，脏寒生满病。”意思指这一地区为牧区生活，外界风寒侵袭，内服的又都是牛羊乳肉，人们易生满病。古人根据这些不同的区域以及发病的主因，提出了不同的治疗方法：东方其病痈疡者，其治宜砭石（针灸）；西方华食杂人，内游毒气，所以多采用解毒之药以疗之；北方易生脏寒满病，其治疗多采用灸法；南方易病四肢痹痛之病，故多采用针法治疗。中央之区，发病多复杂：所以应采用多种方法予以治疗。总之，由于地理位置的不同，发病不同，治法也就不同，中医应当掌握这一地理学说而采取不同的治疗方法，若不了解这一地理学说，临床治疗上就会无所适从。几千年之前的古人，就明白这一道理，所以说，这千古不易的道理，医生必须掌握。

服药与饮食及诸果菜之忌

饮食与诸谷果菜的气味，与中药同，也有寒、热、温、凉之性，辛、甘、酸、苦、咸之味，五味可入五脏，如酸入肝，苦入心，甘入脾，辛入肺，咸入肾。如果五味有所偏嗜，就可伤及五脏。如酸伤筋，苦伤气，甘伤肉，辛伤皮毛，咸伤血等，又有肝病禁辛，心病禁咸，脾病禁酸，肾病禁甘，肺病禁苦之说，在临床上也是必须注意的重要环节。如结核病，必须忌辛辣食品，否则动火伤络，引起咯血、吐血。脾肾之病，必忌咸盐，否则可以引起水肿；肝脏病必须忌辛辣，如辣椒、胡椒、飞禽动火动风之品；服参类补药，必须忌寒下之品如萝卜之类；服泻下之药，不可食酒肉腥臭之品……饮食与诸果菜等，亦应当注意其宜忌。每类的饮食瓜果对于疾病同样有利有弊，有利者可补之，无利有弊者必须禁忌。今举类于下：

1. 辛辣类　葱、蒜、韭菜、辣椒、生姜、烟、酒。不利于胃肠病、腹痛、泄泻、水肿、血证、咳嗽、目赤、温病发热、痔漏等。

2. 生凉类　包括生冷蔬菜、瓜果、冰糕、冰激凌等，不利于胃脘痛、泄泻痢疾、水肿等，当禁忌之。

3. 油腻类　油腻类之食物如油面、油条等，因其味厚腻而滞涩，有损于胃肠的蠕动与转输，故黄疸病、胀肿病及湿温外感等，均当禁忌之。

4. 质硬类　不容易消化之物，如生面烤饼、油炸食物、烤肉等，凡肠胃有病者尤当忌之。

5. 鱼虾类　诸鱼虾蟹，咸寒而腥臭之物，还有石花菜、海蚌、海带等，多食之有损肠胃，还能引发宿疾，故肠胃虚弱者、宿有旧疾者当禁忌之。

6. 荤食类　如公鸡肉、猪头肉、动物内脏等，均为动火生痰之物，所以素有内热，肝阳亢盛者，当忌之。

以上只是说了一些主要的禁忌，对于一般常见病，宜食清淡而富有营养的饮食，如小菜粥、面条、鸡子汤。素菜如青菜、菠菜、扁豆、白菜、豆腐等。

作为一名中医更当对此有所了解，临证可相应的嘱咐患者当食当忌，这当然又对你的治疗，可助一臂之力了。《内经》所谓："美其食""饮食有节""虚则补之，药以祛之，食以随之"及"谷肉果菜食养尽之""五谷为养，五菜为充，五果为助，五畜为益"。治病从某种意义讲，并非单靠药物的治疗作用，在饮食的配合上，避开应当禁忌之物，对于疾病的治疗也是一个重要的环节，这些应当禁忌的方方面面，都应当注意到。

陶隐居曰："服药不可多食生葫荽及蒜鸡生菜，又不食滑物果实等，又不可多食肥猪犬肉、油腻肥羹、鱼鲙腥臊等物。"

孙真人曰："凡服药三日常忌酒，缘汤忌酒故也。"又曰："凡服药，皆断生冷、酢滑、猪犬鸡鱼、油面蒜及果实等，其大补丸散，切忌陈臭宿食之物。"

六陈不可太陈

中药里面的六种所谓陈药有：枳壳、半夏、陈皮、麻黄、吴茱萸、狼毒。

历史上的一些医生、药师均认为这些药物越存得陈久了，效果就越好，《珍珠囊药性赋》有六陈歌赋，云："枳壳陈皮半夏乔，麻黄狼毒及吴萸，六般之药宜陈久，入药方中奏效奇。"

说实在的，再好的药材放的陈久都会变坏。记得20世纪70年代，医院清仓，发现了两麻袋陈皮。一袋已变了色，另一袋虫蛀了，一半变成了粉末。也真怪，虫蛀的一袋，虫子专吃陈皮外面发红的外皮，瓤子也就粉了，用水冲了一茶杯，半小时后，尝了尝，基本上没有陈皮的辛苦了。另有一麻袋半夏也一年多了，大部分也化为粉末了。我主张尽须销毁，院方也就同意了我的意见。从此以后，医院的半夏不得超过1年，陈皮不能超过1年半，过期不用，形成了中药库房的制度。

2002年12月11日，《中国中医药报》，报道了一篇谭庆佳先生的"六陈之说不科学"，我看了，才引起我说这段往事。我同意谭庆佳先生的看法。其云："将药材长久存放，会导致挥发油自然消耗，长期受日光、空气、温度、湿度的影响，而发生霉变、虫蛀造成一定损失，陈皮……当年产品挥发油为3.02%，存放一年后为1.54%，二年后为1.01%，三年后为0.73%，3年后，几乎损失殆尽。不符合《药典》规定（《药典》规定，挥发油不少于3%），充分说明古人提出的中药六陈之说，是无科学根据的。"

我认为这个问题，中医、中药管理的药师，应当引起广泛的注意，以保障药物的疗效。

话鲫鱼利水优于他鱼

话说鲫鱼之功能，药用只是取其利水，或下奶汁。多年前余治疗妊娠水肿，恒用千金鲤鱼汤，合并其他利水药，其效果并非不可，嗣后偶尔用鲫鱼，也因当时只有鲫鱼而无鲤鱼，这一偶然的治法，竟然发现鲫鱼的利水消肿之能优于鲤鱼，以后凡是遇到妊娠水肿的患者，或其他原因引起的水肿，如肾病水肿、脾病水肿、肝病水肿，都用鲫鱼，不用鲤鱼，时间长了，便肯定了鲫鱼利水的作用，优于他鱼。至于鲫鱼利水之优点又在何处。遍查了一些资料，《本草纲目》对于鲫鱼云其"所在池泽有之形似小鲤，色黑而体促，肚大而脊隆，大者至三四斤；鲫喜偎泥，不食杂物，故能补胃，冬月肉厚子多，其味尤美"；郦道元《水经注》云："靳州广齐青林湖，鲫鱼大二尺，而食之肥美，辟寒暑"；东方朔《神异经》云："南方湖中多鲫鱼，长数尺，食之宜暑而辟风寒"；《吕氏春秋》云："鱼之味美者，有洞庭之鲋（鲋即鲫）观此则鲫为佳品自古尚矣。气味甘温无毒，温中下气……调中益五脏，消水肿……"朱震亨曰："诸鱼属火，独鲫鱼属土，有调胃实肠之功。"张璐《本经逢原》指出：

"鲫鱼甘温无毒，乌背者其味最美，以其居浊水中虽肥不无小毒，然此恒有食品，未尝见其有毒伤人"，余不赘。话说到这里，我们也就明白了鲫鱼属土，土能克水的道理。千年之前的古人们，能把鲫鱼属土这个问题搞清楚，可见其艰辛，亦可感其伟矣。

一妇，李某某，23岁，黄河涯人。1962年秋，怀孕2个月。

当初患妊娠呕吐特甚，余与桑叶、竹茹、丝瓜络等，连服5剂而平。刻下下肢水肿，按之凹而不起，下肢不温，步履困难。面色苍白不华，脉细软无力。余嘱：取鲫鱼，每日半斤，去肠肚，纳香茶于腹内，去鳞，扎紧，清汤煮之烂熟，加盐少许，味精少许，香菜少许，吃鱼喝汤。7日后，下肢浮肿消退大半，继以此方服之，半月浮肿尽褪，届期生一男孩。

一妇，赵某某，33岁，陵县抬头寺乡人，1963年6月，妊娠3个月。下肢浮肿，行走不便，并心悸畏冷，不欲饮食，大便溏泻，脉来细滑，舌淡苔白。余与白术、云苓、山药、莲子肉、党参、缩砂仁、甘草，每日服药1剂，并嘱服鲫鱼法，调治半月，下肢浮肿消退大半，精神饮食亦旺，大便溏泻亦止。

一男孩15岁，河北景州人，患慢性肾炎，面浮跗肿长期不已。余与小剂量之济生肾气汤，并嘱服鲫鱼法。半年后，因咳嗽不已来诊，述前肾病服鲫鱼3个多月，后去医院检查，尿蛋白早已消失云云，后来，余广泛地应用于肝硬化腹水，一有鱼腹纳茶者，一有鱼腹内纳胡椒者，均获得良好效果。

钓小红鱼

德州市建设街顾先生，素爱医学，历代方书多所涉猎，神思敏捷，淡薄仕途。天命之年，竟以一车一驴，掺于车夫之中以营生，以谈笑无束为乐。话说早年治一田姓大户少爷，患梦遗，已遍请诸医医之，均以封藏健肾之药杂投，竟至危殆。无奈其妻涕泪请顾先生救之，顾闻其情，揣度片刻，对其妇云："如此！如此！"翌日顾以绫锣身着至其家，俨然一大先生姿态，气势甚为威严，诊脉毕，厉声喝云："此病不日即死，不可与药！"甩袖便走，全家流泪挽之，众呼救命，先生坐定说："用我法性命可保，否则必死无疑，自明日起，左右扶至自家后花园池塘边，自钓小红鲫鱼数尾，每日用2~3只，五味子少许炖汤，晚服1次，天天如此，不可有误，匝月必有起色。"田某头3天用人扶之池边坐定，执鱼竿钓之，当日即钓10余尾，单单无有红色的，扫兴而归，请示顾先生，答曰鱼背发紫者即可，明日继续钓之。自此田某一心一意钓小红鱼，夜睡梦中也是钓小红鱼，如此近月，钓了近百只小鱼，放养在大荷花缸内，红者无几。一日顾先生突然至其家，全家甚为之喜。询少爷其病如何，答曰："多亏先生奇法，其病已瘥，我等正筹划与先生送一大匾以谢之矣。"先生拒之而归。后来有人问及钓小红鱼一事，竟治好如此之疾，其理安在。顾先生云："远其所念，疏其所欲耳，别无他巧。"

咯出血团，宿疾竟除

德州出版局编辑科长周先生，博雅君子也。余因《孙鲁川医案》一书的出版发行与之相识、相熟。一日闲谈，述及其妻，多年前曾患胸闷，咳喘，脘腹满闷。遍请医治之，久久不愈。几年过去了，身体逐渐消瘦，甚至精神昏愦。忽一日咯出血团一块，如大山楂一样，当日即感胸脘爽快，精神愉快。从那一天起，连多年之腿痛也好了。可是1个月余，前症又渐渐而来。忽一日，又咯出血团一块，一连3个月，咯出血团3块，形色同第1次一样，从那时起到现在已20余年了，宿疾未作。余当时也感到这事愕然。从那天起，我又重温王清任之《医林改错》，从中可以看出王清任老先生创血府逐瘀汤、膈下逐瘀汤等，确属正确，开活血化瘀之先河，厥功伟矣。从此认为祖国医学谓之积块的成因，除却血管之外，还另有气滞痰郁、恶血等，亦即郁积于身之脏腑间隙的瘀血，都可以形成积块，从现代病理学观察，肿块、恶血等都是由局部之血瘀及变形而成之。周先生之述，可能就是瘀血既久而形成之血团，咯出则病除，亦可以看出这活血化瘀之法，是足以消除肿块瘀血的。近年来，各报纸杂志报道的材料亦甚多，便可见一斑焉。闲谈这件事的时间是在1979年间。

金凤于归

打开中医的书籍，对于五脏之喻，总是觉得少了点什么，如东方甲乙木，以青龙喻之，南方丙丁火以朱雀喻之，西方庚辛金，以白虎喻之，北方壬癸水，以真武喻之，惟中央戊己土，不知以何物喻之。问之左右，多所不知。后来在阅览道家之书，始知中央脾以金凤喻之。按：道家黄老学说，始于中国，博大精深，奥秘难穷，此不复赘。看京剧时，对于这个问题则更加明白了。皇帝的角色一旦出现，每每伴从而出的就是皇后，请看皇后，她富丽堂皇，身着凤冠霞帔，黄帝喻真龙天子，皇后就喻为金凤了。不信请看京剧《龙凤呈祥》，孙尚香头上的那一重要标志不就是金凤冠吗。皇宫之宫字，即中央，中央主土，黄色，历代帝王的宫殿以及身着都以黄色为主色，脾主中央土，黄色属阴气用事，主内，五脏属脾，主为胃行其津液。这就是脾主金凤的缘故，故曰"金凤于归"。

六味地黄丸可防治食管癌

20世纪80年代，曾见《健康报》报道，六味地黄丸可防治食管癌的消息，因为这个方法很简单，一般引不起人们的注意，余曾治疗3例患者，均取得了良好的效果。

例1：柴某，59岁，经理。初觉食管有阻塞感，继则阻塞益甚，并有灼热感，精神十分紧张，去某某医院检查，钡剂不畅，有2cm断裂残缺，医院欲留住院，进一步检查，准备手术治疗。一日向余报告，余嘱服六味地黄丸。柴某半信半疑，但还遵嘱，每日含化此丸，10天过去，感到阻塞感轻了许多，就这样，继续含化，匝月之中，食管之阻塞感消失，又去医院钡剂透视。结果食管完好。

例2：张某，经理，亦发现食管有1cm半破裂残缺，应用此方1个多月，食管恢复正常。

例3：干部疗养院化验室王主任，余之老友。发现食管有近2cm破裂缺损，医院领导亦十分重视，一方面积极治疗，一方面注意有无发展，不已便手术治疗。一日来我处叙说此事，精神十分淡漠。余拍案相告："勿怕，余以最简单之法治好2例不用手术。"予六味地黄丸含化，不可间断。王主任含化近1个月，再检查食管完好，医院领导感到惊讶，王某亦十分高兴。这3位老友，至今已有八九年了，食管完好。

剖疝而目盲

裴先生，博雅之士，家住德州市南郊卢庄，一日来诊病，述一奇事。说多年患疝气，痛不可忍，1961年12月间，去人民医院外科手术治疗，手术结束，立即右目失明，寸光不见，问医生何故致此，答说，与手术无关！出院后，请眼科专家治疗未效，去天津、北京治疗，亦未效，从此失掉一目，你说奇怪不奇怪。裴君走后，我问马巨川先生、盖其钧先生，都说与肝经经脉有关。手头有《针灸聚英》一册，余便读给他们听："足厥阴之脉，起于大趾丛毛之际，上行足跗内廉，去内踝一寸，上踝八寸，交出太阴之后，上腘内廉，循股入阴中，环阴器，抵小腹，挟胃属肝络胆，上贯膈，而胁肋，循喉咙之后，上入颃颡，连目系，上出额，与督脉会于巅，其支者，从目系下颊里，环唇内，其支者，复从肝，别贯膈上注肺，交于手太阴经。"二位先生皆云："所谓肝开窍于目，刀割其经脉，经络受损以致目盲，理之因然也"，云云。余沉默良久，突然问二位先生，唐、宋、元、明、清，宫里的宦官，都阉割的比此还厉害，怎么一个瞎子也没有。大家笑了一大阵。这个问题至今还是个谜。

鸡蛋黄油治疗褥疮

1. 制作方法　先将3个大鸡蛋煮熟，掰开将鸡蛋黄取出，捏碎，放大铁勺内，置于火炉上干熬，另用竹筷不停的搅动，待到鸡蛋黄变黑如炭时，即有黄油析出，将蛋黄油，倒入杯内备用，渣滓弃掉。

2. 用法　褥疮面用盐水或酒精棉棒拭干，再将鸡蛋黄油涂到疮面上，敷紧。一日换药1次。下次换药时，先用棉球轻轻去除疮面脓液，再用盐水棉球拭过，然后再将蛋黄油涂于疮面，敷紧固定。不久肉芽丛生，逐渐形成皮肤。余曾治疗数例褥疮患者，皆取得良好效果，现举一例重者于下。

乔老太太，住德州进步街，58岁，体胖，患中风，半身不遂，卧床治疗月余，不得翻身，病将愈，发现腰部紫晕褥疮，溃破后，外科治疗，越治疮口越大，待我诊视时，褥疮面如掌大，深约10m，已看到道道白筋，痛苦不可名状。余提供鸡蛋黄油方，治之。

在敷蛋黄油过程中，患者初感疼痛大大减轻，1周后，每次敷黄油后，已无疼痛之感，就这样，坚持不到1个月，肉芽逐渐丛生到长平皮肤为止。皮肤长好了，局部有痒感，嘱患家，每日热敷1次，按摩数次，不久康复。

火被土覆而热愈长久

张志聪《侣山堂类辩》有“姜附辨”一篇，论述实为中肯，今录之以备参阅：“干姜、甘草、人参、白术、黄芪补中益气之品也，是以吐伤中气者，用理中丸，乃人参、甘草、干姜、白术四味。附子乃助下焦生气者也，是以手足厥冷，脉微欲绝者，用四逆汤，乃附子、干姜、甘草三味。夫启下焦之生气者宜生附。盖元气发原于下。从中焦而达于四肢，故生气欲绝于下者，用下焦之附子，必配中焦之甘草、干姜，或加人参、白术。若止伤中焦，而下焦之生原不伤者，只用理中而不必附子也。不格物性中下之分，不体先圣立方之意，有以生附配干姜，补中有发，附子得生姜则能发散之说者，有以附子无干姜不热，得甘草则性缓之说者，盖以干姜为同类疑惑后人，误事匪细。如生气欲绝于下，所当急温者，若不用附而以姜试之则不救矣。”元如曰：不敢用附而先以桂代之者，亦误事不浅。”张志民《伤寒论方运用法》指出：“伤寒论方，我以干姜伍生附子，以生姜伍炮附子。干姜守而不走，宜于亡阳之症，生姜辛散走表，宜于挟水之症，阳虚挟水而身疼痛者，宜炮附子与生姜，不宜生附子与干姜。”

按：附子乃一团烈火，干姜乃守火之工，譬如家庭做饭之火炉，用时火愈旺，不用时则压紧炉之火口，关闭炉之通气孔，则火伏藏于内而热愈长，再用时打开炉盖，抽开通气孔，火则又燃了起来。这个道理，可以说是，家喻户晓。附子乃下焦之火种，干姜、甘草、白术等乃中焦之土化。中医治病乃宗天地万物，造化之玄秘而为之，至微至大，所谓，大道简而不繁也。

余少年时在农村，常与小伙伴们玩耍于田间，中秋时节，大伙在地中挖一土坑，也叫土窖，把大的土块排在上头，拾些干柴，点烧于窖内，一定要把土窖周围的土块烧的火热，这时再把刚从地里扒出来的白薯续到窖内，打破土块，再覆以干土，两个小时后，大家回来，挖开小土窖，每个人便会得到一块美味香甜的熟白薯吃。这不就是火被土覆所取得的效应吗。读者欲晓这附子、干姜、甘草治于一炉的道理，还请阅一下郑钦安所著的《医理真传》，他是一位后人称之为火神的中医大家。

浅谈伤寒论七日愈、六日愈、十二日愈

原文“病有发热恶寒者，发于阳也，无热恶寒者，发于阴也；发于阳七日愈，发于阴六日愈，以阳数七，阴数六也。”(7条)

原文“太阳病，头痛至七日以上自愈者，以行其经尽故也。若欲作再经者，针足阳明，使经不传则愈。”(8条)

原文“风家表解而不了了者，十二日愈。”(10条)

译释云：“……奇数为阳、偶数为阴，七日为奇数，六日为阴数，然而这仅是推理的一种方法……”

柯韵伯曰：“阴阳指寒热，勿凿分营卫经络……已发热即是发热恶寒，未发热，即是无热恶寒……阳明病，病得之一日，不发热而恶寒，斯时寒邪凝敛，身热恶寒全然未露，但不头痛项强，是知阳明之病发于阴也，推此则少阳往来寒热，但恶寒而脉弦细者，亦病发于阴，而三阳之反发热者，便是发于阳矣。寒热者水火之本体，阴阳之征兆也，七日合火之成数，六日合水之成数，至此则阴阳处和故愈……若直三阴，无一阳之生气，安得合六成之数，至此则阴阳自和故愈……若直三阴，无一阳之生气，安得合六成之数而愈耶。”

又曰：“不了了者，余邪未除也，七日表解后，复过一候（5天）而五脏元气始充，故十二日精神慧爽而愈……如阳明二日发、八日衰、厥阴至元日发、十二日衰，则六经皆自七日解而十二日愈也……”

按七日天气行足，方与天合度，（易）曰：“七日来复，以见天心。”七日再加一候（5天）为12天，故仲景曰：“十二日愈。”病有发于阳，发于阴，是以寒热分阴阳，柯注“不可凿分”是正确的。

桂枝加龙骨牡蛎汤治低热

赵某某，女，53岁，居民，工人新村，1972年4月4日初诊。

初患感冒，头痛，咳嗽，周身酸楚，打针输液，半月尚瘥，旬日以后，又发下午烦热，不时汗出，心中悸惕不安，精神倦怠，不欲饮食，服牛黄解毒片，初服有效，后报不效，迄今已3个月余，低热不已，身体日渐消瘦，乏力，脉虚数，舌淡，苔薄。

辨证治疗：感冒数月，虚热不瘥，以致汗出心悸，此乃少阴气血两虚，营卫之气不得和谐之征也，拟桂枝加龙骨牡蛎汤，敛阴和阳，调和营卫。

桂枝12g，白芍12g，甘草12g，生龙骨18g，生牡蛎18g，生姜10片，大枣10枚（去核）。

上药以水3杯，煮取1杯半，药渣再煮，取汁1杯半，日分3次温服，忌食生冷瓜果、油腻之品。

二诊：上药连服3剂，体温增高，由37.7℃增至38.1℃，特意找上门来，将欲责之一二，余说再服低热必缓缓而下，仍与上方继服3剂。

三诊：患者遵嘱服药2剂后，低热不发，又服1剂低热仍未发，汗已敛，脉已复，精神好。停药，嘱以“食养尽之”。

按徐忠可曰：“桂枝芍药，通阳固阴，甘草姜枣中和上焦之营卫，使阳能生阴，而以安肾宁心之龙骨牡蛎为辅阴之主……岂知阴凝之气非阳不能化也。”

《串雅》起黄，实属荒诞

原文：“扛连纸一张，裁为四条，笔管卷如炮竹，或口上糊粘固，外用黄蜡一两，铁杓将纸筒四围浇匀，不可使蜡入内，患者仰卧，筒套脐上，外以面作圈，护定勿倒。头上点火，烧至面所，剪断，加换新筒。看脐中有黄，水如鸡子饼者取出，轻者四五根，重者六七根，取尽黄为度。”（《串雅外编·杂法门》）

德州市商业街孟广平先生，80余岁，患肝癌晚期，遍体暗黄，呼吸迫粗，病已危殆。其子甚孝，广求其治，所谓“家中有病人，不得不信神”。请来了一位起黄的先生。来到后，拿了几张黄表纸，一只黄蜡，把纸摆开，点燃了黄蜡，黄蜡一滴滴涂到纸上，然后卷成筒，按在患者的脐上，用面作圈加以固定，点着了卷成的筒头，待筒着燃到脐部而自灭，看脐上尽是黄粉，一连用了四五个，这就算是第一次起黄了。患家便设宴款待先生。

当时我与八中黄秀岭老师在场，亲自观看了这一起黄过程，都认为这是一个奇事，黄老师和我在另一间屋内，也作了这样几个蜡筒，黄老师在他的大腿上按了一只点着，待蜡纸筒燃尽，打开一看，天大的奇事出现了，黄老师也长黄了！同样是一堆黄粉末。接着黄老师又把这样的蜡筒，按在一个大白碗内，用面固定，点着蜡筒，待蜡筒燃尽，打开一看，都大笑起来了，原来这碗底也有一堆黄粉末，这大白碗岂不也长了黄了吗。后来看书发现《串雅外编》竟有如此记载，真是荒诞！

话胎前宜凉， 产后宜温

中医对胎前宜凉、产后宜温这句话，从历史上讲已形成了一句格言，或说是定律，从生理上讲，孕妇妊娠期，气血以养胎为主，血聚生热，阴津不足者多，故治之宜凉者多。产后血虚为主，故多宜温补之药以补之。这只是一般的常法。然而产前水肿尤甚或则小便不利就不应当进以清凉了吗？产后瘀血不尽而发热者，就应当宜补而又以清热、化瘀了？《古今医鉴》有清热调血汤则是一例，就是常法当中之变法。

扤头皮， 白发变黑

陵县张申庄张培友，年方40岁，头发发白已参多半，经常扤头皮，不到一年，头发变为黑色。

搓手治愈胼胝亦是张培友发明因其经常作木匠活，手掌发生一厚层老茧。亦用搓法，数月脱净。

重视医学的宋朝皇帝

中国历代重视医学的皇帝，莫过于宋朝，宋太祖赵匡胤曾召医官重修“官修本草”，他也曾为他的弟弟赵光义针灸治病，看来他本身也是一位懂得医学的人物。宋太宗赵炅召翰林医官，编纂了《太平圣惠方》100卷，接着又编了《神医普救方》1 000卷。真宗赵恒为了普及医学知识曾向民间传播，翰林医官赵自化，德州人，曾编著了一部《四时养颐录》，宋真宗皇帝曾为其改名为《调膳摄生图》并为之作序。宋仁宗赵祯命查访历代本草，又编成了《嘉祐本草》《图经本草》，到仁宗时，王惟一校定了经络俞穴，铸成针灸铜人，随即编著了《铜人腧穴针灸图经》。宋徽宗虽是一位亡国之君，但他对于医学是非常重视的，曾编成了《政和本草》，又对《和剂局方》进行了修订，编著了《圣济经》推行医学教育，建立医校。当然他们的贡献不只是这样，这里只简单的做一下介绍。

脏腑证治要览

心脏证治

病证	主症	治法	方药
心虚证	心悸、怔忡、失眠、自汗、神志虚弱、舌淡脉细	补心安神	柏子养心汤、七福饮
心热证	烦热、口渴、小便赤涩、脉数舌红	生津除热	黄连温胆汤、麦门冬汤
热传心包	壮热烦躁、神昏谵语、舌红脉洪数	清营凉血	黄连解毒汤、清营汤
痰扰神明	神志昏迷、不省人事、癫狂、发热、苔腻浊、脉洪大或沉滑	凉血解毒	紫雪散、清宫汤

小肠腑证治

病证	主症	治法	方药
小肠虚寒证	小腹疼痛、大便溏泻、消化不良、小便频数、舌淡红、苔薄白、脉细弱	温中祛寒	理中汤
小肠实热证	心烦、小便赤涩、茎中痛、脐腹胀、舌红苔黄、脉滑数	清热利水，泻火	导赤散、黄连汤
小肠气痛	小腹胀痛、牵连脊背、控引睾丸、苔白、脉沉弦	行气疏肝，散寒止痛	天台乌药散、橘核丸

肺脏证治

病证	主症	治法	方药
肺气虚	气喘、言语微细、面色白、常自汗出，脉弱、舌质淡白	燥湿化痰、益气补肾	二陈汤、金水六君煎
肺气燥	干咳无痰、咽喉痛、口鼻干、或咯血、失音、脉浮细而涩、舌红少津、舌质干	清燥润肺、生津润燥	清燥救肺汤、沙参麦门冬汤
肺气热	咳痰黄稠、气息迫粗、鼻干、口干、咽喉肿痛、大便干燥、脉洪数、舌红苔黄而干	清热化痰	清气化痰丸、贝母瓜蒌丸、麻杏石甘汤
肺寒	咳痰白稀、胸背畏冷、喘息不畅、脉迟细、舌质胖大、苔白滑	温肺化痰	苓甘五味姜辛汤、三子养亲汤、止嗽散

大肠腑证治

病证	主症	治法	方药
大肠虚寒证	腹痛、肠鸣辘辘、便溏，或暴泻如注、久利、肛坠、手足不温、喜暖、舌淡苔白滑、脉迟、涩、细	涩肠固脱	真人养脏汤、桃花散、大建中汤
大肠实热证	便秘、腹痛拒按、大便秽臭或下利脓血、赤白杂下、脉滑沉实、舌红、苔黄厚而干	峻下热结	三承气汤、大黄牡丹皮汤、痢下通治法（化滞汤）

脾脏证治

病证	主症	治法	方药
脾气虚弱	少食、腹胀便溏，四肢无力、消瘦、浮肿、便血、崩漏、脉虚、舌淡苔白	益气补中、健脾养胃	四君子汤、参苓白术散
脾阳不振	腹痛、泄泻清冷、四肢不温，小便不利、脉沉迟，舌淡白、质胖	益气升阳	补中益气汤、升阳益胃汤
湿困脾土	头重、乏力、胸闷不饥或黄疸脉濡缓、苔腻	温化水湿、祛风胜湿	实脾饮、苓桂术甘汤、羌活胜湿汤

胃腑证治

病证	主症	治法	方药
胃寒证	胃脘疼痛、吐清涎、喜温喜按、痛甚四肢厥逆、脉沉迟、舌苔白滑	温中祛寒	理中汤、吴茱萸汤
胃热证	口渴多饮、口臭齿龈肿痛，或出血、舌赤少津、脉滑数	清胃凉血	清胃散、芍药汤、泻黄散、玉女煎
胃虚证	胸脘痞闷、嗳气、不欲食、或食不化、大便不实、脉弱、舌淡少苔或苔剥	和胃降逆、开结除痞	半夏泻心汤、生姜泻心汤、附子泻心汤等
胃实证	脘腹胀满、疼痛拒按、嗳气吐酸、大便不通、脉大或沉实，苔黄厚	峻下热结	三承气汤、济川煎

肝脏证治

病证	主症	治法	方药
肝火证	目赤、烦热、多怒、夜寐不安，口苦口干，小便黄赤、舌质红赤、脉弦数	泻肝清热、通利三焦	龙胆泻肝汤、当归龙荟丸、左金丸
肝阳上亢	眩晕、面赤易怒、头重脚轻、头痛、胁痛、手指麻木、脉弦、舌红	重镇安神	朱砂安神丸、磁朱丸、六味地黄丸
肝风证	头目昏花、肌肉麻木蠕动、抽搐、角弓反张、舌歪、脉弦或虚	镇肝息风	镇肝熄风汤
肝郁证	头痛目眩、胁腹胀痛、女子月经不调、舌稍红、苔腻、脉弦数	疏肝行气	柴胡疏肝散、四逆散、逍遥丸
肝寒证	疝气、阴囊引痛、头顶痛、呕吐清涎、舌青苔滑、脉弦迟	行气疏肝、散寒止痛	天台乌药散、暖肝煎

胆腑证治

病证	主症	治法	方药
胆寒证	胸脘烦闷、头晕呕吐、夜寐不安、舌淡白、脉弦细或迟	和解少阳、理气和中	小柴胡汤、二陈汤加味
胆热证	口苦易怒、胸脘烦闷、呕吐苦水、往来寒热、夜寐不安，舌边红、苔黄腻	清胆利湿、和胃化痰	黄连温胆汤、丹栀逍遥散、蒿芩清胆汤、黄芩汤
胆虚证	头晕、视物不清、虚烦不眠、胆怯易惊、舌淡少苔、脉细弦	养血安神	安神定志丸、酸枣仁汤、温胆汤
胆实证	易怒、脘闷、胁下胀痛、常默默而喜睡眠、舌红苔黄、脉弦实	和解少阳、内泻实热	大柴胡汤、逍遥丸

肾脏证治

病证	主症	治法	方药
肾阴虚	遗精、腰腿酸软、阳痿、耳鸣耳聋、头目眩晕，或夜热盗汗、咳嗽咯血、脉细而数、舌质红、少苔	滋阴补肾	六味地黄汤（丸）
肾阳虚	精冷滑泄、阳痿、腰冷、痿软浮肿、五更泄泻、腹部胀满，或两足厥冷、气逆喘息、舌质胖嫩、苔黑而润、脉沉迟而虚	滋补肾阳	金匮肾气汤（丸）

续表

病证	主症	治法	方药
命门火旺	阳强易举、多梦少寐、夜半口干、小便短赤、舌红少苔少津、脉沉数、两尺尤甚	滋阴降火	知柏地黄丸（汤）

膀胱腑证治

病证	主症	治法	方药
膀胱实热	小便短涩、尿黄、浑浊不清、尿时茎中热痛、淋沥不畅、或见脓血、或夹砂石、舌红苔黄、脉多沉数或沉弦	清热去湿、利水通淋	八正散、萆薢分清饮
膀胱虚寒	小便频数、澄彻清冷、或小便不利、浮肿、面色发黑、或小便约束不固而遗尿、淋沥不禁、舌淡、苔白滑、脉沉细、两尺尤弱	温阳化气	五苓散、肾气丸（汤）

三焦证治

部位	经	主症	治疗		
上焦	肺（手太阴）	发热恶寒、自汗头痛而咳嗽	轻清	解表宣肺	银翘散、桑菊饮
	心包（手厥阴）	舌红绛，神昏谵语或舌謇肢厥	宣透	清心开窍	竹叶石膏汤、清营汤
中焦	胃（足阳明）	发热不恶寒、汗出口渴、脉大	清凉	清热养津	白虎汤、白虎加人参汤
	脾（足太阴）	身热不扬、体痛体重、胸闷呕恶、苔腻脉缓	透泄	清热化湿	三仁汤、藿朴夏苓汤、王氏连朴饮
下焦	肾（足少阴）	身热面赤、手足心热、心躁不寐、唇裂舌燥	潜镇	养血滋阴	羚羊钩藤汤、黄连阿胶汤
	肝（足厥阴）	热深厥深、心中憺憺、手足蠕动、甚则抽搐	滋填	养肝息风	大定风珠、三甲复脉汤

医贵思维致理

孔子尝使子贡，久而不返，占之遇鼎。弟子皆言无足不来。颜回掩而笑。

孔子曰："回笑是谓赐必来也。"因问曰："何以知赐来？"对曰："无足者，盖乘舟而来，赐且至矣。"明旦，子贡乘潮至。

医生看书，临床辨证，都应当广其思维，推其至理，治疗立方遣药，更应无厌细到，力求灵巧。举其一二以飨读者。

1. 周慎斋赏月启悟

《存存斋医话》中记载：周慎斋先生，名子干，安徽太平县人，生于明朝正德年间，中年以后得了腹部胀满症，痛苦难以忍受，到处求访名医治疗都无效果。又广泛收集验方，却又不敢盲目试用。

一天晚上，先生强打精神，坐在院中欣赏明亮皎洁的月光，突然，眨眼间乌云遮盖了月亮，周先生感到非常憋闷，不大一会，清凉之风，缓缓吹来，天空乌云散去，月光明朗，周先生突然感到胸部开朗，恍然大悟说："云属阴气，风属阳气，阳气通畅，阴气必很快消失，我的病大概就与这风云相似吧。"因而自拟药物，制成了和中丸，吃了不到1个月的时间，腹部胀满就好了。后来，周慎斋先生，竟成了当时很有名气的医生。

2. 喻嘉言一针救二命

《牧斋遗事》说过：北城以外，有一些破旧的房子，居民大都在这个地方存放棺材，喻嘉言先生从此路过，突然看见一口好像新停放的棺材底缝流出鲜血，他吃惊的询问邻居，邻人说："刚才某某的妻子死了，把棺材放到这里。"喻嘉言便急忙找到死者的丈夫，告诉他说："你的妻子没有死，凡是人死血色黑暗，活人血色鲜红，我看到你妻的棺底流出的血是鲜红色的，快快开棺救治！"原来这位妇人因为临产失血过多，昏迷了一天一夜，她的丈夫认为他的妻子已经死了，就把她殡殓起来。听到喻嘉言先生这么一说，立即打开了棺材。喻嘉言急诊妇人之脉，果然脉息未绝，于是就在她的心胸之间扎了一针，针还未拔出来，就听到呱呱地哭声，婴儿分娩了，妇人得救了，她的丈夫背负复活的妻子，怀抱着新生的婴儿，喜气洋洋地回家去了。

破 执 着

从前有位丹霞禅师到一个寺院里去挂单，因为夜里住在大殿中觉得很冷，就从佛座上取下几尊木像，烧了烤火。这事被寺院主持发现，惊讶不已，责问丹霞禅师为何烧佛，丹霞禅师说："我在烧舍利。"主持问："木佛焉有舍利？"丹霞禅师说："没有舍利，那就多烧几尊看。"

禅师所以说：佛在灵山莫请求，灵山只在汝心头。人人有个灵山塔，好向灵山塔下修。

这个典故，说明佛教徒不崇拜偶像而在于破执着，若执着于偶像，心外求佛，势必将永远无法认识心中的无相佛，天下学习中医的人太多、太多，执着者，计有多少？不管有多少，犯有执着者大有人在，其结果大都过于崇拜某人，某某书。中医之书汗牛充栋，浩如烟海，如果以某某之偶像观点，一味执着，其偏见则为甚矣，所说：读书贵乎间得，有书不如无书也。

避　讳

提起避讳之事，在中医的书中也不断出现，略举一二供诸参考。

真武汤是汉代张仲景著《伤寒杂病论》的一个方剂名称。实指北方主水之神的。到了唐代，为了避讳唐代皇帝的名号，便把真武汤改成了玄武汤。

到了宋代又为避讳宋朝皇帝的名号，医生就又将玄武汤改了回去，仍呼真武汤。

宋钦宗，讳亶，亦云完，其音与丸相近，故南宋椠本医书，皆把丸字，改成圆，如地黄圆、柏子养心圆等。

薯蓣——是一种中药，因唐代黄帝名预，就把薯蓣改成了山药。宋英宗名署，也不能称薯蓣，只好也就又众呼山药了。

胡瓜——是一种蔬菜之瓜，张骞通西域得种，为了避讳石勒之名称，便改称为黄瓜。

按：这类的问题，已是一个历史问题了，我看改一下也未尝不可，因为这里面还有一个“礼节”的问题，应当注意。

十、医案选编

眩　　晕

1. 阳虚眩晕

钟某某，男，58岁，干部，1995年11月诊。

头目经常眩晕，甚则视物旋转，两目昏花。病经年余，经多方治疗，其病时好时歹，终未得痊。目前：眩晕如立舟车之上，耳如蝉鸣，有时呕恶，口吐清水，精神疲倦，下肢痿软，心中悸惕，自汗畏冷。脉象沉缓，舌苔白滑。

辨证治疗：观舌诊脉，结合诸症分析，此乃脾肾阳虚眩晕之征，治以燠烋脾肾，温阳化气，待阳气布化，眩晕自可无虞。方用真武汤意。

处方：熟附子15g，云茯苓25g，白芍药10g，焦白术20g，缩砂仁10g，生酸枣仁40g，生姜10片，甘草10g，生黄芪20g，台党参10g。

上药以水4杯，煮取1杯，药滓再煮，取汁1杯，日分2次温服。忌食寒凉之品。

二诊：上药连服3剂。眩晕减却大半，精神振定，饮食已馨，呕恶清水已蠲，自汗已收，心悸稍安，脉来不若前甚。肾阳渐化，脾阳已有布化之机，此佳象也，仍守上方续进，俾火旺土强，眩晕可定。

处方：熟附子15g，云茯苓25g，炒白芍10g，炒白术10g，缩砂仁10g，生酸枣仁40g，台党参10g，生甘草10g，生姜10片。

上药以水4杯，煮取1杯，药滓再以文火久煮，取汁1杯，2杯合，日分2次温服。

三诊：继服上方5剂，病若失，惟感下肢乏力，脉亦较前有力。仍守上方，佐以强腰脊，健筋骨之品以善其后。

处方：熟附子10g，云茯苓20g，炒白术20g，台党参10g，川续断20g，菟丝子20g，生甘草10g。

上药以水4杯，文火煮取1杯，药滓再煮，取汁1杯，日分2次温服。

2. 痰饮眩晕

杨某某，男，46岁，农民，1982年5月10日初诊。

头目眩晕，心悸，呕吐清涎，两耳蝉鸣，不欲启目，启则天旋地转，或如坐于舟车之上。曾住天津某医院，诊断为梅尼埃病并治疗1个月余，病稍轻而回家。回家不过7天，病又发作，医予维生素B_6、肌内注射阿托品，病虽减而终不能痊之，必请中医治疗。患者目前精神萎靡，面色苍白，脉细缓，舌质淡青，舌苔白薄湿润。

辨证治疗：脾虚生痰，肾虚生饮，病原主在脾与肾，脾脏运化水湿的功能不足，涉及肾的阳气不足，以致水湿停聚，化为痰涎，痰气上泛于清灵之府而作眩晕，中医在几千年之前早已认识了这个病，即“无痰不作眩”，中医治其痰涎，痰涎得蠲，而眩晕必瘳。此不易之理，并非西医梅尼埃病的弟子们所能理解。

处方：白茯苓30g，炒白术20g，桂枝10g，陈皮20g，半夏30g，泽泻20g，淡干姜10g，甘草10g，酸枣仁50g，防风10g，台参10g，川朴6g，代赭石20g，天麻10g。

上药以水3大杯，煮取1杯，药滓再煮，取汁1杯，日分2次缓缓温服。忌食生冷、水果、腥臭之品。

二诊：前进温中祛寒、散湿健脾、和降胃气3剂，眩晕及呕吐痰涎减轻大半，心悸及精神已趋好转。病虽然好转，但扪其下肢不温，患者仍有畏冷之感。治疗又当于肾中求其治本，待少阴肾，少火生气，太阴脾得以温煦，其病必得痊愈。方加真武意于上方中，冀望机转。

处方：白茯苓30g，炒白术20g，桂枝15g，陈皮20g，泽泻20g，淡干姜10g，甘草10g，酸枣仁50g，台参10g，川厚朴6g，代赭石20g，天麻10g，附子10g，菟丝子20g。

上药先煮附子半小时，后入他药，煮2遍，取汁2杯，日分2次温服。

三诊：上药迭服6剂，下肢畏冷已除，周身均感温暖，精神、饮食正常，脉来不若前甚。略书苓桂术甘汤意，以善其后。

处方：白茯苓20g，桂枝尖10g，白术15g，砂仁6g，甘草10g。

上药水煮2遍，取汁1大杯，日分2次温服。予3剂。

3. 眩晕症

韩某某，男，50岁，农民，1986年9月20日初诊。

患者素有小小眩晕之病，甚不在意，仍坚持繁重的农业耕种。一日在田间劳动展衣受风，眩晕特甚并头痛仆倒。去某诊所取西药治之罔效转来门诊。目前：头晕头痛，项硬，眼前发花，血压正常，脉来浮大，舌质舌苔均正常。

辨证治疗：素有小小眩晕病史，今感外来风邪，袭于头之诸阳之会，耳目为清空之窍，表阳与清空之道皆受其冲击而发病，推之实属气虚重感之形。治当重剂祛邪，不可须臾有缓。

处方：桑叶 60g，葛根 40g，僵蚕 20g，甘草 10g，升麻 10g。

上药以水 4 大杯急火煮之，取汁 2 大杯，中午 11 点温服 1 杯，晚服 1 杯，翌日服法同。

二诊：服药 2 剂，头晕、头痛、项硬均瘥，精神振定，患家赞其“神效”。余对实习生指出：“风为阳邪，善行数变，袭人亦速，病在表，当重剂祛之。不尔，风邪直中风府脑户，变为头风，治之不易，当须识此。”遂书一小方，以调补气虚眩晕之虚。

处方：炒白术 10g，半夏 10g，天麻 10g，当归 6g，川芎 6g，桑叶 20g，甘草 10g。

上药水煮 2 遍，取汁 2 大杯，日分 2 次温服。予 3 剂。

心　悸

1. 心悸（心气不足）

赵某某，男，51 岁，营业员，1988 年 12 月诊。

罹心悸、胸闷 1 年半，有时胸内掣痛，经某医院诊断为冠心病，中西药杂投，乍轻乍差，未得病愈。目前，不时心中悸惕不安，出虚汗，胸中憋闷，上腹经常痞胀，不欲饮食，有时晚饭后，腹胀尤甚至夜半后方消，寐劣多梦，易惊易恐，甚则如有人将捕之之感。经常服丹参片以求暂缓。脉弦细，间有结脉出现，舌正苔略黄腻。

辨证治疗：病来年余，胸闷憋气，乃为心气亏虚之形，易惊胆怯，实为胆气郁滞之象，中脘痞胀，乃胃气不降。综合观之，实为心胆气滞，胃气失和。《医学入门》指出：“心与胆通，心病怔忡，宜温胆为主，胆病战栗癫狂，宜补心为主。”胆主枢机，枢机郁而不达，感召于心而心悸，感召于胃而胸闷痞胀。调胆气以正枢机，降胃气以宽胸闷，方以正胆汤方加味调之。

处方：陈皮 25g，半夏 25g，云苓 30g，甘草 10g，竹茹 10g，炒枳实 25g，酸枣仁 40g，柏子仁 10g，生代赭石 25g，远志 10g，炒麦芽 15g，小青皮 10g，生姜 6 片。

上药以水 3 杯，煮取 1 杯，药滓再煮，取汁 1 杯，今晚明晨，分温服之。

二诊：上方连服 4 剂，胃脘痞胀消失大半，胸闷显宽，舌苔黄腻消失大半，食有香味，脉来不若前甚。通盘观之，枢机启动，既有效机出现，原意勿庸更改。

处方：陈皮 25g，半夏 25g，云苓 25g，甘草 10g，竹茹 10g，炒枳实 25g，

酸枣仁 30g，柏子仁 10g，生代赭石 20g，远志 10g，炒麦芽 20g，生姜片 6 片，太子参 10g。

上药以水 4 杯，文火煮取 1 杯，药滓再煮，取汁 1 杯，今晚明晨分温服之。

三诊、四诊：上药连服 5 剂，胸闷掣痛之感消失，夜寐转酣，饮食基本正常。仍不耐劳，劳则汗出多，加生龙牡各 30g，药进 3 剂，汗已敛，易惊易恐已消失大半，病已入夷，略书一小方调之善后。

陈皮 10g，半夏 10g，云苓 15g，甘草 10g，枳实 10g，麦芽 10g，当归 10g，川芎 6g，太子参 15g。

上药水煮 2 遍，取汁 2 杯，每晚睡前服 1 杯。

2. 心悸（心气不足）

刘某某，男，50 岁，干部，1989 年 8 月 20 日初诊。

罹冠状动脉粥样硬化心脏病已 4 年，一直靠吃西药维持治疗。近旬以来，由于工作紧张，心脏病发作尤甚，虽经治疗，显效甚微。目前：胸宇苦闷，不时作痛，日夕及阴天左胸有沉重感，形寒畏冷，经常有心中恶寒不足之感，四肢不温，背冷，动则心悸汗出，气短，食欲不振，口淡乏味，大便有时溏薄，脉来沉细，舌淡，苔白滑。

辨证治疗：综观脉证，如此心脏气血不足之象，但靠西药扩冠，实犯“虚虚之戒”。倘若心脉气血丰满，蓬蓬勃勃，若再现心气不足等现象着，未之有也。《伤寒论》指出：“少阴病，脉沉者，急温之，宜四逆汤。”今遵之。

处方：甘草 10g，附子 6g，干姜 6g。

上 3 味，以水 3 大杯，文火煮 1 小时，取汁 1 杯，药渣再煮，取汁半杯，日分 3 次温服。嘱勿食寒凉之品。

患者持方良久，说：“我闻先生之名，百里而来，这方……”余嘱“千里迢迢而来者，亦是此方，7 日后见。”

二诊：患者喜形于色，服药 5 剂后，通身均感温暖舒适，心不痛，心中怕冷已去。诊其脉，不若前甚，仍守上方，再佐养血之品。

处方：甘草 15g，附子 6g，干姜 6g，红参 10g，当归 10g，川芎 10g。

上药以水 3 杯，文火久煮，取汁 1 杯，药渣再煮，取汁 1 杯，日分 2 次温服。

三诊：继服上方 7 剂，周身舒适有力，饮食馨香，睡眠转酣，脉息有力，辄书养血益气之方予之，不必复诊。

处方：台参 10g，云苓 10g，白术 10g，甘草 10g，当归 10g，川芎 10g，白芍 10g，生地黄 10g，柏子仁 10g，酸枣仁 20g。

上方以水 3 杯，煮取 1 杯，药渣再煮，取汁 1 杯，日分 2 次温服。

3. 心悸（心阳不足）

赵某某，男，60岁，干部，1984年10月6日初诊。

去岁患心脏病，某医予生脉饮治之，病情一直平稳。今秋以来，原病又发，医与生脉饮法，调治旬月不愈，后又与生脉饮合炙甘草汤，服药10余日，病稍轻，终未得其全痊，转来我院门诊。目前：心区不时闷痛，精神萎靡，四肢倦怠，背冷，不时气短，但得深呼引长为快，面色苍白不华，脉象沉弱，结脉与代脉不时交替出现，舌质暗淡，苔白薄滑润。

辨证治疗：综合脉象分析，实乃心之气血不足之形，尤为心阳不足为甚，治当调补心阳，兼顾心血为法。

处方：附子6g，干姜6g，桂枝6g，甘草20g，当归15g，川芎10g，党参10g。

上7味，以水3杯，文火久煮，取汁1杯，药渣再煮，取汁1杯，日分2次温服。忌食生冷、水果、饮料等。

二诊：上药连服6剂，脉来不若前甚，代脉消失，精神好转，心区闷痛亦减。惟背冷不蠲，又当责其心阳尚不能温暖心俞，仍步上方续进。

处方：附子10g，干姜10g，桂枝15g，甘草20g，当归15g，川芎10g，党参15g，羌活6g。

上药以水3杯，煮取1杯，药渣再煮，取汁1杯，日分2次温服。嘱每服药后，再以棉被护其背，若有小汗出益佳。

三诊：上方增量，附加一味羌活以通经俞，复以棉被护其背，果然背部有小汗出，温煦舒适，背冷得温，通身皆感温暖。心中闷痛及结脉消失，患者精神振作。病已痊愈。再以四逆汤合归脾汤化裁调治近月，康复。

4. 心悸（心肾阴虚）

李某某，女，59岁，1996年4月4日初诊。

心绞痛病史6年，断续发作，服硝酸甘油等维持治疗。刻下：胸痛憋气不时发作，痛时窜及肩臂，不时心烦，精神萎靡，夜寐盗汗，咽干，动则心悸乏力，头晕，舌质偏红，舌苔薄黄，脉细数，重按无力。血压157/97mmHg，心电图示：窦性心动过速，冠状动脉供血不足。综合脉症分析，证属心肾阴虚，虚阳上越，心血暗耗，治以滋补肾阴，潜纳浮阳，养血益维，安神定志，方以灵枢饮加味调之。

处方：生地黄30g，熟地黄30g，当归10g，丹参30g，川芎10g，白芍20g，生龙骨20g，生牡蛎20g，怀牛膝20g，生龟甲20g，淫羊藿10g，甘草10g。

上药水煎2遍，取汁300ml，日分2次温服。

连服9剂，胸闷减轻，心绞痛及心烦、眩晕、盗汗均减大半，精神转佳，脉来不若前甚。续进7剂，心绞痛渐渐消失，他症亦随之减轻。原方减量，隔日服药1剂，继续治疗1个月，诸症消失，心电图示大致正常。

5. 心悸（心力衰竭）

邹某某，男，50岁，1993年10月11日初诊。

患心脏病已6年，曾2次病重住院抢救治疗，刻下：逢冬病进，心悸加重，四肢畏冷，呼吸迫促，面色苍白，唇青神衰，言语低微，动则汗出，不欲饮食，有时胸中掣痛彻背，舌正苔淡白，脉细微。

辨证治疗：病来数年，血气衰微，结合诸症及脉象综合分析，实属心力衰竭病危之危候。若非补气补血，不可为救治矣，拟《止园医话·大补气血法》急治之。

处方：大当归身30g，红参25g，生黄芪20g，酸枣仁60g，柏子仁15g，炒白术20g，龙眼肉30g，甘草15g，川芎15g，阿胶10g（烊化）。

上药以水5杯，文火煮取1杯半，药滓再煮，取汁1杯半，3杯合，烊化阿胶，日分2次温服，每服兑黄酒50g。

二诊：上方连服3剂，每次服药后，通身感觉暖气煦煦，微微汗出，胸背彻痛未作，精神较前振作，呼吸亦较前稳定，脉来不若前甚。方药合拍，仍步上方踵步。

处方：大当归身30g，红参20g，生黄芪30g，酸枣仁60g，柏子仁15g，焦白术20g，龙眼肉30g，甘草10g，川芎10g，阿胶10g（烊化），陈皮10g。

水煮方法同上，仍兑黄酒，每次30~50g。

三诊~五诊：三诊后，服药5剂，精神大振，呼吸均匀，卧寐已酣，面唇已显红润，脉来较前有力，再步上方，改为隔日服药1剂，每剂又加陈皮20g，枳壳10g，以防式补太过。四诊后，饮食增加，体力增强。仍步上方出入。

处方：大当归身20g，红参15g，生黄芪20g，酸枣仁30g，柏子仁10g，川芎10g，龙眼肉20g，甘草10g，陈皮20g，炒枳壳10g，云茯苓10g。

上药以水4杯，文火煮取1杯，药滓再煮，取汁1杯，日分2次温服。

六诊：病已出险入夷，诊其脉浮中沉，均匀有力，为了巩固疗效，改服丸剂以善其后。

处方：炒柏子仁100g，枸杞子100g，熟地黄80g，当归80g，川芎60g，麦冬60g，云茯苓60g，党参60g，黄芪50g，酸枣仁50g，阿胶50g，龙眼肉50g，白术50g，陈皮50g，甘草50g，远志20g，五味子20g，丹参30g，生山药50g，浮小麦30g，龙骨30g，牡蛎30g，大枣肉50g。

上药共为细末，炼蜜为丸，每丸10g，每日服2次，每次1丸。

按：1案赵某，属心气不足，实则心胆互滞为病，治者采用正胆汤一方出入，乃调整少阳枢机而达到调理气机，安心宁胆，并调降胃气而收功，非苦寒降气，养血安神之剂可比。2 案刘姓、3 案赵姓之冠心病，实属心阳不足，气血衰少，治者采用小小剂量之四逆汤加味，旨在温煦心阳，振奋心神，小方缓用，以达到“少火生气”之目的。4 案李姓之心悸，乃属肾心病例，心肾阴虚，虚阳上僭，心血暗耗。治者采用灵枢饮一法，旨在潜纳浮阳，养血以调补阴维之脉，借阴维之脉启发肾之精血上达于心以疗心痛，以使水火阴阳，平衡固密。5 案邹姓之心悸，实属心衰危候，治者参考《止园医话》采用了罗氏之大补气血法，缓急以调之，终使气血复生出险入夷。以上 5 案，也只是治者治疗心脏病的部分方法，读者致此，当三致意欤，庶可得其要领也。

胁　痛

1. 胁痛（胆管结石）

王某某，男，42 岁，工人，1989 年 6 月 21 日初诊。

患者乃一酒客，体丰个高，好食羊肉串、炸鸡腿等，春初患胃脘痞胀作痛，因其痛轻，未加介意，近 7 日来胃痛不止，并右胁下作痛难忍。经医院 B 超诊断为胆管结石，打针输液五日，痛不止。转中医治疗。目前：胃脘胀痛，拒按，右胁下按之痛甚，脉象弦数有力，舌质红，舌苔黄腻。

辨证治疗：酒客湿热郁滞久矣，所谓“酒气先入肝胆”。郁积愈久，气机愈滞，以致胆胃同病，治当疏通肝胆，更佐降和胃气为治。

处方：胡黄连 10g，吴茱萸 5g，金钱草 30g，茵陈 30g，青皮 15g，陈皮 30g，半夏 30g，郁金 25g，醋香附 25g，胆南星 10g，生地炭 30g，川楝子 25g，醋炙五灵脂 10g，龙胆草 6g，炒大黄炭 10g，鸡内金 20g，槟榔 15g，甘草 15g，炒麦芽 10g。

上药以水 4 杯，文火煮取 1 杯半，药滓再煮，取汁 1 杯半，日分 3 次温服。

二诊：上方服 2 剂，大腹辘辘如雷鸣，继则大腑通畅，排出大便腥臭难闻，脘胁痛减，按之尚痛，继与原方续进。

三诊：接服 3、4 剂后，大腹仍辘辘有声，日便 2～3 次，再按脘胁有小痛，大腹松软，身感疲倦，脉来不若前甚，舌红差，苔减大半。上方既见效机，又防诛伐太过，原方减量服之。

处方：胡黄连 6g，黄连 6g，吴茱萸 3g，郁金 10g，生地炭 15g，陈皮 15g，半夏 15g，云苓 15g，酸枣仁 30g，甘草 10g，车前子 30g（包）。

上药水煮 2 遍，取汁 2 杯，日分 2 次温服。

四诊：右胁下按之亦无痛感，惟胃气尚差，多食则不消，脉来冲和，经 B 超诊断，肝胆未见异常，未见结石。略书和中饮方调之。

2. 寒饮胁痛

周某某，男，40岁，1973年9月10日初诊。

患者职业为铁匠，工作不避寒暑，寒秋仍袒胸赤臂打铁不止，汗出浃背，不时感寒，患左胁下痛，西医诊断为肋间神经痛，吃药打针半月，其痛不止而转甚，感风寒则痛重，近温暖则痛减，有时饮点酒则痛更减。患者饮食、睡眠正常，脉弦，舌质淡白，少苔。

辨证治疗：铁匠打铁，袒胸赤臂是经常之事，不避寒暑，风邪直入血络，伏而不出，滞之而为之疼痛，西药无通经活络之药，又不明中医之经络学说，所以治之无效。此病无咳嗽又无胁下痛而引缺盆，当与悬引有别。中医认为，胁乃肝胆经络之域，治当于经络之中求其原，于风寒之中求其治标，病已在络，气血为之痹阻不通，不通则痛，其治法不宜缓，药不宜静，散风寒以通痹，祛湿饮以通络。一鼓作气，不可停辍。

处方：柴胡20g，姜黄10g，白芥子6g，桂枝10g，当归10g，川芎10g，木香10g，香附15g，防风10g，陈皮15g，半夏10g，赤芍10g，红花6g。

上药以水5大杯，煮取2杯，药滓再煮，取汁1杯，日分3次温服。并嘱患者，每服药后，辄取被角覆盖于左肋下以使微微汗出为佳。

二诊：上药连服3剂，左肋下疼痛减轻大半，精神振作，饮食正常。病情虽减，减而未辍，药不宜轻，直捣络窠，待邪却络静，可无虞也。

处方：柴胡20g，姜黄10g，白芥子3g，桂枝10g，当归10g，川芎10g，香附25g，防风10g，陈皮10g，半夏10g，赤芍10g，红花6g，丝瓜络10g，甘草10g。

上药以水3杯，煮取1杯，药滓再煮，取汁1杯，日分2次温服，每服药时，药中加黄酒30g为引。将息之法同上。

三诊：上药又连服3剂，胁痛止。脉与舌象均正常，略书小方以养其血，活其络。

处方：当归6g，川芎6g，红花6g，丝瓜络10g，赤芍10g，甘草6g，大生地15g。

3. 络热胁痛（肋间神经痛）

王某某，男，45岁，1965年5月15日初诊。

肝气怫郁，久久不得伸展，串两胁下作痛，有时热痛不已，某医院诊断为肋间神经痛，打针不效，医又与中药，方用柴胡疏肝散，服2剂，疗效平平，又换一方为逍遥散，病仍平平不愈，始转来门诊。目前：脉弦滑而有力，舌质偏红，苔淡黄，其人善怒，每每饮酒解忧，以致病不减而病进，并口苦咽干，心中烦热，二便亦热滞不畅。

辨证治疗：患者胁痛，实属肝火实盛，郁发其络而胁痛，火盛鸱张于脏腑，通调失司。前医先与柴胡疏肝汤，本应取效，而失之于守方，又失之于化裁用之，对于这个问题，一般来讲，都是西学中的大夫浅尝辄止之故。今仍用柴胡疏肝汤加味调之，冀望应手。

处方：柴胡 15g，陈皮 10g，白芍 30g，川芎 6g，枳实 20g，醋制香附 15g，郁金 15g，黄芩 15g，大黄 10g，胡黄连 10g，丹皮 10g，栀子 10g，瓜蒌 30g，鸡内金 15g，红花 6g，丝瓜络 10g，甘草 6g。

上药以水 4 大杯，煮取 1 大杯，药滓再煮，取汁 1 大杯，日分 2 次温服。忌酒、肉。

二诊：上药连服 3 剂，大腑通畅，小便由深黄变为浅黄，两胁作痛亦减轻大半。由此可见，前法时可遵守，惟在扩充得宜，继用上方化裁续进。

处方：柴胡 15g，白芍 30g，川芎 6g，枳实 20g，醋制香附 20g，郁金 20g，黄芩 15g，胡黄连 15g，丹皮 10g，栀子 10g，鸡内金 10g，红花 6g，丝瓜络 10g，甘草 6g，生地黄 20g，麦冬 20g，川楝子 20g。

上药以水 3 大杯，煮取 1 杯，药滓再煮，取汁 1 杯，日分 2 次温服。忌酒、肉。

三诊：上方再进 3 剂，两胁痛热均止，脏气通调，患者精神振作，饮食增加，口苦已愈，有时尚感咽干，睡意尚差，方更为一贯煎加减善后。

处方：沙参 15g，麦冬 15g，生地黄 15g，白芍 20g，黄芩 10g，川楝子 10g，甘草 10g，生酸枣仁 30g，肥玉竹 10g。

上药以水 3 杯，煮取 1 杯，药滓再煮，取汁半杯，晚睡服 1 杯，翌晨服半杯。

按：此病之治，云守方柴胡疏肝汤，而加味之药大大超过本方，似乎喧宾夺主，然而方药之加再多，仍守柴胡疏肝汤疏肝解郁之旨，又有何喧宾夺主之意呢。

浮　　肿

水肿（水湿泛滥）

梁某某，男，55 岁，职工，1963 年 8 月 19 日初诊。

患者于 1960 年有过营养不良水肿，后经治疗得愈。近月以来，经常跗肿，至今已周身浮肿，下肢为甚，腰腹寒凉，阴囊肿大，面浮苍老，精神萎靡，有时咳喘气短，食欲不振，大便稀溏，脉沉无力，舌淡苔白，胖大。

辨证治疗：综观全局，肾之阳气将已告匮，脾气日虚无能运化水湿，水气泛滥，形成水肿。水气泛于肺而咳喘，整个三焦阳虚，以失决渎之权司。治疗急当益火之源，利水消肿，不可须臾缓待。方用济生肾气汤法。

熟地黄30g，炒山药20g，泽泻30g，山萸肉24g，云茯苓24g，炮附子9g，生麻黄9g，杏仁15g，甘草12g，车前子60g（布包入煮）。

上药以水4大碗，水煮取汁1碗半，药滓再煮，取汁1碗半，日分3次温服。

二诊：上方连服3剂，肿势不消，脉仍沉细无力。余再三思之，急加大益火之源之药，观其所以。

上方加大附子为18g，麻黄12g，茯苓49g，车前子90g，桂枝15g。煮服方法同上。

三诊、四诊：服药3剂后，小水通利，浮肿显消，咳喘减轻，四诊仍守上方继服。

五诊：连服上方6剂，全身浮肿消退大半，综而观之，肾火发动，决渎有权，阳气有来复之渐，阴气在克化之中，病势虽缓，仍在险途，治疗不可呆缓。

熟地黄30g，山萸肉24g，丹皮6g，泽泻30g，云苓30g，附子15g，麻黄12g，杏仁15g，甘草9g，桂枝12g，蝉蜕12g，山药24g，车前子60g（布包入煮）。

上药以水3碗，煮取1碗，药滓再煮，取汁1碗，日分2次温服。

六诊：上方连服6剂，水肿消退十分之八，精神振作，可以下地步行，阳气鼓动渐旺，浊阴泛滥无机，仍守原方出入。

熟地黄30g，山萸肉24g，泽泻24g，云茯苓24g，附子12g，麻黄9g，杏仁15g，甘草9g，桂枝12g，蝉蜕12g，山药24g，白术9g，党参9g，车前子60g（布包入煮）。

上药以水3碗，煮取1碗，药滓再煮，取汁1碗，日分3次温服。

七诊：连服上方6剂，浮肿消退，咳喘平，饮食增加，精神振作，活动正常。惟跗部按之，尚有肿意，脉象不若前甚，但尚按之无力，谅其脾肾久虚之人，当补之以缓，所谓王道无近功也。

熟地黄20g，山萸肉15g，白术15g，党参12g，薏苡仁24g，茯苓15g，泽泻15g，附子6g，杏仁9g，桂枝9g，甘草6g，当归6g。

上药水煮2遍，取汁1碗半，晚服1杯，早服半杯。连服10剂，如无他症，不必复诊。

痹　证

骨痹案（腰椎骨质增生）

蔡某某，女，44岁，农民，1983年4月13日初诊。

患腰椎骨质增生已2年，腰痛，腿痛不断，服骨质增生药片、小活络丹、骨仙等药，维持治疗，也曾针灸、拔火罐等，不利，特来中医治疗。目前：步行趔趄，站立不稳，左腿跨直通外踝，发作时，形如锥刺，疼痛难忍，用暖水袋暖之疼减，脉沉弦，舌淡少苔。

辨证论治：病来既久，经气为之不濡，左腿大胯直通外踝，为阳跻之直阳之脉，王启玄指出："直阳之脉则太阳之脉，挟脊下行，贯臀至腘循腨过外踝之后，条直而行者，故曰：直阳之脉也，跻为阳跻所生，申脉穴也。"风寒湿之邪中于其经而痹痛，久则气血两虚，跻阳失养，而发屈伸不利，或麻木不仁，治当祛痹邪，益气血，温通阳跻之脉为法，宜鸡血藤汤加味调之。

鸡血藤60g，丹参30g，桃仁10g，红花10g，薏苡仁30g，土鳖虫10g，大蜈蚣2条，鹿角胶10g（烊化），牛膝15g，甘草10g。

上药以水3杯，煮取1杯，药滓再煮，取汁1杯，日分2次温服。

治疗经过：上方连服7剂后，大跨直通外踝之直阳之脉感到疼减，站立已稳，效不更方，继续服药又12剂，步行可以，惟腰腿部尚感沉着，原方再加白术20g，又连服上药12剂，一切症状消失，嘱服大活络丹。

白　浊

范某某，男，25岁，工人，1988年元月10日初诊。前患肺结核，治疗年余，病已，病已后，体质一直虚弱，工作劳累则汗出乏力，近半年来失恋，继则尿道不时有秽浊之物流出，色白如涕，甚则绵绵续出，精神逐渐减退，腰酸腿软，懒于动作，曾服多种抗生素无效。目前：精神萎靡不振，脉细软，舌淡苔薄。

辨证治疗：前患肺结核，体质一直未得康复，此肺气早虚于前，近来又影响脾肾虚弱，《百病通论》指出："肾藏天一，以悭为事，志意内治，则精全而涩，思想外淫，房室太甚，则淫泆不固，辄随溲溺而下，即为白浊。"肾主五液而失收摄脂液之权，脾虚而又失于运化精微之职，脂液下注而形成斯症。治以健脾肺而补肾，益气化浊。

处方：白术10g，黄芪10g，云茯苓20g，炒山药20g，芡实米20g，白果仁（打）15g，金樱子20g，菟丝子20g，泽泻15g，桑螵蛸20g，甘草10g，生龙牡各20g。

上药以水4杯，文火煮取1杯，药滓再煮，取汁1杯，日分2次温服。

二诊：上药连服5剂，腰脊酸痛好转。他症如前，惟感小便淋沥有作痛热之时，余再三思之，乃虚中尚有实候，寒中夹有热象，终属虚浮之火耳，仍守上方略佐清利，观其所以，再商治法。

处方：云茯苓 20g，生山药 20g，芡实米 15g，泽泻 15g，生龙牡各 20g，知母 5g，黄柏 5g，肉桂 1g，淡竹叶 6g，淡滑石 10g，车前子 20g（布包）。

上药以水 3 杯，文火煮取 1 杯，药滓再煮，取汁 1 杯，日分 2 次温服。

三诊：上药迭进 3 剂，小便热痛之感消失，他症仍如故，再守原方扩充。

处方：白术 10g，云茯苓 30g，生山药 20g，芡实米 15g，白果仁 10g，金樱子 15g，泽泻 10g，生龙牡各 20g，桑螵蛸 15g，菟丝子 20g，净蝉蜕 10g，黄柏 5g，甘草 10，车前子 30g（布包）。

上药以水 3 杯，文火煮取 1 杯，药滓再煮，取汁 1 杯，日分 3 次温服。

四诊：迭服上方 6 剂，小便不时流出秽浊之物消失，精神振。上方既显效机，原意勿庸更改。

五诊：继服上方 6 剂，小便清长，腰系强壮，嘱服六味地黄丸以善后。

奇　案

1. 睑垂覆目

杨某，男，9 岁，学生，1985 年 6 月初诊。

一日早起，突然发现两睑下垂，不能扬起，仰头尚可见一线之光。询问一往无他病象，脉细数，舌质偏红，少津唇干。

辨证治疗：此症从唇干，舌红少津，脉细数四方认证为脾胃阴虚火盛，治以润脾，养胃阴，升发清阳为法。

处方：石斛 20g，寸冬 20g，生地黄 20g，玄参 10g，葛根 20g，砂仁 3g，升麻 6g，生甘草 6g。

上药以水 2 杯，煮取 1 杯，上午 9 点服药 1 次，下午再煮取汁 1 杯，3 点服药 1 次，至黄昏，病愈。

2. 小儿大便如黄油

朱某，男，4 岁，2000 年 7 月 2 日初诊。

小儿大便如黄油，气味极臭，每半月发作 1 次，病发已 1 年余，服西药多种无效，输液打针，数月不愈。特来请中医治疗。目前：腹部柔软，压之亦无痛感，只见小便色黄。

处方：焦三仙各 10g、大黄 3g、瓜蒌 15g。

上药以水 3 杯，煮取 1 杯，日分 3 次温服。

治疗经过：此药隔日服药 1 剂，至 8 月 22 日止，病愈。追问数月，其病未发。

肺　痈

周某某，男，35岁，农民，1981年12月24日初诊。

平素饮酒无度，旬月前外出受风寒，咳嗽吐痰，头疼身痛，自服发汗药病好转。仍咳痰不已，来兹已近月。咳嗽痰味腥臭，夹有血丝血块，胸胁作痛，傍晚身热，心烦口渴，不欲纳谷，脉弦滑，舌绛苔白，中黄略燥。

辨证治疗：酒客夹感，湿热郁闭于肺，咳吐痰中夹血，痈已成矣，仿千金苇茎法。

处方：芦根60g，冬瓜仁30g（杵），桃仁6g（杵），鱼腥草30g，炙枇杷叶20g，净连翘20g，金银花20g，瓜蒌30g，生石膏30g，黄芩10g，败酱草20g，净蛤粉30g，细生地20g，麦冬20g，生甘草10g，枳壳10g。

上药以水3杯，煮取1杯半，药滓再煮，取汁1杯半，日分3次温服。忌食鱼虾腥臭之品。

二诊：上药连服7剂，胸胁作痛减轻，身热心烦口渴不若前甚，惟脓痰夹血不已，再步上方继进。

处方：芦根60g，冬瓜仁30g（杵），鱼腥草30g，炙枇杷叶20g，净连翘20g，金银花20g，瓜蒌20g，黄芩10g，细生地20g，麦冬20g，败酱草30g，净蛤粉30g，炒枳壳10g，白及10g，甘草10g。

上药以水3杯，煮取1杯，药滓再煮，取汁1杯，日分2次温服，禁忌同上。

三诊：续服上方7剂，咳吐脓痰渐少，痰中亦不夹血，上方既已显效，仍守原意出入化裁。

处方：芦根50g，鱼腥草30g，败酱草20g，金银花20g，净连翘20g，细生地20g，麦冬20g，白及6g，净蛤粉30g，黄芩10g，炒枳壳10g，丝瓜络20g，生甘草10g，陈皮15g。

上药煮服方法同上。

四诊：咳吐痰浊减，已无腥味，饮食已馨，脉尚弦数，舌中仍有黄燥。余热尚未尽蠲，津液一时未复，仍以养阴以清肺络，并佐扶正之品予之。

处方：芦根30g，鱼腥草30g，生地黄20g，麦冬20g，金银花10g，净连翘20g，生甘草10g，炒枳壳10g，陈皮10g，阿胶珠10g，川贝母10g，西洋参10g。

上药以水3杯，文火煮取1杯，药滓再煮，取汁1杯，日分2次温服。禁忌方法同上。

五诊：上方断续服药7剂，诸症均退，脉已冲和，再书上方，隔日服药1剂。

处方：芦根30g，杏仁10g，金银花10g，净连翘10g，炙枇杷叶10g，川贝母6g，陈皮15g，半夏15g，云苓15g，西洋参6g，甘草10g。

上药水煮2遍，取汁2杯，每晚睡前温服1杯。

妊娠浮肿

郭某某，女，30岁，1971年5月6日初诊。

怀孕4个月，初见跗肿，未引起注意。又月余，下肢亦肿，初服西药利尿。肿消，7日后，复肿，甚则肿胀至膝股。复来中医治疗。目前，下肢浮肿，膝下为甚，扪之不温，行走不利，小腹亦觉寒冷，不欲饮食，心悸气短，小便短少，脉沉滑，舌淡苔白滑。

辨证治疗：体质虚弱，面色苍白不华，脾虚运化失司明矣，水湿浸渍肌肤。小腹寒冷，心悸气短，水湿有上乘之兆，治当健脾祛湿温理胎元。

处方：党参15g，炒白术15g，陈皮15g，紫苏梗10g，砂仁壳10g，大腹皮20g，甘草10g。

上药以水3杯，文火煮取1杯，药滓再煮取汁1杯，日分2次温服，另：鲫鱼500g，去鳞肚，清炖，汤成加胡椒面少许，味精少许，一次温服1碗，日2服。

二诊：上2方，连续服用3天，浮肿消退大半，上方既效，续以上方继进，勿庸更改。

三诊：上方迭进7天，水肿消退，虽停药，嘱2~3天，只吃鲫鱼喝汤，越月无虞。

小方医案六则

1. 伏风头痛

朱某某，男，46岁，工人，1983年7月20日初诊。

患偏头风痛，迄今已6年，服西药数年，时好时歹，初由受风寒引起，后又服中药百余剂，仍未根除。目前，左侧头痛，甚则疼痛难忍，有如刀劈之状，不时恶心，呕吐清涎，烦躁不安，不欲食，脉弦细，舌正苔白。

辨证治疗，初由受寒引起，当辛温发散则愈，而取西药迁延失治，风邪深伏络脉，愈久愈深，以致于斯，西药只可暂取小效以治其标，中药又多荡下不升，今采用熏蒸之法，直捣病巢。

处方：天虫10g，防风10g，川芎6g，当归6g，透骨草10g。

用法：将药装入铁壶内，加水3大碗，把壶盖压紧，壶嘴套1m多长皮管。把壶放入炉火，壶内煮沸，热药气从壶嘴皮管中出，就热药气以熏蒸头之患处，一日熏蒸2次，每次15~20min，熏蒸后，避寒适温，不可再受风气。

半年后，其妻患胃痛来诊，述及此事云："用此熏法1个星期，多年之偏风头痛竟愈，从那时起头脑一直清楚，再未发现头痛，现今迎风亦不痛。"深表谢意云云。

2. 肾虚哮喘

李某，男，76岁，1971年10月27日初诊。

患哮喘病已15年余，每年冬至后病重，夏至后病减，体质瘦弱，行动缓慢，活动过累则哮喘甚，心悸，头昏，但吐痰不多，饮食可，大便有时干秘，脉来缓细，舌正少苔。10余年来，凡中西治喘之药，几乎吃遍，时好时歹，终未得痊。

处方：大熟地30g，五味子9g（打），辽细辛3g。

上药以水3杯，文火煮取1杯，药渣再煮，取汁1杯，日分2次温服。

二诊：上方连服3剂，哮喘减轻大半，心悸头昏亦减，脉来不若前甚，再步上方予之。

处方：大熟地30g，五味子10g，辽细辛3g。

煮服方法同上。

三诊：上方断续服药9剂，哮喘基本平复，大便通畅，通身感到舒适。患者索方归里，乐意续服。

处方：大熟地30g，五味子10g（打），辽细辛3g，白术15g。

煮服方法同上，嘱隔日服药1剂。

1972年春节来德州探亲，特来告之，一冬天哮喘基本未发。

3. 头痛

郑某，男，21岁，学生，1991年11月诊。

患头痛以及头后连项部掣痛，病来1年余，每服索米痛片（去痛片）暂取效果。近来由于功课增加，心中烦热，头痛甚，以前服过多剂中药，现嗅到药味则呕吐。脉细弦，舌红少苔。

处方：朱砂1.5g，琥珀10g，天竺黄10g，薄荷冰0.5g。

用法：上药共研细末，分作6包，每服1包，日服2次，忌食辛辣腥臭之品。

二诊：上药服3天，头及项部掣痛减轻大半，心中烦热已除，脉来不若前甚，病欲瘥，仍予上药与之。

朱砂6g，琥珀10g，天竺黄30g，薄荷冰1.5g。

上药共研细末，装入胶囊，每日服1次，每次1粒，白水冲服，禁忌方法同上。

4. 夜半腹痛腹胀

吴某某，男，38岁，工人，1971年6月。

患腹痛，胀满不适，迄今已3个月，所服丸药有木香顺气丸、逍遥丸、四消丸、良附丸、附子理中丸、人参健脾丸等，所服汤药有顺气的、活血的、止痛的、等等，数月来，未能治愈这腹痛腹胀。每夜11点到夜半1点必腹痛、腹胀，或轻或重从未间断，医多为奇病，也有谓精神病等。目前，每至午夜前犯病，午夜后一点多钟，病若失，可以安寐，白天如平人。诊其脉虚弦无力，舌正，苔淡黄。拟枣仁甘草汤以疗夜半发病。

生酸枣仁30g，甘草10g，陈皮10g。

上药以水2杯，文火煮取1杯，夜半10点半迎病服下。

二诊：服药第1剂后，不料一夜酣睡达旦，仍不以为然，认为是凑巧了，接服第2剂，又一夜安寐达旦。患者虽喜，但仍纳闷这点小药，竟有如此效力。

三诊：连服上方3剂，休息了4天，每至夜半亦未发现腹痛腹胀，特来报告，并询问其一二。

5. 口咸

于某某，女，48岁，市民，1991年6月10日初诊。

身体丰腴，患口咸月余不愈，家人让喝糖水5天，仍口咸，某医嘱服六味地黄丸，已7日，病仍不愈。目前：体质肥胖，有时略感恶心，不欲饮食，别无他苦，脉缓，舌胖大，苔白滑。

处方：大熟地30g，福泽泻25g，陈皮10g，生姜6片。

上药以水3杯，文火久煮1杯，药滓仍以文火久煮，取汁1杯，日分2次温服。

二诊：上方以熟地黄大补肾之真阴之水，又以泽泻泄其泛泛之水，陈皮以理气，生姜以和胃连服5剂，口咸显减，效既显仍以上方续服。

三诊：连服上方6剂，口咸止，恶心平，饮食正常。又与上方5剂以巩固疗效。

6. 不孕症

田某某之妻，结婚3年无子，月经按时来潮，腹痛，腰痛，心烦，经血量少夹有黑色瘀块，月经过后四五日诸症平复，平素易激动，易烦恼，脉象弦数，舌质偏红，苔黄。

辨证治疗：平素肝气偏胜，郁火鸱张，冲脉血海受其炽灼，故而经血少，而夹瘀，此为瘀血痛经之症，治以清热，活血，化瘀。

处方：丹参 50g，丹皮 10g。

上药以水 3 杯，煮取 1 杯，晚睡前 1 次服下。

患者以此方，每次来月经时即连服 3 剂。服药第 2 个月后，即怀孕，届时生一子，母子平安。

孙朝宗

十一、临床用药心得

治痢疾不用黄连

痢疾一病，古名滞下，乃湿热蕴结于大肠而失其疏泄传导所致。其治当以“通因通用”为法，使大肠功能恢复，用药当取当归、白芍、木香、莱菔子、槟榔等来调气行血，通腑导滞。而黄连一药，虽可清热燥湿，但因其能“厚肠胃”，有收敛之性，可阻碍大肠的传导，不但与滞下无益，反碍“通用”之法，故不主用之。尤对于湿热痢疾早期，有“兜涩太早”之戒。

病案举例：李某，男，46岁，2001年8月13日来诊。因饮食不洁，腹痛下痢，其色白多红少，里急后重，日下5～7次。患者爱好医学，自研黄连细末服2天，每次20g许，痢疾非但不除，里急后重反增，腹疼拒按，不欲饮食，小便短少。而来院门诊，切脉弦滑，舌苔黄厚而腻。此乃湿热蕴结肠胃，痢下红白，“艰涩而难出者，疏通为先”。患者早投黄连，厚其肠胃，故犯“痢疾兜涩太早”之戒。治取通因通用之法，给予陈士铎“治痢通治法”加味。首方：当归30g，白芍20g，炒枳壳15g，炒莱菔子15g，槟榔15g，木香10g，川厚朴10g，焦山楂20g，车前子20g（包煎）。水煎2遍，取汁300ml，日分2次温服。上方连服5剂，腹痛后重均除，脉来较前冲和，舌苔黄厚渐退。惟饮食欠香，卧寐欠安，乃胃气一时未和尔。再方：当归10g，白芍10g，木香10g，陈皮10g，茯苓10g，半夏10g，淡竹茹10g，生甘草6g，生姜6片。水煎服。连服3剂，胃和寐安，病愈。

疗失眠不用炒酸枣仁

酸枣仁一药，性味甘平而酸，入心肝胆脾四经，善养血安神、益心气、补肝胆、醒脾胃，为治失眠要药。临床上治失眠，人们多遵时珍之“熟用疗胆虚不得眠，生用疗胆热好眠”之语而多用炒酸枣仁。酸枣仁酸平，以味取功，全在于皮，故疗失眠、补肝胆以生用为佳。若炒则酸去，而甘温性加，醒脾力强，实有“草木过火则生土”之意。

病案举例：王某，女，38岁，2002年5月来诊。由于突然惊恐，旋而不寐，并时常心悸，病发3个月，不愈反增。来时症见头目眩晕，精神恍惚，心中烦热，若懊侬状，食少体虚，喜静勿躁，触事易惊，善太息，夜寐多梦联翩，尿黄便干，脉象弦数无力，舌质红，苔薄黄。此乃惊恐得之，心胆气怯，加之忧思过度，伤及心肾，阴液暗耗，而相火妄动，治以镇静安神，养阴清热，方以酸枣仁汤合栀子豉汤加减。处方：生酸枣仁60g，知母15g，茯苓20g，川芎10g，牡蛎30g，龙骨30g，栀子10g，淡豆豉20g，白芍15g。水煎2遍，取汁300ml，早晚温服，忌食辛辣之品。守方连服10剂，诸症十去其八，续以上方加减调治5剂，病愈。

疗心悸不用炙甘草

“伤寒，脉结代，心动悸，炙甘草汤主之”，后世用之，多以炙甘草入药，此炙甘草乃生甘草也。总之，今人所以认为用炙甘草，原为炙法的古今炮制差异。古人所用炙甘草，实际上是经过烘烤而干燥的生甘草，其性味甘平冲和，故有“热药用之以缓其热，寒药用之以缓其寒”之说。所以仲景甘草之用，解表用炙，清热也用炙，温中用炙，散风湿也用炙。然而今天的炙甘草，是把甘草一药炒成老黄色，然后再加蜜炒，如此炮制，甘草便失去它的甘平冲和之性。故今有“生则泻火，熟则温中”之论。由此可知，炙甘草汤中当为生甘草。正如丹波氏曰：“案《名医别录》，甘草通经脉，利血气。《证类本草》《伤寒类要》，治伤寒心悸，脉结代者，甘草二两，水三升，煮一半，服七合，日一服，由是观之心悸脉结代专主甘草，乃是取乎通血脉，利血气，此所以命方曰炙甘草汤也，诸家厝而不释者何。”

实脾不用参芪

《金匮要略》指出：“见肝之病，知肝传脾，当先实脾”。是说肝脏有病，往往肝木克土，影响脾脏功能，因而治疗肝病时非但治肝，尤当实脾。然“实脾”二字，当会意以辨之，众医家多以为补脾，此未解“实”意，“实”字当为“开”。脾怎样才算实，脾的正常功能为实，脾主运化水湿，主统血，主为胃行其津液，脾失去了这三则功能则为虚。如何加强脾脏运化，排除壅滞，使脾得实呢？概脾胃同居中焦，为上下之枢纽，胃降则脾升，脾升则胃降，二者犹枢纽之转动，若想脾实，即使脾升，而胃降则脾升，脾升则自实，故实脾当为开脾，使脾运转也。由此看来，从用药方面就必然选用木香、枳壳、厚朴、陈皮、槟榔、鸡内金等一派行气导滞降胃之品，才能达到运化脾实的目的。此也正合“肝与大肠相通”治肝必通大肠之论。若以实为补，选用黄芪、人参、炙甘草、大枣等一派甘温壅滞之品补之，则肝胆湿热之邪又将从何处而去，势必造成“实实”之戒，致腹满痞滞之候。故而，医者当明仲景治肝病言“实脾”而不言“补脾”之法，参、芪不可轻用。

病案举例：李某，女，62 岁，农民。2002 年 4 月来诊。患慢性肝炎 10 余年，肝硬化腹水 2 年，虽经多方治疗，其症时轻时重。半月前复因恼怒不已致右胁作痛，腹部胀大，叩之如鼓，并见脸面四肢轻度浮肿，在外院给服中药 10 天，病症非但不减，反而大腹膨胀，二便不利，转来求治。观其所服前方，除疏肝利水几味中药，其他皆为大台参、炙黄芪、白术、山药等。我们认为：此未解治肝实脾之意，以实为补所致。治之当疏肝运脾，活血利水，取验方活肝汤化裁，处方：柴胡 20g，赤白芍各 20g，茵陈 20g，鳖甲 20g（先煎），当归 10g，丹参 30g，木香 10g，郁金 16g，桃仁 10g，茯苓 20g，大腹皮 20g，焦山楂 20g，枳壳 20g，车前子 40g（包煎），上药以水四大杯，煮取 1 杯，药渣再煮，取汁 1 杯，日分 2 次温服。连服 5 剂，大便通畅，小便增多，腹部臌胀明减，面浮跗肿也轻，惟饮食尚少，有时呃逆，再以上方加生姜 10g，竹茹 10g，续服 10 剂，腹部臌胀十去其七，面浮跗肿消失，胃康思纳，复守上方，随症加减调治月余，诸症咸除。

重用龟甲疗心痛

《难经》曰：“阴维为病苦心疼”。阴维脉为奇经八脉之一，隶属于肝肾，入通于心，能引少阴精血上归于心。若肝肾阴亏，肾之精血不足，则阴维失去滋养，不能导引肾之精血上行以滋养心脏，则病“心中憺憺大动，甚则心中痛”，故通补肾与阴维之脉，是治疗胸痹心痛的又一法门。用药除熟地黄、当归、白芍外，龟甲一药，性味甘咸而寒，正能潜阳补水，通补阴维，以奠安少阴心肾，使水火相济，心脉得养，是治阴维为病心痛的主药。

病案举例：赵某某，男，70 岁，2001 年 6 月 9 日来诊。原有高血压、高血压性心脏病多年。近 1 个月来心中闷痛，时时发作，遇劳加重，终日不断，甚则痛连后背及左上肢，伴见心悸不宁，口渴失眠，面浮肢肿，含化异山梨酯及速效救心丸只可暂缓症状，超声心动示：左室壁向心性肥厚，室腔缩小；心电图示：冠状动脉供血不足，左室面高电压，频发室性早搏。观舌暗红，有紫斑，苔白，脉弦大而紧。证属心肾阴虚，血脉淤滞，治以通补阴维，交通心肾，活血逐痹。处方：生龟甲 30g，怀牛膝 20g，生地黄 30g，丹参 30g，赤芍 30g，红花 10g，桃仁 10g，檀香 10g，蒲黄 10g，五灵脂 10g，瓜蒌 20g，苦参

20g，上药水煎两遍，取汁400ml，日分2次温服。连服18剂，精神明显好转，行走步态已轻，左上肢及后背已不作痛，睡眠明显好转，口渴饮水症减半，下肢水肿尽消。续以上方加减调治月余，他症悉除，精神良好，仅胸痛偶有发作。复以柏子养心丸治疗半年，病安。

用玳瑁稳定血压

玳瑁一药，为海龟科动物玳瑁的甲片。其形似龟，体略大之，背及腹部均有坚硬的鳞甲。该药性味甘咸而寒，入心肝经，功可清热解毒，镇惊平肝。《本草纲目》：玳瑁，清热解毒之功，同于犀角，古方不用，至宋时至宝丹始用之。然经多年临床观察研究发现，该药还是平肝潜阳之佳品，最能降压、稳压。若使阳潜而不复升，非介类不能胜之，药如玳瑁、龟甲、鳖甲、珍珠类，用之有“蓄鱼置介”“池有龟鳖，鱼不飞腾”之妙。临床常用其药粉，每日2~4g口服，连用5~7天。又常与补肾药合用，更使阴生阳潜，标本同治，疗效持久。明代医家缪希雍亦曰：“介虫三百六十，而龟为之长”。

病案举例：代某，男，46岁。2003年3月10日来诊。患高血压7年，时常头胀头晕，甚则恶心，后项攻冲作痛，常服西药来控制血压。近1个月来，因烦劳过度致上症加重，伴见心烦眠差，头昏记减，双膝酸软，甚则头重足轻，行则欲仆，来院门诊，观舌红少苔，脉弦细而沉，血压180/130mmHg。证属肝肾阴虚，肝阳上亢，取方一贯煎来滋肝疏肝，使肝气易顺易降，再加龟甲滋阴潜阳，怀牛膝引血下行。处方：生龟甲30g，生地黄20g，枸杞子20g，沙参20g，麦冬10g，当归15g，川楝子15g，怀牛膝20g。上药水煎2遍，取汁400ml，日分2次温服。上方连服15剂，诸症悉除，续以玳瑁粉，每日2g，口服1周，血压稳定于150/100mmHg以下，随访半年，情况良好。

存药力施甘草

万物由土而生，复归土而化，甘草至甘性平，得土气最全，故能解一切毒及调和百药。甘又主缓，除缓急止痛及缓和药性之峻烈外，其甘缓之性，还可使药力逗留绵长，久久作用于人体脏腑。若欲使药专力宏，直取其效，或意在猛进直追者，万不可加之，方如参附汤、大承气汤、十枣汤、舟车丸、疏凿饮子等辈。若欲使药力延长缓久，则又必加之，与附子配用，可使附子温热之力持续久长；与硝、黄配用，可使攻下之力缓久；与石膏配用，可使凉宣透表之力悠悠。方如四逆汤、调胃承气汤、白虎汤等辈，即可使邪渐去，又可使正缓复；有攻下驱邪而不伤正，温里救阳而不伤阴之奥妙。甘草的这一特性，可比喻为炉灶中炉盖的作用，用之，能使炉中之火持久燃烧又不致太烈。

病案举例：秦某，男，67岁，2002年11月10日来诊。1年来，患者时常胸中苦闷，左侧隐痛，有沉重感，逢阴云天气，上症加重。心电图示：冠状动脉供血不足，常服异山梨酯（消心痛）、地奥心血康、速效救心丸治疗，近1个月病情加重，形体怕冷，四肢不温，脊背恶寒如掌大，口淡乏味，食谷不香，过力劳动则心悸汗出，气短似喘，二便尚调，舌淡苔白，脉来沉细。证属少阴虚寒，治遵“少火生气”之意，方取小剂量四逆汤，并重用甘草，以助少阴君火徐徐升起，心脉得以温养畅行。处方：生甘草10g，炮附子6g，干姜6g，上药以水3碗，微火煮取1碗，药滓再煮，取汁1碗，日分2次温服，并避寒就温，勿食寒凉。连服6剂，来述“胸部已宽舒，疼痛基本消失，四肢脊背畏冷亦减轻大半，活动过力，仍感气短”。诊其脉来沉细不若前甚。续以上方加养血益气之当归6g，人参6g，缓缓调治半月，诸症消失，气力增加。再以金匮肾气丸口服，以巩固疗效。

平肝风重用桑叶

桑叶一药，苦甘而寒，入肝肺二经，功可祛风清热，凉血明目，《重庆堂随笔》：“桑叶，……息内风而除头疼，止风行肠胃之泄泻，已肝热妄行之崩漏，胎前诸病，由于肝热者尤为要药”。桑叶少用则清肺，多用则平肝泻肝，因桑得萁星之精，萁主风，风气通于肝，故桑叶善平肝风、泄肝热。临床中可重用桑叶30~60g，治疗肝热风旋之目昏脑涨，耳鸣头摇，项强抽搐及“木火刑金”之咳嗽、咯血等症。

病案举例：付某某，女，43岁，2001年10月21日来诊。患者16年前汗出受风致四肢关节隐痛，紧束不利，甚则半身沉重，心跳快于65次/min则胸闷心烦，头昏头痛，脘满纳呆，平日怕惊易恐，上症逢风雾天时加重或诱发，观舌暗红体胖，苔白，脉来弦细。多年来以“神经官能症”多方治疗效差，今来诊。师谓：“经曰‘风气通于肝’，今患者内有肝风脾湿，故相随之而作，风雾来则肝风起，脾湿升，故病重；天气晴，外风息，则体内风湿也消而病轻，病如风云遮日，时晴时阴”。治取周慎斋之和中饮意，以平肝疏风，健脾和中。处方：桑叶50g，酸枣仁30g，当归10g，白芍10g，柴胡10g，防风15g，陈皮20g，半夏20g，茯苓20g。上药水煮2遍，共取汁500ml，和合再煮，取汁400ml，日分2次温服，上方连服10剂，诸症减半。续以上方加减调治，断续服药月余，告愈。

疗面疾白芷为引

白芷色白味辛，性温气厚，芳香特甚，主入足阳明胃经。功可通窍行表，升多于降，善引药力达于头面，以疗目痒泪出，面黑瑕疵，前额疼痛，鼻塞鼻渊，面部红疹，疖疮，皮肤干燥等面部疾患。著名的方剂都梁丸就是用白芷一味来治头风头痛。又“人之气血得香则行”，故该药还可通经络，和气血，畅荣卫，“长肌肤而润泽颜色”，成为中国古代化妆品、美容品中最常用的一种原料，有很好的美容祛斑作用。白芷，疗风通用，尤善行头面，疏泄邪气，和利血脉，其质又极滑润，以祛风燥湿、消肿止痛而不枯耗精血为特长。每以白芷 3~5g，为之使药，随方遣用，治疗头面诸疾，收效甚佳。

病案举例；黄某，女，33 岁，2002 年 10 月 8 日来诊。述面颊褐色蝶斑 2 年，虽经多方治疗效差，近 2 个月面积增大，褐色加深，并见月经延期，经色暗红，经量偏少，性情多急，舌质略红，苔白，脉来弦细。此乃“肝斑”，证属肝气郁结，虚火上熏，经络淤阻，治以养肝疏肝，活血通络，取方逍遥散加减，并加白芷为引，处方：柴胡 10g，当归 10g，赤芍 10g，茯苓 15g，炒白术 10g，薄荷 10g，桃仁 10g，红花 10g，白芷 3g，生甘草 5g，生姜 3 片。上药水煮 2 遍，取汁 400ml，日分 2 次温服，每周服 6 剂，忌食辛辣之品。上方服用 1 个月，面部褐斑渐退，继以上方水泛为丸，每次 10g，日 3 次服，续服 2 个月，诸症消失，面色转明。

用白术以通便秘

久秘大便干结病人，乃阴不足以濡之。若攻而下之则更伤津血，反之，若一味滋润则脾湿不化，更不能为胃行其津液，故下之润之暂用有效，久则大便更秘。盖便秘一症本源在于脾胃虚滞，而调理脾胃虚滞之药，首推白术。《本草汇编》谓“脾恶湿，湿胜则气不得施化，津何由生……用白术以其湿，则气得周流而津液生矣。”白术有通便之功，能使津液分一半于大肠，一半于小肠，善治久秘、虚秘。重用白术，可使脾气健旺，津血得复，便秘可疗。

郭某某，男，63 岁，1994 年 7 月 20 日来诊。

患便秘 4 年，每 5~7 日一行，便干难下，多方中西药治疗不愈，观舌淡红苔白，脉沉。孙师诊之，拟健脾养血法。处方：白术 50g，当归 10g，桃仁 10g，杏仁 10g。上 4 味，水煮 2 遍，取汁 300ml，日分 2 次温服。上方连服 9 剂，患者大便得畅，2 日一行，续守方治疗半月，病愈。随访半年，便秘未作。

用细辛以疗燥咳、 音哑

细辛性味辛温，主入肺与肾经，入肺以宣发肺气，可发汗化痰，祛风止痛，主治咳逆上气，鼻塞多涕；入肾以“通精气”，正如《本草从新》所谓：“温行水气，润肾燥”。细辛散肺气，人人皆知，不知细辛还可入下焦以激发肾气上达于肺窍，厥功甚伟也。临证中凡逢肺肾阴虚之燥咳、咽喉燥痒及阴虚音哑、中风失语等症，则采用肺肾同治，俾其肾阴得升，肺气得宣，诸症可疗。

王某某，男，52 岁，1996 年 9 月 7 日来诊。

患急性咽喉炎，抗炎疗月余，咽痛减轻，惟声音嘶哑不除。视其咽部，轻度红肿，舌质偏红少苔，脉细数。综合脉证分析：咽干、红肿久久不得其解，并舌红，脉细数，皆由肾阴不得上乘，肺阴为之灼烁所致，法当坚肾阴以腾津液，津气得升，上焦弥漫之火，势必廓清，肺气清宣，其音可复。处方：细辛 5g，黄柏 5g，薄荷 5g。上 3 味，先煮黄柏 30 分钟，后下细辛、薄荷再煮 20 分钟，取汁 200ml，日分 2 次温服。忌食辛辣之物。上药连服 3 剂，咽干明显好转，红肿亦退，守方再服 3 剂，诸症消失，发声正常。

附：孙鲁川医案

孙朝宗　整理

序

余友孙鲁川君，名文源，幼承家训，熟读医籍，重视实践，临证数十年，治疗每获效验者，辄手录于册，不忍抛弃。惜多半毁于倭寇兵燹，所存亦为数甚少。20 世纪 50 年代后，幸有记录，今经其子朝宗整理成册。余审其所遗案例，多出心得，辨证突出，言简意赅，处方用药严谨，进退各有法度。临床治疗亦多有独到见解，如细辛一药，入下焦可激发肾气，达上焦能宣发肺气，加入地黄饮子之中，尤为中风启语之圣药；用酸枣仁治疗夜半胃痛，又为临床一大发现；用石楠叶、僵蚕治痒；用桑叶、竹茹、丝瓜络治疗妊娠呕吐；化裁都气丸治疗哮喘等，皆属轻巧灵动之举。他对经方、小方、验方颇喜用之，阅历日久，心领神会，并且创立新方，如鸡血藤汤治疗痹病、石斛饮治疗消渴及痿病等，多有裨益于后学。是书即将付梓，余乐而为之序。

周凤梧

于山东中医学院

1982 年 3 月 7 日

前言

先严孙鲁川公，幼承家训，从事中医工作五十余年，对中医理论造诣颇深，临床经验丰富。临证诊病，善于辨证施治；处方用药，长于轻灵技巧。每每以平淡之方，取得良好疗效。为了总结老中医的医疗经验，以利于中医后学效法，笔者将先严遗存记录较完整、疗效较好且有一定参考价值的案例，整理成《孙鲁川医案》一书。

本书收载中风、痹病、痿病、头痛等45种常见病，近140个病案。每例首先详记辨证施治、处方等治疗过程，后加按语，对其辨证要点及用药方法，加以概述，以使读者心领神会。可供中医及西学中的临床医师参考。

本书在整理过程中，德州市金东辰医师给予了大力协助。稿成后，蒙山东中医学院周凤梧教授审阅，并提出宝贵意见。一并致谢。

限于业务水平，书中不当之处，请广大读者予以指正。

孙朝宗于德州

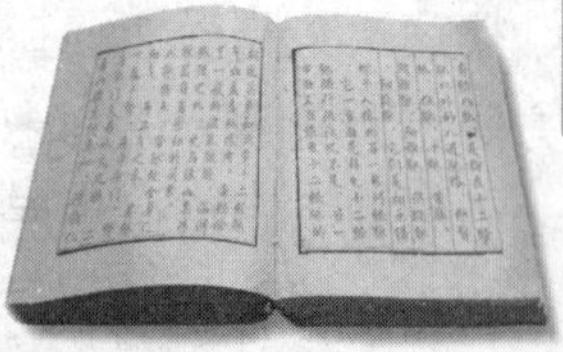

医论医话

目录

中风（8例）

（一）闭证（6例）

【病例1】时某某，男，50岁，工人。1962年4月26日初诊。

平素有时眩晕、手麻，说话嘴笨，自恃体壮，未加介意。昨晚生气入睡，晨起，发现口喎眼斜，言语不利，右半身不能活动。举家惊惶，邀余往诊。患者精神急躁，两目红赤，脉弦长有力，舌红少津，无苔。

辨证治疗：脉来弦长有力，乃肝木亢盛之象；口眼㖞斜，言语不利，神躁目赤，舌红少津等候，属阴虚阳亢之征。此即《黄帝内经》所谓："血之与气，并走于上，则为大厥"之症。治以镇肝息风，滋阴潜阳，疏经活络。方遵镇肝熄风汤加减。

处方：怀牛膝、钩藤各25g，生地黄30g，夏枯草15g，玄参18g，生龙骨、生牡蛎各21g，赭石25g，僵蚕6g，鸡血藤25g，鲜桑枝60g。

上药以水3杯，煮取1杯，药渣再煮，取1杯，1日2次温服。

4月29日二诊，上方连服3剂，言语已转清晰，右半身亦能活动，脉来弦长不若前甚。上方既有疗效，仍守原方继进。

5月11日三诊，上方连进9剂，下肢已能任地行走，其手亦能攥拳、高举。惟觉周身乏力，懒于动作，此乃气火甫平、精血未充也。为培元固本之计，再予滋补肝肾、强壮筋骨之品。

处方：生地黄、熟地黄各25g，鸡血藤30g，怀牛膝25g，丹参21g，当归18g，枸杞子25g，炒杜仲18g，桑寄生25g，鲜桑枝60g，煮服如上法。

患者照上方，断续服药二十余剂，右半身功能恢复正常，又休养月余，上班工作。

【按语】肝为风木之脏，内寄相火，体阴而用阳，靠肾水以滋养。肝肾阴亏之体，肝风胆火则易于上冲头目、蒙蔽清窍、阻塞经络，引发中风偏枯。本案即属此证。方用镇肝熄风汤以滋阴潜阳，重佐鸡血藤、桑枝等品以疏经活络。方证相符，故病竟愈。治者常说："中风一症，多经络为病，疏经活络为第一要着，不然，经络瘀滞，筋脉拘挛，虽有神丹，无能为也。"笔者恒遵此嘱，临床治疗中风，始终重视疏经活络，莫不随手奏效，其应如响。

【病例2】刘某某，女，64岁，居民。1970年6月8日初诊。

头目眩晕多年，虽经多医治疗，未愈。本月6日，突然跌仆，左半身不遂，神昏。送某医院诊断为脑血栓形成，治疗一天半，不显效果，转来我院门诊：患者神志恍惚，言语謇涩不利，喉中痰鸣，声如拉锯。脉弦滑有力，舌红胖大，舌苔黄厚而腻。

辨证治疗：弦滑之脉，乃肝风夹痰之象，结合诸症分析，证属肝阳化风、痰火内扰之中风闭证。治以平肝息风，涤痰通络。方用羚羊钩藤汤加减。

处方：羚羊角3g（先煎），钩藤30g，龙骨、牡蛎各18g，珍珠母30g，石菖蒲、远志各6g，茯苓12g，夏枯草9g，怀牛膝12g，生地黄18g，川贝母9g，桑叶12g，白菊花9g，竹沥汁30g（2次冲）。水煎2遍，1日2次温服。

6月10日二诊：上方连服2剂，效果不甚显著，询知5日未大便，腑气未通，故痰火未得下行。再宗原意扩充，重佐通腑之品。

处方：钩藤30g，生地黄25g，怀牛膝18g，川贝母9g，石菖蒲、远志各6g，瓜蒌30g，大黄12g，竹沥汁30g（2次冲）。煎服法同上。

6月13日三诊：药后腑通，痰火下行，神志忽然转清。惟言语尚钝，患侧活动仍觉不利。其病偏在经络，治宗上法，重佐养血通络之品。

处方：钩藤30g，生地黄25g，怀牛膝18g，鸡血藤30g，红花12g，僵蚕、全蝎各6g，细辛3g，鲜桑枝60g。

上药以水3杯，煮取1杯，药渣再煮，取汁1杯，1日2次，温服。

6月19日四诊：上方连服六剂，言语自如，手足活动能力较前进步，再循上法继进。

处方：鸡血藤30g，生地黄25g，怀牛膝18g，红花12g，全蝎6g，钩藤30g，忍冬藤25g，丹参15g，桑寄生25g。

上药以水3杯，煮取1杯，药渣再煮，取汁1杯，1日2次，温服。

上方出入，服药月余，行动基本自如。

【按语】肝风过盛，煎熬津液化而为痰，风痰上扰、蒙蔽清窍，发为中风偏枯者，是为风痰闭证。正如林珮琴所谓“风阳上升，痰火阻窍，神识不清”之象。故治者用羚羊钩藤汤以平肝息风、涤痰通络。二诊加瓜蒌、大黄，痰火得以下夺，故神志豁然得清。三诊增细辛，宣肺气而启闭，故言语得以自如。方证相得，加减轻灵，故而疗效显著。

【病例3】潘某某，男，64岁，工人。1966年5月1日初诊。

素有头晕病史。昨日骑车外出，肇事跌仆，即发右半身不遂。神志尚清，说话嘴笨。本院内科检查：诊断为脑血栓形成，治疗一昼夜，无效。转来我科治疗：脉弦数，舌红少津无苔。针刺少商，上肢能动；针刺大敦，下肢能蜷。

辨证治疗：素患眩晕，肝阳上亢，又加卒撞跌仆，内外互为因果，以致脉络瘀阻，形成半身不遂。治以滋阴潜阳，活血通经。

处方：生地黄25g，麦冬18g，钩藤30g，龙骨、牡蛎各25g，鸡血藤30g，夏枯草12g，茺蔚子15g，赤芍9g，桃仁6g，红花9g。

上药以水3杯，煮取1杯，药渣再煮，取汁1杯，1日2次，温服。

5月4日二诊：服药3剂，言语流利，惟肢体活动乏力。仍宗上方，再加虫类搜剔之品以化瘀通络。

处方：生地黄25g，麦冬18g，鸡血藤30g，丹参25g，当归12g，赤芍9g，红花12g，桃仁9g，全蝎6g，僵蚕9g，大蜈蚣1条。

上药以水3杯，煮取1杯，药渣再煮，取汁1杯，1日2次，温服。

5月15日三诊：上药连服9剂，能在室内走动，手能握物亦能高举。惟脉尚弦，不可有恃无恐，再拟滋阴潜阳，养血活络之品以为培本之计。

处方：生地黄、熟地黄各30g，山茱萸25g，枸杞子18g，当归12g，怀牛膝18g，杜仲25g，鸡血藤30g，生龟甲25g。

上药以水3杯，煮取1杯，药渣再煮，取汁1杯，1日2次，温服。

患者以此方服药数十剂，行动自如，脉来冲和，恢复工作。

【按语】本例中风，病在经腧，故其治疗，偏重活血通经。笔者体验虫类搜剔之法，对与经脉瘀阻之证，用之得当，确有奇功。只因有毒而性猛，临床宜少用为好。

【病例4】刘某某，男，42岁，炊事员。1966年12月27日初诊。

得病即送某某医院。检查诊断为脑血栓形成。治疗5天，效果不显，出院后，邀余往诊。脉见沉缓兼涩，舌质黯红，舌苔白薄，边有瘀斑，左半身不遂，手足欠温，不能活动，有时头昏，出虚汗，言语低怯。

辨证治疗：舌质黯红，边有瘀斑，主乎血虚有瘀；脉来沉缓兼涩，手足欠温，言语低怯，出虚汗，显系肾命亏虚、阳气虚衰。所幸小便未遗，肾气未脱，尚属可喜。治以益气助阳，活血通经。方遵补阳还五汤加减。

处方：黄芪60g，当归18g，川芎12g，鸡血藤30g，桂枝9g，桃仁6g，红花9g，桑寄生30g，附子6g，炙甘草9g。

上药以水3杯，煮取1杯，药渣再煮，取汁1杯，1日2次，温服。

1967年1月4日二诊：服药6剂，手足转温已能活动，汗出头昏均止，言语较前好转，脉来较前有力。气血已有转旺之势，继予原方循序渐进。

1月16日三诊：断续服药9剂，搀扶可以行走，惟觉气力不足，不可远行。病入坦途，不宜峻补、蛮补，再守前法，以图全功。

处方：黄芪25g，当归12g，鸡血藤30g，生地黄、熟地黄各25g，桑寄生30g，枸杞子、怀牛膝各18g。

上药以水3杯，煮取1杯，药渣再煮，取汁1杯，1日2次，温服。

患者谨遵医嘱，加强锻炼，断续服药二十余剂，诸症悉除，行动自如。

【按语】肾气斫丧于平素，筋骨失养于往昔，虚阳上越，卒中经腧，故而筋骨瘛疭废弛。前贤有云："气为血之帅，气行则血行"。治者用补阳还五汤加附子鸡血藤，一以益气助阳，一以活血通经，因其方证相符，所以诸症自退。至于病入坦途，不宜峻补、蛮补，乃是经验阅历之言，仅采枸杞子、牛膝、生地黄、熟地黄等味补益肝肾，以竟全功，可谓善补之法。

【病例5】李某某，男，55岁，工人。1975年11月28日初诊。

猝然中风，不能言语，经某某医院治疗半月，左半身活动好转出院。邀余往诊。症见言语嘶哑，只能发“且且”之声，口干口渴，精神不爽，腿不能行，臂不能举。脉弦细，舌红不润，苔薄而黄。

辨证治疗：肾脉系于舌本，肾虚则津气不能上布，故舌不利而语涩。经云：“内夺而厥，则为喑痱”，即言此症。治以滋阴益肾、活络开窍，方用地黄饮子加减。

处方：生地黄30g，山茱萸25g，麦冬18g，石斛25g，石菖蒲、远志各9g，五味子6g，鸡血藤30g，肉桂3g，薄荷6g（后下），细辛3g。

水煎2遍，1日2次温服。

12月5日二诊：上方连服6剂，能说壶、碗、灯、书本、学习等简单字句。下肢亦能任地缓行，患者颇以为喜。上方即效，乘势再进，重佐补益肝肾、强壮筋骨之品。

处方：生地黄、熟地黄各30g，杭山茱萸25g，麦冬18g，石斛25g，石菖蒲、远志各6g，五味子3g，鸡血藤30g，薄荷6g（后下），细辛3g（后下），当归9g，桑寄生18g，巴戟天25g。煎服法同上。

上方服12剂后，言语自如，行走稳健。

【按语】地黄饮子方，为治疗中风不语之良方。云其巧者，即薄荷一药清利咽喉。然“肺为声音之门，肾为声音之根”。治者又宗此说，于方中加细辛一药，入下焦以激发肾气，达上焦而宣发肺窍，肺肾一气贯通，故言语自出。此巧中之巧，若非读书明透、阅历精深者，则不能为。

【病例6】林某某，男，50岁，工人。1966年9月18日初诊。

患眩晕症3年，经常服益寿宁、芦丁、地巴唑等。眩晕时轻时重，未得痊愈。前天夜晚冒寒外出小便，天明即感头痛、手麻，嘴笨，午后身热，口㖞眼斜，言语不利，右半身不遂。脉来洪数，舌红，苔薄白。

辨证治疗：往昔肝风不时内动，今又加外感，内外合邪，因而发病中风。治以息风解表，内外兼顾。

处方：霜桑叶30g，杭菊花12g，薄荷叶6g，夏枯草12g，钩藤30g，生石膏25g，丝瓜络6g，全蝎3g，僵蚕6g。

上药以水3杯，煮取1杯，药渣再煮，取汁1杯，1日2次，温服。

9月21日二诊：上方连服3剂，外感解除，肝风渐息，头痛得止，手麻、嘴笨、身热、口㖞眼斜均减。舌苔转黄而腻，此乃郁热宣透之佳象，切勿认作病进。继以清热息风，化痰通络。

处方：钩藤 30g，夏枯草 12g，瓜蒌 25g，丝瓜络 9g，忍冬藤 30g，玄参 18g，全蝎 3g，僵蚕 6g，鲜桑枝 30g。

上药以水 3 杯，煮取 1 杯，药渣再煮，取汁 1 杯，1 日 2 次，温服。

9 月 27 日三诊：继进上方 6 剂，郁热得透，苔黄渐疏，诸症皆趋向愈。惟下肢尚觉乏力，行走不便，再拟养血通络、壮其筋骨为治。

处方：钩藤 30g，忍冬藤 25g，鸡血藤 30g，丹参 18g，鲜桑枝 30g，桑寄生 25g，龙骨、牡蛎各 18g。

上药以水 3 杯，煮取 1 杯，药渣再煮，取汁 1 杯，1 日 2 次，温服。

再守上方加减，调治半月，诸症悉平告愈。

【按语】明·虞抟云："夫中风一证，盖因先伤于内，而后感于外之候，但有轻重不同耳。"近代张锡纯先生亦云："多先有中风基础，伏藏于内，后因外感而激发……，然后激发于外感之风，实激发于外感因风生热，内外两热相并，遂致内气暴动。"通过对该患者的治疗，证明了虞、张二氏这一论点的正确性。又按临床治疗此证，特别是初见舌苔白薄，虽经清化，但舌苔仍转黄腻者，"此乃郁热宣透之佳象，勿以任作病进"。

（二）脱证（2 例）

【病例 7】邱某某，男，61 岁，市民。1962 年 7 月 29 日初诊。

1961 年秋末，患中风，治疗基本痊愈。近来复中，左半身不遂，某医与小续命汤原方，服药 1 剂，身见汗出，又服 2 剂，遂致汗出不止，四肢厥冷，精神恍惚，心悸不宁，六脉沉细无力，唇舌淡白不华。

辨证治疗：中风误汗伤卫，又复发汗，津脱于外，属阳虚外脱之候。治以回阳固脱、敛津止汗，方用芪附汤加味。

处方：黄芪 60g，附子 25g，党参 30g，五味子 9g。

上药以水 3 杯，煮取 1 杯，药渣再煮，取汁 1 杯，1 日 2 次，温服。

7 月 30 日二诊：据述：昨服上方，覆杯眩瞑，患者如醉而眠，约 1 小时醒来后精神清爽，四肢转温，汗出已敛，脉来较前有力。惟左半身仍感沉重，活动不利。方用鸡血藤汤加减。

处方：鸡血藤 30g，当归 12g，黄芪 15g，桑寄生 30g，菟丝子 10g，巴戟天 25g，枸杞子 30g，怀牛膝 25g。

上药以水 3 杯，煮取 1 杯，药渣再煮，取汁 1 杯，1 日 2 次，温服。

上方服 16 剂，左半身功能恢复正常。

【按语】中风一症，一般忌用发汗，否则卫疏不固，腠开汗泄，必致亡阳津脱，变为脱证。治者治疗本例，急用芪、附、参、味以回阳固卫、敛收津液，此即古人林珮琴所谓"津脱者实卫"之意。一剂刚进，患者如醉而眠，即《尚书》所谓“若药弗瞑眩，厥疾弗瘳”之佳象。至于后期调治保养，总不外乎补益肝肾、壮其筋骨，故方用桑寄生、菟丝子、巴戟天、鸡血藤等味。

【病例 8】刘某某，男，40 岁，饭店职员。1966 年 12 月 21 日初诊。

沉溺酒色，自恃饮食肥美，视眩晕为小疾，未予介意。今日晨起，突然跌仆神昏，举家惊惶，邀余往诊。症见神志恍惚，面色苍白，呼吸低微，畏寒肢冷，小便失遗，言语喃喃不清，左半身不遂，脉来沉细。

辨证治疗：沉脉主里，细为血少气衰，结合诸症分析，显系精气亏虚、肾气下脱之候。治以温肾回阳，益气固脱。方遵救脱汤加减。

处方：党参 30g，附子 15g，肉桂 3g，五味子 9g，黄芪 25g，白术 12g，熟地黄 25g，炙甘草 6g，益智仁 12g。

上药以水 3 杯，煮取 1 杯，药渣再煮，取汁 1 杯，1 日 2 次，温服。

12 月 22 日二诊：昨服上方，阳气来复，身温肢暖，精神好转，夜间安寐，脉来较前有力。上方去附子、肉桂继进。

12 月 25 日三诊：上方服 3 剂，脉来较前冲和，惟患侧手脚仍感乏力。改服集灵膏（化为汤剂）。

处方：生地黄、熟地黄各 30g，天冬 25g，麦冬 18g，枸杞子 25g，党参 12g，怀牛膝 25g，淫羊藿、当归各 12g，桑寄生 25g。

上药以水 3 杯，煮取 1 杯，药渣再煮，取汁 1 杯，1 日 2 次，温服。

上方加减，服药 20 余剂，诸症平复，恢复半日工作。

【按语】《景岳全书》云：“非风遗尿者，由肾气之虚脱也，最为危候。宜参、芪、归、术之类，补之是也，然必命门火衰，所以不收摄，其有甚者，非加桂、附，终无济也。”可见中风一症，肾气下脱，小便失遗者，临床收摄肾气尤为必要。该例先服救脱汤以益气回阳，后用集灵膏以补精固本。治有法度，加减灵活，因而取得良好效果。

痹病（7例）

（一）行痹

【病例 1】李某某，男，40 岁，农民。1965 年 4 月 16 日初诊。

劳动之后，脱衣受风，初感四肢关节痹痛。走窜不定，继之腰痛如折，迄今半月，自服小活络丹，略感轻松。脉浮缓，舌淡，苔白薄。

辨证治疗：脉浮缓主风，“风为百病之长，善行而数变”，结合关节痹痛，走窜不定分析，证属“行痹”。治以活血通经，散风止痛。方用鸡血藤汤加减（自拟方）。

处方：鸡血藤12g，当归9g，丹参12g，桑寄生15g，杜仲12g，羌活、独活、红花、防风各6g。

上药以水3杯，煮取1杯，药渣再煮，取汁1杯，1日2次，温服。

4月19日二诊：上方连服3剂，四肢关节痹痛消失大半，腰痛已轻。验不变法，仍宗上方加减继进。

处方：鸡血藤12g，当归9g，丹参12g，桑寄生15g，羌活、独活、红花各6g，川牛膝12g，防风、桂枝各6g。

上药以水3杯，煮取1杯，药渣再煮，取汁1杯，1日2次，温服。

4月23日三诊：腰及四肢关节痹痛均止，脉来冲和，惟周身尚感乏力。继予上方，减二活、防风，以图全功。

【按语】风邪客于经络，为期未远，游走不定，即《黄帝内经》所谓“其风气胜者为行痹”之证。方用鸡血藤汤加羌活、独活、防风、桂枝质轻气扬之品以祛风邪，经络宣通，故病得以速愈。

（二）痛痹

【病例2】孙某某，男，48岁，农民。1958年9月20日初诊。

下井挖泥，寒湿侵袭经络，初感腰膝冷痛，渐次屈伸不利，行走困难，迄今3月，经断续治疗未愈。遇寒痛甚，近温则舒，口淡乏味，食欲不香。脉沉紧，舌淡，苔白薄。

辨证治疗：脉沉紧，主寒主痛。寒为阴邪，其性收引，故腰膝冷痛，屈伸不利，行走困难。脉症互参，显属“痛痹”。治以活血通络，温经散寒。方用鸡血藤汤加味。

处方：鸡血藤30g，当归25g，丹参18g，制桃仁9g，红花12g，附子9g，牛膝18g，薏苡仁30g，桑寄生25g，菟丝子21g。

上药以水3杯，煮取1杯，药渣再煮，取汁1杯，1日2次，温服。

另，生硫黄，研成细末，日服2次，每次1.5g，白开水冲服。

9月27日二诊：上方连服6剂，腰膝冷痛显减，屈伸亦感舒适。既已显效，再以原方扩充。

处方：鸡血藤、当归各30g，丹参18g，红花12g，附子9g，牛膝18g，薏苡仁30g，桑寄生25g，菟丝子30g，生黄芪25g。

上药以水3杯，煮取1杯，药渣再煮，取汁1杯，1日2次，温服。服生硫黄法同上。

10月30日三诊：上方断续服10余剂，腰膝冷痛基本痊愈，行走恢复正常。惟阴天下雨之时，感觉两腿沉重。嘱其停服汤药，继续用服生硫黄法，每日2次，每次可服1g，缓缓调治。

两月之后，其子患感冒，来院诊疗，特向余报告其父之病，坚持服生硫黄法不到1月完全恢复健康，可以参加劳动。

【按语】 寒邪郁于经腧，腰膝冷痛，不得屈伸，即《黄帝内经》所谓“寒气胜者为痛痹”之证，《难经》云：“气主煦之，血主濡之。”治者以宗此旨，方用鸡血藤汤活血通络，更佐附子、薏苡仁、桑寄生、菟丝子以温经散寒。因其方证合拍，故病逐渐向愈。服生硫黄法，乃近代张锡纯独创，治者常执此法，以治沉寒痼冷之疾，往往取效甚佳。

笔者治一杨姓患者，患坐骨神经痛已3年，经多医治疗，服药达300余剂，其病不愈反增，竟不能行走，传予服生硫黄法，患者坚持服用3个半月，服生硫黄约0.75kg，其病痊愈。迄今20年，情况一直良好。近又治一反胃患者，嘱服生硫黄末，每日2次，每次1.5g，生姜汤冲服，服药半月，其病竟除。俗云：“硫黄巴豆信，吃了即出殡”，埋没硫黄之功甚矣。

（三）着痹

【病例3】 周某某，男，60岁，1968年9月6日初诊。

初因劳动中受湿，感觉周身酸痛，继而下肢虚肿，行走困难，迄今两月，每逢阴天下雨则自觉周身酸痛加重，精神疲倦，不欲饮食。脉来沉缓，舌苔白腻。

辨证治疗：湿乃重浊黏腻之邪，中人经腧，故而周身酸痛。湿着即久，脾阳日衰，故不欲食而神疲。脉舌之征，均为湿着之象，证属“着痹”。治以活血通络，温阳祛湿。方用鸡血藤汤加减。

处方：鸡血藤18g，当归12g，丹参15g，羌活、独活各6g，薏苡仁16g，防风6g，红花12g，桂枝6g。

上药以水3杯，煮取1杯，药渣再煮，取汁1杯，1日2次，温服。

9月12日二诊：上方连服6剂，周身酸痛减轻，精神疲倦好转。仍觉口淡乏味，不欲饮食。治宗上法，再加理中行气之品。

处方：鸡血藤18g，当归12g，羌活、独活各6g，薏苡仁18g，防风6g，桂枝3g，苍术6g，陈皮9g，砂仁6g，木香9g。

上药以水3杯，煮取1杯，药渣再煮，取汁1杯，1日2次，温服。

9月16日三诊：服药4剂，脾阳伸运，饮食转香，周身酸痛大减。惟下肢尚觉沉重，虚肿未消。继守上法，再加温经渗湿之品。

处方：鸡血藤18g，当归12g，独活6g，薏苡仁30g，苍术6g，陈皮9g，牛膝12g，防风6g，茯苓15g，泽泻12g，红花6g。

上药以水3杯，煮取1杯，药渣再煮，取汁1杯，1日2次，温服。

上方连服10剂，下肢沉重及虚肿尽除，行走矫健而病愈。

【按语】湿邪中人经腧，周身沉重酸痛。方予鸡血藤汤加羌活、独活、防风、桂枝，乃宗《黄帝内经》“风胜湿”之意，以取通阳祛湿之效；湿着既久，内合于脾，即《黄帝内经》所谓“诸痹不已，亦益内也。”脾气（阳）不运，故口淡乏味而不欲食，方予鸡血藤汤加苍术、陈皮、砂仁、木香以取理脾行气之效。湿为阴邪，其性下趋，祛湿理脾，病未尽消，又方予鸡血藤汤加茯苓、泽泻等味，以取温经渗湿之效。综观治法，初以通阳祛湿，意在表散；继以理中行气，意在醒脾；终用温经渗湿，意在利小便。由此可见治者辨证之审慎，用药之精巧，步步紧迫，法度谨严，因而疗效显著。

（四）热痹（2例）

【病例4】李某某，女，38岁，农民。1970年5月2日初诊。

早有风湿痹痛病史，近月以来，上肢痹痛并感灼热，有时心烦不得眠。点阅前服药方，不外羌、防、桂、艽之品，痹痛非但不除，反而日甚一日。脉来弦细而数，舌红少津无苔。

辨证治疗：脉症互参，知系风热滞络，经气不得宣畅，证属“热痹”。治以养血清热，宣通经络。方用鸡血藤汤加减。

处方：鸡血藤18g，丹参12g，红花9g，生地黄25g，钩藤18g，忍冬藤25g，丝瓜络10g，嫩桑枝30g。

上药以水3杯，煮取1杯，药渣再煮，取汁1杯，1日2次，温服。

上方连服3剂，上肢灼热痹痛竟退大半，夜寐得酣。二诊增生地黄至30g，加赤芍12g，继服6剂，证症悉除，回家参加劳动。

【病例5】李某某，男，50岁，售货员。1975年7月18日初诊。

初因肝气郁滞，复加外感风邪，膝腨及两踝均感灼热痹痛，入夜尤甚，不得安寐，行走困难，小便色黄，脉弦数，病来7日。证属热痹。治以疏肝清热、通经活络，方宗鸡血藤汤合张锡纯先生之曲直汤加减。

处方：鸡血藤18g，丹参20g，红花6g，生地黄25g，赤芍12g，山茱萸25g，知母12g，乳香、没药各6g，牛膝12g，木通6g。

上药以水3杯，煮取1杯，药渣再煮，取汁1杯，1日2次，温服。

上方连服9剂，下肢灼热痹痛十去其七。二诊去乳香、知母，加木瓜25g，继服9剂，诸症悉除，脉来冲和，恢复工作。

【按语】吴鞠通说：“痹之因于寒者固多，痹之兼乎热者亦复不少……大抵不越寒热两条，虚实异治”。以上两例，均属热痹。病例4痹痛偏在上肢，方予鸡血藤汤重加忍冬藤、丝瓜络、嫩桑枝等质轻气扬之品，治在上肢。风热得清，经络宣通，故病竟得速愈。病例5痹痛偏在下肢，方予鸡血藤汤合曲直汤加减化裁，重用鸡血藤、生地黄、山茱萸、牛膝以养血柔肝，佐赤芍、乳香、没药、丹参、红花以活血止痛。用知母、木通、木瓜以清热通络，利其关节，治在下肢。丁甘仁先生说："清热则风自息，风静则痛可止。"治者宗吴、丁二氏说，辨证分其异同，使病无遁情，用药权其轻重，进退有法，层次井然，故均收全功。

（五）寒湿痹病

【病例6】章某某，男，45岁，农民。1964年11月9日初诊。

爱好捕鱼，寝食失度，致患腰腹冷痛，膝腨酸楚，行走两腿沉重，今已月余，病趋严重，脉沉缓无力，舌苔淡白。在家常服小活络丹，其病减而不除，故来求诊。

辨证治疗：沉脉主里，沉缓无力，乃为寒湿久羁。爱好捕鱼，寒湿袭入脾肾之络，因而腰腹冷痛。寒湿性主下趋，故膝腨酸痛，步行重着。总之，该证系脾肾阳衰，无能温运寒湿所致。治以温经扶阳，以驱寒湿。方遵肾着汤加味。

处方：炒白术12g，茯苓15g，干姜、附子各9g，杜仲15g，菟丝子25g，防己15g，甘草6g。

上药以水3杯，煮取1杯，药渣再煮，取汁1杯，1日2次，温服。

11月20日二诊：上方连服9剂，脾肾之阳得伸，腰腹转温，痛止，行走已觉轻松。验不变法，仍步上方减干姜、附子为6g，加当归15g。

11月26日三诊：上方继服6剂，诸症皆趋和平，为巩固疗效，予金匮肾气丸，嘱服1个月。

【按语】本症由寒湿久羁脾肾之络而引起。肾着汤为温脾祛湿之良方，今加附子、干姜、杜仲、菟丝子、防己共奏温经扶阳、驱寒胜湿之效。服药9剂，病去大半，遂减干姜、附子，又加当归养血活络。此即《医彻》所谓"寒者热之，大半即安，继以调和"之意。因其方证相符，进退得宜，故而疗效显著。

（六）鹤膝风

【病例7】蔡某某，女，27岁，农民。1976年12月23日初诊。

右下肢关节疼痛，已经4个多月，近半月来，右膝关节肿大，股胫枯细，状若鹤膝，局部灼热炽手，昼夜疼痛呻吟。面色憔悴，形容枯槁，心中烦热，口渴引饮，不得安寐，小便短赤。脉弦数，舌红少苔。

辨证治疗：脉来弦数，主乎风热，风热下注右膝，阻碍经气流畅，因而关节肿大。热甚伤阴，阴虚内热，故局部灼痛。心中烦热，口渴引饮，不得寐，小便短赤，均属阴虚内热之候。治以清热凉血，消肿通络。

处方：生石膏30g，知母18g，忍冬藤30g，丹参25g，地龙6g，泽泻12g，木通6g，生地黄25g，木瓜15g，牛膝、赤芍各12g，车前子25g（布包）。

上药以水3杯，煮取1杯，药渣再煮，取汁1杯，1日2次，温服。

另：黄柏150g，轧为细末，麻油调合成膏，敷于患处，每日换药1~2次。

12月26日二诊：上方连服3剂，关节肿大显消，痛热亦减。既见效机，仍宗原方扩充。

处方：生石膏30g，知母18g，忍冬藤30g，丹参25g，鸡血藤、生地黄各30g，地龙6g，乌梢蛇9g，木瓜25g，牛膝18g，木通6g，车前子30g（布包）。

上药以水3杯，煮取1杯，药渣再煮，取汁1杯，1日2次，温服。外敷法同上。

1977年元月2日三诊：上方连服6剂，关节肿大、热痛，烦渴均除。寐已转酣，已能下地行走。惟脉来细弱，再拟养血活络之品，壮其筋骨，为培元固本之计。

处方：鸡血藤30g，生地黄25g，桑寄生30g，炒杜仲25g，川牛膝18g，当归12g，忍冬藤30g。

上药以水3杯，煮取1杯，药渣再煮，取汁1杯，1日2次，温服。停用外敷药。

遵嘱服药12剂，行走自如。

【按语】鹤膝风一症，乃因风寒湿痹阻于足膝，股胫枯细，独膝肿大，形似鹤膝而得名。方书治法，多用温补，滋养气血。本例患者，膝部肿大灼痛、烦渴引饮、心中烦热等候，显属风热郁闭右膝所致。治者遵《黄帝内经》“风淫于内，治以辛凉”之旨，而用清热凉血、消肿通络之法治之而愈。可见治病贵在辨证，不可拘于成法。

痿病（3例）

【病例1】陈某某，男，50岁，干部。1969年2月18日初诊。

患风温9日，已经注射青霉素及链霉素5日，身热不退，烦渴引饮。余用白虎汤加味，服药两剂热退。自昨天起，觉两腿软弱无力，今已不能行走，咽干口燥，心烦不寐，小便黄短，胸部有紧束之感。脉细数，舌红少津。

辨证治疗：温病余热未尽，熏灼肺胃之阴，宗筋失养，故为痿病。咽干口燥，心烦不寐，小便黄短，脉来细数，皆属肺胃阴伤之候。治以清热养阴，舒筋通络。方用石斛饮加减（自拟方）。

处方：石斛25g，麦冬、生地黄各15g，玉竹、玄参各18g，丝瓜络9g，怀牛膝12g，生甘草6g，鲜白茅根30g。

上药以水3杯，煮取1杯，药渣再煮，取汁1杯，1日2次，温服。

2月21日二诊：上方连服3剂，两腿已能任地站立，咽干口燥，心烦不寐，均见减轻，津液有来复之机。原方加桑枝30g，生地黄改为25g继进。

2月28日三诊：上方服6剂，肺胃之热得清，胸前紧束之感消失，两腿已能缓缓行走，惟感软弱乏力。继予上方加重养血活络之品，缓图全功。

处方：石斛25g，麦冬18g，细生地黄25g，玉竹18g，怀牛膝25g，狗脊18g，当归9g，鸡血藤30g。

上药以水3杯，煮取1杯，药渣再煮，取汁1杯，1日2次，温服。

上方连服13剂，诸症悉平，活动自如。迄今9年，情况一直良好，痿病未见复发。

【按语】温热之邪，最易伤津耗液，津液耗伤无以布化，筋脉失去濡养，因而肢体痿软，形成“痿病”。方用石斛饮，偏重养阴益胃，即“治痿独取阳明”之意。胃之津液充沛，筋脉得其濡养，故痿病自可向愈。所谓“治痿独取阳明”者，以“阳明者，五脏六腑之海，主润宗筋，宗筋主束骨而利关节也”。笔者自始至终，仅守这一原则，方证相符，药不芜杂，因而疗效显著。

【病例2】陆某某，男，51岁，干部。1974年10月11日初诊。

两下肢痿软跗肿，足膝内侧常觉烘热，步行困难，迄今月余，病势逐渐加重。食欲不振，胸脘痞闷，精神倦怠，便秘溲赤，脉细弦兼数，舌苔黄腻根部厚。

辨证治疗：综合脉症分析，为湿热浸淫于内，循经下注足膝，以致经络瘀滞，筋失所养，形成“痿病”。经云：“湿热不攘，大筋緛短，小筋弛长，緛短为拘，弛长为痿。”今宗此旨，治以清热化湿，活血通络。方遵四妙丸加味。

处方：制苍术、盐炒黄柏各9g，怀牛膝12g，炒薏苡仁18g，木通6g，泽泻12g，木瓜9g，陈皮12g，鸡血藤18g。

上药以水3杯，煮取1杯，药渣再煮，取汁1杯，1日2次，温服。

10月21日二诊：上方连服10剂，胸脘宽舒，胃纳转佳，跗肿、痿软、足膝烘热俱减大半。上方既和病机，仍以原方扩充。

处方：制苍术、盐炒黄柏各9g，怀牛膝12g，炒薏苡仁18g，泽泻12g，木通6g，木瓜12g，鲜白茅根30g，鸡血藤18g。

上药以水3杯，煮取1杯，药渣再煮，取汁1杯，1日2次，温服。

10月30日三、四诊：上方连服9剂，诸症相继渐退，仍觉行走乏力，再宗上方加减。

处方：制苍术、盐炒黄柏各6g，怀牛膝12g，鸡血藤18g，当归6g，川续断、桑寄生各18g，生地黄12g，枸杞子18g。

上药以水3杯，煮取1杯，药渣再煮，取汁1杯，1日2次，温服。

11月10日四诊：断续服药6剂，诸症悉平，行走基本如常。为巩固其疗效，再予健步虎潜丸缓缓调养。

【按语】李濒湖云："湿热成痿，乃不足中有余也，宜渗泻之药。"治者谨守此说，故选四妙丸加木通、泽泻、茯苓、鲜白茅根，清泻有余之湿热。湿热得清，又于清泻药中加川续断、桑寄生、枸杞子，取其补而不滞，"疏其气血，令其调达"。故获良效。

【病例3】于某某，男，32岁，农民。1970年1月30日初诊。

两下肢痿软乏力，予小续命汤加味，调治月余，其病非但不效，反而肌肉消瘦，麻木不仁，两腿寒冷延及腰腹，寸步不能行走，精神萎靡不振，状若痴呆，不欲饮食。脉沉细无力，舌淡，苔白薄。

辨证治疗：寒湿凝结下焦，肝肾阳虚不伸，故经络瘀滞，筋骨失养，而见下肢寒冷、痿弱乏力、肌肉消瘦、麻木不仁等症。精神萎靡不振，状若痴呆，又为经血亏虚之候。治以温养肝肾，填补精血。

处方：黑附子、肉桂各6g，淫羊藿9g，熟地黄18g，山茱萸15g，怀牛膝12g，菟丝子15g，金毛狗脊18g。

上药以水3杯，煮取1杯，药渣再煮，取汁1杯，1日2次，温服。

2月5日二诊：上方连服6剂，腰腹寒冷好转，他症尚无起色。其效虽微，乃属生机已动，故宗原方扩充。

处方：黑附子、肉桂各6g，淫羊藿9g，熟地黄18g，山茱萸15g，怀牛膝12g，菟丝子15g，金毛狗脊18g，当归9g，黄芪12g，甘草3g。

上药以水3杯，煮取1杯，药渣再煮，取汁1杯，1日2次，温服。

2月14日三至五诊：上方连服9剂，两腿寒冷转温，知觉灵敏，精神已振，食欲较前增加。两腿均能站立，但仍不得行走。再宗上方，重佐温通奇经之品，更进1剂，以观进退。

处方：熟地黄30g，山茱萸25g，黑附片6g，淫羊藿9g，炒杜仲、金毛狗脊各18g，当归9g，菟丝子18g，黄芪12g，肉苁蓉18g。

上药以水3杯，煮取1杯，药渣再煮，取汁1杯，1日2次，温服。

2月20日六至七诊：上方加减，服药5剂，可以搀扶缓行。继服5剂，步行基本自如，两腿消瘦好转。惟膝腨尚感无力，予金鸡虎丸，以资巩固。月余康复，恢复劳动。

【按语】肝主筋而藏血，肾主骨而藏精，肝肾阳虚不能化生精血，以致筋骨失养而形成痿病。张景岳说："元气败伤，则精虚不能灌溉，血虚不能营养者，亦不少矣。"李濒湖说："若精血枯涸成痿，乃不足中之不足也，全要峻补之药。"治者宗张、李之说，自始至终，用药以温补肝肾、壮筋骨、调补奇经而收功。

头痛（4例）

（一）伏风头痛

【病例1】王某某，男，37岁，工人。1966年1月7日初诊。

饮酒之后，汗出受风，遂患前额头痛，连及鬓角，痛甚如破，屡发不已，已迁延3年。虽经多方治疗，服药达数百剂无效。脉弦细，舌淡，苔白薄。

辨证治疗：风寒客于前额，伏邪郁于经络，经气不得宣通，因而疼痛不已。尤在泾说："风热上甚，头痛不已，如鸟巢高巅，宜射而去之。"今仿此意，选《国医诊疗学》"治偏正头风熏蒸法"加味试之。

处方：川芎15g，白芷10g，僵蚕25g，晚蚕沙60g。

将上药，放砂锅中，加水煎沸，厚纸做一锅盖，中开一孔，如铜钱大，把锅盖压紧，令热气从盖孔冒出，患者伏首熏蒸患处，每日2次，每次熏蒸30~40分钟。注意避风。

患者应用此方，熏蒸5日，其症遂愈。迄今十多年，未再复发。

【按语】伏风头痛，临床并非少见。治者宗尤氏"宜射而去之"之理，用胡善庐"治偏正头风熏蒸法"治之，方证合拍，故病竟除。笔者多年临床，亦喜用此法，每获良效，特附录于下，以供参考。

治偏正头风熏蒸法：川芎15g，晚蚕沙60g，僵蚕因人年岁，1岁用1只，用水5~6碗，煎至3碗，以厚纸封砂锅，中开一孔如钱大，患者就之以熏痛处，虽陈年旧疾，不过5~6剂即愈。

（二）风寒头痛

【病例2】王某某，男，38岁，农民。1955年9月11日初诊。

右侧头痛，甚则痛及前额与项部，恶风寒，喜包裹，经常鼻塞流涕，口不渴，浑身酸楚乏力，迄今月余不愈。脉来浮紧，舌苔白薄。前医按风寒头痛治疗，予以大剂川芎茶调散加味，服药10剂，竟寸效不显。

辨证治疗：余反复推敲病因病机，仍觉属风寒头痛，川芎茶调散，实为对症之方。今再予之，并嘱患者依法服用。

处方：川芎12g，白芷10g，荆芥穗12g，羌活9g，薄荷叶6g，防风9g，细辛6g，当归9g，紫苏叶12g，辛夷9g。共研细末，分作10包。

用法：大葱1棵，生姜3片，茶叶少许，红糖25g，煎汤1大碗，趁热冲服上药1包，每日服2次。

每次服药后，浑身即觉温煦舒适，头部微微汗出，鼻孔通畅。服药5日后，头痛十去六七，又遵上方，研药为末，5日服完，诸症均除，恢复劳动。

【按语】川芎茶调散，为散剂。散者，散也，有发散之意，故方用质轻气扬之品，研为细末，用茶姜葱糖热汤冲服，以助药力上行。此即吴鞠通所谓“治上焦如羽，非轻不举”之意。方证相符，故病得以速愈。由此可见，川芎茶调散一方，前人制方轻巧，用意之深也。

（三）血虚头痛

【病例3】周某某，女，41岁，市民。1956年9月15日初诊。

产后头痛绵绵，迄今3月不愈，面色萎黄，精神倦怠，心悸，少寐，易惊。劳累时，头痛益甚，脉软大，舌淡，苔白薄。

辨证治疗：头痛得之产后，显然属于血虚。血虚心神失养，故心悸少寐而易惊。劳累时头痛益甚者，乃《黄帝内经》所谓“烦劳则张”之意。治以补血养阴，安神止痛。方用四物汤加减。

处方：当归、白芍、川芎各12g，何首乌18g，熟地黄24g，炒柏子仁、生酸枣仁各12g，黄芪18g。

上药以水3杯，煮取1杯，药渣再煮，取汁1杯，1日2次，温服。

9月18日二诊：上方连服3剂，头痛显著减轻，心悸已瘥，精神亦较前好转。效不更方，故仍宗原方继进。

患者以上方连服9剂，诸症相继而愈。

【按语】产后头痛，绵绵不已，乃营血亏虚，气血不得上荣所致。故予四物汤加何首乌、柏子仁、酸枣仁养血安神，黄芪益气。气血充沛，故头痛自愈。

（四）阴虚头痛

【病例4】张某某，男，35岁，农民。1963年8月21日初诊。

头痛目眩，耳鸣，烦躁少寐，腰膝酸软乏力，大便干燥，小便黄短。病来月余，曾服清热散风之剂，效果非但不显，反而头痛益甚。脉来弦细兼数，舌质红嫩，少苔。

辨证治疗：脉症互参，证属肝肾阴虚，水不涵木，虚阳上亢而致头痛。治以滋阴潜阳。方用六味地黄汤加减。

处方：山茱萸、生地黄各18g，牡丹皮12g，山药9g，麦冬、玄参各12g，枸杞子15g，龙骨、牡蛎各18g。

上药以水3杯，煮取1杯，药渣再煮，取汁1杯，1日2次，温服。

8月24日二诊：服药3剂，头痛等症无明显变化。忆《医学衷中参西录》曾说：“川芎能升轻（清）气，上至脑中，则脑中热浊之气自然下降，是以其痛可愈也。”今宗此说，于上方加川芎9g，以为反佐试治。

8月27日三诊：服药3剂，头痛即愈。目眩、耳鸣均减大半，精神较前振作，寐亦转酣。虚火渐平，再仿王太仆“壮水之主，以制阳光”及喻氏“畜鱼置介”之法，处方调治。

处方：山茱萸、生地黄各18g，牡丹皮12g，麦冬18g，玄参12g，枸杞子18g，龙骨、牡蛎各12g，龟甲25g。

上药以水3杯，煮取1杯，药渣再煮，取汁1杯，1日2次，温服。

患者持此方，服药12剂，诸症悉平。

【按语】阴虚于下，阳亢于上，滋益清潜，乃其常法。反佐川芎引药上行，乃是权变之法。继用“壮水之主，以制阳光”及“畜鱼置介”之法，以善其后，乃治病求本之意。方证相符，故疗效显著。

眩晕（5例）

（一）肝风眩晕

【病例1】陶某某，男，56岁，工人。1967年3月5日初诊。

性情怪僻，沉默寡言。去冬迄今，愁萦襟怀。近因肝气郁滞，遂致头晕目眩，甚则两侧头痛，或轻或重，有时心悸失眠，烦躁口干。脉弦有力，舌红少津。

辨证治疗：弦脉在时为春，在人为肝，病来正当春令，肝阳上扰清空，故病头目眩晕。他如头痛、心悸、失眠、烦躁、舌红少津等症，属心火亢盛、母病及子之象。经云：“风淫于内，治以辛凉。”

处方：生地黄30g，麦冬18g，钩藤30g，霜桑叶18g，菊花12g，夏枯草9g，葛根12g，生龙齿25g（先煎），石决明30g（先煎）。

上药以水3杯，煮取1杯，药渣再煮，取汁1杯，1日2次，温服。

3月7日二诊：前进滋阴息风之品，眩晕头痛均减大半，脉弦已瘥。风阳有潜息之机，再宗原方予服。

处方：生地黄30g，麦冬25g，钩藤30g，霜桑叶18g，菊花12g，夏枯草9g，龙骨、牡蛎各25g（先煎），石决明30g（先煎），川牛膝18g。

上药以水3杯，煮取1杯，药渣再煮，取汁1杯，1日2次，温服。

3月14日三诊：上方连服6剂，头痛已止，失眠心悸好转。惟眩晕尚未了了，脉仍有弦意，仍以前法，重佐养血柔肝之品。

处方：生地黄、熟地黄、麦冬、天冬各25g，枸杞子18g，怀牛膝15g，鳖甲25g（先煎）。

上药以水3杯，煮取1杯，药渣再煮，取汁1杯，1日2次，温服。

上方连服12剂，眩晕痊愈，脉亦和缓，恢复工作。

【按语】肝为风木之脏，内寄胆火。肝气郁滞，风火借春阳升发之令，超越于上而病眩晕。此即《黄帝内经》所谓“诸风掉眩，皆属于肝”之象。故初用生地黄、麦冬、桑叶、钩藤等滋阴息风以平气火，更佐龙齿、石决明介类镇降之品以潜纳浮阳。终用二冬、二地、枸杞子、鳖甲等以滋阴养血、调补肝肾。病有缓急，治有先后，随证施治，变通灵活，因而获效甚为显著。

（二）痰饮眩晕

【病例2】封某某，女，34岁，工人。1974年7月30日初诊。

早有肾炎病史，经常面浮跗肿，眩晕心悸。昨日半夜醒后，突然眩晕，视物旋转如立舟车之上，不敢启目，恶心欲吐，头额胀痛，胸脘痞闷，心悸不宁。脉弦滑，舌苔白薄而腻。

辨证治疗：脉来弦滑，主乎痰饮。舌苔白薄而腻，乃阳虚阴盛之象。胸脘痞闷，恶心欲吐，头额胀痛，眩晕甚，显属痰浊中阻、上蒙清阳之候。今从《金匮要略》“心下有支饮，其人苦冒眩，泽泻汤主之”之意。治宜健脾和胃，理饮化痰。

处方：泽泻15g，白术12g，姜半夏15g，茯苓18g，陈皮12g，生甘草6g。

上药以水3杯，煮取1杯，药渣再煮，取汁1杯，1日2次，温服。

8月2日二诊：上方连服3剂，眩晕减轻大半，胸脘亦觉宽舒，食欲增加。仍感纳后运迟，再予上方加味继进。

处方：泽泻15g，白术12g，姜半夏15g，茯苓18g，陈皮12g，生甘草、砂仁各6g，厚朴3g。

上药以水3杯，煮取1杯，药渣再煮，取汁1杯，1日2次，温服。

8月5日三诊：胸脘宽舒，食欲转佳，眩晕亦微。脾阳得伸，痰浊渐次克化。续以上方加减。

处方：白术15g，姜半夏12g，茯苓15g，党参9g，生甘草6g，砂仁、陈皮各6g。

上药以水3杯，煮取1杯，药渣再煮，取汁1杯，1日2次，温服。

按上方加减，连服12剂，诸症相继痊愈，恢复工作。

【按语】痰饮中阻，脾胃升降运化无权，故胸脘痞闷、不欲饮食。清阳之气不得上升，而浊阴之气反而上冒，故头目为之眩晕。此即前贤所谓“无痰不作眩”也。方中以陈皮、半夏、茯苓、泽泻化痰理饮、降逆和胃。以党参、白术、甘草、砂仁温健脾阳。脾阳得升，浊阴得降，故病自愈。

（三）阳虚眩晕

【病例3】李某某，男，39岁，农民。1973年4月21日初诊。

头晕目眩，迄今3年，未得治愈。去年秋天，经北京某某医院诊断为“梅尼埃病”，服药二十余剂，未见效果，自行停药。目前眩晕益甚，视物旋转，如立舟车之状，两耳蝉鸣，恶心，口淡乏味，精神倦怠，但欲卧寐，并自汗畏冷，心悸气短。脉沉迟，舌苔淡白，舌根部色灰而湿润。

辨证治疗：脉沉主里，沉迟为阳衰阴盛之象。结合诸症综合分析，属脾肾阳虚之候。治以温阳化气，暖土燥湿。方用真武汤加味。

处方：熟附片12g，炒白术15g，茯苓18g，白芍9g，干姜6g，炒酸枣仁18g，半夏12g，砂仁6g。

上药以水3杯，煮取1杯，药渣再煮，取汁1杯，1日2次，温服。

服药6剂，眩晕辄退大半。又按原方服药12剂，诸症相继而愈。1974年9月，因操劳过度，饮食不节，上病复发。患者又照保存前方取药，煎服11剂，而病愈。

【按语】前贤有云：“脾虚生痰，肾虚生饮。”治者以宗此说，方用真武，温阳化气，益火补土，以复脾肾之阳。脾肾阳气得复，故痰饮泛溢得除，而眩晕自愈。

（四）阴虚眩晕

【病例4】王某某，男，45岁，工人。1959年12月28日初诊。

性情刚直，易怒，沉于酒色，患眩晕3年，自恃体壮，未加介意。近月以来，头目眩晕，两耳蝉鸣尤甚，精神有时恍惚，将有跌仆成中风之虞。经常心悸失眠，盗汗，两颧潮红。脉来弦大，按之无力，舌淡尖红。曾服六味地黄丸，略显微效，迄今未能愈。

辨证治疗：其脉弦大，主虚。肝开窍于目，肾开窍于耳，头目眩晕，两耳蝉鸣，精神恍惚，系肝肾阴虚。两颧潮红，心悸失眠，属阴虚阳浮。治以滋阴潜阳，引火归原。方用七味地黄汤加味。

处方：山茱萸25g，怀山药12g，熟地黄18g，茯苓12g，泽泻9g，牛膝12g，牡丹皮9g，肉桂3g。

上药以水3杯，煮取1杯，药渣再煮，取汁1杯，1日2次，温服。

12月31日二诊：三进七味地黄汤，眩晕耳鸣减轻大半，精神较前振作，上方既见效果，再宗原方继服。

1960年1月12日三至四诊：上方连服9剂，诸症基本痊愈。惟其眩晕尚未了了，用原方加味。

处方：山茱萸30g，生地黄、熟地黄各25g，枸杞子30g，桑寄生18g，牛膝12g，龟甲、鳖甲、玳瑁各18g（先煎）。

上药以水3杯，煮取1杯，药渣再煮，取汁1杯，1日2次，温服。

患者遵上方，服药12剂，诸症悉平，恢复工作。1年后追访，情况良好。

【按语】七味地黄汤一方，配伍至精至当，以六味补肝肾之阴，肉桂以引火归原，所谓引火归原者，亦即补水中之火也。周慎斋说："水中之火，乃先天真一之气，藏于坎中，其气自下而上，与后天胃气相接而生，乃人身之至宝，劳伤过度，损竭真阴，以致精不能生气，气不能安神，使相火妄动飞腾，而现有余之证，非真有余，是因下元不足之故也。"治者以宗此说，治疗本例，自始至终，偏于滋补下元。四诊后，火即归原。为了不使相火再次飞腾，故重佐龟甲、鳖甲、玳瑁以摄纳真气，所以取效如此显著。

（五）血虚眩晕

【病例5】张某某，女，31岁，医生。1966年9月24日初诊。

崩漏始愈，又逢愤怒，遂患眩晕，几欲跌仆。伴心悸不安，寤而不寐，动辄汗出，手足麻木，有时筋脉抽搐，口干。脉弦细而数，舌红少津，无苔。

辨证治疗：肝阳上越，故病眩晕、心悸、不寐、筋脉抽搐、手足麻木，均属营血不足、血不养筋之象。治以滋阴潜阳，养血柔肝。方用阿胶鸡子黄汤加味。

处方：生地黄18g，白芍12g，当归18g，柏子仁12g，龙骨、牡蛎各18g，阿胶12g（烊化），鸡子黄2枚。

上7味煎妥去渣之后，再放鸡子黄。搅令相得，温服。

患者遵照上方，服药13剂，诸症悉平。

【按语】肝为藏血之脏，血以荣养筋脉，故叶天士《临证指南医案》云"女子以肝为先天"。肝主风木，血崩之后，阴血未复，又夹愤怒，故肝风内动而抽搐。经云："肝苦急，急食甘以缓之，以酸泻之。"故选用阿胶鸡子黄汤加减，酸甘化阴，养血柔肝以缓肝急。前贤有云："治风先治血，血行风自灭。"此之谓也。

健　忘

【病例】张某某，男，20岁，学生。1963年3月14日初诊。

苦心读书，废寝忘食。近两月来，经常头痛头晕，精神萎靡，记忆力逐渐减退。甚则神志恍惚，读后忘前，合卷若无，再三思索，不得其影，心中烦热，少寐多梦，咽干口渴。舌红少津，无苔，脉弦细而数。

辨证治疗：健忘一症，乃精神衰弱之象。心主藏神，肾主藏精，可见健忘一症，多由心肾亏虚，神失所养所致。故治者大都从心肾着手，使其“肾能生气，气能生神。”尝读《证治准绳》见有“读书丸”一方，素曾慕其命名之巧，今则聊以试之。

处方：生地黄18g，熟地黄15g，菟丝子12g，石斛18g，地骨皮12g，石菖蒲、远志各6g，桑椹子30g，麦冬12g，连翘9g，五味子6g。

上药以水3杯，煮取1杯，药渣再煮，取汁1杯，1日2次，温服。

3月17日二诊：上方连服3剂，津液渐复，咽干转润，他症尚无起色。再宗原方加枸杞子12g。

3月26日三诊：上方继服6剂，烦热得清，心神得宁，头痛头晕减轻，精神日趋振作，记忆力较前进步，脉尚细弦，舌红少津。病来已久，除之以渐，切勿操之过急。吴鞠通说：“治内伤如相，坐镇从容”。实属良言，今以宗之。

处方：生地黄18g，石斛16g，麦冬、枸杞子各12g，五味子6g，巴戟天18g，菟丝子12g，龟甲、鳖甲各25g（先煎）。

上药以水3杯，煮取1杯，药渣再煮，取汁1杯，1日2次，温服。

上方加减服药月余，记忆力恢复正常，回校读书。

【按语】李东垣说：“心藏神，乃真气之别名也。”林羲桐说：“夫人之神宅于心，心之精依于肾，而脑为元神之府，精神之海，实记忆之所凭也。”金正希说：“凡人外有所见，心留其影于脑，小儿善忘者，脑未满也，老年健忘者，脑渐空也。”由此可知，心神不足而健忘者，乃属真气不足而然也。治者常说：“肾脏藏志，志乃真气、元气之谓。志气达于心而曰神，达于肺而曰魄，达于肝而曰魂，达于脾而曰意，以此推之，五志之原在肾也。”治疗本例，综合诸贤之说，采用《证治准绳》之读书丸以滋补肝肾、益其神志。由于药证相得，而获良效。

消渴（3例）

（一）上消

【病例1】孙某某，女，35岁，农民。1968年4月17日初诊。

体质虚弱，又因家务繁重，遂发口渴引饮，昼夜无度，心中烦热，小便频数，以致精神萎靡不振，形体逐渐消瘦。曾在南京某某医院诊断为尿崩症，迄今两月，服药50余剂无效，而来求诊。脉细数，舌红少津。

辨证治疗：脉来细数，舌红少津，心中烦热，可系心阴暗耗。大渴引饮，昼夜无度，精神不振，形体消瘦，显属阴虚火旺，熏灼肺胃之候。治以养阴生津，除烦止渴。方用石斛饮加减（自拟方）。

处方：石斛25g，麦冬21g，生地黄25g，玄参18g，天花粉12g，生石膏30g，生甘草6g。

上药以水3杯，煮取1杯，药渣再煮，取汁1杯，1日2次，温服。

4月20日二诊：3进甘凉清滋之品，不但寸效不显，渴饮反有益甚之势。再三揣摩，始知上方偏于纯阴。纯阴无阳，津液绝无升腾之理。改拟养阴育阳，交济水火之法，苟能津复热退，方可转危为安。

处方：石斛25g，麦冬21g，生地黄25g，玄参18g，知母15g，生石膏25g，砂仁6g，生甘草3g。

上药以水3杯，煮取1杯，药渣再煮，取汁1杯，1日2次，温服。

4月23日三诊：服药3剂，渴饮减轻大半，心中烦热亦瘥。津液有来复之机，消渴有向愈之望，循序渐进，以希应手获效。

处方：石斛25g，麦冬21g，生地黄25g，玄参18g，生龙骨28g，生牡蛎15g，生石膏25g，知母15g，砂仁6g，生甘草3g。

上药以水3杯，煮取1杯，药渣再煮，取汁1杯，1日2次，温服。

4月30日四诊：上方继进6剂，口渴心烦均愈，精神已振，脉来冲和，舌转红润，有时尚觉咽干。验不更法，仍予原方减量缓缓调治。

处方：石斛18g，麦冬12g，生地黄18g，玄参12g，龙骨18g，牡蛎15g，砂仁、生甘草各3g。

上药以水3杯，煮取1杯，药渣再煮，取汁1杯，1日2次，温服。

上方出入，连服数剂，病竟痊愈。治者通过治疗本例，重订石斛饮为：石斛、麦冬、生地黄、玄参、龙骨、牡蛎、砂仁、甘草。

（二）中消

【病例2】赵某某，女，28岁，农民。1971年5月8日初诊。

患淋证半年，时轻时重。近来多食善饥，虽饮食倍增而感觉不饱，甚则暴饮暴食。小便频数，大便干燥。伴心悸头晕，身酸乏力，精神疲倦，形体逐渐消瘦，咽干口燥。舌红少津，无苔，脉细数。

辨证治疗：多饮善饥，甚则暴食暴饮，显属热郁在胃。形体消瘦，咽干口燥等症，皆系火旺灼津之候，即如程钟龄所言："三消之症皆燥热结聚也"。治以清泻胃火、增液生津，以滋化源。方用石斛饮加减。

处方：石斛30g，麦冬25g，生地黄30g，玄参25g，生石膏30g，五味子、砂仁各6g，生甘草3g。

上药以水3杯，煮取1杯，药渣再煮，取汁1杯，1日2次，温服。

5月11日二诊：上药连服3剂，心悸头晕已瘥，饮食较前减少，咽干口燥好转。上方即见效果，继守上方循序渐进。

5月14日三诊：暴食暴饮显著减轻，由每日食1～1.5kg减至0.75kg。疲倦好转，精神日振，咽干口燥变润。前法颇合病机，仍从原方扩充。

处方：石斛30g，麦冬25g，生地黄30g，玄参25g，五味子6g，砂仁3g，天花粉25g，甘草3，鲜白茅根60g（切碎）。

上药以水3杯，煮取1杯，药渣再煮，取汁1杯，1日2次，温服。

8月24日四至五诊：上方加减连服9剂，饮食恢复正常，惟体力恢复尚差。经云："形不足者，温之以气。"今宗此旨，调补脾胃，以脾胃为化生之源，气血之渊薮也。

处方：石斛25g，麦冬12g，熟地黄25g，枸杞子15g，生龙骨18g，生牡蛎15g，五味子3g，砂仁6g，党参9g，生黄芪12g，生甘草6g。

上药以水3杯，煮取1杯，药渣再煮，取汁1杯，1日2次，温服。

上方服25剂，计月余，体力逐渐恢复正常，即能参加农业生产。

（三）下消

【病例3】安某某，女，28岁，市民。1968年9月16日初诊。

患者28岁，已生6子，肾精耗损已久，近3月以来，腰膝酸痛，咽喉干燥，饮水偏多，喝水与日俱增，近来竟日饮百杯而渴不止。小便清长，有时心悸。自服牛黄上清丸、六味地黄丸不效，而来求诊。脉细数，舌苔白薄，边尖红赤。

辨证治疗：劳欲过度，肾精耗损，相火旺盛，上熏肺胃，津液受其灼烁，因而烦渴多饮，促成肾虚、胃热、肺燥，发病消渴。治宗润肺、清胃、滋肾三法。方用石斛饮加味。

处方：石斛30g，麦冬25g，玄参18g，生地黄30g，生龙骨18g，生牡蛎15g，生甘草6g，山茱萸18g，五味子6g，砂仁、肉桂各3g。

上药以水3杯，煮取1杯，药渣再煮，取汁1杯，1日2次，温服。

9月19日二诊：上方以石斛饮加砂仁、肉桂之辛，取"辛以润之"之意，温暖肾气。服药3剂，津液渐复，饮水减少。效不更方，再进3剂，以观后效。

9月26日三至四诊：上方连服6剂，渴饮已止，心悸亦安，腰膝酸痛减轻，脉转冲和，惟舌质尚红。阴血久虚之体，宜缓治本。

处方：石斛18g，麦冬15g，生地黄、熟地黄各12g，龙骨、牡蛎各9g，玄参、山茱萸各12g，五味子6g，生甘草3g，砂仁6g。

上药以水3杯，煮取1杯，药渣再煮，取汁1杯，1日2次，温服。

【按语】《素问·阴阳别论》中云："二阳结，为之消。"林珮琴解释为："手阳明大肠主津，足阳明胃主液，二经燥结失润，故为消。"按消渴一病，实为津液不足之病，故古人皆列为燥证。治者据此道理，自拟"石斛饮"一方，治在阳明，滋其化源。方用石斛、麦冬、生地黄、玄参、龙骨、牡蛎、甘草大队滋阴润燥之品，以养五脏六腑之阴，反佐辛香之砂仁，投入群阴药中，醒脾调胃，即"所以助气化，使津液得升也"。津液升腾，何消渴之有？至于临床加减，上消应用石斛饮，当重佐知母、石膏以养肺津，肺受津润，其渴自止。下消应用石斛饮，当重佐山茱萸、五味子以摄纳肾阴，肾阴得摄，渴亦自止。若命门火衰不能化气，气虚不能化液者，当少佐桂附，以俾"少火生气"，气升津生，故渴亦自止。笔者于临床治消渴一病，亦常喜用此方加减，无不应手奏效。读者当细心揣摩，勿以其方药之简而轻视之。

癃闭（4例）

（一）气虚癃闭

【病例1】裴某某，男，69岁，商人。1965年10月12日初诊。

每欲小便时，少腹即感坠胀，尿不能出，需待10~20分钟之后方涓滴而下，不痛。病已月余，近来尤甚，有时心悸，气短，腰痛，下肢痿软而畏冷。脉细弱，舌淡，苔白薄。

辨证治疗：综合脉症分析，证属下焦虚寒，肾阳式微，不能化气行水，治宜温阳行水，方遵真武汤。

处方：熟附子9g，白术6g，茯苓12g，白芍9g，生姜6g。

上药以水3杯，煮取1杯，药渣再煮，取汁1杯，1日2次，温服。

10月18日二至三诊：上方服6剂效果不显，再察其症，复候其脉，揣其方药，仍觉合度。然患者年近古稀，肾阳久虚，一时难复。再宗原方加味以待"州都"气化有权，则小便自调无虞。患者持方而去。适余入厕，见患者在厕所小便，频作深度呼吸，余甚怀疑，问之答曰："每次小便必须用力提气数口，小便方出。"余恍然大悟，此乃大气下陷乎？遂改升陷汤予服。

处方：生黄芪28g，知母12g，柴胡9g，升麻6g，桔梗3g，台党参6g，甘草3g。

上药以水3杯，煮取1杯，药渣再煮，取汁1杯，1日2次，温服。

10月21日四诊：上方服1剂，少腹下坠已轻，不必再作深呼吸即可小便，服3剂后，小便自如。脉来较前有力，心悸、气短、腰痛、畏寒均减大半，再予金匮肾气丸30丸，以资巩固疗效。

【按语】大气者，即指宗气，宗气者即心肺之气。肺主一身之气，肺气虚则大气下陷，不能“通调水道，下输膀胱”。故而发病小便癃闭。根据“肺与膀胱相通”之理，故选升陷汤予服。大气一举，小便自畅者，此又前贤所谓“提壶揭盖”之意。然利尿之法甚多，八正散乃清热破结利尿之方，肾气丸乃补肾益气利尿之方，真武汤乃温阳化气利尿之方，以上均是治癃闭之常法。今用升陷汤乃举陷利尿之方，是治癃闭之变法。经云：“必伏其所主，而先其所因。”示人通常达变，不可拘泥于成法。

（二）阴阳两虚癃闭

【病例2】韩某某，男，89岁，市民。1975年4月24日初诊。

1974年仲冬，患癃闭，小便闭而不通，少腹臌胀难忍，四肢厥冷，脉沉细，经服真武汤温阳行水，1剂而愈。昨患小便涓滴不爽，尿道灼热涩痛，少腹臌胀下坠，状若覆碗而拒按。邀余往诊。脉细数，舌红少津，无苔。

辨证治疗：年近九旬，肾气久亏，今反热郁膀胱，尿闭不通而癃，虑其年迈体弱，不任峻利。治以东垣通关丸，轻清下焦之蕴热，以助膀胱之气化。

处方：黄柏、知母各9g，肉桂1.5g。

上药以水3杯，煮取1杯，药渣再煮，取汁1杯，1日2次，温服。

4月27日二诊：上方服3剂，小便逐渐爽利，灼热痛涩大减。少腹臌胀虽消，而仍感不舒，脉舌同前，再仿纯阴化阳汤。

处方：熟地黄、玄参各30g，生山药25g，肉桂15g，车前子（布包）25g，甘草梢3g。

上药以水3杯，煮取1杯，药渣再煮，取汁1杯，1日2次，温服。

5月3日三诊：上方连服6剂，小便通畅，诸症相继而退，为巩固疗效，予六味地黄丸续服半月。

当年10月底，患者病痢前来求诊。询及前病，方知迄今情况良好。

【按语】热结膀胱，癃闭涓滴，只须清利湿热而已。但是患者九旬高龄，肾气久虚，实不可峻利可知。治者选用东垣通关丸，降其火，化其气，从权以清源。服后火降，阴液一时未复，故少腹难受不适。后仿纯阴化阳汤，则于降火之后而滋补其阴，此又《医彻》所谓“热者清之，及半即止，继以益阴”之意。

（三）阳虚癃闭

【病例3】李某某，男，62岁，干部。

冒雨外出，初感恶寒，继则二便不通，小腹胀痛，坐立不安，送来医院，急诊室用开塞露，大便得通，但小便仍然涓滴不畅，小腹臌胀，呼号难忍。邀余诊视，脉见沉紧，舌淡，苔薄白。

辨证治疗：脉沉主里，紧脉主寒，沉紧为寒邪入里。小便不畅，少腹臌胀，呼号难忍，乃寒邪中于下焦、膀胱气化不利，而患癃闭之病。经云：“膀胱者，州都之官，津液藏焉，气化则能出矣。”仰宗斯旨，方用真武汤温阳化气利水。

处方：附子25g，生姜9g，白术12g，茯苓10g，白芍12g。

上药以水3杯，煮取1杯，药渣再煮，取汁1杯，1日2次，温服。

急火煎服1大碗，覆被，须臾，患者如醉而眠，约1时许，身温汗出，醒而神清，急欲小便，一溲而尿液盈盆，癃闭霍然而愈。

【按语】中医治水，必先治气，气不能化则水无以行。风寒中于下焦，命门火衰，而膀胱之水闭矣。故用真武汤，温暖下焦，蒸腾气化，以利小便。服药之后，患者如醉，即《尚书》所谓“若药弗瞑眩，厥疾弗瘳”也。

（四）阴虚癃闭

【病例4】赵某某，男，55岁，农民。1952年9月12日初诊。

5日前，外感风寒，发热咳喘，医投麻黄汤，服药3剂而病愈。昨日傍晚，突然小便涓滴不畅，下腹疼痛胀闷，前医诊断为膀胱蓄水症，予五苓散1剂，小便竟点滴不通，下腹痛胀益甚。邀余往诊，脉细数，舌红少津，咳而无痰，口渴咽干。

辨证治疗：咳而无痰，口渴咽干，脉细数，舌红少津，可系肺燥。肺燥不能生水，气化不及州都，故小便不利、下腹痛胀。治以养阴润肺，以滋化源。方用石斛饮加减。

处方：石斛25g，寸麦冬18g，生地黄25g，玄参18g，霜桑叶9g，车前子20g（布包）。

上药以水3杯，煮取1杯，药渣再煮，取汁1杯，1日2次，温服。

上方服1剂，午后，小便逐渐增多，接服第2剂，至傍晚时分，小便涌出。继进上方去车前子，又服4剂，诸症悉平。

【按语】肺为水之上源，必得清肃之令而下行，《辨证奇闻》云：“不知天令至秋而白露降，是天得寒以生水也。人身肺金之热，不用清寒之品，又何以益肺以生水乎。”治者宗此意，方用石斛、麦冬、生地黄、玄参大队清凉滋润之品，滋其水之上源，加霜桑叶以助肺金清肃之令，加车前子清凉滋润，引领肺气下行以助通调水道，上清下滋，癃闭岂有不愈之理。

肝郁（4例）

【病例1】孙某某，男，55岁，农民。1952年3月26日初诊。

两胁作痛2月，近来胸闷咳嗽咳痰，中脘痞胀不适。脉弦细，舌青、边尖有瘀点，苔薄白。

辨证治疗：胁乃肝胆之分野，肝气郁于本经，故胁痛。肝气上乘于肺，肺气不降，故胸闷气逆而咳嗽。肝气横逆犯胃，胃气不降，故中脘痞胀而不欲食。脉弦细，舌青、边尖有瘀点，乃久痛伤络之候。治以降肺疏肝、和胃化滞。

处方：旋覆花12g（包），青皮9g，郁金、川贝母各6g，陈皮12g，杏仁9g，炒紫苏子12g，茯苓15g，半夏12g，生麦芽18g，炒莱菔子12g，红花6g。

上药以水3杯，煮取1杯，药渣再煮，取汁1杯，1日2次，温服。

3月29日二诊：上方连服3剂，诸症显著减轻，效不更方，再进3剂。

4月3日三诊：昨食牛肉包，停滞于胃，中脘及两胁胀痛又甚，脉来弦滑。再宗上方，佐以消食化滞之品。

处方：旋覆花12g（包），青皮9g，陈皮12g，半夏15g，焦山楂12g，炒莱菔子18g，生麦芽、鸡内金各12g。

上药以水3杯，煮取1杯，药渣再煮，取汁1杯，1日2次，温服。

4月26日，患者因感冒来诊，询及前症，方知上方服3剂而病愈。

【按语】病起于肝气郁滞，其气不降，故用旋覆花、郁金、青皮、麦芽以疏肝降逆；肝气犯肺，肺气郁滞，故用杏仁、紫苏子、川贝母以肃肺降气；肝气犯胃，胃气不降，故用陈皮、半夏以和降胃气；久痛入络，舌青有瘀，故佐红花以活血化瘀。肺气得以肃降，肝气得以疏泄，胃气得以和降，故病自愈。

【病例2】周某某，女，30岁，市民。1951年10月16日初诊。

据述两月前，只因婆媳不睦，气郁于内，遂患胸脘胀痛，旁及两胁，饮食逐渐减少。曾服木香顺气丸，其病稍减。目前胸胁脘腹胀痛，嗳气吞酸，不欲饮食。伴前额眼眶胀痛，夜寐不安。舌质黯红，苔黄而腻，脉来弦细而滑。

辨证治疗：肝脏气血郁滞，着而不行，迁延两月不愈。此即吴鞠通所谓“肝郁胁痛，病名肝着”之候。考《金匮要略》之述备矣。治以疏肝解郁，和胃降逆。方遵旋覆花汤、温胆汤、左金丸意。

处方：旋覆花12g（包），青皮9g，当归须12g，桃仁6g，陈皮、茯苓各12g，炒枳实9g，竹茹、生甘草各6g，吴茱萸3g。

上药以水3杯，煮取1杯，药渣再煮，取汁1杯，1日2次，温服。

10月19日二诊：上方连服3剂，胁痛、腹胀、嗳气、吞酸均减。效不更方，原方再进3剂。

10月23日三诊：上方服后，矢气频下，诸症已有将愈之势。昨食年糕，停滞中脘，自服四消丸2袋，当日腹泻六七次，夜间腹部痞胀反而增加，辗转未能安寐。良由泻伤中阳，胃气益加不和。改服厚朴生姜半夏甘草人参汤加味。

处方：厚朴、半夏、党参、甘草各 6g，茯苓 12g，生酸枣仁 18g，生姜 3 片。

上药以水 3 杯，煮取 1 杯，药渣再煮，取汁 1 杯，1 日 2 次，温服。

上方连服 6 剂，痞胀逐渐消退，食欲转香，夜寐转酣。

【按语】本例肝郁气滞，胃气不降，治者以旋覆花汤疏肝降逆；温胆汤和胃化痰；左金丸清泻肝火；集诸法于一炉，共奏疏肝解郁、辛开苦降之效。大泻之后，胃气益虚，不得寐者，属“胃不和，卧不安”也。故选厚朴生姜半夏甘草人参汤，温运中气，以收全功。

【病例 3】李某某，女，41 岁，市民。1952 年 3 月 1 日初诊。

家务繁重，忧郁寡欢。去冬迄今病胁痛，性情逐渐转躁。劳动过力，即发寒热、眩晕、心悸、少寐，以致形瘦色悴，并脘腹痞胀，不欲饮食，但欲太息。月经延期，色黑量少而有瘀块。脉弦细兼数，舌红苔黄而腻。

辨证治疗：肝郁络闭，故病胁痛。肝郁，其气不伸，郁而化火，是以性情转躁，并发寒热，眩晕心悸，少寐，以致肝血亏虚，形瘦而色悴。女子以肝为先天，血虚不养冲任，故月经延期，色黑量少有瘀。脘腹痞胀，不欲饮食，但欲太息，显属木郁土壅，疏运无权之候。经云：“木郁达之”，方用丹栀逍遥散加减。

处方：柴胡 9g，当归 6g，白芍 9g，茯苓 12g，牡丹皮、栀子各 6g，薄荷叶 3g，生甘草 6g，赤芍 9g，泽兰叶 6g，木香 9g。

上药以水 3 杯，煮取 1 杯，药渣再煮，取汁 1 杯，1 日 2 次，温服。

3 月 6 日二诊：上方连服 5 剂，胁痛，寒热显减大半。眩晕、心悸、痞胀等候亦随之渐退。上方既见效机，再宗原意扩充。

处方：柴胡 6g，当归、白芍各 9g，茯苓 12g，牛膝 9g，牡丹皮、栀子、薄荷叶、生甘草、赤芍、泽兰叶、木香、川楝子各 6g。

上药以水 3 杯，煮取 1 杯，药渣再煮，取汁 1 杯，1 日 2 次，温服。

3 月 27 日三诊：上方又服 3 剂，其病未显进退，脉仍弦数，舌红。阴血久虚，一时难复。再宗上方，略加益阴养血之品以平气火。

处方：柴胡 6g，当归 12g，生地黄 18g，白芍 12g，茯苓 9g，牛膝 12g，牡丹皮 9g，赤芍 12g，泽兰叶 9g，川楝子 6g，青皮 9g，麦芽 18g，焦山楂 12g。

上药以水 3 杯，煮取 1 杯，药渣再煮，取汁 1 杯，1 日 2 次，温服。

上方连服 9 剂，诸恙逐渐平息，精神日趋振作。经汛通畅，脉转冲和，不复给药。

【按语】肝藏血，主疏泄；脾统血，主运化。肝脾气郁，疏、运、统、藏皆失其常。治者宗“木郁达之”之旨，方用柴胡、薄荷以疏肝解郁。牡丹皮、栀子以疏肝清热。茯苓、甘草、木香以健脾畅中。又宗“血主濡之”之意，方用当归、白芍补血和营以养肝。诸药相合，共奏疏肝理脾、和营养血之效。方药颇合病机。因而疗效显著。

【病例4】藏某某，女，44岁，工人。1971年8月8日初诊。

患胆囊炎，迁延两年，断续治疗，病未痊愈。近两月以来，右胁疼痛较甚，稍有愤怒则绞痛难忍，甚则呕吐酸苦，心中烦躁，不欲饮食。并头痛头晕，心悸少寐，低热起伏，小便黄短，大便秘结。脉弦细而数，舌红苔黄而腻。

辨证治疗：肝胆之脉，布循胁下。肝气郁于本经，故病胁痛。呕吐酸苦，不思纳谷，头痛头晕，心悸少寐，低热起伏等症，皆属肝火郁滞、疏泄无度之候。脉来弦细而数，舌红苔黄而腻，亦为肝郁化火之象。经云：“诸逆冲上，皆属于火；诸呕吐酸，皆属于热。”治以清泻肝火、行气开郁，佐以活血止痛。方用左金丸合柴胡疏肝散加减。

处方：胡黄连12g，吴茱萸3g，柴胡6g，白芍9g，川芎6g，炒香附9g，黄芩12g，大黄6g，乳香、没药各3g，生甘草6g。

上药以水3杯，煮取1杯，药渣再煮，取汁1杯，1日2次，温服。

8月14日二诊：服药6剂，痛减大半，呕吐已止，低热起伏亦平，心悸少寐好转，大便已爽。效不更方，继进3剂。

8月24日三至五诊：上方加减连服9剂，诸症相继而退。惟食欲欠香，寐多梦扰。再以上方出入。

处方：胡黄连6g，柴胡3g，茯苓、半夏各12g，陈皮9g，竹茹3g，炒枳实9g，生甘草6g，酸枣仁30g（生熟各半）。

上药以水3杯，煮取1杯，药渣再煮，取汁1杯，1日2次，温服。

患者照上方，连续服药12剂，诸症悉平，体力增强，恢复正常工作。

【按语】本例胆囊炎一症，属肝胆气滞、湿热郁结而成。治者常用左金丸合柴胡疏肝散而取效。方中黄连改用胡黄连，偏重清泻肝胆之郁热，与吴茱萸配合，一寒一热，以奏辛开苦降之效。柴胡以疏肝解郁见长，主治“心腹肠胃中结气”，配枳实、香附快膈利气以解肝经气郁；芍药以益阴和里见长，主治“邪气腹痛”，配川芎以开肝经血瘀；甘草甘缓以舒挛痛。诸药相合，促成调和肝胆、清热解郁、活络止痛之效。

脏躁（2例）

【病例1】邓某某，女，44岁，农民。1965年4月15日初诊。

无故悲伤哭泣2两月，不时举发，精神恍惚，有时四肢抽搐。曾服朱砂安神丸、苯妥英钠等药，毫无效果。目前发作频繁，并胸闷气短，卧寐不安，易惊易恐，饮食逐渐减少，脉来弦细，舌苔淡白少津。

辨证治疗：思虑过度，心脾受损，气血亏虚，神失所养，故病脏躁。治以养心安神。方用甘麦大枣汤加味。

处方：生甘草 12g，小麦 60g，大枣 6 枚（掰），柏子仁 15g，生酸枣仁 25g，当归 12g，龙眼肉 25g，百合 15g，黄芪 12g，龙骨、牡蛎各 25g。

上药以水 3 杯，煮取 1 杯，药渣再煮，取汁 1 杯，1 日 2 次，温服。

4 月 18 日二诊：三日以来，悲伤哭泣好转，再以原方继进。

4 月 22 日三诊：上方连服 3 剂，胸脘痞满益甚，反不欲食，甚则通宵不得安寐，四肢抽搐又频，再三揣摩前方，始知蛮补太甚，再以上方出入，和胃化滞，以畅气机。

处方：生甘草 9g，小麦 30g，大枣 6 枚（掰），茯苓 12g，陈皮 9g，半夏 12g，竹茹 6g，荷梗 9g。

上药以水 3 杯，煮取 1 杯，药渣再煮，取汁 1 杯，1 日 2 次，温服。

4 月 27 日四诊：前方继服 5 剂，胸闷渐宽，睡眠转酣，饮食逐渐增加，精神较前振作。惟两手有时仍觉抽搐。心脾亏虚既久，气血一时难复，再以甘麦大枣汤加味，益气生血润燥缓急，徐图全功。

处方：生甘草 12g，小麦 45g，大枣 6 枚（掰），柏子仁 12g，炒酸枣仁 18g，龙眼肉 12g，当归 6g。

上药以水 3 杯，煮取 1 杯，药渣再煮，取汁 1 杯，1 日 2 次，温服。

【按语】本例脏躁之症，系由思虑过度、心脾受损、神失所养所致。用甘麦大枣汤补悦心脾，本应如鼓即应，但因蛮补太过，以致中焦痞滞不通、气机不畅，故继用和胃化滞之品，以畅气机，病始好转。最后仍用益气养血，补悦心脾而得痊愈。由此可见，处方用药，贵在轻灵，当避蛮补生变。

【病例 2】梁某某，女，30 岁，工人。1976 年 4 月 8 日初诊。

心中不时憋闷，烦恼欲哭，哭则病减。每日发作 2~3 次，迄今 3 月，颇为痛苦。虽经多医调治，未能痊愈，前来求诊。检阅前服药方，不外甘麦大枣汤、镇肝熄风汤、柏子养心丸等。目前，啼哭发作尤甚，并精神淡漠，喜静恶躁，但欲太息，心悸易惊。脉弦滑，舌淡苔白而腻。

辨证治疗：意欲不遂，气郁生痰，痰浊蒙蔽心窍，脏腑气机不畅，故病脏躁。治以理气解郁，豁痰开窍。方用正胆汤加味。

处方：陈皮 12g，清半夏 15g，茯苓 18g，生甘草 6g，竹茹 10g，枳实 12g，酸枣仁 25g，生赭石 18g，川贝母 9g，石菖蒲 6g。

上药以水 3 杯，煮取 1 杯，药渣再煮，取汁 1 杯，1 日 2 次，温服。

4 月 12 日二诊：服药 3 剂，心中憋闷略宽，烦恼欲哭减轻。近 2 日来，有喜笑面容，饮食较前增加。上药既见效果，仍以前方加减续进。

处方：陈皮、清半夏各 12g，茯苓 18g，生甘草 6g，竹茹 10g，枳实 12g，酸枣仁 25g，川贝母 9g，石菖蒲、远志各 6g，川郁金 9g。

上药以水 3 杯，煮取 1 杯，药渣再煮，取汁 1 杯，1 日 2 次，温服。

4 月 21 日三诊：上方连服 7 剂，诸症相继告愈。

同年 8 月 13 日，因肝气郁滞，神志不振，心中烦恼，哭泣，他症亦皆同前。又照前方服药 6 剂，而病除。

【按语】《金匮要略》云："妇人脏躁，喜悲伤欲哭，象如神灵所作，数欠伸，甘麦大枣汤主之。"病由脏腑阴液不足，以致脏躁，出现"悲伤欲哭"之症，故用甘麦大枣汤养心益脾，以润燥缓急。本例患者，乃由气郁生痰，痰浊内扰，影响心胆肺胃气机失调，故选正胆汤加味，以理气解郁、豁痰开窍，调整气机而得愈。又按治者据"上焦清阳欲结，治肺以展气化"及"肺者，在声为哭"之理，故于正胆汤中加川贝母以化痰快膈、利肺气而疏肝，一药两用，可云为巧。

癫痫（3 例）

【病例 1】田某某，女，13 岁，学生。1970 年 12 月 15 日初诊。

性情孤僻，一日与同学口角相争而昏仆。此后，精神失常，或歌或泣，喃喃自语，7 日以来，上午神志较清，下午神志昏迷，近 2 日来，竟彻夜不眠，躁扰不安，右脉滑数，左脉弦滑，舌红，苔黄腻。

辨证治疗：肝气郁滞，上扰心神，神志被蒙，因而形成癫病。迁延 7 日不愈，以致彻夜不眠、躁扰不安，大有由癫转狂之可能，拟镇惊安神、豁痰开窍之法以治之。

处方：钩藤 30g，黄连 6g，石菖蒲 9g，远志 6g，胆南星 9g，僵蚕 6g，丝瓜络 9g。

上药以水 3 杯，煮取 1 杯，药渣再煮，取汁 1 杯，1 日 2 次，温服。

另，天竺黄 3g，朱砂 2g，琥珀 3g。共研细面，分为 4 包，日服 2 次，每次 1 包，白水冲下。

12 月 17 日二诊：上方连服 2 剂，神志稍清，询之大便 5 日未下，可虑热郁阳明作祟，再守上方佐大黄 9g，芒硝 3g。上药以水 3 杯，煮取 1 杯，药渣再煮，取汁 1 杯，1 日 2 次，温服。

三诊：前予破结通腑，大便得以通畅，排出痰浊积滞，神志转清，言语有序，饮食渐增，寐亦好转。继予养血安神之品，以望病愈。

处方：丹参 12g，生地黄 18g，白芍 12g，远志 6g，朱茯神 12g，麦冬 15g，生龙骨、生牡蛎各18g。

上药以水3杯，煮取1杯，药渣再煮，取汁1杯，1日2次，温服。

1971年3月15日，患者之兄来诊感冒，述及其妹前症，方知服药7剂之后，诸症悉平，回校读书，脑力未受影响。

【按语】徐春甫说："癫狂之病，总为心火所盛，神不守舍，一言而尽。"虞抟说："大抵狂为痰火实盛，癫为心血不足……狂宜平之，癫亦乎安神养血，兼降痰火。"治者宗诸此说，先用黄连、钩藤、远志、天竺黄等以清心平肝、豁痰开窍，后加大黄、芒硝以清热通腑、降其痰火。服后便下痰积之物而神志转清者，即朱丹溪所谓"痰迷心窍，当下痰宁志"之谓也。

【病例2】刘某某，男，44岁，农民。1972年7月31日初诊。

半年以来，因生闷气，初见精神淡漠，继而神志错乱，语无伦次。经某某医院诊断为精神分裂症。服苯妥英钠等药已无效。目前，头昏目糊，少寐多梦，心烦多虑，惊恐心悸胜于往昔，常常自言、自笑、自啼、噫气。大便秘结，小便黄短。脉弦滑，舌红少苔。

辨证治疗：木喜条达，最恶抑郁，郁而化热，痰浊蒙闭心窍，神明无所附丽，故病癫疾。治以清心开窍，涤痰潜阳之法。

处方：黄连、石菖蒲、远志各9g，胆南星6g，竹茹12g，茯苓9g，麦冬12g，瓜蒌皮25g，珍珠母30g。

上药以水3杯，煮取1杯，药渣再煮，取汁1杯，1日2次，温服。

8月3日二诊：上方连服3剂，精神较前清爽，惊恐心悸亦较前减轻，睡眠多于往常。惟自言、自笑、自啼不已。再以原方加朱珀散3g，冲服。

8月7日三诊：精神好转，头昏目糊亦瘥，仍大便秘结，郁热未下也。再以上方，重佐养阴通腑。

处方：生地黄25g，麦冬18g，石斛25g，玄参12g，瓜蒌30g，竹茹12g，石菖蒲6g，远志3g，珍珠母25g，龙骨、牡蛎各18g，生大黄9g，玄明粉3g（冲）。

上药以水3杯，煮取1杯，药渣再煮，取汁1杯，1日2次，温服。

8月9日三诊：上方服3剂，大腑畅通，神志逐渐清醒，寐亦转酣，饮食渐增，自言、自笑、自啼亦相继而愈。脉尚弦数，余热未清，再予清热生津之品以复其阴。

处方：生地黄25g，麦冬18g，石斛25g，玄参18g，沙参12g，枸杞子18g，黄连3g，龙骨、牡蛎各18g，生甘草3g。

上药以水3杯，煮取1杯，药渣再煮，取汁1杯，1日2次，温服。

上方连服6剂，阴复热退，诸症悉平，恢复劳动。迄今7年，未再复发。

【按语】本例属中医所谓"癫病"由痰火蒙闭心包引起，治者初以清心开窍、涤痰潜阳为法，继以清心安神化痰通腑为治，终以清热养阴收功。《类证治裁》云：“治癫先逐其痰，次复其神，养其阴。”此之谓也。

【病例3】刘某某，男，20岁，工人。1973年9月25日初诊。

初因心情不畅，突然神昏抽搐，轻则几分钟，重达1刻钟，每日发作1~2次，苏醒之后，精神萎靡，头脑胀痛。经某某医院诊断为癫痫。予苯妥英钠片，服7日，不显效果，求余诊治。患者自说：“每次发病，先转腿肚，继之心口憋闷，有压抑之感，气至咽喉，即不能言语，神昏而抽搐。”脉弦细而滑，苔黄而腻。

辨证治疗：《难经·第二十九难》中曰：“阳维维于阳，阴维维于阴，阴阳不能自相维，则怅然失志，溶溶不能自收持。阳维为病苦寒热，阴维为病苦心痛，阴跻为病，阳缓而阴急。阳跻为病，阴缓而阳急。”由此可见，癫痫一病的发病变化与跻维之脉的关系，甚为密切。结合本病的脉症，属于癫邪。“癫则多由志愿不遂，气郁生痰，痰迷心窍，或因惊恐，神不守舍所致。”治以清心安神、豁痰开窍，方用黄连温胆汤加减。

处方：黄连6g，半夏9g，茯苓12g，陈皮9g，甘草3g，竹茹6g，枳实12g，石菖蒲、远志各9g，全蝎6g，胆南星9g。

上药以水3杯，煮取1杯，药渣再煮，取汁1杯，1日2次，温服。

每次冲白金丸6g。

9月28日二诊：上方连服3剂，抽搐辄止，精神较前好转，头脑胀痛不如前甚。上方既见效机，仍守原方加减续进。

处方：黄连6g，半夏9g，茯苓15g，陈皮12g，甘草3g，石菖蒲6g，远志3g，胆南星6g，龙骨、牡蛎各18g，酸枣仁30g。

上药以水3杯，煮取1杯，药渣再煮，取汁1杯，1日2次，温服。

【按语】笔者每览此例，甚以为奇，近几年来，每遇癫痫之症，恒问之发病病机，大多与本例相同。又考李时珍亦有详细记载，今附于后以供参考与研究。

《奇经八脉考》中记载：“王叔和以癫痫属阴维阳维，《灵枢》以癫痫属阴跻阳跻，二说异义旨同。盖阳维由外踝而上，循阳分而至肩肘，历耳额而终，行于卫分诸阳之会。阴维由内踝而上，循阴分而上胁至咽，行于营分诸阴之交。阳跻起于跟中，循外踝上行于股外，至胁肋肩髆，行于一身之左右，而终于目内眦。阴跻起于跟中，循内踝上行于股内，阴气行于一身之左右，至咽喉，会任脉，而终于目内眦。邪在阴维阳跻，则发癫邪；在阳维阳跻，则发痫，动而属阳，阳脉主之。癫静而属阴，阴脉主之。大抵二疾，当取之四脉之穴，分其阴阳而已。”鉴于癫痫一症，当前医界，尚无诊治准则，以奇经辨证论治者亦不多，故录之以供同道研究。

奔 豚 气

【病例】廉某某，女，37岁，干部。1972年8月12日初诊。

脾肾素虚，经常面浮跗肿。5日前，半夜梦惊觉醒，心神恍惚，而作奔豚，少腹有气上冲胸咽，发作欲死，虽服西药中药，但均无效。仍每夜发作1次，并心悸、胸闷、头晕、畏冷。脉沉细，舌淡红，苔白薄，根部灰色而湿润。

辨证治疗：脉沉主里，沉细为脾肾阳虚、水湿内停之征。梦惊神惚，损其心阳，以致水寒气逆，故发奔豚。治以温阳行水，佐以安神。方遵真武汤加味。

处方：黑附子9g，茯苓18g，炒白术12g，肉桂3g，白芍6g，炒酸枣仁12g，生姜3片。

上药以水3杯，煮取1杯，药渣再煮，取汁1杯，1日2次，温服。

上方服1剂，当夜奔豚未作。继服2~3剂，奔豚亦未发作，患者颇以为喜。又按原方服药9剂，心悸、头晕、畏冷等症均愈，面浮跗肿亦随之而愈。

【按语】《金匮要略》以奔豚汤疏肝解郁，降其冲逆以治奔豚，以桂枝加桂汤助阳降逆以治奔豚，以苓桂甘枣汤通阳行水以防奔豚。治者用真武汤温阳利水以治奔豚，此乃治奔豚之变法。经云："必伏其所主，而先其所因"，是示人以通常达变，不可拘泥于成法。

心悸（3例）

【病例1】程某某，女，50岁，工人。1973年3月22日初诊。

半年来，经常心悸，有时胸闷胸痛。经某某医院检查，诊断为心绞痛。服药多剂，效果不大，检阅前服药方，多为活血化瘀之品。目前，胸闷憋气，左胸掣痛，并胆怯易惊，寐劣多梦，胃脘痞满，不欲饮食，经常饭后心悸加重。脉弦细，兼有结、代。舌苔黄腻，舌质淡红。

辨证治疗：左胸掣痛，胸闷憋气，为心气亏虚、营卫不调之证。胆怯易惊，寐劣多梦，为胆气亏虚之象。宋·杨士瀛说："夫惊悸者，心虚胆怯之所致也。"上脘痞满，不欲饮食，饭后心悸加重，显为胆失疏泄之候。治以安神宁胆，佐以理气散满。方用温胆汤加味。

处方：茯苓12g，陈皮9g，半夏15g，炒枳实9g，生甘草6g，淡竹茹3g，生酸枣仁18g，炒麦芽9g，生姜3片（切碎）。

上药以水3杯，煮取1杯，药渣再煮，取汁1杯，1日2次，温服。

3月29日二诊：服药6剂，胃气和降，痞满消失，胸脘皆感舒适，左胸掣痛已减轻，饮食见增，寐意转酣。脉来弦细，仍有结象，再宗上方，加以温濡气血、调和营卫之品。

处方：茯苓15g，陈皮12g，半夏15g，炒枳实6g，炙甘草9g，生酸枣仁18g，当归12g，川芎9g，桂枝6g，生姜3片（切碎），大枣3枚（掰）。

上药以水3杯，煮取1杯，药渣再煮，取汁1杯，1日2次，温服。

4月13日三诊：上方连服9剂，左胸掣痛消失，饭后已不心悸。惊怯较前好转，脉来有力，已无结象。小变前方，予以巩固。

处方：茯苓12g，生酸枣仁18g，远志6g，党参9g，炙甘草6g，陈皮12g，当归6g，大枣3枚（掰）。

上药以水3杯，煮取1杯，药渣再煮，取汁1杯，1日2次，温服。

【按语】《医学入门》云："心与胆通，心病怔忡，宜温胆为主；胆病战栗癫狂，宜补心为主。"治者用温胆汤，旨在调整心胆之气化。气化相通，营卫调和，故病自愈。可见临床贵在辨证，不必拘泥于"活血化瘀"一法。

【病例2】乔某某，男，62岁，退休工人。1971年2月21日初诊。

患冠心病两年，经常心悸胸痛，服益寿宁、硝酸甘油、肌醇等药已不显效，颇以为苦。目前，心悸尤频，胸痛不时举发，呈压榨性疼痛，有时痛连肩臂，发作时，胸闷气短，出虚汗。并心烦眩晕，精神不振，夜寐盗汗，咽干口燥，腰膝酸软乏力。舌红少津，脉细数，左寸独大。

辨证治疗：痛延2年，阴虚已久，营卫不调，血不养心，因而心悸、胸痛。阴虚而阳浮，故头目为之眩晕。心烦，盗汗，咽干口燥，舌红少津，皆系阴血亏虚之象。脉来细数，左寸脉大者，属心阳独亢之征。治以滋阴降火，养血活络，敛阴潜阳。

处方：水牛角（代犀角）30g（先煎），石斛25g，麦冬18g，生地黄25g，玄参12g，龙骨18g，牡蛎15g，丹参12g，五味子6g，红花9g，当归12g。

上药以水3杯，煮取1杯，药渣再煮，取汁1杯，1日2次，温服。

2月28日二诊：服药6剂，胸痛减轻大半，心悸、盗汗、眩晕等症均减，左寸脉大不如前甚。方证合拍，仍以上方出入。

处方：石斛25g，麦冬18g，生地黄25g，玄参12g，龙骨18g，牡蛎15g，当归12g，红花6g，丹参12g，甘草3g。

上药以水3杯，煮取1杯，药渣再煮，取汁1杯，1日2次，温服。

3月15日三诊：上方续服9剂，胸痛已止，精神已振，夜寐已酣，盗汗已止，左寸脉大已平，舌转红润，惟腰膝仍感乏力，再予上方加桑寄生、杜仲、山茱萸各25g，以壮其腰膝、益其血脉。

4月4日四诊：上方连服14剂，诸症悉平。为巩固疗效计，再予益气养阴之品，方用生脉散。

处方：党参 9g，麦冬 12g，五味子 3g。

上药以水 3 杯，煮取 1 杯，药渣再煮，取汁 1 杯，1 日 2 次，温服。

患者遵上方，调治月余。康复如昔。

【按语】阴虚而阳浮，故左寸脉大，此即所谓“大则病进”之象，故方中用水牛角（代犀角）以散结清热。石斛、生地黄、玄参、五味子、龙骨、牡蛎大队养阴之品，以降火潜阳。红花、丹参以活络化瘀通其血脉。因其方证相符，故而取效甚佳。

【病例 3】徐某某，女，31 岁，工人。1972 年 3 月 11 日初诊。

三旬之外，患风湿性心脏病已 3 年，虽经多方医治，病情仍不见好转，故来求诊。目前，心悸骤剧，喘息难卧，面色苍白，唇青不华，神倦自汗，言语低怯，畏寒肢冷，食欲不振，左胸隐痛彻背，舌胖淡红少苔，有齿痕，六脉细涩，兼有结、代。

辨证治疗：《素问·脉要精微论》说：“细则少气，涩则心痛。”本例脉夹结代，显属气血不足，今仿《止园医话·大补气血法》调治。

处方：台党参 25g，炙黄芪 30g，当归身 25g，酸枣仁 12g，龙眼肉 18g，炙甘草 9g。煎妥冲入黄酒 30ml。1 日 2 次，温服。

3 月 14 日二诊：每服药后，约半小时，即感周身温煦舒适。服 3 剂，精神大振，身暖肢温，喘平能卧。左胸隐痛彻背大减，脉来亦较前有力。尚有结代之脉。前方既效，仍予原方续服。

3 月 20 日三诊：上方连服 6 剂，脉冲和。胸背彻痛仍未尽除，再以原方扩充。

处方：台党参 25g，炙黄芪 30g，当归身 25g，川芎 10g，酸枣仁 18g，龙眼肉 25g，炙甘草 12g，阿胶 15g（烊化），黄酒 30ml（兑冲）。煎服法同上。

4 月 5 日四诊：断续服药 9 剂，饮食增加，面色已显红华。胸背彻痛消失。惟劳动或言语过多时，尚感气短。按三诊处方加倍，共研细末，炼蜜为丸，丸重 9g，每次 1 丸，日服 2 次，黄酒 9ml 兑白开水半杯冲服。以资巩固。

【按语】《止园医话》云：“此数味，不知几经试验若干年而始得之，不可忽视也，其效力之大起死回生，真有研究之价值。但历经试验，若于此数味中药外，大减太多，或大减轻其用量，则无效，此点更有研究之趣味。故此数味中药，直可定为本症之标准方矣。”治者历年来，常宗此法，治疗冠心病、心肌梗死及心力衰竭等症，借助于大补气血，以宣通气化，每获良效。笔者于临床治疗心悸（冠心病）亦喜用此方，莫不随手取效，其应如响。

肺痨（3例）

【病例1】潘某某，女，31岁，市民。1954年9月14日初诊。

患肺痨（肺结核）两年，长期用抗结核药治疗，其病时好时歹。半月以前又患感冒，感冒愈后，宿疾不已，来院门诊。面浮不华，形体消瘦，言语低怯，精神萎靡，咳嗽咳痰，痰带血丝，动则心悸、气短、出虚汗。食少嗜卧，大便溏泄，午后稍有潮热。舌质胖嫩，苔白稍腻，脉细弱兼数。

辨证治疗：肺虚则胃气不固，津液外泄为汗。脾虚则健运失职，水谷下趋为泻。汗、泻兼作，气阴两伤也。《难经》云："损其肺者益其气，损其脾者调其饮食，适其寒温。"今宗此说，方用牡蛎散加减。

处方：生黄芪9g，党参6g，生牡蛎30g，生龙骨18g，五味子6g，浮小麦18g，生甘草6g，茯苓12g，茜草根6g，三七3g（研细冲服）。

上药以水3杯，煮取1杯，药渣再煮，取汁1杯，1日2次，温服。

9月28日二诊：上方连服12剂，咳减血止，午后潮热、气短、汗出均减大半。效不更方，再以上方出入。

处方：生黄芪9g，党参6g，龙骨、牡蛎各18g，茯苓12g，五味子6g，当归身9g，生甘草6g，生白术12g。

上药以水3杯，煮取1杯，药渣再煮，取汁1杯，1日2次，温服。

10月11日三至五诊：上方连服12剂，以补土生金，脾肺之气渐振，汗、泄均止，潮热已退，食欲好转，周身气力增强。继予上方加减续进。

处方：生黄芪9g，党参6g，龙骨、牡蛎各18g，当归9g，白芍12g，生甘草6g，白术12g。

上药以水3杯，煮取1杯，药渣再煮，取汁1杯，1日2次，温服。

遵上方服药30余剂，至12月30日，经X线透视诊断，两肺结核已全部钙化。

【病例2】田某某，男，36岁，农民。1962年5月10日初诊。

去年冬季患感冒，治疗未愈而中辍，以后经常咳嗽、胸痛。今春以来又患感冒，咳甚而喘，有时咳痰带血。经某某医院X线透视诊断为"左肺浸润型肺结核"。服异烟肼、鱼肝油等，两月以来效果不显。目前，咳声短促，咳痰带血，口燥咽干，皮肤干涩，胸胁隐隐作痛，午后手足心热，饮食逐渐减少，周身酸楚乏力。舌苔薄黄，边尖红绛，脉弦细兼数。

辨证治疗：脉症互参，知系肺脾阴虚、热伤肺络。治以养阴清热，化痰止血。方用麦门冬汤加减。

处方：北沙参9g，麦冬12g，白芍15g，生地黄18g，半夏9g，生山药

18g，桑白皮 12g，杏仁 9g，炙枇杷叶 12g，连翘 18g，金银花 12g，鲜白茅根 60g，鲜小蓟 30g。

水煎 2 遍，1 日 2 次温服。

上方连服 12 剂，咳痰已不带血，咳嗽、午后手足心热明显改善。胸胁隐痛减而未除，仍用前方去小蓟，倍白芍，加川贝母 9g，以肃肺平肝。服药 3 剂，痛止，咳痰亦少，继守原方化裁。服药 1 个半月，诸症悉平，体重增加，恢复劳动。7 月 28 日来院 X 线透视，左肺结核已钙化。

【按语】生生子说："治虚痨者，须先健运脾胃，然后徐用本脏补药，则无不成功。"治者治疗以上 2 例，皆宗此说，补土以生金。例 1 属脾肺气虚，方用牡蛎散，重用黄芪、党参、白术、甘草以补脾气。例 2 属脾肺阴虚，方用麦门冬汤，重用沙参、麦冬、生地黄、白芍、山药以滋脾阴。一补脾气而生金，一补脾阴而生金，是因病同而因异，故用药亦迥然不同。

【病例 3】张某某，女，26 岁，农民。1955 年初秋初诊。

患肺痨病半年，已请多医治疗，未见效果。一日闻余治潘某某肺痨得愈，托人邀余往诊。症见面黄肌瘦，言语低怯，咳痰带血，动则喘促，心悸，盗汗，咽喉干燥，午后潮热，颧红，食欲减退。月经闭止已 4 月，舌质深红，舌苔薄白，脉细数。诊毕，患者出示前医诊书及药方 10 余份，余细细点阅一遍说："此方之中，有甚妙者，待我研究之后，开方予服，保无虞也。"患家甚喜，余以《止园医话》治肺痨方予之。

处方：白芍 25g，茯苓 18g，生山药 12g，生地黄 18g，芡实、玄参各 12g，川贝母 9g，沙苑子 12g，杏仁 9g，橘红 6g，藕节 30g，桑白皮、地骨皮各 9g，炙鳖甲 25g。

水煎 2 遍，取两大杯，今晚、明早各温服 1 杯。

二诊：上方连服 16 剂，咳嗽已不带血，心悸，盗汗，动则喘促均减大半。午后潮热、颧红均退。上方既见效果，仍宗原方扩充。

原方加紫河车 12g。上药以水 3 杯，煮取 1 杯，药渣再煮，取汁 1 杯，1 日 2 次，温服。

遵照上方加减化裁，调治 3 个月，服药达 70 剂，体质逐渐增强，月经复潮，康复如昔，越 1 年，孕育 1 子。

【按语】治疗肺痨，能够控制发热便是第一要着。罗止园对于此种发热，甚有卓识，他说："余以为正常之热，在人体内，乃最为宝贵之物，惟肺痨病者，阴血不足，不能含濡此热，使其潜静融合，以发挥其温暖人体之正当作用，反而浮游灼烁，不得其所，酿成亢旱干枯之病态。医者宜设法令其归纳中和，吸收，自然热退，故余主张必使此热收敛于气血之内，不可排除于人体之外，必使其热退回于气血之中，不可放散于皮肤之外。"此种论点何等剀切，治者以宗此说，并施其方，竟获良效。由此可见罗止园先生研究医学之深远也。

肺　痈

【病例】俞某某，男，29岁，农民。1964年6月30日初诊。

感冒月余，失于清宣。经常咳嗽，吐痰稠黏，气短。目前，咳脓痰带血，血少脓多，其色粉红，气味腥臭难闻，右侧胸痛，午后潮热，心烦口渴，不欲饮食。脉弦数，舌红苔黄而腻。

辨证治疗：感冒月余不愈，痰火蓄结肺络，郁久蕴酿成痈。治以清热解毒，化瘀排脓。方用千金苇茎汤加减。

处方：鲜苇根60g（切碎），鱼腥草25g，黄芩12g，炙枇杷叶18g，连翘15g，金银花12g，麦冬18g，败酱草12g，冬瓜子9g，薏苡仁12g，桃仁、生甘草各6g。

上药以水3杯，煮取1杯，药渣再煮，取汁1杯，1日2次，温服。

7月10日二至四诊：上方连服9剂，胸痛减轻，潮热显退，咳脓痰已少。上方既见效机，仍守原意出入。

处方：鲜苇根60g，鱼腥草25g，黄芩12g，炙枇杷叶18g，连翘15g，金银花18g，麦冬15g，冬瓜子12g，瓜蒌18g，车前子20g（布包）。

上药以水3杯，煮取1杯，药渣再煮，取汁1杯，1日2次，温服。

7月17日五诊：胸痛、潮热均止，咳痰已无脓血，饮食增加。脉仍弦数，口渴心烦。余热未消，津液一时难复。再拟养阴润肺，兼顾扶正。

处方：鲜苇根30g，炙枇杷叶18g，麦冬12g，连翘、金银花各9g，生地黄25g，石斛18g，玄参15g，阿胶12g（烊化），生甘草6g。

上药以水3杯，煮取1杯，药渣再煮，取汁1杯，1日2次，温服。

遵上方，服药10余剂，诸症均退，恢复劳动。

【按语】肺痈已成，治疗非易。所幸患日未远，故得速愈。若因循延误，必致难疗。《金匮要略》云："始萌可救，脓成则死。"乃提示后人早治为宜。

咳嗽（4例）

（一）风寒咳嗽

【病例1】王某某，女，58岁，市民。1964年9月初诊。

甲辰仲秋，夜宿庭院，早起即感头痛，身痛，恶寒，发热，面浮，鼻塞流涕，声音嘶哑，咳嗽吐痰，痰白稀薄。脉浮紧，舌苔白薄。

辨证治疗：头痛面浮为风寒伤卫，咳嗽流涕，声音嘶哑，为风寒束肺。治以辛温解表，宣肺止咳。方用麻黄汤。

处方：麻黄 15g（先煎去沫），桂枝 9g，杏仁 12g，炙甘草 6g。

上药以水 3 杯，煮取 1 杯，药渣再煮，取汁 1 杯，1 日 2 次，温服。

服药 1 剂，身即汗出，头痛、身痛、发热、恶寒顿除。继服 2 剂，咳嗽吐痰、声音嘶哑等症亦除。告愈。

【按语】《医宗必读》云："大抵治表者，药不宜静。"故用麻黄汤宣肺止咳，速祛风寒，否则有风寒化热伤肺之可能。治者慎之。

（二）表寒内热咳嗽

【病例 2】 冯某某，男，55 岁，工人。1973 年 3 月 1 日初诊。

去年冬季患咳嗽，迄今未得治愈。昨日又夹感冒，发热恶寒，咳嗽气急，咳黄痰，口渴，小便色黄，大便略干。脉紧数，舌苔薄黄少津。

辨证治疗：咳黄痰，口渴，本为邪热闭肺。发热恶寒，咳嗽气急，乃是风寒外束。综合脉症分析，证属表寒内热咳嗽。治以宣肺解表，清泻郁热。方用麻黄杏仁石膏甘草汤。

处方：麻黄 6g，生石膏 18g（二药先煎去沫），杏仁 12g（杵），甘草 3g。

上药以水 3 杯，煮取 1 杯，药渣再煮，取汁 1 杯，1 日 2 次，温服。

3 月 3 日二诊：上方连服 2 剂，身得汗出，发热恶寒尽除，咳嗽气急渐平。表邪已解，仍须清里。再以上方加减。

处方：生石膏 18g，杏仁 12g，生甘草 3g，炙枇杷叶 12g，瓜蒌皮 18g，知母 12g。

上药以水 3 杯，煮取 1 杯，药渣再煮，取汁 1 杯，1 日 2 次，温服。

上方加减连服 5 剂，诸症悉平，恢复正常工作。

【按语】 咳嗽既久，邪热闭肺，复加感冒，又风寒重客于肺卫。即前贤所谓"寒包热"证。故用麻杏石甘汤以解表清里，内外兼治。表邪散解，侧重清里，顾及肺阴，因而获效。

（三）痰湿咳嗽

【病例 3】 郑某某，男，33 岁，工人。1969 年 10 月 6 日初诊。

初秋患感冒，迄今咳嗽未愈。近来贪食生冷，又因夜班受凉，而咳嗽加剧，咳声重浊，大口吐痰，色白稠黏。吐痰之后，咳嗽随即减轻。胸脘痞闷，不欲饮食，肢冷乏力，大便溏薄。脉濡滑，舌苔白腻。

辨证治疗：脾虚湿聚，运化无权，饮食不化精微变而为痰，痰结气郁则胸脘痞闷而不欲食。脾主四肢，脾阳不伸则肢冷而乏力。痰气上渍于肺，肺气壅遏，故咳嗽加剧，其声重浊不扬。痰气下注于肠，故大便溏薄。脉濡滑，亦主痰湿。前贤有云："脾为生痰之源，肺为贮痰之器。"证属脾肺气虚，痰湿咳嗽。治以健脾燥湿，宣肺化痰。方用二陈汤加味。

处方：半夏、茯苓各12g，陈皮9g，甘草6g，炒杏仁9g，炒白术6g，紫菀9g，紫苏叶12g，干姜6g。

上药以水3杯，煮取1杯，药渣再煮，取汁1杯，1日2次，温服。

上方连服3剂，诸症悉除。

【按语】《活法机要》云："咳为无痰而有声，肺气伤而不清也。嗽为无声而有痰，脾湿动而生痰也。咳嗽是有声有痰，因伤肺气，复动脾湿也"。故选二陈汤以燥湿化痰、理气和中，加杏仁、紫苏叶以宣肺气，加白术、干姜以温脾阳，脾得温运而痰湿易消；肺得宣发而咳嗽自止。方药虽简，与证相符，故而药到病除。

（四）阴虚咳嗽

【病例4】陆某某，男，66岁，市民。1966年9月17日初诊。

咳嗽月余不愈。近因劳心过度，不欲饮食，咳嗽加重，干咳无痰，声音嘶哑，咽喉干燥，心烦口渴，大便秘结，脉细数，舌红无苔少津。

辨证治疗：秋令气燥，侵袭阴虚之体，伤及肺阴，故病燥咳。经云："燥者濡之"。方用清燥救肺汤加减。

处方：霜桑叶12g，生石膏18g，麦冬12g，杏仁9g，北沙参12g，枇杷叶15g，瓜蒌25g，知母9g，生甘草3g。

上药以水3杯，煮取1杯，药渣再煮，取汁1杯，1日2次，温服。

9月23日二诊：上方连服6剂，咳而有痰，咽干，心烦，口渴遂减，饮食增加，大便已不再干燥，效不更方，仍以原方加减。

处方：霜桑叶12g，生石膏13g，麦冬12g，杏仁9g，北沙参、炙枇杷叶各12g，川贝母9g，玄参12g，细辛3g，生甘草6g。

上药以水3杯，煮取1杯，药渣再煮，取汁1杯，1日2次，温服。

9月30日三诊：又服上方6剂，咳嗽吐痰基本消失，声音清扬。再予原方去细辛、石膏，减川贝、玄参、桑叶。

服药7剂，诸症均愈。恢复健康。

【按语】柯琴说："古方用香燥之品治气郁，不获奏效者，以火就燥也。惟缪仲淳知之，故用甘凉滋润之品，以清金保肺立法。喻昌宗其旨，集诸润剂，而制清燥救肺汤，用意深，取药当，无遗蕴矣。"该例服药6剂，干咳无痰变为咳而有痰，为肺阴来复之象。肺阴来复，其燥得清，故其诸症全减。三诊投细辛一药于甘凉滋润剂中，旨在宣其肺气。肺气得宣，故声音清扬。一药之用，夺其天功，可云巧也。

哮喘（3例）

（一）冷哮

【病例1】庞某某，男，66岁，农民。1966年12月6日初诊。

患哮喘已7年，入冬喘甚，春后辄轻。近来感受风寒，咳喘气急，喉中痰鸣，咳吐白沫黏痰，胸脘痞闷，不欲饮食，形寒肢冷，面目浮肿。舌淡苔白，脉弦滑。

辨证治疗：脉弦滑，为停饮蓄痰。形寒肢冷，面目浮肿，胸脘痞闷，胃不思纳，为水饮内聚；咳喘气急，喉中痰鸣，为水寒射肺。方书言冷哮者，即指此症。治以温肺化痰，止咳平喘。方用射干麻黄汤加减。

处方：射干9g，炙麻黄6g，款冬花9g，紫菀6g，半夏12g，细辛3g，炒紫苏子6g，杏仁9g，陈皮12g。

上药以水3杯，煮取1杯，药渣再煮，取汁1杯，1日2次，温服。

12月12日二诊：上方连服6剂，咳喘痰鸣十去六七，形寒已解，肢冷转温，痞闷亦愈，饮食亦较前增加。上方既见效机，仍宗原法扩充。

处方：射干9g，炙麻黄6g，款冬花9g，紫菀6g，半夏12g，细辛3g，炒紫苏子6g，杏仁9g，陈皮、茯苓各12g，白术9g。

上药以水3杯，煮取1杯，药渣再煮，取汁1杯，1日2次，温服。

12月18日三诊：面目浮肿尽消，咳白痰亦少。动辄仍感气短。再宗原方出入。

处方：杏仁12g，款冬花9g，紫菀6g，细辛3g，五味子6g，山茱萸12g，熟地黄15g，白术9g，茯苓12g，台参9g，补骨脂6g。

上药以水3杯，煮取1杯，药渣再煮，取汁1杯，1日2次，温服。

上方连服12剂，诸症悉平，返里休养。

【按语】《金匮要略·肺痿肺痈咳嗽上气病脉证治》中云：“咳而气上，喉中水鸡声……”即属“冷哮”。用射干麻黄汤加减，方中炙麻黄、射干、细辛、款冬花、紫菀以温肺；杏仁、紫苏子、陈皮、半夏以化痰。肺得温而寒邪散，痰得化而喘自平。二诊加茯苓、白术以健脾。三诊加熟地黄、山茱萸、补骨脂以固肾。脾气健运，肾气固摄，水不犯肺而肺气宣降，故病痊愈。

（二）热哮

【病例2】满某某，男，16岁，学生。1971年10月6日初诊。

感冒9日不解，气逆咳黄痰，喉中痰鸣状若拉锯，咳黄痰，身热口渴，小便黄短，大便干燥。舌红苔黄少津，脉滑数有力。

辨证治疗：感冒未解，热壅于肺，肺气上逆，发为哮喘。治以宣肺降逆，清热化痰。方用定喘汤合麻杏石甘汤加减。

处方：麻黄1.5g（先煎去沫），桑白皮6g，杏仁9g，制半夏6g，炒紫苏子3g，黄芩6g，生石膏12g，陈皮6g，瓜蒌9g，生甘草3g。

上药以水3杯，煮取1杯，药渣再煮，取汁1杯，1日2次，温服。

10月9日二诊：服药3剂，身热已除，气逆渐平，喉中痰鸣亦减。效不更方，再予上方继进。

10月12日三诊：上方继进3剂，喉中痰鸣减轻，惟胃纳尚差，再予清热化痰、肃肺开胃之品。

处方：桑白皮、杏仁各9g，川贝母3g，炒莱菔子6g，瓜蒌、陈皮各12g，半夏9g，炙枇杷叶12g。

上药以水3杯，煮取1杯，药渣再煮，取汁1杯，1日2次，温服。

10月17日四诊：上方连服6剂，哮喘已平，脉转冲和，嘱淡食调养，多吃水果，以期康复。

【按语】本例哮喘属痰热郁滞肺胃而引起，方书名为“热哮”。故方用定喘汤合麻杏石甘汤复方调治而愈。治者叮嘱“淡食调养，多吃水果”，乃宗《黄帝内经》“五谷为养，五果为助”之意。

（三）肾虚哮喘

【病例3】井某某，女，40岁，市民。1969年12月10日初诊。

患哮喘，迄今7年，秋冬病进，春夏病退。本月5日，感冒风寒，哮喘转甚，医与中西药一再解表平喘，不但哮喘未减，反而汗出淋漓。当晚呼吸迫促，不能平卧，精神萎靡，面青肢冷，额头汗出，脐下怵惕不安。脉细微，舌苔灰黑而润。

辨证治疗：哮喘夹感冒，医再发汗致肾阳衰微，阴寒内盛，虚阳浮越，冲气上逆，故哮喘异常，显有欲脱之象，证属肾虚哮喘。治以温纳肾气，镇阳降逆。方遵真武汤之意。

处方：熟附子9g（先煎），白术6g，茯苓9g，白芍6g，生姜3片，高丽参6g，杏仁9g，五味子、黑锡丹（兑服）各6g。

上药以水3杯，煮取1杯，药渣再煮，取汁1杯，1日2次，温服。

上药急煎取汁，服后约半小时，患者感觉心中烦热、头晕头胀，如醉而眠，两小时醒来，哮喘竟退大半，汗出已敛，面红肢温，患者颇以为喜，仍照原方又服2剂，哮喘基本平复。黑苔亦退，脉尚似沉滑。改服丸剂，以巩固疗效。

处方：熟地黄 60g，附子 10g，高丽参 30g，山茱萸 45g，茯苓 60g，泽泻 30g，炒山药 60g，五味子 15g，细辛 10g，胡桃仁 45g，紫河车 60g，蛤蚧 1 对。

共为细末，炼蜜为丸，丸重 9g，早晚各服 1 丸。

【按语】真武汤乃温阳行水之方，未曾有云治喘。今因表证过汗，阴寒内盛，以致虚阳浮越，水气上乘而哮喘。故选真武汤，温阳行水，即“治水气必先治肾”之意。肾阳得温，水不泛滥，纳气有权，因而虚喘自平。

痰饮（3 例）

（一）痰饮（2 例）

【病例 1】田某某，男，65 岁，农民。1959 年 12 月 12 日初诊。

患痰喘一症，迄今已 8 年，遇寒辄发，逢温则舒。昨日冒寒，咳喘气急，鼻流清涕，频吐白沫痰涎，面浮跗肿，不能平卧，腰背酸痛，懒于活动。脉浮滑，舌苔白薄。

辨证治疗：肺宿痰饮，又感风寒，表寒引动内饮，致肺气宣降失常，故病痰饮咳喘。治以解表散寒，温肺化饮。方用小青龙汤加味。

处方：麻黄（先煎去沫）、桂枝各 6g，干姜 3g，茯苓 12g，半夏 9g，细辛 3g，五味子 6g，杏仁 9g，白芍 6g，紫苏子 3g，甘草、泽泻各 6g。

水煎两遍，日分 2 次温服。

12 月 25 日二诊：小青龙汤刚进 1 剂，喘咳顿减大半，即能平卧。又服两三剂，表证尽除，浮肿亦瘥。惟腰背仍感酸痛，懒于动作。表证虽解，痰饮陈疾仍需温化。方遵《金匮要略》苓桂术甘汤加味。

处方：茯苓 12g，桂枝 9g，炒白术 12g，炙甘草 6g，炒杏仁 9g，炒紫苏子 6g，补骨脂 12g，胡桃仁 20g。

煎服法同上。

1966 年元月 3 日三诊：上方连服 7 剂，咳喘已平，面浮跗肿亦消，腰背酸痛显减大半。上方既效，仍守原方续服。

上方连服 9 剂，诸症悉除，告愈。

【按语】内有停饮，外受风寒，证属本虚而标实。治者选用小青龙汤解表散寒、温肺化饮，乃急治其标；继遵《金匮要略》“病痰饮者，当以温药和之”之旨，方用苓桂术甘汤加味，以温阳蠲饮、健脾利水，缓治其本。先标后本，步伐有度，方证相符，故获良效。

【病例 2】李某某，男，58 岁，农民。1959 年 9 月 11 日初诊。

咳嗽气逆，吐痰清澈，心悸眩晕，肢冷蜷卧，胸闷不欲饮食。近来月余，曾服二陈汤、胃苓汤等，效果不甚显著。脉沉细而滑，舌淡红，苔白薄。

辨证治疗：脾虚生痰，肾虚生饮。肾阳虚弱，不能熏蒸脾气，脾失健运，气不化水，故湿聚而成痰饮。痰饮泛滥，阳气不振，渍于肺胃，则咳嗽气逆，吐痰清澈，胸闷而不欲饮食。饮邪内动，故心悸眩晕。治以温肾运脾，化痰理饮。方用苓桂术甘汤合真武汤加减。

处方：茯苓 15g，桂枝 9g，炒白术 12g，炙甘草 6g，熟附子 3g，陈皮 9g，干姜 6g。

上药以水 3 杯，煮取 1 杯，药渣再煮，取汁 1 杯，1 日 2 次，温服。

9 月 14 日二诊：服药 3 剂，咳嗽吐痰减轻，他症尚无起色。咳嗽既已显效，仍守原方减附子 2g 继服。

9 月 20 日三诊：上方连服 6 剂，咳嗽气逆渐平，吐痰亦少，四肢转温，饮食增进，心悸转安，眩晕不若前甚。脾肾阳气来复，勿虑痰饮不化，继守原方加味。

处方：茯苓 15g，桂枝 6g，炒白术 9g，炙甘草 6g，党参 9g，熟附片 1.5g，干姜 6g，陈皮 9g。

上药以水 3 杯，煮取 1 杯，药渣再煮，取汁 1 杯，1 日 2 次，温服。

上方加减，调治半月，诸症悉平，告愈。

【按语】痰饮本为阴邪，治疗当以温化，故方用苓桂术甘合真武汤，用桂、附辛热之品以温其肾，苓、术、姜、草以温其脾，脾肾温运得宜，阳气敷布，故痰饮自趋于消散。周慎斋云：“痰饮由于脾虚肾弱，若不温之，水何由散。”这与《金匮要略》所谓“病痰饮者，当以温药和之”之意同。

（二）溢饮

【病例 3】马某某，男，51 岁，农民。1967 年 11 月 26 日初诊。

患咳嗽，迄今 4 年。遇寒辄发，多方调治未愈。交冬以来，咳嗽较甚，来院门诊。目前，咳嗽尤频。面目虚浮，手脚肿胀，周身酸懒乏力，不时心悸，胸脘痞满，不思纳谷，脉细弦，舌质淡红，舌苔白薄。

辨证治疗：咳嗽 4 年，宿饮未愈，冬季咳嗽加重，面目虚浮，手脚肿胀者，此即《金匮要略》所谓“饮水流行，归于四肢，当汗出而不汗出，身体痛重，谓之溢饮”之症。治以温肺化饮，散寒消肿。方用小青龙汤加减。

处方：麻黄 6g（先煎去沫），桂枝 9g，干姜 3g，半夏 9g，细辛 3g，五味子（打）、防己各 6g，苍术 9g，赤小豆 18g，甘草 6g。

上药以水 3 杯，煮取 1 杯，药渣再煮，取汁 1 杯，1 日 2 次，温服。

11 月 30 日二诊：上方连服 3 剂，身得汗出，周身感觉温煦舒适，咳嗽减轻，手脚肿胀已消大半。仍觉胸脘痞满，食欲不香。再守原法，佐以行气之品。

处方：麻黄 3g，桂枝 9g，干姜 6g，半夏 9g，细辛、五味子各 3g，苍术 6g，茯苓 9g，陈皮 6g，砂仁 3g，防己 6g，甘草 3g。

上药以水 3 杯，煮取 1 杯，药渣再煮，取汁 1 杯，1 日 2 次，温服。

上方加减连服 9 剂，咳嗽已平，纳谷转香，手脚肿胀循序尽消而平复。

【按语】《金匮要略》中云："病溢饮者，当发其汗，大青龙汤主之，小青龙汤亦主之。"盖大、小青龙二方，都属两解之法。大青龙汤既能解表又能清化里热之郁；小青龙汤既能解表又能温化里寒之饮。《医宗金鉴》中云："溢饮病，属经表，虽当发汗，然不无寒热之别也，热者以辛凉发其汗，大青龙汤；寒者以辛温发其汗，小青龙汤。故曰大青龙汤主之，小青龙汤亦主之。"读者于此即可领会其意。

胃痛（7 例）

（一）虚寒胃痛（2 例）

【病例 1】郑某某，女，24 岁，工人。1964 年 9 月 11 日初诊。

半月前，饮食生冷，患胃痛，服阿托品痛止，近 5 日来，胃脘又痛，又服阿托品无效，故来求诊。胃脘疼痛绵绵，食后嗳气痞胀，呕吐清涎，四肢不温，怠惰嗜卧，小便清长，大便溏薄。脉沉迟无力，舌淡，苔白薄。

辨证治疗：脉沉主里，沉迟无力，为里虚而寒。食后嗳气痞胀，呕吐清涎，系胃气不降，浊阴上逆。胃痛绵绵，大便溏薄，属胃气下陷。《类证治裁》说："胃上逆则导其浊滞，脾下陷则升其清阳。"治以温中散寒，调补脾胃。方用理中汤加味。

处方：干姜、党参、炙甘草各 6g，土炒白术 9g，茯苓 12g，陈皮 9g，吴茱萸 1.5g。

上药以水 3 杯，煮取 1 杯，药渣再煮，取汁 1 杯，1 日 2 次，温服。

9 月 14 日二诊：上方连服 3 剂，胃痛，呕吐清涎均止。四肢渐温，便溏亦瘥。惟觉纳后运迟，痞胀难消，再予上方加味。

处方：干姜、党参、炙甘草各 6g，土炒白术 9g，茯苓 12g，陈皮 9g，砂仁 3g，木香 6g，吴茱萸 1.5g，炒麦芽 6g。

上药以水 3 杯，煮取 1 杯，药渣再煮，取汁 1 杯，1 日 2 次，温服。

9 月 21 日三诊：上方继服 4 剂，痞胀消失，饮食增加，大便溏止。脉来较前有力。改服丸剂，以缓缓调养。

处方：香砂养胃丸。晨服 9g，睡前服 9g。

【按语】本例属寒郁中焦，运化失常。方用理中汤加味，调补脾胃，鼓舞中阳，阳气得伸，其寒自散。纳后运迟，痞胀难消，治者仍守原方稍加木香、砂仁、炒麦芽，以行气和中，展其气化。脾气健运，胃气和降，因而病得痊愈。

【病例 2】李某某，女，45 岁，干部。1964 年 11 月 4 日初诊。

患十二指肠球部溃疡已三年余，经常胃脘疼痛。曾服中药百余剂，但效果一直不好。感受寒凉或精神抑郁之时，易于举发。目前，精神倦怠，面色萎黄，胃脘胀痛，食后尤甚，嗳气吞酸，大便黑滞、不干。白带如注，周身酸软乏力，畏寒喜暖。脉细弱，舌淡，苔白薄。

辨证治疗：弱脉主气虚，细脉主血少，细弱为脾胃血少气衰之象。脾阳不运，胃失和降，气机不调，故胃脘胀痛，嗳气吞酸。脾气虚衰，不能统血，血注于下，故大便黑滞。曹仁伯曾说："脾虚不能运化，焉能统血。"颇与本例相合，实属有得之言。精神倦怠，周身乏力，白带下注等症，均属脾虚气弱、中焦虚寒之候。治以温中祛寒，缓急止痛，调补脾胃。方用理中汤加补血调气之品予之。

处方：炮黑干姜 9g，土炒白术 12g，炙甘草 6g，白芍 9g，当归 6g，党参 9g，陈皮、炒枳壳各 6g，大枣 2 枚（掰）。

上药以水 3 杯，煮取 1 杯，药渣再煮，取汁 1 杯，1 日 2 次，温服。

11 月 10 日二诊：上方连服 6 剂，胃脘胀痛减轻，嗳气吞酸亦平。脾气有健运之机，再予原方继进。

11 月 17 日三诊：上方继进 6 剂，胃脘胀痛均止，食后亦觉舒适。惟大便仍夹瘀块，周身尚感乏力。再予温中益气，调补脾胃之品。

处方：炮黑干姜 6g，土炒白术、党参各 9g，黄芪 12g，炙甘草 6g，炒酸枣仁 15g，陈皮 9g，木香 6g，当归 9g，白芍 6g，生姜 3 片，大枣 2 枚（掰）。

上药以水 3 杯，煮取 1 杯，药渣再煮，取汁 1 杯，1 日 2 次，温服。

11 月 26 日四诊：上方连服 9 剂，周身气力增强，大便颜色转黄，脉来亦较前有力。再守上方加减续进。

处方：党参、黄芪各 12g，土炒白术 9g，干姜 3g，炙甘草 6g，炒酸枣仁 15g，陈皮 6g，当归 9g，白芍 6g，木香 3g，大枣 3 枚（掰）。

上药以水 3 杯，煮取 1 杯，药渣再煮，取汁 1 杯，1 日 2 次，温服。

12 月 5 日五诊：继续服药 6 剂，饮食转旺，精神转佳。按上方以 5 倍量取药，共研细末，炼蜜为丸，如梧桐子大，每日早晚各服 20 丸。

1965 年 8 月 3 日，又患目疾来诊，并说：前患胃溃疡，服尽配制药丸 1 料而病愈，迄今已半年余，体重增加，病未再发。

【**按语**】经云："脾胃者，仓廪之官，五味出焉。"指脾胃为生化之源、气血集聚之处，故调理脾胃当先调养气血为要。本例虚寒胃痛，治者初投理中，重在温中祛寒以扶脾阳，少佐归、芍以养脾血。三、四诊后，中寒得温，仍觉周身乏力，故将参、芪、术、姜及归、芍、枣、草熔于一炉，有调补气血于中州之妙。

（二）半夜胃痛

【**病例 3**】吴某某，女，41 岁，市民。1955 年 9 月 16 日初诊。

胃痛，胃胀，不得眠，每至半夜发作，持续约 2 个小时，胃痛自止，方可入眠，翌日晨起，毫无不适。半年来，胃痛时轻时重，未曾间断。虽经多方医治，未见效果。故来求诊。患者面色萎黄，言语低怯，脉弦细，舌淡红，苔白薄。

辨证治疗：《针灸大成·十二经纳地支歌》云："肺寅大卯胃辰宫，脾巳心午小未中，申膀酉肾心包戌，亥三子胆丑肝通。"半夜为子时，子时当胆气输注之时。胆气郁滞，故应时而病。再三揣摩，书以小方，聊以试之。

处方：生酸枣仁 30g，炙甘草 12g。

水煎 1 大杯，夜间 10 点服下。

服药 1 剂，一觉酣睡达旦，胃痛未发。又服第 2 剂，胃痛仍未再发，患者颇以为喜，又按原方服药 6 剂，病竟痊愈。观察数年，情况一直良好。

【**按语**】《本草经疏》说："酸枣仁得木之气而兼土化，故其实酸平仁则兼甘，气味匀齐，其性无毒。"又说："专补肝胆亦复醒脾，从其类也。"因其味酸，酸入肝胆，为肝胆家之正药。治者选此一药为君，更配甘草一药，酸甘化阴，缓急止痛于半夜子时，处方至精至当，有不可思议之妙用。

（三）阴虚胃痛

【**病例 4**】魏某某，男，51 岁，干部。1967 年 1 月 17 日初诊。

患胃痛已 3 年，近半年来，经当地治疗，服药百余剂，其病仍未治愈，而来我院就诊。检阅前服药方，不出越鞠、逍遥、香砂养胃范畴。目前，胃脘疼痛绵绵，喜按，不思饮食，纳少痞满，口干唇燥，虚烦不眠，小便黄短，大便干燥，脉细数，舌红少津，无苔。

辨证治疗：根据病因脉症综合分析，属阴虚火旺胃痛。患者又服香燥助火之药，损其胃阴。前贤有云："若脾阳不亏，胃有燥火，则用香岩养胃阴之法。"今师其意。

处方：石斛 25g，麦冬 15g，生地黄 25g，玄参 15g，北沙参 12g，白芍 9g，生甘草 6g，生酸枣仁 18g。

上药以水3杯，煮取1杯，药渣再煮，取汁1杯，1日2次，温服。

上方连服3剂，胃脘痛止，饮食增加，睡眠转酣。惟痞满减而未除。仍以上方去白芍加枳壳以开胃宽肠。服药4剂，痞满十去其七，再按原方加减，连服12剂，诸症悉平而告愈。

【按语】《临证指南医案》云："胃宜降则和"，又云："所谓胃宜降则和者，非用辛开苦降，亦非苦寒下夺以损胃气，不过甘平，或甘凉濡润，以养胃阴，则津液来复，使之通降而已矣。"治者今宗此说，方用石斛、麦冬、沙参以养胃生津、滋阴除热，用生地黄、玄参、白芍以养血润燥收敛浮游之火，用酸枣仁以安眠除烦。二诊，痞满未消，仅少佐枳壳以开胃宽肠、承和胃气，胃气和，而痞满自消也。由此可见，治病必须谨守病机，辨证施治，用药必须审慎，配伍得宜，方可获良效。

（四）瘀血胃痛

【病例5】吕某某，女，49岁，市民。1956年4月25日初诊。

经常胃痛，泛酸，烧心，不欲饮食，纳后胃胀，嗳气，拒按。口服食母生等药片维持，迄今2年不愈。曾予保和丸方加减以消积和胃，不效。又配以枳术丸服之，仍不效，改服越鞠丸方加减以行气解郁，还是不见效果，特邀本科室赵兰亭大夫会诊。赵老大夫诊毕说："久痛不愈，应当考虑胃有瘀血。"予以越鞠丸合失笑散加味。

处方：苍术9g，醋炙香附12g，川芎9g，神曲12g，焦栀子9g，生蒲黄6g，醋炒五灵脂12g，制桃仁6g，丹参9g，当归12g，甘草6g。

上药以水3杯，煮取1杯，药渣再煮，取汁1杯，1日2次，温服。

上方连服3剂，大便下黑褐之物3次，其色状如柏油，胃竟不痛。泛酸、烧心、嗳气均止。饮食较前增加，但纳后仍觉消化缓慢，按之胃亦不痛。再邀赵老大夫会诊，商予枳术丸缓缓调养，竟收全功。

【按语】前贤有云："初痛在经，久痛入络，经主气，络主血气。"本例胃痛，是因血瘀胃络而胃痛，故用行气破瘀而竟痊愈。由此可见，治者治病，不固执己见，能采他医之长，故临床治疗多获良效。

（五）肝胃不和胃痛（2例）

【病例6】王某某，男，45岁，工人。1966年4月13日初诊。

初因肝气郁抑，饮食不节，患胃痛已2月余，辗转调治未愈而来门诊。目前，脘痛彻背，两胁胀满，呕吐酸水，不欲饮食，食后脘部胀，精神疲倦，四肢乏力。舌淡，苔白滑，脉弦迟无力。

辨证治疗：脉弦迟主寒，无力主虚。结合诸症分析，证属中阳不振、肝寒犯胃、胃气不降而胃痛。胁为肝胆之分野，肝气横逆，故两胁胀，浊阴上逆而吐酸。治以温肝暖胃，降逆止呕。方用吴茱萸汤加味。

处方：吴茱萸6g，党参9g，甘草6g，炒枳壳9g，砂仁6g，草豆蔻3g，生姜3片，大枣2枚（掰）。

上药以水3杯，煮取1杯，药渣再煮，取汁1杯，1日2次，温服。

上方连服9剂，肝胃得温，疏运有权，胃痛、胁胀、吐酸均止。惟进食尚少，食后仍感胀。改予香砂六君丸收功。

【按语】《类证治裁》说："因胃阳衰而脘痛者，食入不运，当辛甘理阳；因肝乘胃而脘痛者，气冲胁胀，当辛甘制木。"本例即属木气横逆，中土不和，胃气不降，浊阴内停，清浊相干，气机不调而胃痛。故初投吴茱萸汤加味以暖和肝胃，降逆止痛。后予香砂六君丸以行气理脾而收功。

【病例7】马某某，男，49岁，干部。1967年7月13日初诊。

据述，生闷气后，右胁作痛，渐及中脘胀痛，嗳气，泛酸，纳少，卧寐不安，小便黄短，大便干燥。脉弦数，舌红，苔黄薄。

辨证治疗：脉弦病主木盛，弦数多热。结合诸症进行分析，知系肝气郁滞，郁而化火，木来克土，以致肝胃不和而胃痛。治以清泻肝火，和胃降逆。方用泻心汤合左金丸意。

处方：生大黄9g，黄芩12g，焦栀子6g，黄连9g，吴茱萸3g，川楝子、白芍各6g，炒枳壳9g。

上药以水3杯，煮取1杯，药渣再煮，取汁1杯，1日2次，温服。

上方连服2剂，大腑通畅，下燥屎20余枚，胁脘不觉胀痛，嗳气、泛酸亦平。3、4剂减大黄，服后，二便均调，郁火得清，诸症显退。惟胃纳尚少，寐意不酣。改服白芍、甘草、竹茹、扁豆、麦芽等。纳增寐酣而愈。

【按语】经云："诸逆冲上皆属于火；诸呕吐酸皆属于热。"治者仰宗斯旨，治用"辛开苦降"之法，清泻郁火，降其冲逆。继用柔肝调胃以养冲和之气，肝胃谐和，故病得愈。

呕吐（3例）

【病例1】冯某某，女，44岁，农民。1952年4月14日初诊。

初因忧思恼怒，胸胁胀痛，食后呕吐，甚则呕酸苦。自服开胸顺气丸及四消丸以降之，泻后，两胁胀痛减轻，而心下反觉痞满，呕吐不止，病已7日，精神倦怠，舌苔黄薄而腻，脉弦细而数。

辨证治疗：肝主疏泄，性喜条达；胃主受纳，和降为顺。今肝郁胃滞，其气上逆，故两胁胀痛，心下痞满而呕吐。治以疏肝和胃，降逆止呕。方用半夏泻心汤合左金丸意。

处方：半夏12g，黄芩、黄连各9g，党参6g，青皮9g，茯苓12g，吴茱萸3g，生甘草6g，生姜3片。

上药以水3杯，煮取1杯，药渣再煮，取汁1杯，1日2次，温服。

4月17日二诊：上方连服3剂，呕吐渐止，胸脘痞胀亦消，饮食增加，舌苔黄腻显退。脉尚细兼数，仍守原方续服。

4月20日三诊：继服原方3剂，诸症渐平。惟饮食欠香，此乃呕吐之后，胃气尚未尽复，再予益气和胃之品调之。

处方：党参6g，茯苓9g，生甘草6g，陈皮9g，生姜3片，大枣2枚（掰）。

上药以水3杯，煮取1杯，药渣再煮，取汁1杯，1日2次，温服。

【按语】本例呕吐，属肝胃气滞、寒热错杂之证。故方用半夏泻心汤合左金丸，其药寒热互用，以奏辛开苦降疏肝和胃降逆止呕之效。处方谨严，与证相符，故病得以痊愈。

【病例2】盖某某，男，32岁，商人。1948年5月13日初诊。

为谋生计，劳心经营，操持过甚，遂患呕吐。自爱医学，摘录旋覆代赭汤，服药3剂，呕吐非但不效，反而药下即出，甚觉呕吐酸苦，自觉无法，故来求诊。脉细数，舌红少津，无苔，心中烦热，食后即吐，咽干口渴，少寐多梦，小便黄短，大便干燥。

辨证治疗：《黄帝内经》中云："诸逆冲上，皆属于火。诸呕吐酸，皆属于热。"综观前症，均属心火亢盛，胃热上逆之候。治以清热泻火，降逆止呕。拟增液泻心法。

处方：大黄、黄芩各9g，黄连6g，麦冬18g，生地黄25g，玄参18g。

上药以水3杯，煮取1杯，药渣再煮，取汁1杯，1日2次，温服。

5月14日二诊：昨服上方，夜间大便泻下2次。今日食入未吐，患者颇以为喜。再守原方，加重清养之品。

处方：石斛、麦冬、生地黄各18g，玄参12g，黄连9g，黄芩6g，竹茹9g。

上药以水3杯，煮取1杯，药渣再煮，取汁1杯，1日2次，温服。

【按语】旋覆代赭汤乃治胃虚气逆之方。今心胃火盛，耗伤气阴，故药下反出，不任其补。用增液泻心法，寓泻于补，既可攻实，又可滋阴，因其方证相得，故收效显著。

【病例3】田某某，男，39岁，干部。1966年2月8日初诊。

经常呕吐苦水绿如菜汁，迄今已经两年余。经某某医院诊断为"神经性呕吐"。打针吃药，其病减而未除，患者颇觉痛苦。近半月以来，呕吐又频繁发作，特来求诊。目前，形体消瘦，面容憔悴。心中烦热，善于叹气。心悸头晕，前额胀痛，呕吐苦水绿如菜汁，不欲饮食，卧寐不安。脉细弦，舌苔薄黄而腻。

辨证治疗：呕吐苦水，心中烦热，善叹气，显系胆气郁滞。不欲饮食，卧寐不安，又为胃气不和。脉舌之象，亦属胆胃气滞之候。《医学衷中参西录》所谓“胆倒”之症，颇与本例相类似，审其“正胆汤”之方药，亦觉合拍，故用之试治。

处方：陈皮 12g，半夏 15g，茯苓 12g，甘草 6g，竹茹 9g，炒枳实 12g，赭石 18g，生酸枣仁 25g。

上药以水 3 杯，煮取 1 杯，药渣再煮，取汁 1 杯，1 日 2 次，温服。

上方连服 3 剂，呕吐苦水即止，心悸头晕，前额胀痛均减大半，患者颇为高兴，继服 3 剂，食欲增加，卧寐转安。三诊时去赭石，加党参 9g，服药 6 剂，诸症悉除而愈。迄今十多年，病未再发。

【按语】《医学衷中参西录》载有正胆汤一方，今附录于下，以供参考。“有因‘胆倒’而呕吐不止者，《续名医类案》载：许宣治一儿十岁，从戏台倒跌而下，呕吐苦水，绿如菜汁。许曰：此‘胆倒’也，胆汁倾尽则死矣。方用温胆汤加枣仁、代赭石，正其胆府，可名正胆汤，一服吐止……”言其胆，性情刚健中正，不偏不倚，遇事善于决断，故经云“凡十一脏皆取决于胆也”。况胆又为少阳之经，少阳主枢，以司疏泄。一旦枢机不利，就会出现“善呕，呕有苦，长太息，心中憺憺恐人将捕之；邪在胆，逆在胃，胆液泄则口苦，胃气逆则呕苦，故曰呕胆”的病态，这种病态，又具体表现在胆气郁滞、胃失和降两个方面。寻绎“正胆汤”的方意特点，可能就是根据这其中的道理，通过理气解郁、和胃降逆以达到化痰降浊、和中补虚之目的。方中以陈皮、枳实理气开郁。半夏、茯苓以燥湿化痰。竹茹、赭石以清泄降浊，甘草、酸枣仁以补虚扶正。方药组成“既不偏任温燥以劫液，又不偏用清润以助痰。”中正不偏是其特长。治者常用此方，灵活加减，临床治疗呕吐、惊悸、眩晕、失眠等症，无不随手取效。

反胃（3 例）

【病例 1】王某某，男，55 岁，农民。1967 年 9 月 13 日初诊。

朝食暮吐，完谷不化，所吐之物气味酸臭，胸脘痞闷不适。近月以来，虽经几次治疗，皆因呕吐中药而中止，最近，身体逐渐消瘦，精神萎靡不振，四肢无力，大便秘涩不通。舌淡苔白，脉细弱。

辨证治疗：脾主运化，胃主和降，脾胃气虚，中阳不振，水谷不得腐熟，停滞不降，以致呕吐。此即《金匮要略》所谓“脾伤则不磨，朝食暮吐，暮食朝吐，名曰胃反”之症。治以温运中阳，燥湿降逆。方用理中汤加味。

处方：党参、炒白术各9g，干姜6g，半夏12g，云苓15g，降香12g，丁香1.5g，炙甘草6g，炒薏苡仁18g，大枣2枚（掰）。

上药以水3杯，煮取1杯，药渣再煮，取汁1杯，1日2次，温服。

9月16日二诊：上方连服3剂，呕吐已十去其七，胸脘即觉舒服，大便较前通畅。中阳渐振，运化有权，仍守原方加减。

处方：党参、炒白术各9g，干姜6g，茯苓15g，半夏12g，丁香1g，炒薏苡仁18g，陈皮6g，炒枳壳9g，炙甘草6g，大枣2枚（掰）。

上药以水3杯，煮取1杯，药渣再煮，取汁1杯，1日2次，温服。

9月22日三诊：上方连服6剂，中阳既振。饮食正常，精神振作，脉来亦较前有力。为巩固疗效，嘱其早晚各服人参健脾丸1丸，红糖、生姜（切碎）浸水送服。

【病例2】赵某某，男，46岁，农民。1969年10月4日初诊。

久有胃痛病史。近因思虑过度，饮酒过量，食后半日，竟吐食呕酒，所呕之物，腥臭难闻，吐者所述，以吐尽食物为快。食后半日即吐已6日，兼见心中烦热，小便黄短，大便干燥。脉细数而滑，舌红少津，无苔。

辨证治疗：久有胃病，再加饮酒失度，痰热郁结中焦，不能化谷，胃气有升无降，故病反胃。治以清热化痰，和胃降逆，方用黄连温胆汤加减。

处方：黄连9g，竹茹12g，黄芩9g，半夏12g，陈皮6g，茯苓9g，白豆蔻1.5g，生姜3片，鲜白茅根90g（切碎）。

上药以水3杯，煮取1杯，药渣再煮，取汁1杯，1日2次，温服。

10月9日二至三诊：上方连服4剂，呕吐渐止。仍感心中烦热，口渴。胃阴亏虚，改用酸甘济阴法。

处方：金钗石斛25g，麦冬15g，生地黄25g，玄参15g，竹茹9g，黄芩6g，甘草3g，白芍9g，鲜白茅根90g（切碎）。

煎服法同上。

上方连服药6剂，诸症均平。嘱淡食调养，以和胃气。

【按语】反胃一病，当分寒、热两种，寒者多，而热者少。例1属中阳不运，脾胃虚寒，水谷不得腐熟而反胃。故选用理中汤加味，温运中阳，终用人参健脾丸，红糖姜水冲服以温养胃气。例2属痰热郁结，胃火上炎，有升无降，故选黄连温胆汤加减，清热化痰，和胃止呕。终用酸甘济阴法，以补脾运胃。由此看出，反胃一病，临床应当鉴别，亦不可拘泥于王太仆“食入反出是无火”之论。

【病例3】韩某某，女，58岁，农民。1959年9月26日初诊。

素有噫气呕吐病史，余每以旋覆代赭汤而获效。近来饭后心下痞胀不适，以致朝食暮吐，暮食朝吐，完谷不化，患者自按前服药单，取药3剂，煎服之后，呕吐不见好转，而来门诊。脉沉细，舌苔淡白，并面目虚肿，腰膝畏冷，跗肿酸楚，小便色清，大便稀少。

辨证治疗：中焦虚寒，脾虚及肾，火虚不能温土，温运皆失其职，水谷不能腐熟，故上逆为吐。水湿不得温化，故大便稀少。脉与舌苔，亦系脾肾虚寒之候。治以温中止呕，通阳化湿。方遵理中合真武汤意，复方调治。

处方：黑附子9g（先煎），炒白术12g，肉豆蔻6g，丁香1.5g，茯苓12g，炙甘草6g，党参9g，生姜3片。

上药以水3杯，煮取1杯，药渣再煮，取汁1杯，1日2次，温服。

9月29日二诊：初服上药，下咽即吐。2、3两剂，分多次喝下而吐止。胃有温运之机，再予原方加减续服。

处方：黑附子9g（先煎），炒白术12g，党参9g，茯苓12g，炙甘草6g，吴茱萸3g，降香6g，干姜3g。

上药以水3杯，煮取1杯，药渣再煮，取汁1杯，1日2次，温服。

10月6日三诊：胃纳增加，面浮跗肿均消，腰膝转温，脉亦较前有力。继守原法，加以巩固。

处方：炒白术9g，茯苓12g，党参9g，炙甘草6g，神曲12g，陈皮6g，薏苡仁12g，菟丝子9g，生姜3片，大枣2枚（掰）。

上药以水3杯，煮取1杯，药渣再煮，取汁1杯，1日2次，温服。

【按语】张景岳说："反胃系真火式微，胃寒脾弱，不能消谷。"治者治疗本例即宗此说，方用理中，温中散寒，补益脾胃。合真武汤意，温煦肾火以釜底增薪。脾肾温运有权，故而反胃得愈。

噎 膈

【病例】王某某，女，68岁，市民。1966年7月18日初诊。

初因肝气郁滞，胃气不降，饮食之时，始觉难下，或吞咽稍急，便梗阻于胸膈，但须抬肩伸颈方可缓缓咽下，继而日渐加重，虽经多医治疗，皆无效果，邀余往诊。目前，每次饮食必噎，甚则呛咳酸苦，只能食稀粥、牛奶，病已月余，面容憔悴，胸闷脘胀，小便短少，大便干燥，状如羊屎而数日一行。脉来沉细而数，舌红少津，无苔。曾经某某医院食管钡餐透视拍片，诊断为食管上1/3段憩室。

辨证治疗：肝气郁结，滞于胸膈，胃气不得和降，久之津液灼伤，气滞血瘀而病噎膈。治以养阴润燥，疏肝和胃，活血化瘀。

处方：瓜蒌18g，炒枳实12g，北沙参9g，金钗石斛25g，白芍9g，丹参12g，红花6g，川郁金9g，川楝子12g，芒硝9g，甘草3g。

上药以水3杯，煮取1杯，药渣再煮，取汁1杯，1日2次，温服。

7月22日二诊：上方连服4剂，饮食噎感减轻。即显效机，仍予原方继进。

8月1日三至四诊：上方连服7剂，近3日来，能食米饭、面食等，未见噎阻，患者颇为高兴。惟噫气未除，胸腹仍觉胀满。大便已十余日未通，再守原方加瓜蒌至30g，去枳实加枳壳15g以开胃宽肠。

8月8日五诊：前予降气通腑之品，初服1剂，下燥屎22枚，继服2剂，又下燥屎14枚。后3日精神日振，食有香味，继予原方再进。

8月11日六诊：饮食基本恢复正常，偶尔出现咽噎，但感觉轻微。胸部微胀，大便初头干燥。再拟柔肝益胃，和血养阴之品。

处方：北沙参12g，金钗石斛25g，麦冬12g，乌梅9g，生地黄12g，当归6g，白芍9g，炒枳壳6g，砂仁3g，茯苓9g，甘草6g，生姜3片。

上药以水3杯，煮取1杯，药渣再煮，取汁1杯，1日2次，温服。

8月23日，经某某医院钡餐透视，食管已恢复正常。

【按语】《黄帝内经》中言："膈塞闭绝，上下不通，则暴忧之病也。"恼怒伤肝，肝气郁滞，滞积成瘀，久之化源不足，津液干枯，上下不得通利而导致噎膈。方用沙参、石斛、乌梅、瓜蒌、白芍、甘草以养阴润燥，柔肝和胃。用枳实、郁金、川楝、芒硝以理气解郁，破坚利膈。用丹参、红花以活血化瘀。三诊时以枳壳易枳实开胃宽胸，以通燥屎，乃为权宜之变。由此可以看出，治者用药之巧。后以柔肝益胃，和血养阴之品资其化源，方证丝丝入扣，故而疗效如此显著。

腹痛（2例）

【病例1】顾某某，男，50岁，采购员。1961年2月10日初诊。

素有寒疝宿疾。去冬出差受寒，病右少腹疼痛波及腰部，腰冷。近来兼见右胁下攻痛不定，有时胸闷，嗳气，干呕，头顶胀痛，口淡乏味，不欲饮食。脉沉弦，舌淡，苔白滑。曾服理中汤加味多剂，腹痛时好时歹，未得痊愈。

辨证治疗：少腹疼痛，腰痛腰冷，属肝肾阳虚、寒滞肝脉之征；上攻胁痛，干呕，头痛，嗳气，胸闷，为肝气犯胃、浊阴上泛之象。脉舌苔，亦属阳虚寒盛。治以温补肝肾，行气逐寒。方用暖肝煎加味。

处方：当归12g，吴茱萸、小茴香各6g，肉桂3g，枸杞子18g，茯苓12g，乌药6g，沉香9g，延胡索6g，生姜3片。

上药以水3杯，煮取1杯，药渣再煮，取汁1杯，1日2次，温服。

服药6剂，诸症均愈。3月3日，因喝凉茶1杯，又犯右少腹疼痛，上攻右胁。自购舒肝丸服用，服后，腹胁作痛非但不效，反而疼痛增重。又按暖肝煎原方，煎服6剂而病得以痊愈。

【按语】《脉因症治》说：“痛在胃之下，脐之四旁，毛际以上名曰腹痛，若痛在胁肋曰胁痛，痛在脐上，则名曰胃痛，而非腹痛。”本例疼痛在右少腹、右胁下，并腰痛腰冷，属足厥阴、足少阴二经为病。理中汤治在中焦，今病在下焦肝肾二经，故用暖肝煎加味，温补肝肾二经而获愈。前贤有云：“不熟十二经络，开口动手便错，如审病在某经，必用某经之药以治之，庶乎药病相当，成功可必。”由此可见，循经察病、按经选药之重要性。

【病例2】孙某某，男，60岁，农民。1971年9月11日初诊。

夜宿庭院，半夜发生腹痛，天明痛甚。送某某医院检查，诊断为“肠梗阻”。给予输液及胃肠减压，无效。又予中药2剂（皆苦寒下夺之品），其药下咽即吐，再服仍吐，劝其手术治疗，患者拒绝，故来求余一诊。脉沉紧，舌苔白腻。脐腹阵痛，有包块如卵，按之痛甚。大便不通，无矢气，小便色清。稍进饮食旋即吐出，近3日来，面色苍白，蜷卧神疲，呻吟不已，头额汗出，四肢逆冷。

辨证治疗：脉来沉紧，主寒、主痛；脐腹阵痛，积块拒按，食入即吐，大便不通，又因得之寒夜，显属寒实肠结之候。面色苍白，四肢逆冷，亦系阳虚阴盛之象。治以温经驱寒，破结止痛。方用大黄附子汤加味，并用张锡纯的“葱白熨法”外熨内攻。先用葱白熨法，继用汤剂。

葱白熨法：大葱3kg，切碎，米醋0.5kg。将切碎大葱和醋炒至极热，分为2包，乘热熨于脐腹之上，凉则互换，不可间断，熨至腹部松畅，或转矢气为宜。

汤剂：熟附片12g（先煎），生大黄9g，细辛3g，厚朴9g，干姜6g，炒枳壳、炒紫苏子各9g，神曲12g。

上药以水3杯，煮取1杯，药渣再煮，取汁1杯，1日2次，温服。

9月12日二诊：据述，昨日下午用葱白熨腹约1小时，中药煎成，徐徐喝下未吐。继行熨腹之法，须臾患者心烦意乱，精神恍惚，有无奈何之状，约1刻钟，患者如醉而睡。傍晚，腹中突然肠鸣转矢气。醒来神清，顿时腹痛大减，而欲大便，初便稀薄，其味腥臭，继下燥屎3枚，状如棋子，质硬。额汗已收，四肢转温。一觉酣睡达旦。今左少腹仍有包块，按之而痛。结实仍未尽消，再守上方加味。

处方：熟附片（先煎）、生大黄各9g，细辛、干姜各3g，厚朴6g，炒枳实12g，炒紫苏子9g，当归12g，郁李仁6g，火麻仁9g。

上药以水3杯，煮取1杯，药渣再煮，取汁1杯，1日2次，温服。

9月13日三诊：上药服后，大便两次，质稀薄。腹痛消失，按之柔软，脉亦冲和。嘱米粥自养，5日后，如有他症，再商治法。

【按语】寒实内结则阳气乏运，温通寒凝则闭结自开。方用附子温经散寒为主药，佐细辛，干姜辛温宣散，助附子加强驱寒。结实非攻不破，故用大黄，由附子干姜等去其寒性，存其攻下之用。更佐厚朴、枳壳、神曲、紫苏子以降气破结。诸药相合，共奏“温阳通便”之效。外熨内攻，方合病机，因而取得良好效果。

痢疾（3例）

（一）湿热痢疾（2例）

【病例1】杜某某，男，46岁，药工。1954年9月11日初诊。

饮食生冷，腹痛下利，其色白多红少，里急后重。患者爱好医学，自研黄连细末服3日，每次30g许，痢疾非但不除，而里急后重反增，腹痛拒按，不欲饮食，小便短少。脉弦滑，舌苔黄厚而腻。

辨证治疗：湿热蕴结胃肠，利下红白，“艰涩而难出者，疏通为先。”患者早投黄连，厚其肠胃，犯“痢疾兜涩太早”之戒。所以痢疾非但不愈，而里急后重益甚。欲缓其急，疏通未晚，予陈士铎“治痢通治法”加味。

处方：当归30g，白芍25g，炒枳壳12g，炒莱菔子18g，槟榔12g，木香9g，川厚朴6g，生甘草3g，车前子30g（布包）。

水煎两遍，1日2次温服。

9月13日二诊：上方连服2剂，利下通畅，里急后重顿减大半，腹痛亦轻。脉仍弦滑，再守原方继进。

9月16日三诊：上方继进3剂，腹痛后重均除，脉较前冲和，舌苔黄厚渐退。惟饮食欠香，卧寐欠安，乃胃气一时未和耳。

处方：当归9g，白芍6g，木香9g，生甘草6g，陈皮9g，茯苓12g，半夏9g，淡竹茹6g，生姜3片。

上药以水3杯，煮取1杯，药渣再煮，取汁1杯，1日2次，温服。

上方连服4剂，胃和寐安，病告痊愈。

【病例2】林某某，女，60岁，干部。1976年7月13日初诊。

身热下痢脓血，昼夜30余次，里急后重，腹痛难忍，呕恶不欲饮食，并小便短赤，肛门灼热。曾服呋喃唑酮（痢特灵）、土霉素等，至今日不见效果，邀余往诊。脉显滑数，舌红，苔黄而厚腻。

辨证治疗：痢下7日，湿热郁结，气滞不通，故呕吐不思饮食，腹痛难忍而里急后重。热毒下迫，伤及血络，故见下痢脓血，肛门灼热，小便短赤。治以清热解毒，和血止痢，亦宗陈士铎“治痢通治法”化载。

处方：白芍30g，当归12g，炒枳壳9g，炒莱菔子18g，槟榔9g，黄芩12g，生甘草6g，车前子30g（布包）。

上药以水3杯，煮取1杯，药渣再煮，取汁1杯，1日2次，温服。

7月16日二诊：上方刚进1剂，脓血秽浊俱下，腐臭难闻，继服2、3剂，痢下渐止，身热，呕恶，腹痛，后重等症均除，小便转长，色黄。诸症已减大半，再以原方加减。

处方：白芍12g，当归9g，炒枳壳6g，炒莱菔子12g，茯苓15g，生甘草6g，生姜3片。

煎服法同上。

7月19日三诊：胃苏思纳，饮食转香，嘱淡食以养胃，谷食缓调。停药。

【按语】《石室秘录·论痢通治》，配伍十分精当，其特点是以脏腑气化功能为立法依据。脾、胃、大肠、小肠为“仓廪之官”，主运化，排糟粕，最忌郁滞。若因脾胃虚弱，湿热郁滞，变而为痢，大便脓血，治疗必须化滞行郁以调理气机。方用槟榔、枳壳、炒莱菔子以行气破滞，因势利导。气机得调，故后重自除。方用当归、白芍以和血止痛，血气得和则大便脓血自止。车前子一药，配伍甚巧，能引湿热从小便而出。甘草调和中气，共奏清热解毒、和血止痛之效。治者常用此法，加减化裁，通治痢疾，每每收到良好效果。至于临床运用之巧，白痢偏重者，本方倍用当归，偏重温通，如例1杜姓。赤痢偏重者，倍用白芍，偏重清化，如例2林姓。陈士铎说：“古人治痢无补法”，信不诬也。

（二）外感痢疾

【病例3】袁某某，男，48岁，干部。1976年7月12日初诊。

乘车外出，半路遇雨，遍身淋漓，遂发寒热，下利腹痛。今已3日，咳嗽吐痰，口渴心烦，舌苔淡黄，脉弦数。此乃表里并病，方用葛根黄芩黄连汤加味，以解表清里。

处方：葛根25g，黄芩9g，黄连6g，当归9g，白芍6g，甘草3g。

上药以水3杯，煮取1杯，药渣再煮，取汁1杯，1日2次，温服。

上方连服3剂，热解，痢止，告愈。

【按语】方用葛根解肌于表，芩连清热于里，佐归、芍以和营止痛，甘草和中。方证相符，故病得愈。

泄泻（5例）

（一）湿泻

【病例1】王某某，男，60岁，工人。1960年9月14日初诊。

腹痛泄泻已半年，服四环素、土霉素无效，面色萎黄、浮肿，口渴不欲饮，纳谷不香，小便短少，肢体倦怠无力。舌淡，苔白腻色灰，脉浮细，按之而软。

辨证治疗：脉来浮细而软，为濡脉，濡主伤湿，又主血虚。脉症互参，属脾阳不振，运化无权，水湿不化，而生泄泻。治以温运中阳，健脾化湿。方用胃苓汤加减。

处方：炒苍术9g，茯苓12g，陈皮9g，炒薏苡仁12g，泽泻6g，炒白扁豆12g，党参、当归身各6g，木香3g，甘草6g。

上药以水3杯，煮取1杯，药渣再煮，取汁1杯，1日2次，温服。

9月18日二诊：上方连服3剂，腹痛泄泻十去六七，饮食渐增，灰色舌苔已除，脉来较前有力。惟小便尚少。前贤有云："治湿不利小便，非其治也。"再以原方加重茯苓至15g、泽泻至15g，继进3剂。

9月21日三诊：3进上方，小便通畅，腹痛泄泻均止，浮肿已消。惟面色仍见萎黄不华，再宗前方加重益气养血之品。

处方：炒白术9g，茯苓12g，广陈皮、炒薏苡仁各9g，炙黄芪12g，当归身9g，党参12g，炙甘草6g。

上药以水3杯，煮取1杯，药渣再煮，取汁1杯，1日2次，温服。

【按语】《素问·阴阳应象大论》载："湿胜则濡泻"，指水湿阻滞胃肠，脾胃不能制水，发病泄泻。选用胃苓汤温阳助运，健脾化湿，故诸症得以减轻。继以益气养血，调补脾胃而收功。盖脾为后天之本，乃气血营卫生化之源，既主运化又主统血。治者据此道理，师法李东垣，但于健脾化湿方中增加几味入血分药，相互兼顾，气血并调。故获显效。

（二）泄泻

【病例2】马某某，男，60岁，医生。1963年11月6日初诊。

素有寒疝之疾。半年以来，大便经常泄泻，环脐绵绵作痛，喜温喜按，食欲不佳，形寒畏冷。平时喜食炒面，每餐必加胡椒面少许，食后方感舒适。曾服合霉素、土霉素等药，至今未愈，邀余商治。诊其脉，沉而稍紧，望其舌，质淡苔白。结合诸症分析，证属脾胃虚寒，肠滑泄泻，商拟温肾暖脾，固肠止泻为法。方遵四神丸意。

处方：补骨脂、肉豆蔻各9g，黑附子6g，干姜、吴茱萸各3g，五味子6g，小茴香9g，炙甘草3g，大枣2枚（掰）。

上药以水3杯，煮取1杯，药渣再煮，取汁1杯，1日2次，温服。

另，生硫黄研为细面，每日早晚各服1.5g。

马老医生见方中有生硫黄面冲服，拍案大笑曰："吾服当愈也！张锡纯先生《医学衷中参西录》早有'服生硫黄法'何忘却之耶。"竟服上方余10剂，痛泄全止，寒疝亦随之减轻。

【按语】《濒湖脉学》云："诸紧为寒为痛""诸紧冷痛"。本案环脐作痛，形寒畏冷，大便泄泻，喜按，又喜热饮，显属肾火式微，无能熏蒸脾土，以致久泻不愈，汪讱庵说："久泻肾命火衰，不能专责脾胃。"方遵四神丸扩充，兼配张锡纯服生硫黄法，共奏温肾暖脾、固肠止泻之效。

（三）痰泻

【病例3】周某某，男，82岁，农民。1961年8月30日初诊。

耄耋高龄，患泄泻，病已8月不愈。风烛残年，岌岌可危，大有生机将匮、难能维持之虞。检点前服药方，不外四君、四神、理中胃苓汤等。目前，形色憔悴，动则喘促异常，小便短少，大便日行数次，脉沉缓，舌苔白腻。

辨证治疗：脾失健运，湿郁为痰，故云"脾为生痰之源"。痰湿下迫大肠，故病泄泻。脉舌之象，亦属痰湿泄泻之候。治以健脾益气，涩肠止泻。方用张锡纯先生"薯蓣鸡子黄粥"加味。

处方：苍术、白术各12g，黄芪15g，党参12g，生山药90g（研细末），鸡子黄3（枚）。

前4味，先煎取汁。合生山药末、鸡子黄搅匀，再煎熬成粥。顿服。

9月5日二诊：上方连服6剂，其病已十去六七，精神日振，诸症以次减退，仍循上方再进。

9月14日三诊：上方又进9剂，半月诸症悉平。为巩固疗效，嘱其每周按原方煎服2剂。

服药月余，病告痊愈。

【按语】张寿甫先生说："山药之性，能滋阴又能利湿，能滑润又能收涩，是以能补肺补肾，兼补脾胃。"又说："且大便溏泄者，多因小便不利，山药能滋补肾经，使肾阴足而小便自利，大便自无溏泄之患。"治者以宗此说，权变其法，又加参、芪、二术，不但能补其脾胃，还能大补肺气。肺与大肠相为表里，肺气得固，泄泻自止，此即"下有病取之上"之意。

（四）飧泄

【病例 4】马某某，男，56 岁，工人。1954 年 7 月 8 日初诊。

初病肝脾郁滞，胸胁胀痛，医予承气汤下之，遂发肠鸣腹痛，痛则泄泻，完谷不化，反复发作，日夜 2~3 次，不觉里急后重。近来两月，自服合霉素、四环素，泄泻减而未除，四肢乏力，形体消瘦，精神萎靡，脉弦而缓，舌苔薄白而腻（经某某医院诊断为慢性结肠炎）。

辨证治疗：肝脾郁滞，调气则已。医反下之，徒伤胃气，而成飧泄。治以抑肝扶脾。方用雷少逸“培中泻木法”。

处方：白术 12g，白芍、陈皮各 9g，茯苓 12g，甘草 9g，炮姜炭 6g，炒吴茱萸 3g，煨葛根 12g，防风 6g，泽泻 9g。

上药以水 3 杯，煮取 1 杯，药渣再煮，取汁 1 杯，1 日 2 次，温服。

服药 3 剂，痛泻均止，苔腻渐化，脉仍弦缓。二诊时，仍遵前方，去吴茱萸、白芍加白术、茯苓各至 15g，继进 3 剂。三诊时脉来较前有力，舌苔白腻已化，饮食逐渐增加，遵二诊之方加党参、当归各 9g，以调补气血，服药 6 剂，诸症霍然而愈，恢复工作。

【按语】《医方考》说：“泻责之脾，痛责之肝，肝责之实，脾责之虚，脾虚肝实，故令痛泻。”因采培中泻木法。方中以白术、茯苓、炮姜、防风健脾补中、益气燥湿；白芍、吴茱萸，一寒一热，缓急止痛。佐葛根升清止泻，泽泻渗湿利尿，陈皮理气，甘草和中，共奏健脾、平肝、淡渗、升清之效。方证相符，故病得愈。

（五）五更泻

【病例 5】崔某某，54 岁，男，农民。1958 年 12 月 25 日初诊。

黎明泄泻，便后肛门坠胀，甚则脱肛，病已半年，辗转调治未愈。目前，食欲减退，四肢畏冷，腰脊酸楚乏力，精神萎靡不振，脉沉细，舌淡，苔薄白。

辨证治疗：久泻伤脾，脾伤及肾，泄泻每发于黎明，故名五更泄。治以温肾暖脾，固肠止泻。方用理中、四神，复方调治。

处方：党参 12g，炒白术 9g，干姜 6g，炙甘草 3g，补骨脂 9g，肉豆蔻、吴茱萸、五味子各 6g，大枣 4 枚（掰）。

上药以水 3 杯，煮取 1 杯，药渣再煮，取汁 1 杯，1 日 2 次，温服。

12 月 29 日二诊：上方连服 3 剂，黎明泄泻稍减，他症仍无起色。今晨发现大便带有冷冻黏物。再循上方加味，以裨“火旺土强”。

处方：党参 12g，炒白术 9g，淡干姜 6g，补骨脂 9g，肉豆蔻 12g，熟附片

9g，肉桂6g，炙甘草3g，小茴香9g。

上药以水3杯，煮取1杯，药渣再煮，取汁1杯，1日2次，温服。

1959年元月1日三诊：两进温补重剂，黎明泄泻十去其七，食欲渐增，精神好转，腰脊酸楚，四肢畏冷已瘥。脾肾之阳得振，退守原法。

处方：党参12g，炒白术、炮姜炭、炙甘草、补骨脂、肉豆蔻各6g，吴茱萸3g，五味子6g，大枣2枚（掰）。

上药以水3杯，煮取1杯，药渣再煮，取汁1杯，1日2次，温服。

患者遵嘱服药7剂，诸症逐渐消退而告愈。

【按语】脾肾虚寒，五更泄泻，概以温热之药治之，乃其常法。初诊病重药轻，故症状不见起色。二诊加桂、附，从权助火熏土。泄泻十去其七，此乃脾肾阳气得振之象，三诊处方退守原法，乃遵《医彻》“寒者热之，大半既安，继以调和”之意。治者常说：“用药如用兵，进退有法，守备有方，方可万举万当。”

黄疸（4例）

【病例1】王某某，男，52岁，干部。1969年12月26日初诊。

饮酒无度，又夹肝气怫郁，初觉胸胁胀闷，旋即两目发黄，波及周身，身热口苦，烦躁干呕，不欲饮食。小便色黄，大便秘结，脉弦数，舌红，苔黄腻（化验：麝香草酚浊度10U，脑磷脂絮状（+++），黄疸指数46U，谷丙转氨酶350U）。

辨证治疗：酒客多夹湿热，又加肝气之郁，湿热熏蒸，阻于中焦，胆汁外溢，故而发病黄疸。面目一身悉黄，其色鲜明如橘，并身热口苦，心烦，便秘，脉弦数，证属“阳黄”。治以疏肝解郁，清热利湿。方用茵陈蒿汤加味。

处方：茵陈30g，炒栀子12g，生大黄6g，黄芩12g，大青叶25g，茯苓12g，车前子30g（布包），炒枳壳12g，生甘草3g。

上药以水3杯，煮取1杯，药渣再煮，取汁1杯，1日2次，温服。

12月28日二诊：上方连服2剂，下黑秽兼黏滞大便，量少而不畅。胸胁胀闷少减，湿热郁积之邪，已有下行之势，仍宗原方增大黄至12g，加槟榔12g，因势利导。

12月31日三诊：《医经精义》中云：“肝与大肠相通”，上方重佐通腑之品，即下大量秽浊粪便两次，胸胁已觉宽舒，干呕、身热均止，黄疸亦显著减退。上方既见效机，再宗原方出入。

处方：茵陈18g，栀子12g，黄芩15g，生大黄6g，柴胡3g，茯苓15g，陈皮9g，炒枳壳6g，车前子18g（布包）。

上药以水3杯，煮取1杯，药渣再煮，取汁1杯，1日2次，温服。

1970年1月9日四诊：上方连服6剂，黄疸十退其七，饮食增加，二便通调。继以上方循序渐进。

1月22日五至八诊：遵照上方加减断续服药9剂，黄疸进退。惟晚饭后尚觉腹胀不适，寐意欠酣。此即“胃不和，卧不安”。再拟四苓平胃法。

处方：生白术9g，泽泻6g，茯苓9g，川厚朴3g，陈皮6g，半夏9g，生甘草6g，炒枳壳3g，生酸枣仁9g。

上药以水3杯，煮取1杯，药渣再煮，取汁1杯，1日2次，温服。

上方又服12剂，诸症悉退，肝功能已恢复正常，休养月余上班工作。

【按语】“肝与大肠相通”，疏通大肠即可疏肝，此即“肝主疏泄”之意。治者仰宗斯旨，治疗本案时，注重疏通，得心应手，因而收到良好效果。

【病例2】朱某某，男，6岁，1969年3月19日初诊。

感冒未已，精神倦怠，不欲饮食，厌油腻，继而恶心干呕，脘胁胀满，大便干燥，小便深黄如茶［检查：肝大肋下1cm，白睛轻度发黄，体温37.5℃，肝功能化验：麝香草酚浊度12U，脑磷脂絮状（+++），黄疸指数12U。诊断为急性黄疸型肝炎］。患儿恐惧打针。遂请中医治疗。脉见弦细，舌苔黄厚而腻。

辨证治疗：感冒未清，余热蕴结阳明，熏蒸肝胆，故见目黄、小便深黄如茶。热与湿合，脾为湿困，运化无权，因而厌食油腻，恶心干呕。结合脉症综合分析，证属“阳黄”。治以清热，利湿，退黄。方用茵陈四苓汤加减。

处方：茵陈15g，蒲公英12g，泽泻9g，猪苓12g，茯苓15g，竹茹6g，生甘草3g，薄荷6g，柴胡3g，黄芩6g，鸡内金3g。

水煎，1日2次温服。

服药6剂，恶心干呕渐平，患儿精神转旺，饮食有所增加，尿黄较前减轻，继服原方至12剂，目黄尽退，脘胁胀满已消，惟大便偏于稀薄。原方去鸡内金、蒲公英、黄芩、茵陈，加白术6g、炒薏苡仁12g、赤小豆18g，连服10剂，诸症悉退，肝功能恢复正常。

【按语】本例黄疸，属热与湿并。方用茵陈四苓汤加减，清其热，利其湿，胃浊得以下降，湿热得以清化，故黄疸相继而退。后期脾气偏虚，大便稀薄，方去鸡内金、黄芩、蒲公英、茵陈，加白术、炒薏苡仁、赤小豆。易苦寒而为甘淡渗湿法。因其方证相符，故而疗效显著。

【病例3】张某某，男，25岁，农民。1957年8月4日初诊。

夏秋之交，炎暑方亢，一日患者入湾中洗澡，遂患头痛身重，食欲不香，继则两目及遍身发黄，手足浮肿，中脘痞胀，小便色黄，大便秘结。脉濡数，舌苔黄厚而腻［化验：脑磷脂絮状（+++），麝香草酚浊度21.6U，黄疸指数

26U，谷丙转氨酶 420U］。

辨证治疗：外湿渍浸，腠理闭塞，营卫受阻，湿热郁蒸为黄，既有表证，又有里证。治当表里兼顾。拟茵陈四苓汤合麻黄连翘赤小豆汤加减。

处方：茵陈 18g，茯苓 15g，猪苓 12g，泽泻 15g，赤小豆 25g，连翘 15g，杏仁 12g，麻黄（先煎去沫）、生姜皮各 6g，蔓荆子 15g，薏苡仁 18g，苍术 6g。

上药以水 3 杯，煮取 1 杯，药渣再煮，取汁 1 杯，1 日 2 次，温服。

8 月 7 日二诊：服药 3 剂，腠理开疏，周身微微汗出，尿已较前增多，头身沉痛显减，浮肿消退大半。效不更方，继进原方 3 剂。

8 月 13 日三诊：上方服后，诸症相继而退。8 月 8 日夹有感冒发烧，予银翘散而病愈。目前黄疸十退八九，中脘已觉宽舒，浮肿尽消，二便均调。病已出险入夷，于是进苦辛淡渗之品，轻调气机，以善其后。

处方：茵陈 9g，黄芩 6g，茯苓 9g，猪苓 12g，泽泻 9g，赤小豆 15g，连翘 12g，川厚朴 6g，陈皮 9g，生姜 3 片。

上药以水 3 杯，煮取 1 杯，药渣再煮，取汁 1 杯，1 日 2 次，温服。

上方连服 8 剂，诸症悉平，肝功能恢复正常。休息 1 月，参加劳动。

【按语】《金匮要略》说："诸病黄家，但利其小便，假令脉浮，当以汗解之。"本例黄疸，因外湿渍浸，湿郁成黄，故用茵陈四苓汤合麻黄连轺赤小豆汤加减，一以除湿透表，一以利湿退黄。表解则浮肿自消，湿去则黄疸自退。因其方证相符，因而取得良好效果。

【病例 4】于某某，女，45 岁，市民。1955 年 7 月 12 日初诊。

身目俱黄，其色晦黯，胃脘臌胀，食欲不振，大便溏薄，小便短少色黄。精神倦怠嗜卧，面浮跗肿，脉沉迟，舌质胖大，舌苔白厚湿润。病已 2 月，辗转调治未愈。

辨证治疗：脾失运化，湿郁于中，胆汁为湿所遏，不得下行入肠，而溢于肌肤，发为"阴黄"。《伤寒论》云："身目为黄，寒湿在里，以为不可下也，当于寒湿中求之。"治以温阳利湿，消肿退黄。方用费氏茵陈术附汤加味。

处方：茵陈 12g，白术 9g，附子 3g，茯苓 12g，泽泻 9g，当归 6g，陈皮 9g，半夏 12g，砂仁 3g，薏苡仁 25g，生姜皮 3g。

上药以水 3 杯，煮取 1 杯，药渣再煮，取汁 1 杯，1 日 2 次，温服。

服药 3 剂，小便转多，大便溏止，中阳即见展化，继进原方 3 剂，胃脘宽舒，饮食增加，浮肿亦消，身黄十退七八。仍进原方 6 剂，脉转冲和，其病将愈，再以原方，减茵陈为 6g，加台参、炙甘草各 6g，服药 9 剂，诸症悉退而告愈。

【按语】医生处方，贵乎对症；方即对证，贵在坚持。本例自始至终，坚持用费氏茵陈术附汤以温阳利湿、消肿退黄。前贤有云："治湿不利小便，非其治也""黄疸多小便不利，利尿为主要治法"。寻绎方义，治者于茵陈术附汤重加泽泻，即守此法。最后，为健脾起见，只以参草相加，扶正逐邪，竟获痊愈。

臌胀（2例）

【病例1】徐某某，男，55岁，农民。1967年4月12日初诊。

患肝硬化腹水已2个月，初由愤怒饮酒诱起，在当地治疗月余不愈而来门诊。目前，单腹胀大，绷急如鼓，青筋横绊，按之坚满，肝脾未能触及。面色黧黑。赤丝血缕显露。精神萎靡不振，胸闷不欲饮食，食后胀益甚。下肢轻度浮肿，小便黄少，大便欠调。舌苔薄白，舌质紫黯有瘀血斑点。脉来弦细兼有结象。

辨证治疗：肝主疏泄，脾主运化。初由肝气抑郁，克伐脾土，继而气滞血瘀，清浊相混，疏通无权，以致经络壅阻，形成臌胀。治以疏肝理气，健脾利水，活血化瘀，通络散结。方用逍遥散加味。

处方：柴胡6g，茵陈9g，炒枳壳15g，槟榔片12g，川厚朴6g，郁金9g，当归6g，赤芍9g，大腹皮15g，茯苓18g，泽泻12g，生大黄6g，车前子25g（包布）。

上药以水3杯，煮取1杯，药渣再煮，取汁1杯，1日2次，温服。

4月16日二诊：上方连服4剂，小便增多，大便下青灰稀物2次。肿势显消，肝脾已能触及（肝大肋下3指，脾大肋下4指），按之疼痛。前方既合病机，再以原方加鳖甲25g，鸡内金12g。煎服法同上。

4月27日三至五诊：上方连服9剂，腹胀十减其七，胸闷已减，今遵《黄帝内经》"大积大聚，衰其大半而止"之旨，宗上方踵步。

处方：柴胡3g，茵陈6g，炒枳壳12g，槟榔6g，川厚朴3g，郁金6g，当归12g，赤芍9g，红花6g，大腹皮12g，茯苓18g，泽泻12，车前子（包布）、鳖甲各25g，鸡内金6g。

上药以水3杯，煮取1杯，药渣再煮，取汁1杯，1日2次，温服。

上方进退，服药达20余剂，诸症悉除而告愈。

【附】患者家传水肿验方一首。据述："此方传其祖父，不复再传，记得有鲫鱼与胡椒二物，不知其用法如何。"余度其方意遂嘱患者，用鲜鲫鱼1kg，去其鳞肚，每只鱼腹内放胡椒2粒（打破），香油炸后，加水清炖，炖时加生姜6~7片，大茴香、食盐、白糖、味精各少许，其味馨香适口，每餐吃鱼喝汤，名为"鲫鱼胡椒汤"。患者遵此法，于二诊后相继服用。实践证明，此方利水消肿效果良好，并无任何副作用，今作介绍，以供参考。

【病例2】温某某，男，39岁，农民。1967年9月5日初诊。

据述：素有肝炎病史，两月以来，初因怒气伤肝，曾经吐血2次。继则面浮跗肿，腹部逐渐胀大，皮肤发黄，在当地按黄疸治疗，服中西药不显效果，而来本院门诊治疗。

目前，腹部臌胀，状若抱瓮，青筋显露，肝脾均未扪及。下肢水肿按之凹而不起。周身黯黄，面色黧黑，精神疲惫，毛发枯焦，面颈部有血痣数片。胸膈满闷，不欲饮食。小便短少，大便不爽。脉弦细而数，舌苔薄白、垢腻，舌质紫黯。

辨证治疗：肝气郁结，郁而化热，肝脾转输失职，以致水湿内聚，瘀血阻滞，形成臌胀。《灵枢·水胀》云："臌胀者，腹胀身皆大，大与腹胀等也，色苍黄，腹筋起，此其侯也"。治以疏肝解郁，健脾利水，佐以活血化瘀。方遵逍遥散合茵陈四苓意。

处方：柴胡6g，茵陈、栀子各12g，茯苓25g，猪苓18g，泽泻12g，郁金9g，车前子18g，丹参12g，红花6g，枳壳、大腹皮各12g。

水煎2遍，1日2次温服。

9月11日二诊：上方连服6剂，水肿减轻，他症尚未起色，再宗上方，并配用"鲫鱼胡椒汤法"。

原方加炙鳖甲12g，增泽泻至18g，车前子30g（布包），大腹皮24g。煎服法同上。

9月17日三诊：继用上方，配用"鲫鱼胡椒汤法"（如徐案）小便通畅，大便已调，水肿消退大半。肝扪及肋下4指，脾肋下2指，按之疼痛。胸闷减轻，饮食有所增加。上药即效，仍以上方化裁。

处方：柴胡6g，茵陈12g，茯苓25g，泽泻12g，郁金9g，丹参15g，红花12g，桃仁9g，鳖甲20g，炒枳壳12g，木香6g。

煎服法同上。

9月27日四至五诊：上方连服9剂，水肿全消，黄疸已退，肝脾按之痛减。仍见发枯不荣，"发为血之余"。水肿退后，气血一时难复，改进疏肝健脾，养血润燥之方。

处方：柴胡6g，鳖甲20g，茯苓12g，当归6g，熟地黄、山茱萸各18g，丹参12g，红花3g，桃仁6g，甘草3g，党参6g。

煎服法同上。

上药连服30余剂，肝脾肿块已消大半，自觉症状已不明显。

【按语】以上两案，病因、病机基本相同，治疗方法亦基本相同，都以逍遥散为主方。不过例2温姓较例1徐姓肿势为甚，故重佐茵陈四苓以利水消肿，以参、归、萸、地养血润燥。二者皆因方随证转，方证合拍，故均获良效。

炖鲫鱼一方，利水而不伤正，确为消肿良方，不但善治肝硬化水肿，而且对肾炎水肿、产后水肿等病，也都有良好效果。此法前人虽多有介绍，但应用者较少。通过治疗徐、温两例，知鲫鱼有利水消肿之功。

水肿（3例）

（一）风水

【病例1】张某某，男，17岁，学生。1961年6月25日初诊。

初患感冒，汗出当风，即病一身悉肿且头面部尤甚，头痛咳嗽，关节酸痛，小便不利，口渴而不欲饮。舌苔白薄，脉浮数。

辨证治疗：汗出当风，水湿渍于肌表而病浮肿。肺气失于宣散，故见头痛咳嗽、关节酸痛。肺主通调水道，下输膀胱，肺病则水停，水停则小便不利，属《金匮要略》“风水”症。治以宣肺清热，发越水气。方用越婢汤加味。

处方：生麻黄9g，杏仁12g，生石膏24g，桑叶12g，薄荷叶6g，鲜荷叶1/4张，连翘12g，蝉蜕9g，木通6g。

上药以水3杯，煮取1杯，药渣再煮，取汁1杯，1日2次，温服。

服药1剂，身即汗出，小便通利，一身浮肿即退大半。咳嗽、头痛、身热均减。2、3剂减麻黄为3g，服后，一身悉肿尽退。惟咳嗽减而未除，再予杏仁、石膏、桔梗、前胡等清肺止咳之品调理。

【按语】《金匮要略》云：“诸有水者，腰以下肿，当利小便，腰以上肿，当发汗乃愈。”肺主一身之气，合于皮毛，今患者一身悉肿，故治者选越婢汤加味。发汗利尿，相互兼顾，遣药轻清灵动，颇合“轻可去实”之意。因其方证相符，若桴鼓相应而获良效。

（二）气肿

【病例2】何某某，女，45岁，市民。1973年7月16日初诊。

遍身浮肿，时轻时重，迄今2年余，虽经多医治疗，其病减而未除。点阅前服药单，不外五苓、五皮、八味地黄等方。目前患者浮肿，以脸面、手面、脚面为甚，皮色正常，按之即起，脘腹痞胀，叩如空鼓，食欲不振，大便欠调。舌质胖大，舌苔白薄，脉细弦。

辨证治疗：脘腹痞胀，叩如空鼓，证属脾胃气郁、运化失常。气不行则水不化，故出现脸面手足浮肿。治以行气开郁，健脾消肿。方遵半夏厚朴汤加减。

处方：川厚朴、半夏各12g，茯苓15g，白术9g，陈皮12g，木香9g，炒香附12g，炒枳壳9g，大腹皮12g，桂枝3g。

上药以水3杯，煮取1杯，药渣再煮，取汁1杯，1日2次，温服。

服药4剂，面目浮肿已消大半，四肢亦较前为轻。方证相合，气郁有开化之望。继进原方6剂，胸脘显宽，食欲渐香，面部及四肢浮肿基本痊愈。一日与其夫发生口角，又见胸胁胀痛、面部及四肢又显浮肿，再予前方去白术，加青皮9g、炒莱菔子12g。续服4剂，诸症悉退。

【按语】浮肿有水肿、气肿之分，水肿者，治当发汗，利小便，若气肿者，则非所宜。治者以“腹胀，叩之鼓声，浮肿按之即起，皮色不变判为气肿”。故选半夏厚朴汤，行气开郁，竟收全功。

（三）水肿

【病例3】李某某，男，55岁，农民。1968年12月6日初诊。

遍身浮肿，腹大如鼓，按之没指，凹而不起，面色白，形寒畏冷，胸闷气喘，食欲减退，腰腹冷痛酸楚，阴囊肿大如茄，小便短少，大便稀薄，脉沉细无力，舌苔白薄湿润。病重月余，经某某医院诊断为“肾炎”。治疗半月未见效果，转来我院门诊，查阅化验结果：尿蛋白（+++）；红、白细胞0~2；颗粒管型0~1/高倍视野；血浆总蛋白4.4g%；白蛋白1.4g%；球蛋白3g%；非蛋白氮25mg；二氧化碳结合力35.3容积%。曾服中药“五皮饮”“五苓散”；西药氢氯噻嗪，现已无效。

辨证治疗：本例水肿，乃脾肾阳虚已极，水气泛滥，其势难遏，元气有告溃之虞，急用温肾暖脾，利水消肿。方遵金匮肾气丸加减。

处方：熟地黄25g，熟附子9g，茯苓30g，山茱萸25g，焦白术12g，泽泻15g，肉桂3g，炒山药12g，酒炒车前子24g，生麻黄3g。

上药以水3杯，煮取1杯，药渣再煮，取汁1杯，1日2次，温服。

12月9日二诊：上方连服3剂，身温汗出，小便增多，遍身浮肿消退近半，患者颇以为喜。症状虽有减轻，尚未出险入夷，不可有恃无恐。《黄帝内经》中言：“阳气者，若天与日。”天明日丽，阴霾当散。上方即见效机，仍守原方续进。

12月16日三诊：上方连服6剂，脾肾阳气得伸，水湿运行，肿势将愈。惟跗肿尚未尽消，尚感畏冷。再从原方出入。

处方：山茱萸18g，炒山药12g，泽泻9g，熟地黄12g，茯苓15g，炒白术12g，熟附子3g，炒薏苡仁18g，巴戟天、桑寄生各12g。

上药以水3杯，煮取1杯，药渣再煮，取汁1杯，1日2次，温服。

1969年1月3日四至五诊：上方加减又连服12剂，诸症悉平。嘱服肾气丸1月。以资巩固。

【按语】脾肾阳虚，水不化气，方用金匮肾气丸加味而取效，即王太仆“益火之源，以消阴翳”之法。治者于方中又加麻黄一药宣肺、发汗、利尿，一举而两得，竟收卓效，可谓处方之巧。

淋证（3例）

（一）热淋

【病例1】赵某某，男，11岁，学生。1966年3月29日初诊。

感冒风温，治疗10余日，其病减而未愈。近3天来，尤觉心中烦热，口渴喜饮。舌尖生疮，小便赤涩淋痛。脉细而数，舌苔薄黄、质红（经某某医院检查：诊断为急性泌尿系感染）。

辨证治疗：温病未愈，心中烦热，舌尖生疮，口渴喜饮，属余热内蕴、心经热盛之象。小便溲赤、涩痛，为淋证。系心移热于小肠之证。前贤有云：“淋之初起，无不由乎热剧。”治以清心利尿，通淋止痛。方遵导赤散加味。

处方：生地黄18g，木通6g，淡竹叶3g，连翘9g，萹蓄12g，蝉蜕6g，黄芩9g，车前子12g（布包），甘草梢6g，琥珀末1.5g（冲）。

上药以水3杯，煮取1杯，药渣再煮，取汁1杯，1日2次，温服。

上方连服3剂，小便赤涩淋痛均减大半。继服3剂，尿转淡黄，淋痛遂止。再以上方去木通、蝉蜕、黄芩、车前子，加玄参、天花粉、石斛、麦冬。服药6剂病愈，回校读书。

【按语】本例淋证系心移热于小肠，故方用导赤散，以导心经之火以下行，二诊加石斛、麦冬、天花粉、玄参以养阴生津。津气来复，余热得清，故病痊愈。

（二）血淋

【病例2】刘某某，男，38岁，干部。1958年6月13日初诊。

饮酒无度，贪食生冷，而病小便频数涩痛。近7日来，服六一散，寸效未显，反而溺时灼痛，状若火燎。小便红赤，大便秘结，少腹膨胀，腰脊酸痛。脉细数无力，舌苔白腻，舌尖红赤。

辨证治疗：湿热郁结于下焦，膀胱气化不行，故溲溺涩痛，少腹膨胀。热迫血溢，故小便红赤。脉与舌象，亦属湿热内蕴之候。前贤有云：“醇酒厚味者，酿成湿热也，积热既久，热结下焦，所以小便淋沥作痛……”。治以清热降火，通关利水。方用滋肾丸。

处方：知母、黄柏各9g，肉桂1.5g。

水煎两遍，1日2次温服。

6月16日二诊：上方连服3剂，小便频数灼痛，均减大半，少腹膨胀亦瘥。郑钦安云："滋肾丸一方，乃利水之方，亦纳肾气之方也"。上方既见效果，仍宗上方加味。

处方：知母、黄柏各9g，肉桂1.5g，猪苓18g，鲜白茅根30g，阿胶12g（烊化）。

煎服法同上。

上药连服6剂，诸症悉平，恢复工作。

【按语】 治疗本案，先服滋肾丸通关利水，以澄其源。继配猪苓、白茅根、阿胶清热利水、养阴止血，以畅其流。组方简洁，药不芜杂。先后两诊，环环相扣，因而疗效显著。

（三）膏淋

【病例3】 李某某，男，45岁，干部。1971年3月16日初诊。

据述：小便混浊，断续发作半年余，虽经中西医治疗，其病减而未除。近因饮酒失度，病势转甚，来院门诊。尿如米泔，溺时尿道涩痛，尿道中有胀坠感，腰痛乏力，大便秘结。脉沉弦，舌红少苔。

辨证治疗：饮酒无度，湿热内蕴，下注膀胱，故溺白如米泔，澄之则如膏状，中医称为"膏淋"。此即《素问·至真要大论》所谓"诸转反戾，水液浑浊，皆属于热"之证。治以清热利湿，分清降浊。方用程氏萆薢分清饮加减。

处方：川萆薢9g，石菖蒲6g，茯苓12g，黄柏9g，葛根12g，泽泻9g，车前子15g（布包），乌药3g，甘草梢6g，白芍9g，琥珀1.5g（冲）。

上药以水3杯，煮取1杯，药渣再煮，取汁1杯，1日2次，温服。

上方连服9剂，尿如米泔减轻大半，又服6剂尿色转清，少腹痛胀消失。后予六味地黄丸服药月余，病告痊愈。

【按语】 淋证分寒湿、湿热两种。本例偏于湿热，故选程氏萆薢分清饮，清热利湿、分清降浊而获效。后予六味地黄丸，服药月余，乃为培元固本之计。

附：白浊

【病例】 李某某，男，39岁，干部。1973年8月13日初诊。

尿道时流秽浊之物，色白状若涕脓，绵绵不断，稍感涩痛。少腹痞胀不适，腰膝酸楚乏力，畏寒肢冷，精神萎靡。迄今半年，曾服土霉素、呋喃呾啶药片，未见效果。舌淡苔白，脉沉而细。

辨证治疗：肾失摄纳脂液，脾失运化精微，精微脂液不能变化气血，以致下注膀胱，故而形成白浊。治以健脾补肾，益气化浊。方用菟丝子丸加味。

处方：菟丝子 30g，茯苓 25g，莲子肉 15g，枸杞子、炒山药各 25g，蒺藜 18g，芡实、白果各 15g，桑螵蛸 25g，泽泻 12g。

上药以水 3 杯，煮取 1 杯，药渣再煮，取汁 1 杯，1 日 2 次，温服。

上方连服 15 剂，白浊十去其七，身暖肢温，精神已振，又照上方服药 12 剂，白浊基本消失，少腹痞满已愈，惟腰膝仍感酸软乏力，再以上方去芡实、白果、泽泻，加桑寄生、炒杜仲，连服 6 剂，诸症悉除。后予金匮肾气丸，嘱服月余，以资巩固。

【按语】《百病通论》说："肾藏天一，以悭为事，志意内治，则精全而涩，思想外淫，房室太甚，则淫泆不固，辄随溲溺而下，即为白浊。"治者以宗此说，故选菟丝子丸加味，健脾化浊，兼补肾气而获效。此即前贤所谓"虚者常求脾肾而固之、举之"之意。

咯血（2 例）

【病例 1】高某某，男，50 岁，工人。1967 年 5 月 13 日初诊。

素患咳喘，有时咳痰带血，自恃体壮，不甚介意。经常口服四环素、百喘朋、麻黄素等药片以维持。近来感冒，头痛身热，咳喘胸痛，吐痰带血，口干咽痒。不欲饮食，小便黄短，大便秘结。舌红少苔。脉浮数。

辨证治疗：风邪外袭，肺失宣降，故头痛身热，咳喘胸痛，新邪引动宿瘀，络破血溢，故咽痒咳痰而带血。拟以疏风散热，清肺止血之品。

处方：霜桑叶 15g，白菊花 10g，薄荷叶 6g，炒杏仁 12g，金银花 25g（一半炒炭），白茅根 30g（一半炒炭），炙枇杷叶 15g，浙贝母 9g，连翘 12g。

上药以水 3 杯，煮取 1 杯，药渣再煮，取汁 1 杯，1 日 2 次，温服。

5 月 16 日二诊：头痛身热渐退，咳痰带血已减，仍不欲饮食，胸痛，口干咽痒。内热尚盛，再以原方加减。

处方：霜桑叶 15g，白菊花 10g，薄荷叶 6g，炒杏仁 12g，金银花 15g，白茅根 12g，炙枇杷叶 15g，浙贝母 12g，瓜蒌 25g，鲜藕节 30g（切碎），三七 1.5g（研冲）。

上药以水 3 杯，煮取 1 杯，药渣再煮，取汁 1 杯，1 日 2 次，温服。

5 月 21 日三诊：服辛凉之剂后，肺气得以清肃，咳减血止，咽痒口干均愈，饮食渐进。脉来仍数，余热尚未净尽，再进甘凉滋阴，润燥宁络之品。

处方：炒杏仁 9g，炙枇杷叶 12g，北沙参 9g，麦冬 12g，生地黄 15g，玄参12g，白芍15g，阿胶9g（烊化），鲜白茅根30g，甘草6g。

上药以水3杯，煮取1杯，药渣再煮，取汁1杯，1日2次，温服。

【按语】本例咯血，为风热袭肺，新邪引动宿瘀之候。用桑菊薄荷以宣肺，发散风热。杏贝、茅根以肃肺，和络止血。继进藕节、三七以消瘀，更用生地黄、麦冬、白芍、阿胶以宁络补虚。唐容川的治血四法，即止血、消瘀、宁络、补虚，临床确有指导意义，应当加以效仿。

【病例2】周某某，男，65岁，农民。1973年3月21日初诊。

素患咳嗽，今春较重，近又繁劳过度，咳嗽吐痰，带有血丝，甚则痰、血参半，多泡沫，伴胸膺刺痛，心烦口干，午后潮热，舌红无苔少津，脉弦细而数（经某某医院诊断为支气管扩张）。

辨证治疗：春风萌动，时令转温，肺阴久虚之体，又夹春温，"温邪上受，首先犯肺。"震伤肺络，致为咯血。治以养阴清肺，止血和络。方用泻白散、茜根散加减。

处方：桑白皮12g，地骨皮9g，生杭芍15g，生地黄18g，茜草根12g，黄芩9g，炙枇杷叶12g，金银花25g，白茅根30g（一半炒炭），阿胶6g（烊化）。

上药以水3杯，煮取1杯，药渣再煮，取汁1杯，1日2次，温服。

3月24日二诊：上方连服3剂，咯血十去六七，胸膺刺痛已轻，仍觉心烦口干，午后潮热，大便干燥。再宗上方，加以润燥通腑。

处方：桑白皮12g，地骨皮9g，生白芍15g，生地黄25g，茜草根6g，黄芩9g，炙枇杷叶12g，金银花18g，杏仁12g，焦栀子、大黄各9g，甘草3g。

上药以水3杯，煮取1杯，药渣再煮，取汁1杯，1日2次，温服。

3月27日三诊：大腑通畅，潮热减轻，吐痰亦不带血，胸膺亦不刺痛，有时惟感口干，再拟滋阴润肺之品。

处方：生白芍18g，生地黄15g，炙枇杷叶12g，麦冬18g，天花粉15g，石斛12g，甘草6g，阿胶6g（烊化）。

上药以水3杯，煮取1杯，药渣再煮，取汁1杯，1日2次，温服。

患者遵守上方，断续服药6剂，诸症悉平而告愈。

【按语】春主风木，木火刑金，肺络损伤，故血随咳出。方用泻白散以清肺止咳；茜根散以滋阴止血，佐白芍、栀子、黄芩以平肝泻火。尤其方中之白芍，用之甚妙，妙在平抑肝阳而又滋补肝血（阴），清肺泄火而又止血和营。方证相得，故在短期之内，收得良好效果。

衄血（2例）

【病例1】李某某，男，31岁，农民。1966年5月29日初诊。

外感风温，头痛，咳嗽，夜间发热，自恃体壮，不服药，待其自愈。昨日傍晚，突然鼻衄，流血鲜红，今日又复衄血1次，而头痛、咳嗽、夜间发热不减，伴口渴心烦，咽干不欲食。脉浮数，舌红少津，苔薄黄。

辨证治疗：头痛咳嗽，脉来浮数，系风热之邪未清，风为阳邪，最易伤阴，故夜间发热，并口渴心烦。热蕴肺胃，迫血上溢，故发鼻衄。治以辛凉清解。方用张锡纯的清解汤、三鲜饮加味。

处方：生石膏30g，薄荷叶6g，蝉蜕9g，霜桑叶12g，杏仁9g，生甘草6g，鲜白茅根（切碎）、鲜藕节（切碎）、鲜小蓟各30g。

上药以水3杯，煮取1杯，药渣再煮，取汁1杯，1日2次，温服。

6月1日二诊：上方连服3剂，鼻衄减而未止，头痛咳嗽已瘥，而口渴咽干，夜间发热不退。此乃阴液未复之象，宗上方重佐养阴之品。

处方：生石膏30g，霜桑叶12g，杏仁9g，鲜白茅根60g（切碎），鲜藕节（切碎）、鲜小蓟各30g，生地黄25g，麦冬15g，白芍18g，玄参25g，生甘草6g。

上药以水3杯，煮取1杯，药渣再煮，取汁1杯，1日2次，温服。

6月4日三诊：方进3剂，津液来复，鼻衄、头痛、夜间发热均止。惟咳嗽尚未了了，仍不欲食。再拟辛凉苦润，以清降肺胃。

处方：霜桑叶12g，杏仁9g，炙枇杷叶12g，川贝母6g，瓜蒌25g，玄参12g，麦冬15g，炒莱菔子12g。

上药以水3杯，煮取1杯，药渣再煮，取汁1杯，1日2次，温服。

【按语】外感而见鼻衄，其病当愈，即方书所谓“红汗”是也。今鼻衄而热反不解，并口渴咽干，为津液亏虚之象。二诊重佐养阴之品，津液来复，肺胃得清，故鼻衄等症悉平。

【病例2】张某某，女，58岁，市民。1964年12月26日初诊。

因夜间愤怒，暴发鼻衄，流血不止，注射仙鹤草素2支，口服利血平药片均无效果，用棉花塞住鼻腔，血则倒流入咽，从口腔而出，其势迫急，举家惊惶，星夜派人邀余往诊。症见面红气粗，精神躁扰，头目眩晕，口渴索饮，脉弦数有力。

辨证治疗：肝火超越，上乘于肺，血随气逆，溢出鼻腔，因其来势迫急，故名鼻洪。朱南山先生认为“本症系肝火沿督脉上逆，以致阴络伤，则血外溢。”今宗此说，治以清肺平肝，滋阴降火。

处方：羚羊角3g（先煎），白芍30g，生地黄25g，黄芩15g，玄参18g，龙骨、牡蛎各25g，牛膝、阿胶（烊化）各12g。

急火煎药频服。

服药1剂，衄血即止，又服1剂，诸症悉除。1965年1月1日，又发衄血，流血不止，患者仍照原方煎服1剂，流血停止，继服7剂，诸症均愈。迄今已15年，病未再犯。

【按语】鼻洪一症，亦名鼻啸，因其病势迫急，较鼻衄为甚，故得此名。方用羚羊角、白芍、生地黄、黄芩、玄参、龙牡、阿胶以平肝潜阳、凉血止血；牛膝为使，引药下行。因其方证相得，故取速效。

吐血（2例）

【病例1】唐某某，男，52岁，农民。1962年5月2日初诊。

夜间突然吐血盈盆，其色黯红，情况十分危急，邀余往诊。脉细微欲绝，面色苍白不华，精神萎靡，四肢厥逆，大汗淋漓。询知经常胃痛，呕吐食水，病已3年，以致形体消瘦。

辨证治疗：胃病3年不愈，形体消瘦，至今经常胃痛，呕吐食水，可为中焦阳虚气滞；阳虚气滞，不能统血，血因停蓄；蓄久则络破血溢，发为吐血；吐血过多以致气脱，故见四肢厥逆，脉细欲绝，此真气将有告溃之虞。急予独参汤，希望气能摄血，庶免凶危是幸。

处方：生晒参45g。

急火水煎，滤汁频服。

5月3日二诊：昨晚煎人参汤，复杯吐血顿止，汗出已敛，又煎服2~3次，至天明精神振作，四肢转温，脉亦较前有力，气虚渐复，再拟东垣保元汤予服。

处方：党参25g，黄芪30g，炙甘草12g。

上药以水3杯，煮取1杯，药渣再煮，取汁1杯，1日2次，温服。

5月9日三诊：上方连服6剂，未再吐血。给人参健脾丸，嘱服月余，以资巩固。

【按语】张景岳《景岳全书·经脉》云："血脱者，当益气。"程钟龄《医学心悟》云："有形之血不能速生，无形之气，所当急固。"治者遵此说，故用独参汤、保元汤以益气固脱，继用人参健脾丸，调养心脾，巩固疗效。前贤有云"血证以胃药收功"，即是此意。

【病例2】夏某某，男，46岁，市民。1956年7月11日初诊。

思欲过度，饮酒过量，以致吐血盈口，所吐血中伴有食物残渣，近5日来，吐血减而未止，色如咖啡，有时鲜红，呃逆，脘痛，五心烦热，大便秘结，小便短赤。其脉来盛去衰，舌红苔黄偏燥。

辨证治疗：其脉来盛去衰，实而无力，乃洪脉，为阴虚阳盛之征。饮酒过量，胃热炽盛，灼伤血络，和降失职，其气上逆而血亦随之，故而发病吐血。

五心烦热，便秘溲赤，皆系阴虚火旺之象。治以清胃泻火，化瘀止血。方宗犀角地黄汤合《金匮要略》泻心汤加味。

处方：水牛角30g（先煎）（代犀角），生地黄25g，白芍18g，牡丹皮12g，大黄6g，黄连3g，黄芩6g，葛根12g，鲜荷叶蒂1枚（切碎）。

上药以水3杯，煮取1杯，药渣再煮，取汁1杯，1日2次，温服。

7月14日二诊：上方服1剂，大便通畅，继服2、3剂，吐血停止。脘痛，呃逆，五心烦热均减，脉来较前冲和。上方颇合病机，再守上方加减。

处方：生地黄25g，白芍18g，牡丹皮12g，黄连3g，麦冬12g，石斛20g。

上药以水3杯，煮取1杯，药渣再煮，取汁1杯，1日2次，温服。

7月17日三诊：上方连服3剂，诸症相继而退。惟舌质偏红，夜睡口干，此乃阴液尚未尽复，再以上方加减。

处方：生地黄25g，麦冬18g，白芍12g，沙参9g，天花粉12g，甘草6g，石斛20g。

上药以水3杯，煮取1杯，药渣再煮，取汁1杯，1日2次，温服。

7月25日四诊：上方连服7剂，诸症均愈。嘱以怡情自遣，淡食调养，以和胃气。

【按语】过食辛辣，胃火郁炽，灼伤血络，因而吐血鲜红。予犀角地黄汤以清热解毒、凉血散血，合《金匮要略》泻心汤之苦寒，清泻以降其火。热清火降，吐血自止。血止之后，又进大队甘寒濡润之品以复其阴，意在治病求本，后嘱患者怡情自遣，淡食调养，以和胃气。此乃丹溪“内观以养神，淡食以养胃”之意。

尿　血

【病例】张某某，男，65岁，农民。1966年9月8日初诊。

时届仲秋，炎暑气令未更。患者于田间劳动过力，遂病尿血鲜红，小腹胀坠，茎中微痛，心中烦热，少寐，口渴喜饮，精神倦怠。舌红少津、无苔，脉细数。

辨证治疗：暑乃火邪，在天为热，在地为火，在脏属心。心移热于小肠，迫血妄行，溢于小便，是为尿血。治以清热泻火，凉血止血。方用导赤散加味。

处方：生地黄25g，木通9g，竹叶3g，甘草梢6g，黄芩9g，滑石25g，鲜白茅根30g（切碎）。

上药以水3杯，煮取1杯，药渣再煮，取汁1杯，1日2次，温服。

9月11日二诊：上方连服3剂，尿血减轻，茎中痛止。心中仍觉烦热，口渴，大便秘结4日，再以上方去滑石，加大黄12g，以釜底抽薪，从权调治。

9月14日三诊：药后，大便通调，尿血已止，烦热口渴顿减大半，寐意转酣。脉仍细数，舌红少苔。阴液尚未尽复，再予壮水益阴之品。

处方：生地黄25g，麦冬18g，白芍12g，石斛25g，玄参12g，生甘草、五味子各6g。

上药以水3杯，煮取1杯，药渣再煮，取汁1杯，1日2次，温服。

9月21日四诊：6进上方，诸症悉平。夜寐醒后，尚觉咽干，予六味地黄丸30粒，嘱早晚各服1粒。

【按语】《素问·气厥论》说："胞移热于膀胱，则癃溺血。"《金匮要略》说："热在下焦者则尿血。"《医学入门》说："溺血则心移热于小肠。"可见尿血一症，大都因热，与心、小肠、膀胱有关。方用导赤散加味，清热泻火，凉血止血，治法稳妥。大便干燥一症，乃虚中夹实之象，治者于前方中加大黄以釜底抽薪，乃是权宜之变。三诊方用生地黄、麦冬、石斛、五味子、玄参、白芍等味。意在"壮水之主，以制阳光。"

方随症变，配伍精当，故能收到良好效果。

便血（2例）

【病例1】陈某某，女，66岁，农民。1975年8月15日初诊。

脘腹隐痛，喜温喜按，大便带血，今已2月，曾经多医治疗，未得痊愈。目前，面色苍白，食少体倦，形寒畏冷，下肢浮肿，脉芤迟，舌苔薄白。

辨证治疗：中焦虚寒，运化无权，故脘腹隐痛，喜温喜按。脾主统血，脾气虚损，血不归经，溢渗肠间，则为便血。治以健脾益气，养血止血。方用归脾汤加减。

处方：炙黄芪25g，党参15g，炒白术12g，炒酸枣仁18g，炙甘草6g，桂枝3g，当归12g，白芍9g，茯苓12g，木香6g。

上药以水3杯，煮取1杯，药渣再煮，取汁1杯，1日2次，温服。

8月22日二诊：上方连服3剂，脘腹隐痛减轻，大便带血减少，胃纳较前增加。效不更方，原方续进3剂。

8月31日三至五诊：上方连服7剂，腹痛便血均止，精神饮食转佳，大便颜色转黄，形体逐渐温煦，下肢浮肿已消，脉亦较前有力。病入坦途，爰书丸方，以资巩固。

处方：归脾丸30粒。每日早晚各服1粒。

【按语】治者治疗本例，宗"气为血之帅"之说，采用归脾汤加减，益其生化之源，不用止血之药而血自止者，乃止血之法寓于补气之中。

【病例2】张某某，女，60岁，农民。1975年8月26日初诊。

先便后血，颜色紫褐，状如柏油，迄今半年有余，辗转调治不愈。目前，腹痛隐隐，绵绵不已，形体消瘦，面色萎黄，饮食不香，精神倦怠。脉沉而兼弦，舌苔薄白边赤，并有瘀点。

辨证治疗：脾虚不能统血，肝虚不能藏血，血不循行于经脉，溢渗肠间，因而下为便血。此即《金匮要略》所谓“远血”之症。治以温脾摄血，柔肝和络之法。方用黄土汤合芍药甘草汤加减。

处方：炒白术12g，炮黑姜6g，炮附子3g（先煎），炒酸枣仁12g，阿胶9g（烊化），当归6g，生地黄15g，白芍12g，黄芩、甘草各6g，灶心土60g。

上药以水3杯，煮取1杯，药渣再煮，取汁1杯，1日2次，温服。

8月29日二诊：上方连服3剂，腹痛减轻，饮食增加。惟大便尚夹紫褐，再守原方加酸枣仁至30g、黄芪18g。

9月15日三至五诊：上方连服15剂，大便逐渐转黄，腹痛亦止。上方颇合病机，仍宗原方出入。

处方：炒白术12g，炒酸枣仁25g，炙黄芪18g，当归9g，炙甘草6g，白芍9g，生地黄12g，木香6g。

上药以水3杯，煮取1杯，药渣再煮，取汁1杯，1日2次，温服。

9月21日六诊：大便化验结果正常，为巩固疗效，嘱服归脾丸1月。

【按语】近血病在腑，远血病在脏。脏者，指脾与肝，脾虚治以温化，肝虚治以柔和，故方用灶心土、白术、附子、酸枣仁、炮姜温脾止血，当归、生地黄、阿胶、黄芩等以养血和肝。芍药甘草汤，取其缓急止痛，用阴和阳。脾得温煦，肝得柔和，统藏咸宜，则血自归经也。二诊，治者加黄芪一药，甚属巧妙，妙在黄芪能巩固胃中之卫气，充实胃中之皮毛。由此可见，用药不在多，而在灵巧。

腰痛（2例）

（一）血瘀腰痛

【病例1】李某某，男，45岁，农民。1969年10月5日初诊。

腰痛，迄今7月，起因不明。检阅前服药方，有主发散风湿者，有主温补肾阳者，皆无效果。目前，腰痛时轻时重，轻则酸楚沉痛，重则状如锥刺，不敢俯仰，大便经常干燥。脉沉涩，舌苔白薄，质黯有瘀血斑点。

辨证治疗：“腰为肾之府”。痛如锥刺，不可俯仰，是为血瘀腰痛之候。脉来沉涩，舌有瘀斑，皆属血虚有瘀之象。发散风湿，耗散津液，反助血瘀益甚，瘀血不去，新血不生，补之适足以为害也。今遵王清任身痛逐瘀汤合张寿甫活络效灵丹，复方调治。

处方：当归 12g，桃仁 9g，红花 6g，赤芍 9g，乳香、没药各 6g，丹参 25g，生地黄 18g，怀牛膝 12g，生大黄 9g。

上药以水 3 杯，煮取 1 杯，药渣再煮，取汁 1 杯，1 日 2 次，温服。

10 月 8 日二诊：上方连服 3 剂，腰痛非但不减反而痛甚，惟大便转润，其色黑褐，脉仍沉涩。便润色褐，是血活瘀化之兆。继服上方，以待瘀化络通，自获效果。

10 月 15 日三诊：上方连服 6 剂，腰痛十去六七，俯仰较前灵活，大便变黄。上方即效，继予原方 3 剂。

10 月 28 日四诊：继服上方 6 剂，腰已不痛。惟腰间尚感酸楚，仍以原方加减。

处方：当归 12g，丹参 18g，骨碎补 9g，狗脊 12g，川续断 18g，炒杜仲 12g，桑寄生 18g，鸡血藤 25g，怀牛膝 12g。

上药以水 3 杯，煮取 1 杯，药渣再煮，取汁 1 杯，1 日 2 次，温服。

患者又服 6 剂，诸症均愈。参加农业生产。

【按语】经络阻滞，“不通则痛，通则不痛”，前贤之述备也，王清任所说“血化下行不作劳”，可为后世治血症之准则。治者以宗此说，治以活血化瘀为法，使其瘀化络通，以期痊愈。

（二）肾虚腰痛

【病例 2】张某某，男，32 岁，农民。1964 年 3 月 11 日初诊。

纵欲无度，不知持满，不时御神，精气耗散于平素，以致腰脊冷痛，酸楚乏力。近 3 月余，俯仰逐渐艰难。脉沉细，舌苔淡白。

辨证治疗：根据脉症分析，系肾虚腰痛。治以温补肾阳，填精续髓，今仿青蛾、右归法。

处方：炒杜仲 18g，补骨脂 12g，菟丝子、熟地黄各 18g，山茱萸 12g，胡桃肉 18g，狗脊 12g，桑寄生 18g，鹿角胶 6g（烊化）。

上药以水 3 杯，煮取 1 杯，药渣再煮，取汁 1 杯，1 日 2 次，温服。

另，生硫黄研细，每日早晚各服 1 次，每次 1g。白开水冲服。

3 月 24 日二诊：继续服药 9 剂，肾阳得伸，腰脊冷痛已止，转动俯仰较前灵活，惟酸楚乏力未除，脉仍沉细。为培元固本之计，再予上药加倍研成细末为丸剂，以缓图全功。

处方：炒杜仲 60g，补骨脂 30g，菟丝子 60g，当归 30g，熟地黄 60g，山茱萸 30g，胡桃肉 60g，狗脊 30g，桑寄生 60g，鹿角胶 30g，肉桂 6g。

上药，共研细末，炼蜜为丸，丸重9g。每日晚睡前白开水送服1丸。

【按语】男子四八，正当筋骨隆盛，肌肉丰满壮健之年，只因以纵妄为常，耗散肾精。肾精既耗，肾气亦衰，腰脊冷痛、酸楚乏力，此理之固然也。治宗《类证治裁》“腰酸属房劳肾虚宜峻补”之说，大队填补，益火之原，以健肾气。肾气健旺，故腰痛得愈。

遗　尿

【病例】王某某，男，23岁，工人。1966年10月7日初诊。

患遗尿症，已十余年未愈。近来发作尤频，一夜睡觉之中，竟遗尿2次，患者颇以为苦。患者精神萎靡不振，腰膝常年感觉寒冷，酸楚乏力。舌苔淡白，脉沉迟。

辨证治疗：脉沉主里，沉迟主痼冷之疾。腰为肾之府，遗尿10年，腰膝寒冷，以致精神萎靡，显属肾阳式微，阴霾弥漫之候。治遵太仆“益火之原以消阴翳”之法，方宗真武汤加减。

处方：熟附片9g，白术12g，茯苓9g，干姜3g，党参9g，菟丝子25g，炙甘草6g。

上药以水3杯，煮取1杯，药渣再煮，取汁1杯，1日2次，温服。

10月14日二诊：连续服药，7日来遗尿3次，精神好转。效不更方，再以原方继服。

10月21日三诊：6日以来，仅仅遗尿1次。半夜后腰膝寒冷逐渐转温，脉来较前有力。精神已振，周身感觉舒适，再拟温肾益髓之品，方遵右归丸加减。

处方：熟附子3g，菟丝子25g，巴戟天30g，桑螵蛸15g，熟地黄25g，茯苓15g，山茱萸18g，五味子6g，党参9g。

上药以水3杯，煮取1杯，药渣再煮，取汁1杯，1日2次，温服。

患者以上方断续服药20余剂，诸症悉除。恢复正常工作。

【按语】遗尿，多见于小儿，俟其年龄增长，肾气充实，不治自愈，不足为病。本例为成人遗尿，历经10年未愈，愈见其“下元虚冷”之甚。先投真武汤加减，意在温肾回阳以消沉寒；继用右归丸，旨在温补肾阳以助气化。治者常说：“能助少火以生气，勿使壮火以食气。”读者以为然否？

大气下陷（2例）

【病例1】韩某某，女，48岁，农民。1966年10月29日初诊。

患者因操劳过甚，自觉胸闷气短，在当地服药数剂，胸闷短气增剧，又似乎喘，恐怕转甚，遂来治疗，并拿出前服药方两张，一方为二陈汤加紫苏子、莱菔子；一方为半夏厚朴汤加木香、炒枳实。脉沉细，舌苔白薄。胸闷气短，非努力呼吸则气不得出，仰卧则胸中有压抑感，并心悸、畏寒、四肢酸软，精神疲倦。

辨证治疗：本例患者，如属气郁胸闷气短者，服上两方，病无不愈。而今服之其病增剧有似乎喘，显属大气下陷之候。治以益气举陷。方遵张锡纯升陷汤加减。

处方：生黄芪 18g，柴胡、升麻各 6g，党参 12g，桂枝 6g，当归 9g，甘草 6g。

上药以水 3 杯，煮取 1 杯，药渣再煮，取汁 1 杯，1 日 2 次，温服。

11 月 4 日二诊：上方连服 6 剂，胸闷气短已减大半，心悸亦安，精神好转，脉来较前有力。效不更方，继进 6 剂。

11 月 11 日三诊：上方刚进 1 剂，因与孩子生气，并右胁疼痛难忍。其夫急来告知，余增青皮 9g 加于前方中，服药 2 剂而痛止。又服原方 3 剂，诸症渐次向愈。再予补中益气丸，以资巩固。

【按语】大气下陷一症，张锡纯有深刻之研究，他说："大气下陷之甚者，其努力呼吸，迫促异常之状，与喘之剧者，几无以辩。然喘症，无论内伤外感，其剧者必然肩息；大气下陷者，虽至呼吸有声，必不肩息。盖肩息者，因喘者之吸气难。不肩息者，因大气下陷者只呼气难也……"。本例属呼气困难，可见张锡纯对大气下陷证，体会尤深。其大气下陷之论，有裨于医林，厥功甚伟。今遵其方加党参、当归以补操劳伤脾之气血。加桂枝者，以助心阳益其血脉。治者治法，谨守病机，方药配伍灵活，因而获得良好效果。

【病例 2】孙某某，女，31 岁，农民。1962 年 3 月 6 日初诊。

产后即患气短，迄今月余不愈，但欲深度呼吸为快。精神萎靡，四肢酸软，腰痛，懒于动作，食欲减少，脉细弱，舌苔白薄。

辨证治疗：大气下陷，始自产后，显属元气亏虚之象。张锡纯说："……大气者，原以元气为根本。"元气既亏，胸中大气亦亏，故气短但欲深度呼吸为快。元气藏于肾，腰为肾之府，肾气亏虚，故腰痛，精神萎靡，四肢酸软而懒于动作。大气又名宗气，"以水谷之气为养料"，脾中元气不足，因而饮食减少。水谷不能化生精微以养大气，大气不足，故觉气短。元气、中气、宗气三气俱亏，治当兼顾。方宗升陷汤加减。

处方：生黄芪 18g，柴胡、升麻各 6g，桔梗 3g，党参 18g，山茱萸 15g，杜仲 12g，细辛 3g，菟丝子 18g。

上药以水 3 杯，煮取 1 杯，药渣再煮，取汁 1 杯，1 日 2 次，温服。

上方服3剂，气短显减，精神渐佳，呼吸较前通畅。继服原方3剂，竟获痊愈。

【按语】《医学衷中参西录》说："大气肇始于先天，而培养于后天，为身体之桢干，故《内经》遵之曰宗气。有如树上之果，元气乃其树之根也，大气乃树之身也，根者关于果者至重，身之关于果者，亦非轻也。"治者治宗此说，遵升陷汤之法，更加党参、山茱萸、杜仲、菟丝子峻补脾肾。更佐细辛一药，激发肾气，上达于肺，以利呼吸。辨证精细，立方遣药灵活，因而获得良好效果。

瘔瘟(2例)

【病例1】王某某，男，15岁，学生。1970年10月22日初诊。

患荨麻疹已半年，断续发作，状若云片，色红，瘙痒难忍，心中烦热，不得安寐，颇以为苦，口服氯苯那敏、苯海拉明等药物已无效。脉浮数，舌红，苔白薄。治以养血，活络，散风。

处方：当归9g，赤芍、红花各6g，丝瓜络9g，浮萍6g，蝉蜕9g，连翘12g，霜桑叶18g。

上药以水3杯，煮取1杯，药渣再煮，取汁1杯，1日2次，温服。

翌日清晨，患者家长持方叩门说："昨晚服药1剂，至半夜时分，疹片发展更甚，遍及周身，发热，体温38.5℃，呼吸、精神尚好，恐药不对证，请再予以良方。"余审阅前方之后说："此即良方，再服3剂，其病当愈，请勿惧。"5日以后，患者家长来告："服第2剂之后，疹发如前。服第3剂之后，疹片大为减轻。服第4剂之后，疹片未发，精神、食欲倍增。"患家颇以为喜，又按原方取药2剂服之，巩固疗效。3月之后，其妹亦患此病，患家自取珍藏上方，按方取药，服5剂而病愈。后来，患家遇有患此病者，就传此方予之，获效者良多。1971年春，患者之母患春温来诊，向余叙及此方之妙云云，故录之以志不忘。

【病例2】陈某某，女，38岁，工人。1971年4月24日初诊。

患冠心病1年，虽经多医治疗，病未痊愈。昨感风寒，周身骤起风团疹块，色白，瘙痒难忍，头痛，汗出恶风。某医予防风、荆芥穗、连翘、豆豉等药，服药2剂，非但不效，反而风团更加片大，瘙痒益甚，脉浮缓，舌淡，苔白薄。

辨证治疗：久患冠心病，营血亏虚，又感风邪郁于肌表，卫气亦伤，营卫不和，故发瘔瘟。治以解肌发表，调和营卫。方用桂枝汤加味。

处方：桂枝、白芍各9g，甘草6g，当归9g，生姜3片，大枣3枚（掰）。

上药以水3杯，煮取1杯，药渣再煮，取汁1杯，1日2次，温服。

4月27日二诊：上方连进3剂，疹块已退大半，头痛恶风亦减。既见效机，仍守原方继进3剂，观其病势，再商治法。

5月1日三诊：上方继进3剂，疹块基本痊愈，头痛已止，汗出尚多，还觉恶风，仍以上方再佐益气固表之品。

处方：桂枝、杭芍、甘草各6g，当归9g，生姜3片，大枣3枚（掰），生黄芪9g，党参6g。

上药以水3杯，煮取1杯，药渣再煮，取汁1杯，1日2次，温服。

【按语】本例为营卫不和而发瘖瘰。治者予桂枝汤，解肌发表，调和营卫。更佐当归一药，寓有“治风先治血”之意。三诊后表虚汗多，尚恶风寒，治疗仍守原方加黄芪、党参益气固表，治法精当，药不芜杂，故病霍然得愈。

痒证（2例）

【病例1】王某某，女，82岁，居民。1975年3月8日初诊。

据述：每年春秋之季，两手腕外侧及下肢两踝上瘙痒不堪，搔之而痒不止，甚则搔破，流黄水，但仍觉没有搔到痒处。心中烦扰，夜不得寐，颇以为苦。3年来，反复发作，未能治愈。脉细数，舌红少苔。

辨证治疗：八旬高龄，阴血已虚，血虚不能濡养肌肤，以致血燥作痒。心中烦扰，夜不得寐，乃心火偏胜，阴血不足之象。治以养血润燥，散风止痒。

处方：生地黄25g，生首乌12g，当归6g，石楠叶15g，僵蚕6g，桑叶12g。

上药以水3杯，煮取1杯，药渣再煮，取汁1杯，1日2次，温服。

3月11日二诊：上方连服3剂，瘙痒减轻大半，心中烦扰已安，夜寐转酣。前方颇合病机，仍以原方继进。

患者遵照原方，服药12剂，痒症解除，搔破处之血痂脱落而告愈。

【按语】遵《素问·至真要大论》“诸病痒疮，皆属于心”之旨，方用生地黄、首乌、当归，养血润燥，益其血脉，配石楠叶、僵蚕、桑叶以散风止痒。治者常说：“石楠叶配伍僵蚕，可为止痒之圣药，余经验多年而得之，当识此耳。”

【病例2】韩某某，男，88岁，居民。1974年9月25日初诊。

患者汗出当风，周身发痒已半月，曾服氯苯那敏、苯海拉明均未奏效，瘙痒日渐加重，特邀余诊。目前，遍身搔痕，以胸部及两大腿外侧为甚。心烦意乱，夜难安眠。脉细弦兼数，舌红少苔。

辨证治疗：汗出受风，风热郁于肌表，故周身瘙痒难忍。病已半月，风热内扰心营，阴血亏虚，故心烦意乱而难安眠。治以养血清热，祛风止痒。

处方：石楠叶 15g，僵蚕 6g，桑叶 18g，生地黄 12g，赤芍 6g，当归 9g，丝瓜络、紫草各 6g，连翘 12g。

上药以水 3 杯，煮取 1 杯，药渣再煮，取汁 1 杯，1 日 2 次，温服。

服药 3 剂，瘙痒顿止。继守原方加麦冬、玄参，服 3 剂诸症悉平。痊愈。

【按语】本例与上例瘙痒症状相似，上例以血虚为主，故重用生地黄、首乌、当归。本例以风热郁于肌表为主，故以桑叶、连翘、丝瓜络为主。两例病同因异，故用药各有侧重，而均获奇效。

杂病（5例）

（一）狐惑

【病例 1】崔某某，男，30 岁，工人。1975 年 5 月 24 日初诊。

患者平素饮酒无度，饮食失节。5 日前，突然发现舌面中部及阴囊后部溃烂各一片，如铜钱大，瘙痒难忍。并头晕目眩，口渴心烦。脉弦数，舌红。曾用抗生素治疗未见效果。

辨证治疗：心开窍于舌，肝火乘之，因而舌部溃烂，口渴心烦。肝脉络阴器，湿热循经下注，故阴囊溃烂，瘙痒难忍。心肝火盛，故头目眩晕。脉症合参，证属《金匮要略》中的“狐惑”病。治以清热泻火，利湿。方用龙胆泻肝汤加味。

处方：龙胆草 9g，黄芩 12g，泽泻 9g，焦栀子 6g，柴胡 9g，当归 3g，生地黄 12g，木通 6g，车前子（布包）、滑石各 15g，甘草 3g，桑叶 12g。

水煎两遍，1 日 2 次温服。

患者服药 3 剂，舌及阴囊部之溃烂面缩小。头目眩晕，口渴心烦均减。脉仍弦数，舌红。上方既见效机，仍按原方继进 4 剂。舌部溃烂消失，阴囊部之溃烂亦结痂而愈。

【按语】《金匮要略》有治狐惑病，用甘草泻心汤。考甘草泻心汤虽有黄芩、黄连以清热解毒燥湿，但因干姜及半夏辛温助阳，甘草、参、枣，甘腻助湿。治疗本例并非所宜。本例因肝经湿热引起，故治者采用龙胆泻肝汤，清泻肝火，利其湿热。加桑叶清泻肝经上炎之火，加滑石清泻三焦之湿热。湿热得清，故病自愈。

（二）脊热

【病例 2】纪某某，女，35 岁，市民。1964 年 7 月 20 日初诊。

崩漏愈后，遂发脊热，日发2~3次，朝轻暮重，甚则头晕目眩。病已半月，久治不愈，特来门诊。脉弦细而数，舌红少津，无苔。

辨证治疗：崩漏新愈，阴血未复，血海空虚，虚热循经入于脊里，因而发病脊热。治以敛阴抑阳。

处方：生白芍30g，生甘草6g，金毛狗脊9g。

上药以水3杯，煮取1杯，药渣再煮，取汁1杯，1日2次，温服。

上方连服3剂，脊热减轻大半。继服3剂，脊热竟除。

【按语】冲脉起于胞中，上行脊里，为经络之海。崩漏后脊热，显为血虚之候。治者用白芍、甘草，酸甘化阴，佐以狗脊引药入于脊里，滋补奇经，不予补血，而补血之药含于养阴益肾之中。药虽3味，配伍甚巧，可师可法。

（三）胃呆

【病例3】陈某某，女，60岁，市民。1976年12月10日初诊。

患中风症1年，卧床不起。近3月以来，不思纳谷，纳后呆滞于胃，久久不得消化。医予理气、消导、峻下之品治疗无效。有时呃气，大便数日一行。脉细数，舌红少津。

辨证治疗：综观脉症，显属脾胃气阴两虚。治以和胃生津法。

处方：石斛25g，竹茹12g，生甘草6g，砂仁3g。

上药以水3杯，煮取1杯，药渣再煮，取汁1杯，1日2次，温服。

上方连服6剂，胃苏思纳。

【按语】《临证指南医案》云："太阴湿土，得阳始运，阳明阳土，得阴自安。"治者以宗此说，方用石斛、甘草、竹茹清养胃阴，更佐砂仁醒脾，以助健运。脾胃运降得宜，故能饮食。药仅4味，平淡无奇，然运用之巧妙，乃存乎其人也。

（四）白睛溢血

【病例4】郑某某，女，37岁，工人。1967年1月9日初诊。

左目外侧白睛处，有血斑1片，如赤小豆粒大，不痛不痒，界线分明，色红鲜艳，俨如胭脂。初由感冒引起，迄今3月不愈。脉来细数，舌红少苔。

辨证治疗：初由风热客肺，血热妄行，以致血溢络外而形成本症。近3月来，脉数舌红，仍系阴虚火盛之候。治以清热疏风，凉血散瘀。

处方：生地黄15g，赤芍12g，黄芩9g，菊花12g，当归3g，红花6g，升麻3g。

上药以水3杯，煮取1杯，药渣再煮，取汁1杯，1日2次，温服。

服药两剂，溢血消散而愈。

【按语】白睛溢血，多由邪热动血引起，一般在旬日之内可以消退。本例患病已3月不愈，实属阴虚火盛之候。方用生地黄、黄芩清热泻火，赤芍、当归、红花凉血化瘀，菊花疏风明目，升麻为方中之舟楫，引药上行。药虽了了数味，但组方谨严，故数月眼疾，一药而愈。治者常说："治法应当周到，方药力求精巧。"为医当熟读斯言。

（五）目赤奇痒

【病例5】董某某，女，33岁，农民。1975年8月26日初诊。

两目红赤，血络满布，反而奇痒不痛。病来3月余，点试多种药水药膏，不显效果。每天下午头昏，入夜尤甚。脉弦细无力，舌尖红，苔薄黄。

辨证治疗：目赤奇痒，多属血虚受风，病来3月，朝轻暮重，显属阴血亏虚无疑。治以养血清热，散风止痒。

处方：霜桑叶18g，杭菊12g，赤芍6g，当归9g，生地黄15g，麦冬12g，升麻3g，红花6g。

上药以水3杯，煮取1杯，药渣再煮，取汁1杯，1日2次，温服。

上药连服3剂，其痒已止大半，两目红赤亦减，下午头昏不若前甚。上药已见效果，按上方红花加至12g，继服6剂病愈。

【按语】肝开窍于目，肝血亏虚，虚风上亢，故两目红赤而奇痒。治者用桑叶、杭菊以平肝散风，生地黄、麦冬以养血滋阴、降其虚火，当归、赤芍、红花以养血化瘀，升麻载药上行以为向导。药仅8味，组方谨严，方法轻巧，故数月之顽疾，两诊而得愈。

月经不调（3例）

（一）月经先期

【病例1】章某某，女，30岁，农民。1966年6月2日初诊。

月经超前，色黑量少，血有瘀块，腹痛，腰痛，胁痛，乳胀，心中烦热，不得安寐，头目眩晕，迄今已半年，曾服妇科调经片数十瓶，未见效果，今来门诊。脉弦数，舌红，苔薄黄。

辨证治疗：弦主木盛，弦数多热。结合诸症分析，显属肝郁化火，动血伤阴，损及冲任，以致月经先期。治以疏肝清热，调理冲任。方用二地汤加疏肝理气之品为治。

处方：生地黄18g，地骨皮12g，当归9g，白芍12g，柴胡6g，茯苓12g，制香附9g，炒杜仲12g，乌药6g，生甘草3g。

上药以水3杯，煮取1杯，药渣再煮，取汁1杯，1日2次，温服。

上方连服3剂，腰痛减轻，头目眩晕已瘥。继进原方6剂，正适经来，瘀块减少，色正。再以原方加丹参25g，桃仁、牛膝各6g。服药4剂，腹痛、腰痛、胁痛均止。经后，仍守原方3日服药1剂。之后，月经按期而下，病告痊愈。

【按语】丹溪有云："血气冲和万病不生，一有怫郁，诸病生焉。"今用二地汤加味，重在疏肝调冲。朱南山说："治经肝为先，疏肝经自调。"此例准此，故获良效。

（二）月经后期

【病例2】范某某，女，29岁，市民。1955年9月25日初诊。

月经错后，迄今3月，少腹经常冷痛，经来痛重，色淡量少，腰膝酸软，脉沉紧，舌淡苔白薄。

辨证治疗：脉沉主里，脉紧则主寒，沉紧为里虚寒痛，结合诸症分析，显属血虚气滞，寒郁胞宫，冲任失职以致月经不调。治以温经祛寒，调补气血。方用温经汤加减。

处方：当归18g，川芎12g，桂枝9g，吴茱萸3g，制香附12g，乌药、小茴香各9g，炙甘草6g，阿胶12g（烊化）。

上药以水3杯，煮取1杯，药渣再煮，取汁1杯，1日2次，温服。

10月2日二诊：上方连服6剂，少腹冷痛遂止，腰膝仍感酸软，脉舌同上，再宗原法加减续进。

处方：当归18g，川芎12g，桂枝6g，制香附12g，乌药、小茴香各6g，炙甘草6g，阿胶12g，巴戟天12g，桑寄生15g，炒杜仲12g。

上药以水3杯，煮取1杯，药渣再煮，取汁1杯，1日2次，温服。

10月16日三诊：昨夜月经应期而下，少腹微痛，颜色正红，兼有瘀块，再拟活血化瘀之品。

处方：当归、川芎各12g，桃仁6g，红花3g，泽兰叶12g，赤芍9g，炙甘草6g，阿胶12g（烊化）。

上药以水3杯，煮取1杯，药渣再煮，取汁1杯，1日2次，温服。

10月18日四诊：上方刚进1剂，腹痛即止，继进2、3剂，诸症皆愈。为其固本之计，再予二诊方增减续进。

处方：当归12g，川芎6g，阿胶、巴戟天、炒杜仲、桑寄生各12g，熟地黄18g，茯苓12g，白术9g，炙甘草6g。

每隔3日煎服1剂。

11月17日，月经复潮，色量正常，别无他苦，嘱其停药。1956年2月25日，患者感冒来诊云："已怀孕2月"。

【按语】温经汤为妇科调经之良方，其功温经散寒，调气养血，对于“因虚、积冷、积气”所引起的月经不调，用之每获良效。治者常说：“经前宜养血调气，经行宜活血化瘀。”故在三诊时适值月经来潮，方加桃仁、红花、泽兰、赤芍。经后调补脾肾，以熟地黄、巴戟天、杜仲、桑寄生、白术以奠定孕育之机。因其方药对症，所以效果显著。

（三）倒经

【病例3】邹某某，女，14岁，学生。1961年2月10日初诊。

上月鼻衄，断断续续3日方止，恃其年幼体壮，家长并没介意，未予治疗。昨晚又患鼻衄，至今流血不止，故来门诊。衄血鲜红，头痛目赤，精神烦躁，面部有时烘热，色红鲜艳，腰及少腹胀痛，小便短黄，大便干燥，脉来弦数，舌红，苔薄黄。

辨证治疗：患者年届二七，腰及少腹胀痛，面部烘热，为月经将行之兆。鼻衄流血不止，并头痛，目赤，烦躁，显属血热倒经之候。治以清热凉血，散瘀通经。方用犀角地黄汤加味。

处方：水牛角30g（先煎，代犀角），生地黄30g，赤芍、白芍各12g，牡丹皮9g，白茅根25g，川牛膝12g。

上药以水3杯，煮取1杯，药渣再煮，取汁1杯，1日2次，温服。

2月13日二诊：上方刚进1剂，鼻衄即止，头痛目赤减轻，服药3剂，月经通行，色红有瘀血块，面部烘热遂减，少腹尚感胀痛不已，仍宗原法去白茅根、水牛角，加红花、桃仁各6g。再予3剂。

2月16日三诊：上药服后，诸症相继而平。为巩固疗效，继予养血调经之品。

处方：生地黄18g，赤芍9g，当归12g，鸡血藤18g，阿胶12g（烊化），生甘草6g。

上药以水3杯，煮取1杯，药渣再煮，取汁1杯，1日2次，温服。

【按语】汪讱庵说：“血属阴，本静，因诸经火迫，遂不安其位而妄行。”治者以犀角地黄汤滋阴凉血。加白茅根清肺止衄，牛膝引血下行。二诊又加桃仁、红花活血化瘀，奏其清热凉血，散瘀通经，以降诸经火热。火热得清，瘀化胀消，其血下行，故经通而衄血自愈。

带下病（2例）

（一）白带

【病例1】于某某，女，30岁，居民。1961年9月26日初诊。

白带如注，色白而腥。迄今年余，隐而不治。面色苍白，饮食不香，气短畏冷，腰膝酸痛，大便经常溏薄。邻人劝之，始来求诊。脉沉细，舌淡，苔白薄。

辨证治疗：综合脉症分析，显属脾气下陷，带脉失束，以致湿浊下注而为白带。治以健脾化湿，升阳益气。方用补中益气汤加减。

处方：黄芪15g，党参9g，炒白术15g，升麻3g，柴胡6g，茯苓12g，炮姜6g，薏苡仁15g，甘草3g，泽泻9g，鹿角胶9g（烊化），炒山药25g。

上药以水3杯，煮取1杯，药渣再煮，取汁1杯，1日2次，温服。

10月2日二诊：上方连服6剂，白带渐止，大便已调，畏冷亦瘥，腰膝酸痛减轻，食欲转香。尚觉气短，仍宗上方化裁。

处方：黄芪15g，党参9g，炒白术12g，升麻6g，茯苓、当归各12g，甘草6g。

上药以水3杯，煮取1杯，药渣再煮，取汁1杯，1日2次，温服。

上方连服12剂，诸症悉除而告愈。

【按语】本例患者，脾虚及肾，带脉失束，以致带下如注。经云："陷者举之。"治当调理脾胃，故方用补中益气汤加减，以收全功。

（二）黄带

【病例2】周某某，女，37岁，干部。1964年4月1日初诊。

带下绵绵，色黄腥臭，头晕头重，心烦不寐，病来月余，日甚一日。经友介绍，故来求治。脉濡数，舌苔黄腻。

辨证治疗：濡脉主湿，数脉主热，湿热下注，任、带二脉失调，故而形成黄带。治以清热渗湿。方宗傅青主易黄汤加味。

处方：炒山药30g，炒芡实18g，黄柏6g，白果、茯苓、陈皮、泽泻各12g，车前子18g（布包）。

上药以水3杯，煮取1杯，药渣再煮，取汁1杯，1日2次，温服。

4月7日二诊：上方连服6剂，头晕，头重减轻，带下尚无起色，再三揣摩上方，仍觉适度，再守上方稍加分利之品。

处方：炒山药30g，炒芡实18g，黄柏9g，茯苓15g，泽泻12g，车前子15g（布包），川萆薢9g，生甘草3g。

上药以水3杯，煮取1杯，药渣再煮，取汁1杯，1日2次，温服。

4月14日三诊：带下显著减轻，继守原方续进。

4月22日四诊：上药断续服药6剂，带下已止，他症亦相继告愈。

【按语】傅青主说："夫黄带乃任脉之湿热也。"该例初用易黄汤，加茯苓、泽泻之化湿，带下虽无起色，乃药力未达之故。治者坚守上方继服，终至带病痊愈。由此可见，治病守方，亦十分重要。

妊娠病（4例）

（一）妊娠恶阻（2例）

【病例1】郑某某，女，25岁，工人。1969年2月15日初诊。

妊娠2月，恶心呕吐，不欲饮食，心中烦热，精神倦怠，今已7日。自昨日见头痛，头胀，小便短黄。脉来弦滑而数，舌苔薄黄质红。

辨证治疗：怀孕2月，冲气上逆，胃气不得和降。因而恶心呕吐，不欲饮食，导致恶阻。心中烦热，头痛头胀，属于内热夹感。治以清热止呕，今仿王孟英法。

处方：霜桑叶30g，青竹茹、丝瓜络各12g，

水煎两遍，1日2次温服。服药3剂，诸症痊愈。

【病例2】耿某某，女，28岁，工人。1969年6月9日初诊。

怀孕3月，恶心呕吐，甚则呕吐苦水，绿如菜汁。虚烦不得安寐，精神萎靡，全身酸楚乏力，面色苍白不华。脉来弦细而滑，舌红苔薄黄。

辨证治疗：怀孕3月，冲气上逆，胆胃之气不得和降，因而呕吐，甚则呕吐苦水，虚烦而不得寐。精神萎靡，面色苍白，皆为血虚之候。治以清热止呕，和胃宁胆，仍仿王孟英法。

处方：霜桑叶、青竹茹各12g，丝瓜络9g，生酸枣仁25g，生姜3片。

水煎两遍，1日2次，温服。

服药3剂痊愈。

【按语】桑叶、竹茹、丝瓜络3味，乃王孟英先生用治安胎之圣药，药味清轻灵动，有不可思议之妙。治者借用以治妊娠恶阻，亦极效验。例1恶阻加外感，故重用桑叶，以清热止呕，表里两解。例2恶阻，胆胃不和，故加生姜、酸枣仁，和胃宁胆，补虚除烦。两例虽皆选用前人成方，但不拘泥成方，非读书明透者不能也。

（二）胎动

【病例3】李某某，女，25岁，农民。1965年4月28日初诊。

妊娠4月余，在田间劳动，不慎跌仆动胎，腹痛见红。腰痛，不得俯仰。胎动不安，有坠脱之虞，来院门诊。脉细涩，舌淡苔白。

辨证治疗：王太仆云："冲为血海，任主胞胎"，今因不慎跌仆，腰腹剧痛见红，显属冲任损伤之危候。治以调养冲任，佐以补气摄血，方用寿胎丸

加味。

处方：菟丝子18g，川续断12g，桑寄生18g，生黄芪12g，炒杜仲18g，甘草6g，阿胶12g（烊化）。

水煎两遍，1日2次，温服。

上方连服6剂，血止胎安，告愈。

【按语】前贤有云："孕后最忌腰痛"。因腰为肾之府，胞系于肾。该患触损胞宫，胎坠将至，治者急遵张寿甫之寿胎丸加味，补肾益气，以利冲任。因其方证合拍，故获痊愈。

（三）滑胎

【病例4】田某某，女，28岁，工人。1971年8月16日初诊。

结婚4年，流产3次，每次流产都在第3~4月，身体逐渐消瘦，腰膝经常酸软，现又怀孕2月余，惟恐再次流产，来院求诊。脉细滑，舌质淡红，舌苔白薄。

辨证治疗：综合脉症分析，显属冲任亏虚，不能摄养胎元。治以调补冲任，滋养胎元。方用寿胎丸加味。

处方：菟丝子、桑寄生、川续断各30g，阿胶18g（烊化），党参15g。

水煎两遍，隔日煎服1剂。

上方连服6剂，腰膝酸软已除，续服原方至30剂，情况一直良好。嘱每隔2日服药1剂，又服药15剂，停药，届时生一女婴。

【按语】《类证治裁》云："……且前次三月坠。后次至期必坠，乘其虚也，须早服养气血、护胎元之剂。"《医彻》云："故凡遇半产者，必须兼补气血……调养于被伤之余。预固于复孕之日，使至所伤之经而不坠，则不患复坠矣。"治者本此论说，常云："张锡纯之寿胎丸，专予调补冲任，为调补胎元之良方，重加党参大补元气，益其脾肺，脾肺肾三气固秘，胎元岂有复坠之理。"此虽了了数语，道尽治疗大法。此例治法用药，恰合病情，读者可仿效之。

产后病（2例）

（一）产后癃闭

【病例1】曹某某，女，25岁，市民。1954年2月15日初诊。

产后第2天，突然小便癃闭，涓滴不畅，小腹臌胀，颇以为苦，邀余诊治。症见面色苍白，汗出畏冷。脉来沉迟，舌苔白薄，舌质淡红。

辨证治疗：综合脉症分析，显属产后肾阳虚衰，气不化水，以致小便癃闭。治以温阳利水。方用真武汤。

处方：茯苓 15g，炒白术 12g，熟附片 6g，白芍 3g，干姜 6g。

水煎顿服。

刚进 1 剂，小便通畅。合家甚喜。

【按语】《素问·宣明五气》云："膀胱不利为癃。"《素问·灵兰秘典论》云："膀胱者，州都之官，津液藏焉，气化则能出矣。"膀胱与肾相表里，故治水必先治肾。治者选用真武汤温补肾阳，化气行水。气得温则水自化，水得行则闭自开也，故获卓效。

（二）产后便难

【病例 2】张某某，女，38 岁，工人。1976 年 7 月 23 日初诊。

产后月余，大便艰难，甚则肛裂出血，颇以为苦，脉细弱，舌质淡红，少苔。

辨证治疗：产后气血虚损，津液亦亏，肠失濡润，故大便艰难。治以养血润燥，益气通便。方用润肠五仁丸意。

处方：杏仁 9g，桃仁 6g，柏子仁 15g，郁李仁、橘红各 9g，台党参 12g，当归 25g，枳壳 6g，阿胶（烊化）、火麻仁各 12g，熟地黄 25g。

上药以水 3 杯，煮取 1 杯，药渣再煮，取汁 1 杯，1 日 2 次，温服。

服药 6 剂，大便通畅，肛门出血亦止。嘱续服上方，隔日煎服 1 剂。月余而病愈。

【按语】产后失血过多，肝肾阴液亏虚，以致阴液不得濡润大肠，故大便艰难。治者主用大队养血润肠，佐以益气之品，气血阴液得复，故病自愈。

妇科杂症（5 例）

（一）子肿

【病例 1】赵某某，女，26 岁，农民。1964 年 3 月 17 日初诊。

怀孕 5 个半月，先由下肢水肿，逐渐周身浮肿，胸脘痞满，心悸气短，小便涩少。脉沉滑，舌苔薄白。

辨证治疗：妊娠 5 月，脾以养胎，今脾虚不能运化水湿，以致水湿浸渍肌肤，故周身肿胀，水湿上迫心肺，故心悸、气短、胸满，因与怀孕有关，故名子肿。治以健脾渗湿，理气安胎。方用《全生》白术散。

处方：炒白术、茯苓各 12g，党参 9g，陈皮 6g，大腹皮 12g，生姜皮 6g，苏梗9g，砂仁壳6g，甘草3g。

上药以水3杯，煮取1杯，药渣再煮，取汁1杯，1日2次，温服。

另，鲫鱼数尾，清炖，吃鱼喝汤。

连服上方3剂，小便增多，周身浮肿减轻大半，继服6剂，诸症悉退。

【按语】妊娠足肿，轻者不必治疗，产后自愈，甚者予《全生》白术散，每取卓效。古方有《千金》鲤鱼汤以治子肿，治者常用鲫鱼以治子肿，经验说明鲫鱼利水消肿尤捷。子肿，多因土不制水，考鲫鱼本土气而生，大有健脾利水之功，利水而不伤胎，可为治疗妊娠浮肿之佳品。

（二）子宫脱垂

【病例2】林某某，女，28岁，农民。1973年12月20日初诊。

因产后失于调养，子宫脱出如小茄状，今已月余，腰膝酸痛乏力，心悸气短，食欲不香，精神倦怠，面色白，脉来沉细，舌苔薄白。

辨证治疗：产后失于摄养，中气虚而下陷，肾气不能固涩，最易出现子宫下垂。治以补中益气，固摄下元。方用张锡纯之升陷汤加减。

处方：生黄芪18g，柴胡6g，桔梗3g，升麻6g，山茱萸18g，党参12g，桑寄生15g，当归12g，杜仲15g。

水煎两遍，1日2次，温服。

上方连服6剂，子宫内收未再下垂，惟劳动过力之时，小腹觉有下坠感。继服原方6剂，诸症悉除。

【按语】经云“下者举之”“不足补之”，治者以宗此旨，方选升陷汤加味升其中气，固其肾气。药与证符，桴鼓相应而取良效。

（三）不孕症

【病例3】张某某，女，26岁，护士。1961年10月11日初诊。

结婚4年，不曾受孕，按期行经，腰腹疼痛，量少色黑有瘀块，脉弦细兼数，舌红，苔薄黄。

辨证治疗：脉症互参，证属瘀血痛经。治以活血化瘀。方用丹参饮。

处方：丹参90g。

每月月经来潮第1日，即煎服此药，连服3日。

患者遵嘱，每逢经期就服3剂，3月后报以喜讯，届期举1子。

【按语】丹参一物，性微寒而味苦，有活血祛瘀调经止痛之特效，对于血热有瘀之月经不调及女子（生理无异常）不孕，治者常取此味用之，每每收到良好效果。

（四）经行虚喘

【病例 4】宋某某，女，24 岁，工人。1976 年 4 月 5 日初诊。

患者本无咳喘之疾，又无风寒外感之征。此次行经延期，色淡量少，突然气急而喘，难于平卧。少腹隐痛，喜按。并心慌不宁，汗出畏冷。脉沉细，舌淡苔白。

辨证治疗：脉沉主里，沉细为血少气衰。行经突然作喘，乃“冲任经虚”“肾不纳气”之虚喘。“虚喘责在肾”。故云：“虚喘者无邪，元气虚也……”。“肺为气之主，肾为气之根”，治病必求其本，“此当速救其根，以接助真气，庶可回生也”。宗金匮肾气丸合贞元饮意，温肾纳气。俾肾气一振，则虚喘可望自平。

处方：熟地黄 24g，当归 12g，附子 3g，胡桃肉 12g，肉桂 3g，龙骨、牡蛎各 18g，炙甘草 6g，山茱萸 18g，茯苓 15g，党参 12g，五味子 6g，细辛 3g。

水煎两遍，早晚分服。

服药 2 剂，喘乃止，诸症悉退。第 2 月，月经始至，又有喘意，仍按原方服药 2 剂，喘又止。继服原方 4 剂，以资巩固。观察半年，经候如期，未见其喘。结婚之后，生 1 女孩，情况良好。

【按语】“肺主出气，肾主纳气”。二脏和谐，呼吸自畅；若出纳失调，则喘病举发。喘分虚实，“在肺为实，在肾为虚”。患者因血海空虚，肾不纳气而喘，故名“虚喘”。方用熟地黄、当归、附子、肉桂、胡桃、山茱萸以温煦肾气、调补冲任；党参、茯苓、炙甘草以补气摄血、益其化源。佐龙骨牡蛎者，敛其真气，防其崩漏；五味子，敛肺气而温肾，细辛温肾气而宣肺，二药配合，寓开合互济之妙，为方中之舟楫，故疗效相得益彰。

（五）妊娠虚喘

【病例 5】张某某，女，24 岁，农民。1975 年 8 月 24 日初诊。

结婚 5 日，即发哮喘，继之怀孕，哮喘益甚，迄今已 3 月。颜面浮肿，唇睑色青，自汗，心悸，倦怠乏力。其夫素知医学，自按《本草纲目·服器部》“上气喘急，故锦一寸，烧灰茶服神效”法服之，暂缓其急。迁延已经月余，未能痊愈。脉来细弱，舌苔胖嫩少苔。

辨证治疗：脉细而弱，主乎精气虚损。婚后即喘，妊后益甚，乃“冲任损伤，肝肾亏损，经血虚耗”之象。颜面浮肿，唇睑色青，自汗心悸，倦怠乏力，皆肝肾亏虚、冲任损伤之征。治以调补肝肾，益其冲任。方遵都气丸法。

处方：熟地黄 30g，五味子 3g。

上药以水3杯，煮取1杯，药渣再煮，取汁1杯，1日2次，温服。

服药5剂，哮喘已平。继服5剂，浮肿尽退，心安，汗止，唇睑转红，病告痊愈。

【按语】熟地黄久蒸日晒，其性甘温，所谓有大补肝肾之功者，“以熟地黄大补精血故也”。熟地黄得五味以温肾纳气，肾气固秘，故喘自平。方药只用都气丸之熟地黄、五味子而取效，乃未失都气丸之旨故也。

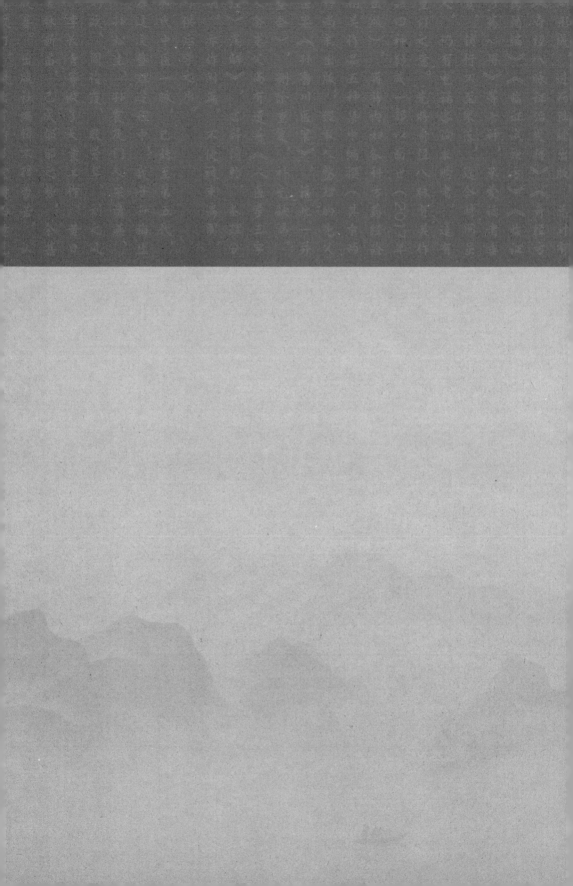

附：《医学三字经》浅解

孙鲁川 遗著
孙朝宗 整理

前言

1959年秋，为使中医后继有人，德州市联合医院创建了一所中医药学校，招生40余名，教材有《中医药性歌》《医学三字经》《中医护病学》《针灸学》《中医内科学》等。其中《中医药性歌》《医学三字经》由家父孙鲁川主编（即《〈医学三字经〉浅解》)并主教，其内容由浅入深，且都须背诵。开学后，院里院外一片读书声，院内20多位老中医无不感到欣慰。一年后，由于自然灾害严重，一半学生被下放到农村当乡医、会计等，另一半则分配到老中医身边，一边学习一边实习，这些学员到1966年已经成为医院不可缺少的主力。

如今，国家提倡中医师带徒，为培养中医药传承人才，提高中医药学术水平和服务能力，我便把置之高阁的《〈医学三字经〉浅解》请下来，认真进行了修订，在尽量保持原文精神的基础上，使之更加适于中医带徒之用。

此书初授于徒，既简单又实用，它能给学生一个概念性的认识，尤有一定的通俗性、可读性与实用性。

其言有不足之处请指正。

孙朝宗

目 录

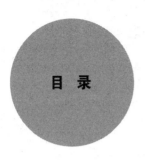

医学源流第一

医之始　本岐黄　灵枢作　素问详

原注：黄，黄帝也。岐，岐伯也。君臣问答，以明经络、脏腑、运气、治疗之原，所以为医之祖。虽《神农本经》在黄帝之前，而神明用药之理，仍始于《内经》也。《灵枢》九卷、《素问》九卷，通谓之《内经》，《汉书·艺文志》载"黄帝内经十八篇"是也。医门此书，即业儒之五经也。

浅解：黄帝，相传为有熊国君少典之子，姓公孙，平定天下，建都轩辕，即称为轩辕黄帝。岐伯，黄帝之臣，相传岐伯是僦贷季之弟子，而僦贷季又是神农之继承者。

黄帝、岐伯等创立的《灵枢》九卷、《素问》九卷，二书合成即今之《黄帝内经》也，是我国现存第一部中医经典著作。张介宾说："内者，性命之道，经者，载道之书。平素所讲问，是为素问。神灵之枢要，是为灵枢。"吴昆说："五内阴阳谓之内，万世宗法为之经。"马莳说："枢为门户阖闭所系，而灵乃至神至玄之称"。因此可以说《黄帝内经》是我国医学史上现存最早的中医文献，所尊为"医之始"即指此。

难经出　更洋洋

原注：洋洋，盛大也。《难经》八十一章，多阐发《内经》之旨以补《内经》所未言，即间有与《内经》不合者，其时去古未远，别有考据也。秦越人，号扁鹊，战国人。著《难经》。

浅解：《难经》八十一章，秦越人扁鹊著，春秋战国时，渤海鄚州人，受业于长桑君，其对诊断、病理、治疗、预防等各方面都有一定的贡献。司马迁为他立传，言："今天下言脉者，由扁鹊也。"

越汉季　有南阳　六经辨　圣道彰

原注：张机，字仲景，居南阳，官长沙，东汉人也，著《伤寒杂病论》《金匮玉函经》。《内经》详于针灸，至伊尹有汤液治病之法，扁鹊、仓公因之。仲师出而杂病伤寒专以方药为治，其方俱原本于神农、黄帝相传之经方，而集其大成。

浅解：张机生于公元二世纪的南阳，建安中官长沙太守。他博学多识，师从同郡张伯祖，尽得其传，在《伤寒论》中云："余宗族素多，向余二百，建安纪年以来，犹未十稔，其死亡者，三分有二，伤寒十居其七，感往昔之沦丧，伤横夭之莫救，乃勤求古训，博采众方，撰用《素问》《九卷》《八十一难》《阴阳大论》《胎胪药录》，并《平脉辨证》，为《伤寒杂病论》，合十六卷”。六经，即太阳、少阳、阳明、太阴、少阴、厥阴，每一经代表一个阶段病候。张仲景清楚指出了每个阶段的证候，制订了不同的治疗方法，这是他对中国医学的伟大贡献。

伤寒著　金匮藏　垂方法　立津梁

原注：王肯堂谓：《伤寒论》义理如神龙出没，首尾相顾，鳞甲森然。《金匮玉函》示宝贵秘藏之意也。其方非南阳所自造，乃上古圣人相传之方，所谓经方是也。其药悉本于《神农本经》。非此方不能治此病，非此药不能成此方，所投必效，如桴鼓之相应。仲师，医中之圣人也。儒者不能舍至圣之书而求道，医者岂能外仲师之书以治疗？

浅解：张仲景《伤寒论》《金匮要略》其治疗方法，为后世立下了学习的基础和桥梁，其疗法有汗、吐、下、和四种方法，又有寒者热之、热者寒之两种原则，治病有先治卒病、后治痼疾的办法，又有先表后里的定例或先里后表的变例，还有舍证从脉和舍脉从证的治例，治疗的禁忌更加周密。张仲景的处方可分为十二类：一是桂枝汤类十九方，二是麻黄汤类六方，三是葛根汤类三方，四是柴胡汤类六方，五是栀子汤类七方，六是承气汤类十二方，七是泻心汤类十一方，八是白虎汤类三方，九是五苓汤类四方，十是四逆汤类十一方，十一是理中汤类九方，十二是杂方二十二方。以上是张仲景治病的规律。《金匮要略》中有痉证、湿证、暍证、中风、历节、血痹、虚劳、急救、服食禁忌等内容，共二十五篇、二百六十五方。

李唐后　有千金

原注：唐·孙思邈，华原人，隐居太白山，著《千金方》《千金翼方》各三十卷。宋仁宗命高保衡、林亿校正，后列《禁经》二卷。今本分为九十三卷。较《金匮》虽有浮泛偏杂之处，而用意之奇，用药之巧，亦自成一家。

浅解：孙思邈，京兆华原人，即今陕西省耀县人，他的学说是博采道家和佛家的学说，距今已有一千三百多年。《备急千金要方》与《千金翼方》这两本书均以“千金”名之，其缘由在孙思邈的序言中：“人命至重，有贵千金，一方济之，德逾于此。”《备急千金要方》三十卷，方论五千三百余首，内容丰富多彩，正如宋·林亿所说“上极文字之初，下迄有隋之世，或经或方，无不采摭，集诸家之所秘要，去众说之所未至”，为集唐以前方书之大成。

外台继　重医林

原注：唐·王焘著《外台秘要》四十卷，分一千一百四门，论宗巢氏，

方多秘传，为医门之类书。

浅解：王焘是唐郿县人，著有《外台秘要》，秘要表示收集的都是“秘密枢要”的文献，此书成于唐天宝十一年，公元七百五十二年，距今已有一千二百多年的历史。朝鲜的《医方类聚》、日本的《医心方》等书中的重要内容，大多以本书为参考资料。此书之成就在于搜集广泛而不庞杂，故宋代的孙兆在本书的序文里说：“得古今方，上自神农，下及唐世，无不采摭。”清·徐灵胎说：“历代之方，于焉大备……唐以前之方，赖此书以存，其功亦不可泯。”《外台秘要》共有四十卷一千一百零四门，都是先论后方，秩序井然，所包括的疾病，有内科、外科、骨科、女产科、小儿科、精神病科、眼科、鼻科、喉科、齿科、兽医科以及中毒科、螫咬科、伤科、急救科等。

后作者　渐浸淫　红紫色　郑卫音

原注：等而下之，不足观也已。间色乱正，靡音忘倦。

浅解：宋金以来，有人以宿命来解释人体与疾病的关系。这种理论在十二世纪盛行一时，大大妨碍了中医学的发展，此陈氏（指陈修园，下同）所谓红紫色、郑卫音也。而此时的印刷技术的发展也使医学得到了一些普及。

迨东垣　重脾胃

原注：金·李杲，字明之，号东垣老人。生于世宗大定二十年，金亡入元，十七年乃终，年七十二，旧本亦题元人。作《脾胃论》《辨惑论》《兰室秘藏》，后人附以诸家合刻，有《东垣十书》传世。

浅解：李杲，又称东垣老人，生于公元1180年，卒于1251年，张元素的学生。公元1200年~1231年，连年战争，遍地饥馑，此时李杲提出了增进脾胃功能的治疗方法，后著《脾胃论》，主张用补养的方法来治疗疾病。

温燥行　升清气　虽未醇　亦足贵

原注：如补中益气及升阳散火之法，如苍术、白术、羌活、独活、木香、陈皮、葛根之类，最喜用之。人谓东垣用药，如韩信将兵，多多益善。然驳杂之处，不可不知。惟以脾胃为重，故亦可取。

浅解：李杲创制了补中益气汤，用温燥之药以通行脾气。足太阴主湿，湿太过，脾之清气就不能上升，胃气也就不能下降，脾胃有病，就不能多纳饮食，腐熟水谷，润养百骸，所以李东垣用温燥药温行脾气，使脾气常升，保持它应有的功能。李东垣用药也有驳杂之处，不可不知，但他重视脾胃也有可取之处。

若河间　专主火

原注：金·刘完素，字守真，河间人，事迹俱详《金史·方技传》。主火之说，始自河间。

浅解：刘河间，金元四大家之一，他提出了“六气皆火化”的理论，用药多用苦寒之品与六味滋水之药，所以称他是寒凉派。他著有《内经运气要旨论》《医方精要》《素问药注》《伤寒直格》等书，又著有《素问玄机原病式》二十一卷，特举二百八十八字，注二万余言，阐明六气火化之理，又著《黄帝素问宣明论方》三卷。刘完素之学，再传为罗知悌，三传为朱丹溪，朱丹溪养阴一派，实际上也是从刘完素一派演化而来。

遵之经　断自我

原注：《原病式》十九条，俱本《内经·至真要大论》，多以火立论，而不能参透经旨。如火之平气曰升明，火之太过曰赫曦，火之不及曰伏明，其虚实之辨，若冰炭之反也。

浅解：《素问玄机原病式》把各种不同的疾病都按五运六气来分，是一大改革。辨证治疗亦甚精辟，如中风用白虎续命汤，也有用附子续命汤的；疟疾既用白芷汤，也用苍术汤。这样的例子颇多，不必尽举。

一二方　奇而妥

原注：如六一散、防风通圣散之类，皆奇而不离于正也。

浅解：刘河间提出了“六气皆从火化”之理，用药偏于寒凉，但也有一二方奇异而很妥善，如六一散、防风通圣散，皆奇而不离乎正。

丹溪出　罕与俦

原注：元·朱震亨，字彦修，号丹溪，金华人。其立方视诸家颇高一格。

浅解：“丹溪出”，少有与他相等的，他是养阴派，是罗知悌的得意弟子，得刘完素再传，旁通张从正、李杲二家之说，创“阳长有余、阴长不足”之学，注重滋阴，他认为南方人柔弱，好色者多，所以清滋之品颇能见效，著有《格致余论》《局方发挥》《伤寒论辨》《外科精要发挥》《本草衍义补遗》，其后王履、戴思恭等人都是丹溪一派。

阴宜补　阳勿浮

原注：《丹溪心法》以补阴为主，谓阳常有余，阴常不足。诸家俱辨其非，以人得天地之气以生，有生之气，即是阳气，精血皆其化生也。

浅解：人体偏于阳则阴虚，偏于阴则阳虚，阴平阳秘互相维系，身体才能健康。但是阳气赖阴以潜，阴血赖阳以生，二者不能须臾脱离。朱丹溪注重养人阴血，也是使阴阳平衡，勿使阳气上浮的意思。

杂病法　四字求

原注：谓气、血、痰、郁是也，一切杂病，只以此四字求之。气用四君子汤，血用四物汤，痰用二陈汤，郁用越鞠丸，参差互用，各尽其妙。

浅解：气、血、痰、郁是内伤杂病。气有气虚、气实而滞之分，血有血虚、血实而滞之别，痰有轻重之异，郁有郁小、郁重之殊。若气虚则用四君子汤及补中益气汤以补之，气实而滞宜香苏饮、平胃散以舒散之。血虚用四物汤而参以六味壮水之源，血实而滞宜用手拈散、失笑散之类。痰轻者用二陈汤、六君子汤，若顽痰胶固，变生怪病或停饮膈间，用滚痰丸、小半夏加茯苓汤以除之。郁小者用越鞠丸、逍遥散，若五郁之结，腹膨肿满、二便不通，非用神佑丸、承气汤之类不能治之。

若子和　主攻破

原注：张子和（戴人）书中，所主多大黄、芒硝、牵牛、芫花、大戟、甘遂之类。意在驱邪，邪去则正安，不可畏攻而养病。

浅解：张子和，自称戴人，睢州考城人，精于医，著有《儒门事亲》。张子和用药偏寒凉，对于汗、吐、下三法，用之最精，所以称他为攻下派。北方人的饮食厚浊，地气干燥，在当时的历史条件下，非寒凉或攻下不能愈病，所以刘完素偏重寒凉而成寒凉派，张子和偏攻下而成攻下派。

中病良　勿太过

原注：子和之法，实症自不可废，然亦宜中病而即止。若太过，则元气随邪气而俱散，挽无及矣。

浅解：张子和用泻药以祛邪，主张达到邪祛病愈即可，若用泻药太过，伤了人身元气，其害更大，应当慎之。

四大家　声名噪

原注：刘河间、张子和、李东垣、朱丹溪为金元四大家，《张氏医通》之考核不误。

浅解：四大家主张各不同，有用温燥药以补土的，有用寒凉药以去火的，有用攻下药以祛邪的，有用滋阴药以养阴壮水的，互相争鸣，声名很大。

必读书　错名号

原注： 李士材《医宗必读》四大家论，以张为张仲景，误也。仲景为医中之圣，三子岂可与之并论。

浅解： 李士材所著《医宗必读·四大家论》中，把金元四大家的张子和写成张仲景，这是把名字写错了，读《医宗必读》的人们不可不知道。

明以后　须酌量

原注： 言医书充栋汗牛，可以博览之，以广见识。非谓诸家所著，皆善本也。

浅解： 明朝以后，著医书的人很多，但不全是善本，故看书应多加思考，以求寻得善本而学之。

详而备　王肯堂

原注： 金坛王宇泰，讳肯堂，著《证治准绳》，虽无所采择，亦医林之备考也。

浅解： 王肯堂所著的《六科证治准绳》详细而全备，寒温攻补，无所偏主。他好著书，尤精于医，著有《六科证治准绳》《杂病证治类方》一百二十卷，采择繁富，包括内、外、妇、儿科，书中寒温攻补无所偏主，广收前人著作编缉而成，为十七世纪医学名著，流传极广。

薛氏按　说骑墙

原注： 明·薛己，号立斋，吴县人。著《薛氏医案》十六种，大抵以四君子、六君子、逍遥散、归脾汤、六八味丸主治，语多骑墙。

浅解：《薛氏医案》共计七十八卷，有《外科枢要》四卷、《原机启微》三卷、《内科摘要》二卷、《女科撮要》二卷、《疠疡机要》三卷、《正体类要》二卷、《保婴粹要》一卷、《口齿类要》一卷、《保婴金镜录》一卷，还有一部分是他订旧本，附以己说的，如《陈自明妇人良方》二十四卷、《外科精微》三卷、《王纶明医杂著》六卷、《钱氏小儿直诀》四卷、《伤寒金镜录》一卷及其父薛铠撰《保婴撮要》二十卷。

士材说　守其常

原注： 李中梓，号士材，国朝人也。著《医宗必读》《士材三书》。虽曰浅率，却是守常，初学者所不废也。

浅解： 李士材著作，医理不偏，能守正道，有《伤寒括要》《内经知要》

《本草通玄》《医宗必读》《删补颐生微论》，今行世者，亦惟士材之书《医宗必读》。

景岳出　著新方

原注：明·张介宾，字会卿，号景岳，山阴人。著《类经》《质疑录》，全书所用之方，不外新方八阵，其实不足以名方。古圣人明造化之机，探阴阳之本，制出一方，非可以思议及者。若仅以熟地补阴，人参补阳，姜附祛寒，芩连除热，随拈几味，皆可名方，何必定为某方乎？

浅解：张景岳著有《类经》《质疑录》及《新方八阵》，所用之方不外《新方八阵》。

石顽续　温补乡

原注：张璐，字路玉，号石顽，国朝人也。著《医通》，立论多本景岳，以温补为主。

浅解：张石顽和张介宾均主张温补，他的医学思想继承自张介宾。张石顽学说与薛己、张介宾同，著作有《张氏医通》。

献可论　合二张

原注：明·宁波赵献可，号养葵。著《医贯》，大旨重于命门，与张石顽、张景岳之法相同。

浅解：赵献可，字养葵，自号医巫闾子，他主张以养火为主，以温补为法，与张景岳、张顽石之医学理论相合，著有《医贯》大旨，另有《内经抄》《经络考》《正脉论》等数种。

诊脉法　濒湖昂

原注：明·李时珍，字东璧，号濒湖。著《本草纲目》五十二卷，杂收诸说，反乱《神农本经》之旨，卷末刻"脉学"颇佳，今医多宗之。

浅解：李时珍生于公元1518年，卒于公元1593年，湖北蕲春县人，家世业医，其父以医著称。他少年患骨蒸，愈后学医，治病多愈，尤致力于本草学，对以前本草分类不满，有应当分析而合并的，有应当合并却分析的，于是他穷搜博采，芟繁补阙，著《本草纲目》五十二卷，总为十六部，六十类，记载药物一千八百九十二种，附方一万一千零九十六条。他的取材，计有历代诸家本草四十一种，所涉及书目总计七百五十八种，内容详细，业医者不可不熟阅之。诊脉的方法，是《濒湖脉诀》最好。

数子者　各一长　揆诸古　亦荒唐　长沙室　尚彷徨

原注：知其所长，择而从之。理不本于《内经》，法未熟乎仲景，纵有偶中，亦非不易矩矱。数子虽曰私淑长沙，升堂有人，而入室者少矣！

浅解：孙鲁川先生说：陈修园的这些说法，实是尊经恶习所致，《黄帝内经》及《伤寒论》等书之所以为中医的经典著作……后世各家各代有所发挥，补前人所未及，这应该是一种进步……陈修园上述结论，足见其思想上比较保守与狭隘。

惟韵伯　能宪章

原注：慈溪柯琴，字韵伯，国朝人。著《伤寒论注》《论翼》，大有功于仲景，而《内经》之旨，赖之以彰。

浅解：柯韵伯，清朝慈溪县人，好读书、研究医术，尤精伤寒之学，著有《伤寒来苏集》《伤寒论翼》及《内经合璧》，他能遵守张仲景之法而走上了医学正路。

徐尤著　本喻昌

原注：徐彬，号忠可；尤怡，号在泾。二公《金匮》之注，俱本喻嘉言。考嘉言名昌，江西南昌人，崇祯中以选举入都，卒无所就，遂专务于医。著《尚论篇》，主张太过，而《医门法律》，颇能阐发《金匮》之秘旨。

浅解：徐彬，号忠可，清代人，喻嘉言弟子，徐彬著有《原方发明》《金匮要略论注》。尤怡，字在泾，号拙吾，清江苏吴县人，学医于马俶，马俶曾受业于李士材、喻嘉言，负有盛名，尤著有《金匮要略心典》三卷、《金匮翼》八卷、《伤寒贯珠集》八卷、《医学读书记》三卷、《静香楼医案》一卷等。

大作者　推钱唐

原注：张志聪，号隐庵，高世栻，号士宗，俱浙江钱塘人也。国朝康熙间，二公同时学医，与时不合，遂闭门著书，以为传道之计。所注《内经》《本草经》《伤寒论》《金匮》等书，各出手眼，以发前人所未发，为汉后第一书。今医畏其难，而不敢谈及。

浅解：张志聪、高士宗与柯琴相伯仲，都是仿古派。张隐庵著有《黄帝内经素问集注》《黄帝内经灵枢集注》《本草崇原》《侣山堂类辩》《伤寒论集注》等书。高士宗著有《素问直解》《医学真传》等。

取法上　得慈航

原注：取法乎上，仅得其中。切不可以《医方集解》《本草备要》《医宗必读》《万病回春》《本草纲目》《东医宝鉴》《冯氏锦囊》《景岳全书》《薛氏医案》等书为捷径也。今之医辈，于此书并未寓目，止取数十种庸陋之方，冀图幸中，更不足论也。

浅解：《黄帝内经》阐述了一般的人体的生理病理概念，《伤寒论》《金匮要略》指出了具体的辨证论治方法，而后诸家更是代有发挥，此即“取法乎上”。至于陈氏所举之书，各有精华，可取之处，亦即所谓“择善而取之”，皆不可小看。

中风第二

人百病　首中风

原注：《内经》云：风为百病之长也。昔医云：中脏多滞九窍，有唇缓、失音、耳聋、目瞀、鼻塞、便难之症；中腑多着四肢；中经则口眼㖞斜；中血脉则半身不遂。

浅解：此处之中风，非外感之风疾。此乃指脑卒中，为神昏不语、半身不遂之病，有中经络、中脏腑之分。中经络为风痰入络证，肝风挟痰，窜入经络，气血失调，运行不畅，症见眩晕、口眼㖞斜、口角流涎、手足拘挛，或麻木脉弦滑。中脏腑，又分闭证与脱证。闭证为风阳痰火，蒙蔽心窍，症见突然倒仆、不省人事、口噤、气促、偏瘫、脉弦滑。脱证为阴竭阳亡、正不胜邪，症见神昏、口开、目合、肢冷汗出等。

骤然得　八方通

原注：中风病骤然昏倒，不省人事，或痰涌、掣搐、偏枯等症。八方者，谓东、西、南、北、东北、西北、东南、西南也。

浅解：中风可见突然昏倒，不省人事，或痰壅、掣搐、偏枯、半身不遂等。

闭与脱　大不同

原注：风善行而数变，其所以变者，亦因人之脏腑寒热为转移。其人脏腑素有郁热，则风乘火势，火借风威，而风为热风矣。其人脏腑本属虚寒，则风水相搏，寒冰彻骨，而风为寒风矣。热风多见闭证，宜疏通为先；寒风多见脱

证，宜温补为急。

浅解：闭证，表现为牙关紧闭等，宜用疏散之药治之；脱证，表现为口开、目合等，宜用温补之药治之。

开邪闭　续命雄

原注：小续命汤，风症之雄师也。依六经见症加减治之，专主驱邪。闭者宜开，或开其表，如续命汤是也；或开其里，如三化汤是也；或开其壅滞之痰，如稀涎散、涤痰汤是也。

浅解：中风之闭证，有表闭、里闭、痰闭之分：闭其里者宜通三焦，用三化汤；闭其壅滞者用稀涎散或涤痰汤；闭其表者用续命汤是最专长的。

回气脱　参附功

原注：脱者宜固，参附汤固守肾气，术附汤固守脾气，耆附汤固守卫气，归附汤固守营气。先固其气，次治其风。若三生饮一两加人参一两，则为标本并治之法。正虚邪盛，必遵此法。

浅解：中风的脱证，是三气虚脱，属危证，在治疗上应当先固其气，后治其风，固肾气用参附汤，固脾气用术附汤，固卫气用耆附汤，固营气用归附汤。若正气虚，邪气盛，则应标本并治，用三生饮二两，加人参二两治之。

顾其名　思其义

原注：名之曰风，明言八方之风也。名之曰中，明言风自外入也。后人议论穿凿，俱不可从。

浅解：名之曰中，明言风自外来。但不可头脑不清，义理不清，义理模糊，违背正道，失去治中风方针。

若舍风　非其治

原注：既名中风，则不可舍风而别治也。

浅解：病名既然是中风，应该按中风治疗，假使不按中风治疗，这就不是治中风了。

火气痰　三子备

原注：刘河间举五志过极，动火而卒中，皆因热甚，故主乎火。大法：用防风通圣散之类，亦有引火归原，如地黄饮子之类。李东垣以元气不足而邪凑之，令人卒倒如风状，故主乎气虚，大法：补中益气汤加减。朱丹溪以东南气温多湿，有病风者，非风也。由湿生痰，痰生热，热生风，故主乎湿，大法：

以二陈汤加苍术、白术、竹沥、姜汁之类。

浅解：内中风，风自内生。刘河间主火，是说由火致病，李东垣主气，是说气虚致病，朱丹溪主痰，是说由痰致中。所以说，火、气、痰三者，是致中风之因，三者对内中风的认识很全备了。

不为中　名为类

原注：中者，自外而入于内也。此三者，既非外来之风，则不可仍名为中，时贤名为类中风。

浅解：内中风，风自内生。或火、或气、或痰，是致病之源，故不能名中风，而名为类中风也。

合而言　小家伎

原注：虞天民云：古人论中风，言其症也。三子论中风，言其因也。盖因气、因湿、因火，挟风而作，何尝有真中、类中之分。

浅解：类中风，是气、火、痰自内而生，假使不分真中风、类中风，合而言之，这便是小家伎俩，是很浅薄的看法。

喑㖞斜　昏仆地

原注：喑者，不能言也也。㖞斜者，口眼不正也。昏仆地者，不省人事，猝倒于地也。口开、目合，或上视、撒手、遗尿、鼾睡、汗出如油者，不治。

浅解：若出现猝然昏倒，不省人事，不能言，口眼㖞斜，口开，目合，撒手，遗尿，汗出如油，此时治疗就是难事了。

急救先　柔润次

原注：柔润息风，为治中风之秘法，喻嘉言加味六君子汤、资寿解语汤甚妙。

浅解：病至此，急应设法治之，用安宫牛黄丸、至宝丹等急救在先，而柔润之法在后，如喻嘉言六君子汤、资寿解语汤。

填窍方　宗金匮

原注：《内经》云：邪害空窍。《金匮》中有侯氏黑散、风引汤，驱风之中，兼填空窍。空窍满则内而旧邪不能容，外而新风不复入矣。喻嘉言曰：仲景取药积腹中不下，填窍以熄风。后人不知此义，每欲开窍以出其风。究竟窍空而风愈炽，长此安穷哉？三化汤、愈风汤、大秦艽汤，皆出《机要方》中，云是通真子所撰，不知其姓名。然则无名下士，煽乱后人见闻，非所谓一盲引

众盲耶！

浅解：侯氏黑散、风引汤，兼填空窍。后之三化汤、愈风汤、大秦艽汤皆可治之。

附：中风概说

中风发病急骤，是一种很严重的疾病。《素问·风论》曰："风中五脏六腑之俞，亦为脏腑之风，各入其门户所中，则为偏风。"张仲景又开辟了中络、中经、中腑、中脏之门。自金元以来，各家在辨证方面，认识到本病的内因，才分出了真中、类中。真中多由外风，类中多由内风。外风主要是指八面之风自外而入，其证多显六经形证；内风乃脏气自病，亦刘河间所谓火、李东垣所谓气、朱丹溪所谓痰。各家虽然言之不同，但这都是导致内风的特殊因素。至清张伯龙论内风昏仆，是阴虚阳亢，水不涵木，复将《素问·调经论》所谓"血之与气并走于上，则为大厥，厥则暴死，气复反则生，不反则死"和《素问·生气通天论》"阳气者，大怒则形气绝，而血菀于上，使人薄厥"，经文印证，到潜阳镇摄，清热开痰，这样才把真中、外中弄清楚。

真中（外风）：猝倒，神志模糊，半身不遂，口眼㖞斜，因是外中风邪所致，所显有六经形证。多见肢节挛痛，或麻木不仁，治当清热散风，宜用小续命汤加减。如内有二便不通、脉实，治宜通利三焦，以三化汤下之。如手足不遂、言语不清，宜养血息风，方用大秦艽汤等。

类中（内风）：可分闭证与脱证。闭证：中风卒中，目定口呆，两手握固，牙关紧闭，痰声曳锯，气粗声高，面赤唇红，脉来洪大。闭者宜开，法当开窍通络。先用通关散搐鼻取嚏，针刺水沟穴，以清神识、开其闭，续进至宝丹或安宫牛黄丸，息风化痰。龙胆泻肝汤、当归芦荟丸、小承气汤、涤痰汤等方可择而用之。

脱证：症见口开目合、撒手、遗尿、舌短面青、冷汗淋漓、手足厥冷、二便自遗、气息而微、脉伏不见等，此由元阴告匮、真气不续。脱者宜固，法当摄纳真阴，固护元气，当用人参浓煎频服，若肢冷，汗出如油如珠，则为阴亡，阳亦亡象，用大剂参附汤或可挽之，亦可灸脐下关元穴、气海穴等，以回阳救脱。如痰阻咽喉，欲咯不出，可用黑锡丹、涤痰汤等。后期调治，随证治之。

虚劳第三

虚痨病　从何起

原注：咳嗽、吐血、五心烦热、目花、耳鸣、口烂、鼻干、气急、食不知

味、羸瘦、惊悸、梦遗、往来寒热、怠惰、嗜卧、疲倦、骨蒸、不寐、女子不月等症，皆成痨病。

浅解： 痨，劳乏之意，实指虚劳，以上（原注中）各症连绵不断，延及数月，甚则数年不愈者，均可喻之为劳。虚劳一门，多与虚损、五劳、诸虚、劳瘵、骨蒸等并列。《金匮要略》云："夫男子平人，脉大为劳，极虚亦为劳""男子脉虚沉弦，无寒热，短气里急，小便不利，面色白，时目瞑，兼衄，少腹满，此为劳使之然"。陈氏所列诸症，延之已久，是为劳使然也。

七情伤　上损是　归脾汤　二阳旨

原注： 扁鹊谓：损其阳，自上而下，一损肺，二损心，三损胃，过于胃则不可治。其说本于《内经》："二阳之病发心脾，有不得隐曲，为女子不月"。按心脾上也，至不得隐曲，女子不月，则上极而下矣。即《内经》二阳之病发心脾之旨也。此方为养神法，六味丸为补精法，高鼓峰并用之。

浅解： 刘完素谓："自上而损者，一损损于肺，皮聚而毛落；二损损于心，血脉虚少，不能荣于脏腑，妇人月水不通；三损损于胃，饮食不为肌肤。自下而损者，一损损于肾，骨痿不能起于床；二损损于肝，筋缓不能自收持；三损损于脾，饮食不能消克。"又有自上而损者，过于胃不可治，自下而损者，过于脾不可治之说。二阳之病，主要是胃肠，胃肠病甚，可致心肺衰弱而不治。《素问》云"二阳之病发心脾"，即点明归脾汤可治此病，归脾汤中人参、黄芪为营养强壮药，白术、生姜为健脾胃药，茯神、酸枣仁为安神药，龙眼肉、大枣、当归为营养补血药，归脾汤的主要功能滋养强壮，补血安神，主要是补其脾胃以营养周身，所以陈氏说，归脾汤二阳者矣。

下损由　房帏迩　伤元阳　亏肾水

原注： 扁鹊谓：损其阴，自下而上，一损肾，二损肝，三损脾，过于脾则不可治。其说本于《内经》"五脏主藏精也，不可伤，伤则失守而无气，无气则死矣"。按精生于五脏而统司于肾，如色欲过度，则积伤而下损，至于失守无气，则下极而上矣。

肾气，即元阳也，元阳伤，为困倦、食少、便溏、腰痛、阳痿等症。肾水，即元阴也，元阴亏，为蒸热、咳嗽、吐血、便血、遗精、喉痛、口疮、齿牙浮动等症。

浅解：《素问·上古天真论》谓："女子七岁，肾气盛，齿更发长。二七天癸至，任脉通，太冲脉盛，月事以时下。三七，肾气平均，故真牙生而长极……丈夫八岁，肾气实，发长齿更。二八，肾气盛，天癸至，精气益泻，阴阳和，故能有子。三八，肾气平均，筋骨劲强，故真牙生而长极。"如色欲过度，积伤而下损，下损则失遗，甚则肾之元阳、元阴俱伤，形成下损之虚劳也。

肾水亏　六味拟　元阳伤　八味使

原注：六味地黄丸为补肾水之主方，景岳左归饮、左归丸亦妙，推之三才汤、八仙长寿丸、都气丸、天王补心丹，皆可因症互服。崔氏肾气丸，后人为八味地黄丸。立方之意，原为暖肾逐水，非补养元阳。明·薛立斋及赵养葵始用以补温命火，时医遂奉为温补肾命之主方，景岳右归饮、右归丸皆本诸此。如火未大衰者，以还少丹代之；阳虚极者宜近效白术汤。

浅解：补肾阴即谓之益肾水，水火相济，则诸症自消，这类的方剂有六味地黄丸、左归饮、天王补心丹等。补肾阳即补命门之火，水火相济，则症状自消，这类的方子有金匮肾气丸、右归饮、近效白术汤等。

各医书　技止此　甘药调　回生理　建中汤　金匮轨

原注：苦寒败胃及辛热耗阴，固无论矣。即六味、归脾，何尝非流俗之套法？扁鹊云：针药莫治者，调以甘药。仲景因之。喻嘉言曰：寿命之本，积精自刚。精生于谷，谷入少则不能生血，血少则不能化精。《内经》云："精不足者，补之以味"，味者，五谷之味也。补以味而节其劳，则积贮渐富，大命不倾也。小建中汤及加黄耆、加人参、加当归、加白术等汤，皆急建其中气，俾饮食增而津液旺，以至充血生精，而复其真阴之不足。但用稼穑作甘之本味，而酸辛苦咸在所不用，盖舍此别无良法也。按炙甘草汤即此汤化为润剂；喻氏清燥汤即此汤化为凉剂。

浅解：在虚劳病中，脾是最重要的脏器，无论上损下损，其病延及脾，则预后多不良，所以前贤列为难治。喻嘉言先生云："寿命之本，积精自刚""精生于谷，谷入少而不生其血，血自不能化精"。所以建立中气，使饮食旺盛，以复其脾之真阴是关键。小建中汤是主方，薯蓣丸、归脾汤、香附六君子汤等均属此例。扁鹊云："针药莫治者，调以甘药。"陈氏：舍此别无良法。

薯蓣丸　风气弭　䗪虫丸　干血已　二神方　能起死

原注：《金匮》薯蓣丸。自注云：治虚痨诸不足，风气百疾。《金匮》大黄䗪虫丸自注：治五痨诸伤，内有干血，肌肤甲错。尤在泾云：风气不去，则足以贼正气而生长不荣，以薯蓣丸为要方。干血不去，则足以留新血而灌溉不周，以䗪虫丸为上剂。今之医辈，能梦见此二方否？

浅解：《金匮要略》云："虚劳诸不足，风气百疾，薯蓣丸主之。"指虚劳病人百脉空虚，易被外来贼风所伤，因而内外俱病，治疗主要在调补脾肾，因为人之元气在肺，元阳在肾，一旦亏之，很难恢复，因而不得不赖后天水谷之气以资长。营卫气血都来源于脾胃，这气血亏虚，非饮食无由平复。薯蓣丸具有调理脾胃、恢复虚损的作用，虚损恢复则风气自去，尤在泾曰："虚劳证多有挟风气者，正不可独补其虚，亦不可着意去风气。仲景以参、地、芎、归、苓、术补其气血，胶、麦、姜、枣、甘、芍益其营卫，而以桔梗、杏仁、桂枝、防风、柴胡、白薇、黄卷、神曲去风行气，其用薯蓣最多者，以其不寒不热、不燥不滑，兼擅补虚去风之长，故以为君，谓必得正气理而后风气可去耳。"

《金匮要略》云："五劳虚极羸瘦，腹满不能饮食，食伤、忧伤、饮伤、房室伤、饥伤、劳伤，经络营卫气伤，内有干血，肌肤甲错，两目黯黑。缓中补虚，大黄䗪虫丸主之。"本条肌肤甲错、两目黯，是瘀血的特征，同时必须注意腹部症状，如少腹挛急，按之痛，舌上有瘀点，脉涩弦，多为瘀血证候……妇人虚劳，大半内有干血，男子甚少，大黄䗪虫丸专治瘀血成劳之证，瘀血去，即所以补虚。

大黄䗪虫丸药物有：大黄十分，黄芩二两，甘草三两，桃仁一升，杏仁一升，芍药四两，干地黄十两，干漆一两，虻虫一升，水蛭百枚，蛴螬一升，䗪虫半斤。

上十二味，末之，炼蜜为丸，小豆大，酒饮服五丸，日三服。

附：虚劳概说

虚劳病是一种严重的疾病，患病者很难速愈。往往缠绵数月数年。该病是由于内伤七情、饮食失节、劳逸不均、色欲过度，或病后失调，造成气血虚损，症分浅深，逐渐发展。初发症状，经常发热，不耐劳动，容易疲乏，咳嗽时作，或咯痰血，病尚轻浅，不甚注意，亦有静养而自愈的。甚则发生潮热、盗汗、咳嗽增剧，咯血、神疲、呼吸急促、身体羸瘦，或真阴亏损，骨蒸高热，综之，本病分阴虚和阳虚两类。如虚损过久，留而不愈，演变为五劳七伤者有之。

阳虚：患阳虚者，复感外寒，是损皮毛加重肺，名为上损，症见：怯寒少气，自汗而喘，食减乏味，呕胀飧泻，脉大无力。若兼精气清冷，目眩肢酸，膝下厥冷，水泛为痰，则为命衰极。

阴虚：患阴虚者，内热发生，是损髓属肾，名曰下损。症见：怔忡盗汗，咯血吐血，遗精、骨蒸、经闭、崩漏、脉数无力。若兼颧红、唇红、五心烦热、口干不寐，则为阴虚阳浮。

治疗：阴虚用拯阴理劳汤；阳虚用拯阳理劳汤；肾虚用六味地黄丸；劳咳用都气丸；引火归原用七味地黄丸；火刑肺金用生脉地黄汤或滋阴降火汤；命

火衰者用桂附地黄丸；阴虚火动用知柏地黄丸或大补阴丸；气虚用保元汤，脾胃气虚用四君汤，兼痰用六君汤；血虚用四物汤，兼发热用地骨皮饮；气血两虚者用八珍汤；肝虚用补肝汤；肺损用加味救肺汤；心损用天王补心丹；心脾虚损用归脾汤；肺肾两虚用人参固本汤；脾胃肾三经虚损用保元生脉固本汤；肝脾两虚用逍遥散。

咳嗽第四

气上呛　咳嗽生　肺最重　胃非轻

原注：《内经》云：五脏六腑皆令人咳，不独肺也。然肺为气之市，诸气上逆于肺，则呛而咳。是咳嗽不止于肺而亦不离于肺也。《内经》虽分五脏诸咳，而所尤重者，在“聚于胃关于肺”六字。盖胃中水谷之气，不能如雾上蒸于肺，而转溉诸脏，只是留积于胃中，随热气而化为痰，随寒气而化为饮，胃中既为痰饮所滞，则输肺之气亦必不清，而为诸咳之患矣。

浅解：《素问·咳论》曰：“肺咳之状，咳而喘息有音，甚则唾血。心咳之状，咳则心痛，喉中介介如梗状，甚则咽肿喉痹。肝咳之状，咳则两胁下痛，甚则不可以转，转则两胠下满。脾咳之状，咳则右胁下痛阴阴引肩背，甚则不可以动，动是咳剧。肾咳之状，咳则腰背相引而痛，甚则咳涎……胃咳之状，咳而呕，呕甚则长虫出……胆咳之状，咳呕胆汁……大肠咳状，咳而遗失……小肠咳状，咳而失气，气与咳俱失。”后人总结了两句话“脾肾为生痰之源，肺胃为贮痰之器”，结合陈氏之论信矣。

肺如钟　撞则鸣　风寒入　外撞鸣　痨损积　内撞鸣

原注：肺为脏腑之华盖，呼之则虚，吸之则满。只受得本然之正气，受不得外来之客气。客气干之，则呛而咳矣。亦只受得脏腑之清气，受不得脏腑之病气。病气干之，亦呛而咳矣。肺体属金，譬若钟然，一外一内，皆所以撞之使鸣也。经云：微寒微咳，可见咳嗽多因于风寒也。风从皮毛而入于肺，寒从背俞而入于肺，皆主乎外也。后注虽言热、言湿、言燥，令不自行，亦必假风寒以为之帅也。痨伤、咳嗽，主乎内也。二者不治，至于咳嗽失音，是金破不鸣矣。

浅解：风、寒、暑、燥、湿、火六淫就是外因，所引起的咳嗽，即所谓外撞鸣。由五脏六腑之虚就是内因，所引起的咳嗽即是内撞鸣，甚矣。

谁治外　六安行　谁治内　虚劳程

原注：六安煎虽无深义，却亦平稳。然外感诸咳，当辨风热、风燥二症，

如冬时先伤非节之暖，复加风寒外遏，以致咳嗽痰结、咽肿、身重、自汗、脉浮者，风热也，宜萎蕤汤辛润之剂，切勿辛热发散。而风燥一症，辨治尤难。盖燥为秋气，令不独行，必假风寒之威，而令乃振，咳乃发也。《内经》只言秋伤于湿，何也？以长夏受湿土郁蒸之气，随秋令收敛，伏于肺胃之间，直待秋深燥令大行，与湿不能相容，至冬而为咳嗽也。此症有肺燥、胃湿两难分解之势，唯《千金》麦门冬汤、五味子汤独得其秘。后人以敛散不分、燥润杂出弃之，昧之甚也。宜于虚劳门，择其对症之方，审是房劳伤精则补精，审是思郁伤脾则养神。

浅解：以上陈之论，详而且尽也。谁治外，六安行，六安煎虽无深意，却亦平称。张景岳说："外感之咳与内伤之咳，其所本不同，而所治亦异。盖外盛之咳，其来在肺，故必由肺以及脏，此肺为本而他脏为标也；内伤之咳，先因伤脏，故必由脏以及肺，此脏为本而肺为标也。"外感咳嗽以肺为本，而内伤咳嗽是由他脏传于肺脏的，对于这两种咳嗽，治疗就必有区别。六安煎、桑菊饮之类，可以用于前者，而后者主要是治疗内者，故用千金麦门冬汤、五味子汤等。至于治疗阳虚咳嗽，常用的方剂有理中汤加味、苓甘五味加姜辛半夏杏仁汤，这一类的方子有扶阳、助脾、祛痰、镇咳的作用。

挟水气　小龙平　兼郁火　小柴清

原注：柯韵伯治咳嗽，不论冬夏，不拘浅深，但是寒嗽，俱用小青龙汤多效。方中驱风散寒，解肌逐水，利肺暖肾，除痰定喘，攘外安内，各尽其妙。盖以肺家有沉寒痼冷，非麻黄大将不能捣其巢穴，群药安能奏效也。寒热往来咳嗽者，宜去人参、大枣、生姜，加干姜、五味治之。

浅解：素有寒饮，水停心下，又感风寒者，其咳嗽，当用小青龙汤，有平喘、发汗、镇咳、祛痰的作用，尤对于风寒夹饮之咳嗽效果优良。小柴清，是说少阳经有郁火致咳，宜用小柴胡汤清其阳经之火，才能治愈这种咳嗽。

姜细味　一齐烹　长沙法　细而精

原注：《金匮》治痰饮咳嗽，不外小青龙汤加减，方中诸味皆可去取，唯细辛、干姜、五味不肯轻去，即面热如醉，加大黄以清胃热，及加石膏、杏仁之类，总不去此三味，学者不可不深思其故也。徐忠可《金匮辨注》有论。《金匮》痰饮咳嗽治法，宜熟读之。

浅解：小青龙汤中细辛、干姜是祛痰药，五味子是收敛镇咳药，三者合用以祛痰镇咳。张景岳云："然痰之为病，亦惟为病之标耳，犹必有生痰之本，故凡痰因火而动者，必须先治其火，痰因寒生者，必须先去其寒，至于或因气逆，或因风邪，或因湿滞，或因脾肾虚弱，有一于此，皆能生痰，使欲治痰而不治其所以痰，则痰终不能治。”这是极其深入的认识，需重视。

附：咳嗽概说

咳嗽之病，原因不一，有风寒咳嗽、痰热咳嗽、虚劳咳嗽、痰饮咳嗽四种。

风寒咳嗽：风寒侵袭，内入于肺，肺气不清，上逆作咳。症状：咳吐痰浊、白稠而爽，身冷、头痛、胸闷、鼻流清涕，脉浮滑，舌苔白滑，或微腻。治以疏散风寒、化痰止咳之品，如杏苏散、金沸草散等。

痰热咳嗽：风热伤肺，煎熬津液，炼液成痰，火动阳升，乃为咳嗽，多生于春夏之时，或病温之后，咳嗽发热，痰黏不爽，或黄腻如脓，口渴多饮，胸闷、心烦、不寐、脉浮数，舌红苔黄。治以清热化痰之品，如桑菊饮、清肺饮之类。

虚劳咳嗽：肾水不足，肺金枯干，咳而喉痒，或咳而无痰，喘逆气短，内热，口渴，身瘦，食少，胸痛，咯血，这是很缠绵的疾病。治疗：始则轻清泄热，如桑菊饮、银翘散可用，久之用补肺阿胶汤、人参清肺汤等。

痰饮咳嗽：脾胃阳气衰微，水谷不能变化精微以养肺而变为痰饮，痰饮渍之于肺，则肺不清，而为咳嗽，患痰饮咳嗽的人，经受风寒则咳嗽更甚，治疗用温化滞浊之法，方有苓桂术甘汤、小青龙汤等。

疟疾第五

疟为病　属少阳

原注：少阳为半表半里，邪居其界，入于阴争则寒，出于阳争则热，争则病作，息则病止，止后其邪仍踞于少阳之经。

浅解：疟疾这病，是因邪居少阳之经，盖少阳经居于太阳、阳明之间，少阳之经受邪，其邪寻出路，内与阳明相争则热，外与太阳相争则寒，争则病作，息则病止，止后其邪仍在少阳。

寒与热　若回翔　日一发　亦无伤　三日作　势猖狂

原注：寒热必应期而至。邪浅则一日一作，邪深则二日一作。疟三日一作，时医名三阴疟，流连难愈。

浅解：疟病之病，如鸟巡回一日一发的，说明疟邪尚浅，在治疗上容易生效。若是三日一发作的，邪气已深入，其势猖狂，在人体上会有大的伤害。

治之法　小柴方　热偏盛　加清凉

原注：以小柴胡汤为主，初起，俗忌人参，姑从俗去之，加青皮一钱。小柴胡汤加知母、花粉、石膏、黄连之类，随宜择用。

浅解：小柴胡汤，主治少阳诸症，疟疾之病，不出此类，偏于发热的疟疾，可用小柴胡汤加知母、天花粉、石膏、黄连、茵陈蒿、青蒿等。

寒偏重　加桂姜　邪气盛　去参良

原注：加干姜、桂枝，甚者加附子、肉桂。身热者，小柴胡汤去人参加桂枝一钱，服后食热粥，温覆取微汗。

浅解：疟疾病，偏于风邪，在治疗上用小柴胡汤，应去人参加桂枝，因为人参性补，若不去之，有碍风邪外出。

常山入　力倍强

原注：小柴胡汤加常山二三钱，俗云邪未净不可用常山以截之，不知常山非截邪之品，乃驱邪外出之品。仲景用其苗，名曰蜀漆。

浅解：以小柴胡汤，加上常山一药，则力量加倍，常山一药，云其截药，实则以驱邪为主也。驱邪之药还有草果、槟榔等。

大虚者　独参汤

原注：虚人久疟不愈，以人参一两、生姜五钱，水煎，五更服极效。贫者以白术一两代之，热多者以当归代之。

浅解：久疟不愈、气血已经大虚弱的人，用独参汤可愈，当用人参一两、生姜五钱煎服。寒者加白术一两代之，热多者以当归代之。

单寒牝　理中匡

原注：单寒无热，名曰牝疟，宜附子理中汤加柴胡治之。

浅解：单寒阴性的疟疾，当用附子理中汤以匡救之，不可用小柴胡汤矣。

单热瘅　白虎详

原注：单热无寒名曰瘅疟，或先热后寒名曰热疟，俱宜以白虎汤加桂枝治之。时医以六味汤加柴胡、芍药治之。

浅解：血热不寒的疟疾，要用清热的白虎汤。久疟但热不寒者用六味地黄汤加味。

法外法　辨微茫　消阴翳　制阳光　太仆注　慎勿忘

原注：已上皆前医之成法，更法外有法，不可不辨而治之。热之不热，是无火也，益火之源，以消阴翳；寒之不寒，是无水也，壮水之主，以制阳光。王太仆消阴制阳等注，千古不刊之论。赵养葵遵之，以八味丸益火之源，六味丸壮水之主，久疟多以此法收功。

浅解：治疟之法，若以前人之法加减分治变化出若干个方法，就是法外法。如柴胡剂加知母、石膏、天花粉、黄连、茵陈蒿、白果、青蒿，偏寒者加干姜、桂枝等。王太仆消阴制阳等法，是当遵守之法。患久疟之人，当热不热，是真火衰弱，当寒而不寒，是人真水不足，此事不可不知。

附：疟疾概说

疟疾在我国流行很早，有的患者缠绵数十日而愈，有的治不得法，缠绵数月而变生他病。因此患者应当特别注意对身体的调养，而医者更应对此病加深研究。两千年前《黄帝内经》中有“夏伤于暑，秋必痎疟”的研究，一般分为正疟、瘅疟、寒疟、疟母。

正疟：夏受暑，暑邪潜伏身内，到了秋天，内部的暑邪与外部寒气相搏而成病，一日一发为单日疟，间日一发为间日疟，三日一发为三阴疟，寒热往来，有一定之时，头痛、胸闷、口苦、不食、小便色黄、脉弦，治疗宜用柴桂各半汤加减或小柴胡汤加减。

瘅疟：外感之邪，藏伏于里，久而化热，阴受伤，阳气独发所致。热多、寒少，或但热，又名温疟，可用清脾饮；没有寒冷、骨节灼痛，但有肌肉瘦削，汗出头痛，烦渴而呕，脉弦数者，可用白虎煎，或者青蒿鳖甲汤。

寒疟：暑日乘凉、洗澡，感受寒凉，伏于太阴，不能外出，而与阳争，症状寒多热少，或单寒不热（名牝疟），胸膈脊背，头项疼痛，无汗，脉弦迟，治疗用达原饮或蜀漆散，或寒疟不已，则大腹胀满，传为疟膨。

疟母：疟不愈，疟邪夹瘀血痰湿，结块，伏于胁下，寒热交作或不作，食少，痞块结于左胁下硬痛，治疗宜用疟母丸加减、鳖甲煎丸加减。

痢症第六

湿热伤　赤白痢　热胜湿　赤痢渍　湿胜热　白痢坠

原注：王损庵论痢，专主湿热，其症里急后重，腹痛欲便不便，脓血秽浊，或白或赤，或赤白相半。胃为多气多血之海，热，阳邪也，热胜于湿，则

伤胃之血分而为赤痢。湿，阴邪也，湿胜于热，则伤胃之气分，而为白痢。赤白相半，则为气血两伤。

浅解： 湿热伤害，影响肠道，就容易患赤白痢。如果热胜湿，就成为赤痢，表现为里急后重，时时下血。湿胜热，就为白痢，有坠胀的痛苦，因湿伤气，气分受伤，则下白痢。

调行箴　须切记　芍药汤　热盛饵　平胃加　寒湿试

原注： 行血则脓血自愈，调气则后重自除，此四句为治初痢之格言，须切记之。芍药汤调气行血，虽为初痢之总方，究竟宜于热症。寒湿泻痢初起者，以平胃散加干姜、泽泻、猪苓、木香治之。久而不愈，送下香连丸。

浅解： 痢疾初起之时，当调气行血，血行则脓血自愈，气调则后重自除。痢疾热盛，用芍药汤治之，因芍药汤是治痢疾偏于热的方剂。因寒湿形成的痢疾，必须以治寒湿之药调理，以平胃散加干姜、木香、泽泻、猪苓，是治寒湿痢疾之方剂。

热不休　死不治　痢门方　皆所忌

原注： 方书云：痢症发热不休者，不治。凡痢症初起即发热，非肌表有邪，即经络不和，温散而调营卫，外邪一解，痢亦松去。若概以为热，开手即用痢门套方，多有陷入变剧者。

浅解： 痢疾自不热为吉，若身热不休，脉洪大，恐是肠内溃烂，病已危险，治以芍药汤加鸦胆子救之。痢疾病初起发热，这个发热在肌表，应用温散药调和营卫，痢疾自然除去。若认为肌表受风，先解风邪，往往风邪内溢而使痢更加危重。

桂葛投　鼓邪出　外疏通　内畅遂

原注： 时医有发汗之戒，以其无外证而妄汗之也。若头痛发热，恶寒有汗，宜用桂枝汤法；无汗宜用葛根汤法。鼓邪外出，然后治其痢。此二句是解所以发汗之故也。张飞畴云：当归四逆汤治痢极效。若发热而呕者，小柴胡汤、葛根黄连黄芩甘草汤。口渴下重者，白头翁汤如神。

浅解： 痢疾而有表证，如头痛、恶寒、有汗，宜用桂枝汤以解肌，若头痛、恶寒，宜用葛根汤以解表，鼓邪外出，然后治痢疾。治痢应看有无表证，如有表证，当先用发散药，使肌表疏通，风邪不内迫，肠道遂畅，痢疾自然而愈。

嘉言书　独得秘　寓意存　补金匮

原注： 喻嘉言《医门法律》中议论甚见透彻。喻嘉言《寓意草》中，如

麻黄附子细辛汤及人参败毒散等案，却能补《金匮》所未及。

浅解：痢疾，发热不退的重证，采用逆流挽舟法，这是喻氏三书的论点，不可不阅。《寓意草》是说外寒未解，阳气衰微之痢证及阳气下陷之痢症，用麻黄附子细辛汤治之；若阳气内陷，用人参败毒散治之，这个道理可见喻氏《寓意草》中。

附：痢疾概说

痢疾种类不一，大概分为四类，有虚寒痢、赤白痢、休息痢、噤口痢。

虚寒痢：患者素弱，过吃生冷东西，寒湿郁滞大肠，形成下痢，腹痛下坠，其色或白或青，里急后重，脉沉滑，苔白腻或黄腻。在治疗上，宜温运中土，升清降浊，方用白豆蔻汤或附子理中汤。

赤白痢：饮食不节，寒热杂入，久则形成湿热痢疾，如里热胜于湿，则形成赤痢。假若湿胜于热，形成白痢，赤白相杂，腥秽难闻，脉弦滑，舌苔厚腻，治疗宜用化滞之药，佐以和营调气之药，方有枳壳汤、芩芍汤、木香槟榔丸、枳壳导滞丸等。

休息痢：肠中宿夹瘀滞，再加饮食不节，停饮不清，症见痢下无时，乍差乍发，四肢无力。在治疗上宜温消陈寒固积，方用肉豆蔻汤、温脾汤等。

噤口痢：是瘀滞挟热阻碍在中，以致胃不能运化，谷气消灼，其病状：舌干咽涩，饮食不能下，呕恶胸闷、心烦、痢不止、身热、脉数实。在治疗此证时，唯调理得宜，未尝不可挽救，宜甘草、干姜、枳壳、焦白术、石菖蒲、佩兰、石莲肉等，芳香化浊，能食为佳。

心腹痛胸痹第七

心胃疼　有九种　辨虚实　明轻重

原注：真心痛不治，今所云心痛者，皆心胞络及胃脘痛也。共有九种，宜细辨之。虚者喜按，得食则止，脉无力；实者拒按，得食愈痛，脉有力，二症各有轻重。

浅解：胃的部位发生疼痛共有九种：虫痛、注痛、气痛、血痛、悸痛、食痛、饮痛、冷痛、热痛。此处所谓心，实指心包络。心胃痛有虚痛、实痛之分，虚痛喜按、脉无力，得食则愈，实痛拒按，脉有力，得食更痛，所以治心胃痛，要辨清虚实。

痛不通　气血壅

原注：痛则不通，气血壅滞也。

浅解：心胃部作痛，是气血壅滞也。气血壅滞，则刺激心胃部位，故作痛，所以必须顺通气血。

通不痛　调和奉

原注：通则不痛，气血调和也。高士宗云：通之之法，各有不同。调气以和血，调血以和气，通也；上逆者使之下行，中结者使之旁达，亦通也；虚者助之使通，寒者温之使通，无非通之之法也。若必以下泄为通，则妄矣。

浅解：痛是因气血壅滞，应顺通气血，使气血调和，气血调和了，病就好了。

一虫痛　乌梅圆　二注痛　苏合研

原注：虫痛时痛时止，唇舌上有白花点，得食愈痛，虫为厥阴风木之化，宜乌梅丸。入山林古庙及见非常之物，脉乍大乍小，两手若出两人，宜苏合丸研而灌之。

浅解：胃中有蛔虫所引起之疼痛，用乌梅丸。因乌梅丸是治疗蛔虫的良方，有杀虫止痛的作用。虫痛病状，时痛时止，唇舌上有白花点，得食愈痛，或口吐白沫。突然受了不正之气后胃部作痛，以致昏闷倒地，在古代被认为是邪气注入，因而称为注痛，其实是人受了不正之气，扰乱了神志，神志被扰乱，因而昏迷倒地、胡言乱语，今人用神术散、葱白酒、生姜汤主之。

三气痛　香苏专

原注：因大怒及七情之气作痛，宜香苏饮加元胡索二钱，七气汤亦妙。又方用百合一两、乌药三钱，水煎服。

浅解：诸事顺遂，则气亦顺通，若忧思抑郁，气不顺通则作痛，气痛之状游走不定，痛如攻刺。治气作痛，香苏饮最擅长，沉香降气散亦可。

四血痛　失笑先

原注：瘀血作痛，痛如刀割，或有积块，脉涩，大便黑，宜桃仁承气汤、失笑散。

浅解：血若瘀便能作痛，其症状是痛如刀割，或如锥刺，有的呕吐黑血、大便色黑，如此血瘀作痛宜先用失笑散治之。

五悸痛　妙香诠

原注：悸痛即虚痛也，痛有作止，喜按，得食稍止，脉虚弱，宜妙香散，或理中汤加肉桂、木香主之。

浅解：患者心虚、胃痛，痛时心下动悸，时发时止，喜按，按则痛弱，这样的病当用妙香散，或理中汤加肉桂、木香治疗，因为妙香散有强壮健胃的作用。

六食痛　平胃煎

原注：食积而痛，嗳腐吞酸，其痛有一条扛起者，宜平胃散加山楂、谷芽主之。伤酒再加葛根三钱，砂仁一钱。然新伤吐之、久伤下之为正法。

浅解：因食积而引起之消化障碍所形成的疼痛，其治疗宜用平胃散、山楂、谷芽、神曲等煎汤主之，如伤酒者，宜加葛根、砂仁。新伤食积者，用吐法吐之，久伤食积者，用下法下之。

七饮痛　二陈咽

原注：停饮作痛，时吐清水，或胁下有水声，宜二陈汤加白术、泽泻主之，甚者十枣汤之类，亦可暂服。

浅解：饮停是胃中停有黏液及湿痰，这种稀痰的来源，是因胃部虚寒，水入胃后停饮不化所致，胃部虚寒之因，是以心阳不足，不能温化脾土而形成，所以饮痛之人，有呕吐清水之病状，治饮痛之方以二陈汤主之，因二陈汤有温化痰饮之功效。

八冷痛　理中全

原注：冷痛、身凉、脉细、口中和，宜理中汤加附子、肉桂主之。兼呕者，吴茱萸汤主之。

浅解：胃中寒凉而作痛，脉来细弱，口中淡，用理中汤以治胃寒作痛，很是全备。

九热痛　金铃痊

原注：热痛、身热、脉数、口中热，宜金铃子、元胡索各二两，研末，黄酒送下二钱，名金铃子散，甚效。如热甚者，用黄连、栀子之类，入生姜汁治之。

浅解：胃中有热而作痛、口中热、喜饮凉水，或见身上发热，宜用金铃子散治之，因金铃子散有止痛的功效。

腹中痛　照诸篇

原注：脐上属太阴，中脐属少阴，脐下属厥阴，两胁属少阳、厥阴之交界地面，宜分治之。然其大意，与上相同。

浅解：如太阴因寒腹痛可温运，宜理中汤加附子；少阴因寒腹痛，宜四逆汤；厥阴因寒腹痛，宜当归四逆汤加吴茱萸生姜。按：所谓太阴、少阴、厥阴、少阳之名词，《黄帝内经》中，肺与脾属太阴，心与肾属少阴，心包络与肝属厥阴，胆与三焦属少阳。

金匮法　可回天

原注：《金匮要略》中诸议论，皆死症求生之法。

浅解：《金匮要略》上的那些议论，全是死证求生法，治疗腹痛有良好的效果，有可挽回天年的效果。

诸方论　要拳拳

原注：《中庸》云：得一善则拳拳服膺，而弗失之矣。腹满痛而下利者，虚也。吐泻而痛，太阴证也，宜理中汤。雷鸣、切痛、呕吐者，寒气也，宜附子粳米汤，此以下利而知其虚也。胸满痛而大便闭者，实也。闭痛而不发热者，宜厚朴三物汤专攻其里。闭痛而兼发热者，宜厚朴七物汤兼通表里。闭痛、发热，痛连胁下，脉紧弦者，宜大黄附子汤温下并行，此以便闭而知其实也。若绕脐疼痛，名寒疝，乌头煎之峻，不敢遽用，而当归生姜羊肉汤之妙，更不可不讲也。

浅解：《金匮要略》中腹满、寒疝及宿食病、脉证各篇所记载的理论和方法要牢牢记住。

又胸痹　非偶然

原注：胸膺之上，人身之太空也。宗气积于此，非偶然也。

浅解：胸痹不是偶然发生的，而是因常日有寒聚于胸部。治胸痹必须降痰，治法以温中行气开结散痹为宜。

薤白酒　妙转旋

原注：栝蒌薤白白酒汤或加半夏或加枳实、薤白桂枝汤之类，皆转旋妙用。

浅解：瓜蒌薤白白酒汤，治胸痹的功效尤著。

虚寒者　建中填

原注：心胸大寒，痛呕不能饮食，寒气上冲有头足，不可触近，立大建中汤主之。上中二焦，为寒邪所痹，故以参姜启上焦之阳，合饴糖以建立中气，而又加椒性之下行，降逆上之气，复下焦之阳，为补药主方。

浅解：若因虚寒而致的胸痹，其症状为不能饮食而呕吐，寒气上冲，必须用大建中汤才能有效，因大建中汤有补虚的功效。

附：心腹痛胸痹概说

心腹痛有九种，即虫痛、注痛、气痛、血痛、悸痛、食痛、饮痛、冷痛、热痛。胸痹分寒痰胸痹、虚寒胸痹两种，兹将九种心腹痛及两种胸痹症分述于后。

一、九心痛

虫痛：表现为时痛时止、唇舌上有白花点、得食愈重，或口吐白沫，用乌梅丸治之。

注痛：突然受了不正之气，扰乱神经，因而昏迷倒地，胡言乱语，古人用苏合香丸研末灌之，今人用神术散、葱白酒、生姜汤主之。

气痛：表现为痛处游走不定，痛时如攻刺，用香苏饮、沉香降气散治之。

血痛：血瘀作痛，痛如刀割，或如锥刺，有的呕吐黑血，大便色黑，用失笑散治之。

悸痛：即是虚痛，患者心虚胃弱，痛时心下悸动，时发时止，喜按，按则痛减，脉虚弱，用妙香散、理中汤加肉桂木香主之。

食痛：过食生食物，消化障碍所引起胃中痛，症见嗳气吞酸，胃中满痛，在治疗上用平胃散加山楂、谷芽、神曲，如酒伤再加葛根、砂仁。新伤食积，用吐法吐之，久伤食积，用下法下之。

停饮作痛：患者素有胃中停留饮邪，饮即黏液之稀痰，稀痰产生之原因，是由胃中虚寒所致，所以饮痛之人，有呕吐清水或胁下有水声之病状，在治疗上宜二陈汤主之。

冷痛：患者身凉脉细，口中和，喜饮热汤，宜理中汤加附子、肉桂主之。

热痛：患者因热胃中作痛，脉数有力，口中热，喜饮凉水，在治疗上用金铃子散主之。

二、胸痹

由寒痰引起之胸痹，素有寒痰结聚于胸部，以致胸中气化不通而形成胸痹，治以瓜蒌薤白白酒汤加半夏、枳实及薤白桂枝汤之类，以上方剂有降痰、温中、行气、开结散痹之效。虚寒致成的胸痹，是胸中大寒，妨碍心阳温化，所以患病之人呕吐、不能饮食、寒气上冲，治宜大建中汤，有补虚散寒之功。

隔食反胃第八

隔食病　津液干　胃脘闭　谷食难

原注：方书名膈者，以病在膈上是也。又名隔者，以食物不下而阻隔也。津液干枯为隔食病源。胃脘干枯闭小，水饮可行，食物难下。

浅解：隔食为重病。人能食物则生，不能食物则危。隔食则不能食物，入咽即吐，这个病的原因，是肾气衰弱，不能化津上升，以致食管干枯，不能润泽食物下达于胃。胃脘有津液润泽，则收缩自如，假使干枯，缺少津液，则胃脘收缩而小，难以收纳五谷。

时贤法　左归餐　胃阴展　贲门宽

原注：赵养葵用大剂六味汤主之，高鼓峰仿赵养葵之法，以六味加生地、当归主之。杨乘六用左归饮去茯苓加当归、生地，以左归饮中有甘草引入阳明，开展胃阴。去茯苓者，恐其旁流入坎，不如专顾阳明之速效也。如膏如脂，叠积胃底，即胃阴也。久隔之人，则胃阴亡矣。高鼓峰云：治膈，一阳明尽之，阳明者胃也。但使胃阴充拓，在上之贲门宽展，则食物入；在下之幽门、阑门滋润，则二便不闭，而隔症愈矣。

浅解：方用六味地黄丸及左归饮以治隔食，因六味地黄丸及左归饮是由一些滋阴药品组方而成，故治津液干枯之隔病有效。胃中津液增长，贲门润泽，食管宽大了，自然能下咽食物，隔病就有希望治愈。

启膈饮　理一般　推至理　冲脉干

原注：启隔饮亦是和胃养阴之意，但此方泄肺气之郁，彼方救肾水之枯，一阴一阳，宜择用之。张石顽云：膈咽之间，交通之气不得降者，皆冲脉上行，逆气所作也。

浅解：推测隔食之理，是与冲脉有关系的，盖冲脉是奇经八脉之一，经云："冲脉者，起于气冲，并足阳明之经，夹齐上行，至胸中而散。"凡觉气从少腹上冲胸咽的就称作冲脉为病，隔食病食物梗塞不下，反而吐出，也是一种上冲现象，因此说隔食致病之理与冲脉有关系。

大半夏　加蜜安

原注：冲脉不治，取之阳明，仲景以半夏降冲脉之逆，即以白蜜润阳明之燥，加人参以生既亡之津液，用甘澜水以降逆上之水液。古圣之经方，惟仲景

知用之。

浅解：大半夏汤是《金匮要略》方，治冲脉所致的隔食病很适当，半夏降冲脉之逆，又以白蜜润阳明之燥，加人参以生即亡之津液，用甘澜水以降逆上之水。

金匮秘　仔细看

原注：《金匮》明明用半夏，后世诸书皆以半夏为戒。毁圣之说，倡自何人，君子恶之！

浅解：《金匮要略》用大半夏汤治隔食，其奥秘要旨，要仔细研究，不可忽略。

若反胃　实可叹

原注：食得入而良久反出，名为反胃。

浅解：反胃，是食物咽下入胃后，经过若干时间而吐出，有的早饭吃了，晚上吐出，有的晚上吃了东西，早吐出，大便干如羊粪，这是反胃的特征。

朝暮吐　分别看

原注：朝食暮吐，暮食朝吐，与隔食症宜分别而药之。

浅解：反胃病与隔食病的区别：朝食暮吐是反胃病，咽下即吐是隔食病。病证既有区别，治疗自然就不一样了。治隔食以养液为主，治反胃以扶阳补气为主，二者要分别清楚，用药才能得当。

乏火化　属虚寒

原注：王太仆云：食不得入，是有火也，食入反出，是无火也。此症属中焦、下焦火衰无疑。

浅解：反胃是脾胃缺火的蒸化，是一种脾胃虚寒。脾胃何以缺乏火的蒸化，是以肾阳火衰，不能上蒸脾胃，于是脾胃之阳亦因之而衰，脾胃之阳衰弱，则脾胃不能腐熟水谷，变化津液，润达各脏而复吐出。故王太仆云：“食不得入，是有火也，食入反出，是无火也。”故此证属中焦、下焦火衰，亦很合理。

吴萸饮　独附丸

原注：妙在吴萸镇厥阴逆气，配入甘温，令震坤合德，土木不害。生附子，以百沸汤俟温，浸去盐，日换汤三次，三日外去皮，放地上，四面以砖围，外以炭火烧一时，则附子尽裂，乘热投于姜汁，又如法制之。大抵一斤附

子配一斤姜汁，以姜汁干为度，研末蜜丸，以粟米稀粥送下二钱。

浅解：反胃是以胃内火气不旺，应用温热性的方药治之，如吴茱萸汤与独附丸，皆是对症之方，其中吴茱萸汤中用吴茱萸、生姜是为温胃祛寒，用人参、大枣是为补养胃气，对于胃寒、呕吐、不思饮食者最为适用。至于独附丸，附子姜汁皆辛热之品，可以挽回阳气、温散寒邪，故适用于寒证呕吐。

六君类　俱神丹

原注：六君子汤加姜附及附子理中汤之类。

浅解：六君子类是治反胃很好的方剂，可治脾泻、消化不良诸症，有健胃作用，如六君子汤主治脾虚呕吐，所以说它治反胃病如神丹一样。

附：隔食、反胃概说

隔食、反胃这两种疾病，同样有呕吐症状，但这两种病在病因和治疗上是大有区别的，兹将二者的病因及治疗分述于后。

隔食：是食物咽入食管，当时就吐出来，原因是食管津液干枯，不能润泽下达胃口，病机是肾脏衰弱，冲气上逆，治疗方法当大补肾水，使肾水充足，能上达食管，食管有津液润泽，自然可下达食物，隔食病也就可以自愈。古人用左归饮是温补津液；用启隔饮是疏通肝郁；用大半夏汤安逆定冲，也就是疏气降冲生津的意思。

反胃：是食物能够下咽至胃，然数小时后吐出，有的早晨吃的东西，至晚即可吐出，有的晚上吃的东西，第二天早晨即可吐出，有的多日不大便，甚则大便如羊粪。病的原因是脾胃虚弱，肾阳不能蒸化津液上旺脾胃，脾胃阳气不足，不能腐熟水谷变为津液，在治疗上当大补肾阳，使肾阳充足，脾胃得以阳暖，有消化食物的能力，病即可自愈。后人用吴茱萸饮、独附丸、六君子汤及附子理中汤之类主之，也就是大补肾阳、温暖脾胃的意思。

气喘第九

喘促症　治分门

原注：气急而上奔，宜分别而治之。

浅解：喘促之证，有虚有实。如因风寒外来致成喘促的，这就是实；如因肾不摄气致喘促的，这就是虚。在治疗上要分门别类治之。

鲁莽辈　只贞元

原注：贞元饮，是治血虚而气无所附，以此饮济之、缓之。方中熟地、当

归之润，所以济之；甘草之甘，所以缓之。常服调养之剂，非急救之剂也。今医遇元气将脱上奔之症，每用此饮以速其危，良可浩叹！

浅解：最一般的医生，若不细心诊断喘促的虚实，只知用贞元饮，对于阴虚喘促尚可，但对于风寒实证所致的喘促则差之千里了。

阴霾盛　龙雷奔

原注：喘症多属饮病，饮为阴邪，非离照当空，群阴焉能退避。若地黄之类，附和其阴，则阴霾冲逆肆空，饮邪滔天莫救，而龙雷之火，愈因以奔腾矣。

浅解：体内寒饮过胜，必须用温补药品治之，若再用贞元饮，益增其阴，则体内火气就不能安定，而向外奔走了，火气向外奔走，则体内全是阴气，也就不能生活了。

实喘者　痰饮援

原注：喘症之实者，风寒不解，有痰饮而为之援，则咳嗽甚而喘症作矣。

浅解：实喘的人是因外受风寒，毛孔闭塞内有寒饮，支援风邪为虐，于是内外闭塞，妨碍呼吸的升降，形成喘促。

葶苈饮　十枣汤

原注：肺气实而气路闭塞为喘者，以葶苈大枣泻肺汤主之。咳嗽气喘，心下停饮，两胁满痛者，以十枣汤主之。

浅解：患寒证喘促者，用葶苈大枣泻肺汤主之。咳嗽气喘，心下停饮，两胁满痛者，用十枣汤主之，按十枣汤能治悬饮。喝水以后，水流于胁下，咳嗽吐痰时，牵引胁下感觉疼痛的，就称为悬饮。

青龙辈　撤其藩

原注：此方解表兼能利水，治内外合邪以两撤之。

浅解：大、小青龙汤治实喘，既能解散外寒的束缚，又能和解内部痰饮结聚。还有溢饮病，大、小青龙汤也能治之。水流四肢，经过发汗而消之，如果不发散，水停留在四肢肌肉里，以致身体疼痛而沉重，这就是溢饮之证。

虚喘者　补而温

原注：虚喘气促，不能接续，脉虚细无力。温补二字，宜串看，有以温为补者，有以补为温者，切不可走于贞元一路，留滞痰涎也。

浅解：虚性的气喘病人，应当用温补药调理，不可用滋阴药留滞痰涎而生他病、更使其喘促。

桂苓类　肾气论

原注：仲景云：气短有微饮者，宜从小便去之，桂苓术甘汤主之，肾气丸亦主之。

浅解：苓桂术甘汤、肾气丸二方，有治虚性虚喘的功效。二方均出自《金匮要略》。苓桂术甘汤治呼气短，金匮肾气丸治吸气短。苓桂术甘汤是温化痰的方剂，其中桂枝、甘草温化中焦，白术温中健脾，茯苓利水走下焦以消痰饮，其分量最多，为本方君药。肾气丸中地黄、山药固肾脏之阴，山茱萸、附子补肾脏之阳，茯苓、泽泻利水燥湿，牡丹皮、桂枝疏肝和血，有温化下焦阳气之功能。

平冲逆　泄奔豚

原注：冲气上逆，宜小半夏加茯苓汤以降之。奔豚症初起，脐下动气，久则上逆冲心，宜茯苓桂枝甘草大冬汤以安之。

浅解：虚喘要平冲逆之气，泄去奔豚。平冲逆之气，必须以小半夏加茯苓以降之。

真武剂　治其源

原注：经云：其标在肺，其本在肾。真武汤为治喘之源也。

浅解：真武汤能蒸化寒水，发动阳气，使阳气足而痰饮自除。

金水母　主诸坤

原注：肺属金而主上，肾属水而主下，虚喘为天水不交之危候，治病当求其本。须知天水一气，而位乎天水中者，坤土也。况乎土为金母，金为水母，危笃之症，必以脾胃为主。

浅解：治虚性喘促，若按五行相生的办法，金可以生水，即肺可以生肾，金和水有母子关系，金又赖土所生，脾土健旺，而金自然旺盛，所以金水旺盛尤以脾土旺盛为主。

六君子　妙难言

原注：六君子汤加五味、干姜、北细辛，为治喘神剂。面肿加杏仁，面热如醉加大黄，此法时师闻之，莫不惊骇。能读《金匮》者，始知予言之不谬也。

浅解：六君子汤治虚性喘息，是因六君子汤能健补脾胃，脾胃壮，而金水亦壮，所以说六君子汤治疗虚性喘促，有说不尽的好处。

他标剂　忘本根

原注：唯黑锡丹镇纳元气，为喘症必用之剂。此外如苏子降气汤、定喘汤及沉香、黑铅之类，皆是害人之物。

浅解：黑锡丹、六君子汤是根本的方剂，医者不可不知。

附：气喘概说

气喘是很严重的疾病，有实喘、虚喘的不同，实喘在肺，虚喘在肾。实喘宜发肺达表、清热通便；虚喘宜强心补肺、益肾固摄。二者差之毫厘，谬之千里，不可不详细分辨，兹将二者之原因、病状、治疗分述以后。

实喘：肺感邪气，气道壅塞，升降失常，出纳失调，痰来骤然，肺现实象，喘时胸胀气粗，声高息涌，不能卧，卧则甚，膨之然若不能容，唯以呼出为快。治疗时，若寒重热轻，宜荆防达表汤，若寒轻热重，宜葱头桔梗汤，风热宜越婢加半夏汤，风寒宜小青龙汤，痰涎壅盛用五味子导痰汤，热甚二便秘结者用加味凉膈散加桑根、桑白皮、紫苏子，轻者宜定喘汤，重者用麻杏石膏汤、葶苈大枣泻肺汤等。

虚喘：肾元亏损，肾气不纳，而气上出于肺，肺为气冲，不能自主，喘时慌张气怯，声低息短，惶之然若气欲断，提之若不能升，吞之若不能及，劳动则甚，但得引长为快，四肢逆冷，出冷汗脉弱，舌苔白滑，宜六君子汤、独参汤、真武汤、苓桂术甘汤、黑锡丹、肾气丸之类调之。

血症第十

血之道　化中焦

原注：经曰：中焦受气取汁，变化而赤，是谓血。

浅解：所说的是血液的形成原理。血液是从中焦变化而来的。人饮食入胃，所化之汁，经胞中肾阴之水，循冲任上入于胃，与饮食所化之汁，上腾于肺，入于心，此时得心火化遂变为赤色，是为血液。

本冲任　中溉浇

原注：血之流溢，半随冲任而行于经络。

浅解：血液从中焦变化而来，它循着冲任二脉灌溉到各脏腑经络当中去，各脏腑经络有血的流溢得以濡润而不败。

温肌腠　外逍遥

原注：血之流溢，半散于脉外，而充肌腠皮毛。

浅解：血之流溢，半散于脉外，而充肌肉皮肤。得到血的营养，人才感到温暖、舒展、愉快，所以说，血在人体的功能是很大的。

六淫逼　经道摇

原注：六淫者，风、寒、暑、湿、燥、火也。经，常也；道，路也，言血所常行之路也，外邪伤之则摇动。

浅解：血流溢于周身内外上下，所以肌腠才能温暖，皮肤肌肉感到舒展。假使受到六淫的侵袭，血流的正常途径受到扰乱，而皮肤就有冷热的表现。

宜表散　麻芍条

原注：外伤宜表散，东垣治一人内蕴虚热，外感大寒而吐血，法仲景麻黄汤加补剂，名麻黄人参芍药汤，一服而愈。

浅解：人体素日内蕴虚热，又感受大寒而吐血，在这种情况下，应用麻黄人参芍药汤而治愈，堪称高手。

七情病　溢如潮

原注：七情者，喜、怒、哀、惧、爱、恶、欲也。七情之动，出于五志，医书恒谓五脏各有火，五志激之则火动，火动则血随火而溢。然五志受伤既久，则火为虚火，宜以甘温之法治之。

浅解：七情内伤所致的吐血证，常可引起大量出血，就像潮水似的往外溢出，情况危之，医当极亟救之。

引导法　草姜调

原注：甘草干姜汤如神，或加五味子二钱，火盛者加干桑皮三钱、小麦一两。时医因归脾汤有引血归脾之说，谓引血归脾即是归经。试问脾有多大，能容离经之血，成斗成盆，尽返而归于内而不裂破乎？市医固无论矣，而以名医自负者，亦蹈此弊，实可痛恨。

浅解：大口吐血，在治疗上当引导血流回血管，引导之法可用甘草干姜汤调理。

温摄法　理中超

原注：理中汤加木香、当归煎服，凡吐血服凉药及滋润益甚，外有寒冷之

象者，是阳虚阴走也，必用此方，血得暖则循行经络矣。此法出《仁斋直指》。

浅解：用温暖收摄的方法止血，以理中汤为最好。

凉泻法　令瘀销

原注：火势盛，脉洪有力，寒凉之剂，原不可废。但今人于血症，每用藕节、黑栀、白及、旧墨之类，以止涩之，致留瘀不散，以为咳嗽虚痨之基。《金匮》泻心汤，大黄倍于芩连，为寒以行瘀法；柏叶汤治吐不止，为温以行瘀法。二方为一温一寒之对子。

浅解：寒凉性的药物也可以使瘀血消散，所以热性药可能止血，而寒凉药也不可废除，《金匮要略》云："心气不足，吐血、衄血，泻心汤主之。"按心气不足是由于火邪有余，因而吐血、衄血，或者但见一症或二症，应该用泻心汤，实热去则心气足，吐衄自止。

赤豆散　下血标

原注：粪前下血为近血，《金匮》用当归赤小豆散。

浅解：《金匮要略》当归赤小豆散，是治大便前下血的标准方法，近血是血热妄行，当归赤小豆散可以清脏毒，则血热可以清除。

若黄土　实翘翘

原注：粪后下血为远血，《金匮》用黄土汤。

浅解：《金匮要略》黄土汤，是治远血是最好的方剂。远血是血虚滑脱，随大便而下。而黄土汤有温补治滑脱的作用，其方温燥入脾，白术、附子能健脾，地黄、甘草以益血，而又用苦寒的黄芩为监制，不致辛温太过，在配合上是很适当的。

一切血　此方饶

原注：黄土汤不独粪后下血方也，凡吐血、衄血、大便血、小便血、妇人血崩及血痢久不止，可以统治之。以此方暖中宫土脏，又以寒热之品互佐之，步步合法也。五脏有血，六腑无血，观剖诸兽腹心下、夹脊、包络中多血，肝内多血，心、脾、肺、肾中各有血，六腑无血。近时以吐血多者谓为吐胃血，皆耳食昔医之误，凡吐五脏血必死，若吐血、衄血、下血，皆是经络散行之血也。

浅解：黄土汤不但治远血，凡吐血、衄血、大便血、小便血、妇人血崩及血痢久不止者，皆能治之，其可治疗一切血症，用途很广泛。

附：血症概说

血之为病，有吐血、衄血、尿血、便血四种。而吐血又分实热吐血、阴虚吐血及心脾虚损吐血、肝气上逆吐血四种。衄血又分鼻衄、齿衄、眼衄、耳衄四种。鼻衄又分暴发鼻衄、肾虚鼻衄，齿衄又分阳明火盛、肾阴不固二种，尿衄又分溺道涩痛、单只尿血、虚热尿血、虚寒尿血四种，便血又分脏毒便血、肠风便血、肺热传于大肠便血三种。

水肿第十一

水肿病　有阴阳

原注：肿，皮肤肿大，初起目下有形如卧蚕，后渐及于一身，按之即起为水肿，按之陷而不起为气肿。景岳以即起为气，不起为水。究之气行水即行，水滞气亦滞，可以分、可以不必分也，只以阴水阳水为分别。

浅解：水肿病有阴有阳。阴是脏寒，湿水不能蒸化而成的水肿。阳是脾气湿热郁蒸之肿。在治疗上对阴水阳水必分清楚。

便清利　阴水殃

原注：小便自利，口不渴，属寒，名为阴水。

浅解：阴寒所致的水肿，小便通利，颜色清白，为阴水。

便短缩　阳水伤

原注：小便短缩，口渴，属热，名为阳水。

浅解：小便短少，色深黄，为阳水水肿。

五皮饮　元化方

原注：以皮治皮，不伤中气，方出华元化《中藏经》。

浅解：五皮饮，是汉时华元化常用治疗水肿的处方，药性平和，有消肿行水的功能。

阳水盛　加通防

原注：五皮饮加木通、防已、赤小豆之类。

浅解：五皮饮是用来治水肿的处方，若阳水过盛，必加木通、防已才能有效，因木通、防已有清热利水的功能。

阴水盛　加桂姜

原注： 五皮饮加干姜、肉桂、附子之类。

浅解： 五皮饮虽有行水的功效，但如果寒湿过盛，则必须加上肉桂、干姜、附子以温化，寒湿消除则已。

知实肿　萝枳商

原注： 知者，真知其病情，而无两可之见。壮年肿病骤起，脉实者，加萝卜子、枳实之类。

浅解： 壮年骤然水肿脉实，加萝卜子（即莱菔子）、枳实之类，因莱菔子、枳实有破气消肿之功。

知虚肿　参术良

原注： 老弱病久，肿渐成，脉虚者，加人参、白术之类。

浅解： 肿胀有虚证、实证，实证当破，虚证当补，治虚证当补以人参、白术之类。

兼喘促　真武汤

原注： 肿甚、小便不利、气喘、尺脉虚者，宜真武汤暖土行水。间用桂苓甘术汤化太阳之气，守服十余剂，继用导水茯苓汤二剂愈。今人只重加味肾气丸，而不知其补助阴气，反益水邪，不可轻服也。

浅解： 虚弱的人，再加喘促，是肾阳衰弱已极，应当用真武汤治之。在这种病灶上，苓桂术甘汤、导水茯苓汤也可斟酌使用。

从俗好　别低昂

原注： 以上诸法，皆从俗也。然从俗中而不逾先民之矩镬，亦可以救人。

浅解： 一般医生，用来治疗水肿的方剂，与《金匮要略》所载之方是有高下差别的。

五水辨　金匮详

原注： 病有从外感而成者，名风水；病从外感而成，其邪已渗入于皮，不在表而在里者，名皮水；病有不因于风，由三阴结而成水者，名正水；病有阴邪多而沉于下者，名石水；病有因风、因水伤心郁热，名黄汗，《金匮》最详，熟读全书，自得其旨，否则鲁莽误事耳。药方中精义颇详，宜细玩之。

浅解： 对五种水肿的分析，《金匮要略》内讲的最详细。

补天手　十二方

原注：越婢汤、防己茯苓汤、越婢加白术汤、甘草麻黄汤、麻黄附子汤、杏子汤、蒲灰散、耆芍桂酒汤、桂枝加黄耆汤、桂甘姜枣麻辛附子汤、枳术汤、附方《外台》防己黄耆汤。

浅解：的方剂，《金匮要略》水气篇中的十二个方剂治水肿效果好，治疗水肿必熟读《金匮要略》水气篇。

肩斯道　勿炎凉

原注：群言淆乱衷于圣，以斯道为己任，勿与世为浮沉，余者厚望焉。

浅解：《金匮要略》中记载治水肿之方，不可忽视这部经典著作。

附：水肿概说

水肿之病，有阴水、阳水之分。阴水症见小便自利、便色清白、脉沉迟。阳水症见小便短少、便色红黄、脉数口渴。在治疗上，古人用五皮饮加减。阳水过盛，五皮饮加木通、赤小豆、防己、地肤子之类。阴水过盛，五皮饮加肉桂、白术、苍术、川椒之品。壮年始得水肿，五皮饮加莱菔子、枳实之类。久病气虚水肿兼喘促者，小便不利，尺脉虚象，五皮饮合真武汤或苓桂术甘汤，化气行水，兼有表证者，加紫苏叶、麻黄、杏仁、防风；呕逆加半夏、生姜；气虚加人参、白术；上身肿宜发汗，下身肿宜利小便。

风水：湿在经络，脉浮，身重，汗出恶风，防己黄芪汤主之。无大热者，越婢汤主之。风水无汗杏子汤主之。以上三方，乃治风水之方。

皮水：四肢肿，水气在皮肤中，四肢聂聂动者，防己茯苓汤主之。

石水：石水又名里水，身面目黄肿，脉沉，小便不利，腹满不喘，是因阴水之邪，结于少腹之间，聚不行，坚硬如石，治以麻黄附子汤。

正水：正水水肿，脉沉迟，胸满而喘。治疗上宜真武汤、小青龙汤、越婢加附子汤等。

黄汗：人在汗出时，突入水中洗澡，水邪从人之汗孔浸入，症见身肿、发热、汗出色黄、沾衣色黄，久之，治以黄芪芍桂苦酒汤。

胀满蛊胀第十二

胀为病　辨实虚

原注：胀者，胀之于内也。虚胀，误攻则坏，实胀，误补则增。

浅解：腹部胀满，有虚实之分。虚胀喜按，实胀拒按。若虚胀按实胀治，则胀益剧；实胀按虚胀治，则病益增。必须辨别虚实，方可与治。

气骤滞　七气疏

原注：七气汤能疏通滞气。

浅解：胀满者非常痛苦，如是实证，骤然感觉气滞作胀，应该用七气汤来疏通体内的滞气，滞气疏通了，则胀自然消去。

满拒按　七物祛

原注：腹满拒按，宜《金匮》厚朴七物汤，即桂枝汤、小承气汤合用，以两解表里之实邪也。

浅解：触按疼痛难忍的实热胀满，可用厚朴七物汤消除，因其有通便解热的作用。

胀闭痛　三物锄

原注：腹满而痛，若大便实者，宜《金匮》厚朴三物汤，行气中兼荡实法，以锄其病根。以上言实胀之治法。

浅解：实胀，大便不通，又兼有腹疼者，可用厚朴三物汤来消除停留体内的废物。

若虚胀　且踌躇

原注：仔细诊视，勿轻下药。

浅解：虚胀与实胀不同，在治疗上对虚胀应认真分辨清楚，才能对证下药。

中央健　四旁如

原注：喻嘉言云：执中央以运四旁。千古格言。

浅解：虚胀的原因是脾胃虚弱，治虚胀必须强健脾胃，脾胃健运了，虚胀亦痊愈了。

参竺典　大地舆

原注：土木无忤则为复，《佛经》以风轮主持大地，余于此悟到治胀之源头。

浅解：佛经重视大地，是因大地能生长万物。人体重视脾胃，是因脾胃能受纳饮食，熟腐水谷，变化精微，以养体内各脏腑。人得精微之气而生生不息，与佛经重视大地之意相同。脾胃在五行属土，脾土健旺，则人体各部分才能通畅自如。若脾土不健旺，则滞塞不通畅，于是就会发生虚胀之病，所以古人认为，治虚胀以健强脾胃为主，真乃千古真言。

单腹胀　实难除

原注：四肢不肿而腹大如鼓。

浅解：单腹胀大而四肢瘦削，因其腹大如鼓，所以叫臌胀，此病难于治疗。

山风卦　指南车

原注：《周易》卦象，山风蛊。

浅解：山风卦指明了治单胀的方向。山风卦指的是蛊卦，蛊卦是易经六十四卦之一，把蛊卦的原理应用到医学上来看，单胀病灶是在肝脾，因艮代表脾胃、巽代表肝，艮脾但滞于上、巽肝生风于下，于是机体内部生蛊而变的蛊胀。

易中旨　费居诸

原注：《易》曰：蛊刚上而柔下，巽而止，蛊。注：卦变，卦体，刚上柔下，上情高亢而不下接，下情退缩而不上交，两情不相通也。卦德，下巽上止，在下逡巡畏缩而无敢为之心，在上因循止息，而无必为之志，庶事日以隳也，此言致蛊之由。医者参透此理，亦知蛊病之由。《易》又曰：蛊，元亨而天下治也，利涉大川，往有事也。先甲三日，后甲三日，终则有始天行也。注：当蛊坏之日，有人以治之，以至于元亨，而天下之治，实始于业也。曰利涉大川者，言治蛊之人，宜涉险阻以济之。其止也，当矫之以奋发，其巽也，矫之以刚果，是往有事也。治之之道，必先甲三日以更始，后甲三日以图终，则拨乱反治，乱之终即治之始。终则有始，人事之挽回，即天运之循环天行也。此言治蛊之事，医者参透此理，亦可以治蛊病矣。要知人身中胃属艮卦，不欲其一向苟止。肝属巽卦，不欲其一向卑巽。利涉大川，元亨前大有经济自新，丁宁涉川时，大费精神，能具此回天手段，而后无愧为上医。

浅解：易经的山风卦，对于蛊胀的根源有很好的分析，但这里面的道理，非常深奥，医者必要下番功夫，才能研究清楚。

附：腹满蛊胀概说

腹满有实证虚证之分、单腹胀之别。实证胀满，有因气骤郁滞，突然感到腹部胀满的，这种病人按其腹部痛难忍，大便不通，绕脐有硬块，治疗之方，气分郁滞者用厚朴七气汤，大便不通者用厚朴三物汤，加莱菔子、山楂炭可配合应用。虚证胀满，是脾胃虚弱，这种胀满的患者喜按，须健脾胃，可用四君子汤或加陈皮、半夏、木香砂仁以辅佐使用。

单腹胀即今之肝硬化，大腹如鼓，色苍白，腹筋起，胁下痛，小便难，在治疗上宜调和肝胃，软坚化瘀，治方有柴胡疏肝散、桂枝茯苓丸、加味木香丸、胃苓散、茵陈蒿汤、茵陈五苓散或鳖甲煎丸等。

暑症第十三

伤暑症　动静商

原注：夏月伤暑分动静者，说本东垣。

浅解：在夏天炎热中，患者抵抗不了炎热而发病，这就是中暑症。

动而得　热为殃　六一散　白虎汤

原注：得于长途赤日，身热如焚，面垢体倦，口渴，脉洪而弱。六一散治一切暑症，白虎汤加人参者，以大汗不止，暑伤元气也。加苍术者，治身热足冷，以暑必挟湿也。

浅解：夏天劳动于赤日下，汗出过多而中暑者用六一散、白虎汤，此二方有解热利尿的作用。

静而得　起贪凉　恶寒象　热逾常

原注：处于高厦深室，畏热贪凉，受阴暑之气。恶寒与伤寒同，而发热较伤寒倍盛。

浅解：在阴凉的地方工作或睡觉，会由于贪凉而感受暑气，此症会有恶寒现象，但发热很严重，这与夏天赤日下的暑气是大有区别的。

心烦辨　切莫忘

原注：虽同伤寒，而心烦以别之，且伤寒脉盛，伤暑脉虚。

浅解：伤暑是由于静止而得的恶寒、心烦、汗出、脉虚等症状，这与伤寒的无汗、脉紧等症有明显区别。伤暑的特点，不可忘掉。

香薷饮　有专长

原注：香薷发汗利水，为暑症之专药也。有谓夏月不可用香薷，则香薷将用于何时也？

浅解：由静而得之伤暑，用香薷饮最为专长，因香薷饮有解暑热的功能。

大顺散　从症方

原注：此治暑天畏热贪凉成病，非治暑也，此舍时从症之方。

浅解：大顺散是偏于温性的方剂，在暑天用之，是舍时从症之法，医生当知道此道理。

生脉散　久服康

原注：此夏月常服之剂，非治病方也。

浅解：生脉散这个方子，夏天常服可以预防伤暑。

东垣法　防气伤

原注：暑伤元气，药宜从补，东垣清暑益气汤颇超。

浅解：东垣创立治暑之方，是为了防止人体正气被暑气所伤。

杂说起　道弗彰

原注：以上皆诸家之臆说，而先圣之道反为之晦，若行道人，不可不熟记之以资顾问。

浅解：各种治暑之方，杂乱冲之，而正确的处理暑方，反而晦之不彰。

若精蕴　祖仲师

原注：仲景《伤寒论》《金匮要略·痉湿暍篇》，字字皆精义奥蕴。

浅解：张仲景著的《金匮要略》在痉、湿、暍篇，对治暑病治疗有很重要的指导价值。

太阳病　旨在兹

原注：仲师谓太阳中暍，太阳二字，大眼目也。因人俱认为热邪，故提出太阳二字以喝醒之。寒暑皆为外邪。中于阳而阳气盛，则寒亦为热；中于阳而阳气虚，则暑亦为寒；若中于阴，无分寒暑皆为阴症，如酷暑炎热，并无寒邪，反多阴症。总之邪之中人，随人身之六气、阴阳、虚实而旋转变化，非必伤寒为阴，中暑为阳也。

浅解：伤者之病，也属于太阳病。太阳主表，伤暑先伤太阳之表，人之阳气虚则变为寒，阳气盛则变为热。

经脉辨　标本歧

原注：师云：太阳中暍发热者，病太阳而得标阳之气也。恶寒者，病太阳

而得本寒之气也。身重而疼痛者，病太阳通体之经也。脉弦细芤迟者，病太阳通体之脉也。小便已洒洒然毛耸，手足逆冷者，病太阳本寒之气不得阳热之化也。小有劳身即热、口开、前板齿燥者，病太阳标阳之化不得阴液之滋也。此太阳中暍，标本经脉皆病，治当助其标本，益其经脉；若妄施汗下温针，则误矣。

浅解：治疗暑病，当辨清太阳经所现的病状。患伤暑的人体质阳盛，这自然是热病，体质阳虚，这病就化寒病。

临证辨　法外思

原注：师以汗下温针为戒，虽未立方，而好学深思者自可以悟其大法矣。愚按：借用麻杏石甘汤治中暑头痛，汗出而喘，口渴之外症，黄连阿胶鸡子黄汤，治心烦不得卧之内症，至柴胡、栀子、承气等汤俱可取用。师云：渴者与猪苓汤。又云：瘀热在里用麻连轺豆汤育阴利湿，俱从小便而出。此法外之法，神而明之，存乎其人焉。

浅解：治暑病，能明辨经脉，分清标本，才能确切掌握病情，不拘常法而治也。

方两出　大神奇

原注：暑之中人，随人之阴阳虚实为旋转变化。如阳脏多火，暑即寓于火之中，为汗出而烦渴，师有白虎加人参之法。如阴脏多湿，暑即伏于湿之内，为身热疼重、脉微弱，师以夏月伤冷水，水行皮肤所致。按暑病以湿为病，治以一物瓜蒂汤，令水去而湿无所依，而亦解也。

浅解：《金匮要略》治太阳中暍，有白虎加人参汤、一物瓜蒂汤这两个方剂，处方非常巧妙神奇。

附：暑证概说

暑证是夏天常见病，可分中暑、伏暑、暑厥三大证。

中暑：暑为热邪，由太阳而入，最易耗气伤津，身上发热，或微恶寒，出大汗，喘促、心烦、欲饮水，身倦怠、脉虚数，兼风邪则发热、身痛，兼湿邪则身重疼痛、胸闷，或妄言乱语。治中暑者宜白虎加人参汤，兼风邪宜用黄连香薷饮，兼湿邪宜用一物瓜蒂汤吐之，或苍术白虎汤治之。

伏暑：先受暑邪，为风寒所闭，伏于三焦及肠胃之间，至秋冬季节，出现头痛脘闷、唇燥齿干，内热心烦或霍乱吐泻，腹痛下痢，疟疾。治以黄连消膈丸，治霍乱宜藿香正气散，治痢疾宜化滞汤，治疟疾宜用小柴胡汤加香薷、黄连、竹叶。

暑厥：暑天被秽气熏蒸，郁于内部，闭塞孔窍而发四肢逆冷，面垢、齿燥、神志不清，脉滑数，治宜用安宫牛黄丸或至宝丹，以芳香利窍，神醒后，再用生地黄、麦冬、玄参、竹叶以清之。

总之，中暑、伏暑、暑厥名称不同，病状不同，但原因皆于暑邪，治者宜鉴别清楚，随证治之，自然药到病除，大收奇效。

泄泻第十四

湿气胜　五泻成

原注：《书》云：湿成五泄。

浅解：五泻之因，是患者湿气过盛。五泻，即：胃泻、脾泻、大肠泻、小肠泻、大瘕泻。难经五十七难讲得很详细。

胃苓散　厥功宏

原注：胃苓散暖脾、平胃、利水，为泄泻之要方。

浅解：胃苓散，功效健脾和中利湿，主治湿滞伤食、脘腹胀满，泄泻，小便短少。

湿而冷　萸附行

原注：胃苓散加吴茱萸、附子之类，腹痛加木香。

浅解：胃苓散能燥脾湿，加吴茱萸、附子等热性药，可增其功效。

湿而热　连芩程

原注：胃苓散加黄芩、黄连，热甚去桂枝加葛根。

浅解：湿气兼热者，须在胃苓汤中加黄芩、黄连。

湿挟积　曲查迎

原注：食积加山楂、神曲，酒积加葛根。

浅解：脾湿夹有食积者，可在胃苓汤中加神曲、山楂、麦芽等。

虚兼湿　参附苓

原注：胃苓散加人参、附子之类。

浅解：患者体质虚弱，用胃苓散治之须加人参、附子。胃苓散中茯苓为君多用，功效更好。

脾肾泻　近天明

原注：五鼓以后泻者，肾虚也。泻有定时者，土主信，脾虚也，故名脾肾泻，难治。

浅解：脾肾虚造成的泄泻，每在天明时发作，难以治疗，可予四神丸。

四神服　勿纷更

原注：四神丸加白术、人参、干姜、附子、茯苓、罂粟壳之类为丸，久服方效。

浅解：四神丸有补脾肾的功效，脾肾两虚者，常服四神丸必效。

恒法外　内经精

原注：照此法治而不愈者，宜求之《内经》。

浅解：治泄泻，除了一般常用的方法以外，《黄帝内经》中亦有对泄泻道理的精深记载。

肠脏说　得其情

原注：肠热脏寒，肠寒脏热，《内经》精义，张石顽颇得其解。

浅解：张石顽很明白《黄帝内经》肠脏的道理，他所著的《张氏医通》中，根据《黄帝内经》的理论认为泄泻是由肠脏的病变所造成的，这个说法非常正确。

泻心类　特丁宁

原注：诸泻心汤，张石顽俱借来治泻，与《内经》之旨颇合，详载《医学从众录》。

浅解：《张氏医通》里特别指出，《伤寒论》中泻心汤一类的方子，对于治泄泻非常适合。

附：泄泻概说

泄泻是常见之证，分寒泻、热泻。

寒泻：是因脾不健旺，水谷不分，糟粕不化，清浊混淆，流走肠间，幽门失禁。风胜则飧泄，湿胜为濡泻，寒胜为洞泻，全是属于虚寒，其症状还有体重无力，小便不利，肠鸣辘辘，泄泻无度，腹痛不欲食，舌苔白腻，脉迟而缓。治用胃苓汤、诃子散、理中汤等。

热泻：阳盛之人，时当交令，着湿内迫大肠，清浊不分。症见泄泻黄糜，气臭秽浊，肛门灼热，发热口渴，小便短赤涩痛，舌苔黄，脉象数，治以苦寒之药为主，如葛根、黄芩、黄连汤及四苓汤加减。

总之，寒泻治以燥湿之药，热泻治以清热利水之药，辨证清楚治必取效。

眩晕第十五

眩晕症　皆属肝

原注：《内经》云：诸风掉眩，皆属于肝。

浅解：头目晕眩属于肝经的病变。治疗眩晕，必须看肝经，用药才不会有错。

肝风木　相火干

原注：厥阴为风木之脏，厥阴风木为少阳相火所居。

浅解：肝脏属于风木。如果相火因某种原因致相火不潜，肝脏就容易受相火的侵犯。

风火动　两动抟

原注：风与火皆属阳而主动，两动相抟，则为旋转。

浅解：肝风与相火同时并举，可致肝火亢盛，就可发生气血上冲之病。

头旋转　眼纷繁

原注：此二句写眩晕之象也。

浅解：头部感到打转站立不稳，眼睛发花，看物不清，这就是肝火旺盛、上冲所形成的。

虚痰火　各分观

原注：仲景主痰饮，丹溪宗河间之说，谓无痰不眩，无火不晕。《内经》云：上虚则眩。又云：肾虚则头重高摇，髓海不足则脑转耳鸣。诸说不同如此。

浅解：眩晕之因，张仲景说是痰饮，丹溪说无痰不眩、无火不晕，《黄帝内经》云“上虚则眩”，又云“髓海不足，则脑转耳鸣”。三种不同的论述，临床需观察属于哪种类型，再加以治疗。

究其指　总一般

原注：究其殊途同归之旨，木动则生风，风生而火发，故河间以风火立论

也。风生必挟木势而克土，土病则聚液而成痰，故仲景以痰饮立论、丹溪以痰火立论也。究之肾为肝母，肾主藏精，精虚则脑空，脑空则旋转而耳鸣，故《内经》以精虚及髓海不足立论也。言虚者，言其病根，言实者，言其病象，其实一以贯之也。

浅解：眩晕有虚、痰饮、痰火不同，但究其旨，还是要根据临床症状去分辨虚证和实证。

痰火亢　大黄安

原注：寸脉滑，按之益坚者，为上实，丹溪用大黄一味，酒炒三遍为末，茶调下一二钱。

浅解：上焦痰火亢盛眩晕，当用一味大黄散来泻痰火，眩晕即可愈之。

上虚甚　鹿茸餐

原注：寸脉大，按之即散者，为上虚，宜鹿茸酒。鹿茸生于头，取其以类相从，且入督脉而通于脑，每用半两，酒煎去滓，入麝香少许服。或用补中益气汤及耆术膏之类。此症如钩藤、天麻、菊花之类，俱可为使。

浅解：上焦虚弱，脑力不足，寸脉大而无力，须服用鹿茸酒才功效，因鹿茸有养血健脑的作用。

欲下取　求其端

原注：端，头也，谓寻到源头也。欲荣其上，必灌其根，古人有上病下取法。

浅解：上实用一味大黄散，下虚服用鹿茸酒。患者属于下虚者，应着重治下虚，才能把病治好。

左归饮　正元丹

原注：左归饮加肉苁蓉、川芎、细辛甚效，正元丹亦妙。

浅解：左归饮能治髓海不足，津液干枯。正元丹药性平和，能补益脾肾，这两个方子都有强脾补肾之功，所以治肾虚眩晕是很有效的。

附：眩晕概说

眩晕一证，有内伤、外感的区别。六淫之邪，都可致眩晕。外感者有两种情形，一种为外来者，属于六淫中的风证，另一种为宿有眩晕，因新感而触发，形成新感与宿疾同时俱病。治疗方法，若属外感，风寒暑湿燥火，但治其本气，表邪解而眩晕自除，若属新邪引动旧病，治宜酌量情况而两面兼顾。

内伤眩晕，当分清原因而治之。

若肝火内动，风阳上潜，头晕眼花，脉弦发热，或寒热往来，治以平息肝风，用丹栀逍遥散加菊花、天麻、钩藤。

若肝气厥逆，木强贼上，眩晕、呕吐、不食，宜平肝和胃，用《本事》钩藤散加减。

若肝气加火热，上冲头目眩晕，耳鸣，宜泄热平肝，治以羚羊角、栀子、连翘、天花粉、牡丹皮、生地黄、桑叶、钩藤、天麻之类。

若痰浊中阻，胸脘痞满，恶心、呕吐、头额作涨，心悸、眩晕，不能行动。用半夏白术天麻汤。如兼气郁，大便秘结，手指痹麻不能抬举，宜化痰利气，可与指迷茯苓丸或二陈汤、加味导痰汤等。

若心脾荣气亏损，心烦、少寐、头昏、便涩，宜调荣补血，可以用归脾汤加减。

若下焦真阴不足者，水不涵木，阴虚阳胜，头昏、眩晕，脉细数，宜滋水生肝，兼以息风，用六味地黄丸加生白芍、菊花、牡蛎。

若中气不足，清阳不升，症见食少便秘、面白气短、时时眩晕、懒于动作、脉大而数，宜补中益气，扶中土以升清降浊。下焦火衰，虚阳上浮，症见头面时时火热、眩晕欲倒、脉浮而空、两尺尤虚，宜引火归原；兼补真阴，宜金匮肾气丸加鹿角膏治之。

呕哕吐第十六（呃逆附）

呕吐哕　皆属胃

原注：呕字从沤，沤者水也，口中出水而无食也。吐字从土，土者食也，口中吐食而无水也。呕吐者，水与食并出也。哕者，口中有秽味也，又谓之干呕。口中有秽味，未有不干呕也。呃逆者，气冲有声，声短而频也，其病皆属于胃。

浅解：胃主收纳，胃口正常，则人身体健，否则不能饮食。呕、吐、哕、呃逆，病也，病候在于胃。

二陈加　时医贵

原注：二陈汤倍生姜，安胃降逆药也。寒加丁香、砂仁；若热加黄连、鲜竹茹、石斛之类。

浅解：二陈汤是治呕、吐、哕很好的方剂，加生姜安胃止逆，加砂仁、丁香以治胃寒，加黄连、竹茹以治胃热。该方子很受医生重视。

玉函经　难仿佛

原注：寒热攻补，一定不移。

浅解：《金匮玉函经》对于呕、吐、哕、呃逆，都有好的方法，当认真复习研究。

小柴胡　少阳谓

原注：寒热往来而呕者，属少阳也。

浅解：小柴胡汤所治的呕吐，一定还有往来寒热、干呕、目眩、口苦、耳聋、胸胁苦满等症，这就应当属于少阳呕吐。

吴茱萸　平酸味

原注：吴茱萸汤治阳明食谷欲呕者，又治少阴症吐利、手足逆冷、烦躁欲死者，又治干呕吐涎沫者。此症呕吐多有酸味。

浅解：吴茱萸汤所治呕吐，呕多涎沫而有酸味。

食已吐　胃热沸

原注：食已即吐，其人胃素有热，食复入，两热相冲，不得停留。

浅解：胃中素热，热食入之，两热相冲，继而吐出矣。

黄草汤　下其气

原注：大黄甘草汤治食已即吐。《金匮》云：欲吐者不可下之。又云：食已即吐者，大黄甘草汤下之。何也？曰：病在上而欲吐，宜因而越之。若逆之使下，则必愦乱益甚。若既吐矣，吐而不已，是有升无降，当逆折之。

浅解：大黄甘草汤，治食入即吐，有下胃口热气的作用。

食不入　火堪畏

原注：王太仆云：食不得入，是有火也。

浅解：患呕吐的人，完全不能进食，这是严重之病，值得注意。

黄连汤　为经纬

原注：喻嘉言用进退黄连汤，柯韵伯用干姜黄连黄芩人参汤，推之泻心汤亦可借用，以此数汤为经纬。

浅解：黄连汤这个方剂有泻火养胃的功能，是治胃火过盛、食不得已的标准方剂。

若呃逆　代赭汇

原注：代赭旋覆汤治噫气，即治呃逆。若久病呃逆，为胃气将绝，用人参一两，干姜、附子各三钱，丁香、柿蒂各一钱，可救十中之一。

浅解：如果发现呃逆的症状，就可以用旋覆代赭汤类的方剂来治疗。

附：呕、吐、哕、呃逆概说

呕、吐、哕、呃逆是胃的疾病，是因胃不正常，失去收纳作用。古人说“有胃气则生，无胃气则死”，说明胃病的严重性。呕是吐水无物，吐是吐食无水，哕是干呕，无食无水。

一、呕吐

胃热呕吐：喜凉恶热，脉数，宜清胃止呕，方用二陈汤加竹茹、栀子、石斛、黄连、枇杷叶、芦根等。

肝郁作呕：胸脘满胀，宜疏肝和胃，二陈汤加枳壳、枳实、旋覆花、姜汁等。

痰饮呕吐：泛呕痰涎，头目眩晕，心悸，宜化痰和中，二陈汤加紫苏叶、炒莱菔子、苍术、白术等。

食滞呕吐：胸腹胀满，嗳腐吞酸，可选用焦山楂、麦芽、神曲、鸡内金、陈皮、枳壳、砂仁、厚朴等。

胃寒呕吐：脉迟，四肢清冷，二便清利，口不渴，食物不化，吐出不臭，可用理中汤加人参、丁香、柿蒂或香砂六君汤。

风邪呕吐：脉浮头痛、身热恶寒，宜用藿香正气散。

二、哕病

就是干呕。实证宜通利，虚证则补之。实证者腹满而痛，宜用调胃承气汤。虚证哕逆，宜用橘皮竹茹汤。

三、呃逆

气冲有声，连续不断。有寒、热之分。

寒证呃逆：过食生冷，或误用寒凉，胃脘痞胀，气失升降，脉细，舌苔白薄，治宜温中祛寒，方用丁香散。

热证呃逆：口渴便秘，面赤舌燥，脉数，治宜清火降逆，方用泻心汤。如肝肾阴虚、相火上逆，又当滋阴降火以大补阴丸加味。

癫狂痫第十七

重阳狂　重阴癫

原注：《内经》云：重阳者狂，重阴者癫。

浅解：人体偏于阳者，病狂，人体偏于阴者则病癫。

静阴象　动阳宣

原注：癫者，笑哭无时，语言无序，其人常静。狂者，詈骂不避亲疏，其人常动。

浅解：狂者，神智失常，狂言怒骂，哭笑无常，或歌或唱，或打人，或跃墙上屋，或弃衣而去等现象。癫者，神智失常，言语错乱，如呆、如悲、沉寂、秽净不知等。

狂多实　痰宜蠲

原注：蠲除顽痰，滚痰丸加乌梅、朱砂治之，生铁落饮、当归承气汤亦妙。

浅解：狂者实证，热痰凝滞，蒙蔽心窍，心神无主，治当去痰为主。

癫虚发　石补天

原注：磁朱丸是炼石补天手法，骆氏《内经拾遗》用温胆汤。

浅解：癫病，应当用矿石类药物治疗，有镇定安神的作用，如磁石之类，补脑益精，效果良好。

忽抽搦　痫病然

原注：手足抽掣，猝倒无知，忽作忽止，病有间断，故名曰痫。

浅解：忽然发病，不省人事，手足抽掣，两目上视，口眼㖞斜，发作无定时，然后可再发，这就是痫证。

五畜状　吐痰涎

原注：肺如犬吠，肝如羊嘶，心如马鸣，脾如牛吼，肾如猪叫，每发必口角流涎。

浅解：痫者口中大声，其声发如犬、马、羊、猪，病作后，口中吐出痰液或白沫。

有生病　历岁年

原注：由母腹中受凉，积久失调，一触而发，病起于有生之初，非年来之新病也。《内经拾遗》用温胆汤，柯韵伯用磁朱丸。

浅解：痫病，由先天而来，这是人在母胎中种下病根，历时已长。

火气亢　芦荟平

原注：火气亢，必以大苦大寒之剂以降之，宜当归芦荟丸。

浅解：痫证，有火气亢盛，就用当归芦荟丸，因为这个丸方有泄热平火的功能。

痰积痼　丹矾穿

原注：丹矾丸能穿入心胞络，导其痰涎从大便而出，然不如磁朱丸之妥当。

浅解：痫证痰积严重，可用矾丸治之，也可用磁石丸治之。

三证本　厥阴愆

原注：以上治法，时医习用而不效者，未知其本在于厥阴也。厥阴属风木，与少阳相火同居，厥阴之气逆，则诸气皆逆。气逆则火发，火发则风生，风生则挟木势而害土，土病则聚液而成痰，痰成必归迸入心，为以上诸症。

浅解：狂、癫、痫三证，属于厥阴肝络的病变。

体用变　标本迁

原注：其本阴，其体热。

浅解：狂、癫、痫三证，虚实不同，在症状上反映出各种不同情况，在治疗上应该有先本或先标的区别。

伏所主　所因先

原注：伏其所主，先其所因。

浅解：在治疗上要想制伏主证，必要找出致病之因。

收散互　逆从连

原注：或收或散，或逆或从，随所利而行之。

浅解： 在治疗上找出发病之因以后，就可以用散法，或收法，或逆治、从治之法来治疗了。

和中气　妙转旋

原注： 调其中气，使之和平。自伏所主至此，其小注俱《内经》本文，转旋，言心手灵活也。其要旨在调其中气二句。中气者土气也，治肝不应，当取阳明，制其侮也。

浅解： 治疗癫、狂、痫，还应当调和中气，中气健旺，也能使精神上的病变逐渐得到恢复。

悟到此　治立痊

原注： 症虽可治，而任之不专，亦无如之何也。

浅解： 治疗癫、狂、痫，如果能考虑到调中气，就会得到很好的效果。

附：癫狂痫概说

癫、狂、痫是精神失常的疾病。不易治疗，现将三者略述于下。

一、癫病

人体偏于阴性的病变，神识不清，语言错乱，形如痴呆，或悲或泣，神智沉寂，不知秽浊，等等。治宜安定养神、镇定精神为主，宜用磁石丸及补脑益髓之品。

二、狂病

人体偏于阳性的病变，痰涎凝滞，蒙蔽心窍，神不自主，神智失常，狂言乱骂，或怒或哭，或歌或唱，或动手打人，或跃墙上房，或弃衣而走，不避亲疏等，治宜清火化痰为主，宜用滚痰丸加朱砂、乌梅等，或用生铁落饮、承气汤或安宫牛黄丸等。

三、痫证

发病无定时，发则不省人事，手掣、目上视、口眼㖞斜，醒后还可再发，发时口出马叫声，病后口吐痰液、白沫。这种病的原因，是在母腹中时先天留的病根。治疗：有火气者，当用当归芦荟丸，有泄热平火之功，或用丹矾丸驱痰涎、镇定。

总之，癫、狂、痫都是厥阴肝经的病变，治癫宜用滋润肝木、补脑养髓之品；治狂宜用平肝降火、清化热痰之品；治痫宜用平肝泻火，祛痰镇静之品。治疗方法，不过如此。

五淋癃闭赤白浊遗精第十八

五淋病　皆热结

原注：淋者，小便痛涩淋沥，欲去不去，欲止不止是也，皆热气结于膀胱。

浅解：五种淋病，是由热气蓄积于膀胱及尿道所引起的，医生都应明白这个道理。

膏石劳　气与血

原注：石淋，下如沙石；膏淋，下如膏脂；劳淋，从劳力而得；气淋，气滞不通、脐下闷痛；血淋，瘀血停蓄、茎中割痛。

浅解：五淋指膏淋、石淋、劳淋、气淋、血淋。膏淋小便混浊，色如脂膏，或如米泔，阻塞尿道，小便滞痛。石淋小便困难，疼不可忍，溺中夹砂石。劳淋由于虚劳成病，或过劳即发，小便疼痛，淋漓不尽。气淋是气滞不通或老人气虚成淋，脐下闷痛，小便难。血淋是瘀血停蓄，尿道剧痛，或尿中有血。

五淋汤　是秘诀

原注：石淋，以此汤煎送发灰、滑石、石首鱼头内石研末。膏淋合萆薢分清饮。气淋加荆芥、香附、生麦芽，不愈再加升麻或用吐法。劳淋合补中益气汤。血淋加牛膝、郁金、桃仁，入麝香少许，温服。

浅解：根据淋病类型的不同，可以在五淋汤中随证加入适当的药品，各种淋病就可以治疗。

败精淋　加味啜

原注：过服金石药，与老人阳已痿，思色以降其精，以致内败而为淋，宜前汤加萆薢、石菖蒲、菟丝子以导之。

浅解：精血衰败而成为败精淋，此证可以在五淋汤中加入补性的药品来治疗。

外冷淋　肾气咽

原注：五淋之外，又有冷淋，其症外候恶冷，喜饮热汤，宜加味肾气丸，以盐汤咽下。

浅解：冷淋应该内服肾气丸。

点滴无　名癃闭

原注：小便点滴不通，与五淋之短缩不同。

浅解：小便点滴，这种情况就名为癃闭。

气道调　江河决

原注：前汤加化气之药，或吞滋肾丸多效。《孟子》云：若决江河，沛然莫之能御也。引来喻小便之多也。

浅解：治疗癃闭，应当调理气道，气道通畅，小便自然通畅。

上窍通　下窍泄

原注：如滴水之器，闭其上而倒悬之，点滴不能下也。去其上闭，而水自通。宜服补中益气汤，再服以手探吐。

浅解：调通气道，小便自然畅下，正如上窍通畅，下窍小便自然能通，治实证癃闭必须通其窍，才能使小便通畅。

外窍开　水源凿

原注：又法，启其外窍，即以开其内窍，麻黄力猛，能通阳气于至阴之地下；肺气主皮毛，配杏仁以降气，下达州都，导水必自高原之义也，以前饮加此二味甚效，夏月不敢用麻黄，以苏叶，防风、杏仁等分水煎服，温覆微汗，水即利矣。虚人以人参、麻黄各一两，水煎服，神效。

浅解：小便癃闭，不仅开上窍能使小便通利，还有开外窍也是疏通水源的办法，此理不可不知。

分利多　医便错

原注：愈利愈闭矣。

浅解：治疗癃闭，不可专用分利水的办法，如果专用分利小便之法，不明以上开上窍、开外窍的办法，在治疗上便容易发生错误。

浊又殊　窍道别

原注：淋出溺窍，浊出精窍。

浅解：浊病出自精道，淋证出自尿道。

前饮投　精愈涸

原注：水愈利而肾愈虚矣。

浅解：治浊不可用治淋的五淋汤。五淋汤，则会亏损患者的精液，此理不可不知。

肾套谈　理脾恪

原注：治浊只用肾家套药，不效。盖以脾主土，土病湿热下注则小水浑浊，湿胜于热则为白浊，热胜于湿则为赤浊，湿热去则浊者清矣。

浅解：治浊病，常用治肾之法，若不效，就可以采用理脾的办法，因为浊病是脾脏湿热下注所致。小便混浊，湿胜于热，则为白浊；热胜于湿，则为赤浊。如湿热去，浊病则愈。

分清饮　佐黄柏

原注：萆薢分清饮加苍术、白术，再加黄柏，苦以燥湿，寒以除热。

浅解：治浊症可以采用理脾的方剂，常用的方剂如萆薢分清饮加黄柏，治浊很有功效。

心肾方　随补缀

原注：六味汤丸加龙、牡，肾药也；四君子汤加远志，心药也。心肾之药，与前饮间服。

浅解：除湿理脾用萆薢分清饮以外，也可以用养心补肾的方剂，那治疗的办法就比较全面了。

若遗精　另有说

原注：与浊病又殊。

浅解：遗精与浊病的学说不同。

有梦遗　龙胆折

原注：有梦而遗，相火旺也，余每以龙胆泻肝汤送下五倍子丸二钱，多效。张石顽云：肝热则火淫于内，魂不内守，故多淫梦失精。又云：多是阴虚阳扰，其作必在黎明阳气发动之时，可以悟矣，妙香散甚佳。

浅解：有梦遗精，属于相火旺盛，可以用龙胆泻肝汤泻火，肝火泻了，梦遗可愈。

无梦遗　十全设

原注：无梦而遗，是气虚不能摄精，宜十全大补汤加龙骨、牡蛎、莲须、五味子、黄柏为丸常服。

浅解：无梦遗精，是由于气血虚弱，不能收摄精液，用十全大补汤来补养气血，此方有效。

坎离交　亦不切

原注：时医遇此症，便云心肾不交，用茯神、远志、莲子、枣仁之类，未中病情，皆不切之套方也。

浅解：遗精病，不要不加辨证就一概归因于为心肾不交而用通套之方。

附：五淋癃闭赤白浊遗精概说

五淋、癃闭、赤白浊、遗精，这是常见的四种疾病，今分别介绍于后。

一、五淋

石淋、劳淋、血淋、气淋、膏淋，都是湿热结于膀胱所致。五淋之外还有败精淋和冷淋二种。

石淋：脐腹隐痛，小便难，疼不可忍，溲如砂石。治宜清其积热，涤其砂石。初用葵子饮加味，重用神效琥珀散。

劳淋：过劳即发，小便热沥不断。有脾劳、肾劳之分。脾劳用补中益气汤加车前子、泽泻。肾劳用六味丸加麦冬、五味子。

血淋：心移热于小肠，热甚搏血，失其常道，渗入膀胱之中，与溲俱下。宜清热止血，用小蓟饮子。若小肠实热，血色鲜紫者，用牛膝、栀子、生地黄、犀角、藕节、车前子治之。如血虚有热，用生地黄、黄芩、阿胶、柏叶以益阴清热。

气淋：气化州都，膀胱气胀，小腹胀痛，溺有余沥。用沉香散理气通淋。若气虚则用八珍汤倍茯苓加杜仲、牛膝等。

膏淋：小便脂腻如膏，或如蜒蚰之状，此为精溺实出，精塞溺道，故小便欲出不能，溺时茎中疼痛。宜分利湿热，如茯苓、秋石、海金沙、沉香、泽泻、滑石之类。如不甚痛，当固摄其精，可用鹿角膏霜、肉苁蓉、菟丝子、莲子、芡实、山药之属以补之。

败精淋：是因过食金石药及老年人阳痿，见色思淫，精败而为淋，治以补气助阳，兼通利之药为主。

冷淋：是因素体阳虚，过寒则淋，治以温补肾阳为主。

二、赤白浊

浊是由精窍流出，有赤浊、白浊之分。湿胜过热则为白浊，热胜过湿则生赤浊。

赤浊：溺窍有秽物，如疮如脓，淋漓不断，浊色发红。治宜清心降火，方用加味清心饮。

白浊：流出之物亦如脓液，色白如泔，乃湿热内蕴，用苍术二陈煎以清热利湿，如真元不固，时下白浊，凝如糕糊，宜萆薢分清饮。

三、癃闭

小便点滴不畅，气道不通，窍道闭塞所致，如上焦之气不化，肺不能通调水道，下输膀胱，古人说上窍闭，下窍也闭。使肺气通调则小便自利。下窍之气不化，一因火衰不能化水，阴无以化，一因肾与膀胱热，是无阴则阳无以化，所以在治疗上，前者温补元阳，后者坚阴化气，阴阳恢复，气化得行，则小便自通。脾病则九窍不通，小便不利，故有用分利法、补中法，使清浊分，则小便自通。

四、遗精

遗精是一种睡觉时精液外泄的疾病，可分为有梦遗精和无梦遗精两种。有梦而遗的是因相火内炽，无梦而遗是因肾关不固，治宜清泻相火，用封髓丹、金锁固精丸、水陆二仙丹治之。

疝气第十九

疝任病　归厥阴

原注：经云：任脉为病，外结七疝，女子带下瘕聚。丹溪专治厥阴者，以肝主筋，又主痛也。

浅解：疝气病，属任脉病变。《黄帝内经》云：“任脉为病，男子内结七疝，女子带下瘕聚。”疝气痛坠，归厥阴肝经。

寒筋水　气血寻

原注：寒疝、水疝、筋疝、气疝、血疝。

浅解：五种疝气病：遇冷即发为寒疝；阴部疼痛、筋肉收缩，或弛缓的叫筋疝；肾囊水肿、疼痛、湿痒、出黄水，少腹有水声者为水疝；忧郁发怒所致疝气，其疝时疼时止，时胀时散者为气疝；阴部受伤，内有瘀血名血疝。

狐出入　癫顽麻

原注：狐疝，卧则入腹，立则出腹。癞疝大如升斗，顽麻不痛。

浅解：狐疝，出入不定，卧则入腹，立则出腹，癞疝大如升斗，顽麻不痛，治疗较难。

专治气　景岳箴

原注：景岳云：疝而曰气者，病在气也。寒有寒气，热有热气，湿有湿气，逆有逆气，俱当兼用气药也。

浅解：治疗疝气，当着重理气，这是张景岳先生遗留下来的好法则。

五苓散　加减斟

原注：《别录》以此方加川楝子、木通、橘核、木香，通治诸疝。

浅解：五苓散治疝气，可以随症加减，偏寒者加热药，偏于瘀血的加活血药，所以五苓散治疝气，要适当加减。

茴香料　著医林

原注：三层茴香丸治久疝，虽三十年之久，大如栲栳，皆可消散。

浅解：三层茴香丸，是治疝气最好的方子，在医界是很著名的。

痛不已　须洗淋

原注：阴肿核中痛，《千金翼》用雄黄一两，矾石二两，甘草一尺，水一斗，煮二升，洗之，如神。

浅解：阴肿核中疼痛不止，可以选用《千金翼方》之方洗之。

附：疝气概说

疝气是肝经的病，种类不一，有寒疝、水疝、筋疝、血疝、气疝、狐疝、癞疝等七种。

寒疝：久坐湿地，寒天涉水，浴后受寒，都能引起寒疝。症见阴囊清冷、结硬如石、阴茎不举，或睾丸疼痛。治以温经散寒，如吴茱萸加附子，或胡芦巴、乌药。

水疝：多因醉后行房，汗出遇风，以致寒湿聚于囊中。症见阴囊肿痛、皮肤光亮如水晶、不热不红、内有聚水、囊中骚而出黄水。宜服利湿之药。轻者与五苓散加萆薢、薏苡仁；重者宜禹功散加肉桂末，再以细针刺之，引去水气。

筋疝：因房室劳伤，或多服壮阳之药，湿火下注。症见阴茎肿疼、破后流水，或有下疳作痛，或挺而不收，出白物如精。治以清泻湿火，如龙胆泻肝汤、黄连解毒汤，亦可外敷珍珠散，贴黄连膏。

血疝：盛夏入房，气血失调，渗入膀胱，留而不去，或情欲大浓，忍精不泄。症见少腹两旁结成痈肿，形如黄瓜，久而破溃，流脓，中医名“鱼口病”。宜外科治之。方有荆防败毒散、红花散瘀汤等，可选用。

气疝：怒气郁而不发引起，症见阴囊下坠，疼痛，治以辛香利气，用天台乌药散加平肝气之药治之。

狐疝：因脾虚下陷，肝木克土所致，卧则入腹，下入阴囊，如狐之出入不定，宜用升药，补中益气汤最为适当。

㿗疝：因久住湿地，湿伤于下部所致。症见阴囊肿大如升如斗，不痒不痛，不易愈，亦不危害生命，治宜辛香燥利，如荔枝核散、三层茴香丸等，大为适合。

痰饮第二十

痰饮源　水气作

原注：水气上逆，得阳煎熬则稠而成痰，得阴凝聚则稀而成饮。然水归于肾而受制于脾，治者必以脾肾为主。

浅解：人身体内非常液体停蓄即为痰饮，稠者为痰，稀者为饮。

燥湿分　治痰略

原注：方书支离不可听，只以燥湿为辨，燥痰宜润肺，湿痰宜温脾，握要之法也。宜参之《虚劳》《咳嗽》等篇，或老痰宜王节斋化痰丸，实痰怪症宜滚痰丸之类。

浅解：吐痰稠，色黄，黏涩难以咯出者，属于燥痰，宜润肺为主。若清稀色白，容易咯出，属于痰饮，治疗上宜温脾去湿法治之，这是治痰的重要原则。

四饮名　宜斟酌

原注：《金匮》云：其人素盛今瘦，水走肠间，沥沥有声，谓之痰饮。注：即今之久咳痰喘是也。饮后水流在胁下，咳唾引痛，谓之悬饮。注：即今之停饮胁痛症也。饮水流行，归于四肢，当汗出而不汗出，身体疼重，谓之溢饮。注：即今之风水水肿症也。咳逆倚息，气短不得卧，其形如肿，谓之支饮。注：即今之停饮喘满不得卧症也。又支饮，偏而不中正也。

浅解：四种痰饮有不同的名称，治疗时应分辨清楚。痰饮：其人素盛今瘦，水在肠间沥沥有声。悬饮：饮水，水流胁下，咳唾引痛。溢饮：饮水流行于四肢，当汗不汗，身痛。支饮：咳逆倚息，不得卧，其形如肿。

参五脏　细度量

原注：四饮犹未尽饮邪之为病也，凡五脏有偏虚之处而饮留之。言脏不及腑者，腑属阳，在腑则行矣。《金匮》曰：水在心，心下坚筑，短气，恶水不欲饮；水在肺，吐涎沫，欲饮水；水在脾，少气身重；水在肝，胁下支满，嚏而痛；水在肾，心下悸。

浅解：四种饮邪病还未说全饮邪为病。假使五脏有了偏虚，饮邪可留在那里，出现不同的症状。无论水在心、在肺、在脾、在肝、在肾，都要仔细观察五脏的病变。

补和攻　视强弱

原注：宜补、宜攻、宜和，视乎病情，亦视乎人之本体强弱而施治也。

浅解：痰饮之病，种类较多，用补、用攻、用和等法，应当视其患者体质，适当予以施治。

十六方　各凿凿

原注：苓桂术甘汤、肾气丸、甘遂半夏汤、十枣汤、大青龙汤、小青龙汤、木防己汤、木防己加茯苓芒硝汤、泽泻汤、厚朴大黄汤、葶苈大枣泻肺汤、小半夏汤、已椒葶苈丸、小半夏加茯苓汤、五苓散、附《外台》茯苓饮。

浅解：《金匮要略》痰饮咳喘篇十六个方剂，若运用得当，效力非常准确。

温药和　博返约

原注：《金匮》云：病痰饮者，当以温药和之。忽揭出“温药和之”四字，即金针之度也。盖痰饮，水病也。水归于肾，而受制于脾，欲水由地中行

而归其壑者，非用温药以化气不可也；欲水不泛溢而筑以堤防者，非用温药以补脾不可也。如苓桂术甘汤、肾气丸、小半夏汤、五苓散之类，皆温药也。即如十枣汤之十枚大枣，甘遂半夏汤之半升白蜜，木防己汤之参、桂，葶苈汤之大枣，亦寓温和之意。至于攻下之法，不过一时之权宜，而始终不可离温和之旨也。

浅解：治疗痰饮，用温和药，是由博返约的一种方法。

阴霾除　阳光灼

原注：饮为阴邪，必使离照当空，而群阴方能退散，余每用参苓术附加生姜汁之类取效。

浅解：治疗痰饮必用温和之药物，因为痰饮是水气停滞在人身内部，使用温和药品可消之，就像消除了阴沉的气象，使阳光能够照耀大地一样。

滋润流　时医错

原注：方中若杂以地黄、麦冬、五味，附和其阴，则阴霾冲逆肆空，饮邪滔天莫救矣。即肾气丸亦慎用。

浅解：治痰饮宜用温和药，不可用滋阴药。若喜用滋阴药治痰饮，便是医生的错误。

真武汤　水归壑

原注：方中以茯苓之淡以导之，白术之燥以制之，生姜之辛以行之，白芍之苦以泄之，得附子本经之药领之，以归其壑。

浅解：真武汤治痰饮，功效甚良，可使痰饮平息，就像引水回到沟壑一样。

白散方　窥秘钥

原注：《三因》白散之妙，喻嘉言解之甚详，见于《医门法律·中风门》。

浅解：三物白散有祛除痰饮的功效，若用三物白散来治痰饮，就好像是得到一把能够打开治疗痰饮窍门的钥匙一样。

附：痰饮概说

痰饮一证，稠者为痰，稀者为饮。痰属阳，饮属阴，痰因于热，饮因于湿。痰分五种，饮分四种。兹将这些痰饮症状及治疗述于后。

一、五种痰病

风痰属肝，脉弦面青，胸胁满闷，便溺秘涩，时有躁怒，具痰清多泡沫，宜十味导痰汤。

热痰属于心，脉洪数，面赤，躁怒心烦，口干唇燥，痰坚而成块，或如黏胶，宜凉膈散治之。

寒痰属肾，脉沉面黑，小便急痛，足寒而逆，痰有黑点，稀而咸味，宜桂苓丸加泽泻、车前子。

湿痰属脾，脉缓面黄，肢体沉重，嗜卧腹胀，痰滑易出，宜二陈汤加枳壳、白术，夹虚用六君子汤。

燥痰属肺，脉涩面白，气上喘促，悲悲不乐，宜利金汤去瓜蒌、枳实加玉竹、蜂蜜。

二、四种饮病

痰饮：饮在胁间，素盛今瘦，水走肠间沥沥有声。宜苓桂术甘汤。

悬饮：饮后水流胁下，咳唾引痛，宜十枣汤。

溢饮：饮流于四肢肌表，当汗出不汗，身痛，有热的用越婢加术汤，有寒的用小青龙汤。

支饮：咳逆倚息，短气不卧，其形如肿，宜葶苈大枣泻肺汤。

消渴第二十一

消渴症　津液干

原注：口渴不止为上消，治以人参白虎汤；食入即饥为中消，治以调胃承气汤；饮一溲一，小便如膏为下消，治以肾气丸。其实皆津液干之病也，赵养葵变其法。

浅解：消渴病危害较大，初病应尊陈氏之法治之。

七味饮　一服安

原注：赵养葵云：治消渴症无分上、中、下，但见大渴大燥，须六味丸料一斤，肉桂一两，五味子一两，水煎六七碗，恣意冷饮之，睡熟而渴如失矣。白虎、承气，皆非所治也。

浅解：七味白术散治消渴效果较好，是赵养葵治消渴病的方法。他治消渴不分上、中、下，只要用七味白术散补养脾胃，都能得到好的效果。

金匮法　别三般

原注：能食而渴者，重在二阳论治，以手太阳主津液，足太阳主血也。饮一溲一者，重在少阴论治，以肾气虚不能收摄，则水直下趋，肾气虚不能蒸动，则水不上济也。不能食而气冲者，重在厥阴论治，以一身中唯肝火最横，燔灼无忌，耗伤津液，而为消渴也。《金匮》论消渴，开口即揭此旨，以补《内经》之未及，不必疑其错简也。

浅解：《金匮要略》记载治消渴病的方法，可把消渴分三型治之。

二阳病　治多端

原注：劳伤荣卫，渐郁而为热者，炙甘草汤可用。喻嘉言清燥汤即此汤变甘温而为甘寒之用也。热气蒸胸者，人参白虎汤可用，《金匮》麦门冬汤即此汤变甘寒而为甘平之用也。消谷大坚者，麻仁丸加甘草、人参、当归可用，妙在滋液之中攻其坚也。盖坚则不能消水，如以水投石，水去而石自若也。消症属火，内郁之火，本足以消水，所饮之水，本足以济渴。只缘胃中坚燥，全不受水之浸润，转从火热之势，急走膀胱，故小便愈数而愈坚，愈坚而愈消矣。此论本喻嘉言，最精。

浅解：《金匮要略》把治消渴分为三种类型，即二阳病、少阴病、厥阴病，但治疗方法却很多。

少阴病　肾气寒

原注：饮水多，小便少，名上消；食谷多而大便坚，名食消，亦名中消。上中二消属热。唯下消症饮一溲一，中无火化，可知肾气之寒也，故用肾气丸。

浅解：如果表现为少阴病，出现饮一溲一肾气虚寒的现象，就可以用肾气丸来治疗。

厥阴病　乌梅丸

原注：方中甘、辛、苦、酸并用。甘以缓之，所以遂肝之志也；辛以散之，所以悦肝之神也；苦以降之，则逆上之火顺而下行矣；酸以收之，以还其曲直作酸之本性，则率性而行所无事矣。故此丸为厥阴症之总剂。治此症除此丸外，皆不用苦药，恐苦从火化也。

浅解：消渴病，如果出现厥阴症状，就可以用乌梅丸来治之，厥阴证的症状为消渴、气上冲心、心中疼热、不思饮食、食则吐蚘。

变通妙　燥热餐

原注：有脾不能为胃行其津液，肺不能通调水道而为消渴者，人但知以清润治之，而不知脾喜燥而肺恶寒，试观泄泻者必渴，此因水精不能上输而惟下泄故尔。以燥脾之药治之，水液上升即不渴矣。余每用理中丸汤倍白术加栝蒌根，神效。

浅解：治疗消渴病，除了一般滋润药外，还有变通的办法，就是使用燥性的药，也可得到治疗效果。例如脾胃虚弱夹湿气，再用滋润药反而无效，必须变通改用燥热药，健脾除湿而能收效，所以变通妙、燥热餐这两句话对治疗消渴也有一定帮助。

附：消渴概说

消渴之证，往往缠绵数年月，主要症状是口渴，多尿善食，初则体胖，患病后又多瘦，疲倦乏力，皮肤湿痒。病到晚期多发生痈疽。治疗上：上消宜润肺兼清胃，中消宜清胃兼滋肾，下消宜滋其肾兼补肺。如命火不足蒸腾无权而出现下消诸症。

上消：舌上赤裂，咽中发热，大渴引饮，大便如常，小便黄赤，治以甘寒濡润，宜人参白虎汤等。

中消：口渴腹饥，饮食旺盛，形体消瘦，小便数。宜苦寒荡之，可用调胃承气汤加黄芪、竹叶、麦冬等。

下消：尿中有沉淀物，烦渴引饮，耳轮发黑，多因色欲过度引发，所以又称“肾消”，宜八仙长寿丸加知母、黄柏。如饮一溲一，命火式微，可用金匮肾气丸。

总之，三消病，虽有上、中、下之分，医当斟酌虚实治之，不可固定一方。

伤寒瘟疫第二十二

伤寒病　极变迁

原注：太阳主一身之表，司寒水之经，凡病自外来者，皆谓伤寒，非寒热之寒也。变迁者，或三阳，或三阴，或寒化，或热化，及转属合并之异。

浅解：伤寒传变不定，或由太阳传入阳明，或由阳明传入少阳，或传入太阴、少阴、厥阴，变化极其复杂。

六经法　有真传

原注：太阳寒水，其经主表，编中备发汗诸法；阳明燥金，其经主里，编中备攻里诸法；少阳相火，其经居表里之界，所谓阳枢也，编中备和解诸法；太阴湿土，纯阴而主寒，编中备温补诸法；少阴君火，标本寒热不同，所谓阴枢也，编中寒热二法并立；厥阴风木，木中有火而主热，编中备清火诸法。虽太阳亦有里症，阳明亦有表症，太阴亦有热症，厥阴亦有寒症，而提纲却不在此也。

浅解：用六经辨证的法则来处理伤寒的不同类型，或不同阶段，这是张仲景留给后世的伟大创作。

头项痛　太阳编

原注：三阳俱主表，而太阳为表中之表也。论以头痛项强、发热恶寒为提纲，有汗宜桂枝汤，无汗宜麻黄汤。

浅解：太阳病，发热、汗出、恶风、脉缓，即为中风。

胃家实　阳明编

原注：阳明为表中之里，主里实症，宜三承气汤。论以胃家实为提纲，又鼻干、目痛、不眠为经病。若恶寒头痛为未离太阳，审其有汗、无汗，用桂枝、麻黄法。无头痛恶寒，但见壮热、自汗、口渴，为已离太阳，宜白虎汤。仲景提纲不以此者，凡解表诸法，求之太阳，攻里之法，求之阳明，立法之严也。

浅解：阳明病的主要症状是胃、家、实三字。

眩苦呕　少阳编

原注：少阳居太阳、阳明之界，谓之阳枢。寒热相杂，若寒热往来于外，为胸胁满烦，宜大小柴胡汤。若寒热互搏于中，呕吐腹痛，宜黄连汤。痞满呕逆，宜半夏泻心汤。拒格食不入，宜干姜黄连人参汤。若邪全入于胆府，下攻于脾为自利，宜黄芩汤。上逆于胃，利又兼呕，宜黄芩加半夏生姜汤。论以口苦、咽干、目眩为提纲。

浅解：少阳病的主要症状是口苦、咽干、目眩六个字。

吐利痛　太阴编

原注：太阴湿土为纯阴之脏，从寒化者多，从热化者少。此经主寒症而言，宜理中汤、四逆汤为主，第原本为王叔和所乱耳。论以腹中满、吐食、自

利不渴、手足自温、腹时痛为提纲。

浅解：太阴病的主要症状是腹中满，吐食自利，不渴，手足自温，时腹痛。此亦太阴病的提纲。

但欲寐　少阴编

原注：少阴居太阴、厥阴之界，谓之阴枢，有寒有热。论以脉微细、但欲寐为提纲。寒用麻黄附子细辛汤、麻黄附子甘草汤及白通汤、通脉四逆汤；热用猪苓汤、黄连鸡子黄汤及大承气汤诸法。

浅解：少阴病的主要症状为脉细数、但欲寐六字。

吐蛔渴　厥阴编

原注：厥阴，阴之尽也，阴尽阳生，且属风木，木中有火，主热证而言。论以消渴、气上撞心、心中疼热、饥不欲食、食则吐蛔、下之利不止为提纲，乌梅丸主之。自利下重饮水者，白头翁汤主之。凡一切宜发表法，备之太阳；一切宜攻里法，备之阳明；一切宜和解法，备之少阳；一切宜温补法，备之太阴；一切宜寒凉法，备之厥阴。一切寒热兼用法，备之少阴。此仲景《伤寒论》之六经与《内经·热病论》之六经不同也。

浅解：厥阴病的主要症状为消渴、气上冲心、心中痛热、饥而不欲食、食则吐蚘、下之利不止，此亦厥阴经之提纲。有关治法、方药，上述已备也。

长沙论　叹高坚

原注：仰之弥高，钻之弥坚。

浅解：张仲景所著之《伤寒论》六经辨证法则非常高深严谨，真乃令人叹服，历史上称其为圣人，不是过分称赞也。

存津液　是真诠

原注：存津液是全书宗旨，善读书者，读于无字处。如桂枝汤甘温以解肌养液也；即麻黄汤直入皮毛，不如姜之辛热，枣之甘壅，从外治外，不伤营气，亦养液也；承气汤急下之，不使邪火灼阴，亦养液也；即麻黄附子细辛汤用附子以固少阴之根，令津液内守，不随汗涣，亦养液也。麻黄附子甘草汤以甘草易细辛，缓麻黄于中焦，取水谷之津而为汗，毫不伤阴，更养液也。推之理中汤、五苓散，必啜粥饮，小柴胡汤、吴茱萸汤皆用人参，何一而非养液之法乎。

浅解：注意保津液是《伤寒论》中辨证施治的主要精神，原注解释很详，不必再说。

汗吐下　温清悬

原注：在表宜汗，在胸膈宜吐，在里宜下，寒者温之，热者清之。

浅解：汗、吐、下、温、清几种治法，虽然有别，但用之于临床，这些法则，必须遵守。

补贵当　方而圆

原注：虚则补之，合上为六法。曰方而圆者，言一部《伤寒论》全是活法。

浅解：补法，必须适当，合上为六法，这些治法合乎法则，方为圆满了。

规矩废　甚于今

原注：自王叔和而后，注家多误，然亦是非参半，今则不知《伤寒论》为何物，规矩尽废矣。

浅解：伤寒论所创立的规矩，是非常良好的，后来之医者，都没有好好地去研究，慎之。

二陈尚　九味寻

原注：人皆曰二陈汤为发汗平稳之剂，而不知茯苓之渗，半夏之涩，皆能留邪生热，变成谵语、不便等症。人皆曰九味羌活汤视麻桂二汤较妥，而不知太阳病重，须防侵入少阴，此方中有芩、地之苦寒，服之不汗，恐苦寒陷入少阴，变成脉沉细，但欲寐之症。服之得汗，恐苦寒戕伐肾阳，阳虚不能内固，变成遂漏不止之症。时医喜用此方，其亦知此方之流弊，害人匪浅也。

浅解：一般医生，治疗伤寒喜用二陈汤或九味羌活汤，不知二陈汤治伤寒，能留邪生热，变为谵语、不便之症，亦不知九味羌活汤，方中生地黄可致苦寒陷入阴分，变成脉沉细、但欲寐的少阴之证。

香苏外　平胃临

原注：香苏饮力量太薄，不能驱邪尽出，恐余邪之传变多端。平胃散为燥湿消导之剂，仲景从无燥药发汗之法。且外邪未去，更无先攻其内法。

浅解：一般医生，治疗伤寒喜用二陈汤或九味羌活汤，除了香苏饮之外，还喜用平胃散，平胃散为燥药，无有发汗之功，以上之方较伤寒之方远矣。

汗源涸　耗真阴

原注：阴者，阳之家也，桂枝汤之芍药及啜粥，俱是滋阴以救汗源；麻黄

汤之用甘草与不啜粥，亦是保阴以救汗源。景岳误认其旨，每用归地，贻害不少。

浅解：假使发汗不得其法，如用二陈汤、平胃散之类就会使汗源水涸、真阴耗散了。

邪传变　病日深

原注：治之得法，无不即愈，若逆症、坏症、过经不愈之症，皆误治所致也。

浅解：治伤寒必本经合，否则将传为逆证、坏证，对此更应对证治之。

目击者　实痛心

原注：人之死于病者少，死于药者多。今行道人先学利口，以此药杀人，即以此药得名，是可慨也。吾知其殃在子孙。

浅解：治伤寒，要细心处治，治之得法，使病者速转康复为是。如治不得法，造成危象，这才是令人痛心的。

医医法　脑后针

原注：闻先辈云：医人先当医医，以一医而治千万人，不过千万人计耳。救一医便救千万人，救千万医便救天下后世无量恒河沙数人耳，余所以于医者脑后痛下一针。

浅解：医治医者的办法，应在他们的脑后痛刺一针，使他们好好记住，治伤寒病应注重保存津液。

若瘟疫　治相侔

原注：四时不正之气及方土异气，病人秽气，感而成病，则为瘟疫。虽有从经络入、从口鼻入之分，而见证亦以六经为据，与伤寒同。

浅解：瘟疫类的疾病，治疗法则有与治伤寒相同的地方。

通圣散　两解求

原注：仲师于太阳条，独挈出发热不恶寒而渴为温病，是遵《内经》人伤于寒则为热病；冬伤于寒，春必病温；先夏至日为病温，后夏至日为病暑之三说也。初时用麻杏石甘汤，在经用白虎加人参汤，入里用承气汤及太阴之茵陈蒿汤，少阴之黄连阿胶汤、猪苓汤，厥阴之白头翁汤等，皆其要药，究与瘟疫之病不同也。瘟疫之病，皆新感乖戾之气而发。初起若兼恶寒者，邪从经络入，用人参败毒散，为匡正托邪法。初起若兼胸满口吐黄涎者，邪从口鼻入，

用藿香正气散，为辛香解秽法。唯防风通圣散面面周到，即初起未必内实，而方中之硝黄，别有妙用，从无陷邪之害。若读仲师书死于句下者，闻之无不咋舌，而不知其有利无弊也。

浅解：治瘟疫当取防风通圣散，有解表和攻里的功效，是治急热病的重要方剂。

六法备　汗为尤

原注：汗、吐、下、温、清、补为治伤寒之六法，六法中唯取汗为要，以瘟疫得汗则生，不得汗则死。汗期以七日为准，如七日无汗，在俟七日以汗之。又参论仲圣法，以吐之、下之，温之、清之、补之，皆所以求其汗也。详于《时方妙用》中。

浅解：治疗瘟疫，在前面所提出的六法当中，以汗法为最要。

达原饮　昧其由

原注：吴又可谓病在膜原，以达原饮为首方。创异说以欺人，实昧其病由也。

浅解：医生只是知道用达原饮来治瘟疫，实际上对于瘟疫的病原还是没有认识。

司命者　勿逐流

原注：医为人之司命，熟读仲圣书，而兼临证之多者，自有定识，切不可随波逐流。

浅解：司命者，是指掌握病人生命的医生，不要随着社会一般习惯而用达原饮去治疗瘟疫病人。

附：伤寒瘟疫概说

伤寒、瘟疫两种病是急性传染病，初起治之适当，不几日就能治愈。假使治疗不当，轻者迟愈几日，重者就危险了。

伤寒，风邪在太阳膀胱经，症见脉浮、头痛、恶寒、发热，宜用加味香苏散，甚则用桂枝汤、麻黄汤、柴葛解肌汤。传到阳明胃经，则目痛、鼻干、口唇焦不渴，宜用葛根汤。再传少阳胆经，则目眩、耳聋、胸满胁痛、口苦、寒热往来、头汗、脉弦，宜小柴胡汤。这就是三阳传经的表证。失于调之，则入里传三阴经。传于太阴脾经，则脉沉，发现胸满实，下利的症状存在。传入少阴肾经，口燥咽干，利清水，目不明，是危险之象。传入厥阴肝经，小腹满，舌卷囊缩，厥逆，宜用大承气汤。传入阳明胃府，则出现谵语、狂乱烦渴、便秘、自汗、不得眠之症状，宜用白虎汤、调胃承气汤。又有初起寒邪直中三阴经，则发现腹冷痛，吐清沫，利完谷，蜷卧、肢冷囊缩，吐蚘，舌黑润，脉沉细，这是寒证。中太阴脾经宜理中汤。中少阴肾经宜四逆汤，中厥阴肝经宜用白通加猪胆汁汤。至于研究伤寒论之深奥，则另有专书可阅之。

瘟疫一病，有因天气不正之气而得之，有被患者传染而得之。疫邪从经络入，出现头痛、发热、咳嗽、颈肿大头症状。被患者传染的邪从口鼻入，症见憎寒壮热、胸膈满闷、口吐黄涎等症状。治天气不正之气入于经络，宜分别寒热，用辛凉、辛温的药物以散瘟邪，如香苏饮、普济消毒饮，使其仍从经络而去。治被传染而得的，宜用芳香之药以解其毒秽，如神术散、藿香正气散之类。至于疫情传脏腑，症见谵语、腹胀、唇焦口渴，应用治疫清凉散、承气汤治之，总不外发散、解秽、清中、攻下四法。如烦躁、手足拘挛，用通脉四逆汤加猪胆汁人尿以急救；如霍乱吐泻、中气虚寒、阴阳离错、寒多不欲饮，理中汤予之；若头痛发热、身疼痛、热多欲饮水者，用五苓散治之；如表里之邪俱实，不汗不吐者，用防风通圣散汗下之法治之。

妇人经产杂病第二十三

妇人病　四物良

原注：与男子同，唯经前产后异耳。《济阴纲目》以四物汤加香附、炙草为主，凡经前产后，俱以此出入加减。

浅解：四物汤是治疗妇科疾病的良方，因四物汤有养血和血的作用，所以对治妇科病非常适当。

月信准　体自康

原注：经水一月一至，不愆其期，故名月信。经调则体自康。

浅解：妇女月经按期而至，身体自然能保持健康。

渐早至　药宜凉

原注：血海有热也，宜加味四物汤加续断、地榆、黄芩、黄连之类。

浅解：妇女血海不凉不热，然后才能保持月经正常。假使血海有热，经血可能提前，在治疗上当用四物汤加川续断、黄芩、黄连、地榆等凉性的药来治疗。

渐迟至　重桂姜

原注：血海有寒也，宜加味四物汤加干姜、肉桂之类，甚加附子。

浅解：妇女如果每月月经后至，是血海有寒，治疗应当用四物汤加干姜、肉桂、附子这些温热性的药物来治疗。

错杂至　气血伤

原注：经来或早或迟不一者，气血虚而经乱也，宜前汤加入人参、白术、黄芪之类。

浅解：月经或早或迟，错而不定，这是气血两伤的缘故，在治疗上，应当用四物汤加人参、白术、黄芪之类的药物。

归脾法　主二阳

原注：《内经》云：二阳之病发心脾，明不得隐曲，为女子不月。宜归脾汤。

浅解：用归脾汤治月经病，最适合二阳为病的脾胃虚弱证。

兼郁结　逍遥长

原注：郁气伤肝，思虑伤脾，宜加味逍遥散。

浅解：肝气郁结以致月经错乱，用逍遥散治这种病最有专长，因逍遥散有疏肝气、扶助脾胃的功能。

种子者　即此详

原注：种子必调经。以归脾汤治其源，以逍遥散治其疏，并以上诸法皆妙，不必他求。唯妇人体肥厚者，恐子宫脂满，另用二陈汤加川芎、香附为丸。

浅解：妇女为了生育后代，必须治好月经病，以使妇女能够怀孕生子。医者必须熟悉以上各种调治月经紊乱的方法。

经闭塞　禁地黄

原注：闭塞脉实，小腹胀痛，与二阳病为女子不月者不同。虽四物汤为妇科所不禁，而经闭及积瘀实症，宜去地黄之濡滞，恐其护蓄，血不行也。加醋炒大黄二钱，桂一钱，桃仁二钱，服五六剂。

浅解：妇人闭经，若脉实、小腹胀痛，则四物汤中应禁用地黄，因地黄滋腻能壅血，可加炒大黄二钱、桂枝一钱、桃仁二钱，使血活，经自行。

孕三月　六君尝

原注：得孕三月之内，多有呕吐、不食，名恶阻，宜六君子汤。俗疑半夏

碍胎，而不知仲师惯用之妙品也。高鼓峰云：半夏合参术为安胎、止呕、进食之上药。

浅解：受孕三月，有呕吐、不思食，可用六君子汤，因六君子汤有健脾养胃的作用，不必疑半夏碍胎之事。

安胎法　寒热商

原注：四物汤去川芎为主。热加黄芩、白术、续断，寒加艾叶、阿胶、杜仲、白术。大抵胎气不安，虚寒者多。庸医以胎火二字惑人，误人无算。

浅解：安胎方法，应辨寒热，以便治疗。如因热腹痛，用四物汤川芎加黄芩、白术、续断以安定胎气，因寒用四物汤加艾叶、阿胶、杜仲、白术温其胎元。

难产者　保生方

原注：横生倒产，浆水太早，交骨不开等症，宜保生无忧散。

浅解：难产可服保生无忧散，或急送产科救之。

开交骨　归芎乡

原注：交骨不开，阴虚故也，宜加味芎归汤。

浅解：芎归汤有治难产的功能。

血大下　补血汤

原注：胎犹舟也，血犹水也，水满则舟浮，血下太早则干涸而胎阻矣，宜当归补血汤加附子三钱。欲气旺则血可速生，且欲气旺而推送有力，加附子者，取其性急，加酒所以速耆、归之用也。保生无忧散治浆水未行，此方治浆水过多，加味归芎汤治交骨不开，三方鼎峙，不可不知。

浅解：孕妇临产前下血太多，可用当归补血汤治疗。

脚小指　艾火炀

原注：张文仲治妇人横产手先出，诸般服药不效，以艾火如小麦大，灸产妇右脚小指头尖，下火立产。

浅解：孕妇横产小儿手先产出，可用灸法，在产妇右脚小趾处灸之立产。

胎衣阻　失笑匡

原注：胎衣不下，宜以醋汤送失笑散三钱，即下。

浅解：产妇胎衣不下，可用失笑散治疗，因失笑散有行瘀止痛的作用。

产后病　生化将

原注：时医相传云，生化汤加减治产后百病，若非由于停瘀而误用之，则外邪反入血室，中气反因以受伤，危症蜂起矣。慎之，慎之！

浅解：一般产后病，可用生化汤治疗，因生化汤有温中行血的功能。

合诸说　俱平常

原注：已上相沿之套法，轻病可愈，治重病则不效。

浅解：各种套法，轻病可愈，重病不可。

资顾问　亦勿忘

原注：商治时，不与众医谈到此法，反为其所笑。

浅解：以上各种套法，记住不要忘了，以后加以研究、参考。

精而密　长沙室

原注：《金匮要略》第二十卷、第二十一卷、第二十二卷，义精而法密。

浅解：治疗妇科病的精密方法，应当研究张仲景著作。

妊娠篇　丸散七

原注：妊娠篇凡十方，丸散居七，汤居三。盖以汤者荡也，妊娠以安胎为主，攻补俱不宜骤，故缓以图之，即此是法。

浅解：《金匮要略·妇女妊娠病脉证并治篇》所列十个方剂中七个是丸剂和散剂。

桂枝汤　列第一

原注：从汤表证得之为解肌和营卫，内证得之为化气调阴阳。今人只知为伤寒首方，此于《妊娠篇》列为第一方以喝醒千百庸医之梦，亦即是法。师云：妇人得平脉，阴脉小弱，其人渴不能食，无寒热，名妊娠，桂枝汤主之。注：阴搏阳别为有子。今反云阴脉弱小，是孕只两月，蚀下焦之气，不能作盛势也，过此则不然。妊振初得，上下本无病，因子室有凝，气溢上下，故但以芍药一味固其阴气，使不上溢。以桂、姜、甘、枣扶上焦之阳，而和其胃气，但令上焦之阳气充，能御相侵之阴气足矣。未尝治病，正所以治病也。

浅解：《妊娠篇》的方剂，第一个就是桂枝汤，足见桂枝汤是治妊娠病的要方。

附半姜　功超轶

原注：时医以半夏附子坠胎不用，干姜亦疑其热而罕用之。而不知附子补命门之火以举胎，半夏和胃气以安胎，干姜暖土脏使胎易长，俗子不知。

浅解：是说附子、半夏、干姜，安胎之功超过其他药，这三种药，用之得当，立见其功，真是安胎之好药。

内十方　皆法律

原注：桂枝汤治妊娠，附子汤治腹痛、少腹如扇，茯苓桂枝丸治三月余漏下、动在脐上为癥瘕，当归芍药散治怀妊腹中疞痛，干姜人参半夏丸治妊娠呕吐不止，当归贝母苦参丸治妊娠小便难，当归散妊娠常服，白术散妊娠养胎，方方超妙，用之如神。惟妊娠有水气、身重、小便不利、恶寒、起即头眩，用葵子茯苓散，不能无疑。

浅解：《金匮要略》在妊娠篇内所列十方，用药都很严谨，好像法律一样。

产后篇　有神术

原注：共九方。

浅解：《金匮要略·妇人产后病脉证治篇》记载有很好的治产后病的方剂。

小柴胡　首特笔

原注：妊娠以桂枝汤为第一方，产后以小柴胡为第一方，即此是法。新产妇人有三病：一者病痉，二者病郁冒，三者大便难。产妇郁冒、脉微弱、呕不能食、大便反坚、但头汗出，以小柴胡汤主之。

浅解：小柴胡汤是在《金匮要略》中妇人产后篇首先列出的方子。

竹叶汤　风痉疾

原注：《金匮》云：产后中风、发热、面正赤、喘而头痛，竹叶汤主之。钱院使注云：中风之下，当有病痉者三字。按：庸医于此症，以生化汤加姜、桂、荆芥、益母草之类，杀人无算。

浅解：竹叶汤这个方子，可以治疗产后中风发痉。

阳旦汤　功与匹

原注：即桂枝汤增桂加附子，《活人》以桂枝汤加黄芩者误也。风乘火

势，火借风威，灼筋而成痉，宜竹叶汤。若数日之久，恶寒症尚在，则为寒风，宜此汤。二汤为一热一寒之对子。师云：产后风续续数十日不解，头微痛、恶寒，时时有热，心下闷、干呕、汗出，虽久，阳旦证续在者，可与阳旦汤。

浅解：阳旦汤适用于产后寒证，竹叶汤适应于产后热证。

腹痛条　须详悉

原注：此下八句，皆言腹痛不同，用方各异。

浅解：医生对《金匮要略》妇人产后中所载关于腹痛的条文，应当熟悉，以免临床束手无策。

羊肉汤　疗痛谧

原注：疗痛者，痛之缓也，为虚症。

浅解：当归生姜羊肉汤，可以治产后腹中疗痛，此方有温中补血的功能。

痛满烦　求枳实

原注：满烦不得卧，里实也，宜枳实芍药散。二味无奇，妙在以麦粥下之。

浅解：产后腹痛，烦满不得卧，可用枳实芍药散，因枳实芍药散有消胀止痛的作用。

著脐痛　下瘀吉

原注：腹中有瘀血，著于脐下而痛，宜下瘀血汤。

浅解：产后腹痛，固定在脐部，可用下瘀血汤，此方有行血消瘀的功能。

痛而烦　里热窒

原注：小腹痛虽为停瘀，而不大便、日晡烦躁、谵语，非停瘀专症也。血因热裹而不行，非血自结于下，但攻其瘀而可愈也。《金匮》以大承气汤攻热。

浅解：产后腹痛、烦躁、发热，不大便，这是里热闭塞现象，仲师用大承气汤治之。

攻凉施　毋固必

原注：攻有大承气汤，凉有竹皮大丸、白头翁加甘草阿胶汤。《金匮》云：病解能食，七八日更发热者，此为胃实，大承气汤主之。又云：妇人乳中

虚，烦乱吐逆，安中益气，竹皮大丸主之。又云：产后下利虚极，白头翁加甘草阿胶汤主之。读此则知丹溪产后以大补气血为主，余以末治之说为大谬也。

浅解：产后如果里热闭塞不通，可以采用攻下法和清凉法，治里热，不必固执以为产后一定要补气血，不敢用攻凉之剂。

杂病门　还熟读

原注：《金匮》云：妇人之杂病，以因虚、积冷、结气六字为纲，至末段谓千变万端，总出于阴阳虚实。而独以弦紧为言者，以经阻之始，大概属寒，气结则为弦，寒甚则为紧，以此为主，而参之兼脉可也。

浅解：《金匮要略·妇人杂病脉证并治篇》，医生应当熟读，以免在临床上发生困难。

二十方　效俱速　随证详　难悉录　唯温经　带下服

原注：十二瘕、九痛、七害、五伤、三痼，共三十六种。因经致病，统名曰带下，言病在带脉，非近时赤白带下之说也。温经汤治妇人年五十，前阴下血、暮发热、手掌烦热、腹痛、口干云云，其功实不止此也。

浅解：二十方，即小柴胡汤、刺期门法、半夏厚朴汤、甘麦大枣汤、小青龙汤、泻心汤、温经汤、土瓜根散、胶艾汤、抵当汤、矾石丸、红兰花酒、当归芍药散、小建中汤、肾气丸、蛇床子散、狼牙汤、膏发煎等，“唯温经带下服”，是说此方中只有温经汤是用来治带下等病的。

甘麦汤　脏躁服

原注：《金匮》云：妇人脏躁，悲伤欲哭，象如神灵所作，数欠伸，甘麦大枣汤主之。

浅解：甘麦大枣汤是治脏躁证的唯一方剂。

药到咽　效可卜　道中人　须造福

原注：闽中诸医，因余用此数方奇效，每缮录于读本之后，亦医风之转也。余日望之。

浅解：能采用这些效果良好的方子，是，其疗效是可以预知的。一位中医能治好病，是为患者求治幸福。

附：妇人经产杂病概说

妇人常见的疾病，不外月经、带下、胎前、产后四大证。此分别概述以后。

月经：分先期、后期两证。先期而至多属于热，然亦有气虚不能摄血而致的。因于热者，血鲜而多，血色紫黑，人瘦，内部感觉发热，脉弦数。宜用地骨皮饮治之。因气虚不能摄血，多在肥人，神疲乏力、脉微，宜补中益气汤治之。后期而至的多属于寒，亦有因热耗阴而致的。因寒色淡而少，脉象迟缓，宜用过期饮治之。因阴虚内热、形瘦肤燥，舌红，宜用滋血汤治之。

带下：分湿热、虚损二证。因湿热而致的，是湿热入于带脉，时流黏液，绵绵不断，色白或赤，气味腥臭，脉弦数，宜用完带汤加减。虚损者可用补中益气汤加减。

胎前：分恶阻、胞阻、胎漏三种。恶阻者，恶心、呕吐、不能食。因肾水不足，养胎不能养肝者以致肝气上逆，其人眩晕、头痛、脉弦细而滑，治以顺肝益气汤。因脾胃虚弱、胎气上干、胃气不降、脉虚，宜干姜半夏人参丸。因素有痰饮，胎气挟痰饮上逆，呕吐痰涎，脉濡而细，治以二陈汤加砂仁、香附、生姜之类。

胞阻：胎中气血不和。因子脏受寒，气滞血瘀，形寒脉迟，治用加味芎归散。因肝气横逆者，症见痛无定处、嗳气、脉弦，治宜当归芍药散。因宿食停滞者，脘痛或绕脐痛、脉滑实，治宜保和丸。如因带脉不束，胎将下坠，腰腹疼痛，治宜泰山磐石丸加减治之。

胎漏：妊娠胞血漏下。因肝脾两虚者，六脉无力，神疲肢软，治宜归脾汤加减。因血热妄行者，心烦口渴，治以阿胶汤加减。素有癥病，血不归经，胎动经漏，治以桂枝茯苓丸。跌仆胎漏者，宜救损安胎汤。

产后：分恶露、蓐劳二种。产后恶露，因气滞者，恶露不下，腹痛者，治以生化汤、失笑散。因受凉发热者治以荆芥、肉桂心等。因气血俱虚、脉虚细，治以八珍汤。因气虚不摄者，治以当归补血汤，或归脾汤等。

蓐劳，产妇难产，过劳心力，气血大亏，而成劳倦虚弱诸症，治以补气养血为主，兼风邪者，宜用佛手散。如脉软大无力者，宜补中益气汤治之。若脉细数，夜间觉有微热者，治以四物汤加减治之。

总之，妇发经产杂证，有虚有实，有寒有热，治之当分辨清楚，用药才能得到功效，如研究深奥者，还有妇科专书，尤以《金匮要略》妇人诸篇更当熟读研究之。

小儿第二十四

小儿病　多伤寒

原注：喻嘉言曰：方书谓小儿八岁以前无伤寒，此胡言也。小儿不耐伤

寒，初传太阳一经，早已身强、多汗、筋脉牵动、人事昏沉，势已极于本经，误药即死，无由见其传经，所以谓其无伤寒也。俗云惊风皆是。

浅解：小儿科的疾病中，比较多见的是伤寒病，在治疗小儿病的时候，应当细心、慎之。

稚阳体　邪易干

原注：时医以稚阳为纯阳，生死关头，开手便错。

浅解：小儿多得伤寒病，是因小儿年幼，阳气不够充实，容易遭受病邪的侵害。

凡发热　太阳观

原注：太阳主身之表，小儿腠理未密，最易受邪。其症头痛项强、发热恶寒等，小儿不能自明，唯发热一扪可见。

浅解：小儿发现发热、恶寒的症状，就可以把它看作是太阳经病。

热未已　变多端

原注：喻嘉言云：以其头摇手动也，而立抽掣之名；以其卒口噤、脚挛急也，而立目斜、心乱、搐搦之名；以其脊强背反也，而立角弓反张之名。造出种种不同名目，谓为惊风。而用攻痰、镇惊、清热之药，投之立死矣。不知太阳之脉起于目内眦、上额交巅入脑、还出别下项、夹脊抵腰中，是以见上诸症。当时若以桂枝汤照法服之，则无余事矣。过此失治，则变为痉症。无汗用桂枝加葛根汤，有汗用桂枝加栝蒌根汤，此太阳而兼阳明之治也。抑或寒热往来、多呕，以桂枝汤合小柴胡汤，或单用小柴胡汤，此太阳而兼少阳之治也。

浅解：小儿如果发热持续不退，病情就会变得复杂，或非常严重了。

太阳外　仔细看

原注：喻嘉言云：三日即愈为贵，若待经尽方解，必不能耐矣。然亦有耐得去而传他经者，亦有即时见他经之症者，宜细认之。

浅解：如果小儿这病的发展已经超越了太阳病的范围，根据出现的症状，仔细观察，才能明确疾病变化发展的趋热，后才能得到正确的治疗。

遵法治　危而安

原注：遵六经提纲之法而求之，详于《伤寒论》。

浅解：治疗小儿病，只要能够认清症状，遵着《伤寒论》六经提纲所指示的法则而予以治疗，就可以使许多严重的疾病转危为安了。

若吐泻　求太阴

原注：太阴病以吐食、自利、不渴、手足自温、腹时痛为提纲，以理中汤主之。

浅解：小儿病，如果出现呕吐、腹泻的症状，就应当按太阴病治疗，因为太阴病主要症状是呕吐、腹胀、腹痛。

吐泻甚　变风淫

原注：吐泻不止，则土虚而木邪乘之。《左传》云：风淫末疾。末，四肢之末也，即抽掣挛急之象。

浅解：小儿患太阴病，吐泻得很严重，就会出现抽风现象，这种道理，我们应该要记住。

慢脾风　即此寻

原注：世谓慢脾风多死，而不知即太阴伤寒也。有初时即伤于太阴者，有渐次传入太阴者，有误用神曲、麦芽、山楂、萝卜子、枳壳、葶苈、大黄、瓜蒌、胆南星等药陷入太阴者。即入太阴，其治同也。如吐泻后，冷汗不止，手足厥逆，理中汤加入附子，或通脉四逆汤、白通汤佐之，此太阴而兼少阴之治也。如吐泻手足厥冷，烦躁欲死，不吐食而吐涎沫，服理中汤不应，宜吴茱萸汤佐之，此太阴而兼厥阴之治也。若三阴热化之证，如太阴腹时痛时止，用桂枝加芍药汤；大便实而痛，用桂枝加大黄汤。少阴之咳而呕渴，心烦不得眠，宜猪苓汤。心中烦、不得卧，宜黄连阿胶汤。厥阴之消渴、气冲、吐蛔、下利，宜乌梅丸。下利后重、喜饮水，用白头翁汤等症亦间有之。熟读《伤寒论》者自知，而提纲不在此也。

浅解：小儿抽风来势较慢，并且又是吐、泻、下所致的，这就是慢脾风。

阴阳证　二太擒

原注：三阳独取太阳，三阴独取太阴，擒贼先擒王之手段也。太阳、阳明、少阳为三阳，太阴、少阴、厥阴为三阴。

浅解：治疗小儿病阴证和阳证，首先要辨清太阴与太阳。太阳有发热、恶寒等症，太阴有呕吐、腹泻等症，应分别之。

千古秘　理蕴深

原注：喻嘉言通禅理，后得异人所授，独得千古之秘。胡卣臣曰：习幼科者，能虚心领会，便可免乎殃咎。若骇为异说，则造孽无极矣。

浅解：治小儿阴证和阳证，这是长时期的经验所积累下来的秘诀，包含的意义非常深厚。

即痘疹　此传心

原注：痘为先天之毒，伏于命门，因感外邪而发。初起时用桂枝汤等，从太阳以化其气，气化则毒不留，自无一切郁热诸症，何用服连翘、紫草、牛蒡、生地、犀角、石膏、芩、连诸药，以致寒中变症乎？及报点已齐后，冀其浆满，易于结痂而愈，当求之太阴，用理中汤等补中宫土气，以为成浆脱痂之本，亦不赖保元汤及鹿茸、人乳、糯米、桂圆之力也。若用毒药取浆，先损中宫土气，浆何由成，误人不少。此古今痘书所未言，唯张隐庵《侣山堂类辩》微露其机于言外，殆重其道而不敢轻泄欤？疹症视痘症稍轻，亦须知此法。高士宗《医学真传》有桂枝汤加金银花、紫草法。

浅解：小儿的天花麻疹也可以按上述辨证方法去分别治疗。

惟同志　度金针

浅解：意思是只有志同道合的人才能理解其中的真髓。

附：小儿概说

小儿的疾病不是外寒，就是内伤饮食及吐泻、惊痫等证。

小儿感受风寒，头痛、身热、脉浮，宜用淡豆豉、菊花、杏仁、桑叶、葱白煎之，分数次服之，取微汗而愈。

小儿急惊身热、面赤、唇红、小便黄赤，牙关紧闭，角弓反张，宜用全蝎二钱，天虫二钱，朱砂一钱，牛黄一分，梅片五厘，黄连二分，胆星二厘，甘草二分，天麻二钱，共为细末，每服二分，薄荷汤送下立愈。

小儿慢惊，小儿大病后，或经常吐泻以致脾胃虚损，痰鸣而喘，神缓，睡则露眼，面色淡白或口鼻气冷，脉沉迟，应用温胃经之药，理中汤、聚宝丹等皆是对症之药，七味白术散亦效。

小儿食积，哺食无度，饮食生冷，逐渐形成食积，腹胀而热，大便气臭，可予一捻金消之，小儿年龄稍大，宜木香大安煎治之。

小儿五种疳病：

肝疳：两目、爪甲皆青，耳疮流脓，腹大筋青，燥渴烦急，粪色青，是以乳食不调、肝脾受热所致，宜先清热，用柴胡清肝散、芦荟肥儿丸，病稍退予逍遥散。

脾疳：面黄、身瘦、发热、困倦喜睡，心下痛硬，肚腹硬痛，有时吐泻，口干口渴，大便腥黏。均由饮食不节，脾胃受伤所致，先服消疳理脾汤、肥儿丸，病退时，用参苓白术散。

心疳：面红目赤，壮热有汗，烦渴，咬牙弄舌，口舌生疮，小便黄赤，伏卧喜睡，或呕吐，因乳食不节，心脏受热所致，热甚者参黄丹治之，兼惊者，珍珠散治之，久而心虚者，茯苓汤治之。

肾疳：面黑，齿出血，口中气臭，足冷如冰，腹痛泄泻，因肥甘失节所致，先用金蟾丸、九味地黄汤。

肺疳：面白、气逆、咳嗽，毛发焦枯，皮上生粟，肌肤干燥，憎寒壮热，饮食不调，壅热伤肺所致，宜服地黄清肺饮，日久肺虚者，再服补肺饮。

以上是小儿常见的几种疾病，至于小儿痘疹以及小儿各种疾病，另有专书可阅读。